2022

운동 관리사

자격증 한 번에 따기

건강운동
관리사

초판 인쇄　　2022년 4월 6일
초판 발행　　2022년 4월 8일

편 저 자 ｜ 황태식, 정재영
발 행 처 ｜ ㈜서원각
등록번호 ｜ 1999-1A-107호
주　　소 ｜ 경기도 고양시 일산서구 덕산로 88-45(가좌동)
교재주문 ｜ 031-923-2051
팩　　스 ｜ 031-923-3815
교재문의 ｜ 카카오톡 플러스 친구[서원각]
영상문의 ｜ 070-4233-2505
홈페이지 ｜ www.goseowon.com
책임편집 ｜ 정유진
디 자 인 ｜ 이규희

Preface

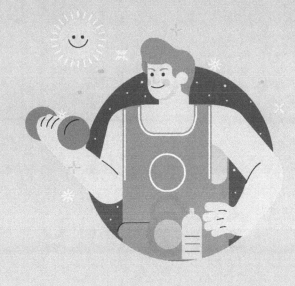

수험생 여러분, 반갑습니다. 서원각 자격증 한 번에 따기 체육지도자 시리즈로 여러분을 뵙게 된 편저자입니다.

저희 편저자들은 모두 생활스포츠지도사 및 건강운동관리사 자격을 취득하고 실제 현장에서 해당 관련 직무에 매진 중에 있습니다. 2015부터 새롭게 바뀐 자격제도로 인하여 필기가 선행되다 보니 1차 필기검정에서 낙방하는 분들이 계실 겁니다. 먼저 자격증을 취득한 경험자로서 이런 고충을 너무나 잘 알기에 본 교재를 기획하게 되었습니다.

더하여 1차 필기검정 준비가 차후 현장에 나갔을 때 느끼게 되는 지식의 필요성과 결코 분리되는 내용이 아니라는 것을 알기에 현장에 적용할 수 있는 강의 또한 준비했습니다.

고득점을 보장하기보다는 필기검정 합격을 도와 체육지도자로서의 수험생 여러분의 첫걸음을 지지하고자 하는 것이 저희 편저자들이 모인 이유입니다. 2019 ~ 2021년 기출문제와 기본이론을 제공하고 현장에서 필요한 실제적인 지식을 안내함으로써 본 교재가 길잡이로서의 역할을 충분히 해낼 것이라고 생각합니다.

시험을 준비하시는 많은 분들의 합격을 기원합니다.

감사합니다.

Structure

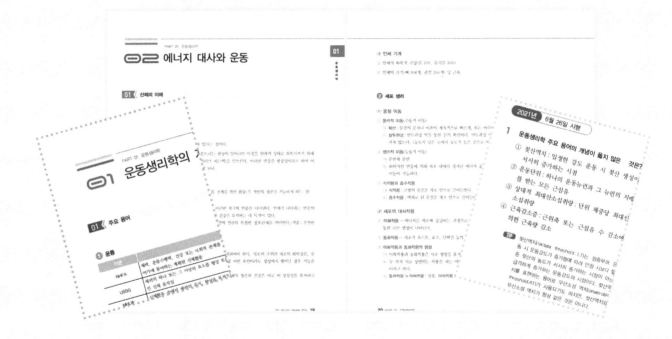

❶ 핵심 중요 이론

- 체계적인 학습이 가능하도록 각 과목을 단원별·유형별로 정리하였습니다.
- 수험생의 개념 확립과 이론 학습에 도움을 주고자 주요 핵심이론을 중심으로 상세한 내용 설명을 첨부하였습니다.
- 수험생의 내용 이해도를 높일 수 있도록 그림과, 그래프 등 다양한 시각적 자료를 활용하여 구성하였습니다.

❷ TIP

- 기본적인 이론 외에 놓치기 쉬운 부분, 알아두면 좋을 부분까지 꼼꼼하게 학습할 수 있도록 플러스 Tip을 함께 수록하였습니다.

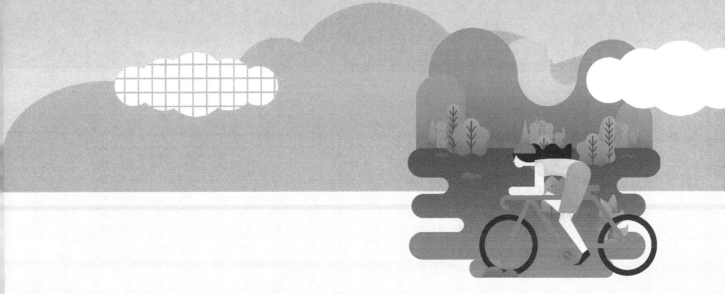

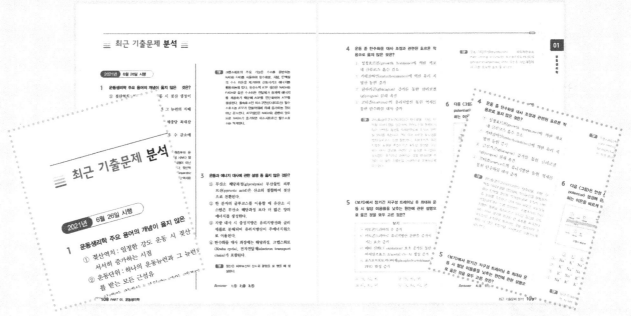

❸ 3개년 기출문제 분석

• 문제가 출제되는 방식, 빈출 이론 등 최신 출제경향을 파악할 수 있도록 최근 3년간의 기출문제를 수록하였습니다.

❹ 상세한 해설

• 학습의 효율성을 높이고자 문제마다 상세한 해설을 첨부하여 각 문제에 필요한 이론을 다시 찾아볼 필요가 없도록 구성하였습니다.

Contents

01 운동생리학

01 운동생리학의 개관 ··· 16
02 에너지 대사와 운동 ····································· 19
03 신경조절과 운동 ··· 36
04 골격근과 운동 ··· 50
05 내분비계와 운동 ··· 64
06 호흡 · 순환계와 운동 ···································· 75
07 환경과 운동 ··· 98
최근 기출문제 분석 ··· 108

02 건강·체력평가

01 신체 활동과 건강 ······································· 132
02 운동참여 전 평가 ······································· 137
03 체력검사와 평가 ··· 160
04 체육측정평가 ··· 182
최근 기출문제 분석 ··· 185

03 운동처방론

01 운동 처방의 기초 이론 ·································· 208
02 체력향상을 위한 운동 처방 ····························· 226
03 생활습관병과 운동 처방 ································· 264
04 특수대상자의 운동 처방 ································· 310
최근 기출문제 분석 ··· 330

04 운동부하검사

01 운동부하검사의 개요 ···································· 354
02 운동부하검사의 준비 ···································· 365
03 운동부하검사의 수행 ···································· 371
04 운동부하검사 결과의 해석 ······························ 383
최근 기출문제 분석 ··· 391

05 운동상해

01 스포츠 손상의 예방 ····································· 412
02 스포츠 손상의 위험 관리 ································ 416
03 스포츠 손상의 기전 ····································· 426
04 스포츠 손상의 관리 기술 ································ 436
05 스포츠 손상의 일반적인 의학적 상태 ····················· 444
06 스포츠 손상의 재활운동 ································· 528
최근 기출문제 분석 ··· 535

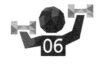

06

기능해부학
(운동역학 포함)

01 기능해부학의 기초 ···················· 556
02 근골격계의 이해 ····················· 573
03 인체역학 ···························· 599
04 운동학의 스포츠 적용 ················· 605
05 운동역학의 스포츠 적용 ··············· 609
06 일과 에너지 ························· 616
07 자세와 보행의 인체역학 ··············· 618
최근 기출문제 분석 ···················· 624

07

병태생리학

01 기본적인 질병 과정 ··················· 646
02 심혈관계 질환 ······················ 658
03 호흡계 질환 ························· 682
04 척추관절 질환 ······················ 692
05 골 질환 ···························· 706
06 대사계 질환 ························· 714
07 신경계 질환 ························· 727
최근 기출문제 분석 ···················· 744

08

스포츠심리학

01 스포츠심리학의 개관 ················· 766
02 인간운동행동의 이해 ················· 771
03 스포츠수행의 심리적 요인 ············· 796
04 스포츠수행의 사회 심리적 요인 ········· 828
05 운동심리학 ························· 841
06 스포츠심리상담 ····················· 872
최근 기출문제 분석 ···················· 879

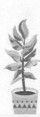
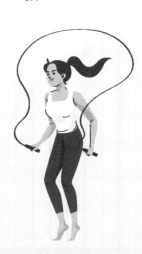

Information

1. 자격정의 및 관련근거

① **자격정의** : "건강운동관리사"란 개인의 체력적 특성에 적합한 운동형태, 강도, 빈도 및 시간 등 운동수행 방법에 대하여 지도·관리하는 사람

> ※ 의사 또는 한의사가 의학적 검진을 통하여 건강증신 및 합병증 예방 등을 위하여 치료와 병행하여 운동이 필요하다고 인정하는 사람에 대해서는 의사 또는 한의사의 의뢰(의료기사 등에 관한 법률 시행령 별표 1 제3호 가목 1) 및 7)의 물리요법적 재활훈련 및 신체 교정운동 의뢰는 제외한다)를 받아 운동 수행방법을 지도·관리함

② **관련근거**

　㉠ 국민체육진흥법 제11조(체육지도자의 양성)부터 제12조(체육지도자의 자격취소)까지

　㉡ 국민체육진흥법 시행령 제8조(체육지도자의 양성과 자질향상)부터 11조의 3(연수계획)까지

　㉢ 국민체육진흥법 시행규칙 제4조(자격검정의 공고 등)부터 제23조(체육지도자의 자격취소)까지

2. 자격요건 및 제출서류

① **응시자격 공통사항**

　㉠ 각 요건 중 어느 하나에 해당되는 자격 구비 및 서류 제출

　㉡ 만 18세 이상 응시 가능

응시자격	취득절차	제출서류(인정요건)
「고등교육법」 제2조에 따른 학교에서 체육 분야에 관한 학문을 전공하고 졸업한 사람(졸업예정자 포함)이거나 법령에 따라 이와 같은 수준의 학력이 있다고 인정되는 사람 ※ 체육 분야 전문학사, 학사, 석·박사	-필기 -실기-구술 -연수(200)	체육 분야 전문학사 이상 졸업(예정)증명서, 학위(수여예정)증명서 또는 재학증명서(졸업예정자) • 전문학사 이상 : 전문학사 또는 학사, 석·박사 • 졸업예정자 재학 또는 졸업예정증명서, 학위수여예정 증명서 제출 시 제출일 기준 다음연도 2.28까지 졸업(학위)증명서 제출해야함. • 미제출 시 자격검정 및 연수 불합격처리(수수료 및 연수비 환불 불가)
문화체육관광부장관이 인정하는 「고등교육법」 제2조에 해당하는 외국의 학교(학제 또는 교육과정으로 보아 「고등교육법」 제2조에 따른 학교와 같은 수준이거나 그 이상인 학교를 말한다)에서 체육 분야에 관한 학문을 전공하고 졸업한 사람 ※ 문체부 장관 인정 외국의 체육분야 전문학사, 학사, 석·박사	-필기 -실기-구술 -연수(200)	문화체육관광부 장관 인정 외국학교 체육분야 전문학사 이상 졸업증명서 • 전문학사 이상 : 전문학사 또는 학사, 석·박사 ※ 문체부장관 인정 외국학교의 경우 학위증명서에 대한 번역공증서 제출

3. 필기시험과목(8과목)

기능해부학(운동역학 포함), 운동생리학, 스포츠심리학, 건강·체력평가, 운동처방론, 병태생리학, 운동상해, 운동부하검사

4. 실기 및 구술시험

심폐소생술(CPR)/응급처치(관련 교육이수증으로 대체/홈페이지 공지사항 참조), 건강/체력측정평가, 운동트레이닝방법, 운동손상 평가 및 재활

5. 유의사항

① **일반사항**
   ㉠ 동일 자격등급에 한하여 연간 1인 1종목만 취득 가능(동·하계 중복 응시 불가)
   ㉡ 필기 및 실기·구술시험 장소는 추후 체육지도자 홈페이지에 공지 예정
   ㉢ 하계 필기시험 또는 동계 실기·구술시험에 합격한 사람에 대해 합격한 해의 다음 해에 실시되는 해당 자격검정 1회 면제
   ㉣ 필기시험에 합격한 해의 12월 31일부터 3년 이내에 연수과정을 이수하여야 함. 단, 필기시험을 면제받거나 실기구술시험을 먼저 실시하는 경우에는 실기구술시험에 합격한 해의 12월 31일부터 3년 이내에 연수과정(연수면제자는 성폭력 등 폭력예방교육)을 이수하여야 함
      ※ 「병역법」에 따른 병역 복무를 위해 군에 입대한 경우 의무복무 기간은 불포함
      ※ 코로나19로 인해 연수과정이 시행되지 않은 2020년 1월 1일부터 12월31일까지의 기간은 불포함
   ㉤ 나이 요건 충족 기준일은 각 자격요건별 취득절차상 첫 절차의 접수마감일 기준
      ※ 첫 취득절차가 필기인 경우 필기시험 접수마감일 기준, 첫 취득절차가 실기인 경우 실기시험 접수마감일 기준으로 나이요건(만 18세)을 충족해야 함

② **자격검정 합격기준 및 연수 이수 기준**
   ㉠ 필기시험 : 과목마다 만점의 40% 이상 득점하고 전 과목 총점 60% 이상 득점
   ㉡ 실기·구술시험 : 실기시험과 구술시험 각각 만점의 70% 이상 득점
      ※ 실기시험에 합격한 사람에 한하여 구술시험에 응시할 수 있음을 원칙으로 하되, 자격종목 및 현장 상황 등을 고려하여 자격검정기관이 정한 바에 따라 실기 및 구술시험을 통합 시행한 후 합격 및 불합격 결정 가능(수수료는 환불하지 않음)
   ㉢ 연수 : 연수과정의 100분의 90 이상을 참여하고, 연수태도·체육 지도·현장실습에 대한 평가점수 각각 만점의 100분의 60 이상

6. 기타사항

① 학위증명서 인정범위 : 졸업증명서는 학위증명서로 제출 가능

② 체육 분야 인정범위

　㉠ 학위(학과, 전공)명에 체육, 스포츠, 운동, 건강, 체육지도자 자격종목이 포함되면 인정

　㉡ 복수전공은 인정하나, 부전공은 불인정

③ 기준일 및 첨부서류 등

　㉠ 연령 및 경력, 자격, 학위 등 각종 응시자격은 각 자격별 접수 마감일 기준임

　　• 법령에 별도 기준일이 있을 경우 해당 법령에 의함

　㉡ 각종 증명서 및 확인서는 원본, 자격증은 사본 제출

7. 응시결격 사유

① 체육지도자의 결격사유

　㉠ 피성년후견인

　㉡ 금고 이상의 형을 선고받고 그 집행이 종료되거나 집행이 면제된 날부터 2년이 지나지 아니한 사람

　㉢ 금고 이상의 형의 집행유예를 선고받고 그 유예기간 중에 있는 사람

　㉣ 다음의 어느 하나에 해당하는 죄를 저지른 사람으로서 금고 이상의 형 또는 치료감호를 선고받고 그 집행이 종료되거나 집행이 유예·면제된 날부터 20년이 지나지 아니하거나 벌금형이 확정된 날부터 10년이 지나지 아니한 사람

　　• 「성폭력범죄의 처벌 등에 관한 특례법」 제2조에 따른 성폭력범죄

　　• 「아동·청소년의 성보호에 관한 법률」 제2조 제2호에 따른 아동·청소년대상 성범죄

　㉤ 선수를 대상으로 「형법」 제2편 제25장 상해와 폭행의 죄를 저지른 체육지도자(자격이 취소된 사람을 포함)로서 금고 이상의 형을 선고받고 그 집행이 종료되거나 집행이 유예·면제된 날부터 10년이 지나지 아니한 사람

　㉥ 자격이 취소되거나 자격검정이 중지 또는 무효로 된 후 3년이 경과되지 아니한 사람

② 체육지도자의 자격취소

　㉠ 문화체육관광부장관은 체육지도자가 다음의 어느 하나에 해당하면 그 자격을 취소하거나 5년의 범위에서 자격을 정지할 수 있다. 다만, 제1호부터 제4호까지의 어느 하나에 해당하면 그 자격을 취소하여야 한다.

　　1. 거짓이나 그 밖의 부정한 방법으로 체육지도자의 자격을 취득한 경우

　　2. 자격정지 기간 중에 업무를 수행한 경우

　　3. 체육지도자 자격증을 타인에게 대여한 경우

　　4. 결격사유의 어느 하나에 해당하는 경우

　　5. 선수의 신체에 폭행을 가하거나 상해를 입히는 행위를 한 경우

　　6. 선수에게 성희롱 또는 성폭력에 해당하는 행위를 한 경우

　　7. 그 밖에 직무수행 중 부정이나 비위 사실이 있는 경우

　㉡ 자격검정을 받는 사람이 그 검정과정에서 부정행위를 한 때에는 현장에서 그 검정을 중지시키거나 무효로 한다.

　㉢ 체육지도자 자격이 취소된 사람은 문화체육관광부령으로 정하는 바에 따라 체육지도자 자격증을 문화체육관광부장관에게 반납하여야 한다.

　㉣ 행정처분의 세부적인 기준 및 절차는 그 사유와 위반 정도를 고려하여 문화체육관광부령으로 정한다.

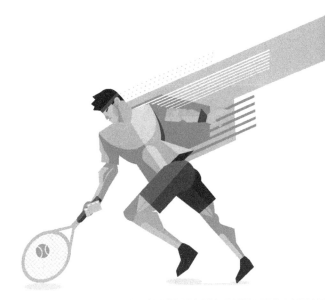

01 필기시험

(단위 : 명, %)

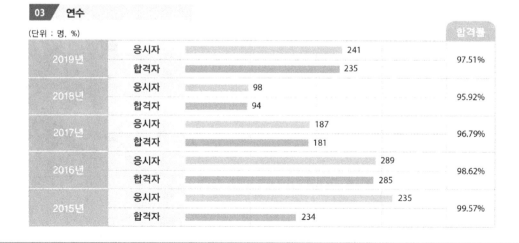

			합격률
2020년	응시자	1,423	15.74%
	합격자	224	
2019년	응시자	1,178	26.32%
	합격자	310	
2018년	응시자	1,580	3.04%
	합격자	48	
2017년	응시자	1,651	6.24%
	합격자	103	
2016년	응시자	1,716	31.24%
	합격자	536	
2015년	응시자	1,359	26.56%
	합격자	361	

02 실기/구술 시험

(단위 : 명, %)

			합격률
2020년	응시자	275	93.82%
	합격자	258	
2019년	응시자	304	81.9%
	합격자	249	
2018년	응시자	68	92.6%
	합격자	63	
2017년	응시자	287	64.1%
	합격자	184	
2016년	응시자	564	54.1%
	합격자	305	
2015년	응시자	339	84.1%
	합격자	285	

03 연수

(단위 : 명, %)

			합격률
2019년	응시자	241	97.51%
	합격자	235	
2018년	응시자	98	95.92%
	합격자	94	
2017년	응시자	187	96.79%
	합격자	181	
2016년	응시자	289	98.62%
	합격자	285	
2015년	응시자	235	99.57%
	합격자	234	

Q. 만 18세의 기준일은 언제입니까?

해당 자격요건별 취득절차상 첫 절차의 접수마감일 기준입니다. Answer

 Q. 동일 자격등급에 한하여 연간 1인 2종목 취득이 가능한가요?

동일 자격등급에서는 연간 1인 1종목만 취득 가능하며, 자격 종류가 다를 경우 자격 검정 기간이 겹치지 않는다면 동시에 응시 가능합니다. Answer

 Q. 필기시험 합격 유예기간은 어떻게 되나요?

자격검정의 필기시험에 합격한 사람은 다음 해 실시되는 자격검정의 필기시험을 1회 면제받을 수 있습니다. Answer

Q. 필기시험 결과가 가채점 결과와 다른데 답안지(OMR 카드)를 직접 확인할 수 있나요?

필기시험 시행공고문에 명시되어 있는 답안지 열람기간 동안 신분증을 가지고 직접 방문하시면 답안지 확인이 가능합니다. Answer

 Q. 졸업예정자의 경우 응시가능한가요?

졸업예정자는 마지막 학년에 재학중인 사람에 대해 응시 가능합니다. 서류제출기간 내에 재학증명서 또는 졸업예정증명서를 제출하여야 합니다. Answer

 Q. 실기시험을 대체할 수 있나요? 특별과정 법정 면제자(국가대표, 프로스포츠 선수) 이외에는 모두 실기시험에 응시하여야 합니다. Answer

 Q. 실기 합격, 구술 불합격일 경우 다음해에 구술만 보면 되나요?

실기/구술 중 하나라도 불합격일 경우 실기구술 불합격으로 봅니다. 다음 해에 실기구술시험을 다시 응시하여야 합니다. Answer

 Q. 연수는 꼭 해당연도에 바로 들어야 하나요?

아닙니다. 연수는 필기시험에 합격한 해의 12월 31일부터 3년 이내 (병역 의무복무기간은 미포함)에 연수과정을 이수하시면 됩니다.

 Q. 연수를 나눠서 들을 수 있나요?

안됩니다. 자격검정을 합격하고 당해 연도에 부득이하게 연수를 들을 수 없다면 연수이수기간 내에 처음부터 다시 들으셔야 합니다.

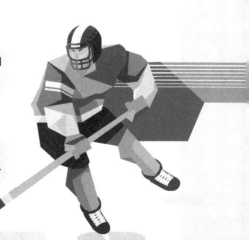

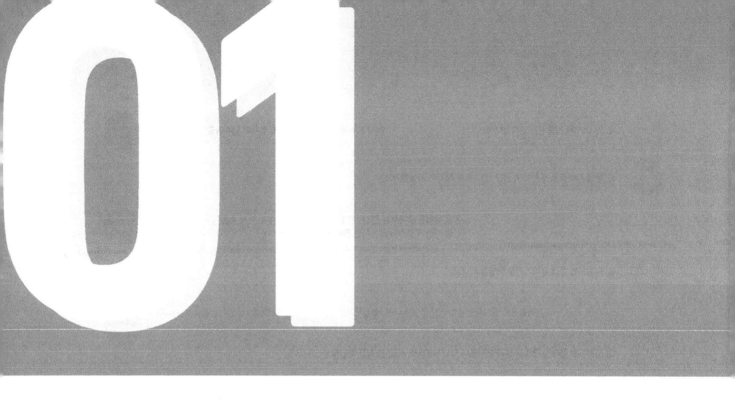

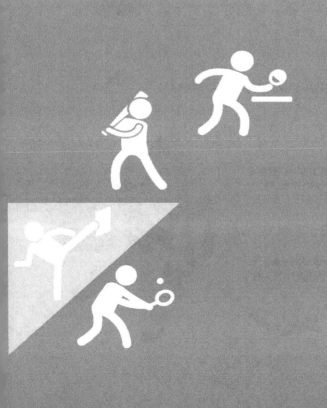

운동생리학

01 운동생리학의 개관

02 에너지 대사와 운동

03 신경조절과 운동

04 골격근과 운동

05 내분비계와 운동

06 호흡 · 순환계와 운동

07 환경과 운동

최근 기출문제 분석

◎1 운동생리학의 개관

01 《 주요 용어

① 운동

기관	정의
NHFA	체력, 운동수행력, 건강 또는 사회적 관계를 개선하기 위한 구체적인 목표를 가지고 레크리에이션, 여가에 참여하는 계획된 신체활동
USSG	체력의 하나 또는 그 이상의 요소를 향상 또는 유지하기 위하여 수행된 계획되고, 구조화된 반복적인 신체 움직임
MHLW	신체활동 중에서 체력의 유지, 향상을 목적으로 한 계획적이고 의도적으로 실시하는 것

② 신체활동

기관	정의
NHFA	대골격근을 사용한 움직임(예 걷기, 계단오르기, 정원가꾸기, 스포츠활동, 일과 관련된 활동)
USSG, ACSM	골격근의 수축에 의해 생성되는 신체의 움직임으로, 이와 함께 에너지의 소비가 증가하는 신체의 움직임
USHHS	ACSM과 USSG의 정의에 추가하여 "신체활동"은 건강을 강화시키는 신체의 움직임으로 정의됨
MHLW	안정된 상태보다 많은 에너지를 소비하는 모든 움직임으로 정의

❸ 체력

(1) 체력이란 단순하게 일상생활이나 신체활동을 할 때 우리의 몸이 적극적으로 활동할 수 있는 능력을 말한다.

(2) 넓은 의미에서는 인간이 사회의 한 구성원으로서 능률적으로 활동해 나갈 수 있는 신체활동의 종합적 능력이라고 말할 수 있다.

(3) 체력은 주변 환경의 변화에서 오는 각종 스트레스를 견뎌내는 방위체력과 운동을 일으키고 지속시키며 조절할 수 있는 행동체력으로 구성된다.

① 방위체력은 기온, 기습, 기압, 가속도의 변화와 대기 및 수질오염 등의 물리ㆍ화학적 스트레스에 견디는 능력, 세균, 바이러스, 기생충 등에 의한 생물학적 스트레스에 견디는 능력, 공복, 불면, 갈증, 피로, 시차와 같은 생리학적 스트레스에 견디는 능력, 불쾌감, 긴장, 고민, 슬픔, 불만 등과 같은 심리적 스트레스에 견디는 능력을 말한다.

② 행동체력은 8개의 요소로 구분된다. 그 중에서 근력, 순발력, 근지구력, 심폐지구력은 운동의 조정능력에 포함된 체력 요소들보다 매우 가역적인 특성이 있는 에너지 체력 요소들이다. 따라서 규칙적인 운동에 의해 쉽게 향상되기도 하지만 운동을 중지하면 그 동안의 운동효과가 단기간에 소멸되고 만다. 그러나 협응성과 같은 조정능력들은 비에너지적 체력요소들로서 비교적 영구적인 속성을 지니고 있다. 즉 한번 기술을 익히게 되면 장기간 동안 그 능력을 상실하지 않는다.

    ㉠ **건강 관련 체력**(health-related fitness) : 근력 및 근지구력, 심폐지구력, 유연성, 신체조성(체지방률) 등의 체력요소를 말한다. 일반적으로 성인기 이후에 연령의 증가와 함께 인체기관의 생리적 기능이 감퇴되어 발생되는 질병을 성인병이라고 하는데, 이러한 성인병은 운동 부족, 영양 과잉, 스트레스 등의 잘못된 생활습관에 의하여 발병 연령이 계속 낮아지는 추세를 보이고 있다. 이러한 성인병은 대부분 규칙적인 운동을 통한 신체기관의 기능과 체력을 발달시킴으로써 예방할 수 있다는 사실이 밝혀지면서 체력향상을 위한 운동이 중요한 건강관리 수단으로 등장하게 되었다.

    ㉡ **운동 관련 체력**(Skill-related fitness) : 빠르고 폭발적인 동작, 복잡한 기술 동작 등 스포츠에서 요구되는 기술을 효과적으로 발휘하는 데 필요한 스피드, 순발력, 평형성, 협응성, 반응시간, 민첩성 등의 체력요소가 포함된다. 스피드는 신속하게 움직일 수 있는 능력을 말하고, 순발력은 얼마나 빠르게 큰 힘을 낼 수 있는지를 말한다. 평형성은 정적 또는 동적 상태에서 몸의 균형을 얼마나 잘 유지하는지를 말하고, 협응력은 신체의 각 부위가 조화를 이루면서 원활하게 움직일 수 있는 능력을 의미한다. 그리고 민첩성은 신체의 방향을 신속하게 바꿀 수 있는 능력을 뜻하며, 반응시간은 빛, 소리, 접촉 등과 같은 자극에 반응하는데 요구되는 시간을 말한다.

❶ 운동생리학의 정의

운동생리학이란 일회적이거나 반복적인 운동으로 초래되는 생리기능적 변화와 그 변화의 원인을 설명하기 위한 학문이다. 즉 여러 가지 형태의 운동으로 인해 야기되는 인체의 반응과 적응에 대해 그 원인을 규명하고, 그러한 반응과 적응이 인체의 기능적 측면, 주로 수행력과 건강 등에 어떠한 생리적 의미를 갖는지 연구하는 것이 운동생리학이다. 운동생리학은 운동 중 생명체가 어떻게 생리학적으로 반응하는가를 관찰하는 학문이다. 그러므로 운동이라는 자극을 이용하여 인체가 적응하는 과정을 생리학적으로 관찰함과 동시에 인체가 궁극적으로 어떻게 변화하는지를 연구하는 학문이다. 그러나 21세기에 접어들면서 운동생리학의 연구영역은 인체의 조직과 기관이라는 생리학적 수준에서 점차 진화하여 세포와 신호전달체계 및 단백질 합성 및 발현이라는 세포생물학 또는 분자생물학 분야로 진화하고 있다.

❷ 운동생리학의 인접 학문

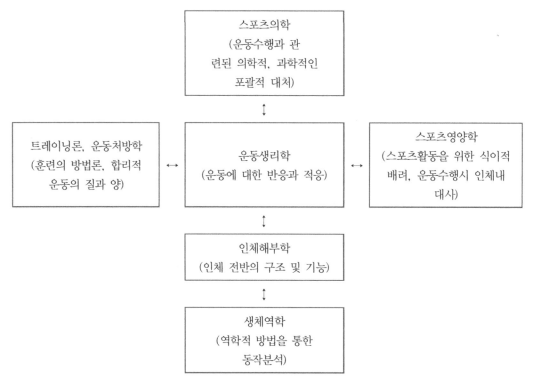

02 에너지 대사와 운동

01 〈 신체의 이해

❶ 인체의 조직과 기능

(1) 인체의 조직화

① 인체의 가장 두드러진 특징은 조직화되어 있다는 점이다.

② 우리 몸의 어느 일부에서 생존의 조건을 흩뜨리는 현상이 일어나면 이것을 원래의 상태로 회복시키기 위해 우리 몸의 다른 부분이 보상작용 반응(네가티브 피드백)을 일으킨다. 이러한 반응을 항상성이라고 하며 이를 통해 우리 몸은 안정 상태를 늘 유지하게 된다.

(2) 인체의 기능

① 세포의 기능 … 세포 자체의 생존과 증식, 우리 몸 전체를 위한 활동(각 개인의 생존을 가능하게 하는 것)

② 환경과 인체의 기능
   ㉠ 환경의 변화는 인체를 자극하게 되고 인체는 이러한 자극에 반응을 나타낸다. 인체가 나타내는 반응의 대부분은 적응 반응으로, 이것은 인체의 생존과 건강을 유지하는 데 목적이 있다.
   ㉡ 적응이란, 인체의 복지를 위하여 환경과 인체 간의 일련의 복잡한 상호관계를 의미한다.(적응 : 건전한 생존, 부적응 : 병의 유발)

③ 항상성
   ㉠ 항상성이란 인체 내의 안정상태의 유지를 의미한다.
   ㉡ 인체의 세포가 건전하려면 세포 주위의 항상성이 유지되어야 한다. 세포의 주위란 세포의 화학성분, 삼투압, 수소이온농도, 온도 등을 의미한다. 세포는 이중 어떤 요인이라도 정상에서 벗어날 경우 기능을 제대로 발휘할 수 없게 된다.
   ㉢ 항상성의 원리란 생리학의 기본이라고 할 수 있다. 생체의 생존과 건강은 바로 이 항상성을 유지하고 부활하는 데 달려 있다.

(3) 인체 기계

① 인체의 화학적 구성(물 70%, 유기물 30%)

② 인체의 골격(뼈 206개, 관절 250개) 및 근육

② 세포 생리

(1) 물질 이동

① **물리적 이동**(수동적 이동)

    ㉠ **확산** : 물질의 분자나 이온이 계속적으로 빠르게, 또는 아무렇게나 움직여 퍼지는 것

    ㉡ **삼투현상** : 반투과성 막을 통한 물의 확산이다. 반투과성 막은 물만을 통과, 다른 물질의 분자는 통과시키지 않는다. (농도가 낮은 곳에서 농도가 높은 곳으로 이동한다.)

② **생리적 이동**(능동적 이동)

    ㉠ 운반체 운반

    ㉡ 화학적인 반응에 의해 세포 내에서 생겨난 에너지 공급을 받아 나트륨(Na)이나 칼륨(K)과 같은 물질의 이동이 가능하다.

③ **식작용과 흡수작용**

    ㉠ **식작용** : 고형의 물질을 세포 안으로 끌어들인다.

    ㉡ **흡수작용** : 액체로 된 물질을 세포 안으로 끌어들인다.

(2) 세포의 대사작용

① **이화작용** … 에너지를 세포에 공급하는 과정으로 에너지 시스템(ATP-PC, 젖산 시스템, 유산소 시스템)을 통한 ATP 생성이 나타난다.

② **동화작용** … 세포가 호르몬, 효소, 단백질 등의 여러 가지 복잡한 물질을 합성하는 과정(성장)을 말한다.

③ **이화작용과 동화작용의 평형**

    ㉠ 이화작용과 동화작용은 서로 평형을 유지해야 한다.

    ㉡ 두 가지 서로 상반되는 작용을 하는 이화작용과 동화작용을 대사작용(물질변화, 에너지의 변화를 포괄)이라고 한다.

    ㉢ 동화작용 > 이화작용 : 성장, 이화작용 > 동화작용 : 노쇠 혹은 퇴화

❸ 인체의 에너지원

(1) 에너지의 개념

대사과정을 통해 새로운 형태로 생성된 에너지는 웨이트트레이닝의 결과로 나타나는 근육의 증가, 운동 후에 일어나는 근육의 손상이나 부상을 회복시키는데도 이용, ATP로 저장된다.

(2) 에너지원

① 탄수화물(유산소적 한 분자의 분해로 36 ~ 38ATP)
  ㉠ 간과 근육에 저장할 수 있는 글리코겐의 양은 한정되어 있으며 섭취하는 음식에 상당량의 탄수화물이 포함되어 있지 않을 경우에는 고갈될 수 있다.
  ㉡ 운동 강도가 높을수록 더 많은 양의 에너지가 탄수화물에서 공급된다.
  ㉢ 탄수화물은 강도가 높은 운동을 할 때 주 에너지원이 되지만 운동 중에 탄수화물이 에너지원으로 사용되는 것은 근육 속에 이미 저장되어 있던 글리코겐이다.

② 지방(유산소적 한 분자의 분해로 130 ~ 147ATP)
  ㉠ 탄수화물을 저장하는 것 보다 많은 양의 지방을 저장할 수 있다.
  ㉡ 지방은 트리글리세라이드에서 기본적인 구성 요소인 글리세롤과 유리지방산으로 바뀌는 복잡한 형태로 변화하여야 하기 때문에 세포의 신진대사에 사용되기가 탄수화물보다 쉽지 않다.
  ㉢ 지방으로부터의 에너지 방출 속도는 강도 높은 근육 활동의 에너지 요구량을 충족시키기에는 너무 느리다. 그러나 지방은 중정도 강도의 운동을 하는 동안에 중요한 에너지원이다. 혈장의 유리지방산과 근육에 저장된 중성지방은 중간 강도로 오랜 시간 운동을 하는 동안 주된 지방 공급원이 된다.(유리지방산은 지방세포에서 동원)
  ㉣ 지방세포에 들어있는 중성지방은 유리지방산과 글리세롤로 가수 분해되어 혈액 속으로 방출된다. 그 다음에 유리지방산은 근세포로 운반되어 산화되고 에너지를 방출한다. 근육 내 중성지방은 근육 세포 안에서 유사한 대사 과정을 거친다.
  ㉤ 강도가 높은 운동을 한 시간 정도 하면 글리코겐의 저장량은 매우 낮아진다. 이렇게 되면 신체는 에너지 공급원으로 지방에 점점 더 의존하게 되고 따라서 운동 강도가 감소된다.

③ 단백질
  ㉠ 소장의 효소들은 복합단백질을 여러 아미노산으로 분해한다. 분해된 아미노산은 소장의 벽에서 흡수되어 혈액을 통하여 간으로 운반된다. 간은 아미노산이 대사되는 중요한 장기이다.
  ㉡ 과다하게 섭취한 단백질은 체내에서 아미노산으로 저장되지는 않지만, 탄수화물이나 지방으로 전환되어 저장된다. 어떤 아미노산(알라닌)들은 본질적으로 포도당을 형성한다. 간에서의 다양한 에너지 변화 단계에서 포도당 생성 아미노산이 포도당으로 변화하는데 이를 포도당 신생이라고 한다. 그밖에도 단백질은 일련의 반응을 거치면서 지방산으로 전환될 수 있다. 이러한 과정을 지방생성이라고 한다.
  ㉢ 탄수화물 저장은 장거리 달리기 선수에게 단백질 절약 효과를 가져올 수 있다.

1 ATP-PC 시스템

(1) ATP

① 인체 세포가 직접적으로 사용하는 에너지원이다.

② **1차 연료** … 크레아틴 인산

③ **2차 연료** … 탄수화물(무산소성 해당과정, 유산소과정), 지방(유산소과정), 단백질(유산소과정)로부터 공급된다.

④ ATP는 인원질 시스템, 무산소성 해당과정, 산화적 인산화(산소시스템) 과정을 통해 공급받을 수 있다.

⑤ ATP는 아데노신 1개와 인산기 3개로 구성되어 있고, 인산에는 높은 에너지 결합 형태인 2개의 연결 고리가 있다. 이 연결 고리가 안정 상태를 벗어나 그 중 하나의 결합이 분해되면 ATP가 ADP와 유리인산염(Pi)으로 변하며, 이때 7 ~ 12kcal의 에너지가 방출된다.

[ATP → ADP + Pi + energy(7 ~ 12kcal)]

⑥ ATPase 효소에 의해 결합체가 분해되면 에너지가 방출되어 근수축에 필요한 에너지원으로 사용된다.

(2) ATP-PC 시스템

① **공액 반응에 의한 ATP 생성**

㉠ ATP와 PC는 모두 근세포에 저장되어 있으며, 인산기를 가지고 있기 때문에 이 에너지 시스템을 인원질 시스템이라 하며, ATP와 PC는 공액 반응에 의해 ATP를 재합성한다.

㉡ ATP는 운동 중 에너지로 사용되고, 운동 후에는 PC를 재합성하는 데 이용된다. PC는 운동 중 분해된 에너지가 ADP와 유리인산염을 결합해 ATP를 재합성한다. 따라서 ATP는 PC에, PC는 ATP와 에너지가 기능적으로 연결되어 있기 때문에 인원질 시스템은 ATP와 PC의 공액 반응에 의해 ATP가 재합성되는 것이다.

㉢ PC를 분해하는 효소

ⓐ 크레아틴키나아제(CK : PC + ADP - creatine kinase → ATP + Cr)

ⓑ 미오키나아제(MK : ADP + ADP - myokinase reaction → ATP + AMP)

② **체내 인산염이 소량이기 때문에 단시간 · 고강도의 운동에 이용**

㉠ 체내 저장된 인산염은 소량이기 때문에 인원질 시스템은 단거리 달리기, 높이뛰기, 투포환 등 수 초 만에 끝나는 폭발적인 운동에 주로 사용된다.

㉡ 이 시스템에 의한 신속한 에너지 공급이 없다면 강도 높은 운동은 불가능해진다.

ⓒ 수 초간 반복적으로 수행되는 운동에서 에너지 생성에 중요한 역할을 하는 것은 ATP-PC계와 저장산소의 역할을 통해 가능하다.

ⓔ 유리인산염(Pi)과 크레아틴(C), 즉 크레아틴 인산을 재합성하는 과정은 운동 후 ATP의 분해 과정에서 생성된 에너지에 의해 가능하다. 운동 후 회복기에 섭취한 산소는 헤모글로빈에 의해 미오글로빈에 전달되고, 미토콘드리아로 전달해 줌으로써 ATP를 생성하고, 이후 PC의 보충이 이루어진다.

ⓜ 크레아틴 인산은 운동이 끝난 후 빠른 회복기 산소 소비단계에서 재합성되므로 체내에 저장되어 있는 양 밖에 사용할 수 없다.

ⓗ 고갈된 PC는 30초 이내에 70%, 3 ~ 5분 만에 100% 충당된다.

③ 인원질 시스템이 가장 빨리 에너지원으로 이용될 수 있는 이유

ⓘ 장시간의 복잡한 화학적 반응에 의존하지 않는다.

ⓛ 환기 작용에 의한 활동 근육까지의 산소 공급에 의존하지 않는다.

ⓒ ATP와 PC가 모두 근육 내 수축기전에 직접 저장되어 있기 때문이다.

❷ 해당과정 시스템

(1) 무산소성 해당과정

① 글루코스는 무산소성 해당과정을 통해 부분적으로만 대사가 이루어지면 산소가 필요 없이 근육세포의 세포질 내에서 일어난다. 무산소성 해당과정을 통해 얻을 수 있는 ATP의 양은 소량이지만 산소의 공급 없이도 에너지를 공급한다는 측면에서 의의가 있다.

② 근세포에서 일어나는 무산소성 해당과정에 사용되는 글루코스는 두 가지 경로에 따라 근세포에 이용된다.

ⓘ 글루코스 분자가 혈액으로부터 근세포막을 통해 세포 내로 유입된다.(간글리코겐) 간글리코겐의 분해에 의해 전달된 글루코스는 해당과정을 거쳐 2ATP를 생성한다.

ⓛ 근세포 내에 이미 저장된 글리코겐으로부터 당원 분해 과정에 의해 유리된다. 근글리코겐의 경우는 해당과정을 거쳐 3ATP를 생성한다.

③ 글리코겐은 해당과정을 거쳐 에너지를 공급한다. 해당과정 후 산소의 공급이 이루어지지 않았을 때 초성 포도산이 젖산으로 축적된다.(LDH : 젖산탈수소효소)

④ 해당과정에서 가장 중요한 효소 중의 하나는 포스포프락토키나아제(PFK)이지만, 포스포리파아제, 핵소키나아제, 피루브산키나아제, 그리고 젖산탈수소효소라는 무산소성 해당과정의 다른 주요 조절효소가 있다.

⑤ 무산소성 해당과정 중 젖산이 생성되며 결과적으로 수소이온이 해리되어, 세포내액을 더욱 산성화 시킨다.

⑥ NADH는 수소의 중요한 운반체로 산소가 부족할 때는 초성포도산에 H이온을 주어 젖산을 형성하고, 산소가 충분하면 미토콘드리아로 이동한다.

⑦ 무산소성 해당과정과 유산소성 해당과정의 차이는 유산소성 해당과정에서는 젖산이 축적되지 않는 것이다. 유산소성 해당과정에서 산소의 공급이 이루어질 경우 미토콘드리아에서 대부분 산화되어 이산화탄소와 물로 전환된다.

(2) 젖산 축적과 인체의 변화

① 젖산 역치(무산소성 역치, 환기 역치, OBLA) … 젖산 축적이 가속화되는 시점의 강도 또는 산소 소비량이다.

② 젖산의 축적은 수소이온 농도의 증가를 가져오고 음의 대수 관계인 pH는 감소한다.

③ 무산소성 역치를 넘어 지속되는 강도의 운동은 수소이온 농도의 증가와 pH의 감소를 가져와 조직 수준의 산성화가 된다.

④ 조직 수준의 산염기 평형은 다음의 3가지에 의해 이루어진다.
   ㉠ 화학적 완충 물질(중탄산염 이온, 인산염, 단백질)
   ㉡ 호흡성 환기
   ㉢ 신장작용

⑤ 운동 후 젖산은 4가지 양식에 의해 제거
   ㉠ 대부분 산화되어 이산화탄소와 물로 전환된다.
   ㉡ 글리코겐으로 전환된다.
   ㉢ 단백질로 전환된다.
   ㉣ 땀이나 오줌으로 배출된다.

(3) 트레이닝 효과

① 트레이닝 전
   ㉠ **최대운동** : 최대운동 중 주 에너지 공급원
   ㉡ **최대하운동** : 최대하운동 초기 산소소요량과 섭취량이 균형이 맞지 않는 산소결핍 부분에서 ATP-PC와 함께 에너지 공급이 이루어진다.

② 트레이닝 후
   ㉠ **변화**
      ⓐ 글리코겐의 저장량이 증가한다.
      ⓑ 해당 효소가 활성화된다.
      ⓒ 젖산에 대한 완충능력이 증가한다.
      ⓓ 지속적 파워가 증가한다.
   ㉡ **최대운동** : 글리코겐 고갈과 젖산축적량의 증가는 인원질 고갈과 함께 운동 후 회복기 산소소비량(EPOC)이 증가하는 원인이 된다.

ⓒ 최대하운동 : 최대하운동 초기 산소결핍 부분에서 젖산 대사비율이 감소한다. 이것은 트레이닝 후 미토콘 드리아에 의한 에너지 공급 비율의 증가 때문이다(젖산 축적 감소).

❸ 유산소 시스템

(1) 유산소 시스템 개념

① ATP의 유산소적 생산은 미토콘드리아에서 만들어지며 크렙스 사이클과 전자전달계의 대사경로들이 상호 협력하여 이루어진다.

② 크렙스 사이클의 주요 기능은 수소를 운반하는 NAD와 FAD를 사용하여 탄수화물, 지방, 단백질의 수소이 온을 제거하여 산화시키는 것이다.

③ 산소는 크렙스 사이클의 반응에 참여하지 않지만 전자전달체계의 마지막 단계에서 수소이온과 결합하여 물 을 형성한다.

(2) 탄수화물, 지방, 단백질의 산화

① 탄수화물은 해당과정을 거쳐 acetyl-CoA의 형태로 크렙스 사이클로 이동한다.

② 지방은 베타 산화과정을 거쳐 acetyl-CoA의 형태로 크렙스 사이클로 이동한다.

③ 단백질은 글리코겐 신생 합성을 통해 글루코스의 형태로 에너지로 이용된다.

(3) 크렙스 사이클

① 이산화탄소가 이탈되고 수소이온과 전자가 분리
  ㉠ 유산소성 해당과정에서 형성된 초성 포도산은 미토콘드리아를 지나 TCA 회로에서 일련의 반응으로 분 해된다. TCA 사이클에서 가장 큰 특징은 이산화탄소가 이탈하고 수소이온과 전자가 분리되는 것이다.
  ㉡ 이탈된 이산화탄소는 혈액을 통해 폐로 이동되어 체외로 배출되고, 수소이온과 전자는 전자 전달계에 들어가 새로운 화학적 변형을 일으킨다. 이러한 과정에서 2ATP를 생성한다.

② 크렙스 사이클을 시작하기 위해서는 아세틸 CoA와 같이 2탄소분자가 필요하며 이는 탄수화물, 지방, 단백 질의 분해로 형성된다.

③ 피루빅염은 탄수화물과 단백질로부터 형성되고 아세틸 CoA를 형성하는 원천이다.

④ 크렙스 사이클의 주요 기능은 대사과정에 관여하는 여러 종류의 기질로부터 수소이온을 제거하고 이 과정 에서 발생한 에너지를 활용하는 것이다. 한 번의 크렙스 사이클이 3개의 NADH와 1개의 FADH 분자로 생 성된다.

ⓐ 한 쌍의 전자들이 전자전달체계를 통해서 NADH로부터 산소로 이동될 때 3ATP(2.5ATP)를 생성하는데 필요한 충분한 에너지가 만들어진다.

ⓑ 1FADH는 2ATP(1.5ATP) 분자를 형성할 수 있는 충분한 에너지가 만들어진다.

⑤ 크렙스 사이클은 NADH와 FADH 생산과 더불어 에너지가 풍부한 화합물인 구아노신 3인산(GTP)을 직접 생산하며, 구아노신 3인산염은 고에너지 화합물로서 말단 인산그룹을 ADP에 기증함으로써 ATP를 형성한다. 크렙스 사이클에서 직접적으로 GTP를 생산하는 것을 기질수준인산화라고 말하며 작은 양의 에너지를 생산한다. 이는 크렙스 사이클에서 생산되는 대부분의 에너지가 전자전달체계를 통해서 ATP를 생산하기 때문이다.

⑥ 지방은 지방산과 글리세롤로 분해되면 이 중 지방산은 아세틸 CoA를 형성하기 위해 베타산화라고 칭하는 일련의 반응과정을 거쳐 크렙스 사이클로 들어가게 된다.

⑦ 글리세롤은 간에서 해당과정의 중간물질로 전환될 수 있지만 운동 중에 연료로는 사용되지 않는다. 단백질은 생체 에너지 경로를 통해서 인체의 다양한 곳으로 들어갈 수 있다. 따라서 첫 번째 단계는 단백질을 아미노산으로 분해시키며 아미노산의 종류에 따라 다음 과정이 진행된다.

⑧ 크렙스 사이클은 탄수화물, 지방, 단백질을 산화하며 전자전달체계를 통과하면서 이산화탄소와 전자를 생산하여 유산소성 ATP를 생산하는 데 필요한 에너지를 공급한다. 크렙스 사이클 반응을 촉진하는 효소들은 미토콘드리아 내에 위치하고 있다.

☀ ATP생산량 ☀

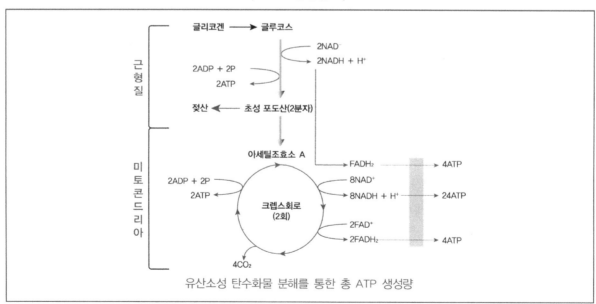

유산소성 탄수화물 분해를 통한 총 ATP 생성량

(4) 전자전달계

① 수소이온과 전자가 전자전달계에 들어와 산소와 결합해 물을 형성한다.

② 유산소성 ATP 생산을 산화적 인산화라고 하는데 이는 미토콘드리아에서 일어나며 이런 과정에 중요한 역할을 하는 경로를 전자전달체계, 호흡체계 또는 시토크롬체계라 한다.

③ 유산소적 ATP 생산은 NADH와 FADH와 같은 수소이온 전달체가 잠재적 에너지를 제공하기 때문에 ADP를 인산화하여 ATP를 생성한다.

④ 수소이온 전달체는 산소와 직접적으로 반응하지 않으나 수소원자들에서 떨어져 나온 전자들이 시토크롬으로 알려진 일련의 전자운반체에서 사용된다. 이러한 전자전달체계를 통하여 충분한 에너지가 생산되어 세 가지 다른 장소에서 ADP를 인산화하여 ATP를 형성한다. 이때 전자들이 전자전달체계를 통과하면서 고반응분자인 자유유리기를 형성하는데 이것은 근육에 해로우며 근피로의 원인이 되기도 한다.

⑤ 전자들을 전자전달체계로 옮기는 역할을 하는 수소이온 전달체는 다양한 곳에서 발생한다. 1개의 포도당이 해당과정을 통하여 분해되어 2NADH를 형성한다. 이러한 NADH는 미토콘드리아 세포 밖에 존재하므로 이들이 갖고 있는 수소이온은 특별한 전달체계에 의하여 미토콘드리아 막을 왕복해야 한다. 하지만 전자전달체계로 들어가는 많은 양의 전자들은 크렙스 사이클에 의해 형성된 NADH와 FADH에 의해서 공급된다.

⑥ 한 쌍의 전자들이 NADH와 FADH에서 생성되어 산화와 환원작용과 일련의 합성과정을 거치면서 ATP합성에 필요한 에너지를 공급한다. 이때 NADH가 먼저 들어간 다음에 FADH가 전자전달체계에 들어간다. 따라서 FADH는 한 단계 후에 들어가기 때문에 2ATP를 생산한다. 반대로 NADH는 3ATP를 생산한다.

⑦ 전자전달계 마지막에서 산소는 전자들을 받아들여 수소이온과 결합하여 물을 형성한다. 만약에 산소가 없어 이러한 전자들을 받아들이지 못하면 세포 내의 ATP 생산은 무산소성 대사 작용에 의해서 만들어야 한다.

(5) 생체 에너지 대사과정의 율속효소

에너지 전환과정	율속효소
ATP-PC 시스템	CK
해당과정	PFK
크렙스 회로	이소구연산탈수소효소
전자전달계	시토크롬 옥시다아제

❹ 운동과 에너지 공급

(1) 영양소의 기능

신체가 활동할 수 있는 힘을 제공, 체온 유지를 위한 열 생산, 인체의 성장을 도모, 소모된 조직을 보충, 생리적인 작용을 조절한다.

(2) 영양소의 작용

① 탄수화물

- ㉠ 간이나 근육에 저장, 근수축에 필요한 에너지를 공급(간글리코겐, 근글리코겐, 혈중글루코스)한다.
- ㉡ 고강도 운동의 주 에너지원으로 지방과 단백질의 신진대사를 조절한다. 신경계는 에너지를 전적으로 탄수화물에 의존한다.

② 지방

- ㉠ 장시간 이루어지는 신체활동에 필요한 에너지 공급으로 비만의 원인이다. 피하지방(트레이닝 후 감소), 근육지방(TG : 중성지방) 등이 있다.
- ㉡ 세포막과 신경섬유의 필수 구성성분으로 안정시 주에너지 공급원이다. 중요 기관을 지지(완충작용)하고 체내의 모든 스테로이드 호르몬은 콜레스테롤로부터 생산된다. 지용성 비타민의 흡수와 운반을 담당, 체열의 보존 역할을 한다.

③ 단백질

- ㉠ 에너지가 부족할 때 에너지로 사용하며 체내의 조직이나 기관을 구성한다. 세포의 주요 구성 성분(헤모글로빈, 효소 및 호르몬 생성)이다.
- ㉡ 정상적인 혈액 삼투압이 혈장의 단백질에 의해 유지, 항체 생성을 담당한다.

④ 비타민

- ㉠ 인체의 정상적인 성장, 발달에 필수적인 물질이다. 화학 반응에 촉매 역할을 한다.
- ㉡ **지용성 비타민(A, D, E, K)** : 지방과 결합하여 소화관으로부터 흡수, 체내에 저장되기 때문에 지나친 섭취는 독성을 일으킨다.
- ㉢ 수용성 비타민(B, C)

⑤ **무기질** … 몸의 구성성분이 됨과 동시에 체내의 물질대사를 조절한다.

⑥ 물

⑤ 휴식과 운동 중 인체 에너지 사용의 측정방법

(1) 산소 소비 비율
산소 소비 효율은 탄수화물이 가장 높고, 이후 지방, 단백질 순이다.

(2) 휴식 중 에너지 소비
① 인체가 필요로 하는 에너지는 탄수화물과 지방의 분해로부터 거의 균등하게 충당된다.

② 장기간 트레이닝을 한 선수는 조직의 효율성이 높아 지방을 2/3, 탄수화물을 1/3 소비한다.

③ 단백질은 신체의 구성 재료이며 세포 활동에는 적은 양의 에너지를 제공한다.

④ 안정시에는 대부분 유산소 과정을 통해 ATP를 공급받는다.

(3) 최대운동 중 에너지 소비
① 최대 강도로 2 ~ 3분에 끝나는 운동으로 100m, 200m, 400m, 800m 달리기 종목이 있다.

② 운동 강도가 높아질수록 더 많은 양의 탄수화물이 사용되며 지방의 비중은 줄어든다.

③ 무산소성 역치점을 넘는 단시간 최대운동에서는 거의 대부분의 ATP가 탄수화물로부터 생성된다.

④ 단시간 최대운동을 할 때는 대부분 젖산 체계에 의해 ATP를 공급받는다.

⑤ 최대 강도의 운동 지속 시간이 길어지면 혈액 내 젖산의 양이 점점 증가하며 이것은 근육 내 글리코겐이 점차 없어져 가는 것을 의미한다.

⑥ 근육 내에 있는 글리코겐이 다 없어지고, 또 혈액 내에 젖산의 양이 점점 많아지게 되면 우리 몸에는 피로가 오게 되어 운동수행능력이 점점 감소되어 결국엔 운동을 할 수 없게 된다.

⑦ 2 ~ 3분 정도에 끝나는 운동에서 유산소 과정이 비교적 적은 역할을 하는 이유는 다음과 같다.
　㉠ 산소가 운동에 적응하기 위해 2 ~ 3분 정도의 시간이 필요
　㉡ 최대 유산소 능력의 한계

(4) 최대하운동 중 에너지 소비
① 장시간의 최대하운동은 운동 지속 시간이 보통 5분 이상이 되고, 강도는 최대가 아닌 것을 말한다. 5,000m 이상 달리기나 각종 구기운동 등이 이에 해당된다.

② 탄수화물이 운동 중 먼저 이용되고, 탄수화물의 고갈 후 지방이 이용되며, 극도의 탈진 후에 단백질도 약간의 에너지를 공급한다.

③ 최대하운동의 대부분은 산화적 인산화과정을 통해 ATP를 공급받는다.

④ 마라톤 선수는 42.195km를 약 2시간 이상 달리지만 마라톤이 거의 끝날 무렵의 혈중 젖산 농도는 안정시의 그것에 비해 2~3배 정도 밖에 되지 않는다. 피로물질인 젖산이 과도하게 축적되지 않음에도 불구하고 마라톤 선수가 골인 지점에서 극심하게 탈진하는 이유는 다음과 같다.

    ㉠ 저장된 간글리코겐의 고갈에 따라 혈중 글루코스 수준이 낮아지기 때문이다.

    ㉡ 저장된 근글리코겐의 고갈에 따라 국부적인 근피로를 초래하기 때문이다.

    ㉢ 수분과 전해질이 손실되어 체온이 상승되기 때문이다.

    ㉣ 심리적 지루함도 한 원인이다.

⑸ 유산소 반응과정과 무산소 반응과정의 비교

① 유산소 반응과정에서 나오는 에너지는 주로 장거리 종목에 쓰이고 단거리 종목에서는 무산소 반응과정에 의존한다.

② 2~3분 사이에 최대로 하는 운동인 경우 필요한 에너지의 50%는 무산소 반응과정에서 나오고 나머지 50%는 유산소 반응과정에서 나온다.

③ 3~9분 사이에서 유산소 반응과정과 무산소 반응과정에서의 에너지 생성비율이 거의 50 : 50인 것으로 보아 2분과 3분 사이에 전력으로 행해야 하는 운동에는 3가지 방법을 모두 동원할 수 있게끔 기능이 발달되어야 하므로 가장 어려운 운동이라고 할 수 있다.

03 트레이닝에 의한 대사적 적응

❶ 트레이닝 전

구분	음식/화학적 연료	에너지 시스템	젖산의 축전
안정시	지방 2/3, 탄수화물 1/3	유산소 시스템	젖산이 일정량 축적
최대운동	대부분 탄수화물이고 약간의 지방 이용	인원질 시스템, 젖산 시스템	안정시보다 20배 정도 젖산 축적이 증가하고 운동이 끝난 후 서서히 감소
최대하운동	탄수화물과 지방 (극도로 탈진된 상태에서는 단백질)	초기에 인원질과 젖산 시스템을, 이후 산소 시스템을 이용한다.	안정시의 2~3배

② 트레이닝 후

구분	음식 연료	에너지 생성 체계	효과
안정시	탄수화물, 지방	유산소 대사	모세혈관 밀도, 미토콘드리아 수의 증가에 따라 유리지방산의 활용도 증가, 산소소비량 감소
최대운동	① 탄수화물 ② 대사 관련 호르몬 양(카테콜아민, 글루카곤)의 증가로 최대운동시 더 많은 에너지 공급	젖산 체계	① 젖산에 대한 완충능력 증가 ② EPOC 증가 : PC의 저장량이나 글리코겐 저장량 그리고 분해하는 효소의 활성화 등으로 운동 후 초과산소소비량이 증가하고, 이것은 순발성 운동 능력 향상의 증거가 된다.
최대하운동	① 탄수화물, 지방, 단백질 ② 대사 관련 호르몬(카테콜아민, 글루카곤, 코르티솔, 성장호르몬)이 동일 일률에서 약간 감소한다(효율성 증가). 인슐린의 경우 감소되는 양이 줄어든다.	유산소 시스템	① 산소 : 미토콘드리아의 수나 모세혈관 발달에 따라 초기산소 부족 부분에서 ATP-PC계나 젖산 체계에 의한 의존도를 줄임으로써 PC의 고갈이 줄어들고, 젖산대사의 활용도가 줄어든다. ② 산화능력 향상에 따라 지방의 산화비율이 증가한다. ③ 포도당 절약 효과 ④ 무산소성 역치가 증가 ⑤ EPOC 감소 : 효율성의 증가(미토콘드리아 수의 증가, 젖산 축적량 감소, 낮은 심박수, 낮은 호흡수 등) ⑥ 최대산소섭취량이 거의 변화없거나 약간 감소 : 심박출량이 변화없거나 약간 감소하기 때문, 이것은 1회 박출량이 증가되어 있어도 심박수가 감소되었기 때문이다. ⑦ 젖산 축적 감소 : 심박출량이 일정할 때 간으로 흐르는 혈류의 증가는 코리 사이클을 통한 젖산 제거를 증가시키고, 근육의 낮은 혈류 하에서 산소 추출 증가와 유리지방산 섭취 증가 그리고 미토콘드리아의 산화능력 증가에 따라 젖산 생성이 감소한다.

③ 에너지 연속체와 무산소성 역치

① 운동 강도가 높아질수록 활동근은 점점 더 많은 산소를 소비한다. 그러나 일정한 운동 강도 이상에서는 유산소성 대사과정 외에 무산소성 대사과정을 통해서도 에너지가 공급되어야 한다. 그리하여 무산소성 대사의 결과로 부산물인 젖산이 축적되기 시작한다.

② 이산화탄소의 생산이 증가됨으로써, 이의 배출을 위해 환기량이 과도하게 증가된다. 이 같은 현상이 나타나기 시작하는 시점의 강도 또는 산소소비량을 무산소성 역치라고 한다.

③ 무산소성 역치는 산소섭취량이 최대운동에 가까운 어떤 수준 이상으로 증가하게 되면 운동수행에 필요한 ATP가 무산소성 에너지 대사과정에 의해서 공급되는데 이와 같이 유산소성 에너지 생산과 무산소성 에너지 생산 사이의 분기점이 되는 운동강도를 말한다.

④ 무산소성 역치를 초과하여 운동하게 되면 무산소성 해당과정의 결과로 근육 및 혈액 내에 젖산이 과잉 축적되고 그 결과 운동근 기능의 저하로 더 이상 운동 수행을 지속할 수 없게 된다.

⑤ 무산소성 역치는 지구성 운동경기의 경기 수행 능력을 평가하는 데 있어 최대산소섭취량보다 무산소성 역치가 더 유용한 지표로 사용되고 있다.

⑥ 무산소성 역치가 높은 선수는 낮은 선수에 비해 보다 높은 운동 강도에서도 유산소성 대사 과정을 이용하여 에너지를 만들어낼 수 있으므로 피로를 느끼지 않고 지속적으로 운동을 수행할 수 있다.

⑦ 무산소성 역치는 지구성 운동선수의 운동수행능력을 평가하는 중요한 지표로 이용될 뿐 아니라 훈련 기준의 설정, 훈련 효과의 평가를 위하여 많이 활용되고 있다.

⑧ 에너지 연속체에서의 무산소성 역치 수준은 일반적으로 최대운동 강도의 50 ~ 66% 정도이다. 그런데 장거리 선수의 무산소성 역치는 최대 능력의 80% 수준까지 증가한다. 무산소성 역치는 운동선수의 유산소 능력의 평가나 훈련의 지표로 사용될 뿐 아니라 일반인이나 순환기, 호흡기 질환자의 운동 능력의 평가나 운동처방의 기본으로 활용됨은 물론 감별 진단을 위한 생리적인 감시 지표로도 활용된다.

❹ 운동 후 회복

(1) 운동 후 초과산소소비량(EPOC) 이론

EPOC는 운동 후 회복기 중에 산소소비량이 증가하는 원인으로서, 운동 중 사용한 에너지 보충과 젖산의 제거, 체온의 증가, 환기 작용을 위한 산소 소비, 글리코겐의 재합성, 카테콜아민 효과, 심장 작용을 위한 산소 소비 등 몇 가지 요인을 구체적으로 제시하는 이론이다.

❋ EPOC ❋

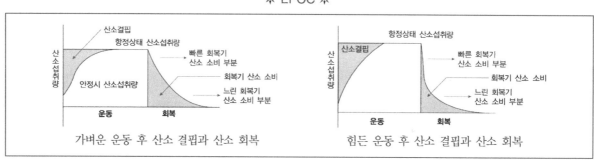

가벼운 운동 후 산소 결핍과 산소 회복 / 힘든 운동 후 산소 결핍과 산소 회복

(2) 빠른 회복기 산소 소비단계에서의 산소 소비 증가의 원인

ATP-PC의 보충, 미오글로빈의 보충, 혈액의 산소 보충, 증가된 환기량에 대한 에너지 소비, 체온 상승, 에피네프린과 노르에피네프린의 상승 등에 산소가 이용된다.

(3) 느린 회복기 산소 소비단계에서의 산소 소비 증가의 원인

젖산의 제거, 체온의 증가, 환기 작용을 위한 산소 소비, 글리코겐의 재합성, 카테콜아민 효과, 심장 작용을 위한 산소 소비 등에 산소가 이용된다.

(4) EPOC를 유발하는 대사적 요인

① 근육에서 PC 재합성

② 젖산 제거

③ 근육과 혈액의 산소를 저장

④ 체온 상승

⑤ 운동 후 심박수 및 호흡수 상승

⑥ 호르몬의 상승

(5) 트레이닝 후 EPOC의 변화

① **최대운동 후** … 최대운동 후 EPOC 증가의 원인은 ATP-PC의 고갈 비율 증가, 젖산 축적량의 증가(글리코겐 저장량, 해당효소 활성화)에 기인한다.

② **최대하운동 후**
　　㉠ 지구성 트레이닝 된 사람은 최대하운동부하에서의 에너지 요구에 보다 빠르게 적응할 수 있다. 따라서 그들은 산소부족이 보다 적으며, 운동중단 후 회복률이 보다 빠르다. 그래서 회복기 산소소비량(EPOC)도 더 적다.
　　㉡ 인체 효율성 증가 : 미토콘드리아의 산화능력, 젖산 축적량 감소, 호흡효율, 순환효율 증가

❺ 근육과 혈액의 젖산 제거

(1) 젖산의 제거 속도

① 일반적으로 축적된 젖산의 25%가 제거되는 데에는 약 25분의 안정성 회복이 필요하다.

② 순발성 운동의 경우 축적된 젖산의 대부분이 제거되기까지는 1시간 이상이 필요하다.

③ 지구성 운동의 경우는 젖산 축적량이 많지 않기 때문에 더 짧은 시간에 이루어진다.

(2) 안정성 회복과 운동성 회복

① 안정성 회복(아무것도 하지 않는 상태에서의 회복)보다 운동성 회복(조깅 등 최대산소섭취량의 60%이하 운동을 통한 회복)의 경우가 젖산의 제거 속도가 빠르다.

② 운동수행능력이 높을수록(높은 미토콘드리아 밀도, 혈액관류, 그리고 효소 능력을 가짐), 회복기 운동강도가 높아야 젖산염 제거 속도가 최적이 된다.

(3) 젖산역치를 발생시키는 잠재적 요인

① 근육의 낮은 산소량

② 해당작용의 활성화

③ 속근섬유의 동원

④ 젖산 제거 비율의 감소

(4) 젖산의 제거

① **산화되어 이산화탄소와 물로 전환** ··· 젖산이 유산소성 에너지 체계를 위한 대사적 에너지로 이용되는 것은 운동 후 젖산 제거의 대부분을 차지한다. 산소가 충분한 상태에서 먼저 초성 포도산으로 전환된다. TCA 사이클과 전자전달계를 거쳐 이산화탄소와 물을 생성한다.

② **글리코겐으로 전환** ··· 젖산은 탄수화물의 분해산물이므로 간에서 글리코겐과 글루코스로, 근육에서 글리코겐으로 전환되며, 이 과정에서 ATP에너지를 필요로 한다. 이 경우는 극히 일부분에 불과하다.

③ **단백질로 전환** ··· 소량의 젖산만이 운동 직후 회복 초기에 단백질로 전환된다.

④ **땀이나 소변으로 배출** ··· 젖산이 땀이나 소변으로 체외로 배출이 되지만 그 양은 매우 적다.

⑥ 운동과 피로

(1) 국부 근피로의 원인

① **중추신경계의 피로**

ㄱ 수축성 피로에 의한 국부적 혼란에 대한 정보는 뇌에 전달되며, 뇌는 운동계에 수축 억제 신호를 전달한다.

ㄴ 결과적으로 근육에서의 작업률은 감소하게 된다.

② **근신경연접부에서의 피로**

ㄱ 근신경 연접에서 근섬유들로의 신경 자극 공급의 실패는 대부분 신경 말단에서의 화학적 전달자인 아세틸콜린의 방출 감소가 주된 원인이 된다.

ㄴ 근신경연접의 피로는 지근섬유보다 속근섬유에서 더 공통적으로 나타난다.

③ **수축기전에서의 피로**

ㄱ 에너지원의 부족

ⓐ ATP와 PC 저장의 부족 : ATP는 근수축에 직접 사용될 수 있는 에너지이고, PC는 직접적으로 ATP 재합성에 쓰여지기 때문에 근육 내에서 이러한 고에너지 인산 화합물의 부족은 피로의 원인이 된다.

ⓑ 근글리코겐 저장의 부족 : 장기간의 운동으로 근섬유에 저장된 근글리코겐이 완전히 고갈되면 피로의 원인이 된다. 이것은 지방산과 글리코겐이 간에 저장되어 있음에도 그러하다.

＠ 마라톤 선수들이 30 ~ 35km 지점에서 격심한 피로를 경험하는 이유 → 글리코겐의 고갈

ㄴ 부산물의 축적 및 산소 결핍

ⓐ 젖산의 축적 : 젖산의 축적에 의한 수소이온 농도의 증가는 수축기전과 에너지 대사에 영향을 미친다. 수축기전에서는 근질세망으로부터 칼슘이온량의 감소에 의해 이루어지는 자극·결합 과정을 방해하며, 칼슘이온과 트로포닌의 결합 능력을 방해한다. 또한 에너지 대사에는 무산소성 해당작용에 사용되는 효소 작용을 억제해 피로의 원인이 된다.

ⓑ 산소의 결핍과 부적절한 혈류 또한 피로의 원인이다.

(2) 효율적인 피로회복 방법

① **에너지원의 보충** … 인원질의 보충(회복기 10분 이내에 대부분 보충), 글리코겐의 보충(순발성 운동의 경우 필요 이상의 고탄수화물을 섭취할 필요가 없고, 지구성 운동 후에는 고탄수화물을 섭취해야 한다)

② **부산물의 제거** … 운동성 회복(동적 휴식)을 통해 적절한 산소를 공급받음으로써 젖산을 효율적으로 제거

③ **수분과 염분의 공급** … 체온 조절을 위해 사용되었던 수분과 전해질을 운동 후 보충해 주어야 피로를 회복

④ **기타 요법** … 수면, 마사지, 사우나, 비타민의 섭취, 심리적 이완 기법 등

03 신경조절과 운동

01 신경계의 구조와 기능

❶ 신경계와 운동

(1) 신경계의 구조

① 신경계는 우리 몸에 우리가 움직이고, 말하며, 수많은 세포들의 활동이 협력하도록 하는 빠른 내부 통신 체재를 제공한다. 따라서 신경 활동은 항상성을 유지하기 위한 신체의 능력에 매우 중요하다.

② 신경계는 신체 내외부의 환경을 인식하고 반응하는 신체의 수단이다. 수용기는 접촉, 통증, 온도, 화학적 자극을 감지하여 환경 변화에 관한 정보를 중추신경에 전달한다. 중추신경계는 상황에 따라 수의적인 움직임을 조절하거나 내분비계로부터 일정한 호르몬의 분비율을 변화시킨다.

(2) 중추신경계

① 뇌 … 대뇌, 간뇌, 소뇌, 뇌간(중뇌, 교, 연수)

② 척수 … 뇌간의 가장 아래 부분인 연수는 척수와 연결되어 있다.

(3) 말초신경계

① **감각계** … 혈관과 림프관, 내부기관, 특수 감각기(미각, 촉각, 후각, 청각, 시각), 피부, 근육과 건(고유 수용기)

② 운동계
  ㉠ **자율신경계** : 교감신경계, 부교감신경계
  ㉡ **체성신경계** : 추체로, 추체외로

❷ 신경계의 조직

(1) 신경세포

① 세포체, 수상돌기, 축삭이라 불리는 긴 신경섬유로 구성되어 있다.

② 수상돌기는 세포체로 자극을 전달하는 역할을 한다.

③ 축삭은 세포체로부터 신경 자극을 다른 부위로 전달하는 역할을 한다.

④ 축삭은 미엘린 수초로 감겨져 있고 그 사이를 랑비에르 결절이라 한다.

⑤ 수초는 절연체이므로 랑비에르 결정에서 도약 전도를 통해 자극이 전달된다.

⑥ 신경세포의 종류
　㉠ 감각신경 : 자극을 전달하는 것으로, 외부로부터 오는 자극을 감수하고 전달하는 신경이다.
　㉡ 운동신경 : 중추신경으로부터 자극을 작용기(근육 등)에 전달하는 신경이다.
　㉢ 연합신경 : 신경원 간의 자극을 전달하는 신경이다.

⑦ 신경세포의 기능
　㉠ 뉴런은 신경세포로서 신경조직을 구성하는 기본 단위이다.
　㉡ 뉴런의 2개의 중요한 기능
　　ⓐ 뉴런은 신경정보를 발생시키는 장소이다.
　　ⓑ 뉴런은 신경정보의 전도가 이루어지는 장소이다.

(2) 신경연접부의 특징

① 신경연접부에서의 자극전달은 일방 통행이다.

② 신경연접부는 화학물질전달을 지연시키기도 한다.

③ 신경연접부는 비교적 높은 역치를 가진다.

④ 신경연접부는 피로에 있어서 매우 중요하다.

⑤ 신경연접부는 약물에 대단히 약하다.

(3) 반사궁

① **단순 반사궁** … 중추신경으로 보내는 감각기와 지각신경 그리고 중추신경으로부터의 자극을 보내는 운동신경과 작용기의 4가지 길을 합해서 단순 반사궁이라고 한다.

② **단순 반사궁과 복합 반사궁** … 가장 간단한 반사궁은 한 개의 구심성 뉴런과 한 개의 원심성 뉴런으로 구성되어 있지만 대개의 경우 중추 안에서 이들 사이에 한 개 또는 몇 개의 중간 뉴런이 들어가 있어 복잡한 중추 구조를 가진다.

③ **체성반사** … 피부나 근 자체의 수용기가 자극받은 결과 골격근의 불수의 운동이 일어나는 것을 말한다.

④ **자율성반사** … 내장에 있는 수용기에서 일어나는 내장 반사를 말하며, 예를 들면 혈액 속의 이산화탄소 변화가 자극이 되는 호흡 운동, 혈관벽 근의 장력 변화가 자극이 되는 혈관 운동, 기타 배뇨와 땀의 분비 등은 자율신경 조절의 기반이 되는 것이다.

⑤ **신경계 전체 조직의 세 가지 기본적인 기능**
  ㉠ **흥분성** : 자극에 대하여 흥분을 일으키는 것을 말한다.
  ㉡ **전달기능** : 흥분을 중추로 전달하거나, 중추에서 일어난 흥분을 말초로 다시 전달하는 일, 즉 전도성을 말한다.
  ㉢ **통합기능** : 중추신경계가 수많은 자극을 받아들여 통합함으로써 가장 적절한 반응이 일어날 수 있게 하는 것을 말한다.

⑥ **신경계의 주요 기능**
  ㉠ **신경계의 지각기능** : 감각기관을 통해 외부의 상태를 안다.
  ㉡ **신경계의 운동기능** : 자극에 대한 반응으로 근수축에 필요한 자극을 주고, 또 해야 할 운동량에 따라 적당한 운동 단위를 동원해서 필요한 동작을 할 수 있게 한다.
  ㉢ **신경계의 자율적 기능** : 체내 상황을 감지하고 외부환경에 따라 적절히 자극을 조절한다. 즉, 항상성을 유지한다.
  ㉣ **신경계의 연상(혹은 연합, Association)기능** : 경험에서 얻은 자극의 감수, 보존, 회상과 사고의 과정에서 연상을 할 수 있게 한다.

02 〈 신경계의 특성

❶ 신경세포의 전기적 특성

(1) 역치율과 실무율

① **역치** … 탈분극 시키기에 충분한 자극(15 ~ 20mV 정도의 자극)이 발생한다.

② **실무율** … 탈분극이 일어나면 활동전위가 발생한다.

③ **실무율에 따른 자극의 전도** … 역치 자극 이상의 자극이 세포체에 유입되면 막에 탈분극이 일어나고 활동전위가 발생한다. 활동전위는 절연체인 미엘린 수초를 통과하지 못하므로 랑비에르 결절에서 도약 전도를 통해 축삭 말단까지 전달된다.

(2) 신경세포의 기능

① 극화 … 세포막을 중심으로 +, −극이 서로 대치하고 있는 상태(−70mV)

② 탈분극 … 세포막 전위가 안정막 전위 수보다 감소된 상태(−550 ~ 30mV)

③ 과분극 … 전위가 안정시보다 더 커진 상태(−극이 더 많은 상태)(−70mV 이상)

④ 재분극 … 탈분극된 후 다시 안정시 전위 수준으로 돌아온 상태(−70mV)

❷ 신경세포의 화학적 특성

(1) 시냅스

두 뉴런 사이의 신경자극 전달 역할, 즉 어떤 신경의 축삭과 다음 신경의 세포체나 가지돌기와의 연결을 일반적으로 신경 연접 또는 시냅스라 한다. 시냅스는 시냅스 전막과 시냅스 후막, 시냅스 공간이 있어 자극의 전달 및 정보의 통합이 이루어진다.

(2) 흥분성 연접 후 막전압(EPSP)

① 시냅스 전막 … 흥분성 자극이 축삭 말단에 도달한다.

② 시냅스 공간 … 축삭 말단의 소포에 저장되어 있던 화학전달물질인 아세틸콜린이 시냅스 공간으로 방출된다

③ 시냅스 후막 … 가지돌기를 통해 받아들여진 정보는 세포체를 통해 막에 탈분극을 일으키고 계속적인 신경자극을 전달한다.

④ 공간적 가중 … 여러 개의 소두부가 동시에 화학물질을 방출하면, EPSP가 서로 합쳐져서 어느 크기 이상이 되면 비로소 시냅스 후 뉴런에서 활동전압이 생긴다.

⑤ 시간적 가중 … 하나의 시냅스 소두부에서 매우 짧은 시간 간격으로 흥분을 되풀이 할 때, 처음 화학물질 방출에 의하여 생긴 EPSP가 아직 사라지기 전에 다음 번 화학물질의 방출에 의한 EPSP가 겹쳐져서 어느 크기 이상이 되면 시냅스 후 뉴런의 흥분을 일으킨다. 이것을 시간적 가중이라 한다.

(3) 억제성 연접 후 막전압(IPSP)

① 시냅스 전막 … 억제성 자극이 축삭 말단에 도달한다.

② 시냅스 공간 … 축삭 말단의 소포에 저장되어 있던 화학전달물질인 감마아미노뷰티르산이 시냅스 공간으로 방출된다.

③ 시냅스 후막 … 가지돌기를 통해 받아들여진 정보는 세포체를 통해 막에 과분극을 일으키고 신경자극이 중단된다.

(4) 근신경연접부의 반응

① 흥분성 자극이 축삭 말단에 도달하면 소포에 저장되어 있던 아세틸콜린이 방출된다.

② 근섬유의 근섬유막에 있는 아세틸콜린 수용체에서 탈분극이 일어난다.

③ 신경자극은 근형질의 T세관을 거쳐 근형질세망의 소포에 도달한다.

④ 소포에 저장되어 있던 칼슘이 방출된다.

⑤ 칼슘에 감수성을 갖는 트로포닌이 트로포미오신의 위치를 변화시켜 액토미오신 복합체가 형성된다.

⑥ 십자형교 끝에 뭉쳐져 있는 ATP가 ATPase에 의해 분해되면서 발생한 에너지를 통해 수축이 일어난다.

03 〈 신경계의 운동기능조절

❶ 인체 움직임과 신경조절

(1) 척수반사와 동작의 자동화

① 척수반사

  ㉠ 자극을 활동으로 변화시키는 반사중추가 척수에 있으면 척수반사라 한다.

  ㉡ 척수반사의 기전은 감각수용기를 통해 위험을 인식하고 그 자극이 구심성 통로를 통해 들어오면 생각이나 감정의 과정을 거치지 않고 원심성 통로를 통해 근육에 굴곡 또는 신전의 명령을 내림으로써 위험에서 벗어나는 것이다.

② 동작의 자동화

  ㉠ 운동을 반복하여 연습하면 운동이 자동적으로 이루어진다. 이것은 연습에 의해 근육과 관절의 기능이 향상되고 신경계가 발달되기 때문이다.

  ㉡ 수의 운동 형태가 계속적인 연습을 통하여 반사 운동처럼 빠르게 이루어지는 것을 동작의 자동화라고 한다.

(2) 신경계에 대한 트레이닝 효과

① 조정력의 향상

  ㉠ 운동 기능을 반복 연습하면 신경 소통성이 발달해 조정력이 향상된다.

  ㉡ 신체의 여러 기관이 정확하고 원활하게 조화를 이루어 효율적으로 운동할 수 있는 협응력이 발달한다.

② **동작의 자동화** … 수의 운동 형태의 운동 기능을 계속적으로 반복 연습하면 신경이 점차 반사 동작처럼 변하여 반응 시간이 단축되고 운동 기능이 자동화된다.

(3) 운동과 협응

① 근방추

- ㉠ 방추형의 내감수용기를 방추라고 하는데 이것이 근육에 있으면 근방추라고 하고, 건 내에 있으면 건방추라고 한다.
- ㉡ 반사작용은 근방추라고 하는 특수한 구조와 관련이 있다.
- ㉢ 방추는 일종의 근섬유로 되어 있고, 섬유 중앙 부위는 감각신경이 둘려져 있다. 방추의 중앙부는 수축이 되지 않으나 양 끝은 수축이 된다. 양쪽 끝에 분포되어 있는 운동신경의 자극으로 수축이 된다.
- ㉣ 방추가 팽창하게 되면 중앙부에 있는 감각신경을 통해 자극이 중추신경으로 전달되고, 만일 중앙부가 수축이 되면 감각신경을 통해 중추신경으로 가는 자극전달이 중단된다.
- ㉤ 방추의 중앙부가 팽창하면 근육의 수축이 과도한 것을 의미하므로 팽창된 방추가 있는 근육을 수축하여 반대편 근육의 수축을 그 이상 하지 않도록 한다. 그러므로 근방추는 근육에 있는 주전원 차단장치의 역할을 하여 근수축의 안전장치로서의 기능을 한다고 볼 수 있다.
- ㉥ 운동시 주어진 부하량의 저항을 이겨내는 데 필요한 적당한 수의 운동단위를 동원할 수 있는 것은 이 근방추가 중추신경에 자극을 전달함으로써 가능하다.

② 반응시간과 운동

- ㉠ 자극에 대한 무의식적인 반응을 반사라 하고, 자극이 주어지는 순간부터 반응을 보이는 순간까지를 반사시간이라 한다. 의식적인 반응일 때의 반사시간을 반응시간이라고 하는데 운동시 반응시간은 대단히 중요하다.
- ㉡ Cureton에 의하면 반응시간에는 감각신경지수, 급작스러운 반응, 근신경 접합점의 화학성분의 상태, 근력, 근육의 장력, 근육의 점액성 등이 관여한다고 보았다. 이외에도 반응의 형태, 연령, 연습의 정도가 반응시간에 영향을 미친다.

③ 협응기술

- ㉠ 협응
  - ⓐ 협응이란 운동을 할 때 일련의 연속적인 동작을 원활히 수행할 수 있는 것이라고 할 수 있다.
  - ⓑ 협응력은 남자나 여자 모두 13 ~ 17세에 발달하는데 남자는 13 ~ 14세 이상이 되면 협응력이 계속 발달하지만 여자는 발달 정도가 크지 않다. 사춘기에는 여자나 남자 모두 협응력 발달이 지연된다.
- ㉡ 기술
  - ⓐ 기술이란 운동시 최소한의 노력으로 최대한의 효과를 가져올 수 있는 요소라고 할 수 있다. 기술은 운동연습을 통해 근신경의 협응력을 향상시킴으로써 얻어진다.
  - ⓑ 기술의 요소에는 힘, 속도, 심신의 긴장 완화, 지구력 등이 있다.

ⓒ 여러 가지 형태의 기술발달은 중추신경의 기능과 관계가 있다. 대뇌피질의 기능은 기술발달에 도움을 준다. 의식적인 동작을 지배하는 것은 대뇌피질의 제4운동 부위이므로 모든 새로운 동작을 처음 배울 때 대뇌피질의 기능은 중요한 역할을 한다.

ⓓ 상상만 해도 근육의 움직임이 실제로 일어나는 것과 같은 현상이 나타나기 때문에 심상만으로도 기술향상에 도움이 된다.

ⓔ 기술발달에 미치는 요인으로 체중, 신장, 타이밍 등이 있고, 동작의 정확도에 미치는 요인으로 눈과 근육이 협응력, 근육 운동감각, 평형력, 반응시간, 동작의 속도, 정확도, 눈의 목표, 근육의 장력 등을 들 수 있다.

❷ 중추신경계

(1) 대뇌

① 대뇌의 구성
- ㉠ **전두엽** : 일반 지능 및 운동 조절
- ㉡ **측두엽** : 청각 입력과 해석
- ㉢ **두정엽** : 일반 감각 입력과 해석
- ㉣ **후두엽** : 시각 입력과 해석

② 대뇌의 기능
- ㉠ 감각 기능(시각, 청각, 온각, 촉각 등)
- ㉡ 운동 기능(의식적 운동 지배)
- ㉢ 연합 기능(기억, 사고, 판단, 정서)

(2) 간뇌

① **시상**
- ㉠ 감각 조절 중추이다.
- ㉡ 냄새를 제외한 모든 감각 입력은 시상으로 들어와 피질의 적절한 부위로 다시 이동한다.
- ㉢ 시상은 어떤 감각이 뇌에 도달하는가를 인식함으로써 운동 조절에 매우 중요하다.

② **시상하부**
- ㉠ 시상하부 주요 기능
  - ⓐ 신체 내부 환경에 영향을 미치는 거의 모든 과정을 조절함으로써 항상성 유지를 담당한다.
  - ⓑ 자율신경계(혈압, 심박수, 수축성, 호흡, 소화 등) 조절을 담당한다.
  - ⓒ 체온, 체액 균형, 감정, 갈증, 음식 섭취, 수면 주기 등을 조절한다.

ⓛ 시상하부의 열조절

    ⓐ 근육운동은 많은 양의 열생성을 유발하며 신체의 에너지 효율은 약 20 ~ 30%이기 때문에 나머지 70 ~ 80%는 운동 중 열로 방출된다.

    ⓑ 시상하부 전엽은 주로 체온의 증가에 관여하며 시상하부 후엽은 체온의 감소에 관여한다.

    ⓒ 심부온도의 증가는 시상하부 전엽을 자극하여 열손실을 증가시키기 위하여 신체에 일련의 생리적 변화가 일어난다. 즉, 땀이 나기 시작하고 피부에 흐르는 혈액량을 증가시킨다.

    ⓓ 신체가 추위에 노출되면 시상하부 후엽은 신체의 열생성을 증가하기 위하여 몸을 떨며 피부에 혈관을 수축한다.

ⓒ 열순응의 결과로 일어나는 생리학적 주요 반응 형태 : 혈장량의 증가, 발한 시점의 조기화, 발한률 증가, 땀에 의한 염분 손실의 감소, 피부의 혈류량 감소, 세포에서 열상해 단백질 증가

ⓔ 추위에 대한 신체 적응

    ⓐ 피부의 떨림이 없이 열 생성이 증가

    ⓑ 손과 발의 체온유지를 위한 말초순환계의 증가

    ⓒ 추위에서 수면능력이 향상

③ 간뇌 주요 기능

ⓐ 교감신경과 부교감신경을 흥분 또는 억제시켜 줌으로써 자율운동의 조절 내지 협동을 도와준다.

ⓑ 대뇌피질과 하위 중추를 중계함으로써 정신적인 감정을 행동으로 나타낼 수 있도록 유도한다.

ⓒ 각성 상태의 유지 또는 주의력의 집중, 식욕과 음식 먹는 양을 조절한다.

ⓓ 생식 기능을 조절해 주고, 정상 체온을 유지해 준다.

(3) 소뇌

① 소뇌의 역할

ⓐ 소뇌에는 효과기로부터의 구심성 흥분과 대뇌피질로부터의 원심성 흥분을 실제 진행 상황에 대하여 비교·분석하게 된다. 이 결과는 다시 운동 중추와 전운동 영역에 보내지게 되는 중계자의 역할을 담당하게 된다.

ⓑ 소뇌는 신체 평형과 자세의 조정, 운동의 조절에 이바지하는 기관이다.

② 운동 조절 기능

ⓐ 제동 효과 : 운동 중 진자 운동 시(야구에서의 투구, 축구의 킥 등) 소뇌가 제동 효과를 발휘하여 운동을 조절한다. 빠른 운동의 경우 운동 중추에서 제동을 가하기에는 시간이 부족하다. 소뇌는 빠른 기전을 갖고 있기 때문에 운동 중에도 그 결과를 정확히 추적하여 이를 토대로 다음 상황에 대한 위치와 속도, 방향 등을 예측해 준다.

ⓑ 스피드 지각 효과 : 소뇌는 운동 중 물체에 접근하거나 물체가 자신에게 접근해 오는 속도를 알 수 있도록 해준다. 따라서 자신에게 다가오는 물체를 피할 수 있고, 또한 운동 상황에서 빠르게 날아오는 물체를 타격할 수 있다.

(4) 뇌간

① **뇌간의 구성 및 역할**
    ㉠ 중뇌, 교, 연수로 구성되어 있다.
    ㉡ 호흡과 심혈관계를 조절하는 주요 자율조절 중추를 포함하고 있다.
    ㉢ 근긴장의 유지 및 골격근의 기능 조정을 한다.
    ㉣ 의식 상태의 판단(각성과 수면)

② **중뇌** … 뇌와 척추를 연결하고 눈 동작의 반사중추로서 기능을 발휘한다.

③ **교**
    ㉠ 호흡을 지배한다.
    ㉡ 얼굴과 머리의 감각기능과 이의 반사중추 역할을 한다.
    ㉢ 평형감각과 청각의 기능을 한다.

④ **연수**
    ㉠ 심장 혈관운동과 호흡의 중추로 생존의 중추 역할을 한다.
    ㉡ 구토, 기침, 딸꾹질, 재채기, 삼키는 것 등의 반사중추이다.
    ㉢ 뇌와 척추 간의 연결관이 연수를 지나기 때문에 감각과 운동에도 많은 역할을 한다.
    ㉣ 추체로를 통해 지각신경과 운동신경이 엇갈려 올라가고 내려온다.

(5) 척추

① **감각 기능** … 말초신경과 뇌는 척추를 통해 연결이 되며 상행신경관은 말초신경으로부터의 자극을 뇌로 전달한다.

② **운동 기능** … 말초신경에서 척수를 통해 뇌에 전달되면 뇌는 적절한 자극을 다시 척수를 통해 하행하게 된다.

③ **반사 기능** … 감각 기능과 운동 기능을 제외한 모든 반사운동을 한다.

③ 말초신경계(감각계)

(1) 인체의 감각기관

① **위치에 따른 분류**
    ㉠ **내감수용기** : 근육, 근, 관절 등에 있어서 인체 부위의 위치를 알려준다.
    ㉡ **외감수용기** : 피부감각기관 등으로 우리 몸 밖의 상태를 알려준다.
    ㉢ **내장수용기** : 내장에 있는 감각기관으로서 체내의 상태를 알려준다.
    ㉣ **원감수용기** : 눈, 귀, 코로서 인체와 떨어진 곳에 있는 상태를 알려준다.

② 기능에 따른 분류

 ㉠ **오감** : 시각, 청각, 후각, 미각, 촉각

 ㉡ **피부 감각기관** : 접촉, 압력, 따뜻한 것, 차가운 것, 통증

 ㉢ **심층 감각기관** : 내감적, 자각, 심층통증, 내장감각 등은 인체 내외에서 일어나는 생태를 앎으로써 적응력을 기를 수 있게 된다.

③ 감각부는 5가지 수용체의 1차적인 형태로부터 정보를 받아들인다.

 ㉠ **기계적 수용체** : 압력, 접촉, 또는 늘어남과 같은 기계적 힘에 반응

 ㉡ **온도 수용체** : 온도의 변화에 반응

 ㉢ **통각 수용체** : 통증 자극에 반응

 ㉣ **광각 수용체** : 시각적으로 전자기적 광선에 반응

 ㉤ **화학 수용체** : 음식, 냄새, 또는 혈액 물질의 응집의 변화 등과 같은 화학적 자극에 반응

(2) 척추 내 지각신경로

① 지각신경섬유가 척추후근을 통해 척추 내에 들어오면 두 가지 중 하나의 기능을 한다.

 ㉠ 지각신경세포의 일부는 상행기관을 타고 올라가 연수까지 가서 추체에서 방향이 바뀌어 올라간다. 즉, 척추 오른쪽에서 올라가는 것은 연수까지 오른쪽으로 갔다가 연수에서부터는 왼쪽으로 올라간다.

 ㉡ 다른 지각신경세포는 척추에 들어가자마자 즉시 방향을 바꿔 올라간다.

② 상행 감각신경 중 중요한 것은 척추 시상신경관과 척추 소뇌신경관인데 척추시상관은 자극을 시상까지 전달하며 척추 소뇌관은 자극을 소뇌까지 전달한다.

③ 신경세포가 방향을 바꿔가는 것을 교차라고 하는데, 교차로 말미암아 뇌신경 중 왼쪽은 인체의 오른쪽을 지배하고 뇌신경의 오른쪽 부분은 인체의 왼쪽을 지배한다.

(3) 뇌 속의 지각신경로

① 지각신경의 대부분은 시상 내에서 신경연접이 이루어지거나 다른 신경과의 연접으로 이루어진다.

② 시상은 대뇌피질과 중요한 연관을 갖고 있어서, 시상 대부분의 기능은 이 직접적인 연접로에 의하여 이루어진다.

③ 시상은 그 이외의 부위, 즉 시상하부 대뇌피질의 시각, 청각 부위 등과 연접이 되어 운동계와도 연관이 되며 시상은 기쁘거나 불쾌한 감정을 구별해 내며, 고통을 아는 감각기능과도 연관되어 있다. 또한 원시적인 인체반응을 지배하는 중추이기도 하다.

④ 대뇌피질과 시상은 대부분 직접적으로 연접되어 있다.

(4) 고유수용기

① **고유수용기 역할** … 고유수용기는 근육과 관절에 있는 특별한 감각기관으로 근육, 힘줄, 인대, 관절에서 오는 여러 가지 감각 정보를 중추신경계로 전달해 부드럽고 협응적인 운동을 가능하게 해 준다. 운동 감각과 관련된 중요한 3가지 감각기관은 근방추, 골지건, 관절 수용기가 있다.

② **근방추**
  ㉠ **근방추의 구조**
    ⓐ 추내근 섬유는 모양이 다른 몇 개의 근섬유가 캡슐 안에 있는 모양으로 중앙부는 감각신경이 둘러 있다.
    ⓑ 감마 운동신경은 추내근을 지배하고, 알파 운동신경은 추외근을 지배한다.
    ⓒ 수축성이 있는 추내근 섬유의 양끝에 감마 운동 뉴런이 있고, 감마 뉴런은 척수에 이르는 추체로 신경 연결을 통하여 뇌의 대뇌피질에 있는 운동 중추로부터 직접 자극을 받을 수 있다.
    ⓓ 추내근 섬유의 중앙 부위는 액틴과 미오신 필라멘트가 없기 때문에 수축할 수 없다.
  ㉡ **근방추의 기능**
    ⓐ 근육의 신전에 관한 정보를 전달한다.
    ⓑ 근이 신전되어 감각신경이 자극을 받으면 감각신경을 통해 중추신경계로 전달되며 중추신경계는 추외근 섬유의 알파 운동 신경을 자극해 근을 수축시킨다.
  ㉢ **감마 시스템**
    ⓐ 고위 중추의 영향으로 감마 운동 뉴런이 자극되면 추내근 섬유가 신전을 하고 그 정보가 감각 신경을 따라 척수에 전달된다.
    ⓑ 척수 또는 운동 중추의 판단에 의해 알파 운동 신경을 조절함으로써 부드럽고 조화로운 동작이 가능해진다.

③ **골지건**
  ㉠ **골지건의 구조**
    ⓐ 근육의 끝에 있는 힘줄에 있는 감각 수용기이다.
    ⓑ 방추는 추외근 섬유와 병렬로 연결되어 있는 반면, 힘줄 기관은 직렬로 연결되어 근육이 수축하면 자극을 받게 된다.
  ㉡ **골지건의 기능**
    ⓐ 근의 수축에 관한 정보를 전달한다.
    ⓑ 운동 중추는 알파 운동 신경에 억제성 자극을 가하거나 길항근을 흥분시킴으로써 지나친 수축에 의한 부상을 예방할 수 있다.

④ **관절 수용기** … 관절 수용기에는 힘줄, 인대, 근육, 관절막 등이 있다. 관절 수용기는 관절의 각도, 관절의 가속도, 그리고 압력에 의해서 변형된 정도에 관한 정보를 중추신경계로 보낸다.

4 말초신경계(운동계)

(1) 자율신경계

자율신경은 생체의 성장이나 생존에 관여한다. 심장운동, 폐기능의 일부, 혈관의 조절작용, 내장의 조절과 기능, 눈동자가 깜박거리는 것, 땀샘, 침샘, 방광 등은 모두 자율 신경의 지배를 받고 있다.

① 중추자율신경 작용
  ㉠ 척추에는 자율신경계가 있어서 혈관운동 혹은 방광운동 등의 기능조절을 담당한다.
  ㉡ 연수에는 혈압에 관한 조절기능 중추가 있고 시상하부에도 자율신경 중추가 있다.
  ㉢ 심리적 영향을 받아 구토가 올라오고, 입맛이 변하고, 현기증이 나는 것은 대뇌피질에도 자율신경 중추가 있다는 증거이다.
  ㉣ 연수와 시상하부에는 혈압, 심장의 박동, 체온, 소화분비, 혈당, 체수분량 등을 조절하는 자율신경 중추가 있다.

② 교감신경계
  ㉠ 교감신경계는 방위반응계로서 위험에 처한 신체를 준비한다.
  ㉡ 심박수와 심장 수축력을 증가시킨다.
  ㉢ 관상동맥과 심장근의 증가된 요구로 관상동맥의 확장과 심장근에 대한 혈액 공급을 증가시킨다.
  ㉣ 혈관 확장으로 더 많은 혈액이 활동하는 골격근에 들어오게 한다.
  ㉤ 대부분의 다른 조직에서의 혈관 수축은 혈액 흐름을 활동적인 근육으로 전환시켜 준다.
  ㉥ 혈압을 증가시켜 근육에의 관류를 더욱 활성화시키고, 정맥 환류량을 개선시킨다.
  ㉦ 정신 활동의 증가는 감각 자극을 더욱 잘 인식하며 수행 능력 향상에 더욱 집중하게 한다.
  ㉧ 글루코스는 간으로부터 방출되어 에너지 원료로서 혈액 내로 들어가게 한다.
  ㉨ 직접적으로 필요하지 않은 기능은 천천히 일어나게 하여 운동에 활용될 에너지원을 보존한다.

③ **부교감신경** … 소화, 배뇨, 분비선과 에너지의 보존 같은 과정을 수행하는 중요한 역할을 한다.(심박수의 감소, 관상동맥의 수축, 기관지 수축)

④ 자율신경계의 기능

작용기관	부교감신경	교감신경
심장	심박수와 수축력 감소	심박수와 수축력 증가
피부혈관	없음	혈관 수축
근육 내 혈관	없음	혈관 수축, 혈관 확장
기관지	수축	이완
땀샘	없음	땀이 나게 한다.
췌장	분비 증가	분비 감소
간	없음	당원 분해작용으로 혈당량 증가
관상동맥	수축	이완
폐	기관세지 수축	기관세지 이완

(2) 체성신경계

① 추체로

ㄱ 대뇌피질(제4부위)의 운동중추에 있는 운동신경섬유인 추체세포에서 출발한 섬유는 내낭에서 촘촘하게 보여지는 중뇌, 교, 연수를 경유한다. 연수의 앞부분이 뒤집어진 추체형을 하고 있어, 이 신경로를 추체로라 한다.

ㄴ 전신에 있는 골격근의 수의운동을 지배하는 전도로이다.(손가락, 발가락을 움직이는 근육, 얼굴 근육 등을 지배)

ㄷ 추체로의 가장 큰 특징은 연수 앞부분에서 교차가 이루어져 있기 때문에 교차성이 추체로의 가장 큰 특징이다. 따라서 좌측 대뇌반구는 우반신을, 우측 대뇌반구는 좌반신의 운동을 지배하게 된다.

ㄹ 추체로는 특수하고 정밀한 운동 변화에 관련이 있다.

② 추체외로

ㄱ 추체외로 기능

ⓐ 연수의 추체를 통과하지 않는 모든 신경로를 의미하며, 대부분의 운동은 추체로의 지배를 받지만 추체외로성 조절을 받아 부드럽고 조화로운 운동이 가능하다.

ⓑ 추체외로는 근긴장을 감소시키는 탄력성을 가지므로 한 동작에서 다음 동작으로의 이행을 부드럽게 한다. 또 운동 시 수축과 이완이 동시에 되어야 하는 동시 발동성과도 관계가 있다.

ⓒ 추체외로는 일반적 운동 패턴 변화(신체 자세의 유지)를 일으킨다.

ㄴ 대뇌피질 : 추체외로에서 가장 중요한 대뇌피질은 제6부위이다. 이 부위에서 커다란 동작과 협응동작을 지배한다.

ㄷ 대뇌핵 : 대뇌핵은 추체외로가 통과하는 길을 만들어 준다. 여러 가지 연관 내지는 상호 연관을 지어줌으로써 충분한 수의 신경을 조정하여 커다란 동작과 협응 동작을 가능하게 한다.

ⓔ 소뇌

ⓐ 소뇌는 많은 감각수용기에서 정보를 제공받아 이것을 결합하여 추체외로 기능의 전반적인 양상을 만든다.

ⓑ 기술 동작을 조정하고 수의적인 동작이나 부분적으로 걷는 것과 같은 불수의적인 동작을 조정한다.

ⓒ 여러 내감수용기에서 지각정보를 받아서 우리 몸의 정확한 공중위치를 알게 하고 근육이나 건에 작용하는 장력의 양을 알게 하는 등 중요한 기능을 가지고 있다.

ⓓ 근육의 장력을 유지하고 자세를 유지하는 것과 걷거나 수영할 때 협응 동작을 가능하게 하며 각 동작의 범위와 파워를 조정한다.

04 골격근과 운동

01 〈 골격근의 구조와 기능

❶ 골격근의 구조

(1) 근육의 구조

① 근육은 근섬유로 구성되어 있고, 근섬유는 근원섬유로, 근원섬유는 근세사, 근세사에는 액틴과 미오신 필라멘트가 있다.

② 근원섬유를 제외한 액체로 되어 있는 부분은 근형질로 T세관과 근형질세망으로 구성되어 있다.

③ 하나의 근섬유는 1,000 ~ 2,000개의 근원섬유로 구성되어 있으며, 밝은 부분과 어두운 부분으로 구분되어 있다. 어두운 부분과 밝은 부분이 서로 병렬하여 근섬유가 전체적으로 횡문으로 나타나 횡문근이라고도 한다.

(2) 근형질(세포질)

① 근형질은 T세관과 근형질세망으로 구성되어 있다. 근형질세망의 소포에 칼슘이 저장되어 있다.

② 근형질은 신경 자극 전달 경로와 물질의 이동 경로의 역할을 한다.

③ 에너지원인 ATP-PC, 근글리코겐, 중성지방 등이 저장되어 있다.

④ 미오글로빈은 세포막을 통과한 산소와 결합해 미토콘드리아로 전달해 주는 역할을 한다.

⑤ 미토콘드리아는 산소와 영양분을 이용해 ATP를 생성한다.

⑥ 화학적 완충물질인 인산염과 단백질이 세포 내 소량 저장되어 있다.

(3) 근육

① 근육의 종류

- ㉠ **골격근** : 골격(뼈)에 붙어 있는 근육을 골격근이라고 하는데, 골격근이 수축하면 골격에 힘이 전달되어 신체 활동이 이루어진다. 골격근은 의지에 따라 움직일 수 있기 때문에 수의근이라고도 한다.
- ㉡ **심장근** : 심장벽을 구성하는 근육으로 오직 심장 내에서만 발견할 수 있다. 심장근은 내장근처럼 불수의 근이면서 골격근과 같이 가로무늬근 구조를 지니고 있다.
- ㉢ **내장근** : 위와 장의 외벽을 구성하는 근육으로 수축과 이완을 통해 음식물을 이동시키는 역할을 담당한 다. 민무늬근이면서 대표적인 불수의근이다.

② 근육의 특수성

- ㉠ **흥분성** : 중추신경으로부터의 자극에 대해서 반응을 일으키는 성질이다.
- ㉡ **수축성** : 근육 운동의 기본적인 기능으로, 근조직이 짧아지거나 두꺼워지는 성질이다.
- ㉢ **신장성** : 하나의 근육이 짧아지면 다른 하나의 근육은 신장을 해서 그 운동을 억제하며 길항하도록 하는 성질이다.
- ㉣ **탄력성** : 운동을 일으키기 위해 수축을 한 근육이 원래의 길이로 돌아가는 성질이다.

③ 근육의 기능

- ㉠ **움직임 발생** : 인체의 모든 움직임은 근수축의 결과이고 골격근은 움직임의 조작을 담당한다. 또한 심근의 작용으로 심장이 움직이며 소화기, 비뇨기, 생식기관 등의 평활근은 음식물 소화, 소변 등을 조절한다.
- ㉡ **자세 유지** : 건에 의하여 골격에 붙어 있는 근육은 자세를 유지하는 데 중요한 역할을 한다. 근육이 약화 되면 신체의 구조가 변형되거나 근육 통증을 유발할 수 있다.
- ㉢ **관절의 안정** : 근육은 움직임을 위하여 뼈를 당기더라도 관절을 고정하는 역할을 한다.
- ㉣ **열의 생산** : 에너지를 만드는 과정에서는 필수적으로 열이 발생하게 된다. 이때 생긴 열은 체온을 일정하 게 유지시키거나 상승시킨다. 특히 추운 환경에서는 떨림 작용으로 열을 발생시켜 체온을 상승시키는데 이러한 떨림 작용은 인체를 외부로부터 보호하기 위한 방어 작용이라고 할 수 있다.

(4) 뼈의 기능

① 몸의 외양을 구성하고 지탱한다.

② 내장기관을 보호한다.

③ 근육의 운동에 대하여 지렛대 역할을 하여 신체 활동을 할 수 있도록 한다.

④ 뼈의 안쪽에 자리잡고 있는 골수에서는 혈액을 만들어 내는 조혈 작용을 한다.

⑤ 인과 칼슘을 저장하고 인체가 필요로 할 때 이를 공급한다.

(5) 관절의 종류

① **경첩형 관절** … 무릎이나 팔꿈치 관절로, 앞 · 뒤로는 움직이나 옆으로는 움직이지 않는다.

② **평면형 관절** … 수근 관절과 족근 관절이 이에 해당된다.

③ **공과 구멍관절** … 어깨와 골반 관절과 같이 관절의 가동 범위가 가장 넓다.

④ **안장관절** … 발목 관절이 이에 해당한다.

(6) 단백질 세사

① **액틴** … 굵기가 가는 구상 단백질로 구성되어 있고, 염주띠가 비틀어져 있는 모습을 하고 있다. 트로포미오신과 트로포닌이라는 단백질을 가지고 있다.

㉠ **트로포닌** : 얇은 세사 내 트로포미오신의 끝 부위에 위치하고 액토미오신의 Ca^{++} 농도 변화에 감수성을 가지게 하는 물질로, 미오신과의 결합을 조절하는 기능을 한다. 유리된 칼슘이 부족할 때는 미오신 십자형교를 억제하여 액틴과 미오신이 결합되지 않게 한다.

㉡ **트로포미오신** : 액틴 두 개의 나선 구조 사이에 존재하는 긴 단백질 중합체로 2개의 섬유가 액틴의 나선 구조 중간부인 양측의 골짜기에 연결되어 있으며, 트로포닌과 함께 미오신과의 결합을 조절하는 기능을 한다.

② **미오신**

㉠ 긴 꼬리와 한 쪽에 두 개의 머리를 갖고 있으며, 6개의 액틴이 정방향으로 둘러싼 가장자리에 있고, 세 개의 미오신이 1개의 액틴을 둘러싸고 있다.

㉡ 미오신 근원세사의 양끝에 작은 단백질 돌기가 있어 액틴 세사를 향해 뻗쳐 있는데 이것을 십자형교라고 한다.

✲ 트로포닌, 미오신 ✲

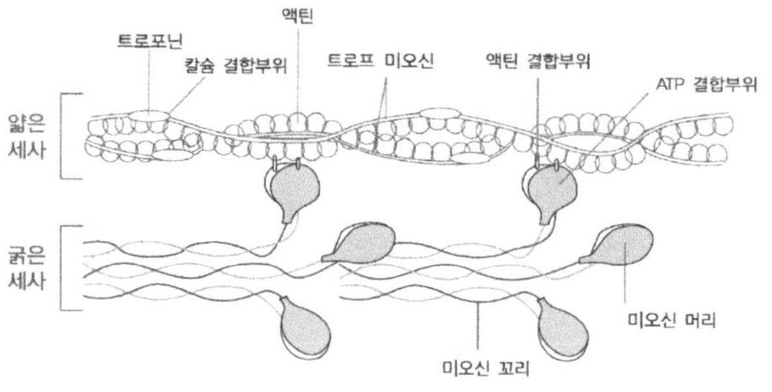

트로포닌, 트로포미오신, 미오신, 십자형 가교와 칼슘 간의 가상적인 상관 관계(칼슘이온이 트로포닌에 결합할 때 트로포미오신은 액틴의 활동 부위에서 떨어지고 십자형 가교와 결합이 일어난다.)

❷ 근세사활주설

(1) 근세사활주설의 개념

액틴이 미오신 위의 근섬유 마디 중심 쪽으로 미끄러져 들어가면서 근수축이 일어나며, 근섬유 마디의 중심으로 액틴 세사가 미오신 세사 위로 미끄러져 들어가기 때문에 H띠가 없어진다. 또한 근절의 양쪽 Z선에 붙어 있는 액틴 세사들이 중앙으로 끌어 당겨지기 때문에 I띠가 짧아지고 A띠의 길이는 변하지 않는다. 이와 같이 액틴과 미오신의 활주에 의해 길이의 변화 없이 근수축이 일어나는 것이 근세사활주설이다.

※ 근원세사의 배열 ※

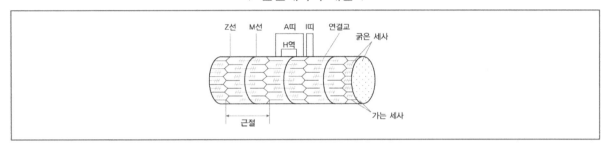

(2) 안정

① 충전되지 않은 ATP 십자형교가 신전되어 있다.

② 액틴과 미오신은 결합되지 않는다.

③ 칼슘은 근형질세망에 많은 양이 저장되어 있다.

(3) 자극 · 결합 단계

① 신경 자극이 발생하면 근신경연접에서 아세틸콜린이 분비된다.

② 근형질세망의 소포에서 칼슘이 방출된다.

③ 트로포닌에 칼슘 부착, 트로포미오신 위치를 변화시킨다.

④ 액틴과 미오신이 결합하여 액토미오신이 형성된다.

(4) 수축 단계

① ATP가 ATPase에 의해 분해되면서 에너지 발생

② 에너지에 의한 십자형교의 회전

③ **근육의 단축** … 액틴이 미오신 쪽으로 미끄러져 들어간다.

④ 힘(장력)의 생성

(5) 재충전 단계

① ATP 재합성(재충전)

② 액토미오신이 액틴과 미오신으로 분해

③ 액틴과 미오신의 재순환

(6) 이완 단계

① 신경 자극의 중단되면 아세틸콜린이 더 이상 분비되지 않는다.

② 칼슘 펌프에 의해 근형질세망의 소포로 재이동(ATP의 작용)한다.

③ 안정 시 근육 상태로 재순환된다.

(7) 칼슘의 역할

신경 자극이 근신경연접부에 도달되면 아세틸콜린이 방출되고, 소포에 저장되어 있던 칼슘이 방출된다. 칼슘의 농도가 높아지면 칼슘에 감수성을 갖는 트로포닌이 트로포미오신의 위치를 변화시켜 액토미오신 복합체가 형성된다. 십자형교 끝에 뭉쳐져 있던 ATP가 분해되면서 수축이 일어난다. 신경 자극의 중단으로 칼슘의 양이 적어지면 다시 트로포미오신의 위치 변화가 생겨 액틴과 미오신이 분리된다.

(8) 근피로의 원인

① **중추신경계** … 수축피로의 신호가 뇌에서 운동계에 억제 신호를 보내는 것에 의한 국부적인 방해의 결과로, 나아가서는 근육의 운동 수행을 감소시킨다.

② **근신경연접부** … 근신경연접에서 근섬유들로의 신경자극 공급의 실패는 대부분 신경 말단에서 화학적인 전달자인 아세틸콜린의 방출 감소가 원인이다.

③ **수축기전**
  ㉠ **젖산의 축적** : 젖산의 축적에 의한 수소이온 농도의 증가는 근질세망으로부터 칼슘이온 양의 감소에 의해 이루어지는 자극 결합 과정을 방해하여 칼슘과 트로포닌의 결합 능력을 방해한다.
  ㉡ **ATP와 PC저장의 부족** : ATP는 근수축에 직접 사용될 수 있는 에너지이고, PC는 직접적으로 ATP 재합성에 쓰여지기 때문에 근육 내에서 이러한 고에너지 인산 화합물의 부족은 피로의 원인이 된다.
  ㉢ **근글리코겐 저장의 부족** : 장기간의 운동으로 근섬유에 저장된 글리코겐이 완전히 고갈되면 피로의 원인이 된다.

❸ 근수축

(1) 운동 단위

한 운동 신경과 그것이 분포되어 있는 근섬유를 통틀어 운동 단위라 한다. 따라서 신경과 섬유의 비율이 높은 것은 큰 힘을 요구할 때 사용되며, 신경과 섬유의 비율이 적은 것은 정교하고 정확한 동작에 요구되는 근육이다.

(2) 근력 발현 요소

① 다중 운동 단위에 의한 가중

    ㉠ 운동 형태에 따라 동원되는 운동 단위 수가 달라진다. 큰 힘이 필요할 때 많은 운동 단위를 자극한다. 이와 같이 주어진 시간에 수축하는 운동 단위 수를 한꺼번에 조절해 근력을 발생시키는 것을 다중 운동 단위에 의한 가중이라 한다.

    ㉡ 트레이닝 후 동원되는 운동 단위 수가 증가한다.

② 파장에 의한 가중

    ㉠ 계속적인 자극에 의해 장력이 발생하는 것으로 수축 빈도가 한 번일 때 단축이라 하고, 여러 번일 경우 파장 가중, 그리고 계속적인 자극이 주어지면 강축이라 한다.

    ㉡ 트레이닝 후 신경 자극 충격 빈도가 증가한다.

③ 힘의 생성 … 근육은 붙어 있는 뼈를 움직이기 위한 충분한 힘을 발휘할 수 있어야 한다. 이러한 근력의 발달은 다음과 같은 요인에 의해서 좌우된다.

    ㉠ 활성화된 운동 단위의 수

    ㉡ 활성화된 운동 단위에 가해지는 충격 빈도

    ㉢ 활성화된 운동 단위의 형태

    ㉣ 활성화될 때 근육의 최초 길이

    ㉤ 근육의 크기(근비대의 정도)

    ㉥ 관절의 각도

    ㉦ 근육의 운동 속도

(3) 근수축의 종류(근육의 길이 변화와 부하에 따른 근육 장력의 수축 유형)

근수축의 유형		특징	근육의 길이	장력
등장성 수축	단축성 수축	수축하는 동안 근이 짧아진다.(벤치프레스에서 바벨을 들어 올릴 때 대흉근의 작용)	변한다.	변하지 않는다.
	신장성 수축	장력이 발생하는 동안 근의 길이가 길어진다.(팔굽혀 펴기에서 팔을 굽힐 때 상완삼두근의 작용)		
등속성 수축		근이 짧아질 때 근에서 발생하는 장력이 운동의 전 범위에 걸쳐서 모든 관절각에 최대이다.	변한다.	변한다.
등척성 수축		근의 외부 길이의 변화 없이 장력이 발생하는 수축이다.	거의 변하지 않는다.	변한다.

(4) 골격근 수축의 기본 원리

① **자극에 의해서만 수축한다.** … 골격근은 신경의 자극에 의해서만 수축한다.

② **수축의 형태**
  ㉠ **장력 수축** : 평상시 우리가 의식적인 근수축은 하지 않더라도 전체 근육의 일부는 장시간 혹은 일순간 근육 내 장력이 주어진다. 즉 신경의 긴장은 항상 근육에 긴장을 주며 근수축의 종류는 등척성 수축, 등장성 수축, 등속성 수축으로 나타난다.
  ㉡ **연축** : 한 번의 자극에 대해서 한 번 빠르게 수축하는 것을 연축이라 한다. 연축은 그 시간으로 볼 때 세 가지 부분으로 나눌 수 있다.(잠복기, 수축기, 회복기)
  ㉢ **경직 수축** : 연축보다 오래 지속되는 수축으로, 계속해서 빠른 속도로 자극이 전달될 때 나타난다. 즉 첫 번째 자극에서 수축할 때보다는 두 번째, 세 번째 혹은 네 번째 주는 자극에서 근수축의 강도가 보다 크게 된다.
  ㉣ **섬유성 수축** : 근섬유가 따로 따로 수축되어 불규칙하게 운동이 이루어지는 것이다. 주로 심장 질환에서 볼 수 있다.

③ **힘의 등급에 따라 수축한다.** … 골격근의 수축력은 수축 전 근섬유의 길이, 근육의 대사작용, 수축에 동원되는 근섬유 수 등에 직접적인 관계가 있다.

④ **근육은 당기기만 하고 밀지는 않는다.** … 근육이 수축하면 관절을 기점으로 해서 뼈를 잡아당김으로써 동작이 가능하게 된다.

⑤ **뼈와 관절은 지렛대의 역할을 한다.** … 근육의 수축은 지레가 움직이는 것과 같다. 관절은 축으로, 근육은 힘으로, 뼈는 지렛대 또는 저항으로 작용한다.

⑥ 골격근은 하나씩 수축하는 것이 아니라 집단으로 수축한다.

ㄱ **주동근** : 동작을 일으키는 주 역할을 하는 근육(벤치프레스 : 대흉근, 팔굽혀 펴기 : 상완삼두근, 암컬 동작에서 덤벨을 올릴 때 : 상완이두근)

ㄴ **길항근** : 주동근이 수축하여 동작을 일으킬 때 이완되는 근육(암컬 동작에서 덤벨 올릴 때 : 상완삼두근)

ㄷ **협력근** : 주동근이 수축할 때 동시에 수축하여 주동근이 하는 일을 돕거나, 움직이는 부분을 안정시켜 좀 더 효과적으로 동작을 일으키게 하는 데 협력하는 근육

(5) 자극의 특성

① 자극의 강도

ㄱ 근육이 수축될 때의 최소 자극을 역치자극이라고 한다.

ㄴ 역치자극 이상으로 자극의 강도가 높아지면 근육의 수축력도 비례하여 높아진다.

ㄷ 자극의 강도는 어느 정도 이상이 되면 수축하는 강도에 아무런 변화가 없는데 이때의 자극을 최대 자극이라고 한다.

ㄹ 역치자극으로부터 최대 자극 간의 자극강도를 최대 하 자극이라고 하고, 최소 자극 이하를 최소 하 자극이라고 한다.

ㅁ 역치자극 이상인 경우, 자극이 강하면 근섬유가 강하게 수축하고 자극이 약하면 약하게 수축하는 것이 아니라 똑같은 강도로 수축한다. 그러나 역치자극 이하이면 전혀 수축하지 않는다. 이러한 개개의 근섬유의 특성을 실무율(all or none law)이라고 한다.

ㅂ 자극이 커짐에 따라 근수축이 강해지는 것은 운동단위의 수를 더 많이 동원하는 것이지, 근섬유 하나하나의 수축력에 변화가 있는 것은 아니다. 즉, 실무율에 변함이 없고 다만 자극 전달을 하는 운동신경이 더 많아지고 이에 따른 섬유의 수가 더 많아지는 것이다.

② 자극의 지속시간

ㄱ 근수축에 필요한 자극 이하의 자극은 아무리 오랜 시간 동안 지속하여 전달되더라도 근육이 수축하지 않는다.

ㄴ 근육수축을 일으키기 위해서는 최소한의 자극을 계속 주어야 한다.

③ 자극 강도의 변화 속도

ㄱ 자극 강도를 아주 천천히 점차적으로 높이면 근육은 그 자극에 적응한다.

ㄴ 자극의 효율성이란 자극의 강도, 자극의 지속시간, 자극 강도의 변화 속도와 관계가 있다.

(6) 근수축 운동에 영향을 주는 요인

① 적정 부하

ㄱ 근수축으로 인한 운동량에서 부하가 가장 컸던 때의 부하량을 적정 부하라고 한다.

ㄴ 근수축으로 인한 운동량은 부하가 너무 가벼울 때나 무거울 때보다 적당한 부하에서 크다고 할 수 있다.

ㄷ 부하가 클수록 근수축 속도는 느리고 부하가 클수록 근육 내의 장력은 크다.

② 운동 전 근육의 길이
  ㉠ 가벼운 중량보다 약간 무거운 중 정도 중량을 가지고 하는 근수축의 운동 시 근육의 운동량이 훨씬 크다. 그 이유는 근육이 운동 전에 미리 이완되어 있기 때문이다.
  ㉡ 미리 중량을 주어 장력이 생기게 한 근육은 미리 이완되어 있으므로 탄력 성분이 늘어나 있기 때문에 부하에 대한 운동이나 장력에 쓰여질 수 있는 에너지가 더 많이 방출될 수 있다.

③ 적정 속도
  ㉠ 너무 느리지도 않고 너무 빠르지도 않은 것이 가장 효율적인 속도이며 이를 적정 속도라고 한다.
  ㉡ 너무 느리거나 빠르면 에너지의 소비가 많다.

④ 적정 온도
  ㉠ 근육의 온도가 낮으면 수축할 때 잠복기, 수축기, 이완기가 모두 길어진다.
  ㉡ 근육 온도가 낮을 때 제일 시간이 많이 걸리는 시점은 근수축 중 이완기이다.
  ㉢ 온도가 상승하면 대사작용이 활발해지고 근형질의 점액성이 감소되어 근수축이 활발해진다.

⑤ 피로
  ㉠ 근수축 운동을 장시간 계속하면 피로가 생긴다. 피로가 생기면 근육의 수축과 이완은 늦어지는데 수축보다는 이완이 더 늦어진다. 이완이 늦어지면 다음 자극을 받아 수축 시에는 원상으로 근육이 회복되지 못한 상태에서 수축이 된다. 이러한 상태를 경축(contracture)이라고 한다.
  ㉡ 근육 피로는 대사작용으로 인한 노폐물과 에너지를 공급하는 물질의 부족 때문이다.

02 골격근과 운동

❶ 근섬유의 기준과 형태 및 특성

(1) 근섬유의 기준

① 해부학적 구분 ⋯ 적색, 백색 등

② 근의 기능 ⋯ 수축의 속도와 피로의 강도

③ 생화학적 성장 ⋯ 유산소 능력의 대소

④ 조직, 화학적 성장 ⋯ 섬유의 효소 윤곽

(2) 근섬유의 형태 및 특성

① **지근(적근, ST, Type I)**
  ⊙ 모세혈관 밀도 및 미오글로빈 함유량이 높다.
  ⓛ 지구성 운동 특성을 갖는다.
  ⓒ 에너지의 효율이나 피로에 대한 저항이 강하다.
  ⓔ 미토콘드리아의 수나 크기가 발달해 있다.
  ⓜ 산화효소가 발달해 있다.
  ⓗ 미토콘드리아의 산화 능력이 높다.

② **속근(백근, FT, Type Ⅱ)**
  ⊙ 모세혈관 밀도 및 미오글로빈 함유량이 낮다.
  ⓛ 순발성 운동 특성을 갖는다.
  ⓒ 힘의 발생이나 수축 이완 시간이 빠르다.
  ⓔ ATP-PC, 근글리코겐의 저장량이 높다.
  ⓜ 해당효소가 발달해 있다.
  ⓗ 해당능력이 높다.

③ **속근섬유가 지근섬유에 비해 수축 속도가 빠른 이유**
  ⊙ 신경세포의 세포체가 크다.
  ⓛ 신경세포의 신경 섬유의 직경이 크다.
  ⓒ 신경세포의 축삭이 더 발달해 있다.
  ⓔ 신경세포가 지배하는 근섬유 수가 지근보다 많다.
  ⓜ 근섬유의 근형질세망이 지근에 비해 발달해 있다.
  ⓗ ATPase가 지근에 비해 빠른 기전을 가지고 있다.

④ **운동 강도에 따라 동원되는 근섬유**
  ⊙ 저강도의 운동에서는 ST섬유, 중간 정도의 강도에서 ST와 FTa 섬유, 고강도 운동에서는 ST, FTa, FTb 섬유 모두 이용된다.
  ⓛ 수축에 동원되는 근섬유의 수가 많으면 강한 힘을 발휘하고 수가 적을수록 수축력은 약하다.
  ⓒ 운동단위가 작을수록 먼저 동원되고 운동단위가 클수록 나중에 동원된다.
  ⓔ 지근섬유로 이루어진 운동단위는 속근섬유 운동단위보다 작기 때문에 지근섬유가 먼저 동원되고 속근섬유가 뒤에 동원된다.
  ⓜ 근육군의 최대근력은 동원되는 운동단위가 많을수록 크며 동원되는 근육의 단위면적이 클수록 강하다.

② 근섬유 기능적인 특징

특징		근섬유 형태		
		ST	FTa	FTb
신경적인 면	운동신경 섬유의 크기	작다	크다	크다
	운동신경 전도 속도	낮다	빠르다	빠르다
	운동신경 농원 역치	낮다	높다	높다
구조적인 면	근섬유의 지름	작다	크다	크다
	근형질세망의 발달	낮다	높다	높다
	미토콘드리아의 밀도	높다	높다	낮다
	모세혈관의 밀도	높다	중간	낮다
	미오글로빈 함유량	높다	중간	낮다
에너지 기질	크레아틴인산의 저장량	낮다	높다	높다
	글리코겐의 저장량	낮다	높다	높다
	중성지방 저장량	많다	중간	적다
효소적인 면	해당효소	낮다	높다	높다
	산화효소	높다	높다	낮다
	ATPase 활성도	낮다	높다	높다
기능적인 면	수축시간	늦다	빠르다	빠르다
	이완시간	늦다	빠르다	빠르다
	힘의 발생	낮다	높다	높다
	에너지 효율	높다	낮다	낮다
	피로에 대한 저항	높다	낮다	낮다
	탄성도	약하다	강하다	강하다

❸ 트레이닝에 따른 근섬유의 상대적 변화

(1) 트레이닝에 따른 골격근의 유산소성 능력은 두 섬유 모두에서 공통적으로 증가한다. 따라서 ST섬유는 FT섬유에 비하여 트레이닝 전 뿐 아니라 후에도 더 큰 유산소성 능력을 가진다.

(2) 인체 골격근의 해당 능력은 특징적인 변화가 나타나는 FT섬유에서 더 크다.

(3) 운동 형태에 따른 선택적인 비대가 나타난다. 지구성 운동 후 지근섬유가, 순발성 운동 후 속근섬유가 더 비대해진다.

(4) 트레이닝으로 FT-ST 섬유의 상호 전환이 일어나지 않는다. 유산소성 훈련이 속근 b형 섬유가 속근 a형 섬유로 점진적으로 변화는 시키지만 ST섬유들과 FT섬유들 사이의 전체적인 비에 있어서는 거의 변화가 없다.

❹ 골격근의 트레이닝 효과

(1) 근비대(hypertrophy)

① 근섬유의 수는 유전적으로 결정되지만 근섬유의 크기는 증가시킬 수 있다. 웨이트 트레이닝으로 인한 근육 크기의 증가는 각 근섬유들의 횡단 면적의 증가에 기인한다. 이렇게 근섬유의 지름이 증가하는 것을 근비대라고 한다.

② 개별적인 근섬유들의 비대는 다음 요인의 변화에 따른 것이다.
    ㉠ 근섬유당 근원 섬유의 수와 크기의 증가
    ㉡ 미오신 세사를 중심으로 한 수축 단백질 양의 증가
    ㉢ 섬유당 모세혈관 밀도의 증가
    ㉣ 결체조직, 힘줄 그리고 인대조직의 양과 근력의 증가

(2) 모세혈관 밀도의 증가

① 골격근의 비대는 섬유당 모세혈관망 수의 증가를 가져오고 결국 모세혈관의 밀도를 높이게 된다.

② 모세혈관망 수의 증가는 총혈액량의 증가와 헤모글로빈수의 증가를 가져오고 산소 확산능력의 향상을 가져온다.

③ 근육에서의 산소와 다른 영양분의 공급이 향상되고 부산물의 제거도 향상된다.

(3) 근섬유의 미토콘드리아 산화 능력 향상 및 에너지 저장 능력 향상

① 미토콘드리아의 수나 크기가 지근, 속근 모두 증가한다.

② 미토콘드리아에 작용하는 산화효소가 발달한다.

③ 미토콘드리아의 산화능력이 향상된다.

④ ATP-PC, 근글리코겐, 중성지방의 저장 능력이 향상된다.

⑤ 해당 효소(PFK)가 발달한다.

(4) 결체조직에서의 변화

① **뼈에서의 변화**
  - ㉠ 뼈는 낮은 강도의 트레이닝으로는 길이나 둘레, 밀도에 변화가 없고, 높은 강도의 트레이닝 후에는 길이나 둘레는 성장이 억제되고 밀도가 증가한다.
  - ㉡ 적당한 강도의 운동으로 뼈의 성장 및 밀도를 증가시켜야 한다. 또한 뼈에 있는 효소 활동과 근력 발생이 증가한다.

② **인대와 힘줄에서의 변화** … 트레이닝에 의해 인대와 힘줄에서 발생되는 근력의 증가를 가져오고 이러한 증가로 인하여 부상의 기회를 줄일 수 있다.

③ **관절과 연골에 대한 변화** … 관절에서 연골이 굵어지는 것으로 알려져 있다.

(5) 효율성의 향상

① 효율성이란 운동량을 전체 에너지 소비량으로 나눈 다음 100으로 곱해준 것으로, 자동차의 효율성이 보통 20 ~ 25%라고 하는데, 사람 역시 20 ~ 25% 정도이나 고도로 훈련이 된 사람은 약 40%까지 높은 효율성을 갖고 있다고 한다.

② 사람에 있어 훈련의 효과로 효율성이 높아지는 이유
  - ㉠ 운동 시 적정률을 적용하게 된다.
  - ㉡ 근신경의 조화가 잘 이루어진다.
  - ㉢ 불필요한 지방조직을 없앨 수 있다.
  - ㉣ 산소의 이용률을 높이기 때문이다.

(6) 지구성 트레이닝을 통한 골격근의 생화학적 변화

① 유산소성 변화
  - ㉠ 미오글로빈 농도 증가
  - ㉡ 글리코겐의 산화능력 증가
    - ⓐ 미토콘드리아의 수와 크기 증가
    - ⓑ 크렙스 사이클과 전자전달계의 대사작용이 증가
    - ⓒ 근육 내 글리코겐 저장이 증가

ⓒ 지방 산화 증가

    ⓐ 근육 내 중성지방 저장이 증가

    ⓑ 연료로서 지방의 활용능력이 증가

    ⓒ 지방산의 운송과 산화에 작용하는 효소의 활동이 증가

② 지근과 속근의 상대적 변화

    ㉠ 두 가지 섬유 형태 모두 유산소성 능력이 증가

    ㉡ **선택적인 근비대** : 지근섬유 – 지구성 트레이닝

    ㉢ 섬유 형태의 전환은 일어나지 않는다.

O5 내분비계와 운동

01 〈 내분비계

❶ 호르몬의 특성

(1) 호르몬의 화학적 구분 및 작용 호르몬 작용

① 스테로이드성 호르몬
   ㉠ 콜레스테롤과 비슷한 구조이다. 지용성으로 세포막을 쉽게 통과한다.(수용기는 세포질이나 핵 내에 위치)
   ㉡ 호르몬-수용기 복합체는 핵 속에 DNA와 결합하여 일부 유전자를 활성화시키고 이 반응으로 mRNA는 그 후세포질로 들어와 단백질 합성을 촉진한다.

② 비스테로이드성 호르몬
   ㉠ 지용성이 아니므로 세포막을 쉽게 통과할 수 없다.(수용기는 세포막 위에 위치) : 단백질, 펩타이드 호르몬과 아미노산 유도체
   ㉡ 세포 내에서의 2차적 메신저 형성을 가져오는 일련의 효소적 반응을 유발한다.

(2) 호르몬 분비의 조절

① 네거티브 피드백
   ㉠ 대부분의 호르몬 분비는 항상성을 유지하기 위하여 네거티브 피드백 형태를 취한다.
   ㉡ 혈장 글루코스 수준과 인슐린의 경우를 보면, 혈당 농도가 높아지면 인슐린을 분비한다. 인슐린은 세포의 글루코스 사용을 증가시킴으로써 혈장 글루코스를 감소시키고, 농도가 정상이면 인슐린의 분비는 억제된다.

② 수용기의 숫자
   ㉠ down-regulation : 특정 호르몬 증가는 바로 그러한 호르몬과 결합할 수 있는 세포 수용기의 숫자를 감소시킨다.(호르몬에 대한 민감도 감소)
   ㉡ up-regulation : 적은 양의 호르몬이 오랜 시간 동안 유지될 경우 세포는 그러한 호르몬에 대한 수용기의 숫자를 증가시킨다.(호르몬에 대한 민감도 증가)

❷ 혈액 호르몬 농도

(1) 내분비샘으로부터의 호르몬 분비율(호르몬 분비의 조절)

① 내분비샘으로부터의 호르몬 분비율은 입력되는 정보의 양과 그 정보가 흥분성인지 또는 억제성인지의 여부에 의존한다.

② 정보입력은 화학적인 것이며, 이온(Ca++ 등), 혈장에서의 기질(포도당 등), 아세틸콜린, 노르에피네프린 또는 다른 호르몬과 같은 신경전달물질 등을 통해서이다.

③ 췌장은 혈장 내 포도당, 아미노산, 순환하는 에피네프린뿐만 아니라 교감신경으로부터 방출되는 노르에피네프린, 아세틸콜린을 방출하는 부교감신경과 다양한 호르몬의 변화에 반응하여 인슐린을 생성한다.

④ 아미노산과 포도당의 농도가 높아지면 인슐린 분비가 증가되고, 교감신경계(에피네프린, 노르에피네프린)의 활성화가 증가하면 인슐린 분비를 낮춘다. 인슐린 분비가 증가할지 감소할지는 정보 입력이 억제성인지 흥분성인지의 여부에 달려있다.

(2) 호르몬의 분비율과 대사율(대사와 호르몬의 제거)

① 혈장에서의 호르몬 농도는 대사작용과 분비율에 의해 영향을 받는다. 호르몬의 비활동성은 호르몬 대사작용의 주요 부위인 간이나 호르몬 수용기에서 발생한다. 신장은 다양한 호르몬을 분해하여 활성화 형태로 분비할 수 있다.(운동 중 소변의 호르몬 농도를 가지고 분비율 지표로 이용)

② 운동 중 신장과 간으로의 혈류량이 감소하기 때문에 호르몬이 비활동성 상태가 되며 제거율은 감소한다. 이에 따라 호르몬의 분비율이 높아져서 혈장 내 호르몬 농도를 상승시킨다.

(3) 혈장 내의 수송단백질의 양(수송단백질)

① 스테로이드호르몬과 티록신은 혈장단백질과 결합하여 수송된다. 호르몬이 세포에 대한 영향을 크게 하기 위해서는 수송단백질과 결합하지 않아야 하고, 수용기와 상호작용하는 데 자유로워야 한다.

② 유리 호르몬 양은 수송단백질의 양과 호르몬 분자에 결합하는 단백질의 능력과 친화력에 의존한다. 따라서 단백질 능력이란 수송단백질과 결합할 수 있는 호르몬의 최대량을 말하고, 친화력이란 호르몬과 결합하기 위한 수송단백질의 경향을 말한다. 단백질 능력과 수송단백질의 친화력의 증가는 유리호르몬의 양과 그것의 조직에 대한 영향을 감소시킨다.

(4) 혈장량의 변화

① 혈장량의 변화는 호르몬의 분비율 또는 비활성률의 변화에 상관없이 호르몬 농도를 변화시킨다.

② 운동 중에는 심혈관계로부터 수분이 유출되기 때문에 혈장량은 감소한다. 이것은 혈장 내에서 호르몬 농도 증가의 원인이 되며 이는 혈장량의 변화에 의하여 수정되는 것이다.

❸ 내분비선과 호르몬

(1) 뇌하수체 전엽

① **갑상선자극호르몬(TSH)** … 갑상선으로부터 생성되고 분비되는 티록신과 트리요오드티로닌의 양을 조절한다.

② **부신피질자극호르몬(ACTH)** … 부신피질호르몬 분비를 조절한다.

③ **난포자극호르몬(FSH)** … 난소의 난포 성장을 유도하고 난소로부터의 에스트로젠 분비를 촉진, 고환의 정자 성장을 촉진한다.

④ **황체형성호르몬(LH)** … 에스트로젠과 프로제스테론 분비 촉진, 난포가 파열되도록 만들어서 난자의 방출을 가져오며(배란), 고환의 테스토스테론 분비를 촉진한다.

⑤ **성장호르몬(GH)**
- ㉠ 시상하부에서 분비되는 호르몬에 의해 조절된다. 성장자극호르몬은 뇌하수체 전엽에서 성장호르몬 분비를 자극한다. 반면 성장억제호르몬은 그것을 억제한다.
- ㉡ 혈액 내 성장호르몬과 소마토메딘 수치는 성장호르몬의 계속적인 분비에 부적 피드백 효과를 발휘한다.
- ㉢ 성장호르몬 분비에 영향을 줄 수 있는 시상하부에 대한 부가적인 정보는 운동, 스트레스, 낮은 혈장포도당 농도와 수면 등을 포함한다.
- ㉣ 성장호르몬은 조직의 아미노산 섭취, 새 단백질의 합성, 장골의 성장을 자극한다.
- ㉤ 성장호르몬은 혈장포도당을 다음과 같이 비축한다.
    - ⓐ 혈장포도당의 이용을 감소시키기 위해 인슐린 활성을 억제
    - ⓑ 단백질 합성 속도 증가
    - ⓒ 지방 동원과 지방 에너지 사용 증가
- ㉥ 성장호르몬은 운동 중 지방조직에서 지방산의 활용을 증가시켜 혈중 포도당 수준을 유지하도록 한다.
    - ⓐ 완전하게 성장할 때까지 인체 모든 조직의 발달과 크기 증가를 촉진
    - ⓑ 유산소 운동 중 상승(운동 강도에 비례)
    - ⓒ 단백질 합성 속도 증가
    - ⓓ 지방 동원과 지방 에너지 사용 증가
    - ⓔ 탄수화물 사용 속도 감소

(2) 뇌하수체 후엽

① **항이뇨호르몬(ADH)**
- ㉠ 신장 집합관의 수분 투과성을 높임으로써 인체 수분 보유를 증가시킨다. 그 결과 소변으로 배출되는 물의 양이 감소한다. 따라서 많은 양의 땀과 활발한 신체 활동으로 나타날 수 있는 인체 수분 부족(탈수)의 위험을 감소시켜 준다.

ⓛ 항이뇨호르몬의 분비를 증가시키기 위한 중요한 자극은 다음 두 가지 요인이다.

    ⓐ 물 보충 없이 과도한 수분 손실로 인한 높은 혈장 삼투압 농도

    ⓑ 혈액 손실이나 불충분한 수분 보충으로 인한 낮은 혈장량

ⓒ 시상하부에는 간질액 내 수분 농도를 감지하는 삼투압 수용기가 있다. 혈장이 높은 입자 농도를 가지면 삼투압 수용기가 오그라들어 시상하부에 대한 신경반사는 항이뇨호르몬 분비를 자극한다.

ⓔ 운동 중 혈장량은 감소하고, 삼투압은 증가한다. 운동강도가 최대산소섭취량의 60%를 초과할 때 항이뇨호르몬 분비가 급격히 증가하며 혈장량을 유지하기 위한 수분의 보존을 돕는다.

② 옥시토신

    ㉠ 자궁 근육의 수축을 자극해 모유 분비를 자극한다.

    ⓛ 평활근은 강한 자극제이고, 특히 분만 후 유즙 분비에 필요한 촉진제 역할을 한다.

(3) 갑상선

① 트리요오드티로닌, 티록신

    ㉠ 뇌하수체 전엽의 갑상선자극호르몬에 의해 조정된다.

    ⓛ 오랜 시간의 최대하운동의 경우 초기 티록신은 급작스러운 증가를 가져온 후 비교적 일정한 수준을 유지하며, 트리요오드티로닌 수준은 감소하는 경향이 있다.

    ⓒ 트리요오드티로닌과 티록신은 인체 거의 모든 조직의 대사 속도를 증가시키며 신체의 기초 대사량을 증가시킬 수 있다.

        ⓐ 단백질 합성을 증가시킨다.

        ⓑ 세포 내부로의 글루코스 이동을 촉진시킨다.

        ⓒ 해당과정과 글루코스 신생 합성을 촉진시킨다.

        ⓓ 대부분 세포의 미토콘드리아의 크기와 수 증가에 영향을 미친다.

        ⓔ 지방의 동원을 촉진시켜서 유리지방산이 산화 과정에 더 많이 사용될 수 있도록 해 준다.

② 칼시토닌

    ㉠ 혈장 칼슘 농도를 감소시킨다.

    ⓛ 뼈에서 골파괴 세포의 활동을 저하시킴으로써 뼈의 분해를 억제한다.

    ⓒ 신장에서 요관으로부터의 칼슘 재흡수를 감소시킴으로써 소변을 통한 칼슘의 배설을 증가시킨다.

    ⓔ 칼시토닌은 어린이에게 중요한데 그것은 이 시기에 그들의 뼈가 빠르게 성장하고 단단해지기 때문이다.

(4) 부갑상선

① 혈장 칼슘 농도의 주된 조절 인자이며 혈장 인산염 또한 조절한다. 혈장 칼슘의 감소에 의해 자극된다.

② 부갑상선호르몬은 세 곳의 목표에 영향을 발휘한다.

    ㉠ 뼈에서 골파괴 세포의 활동을 촉진시킨다. 뼈의 분해를 증가시켜 칼슘과 인산염을 혈액으로 방출시킨다.

05. 내분비계와 운동 **67**

ⓛ 장에서 칼슘 흡수 과정에 요구되는 효소를 자극함으로써 칼슘의 흡수를 간접적으로 증가시킨다.

ⓒ 신장에서 칼슘의 재흡수는 증가시키지만 인산염의 재흡수는 감소시킴으로써 소변을 통한 인산염 배설을 촉진시킨다.

(5) 부신

① 부신수질호르몬

ⓖ 호르몬 : 카테콜아민(에피네프린, 노르에피네프린)

ⓛ 부신수질의 교감신경계에 의해 자극되면 부신수질에서 에피네프린(80%), 노르에피네프린(20%)이 분비된다.

ⓒ 두 호르몬의 복합적인 작용은 다음과 같다.

ⓐ 심장의 박동수와 수축력 증가

ⓑ 혈압의 증가

ⓒ 호흡량의 증가

ⓓ 신진대사의 증가

ⓔ 간과 근육의 글리코겐 분해

ⓕ 혈액 속으로의 글루코스와 유리지방산 방출 증가

ⓖ 골격근으로의 혈액 공급 증가

② 부신피질호르몬

ⓖ 전해질코르티코이드(알도스테론)

ⓐ 세포외액의 전해질, 특히 나트륨(Na^+)과 칼륨(K^+)의 균형을 유지한다.

ⓑ 알도스테론은 주요 전해질코르티코이드로, 신장의 나트륨 재흡수를 증가시켜 인체가 더 많은 나트륨을 보유하도록 만들고 탈수 현상을 방지한다.

ⓛ 글루코코르티코이드(코르티솔)

ⓐ 탄수화물, 지방, 단백질 대사조절을 담당한다.

ⓑ 아미노산을 형성하기 위해 단백질 합성을 억제함으로써 조직의 단백질 분해를 촉진하고 간에 의해 새로운 포도당을 생성(글루코스 신생 합성)한다.

ⓒ 지방조직의 유리지방산 동원을 촉진시킨다.

ⓓ 포도당 합성을 유도하는 대사 경로에 관련된 간 효소를 자극한다.

ⓔ 포도당이 조직으로 들어가는 것을 방해하여 조직이 더 많은 지방산을 대사연로로 이용하도록 유도한다.

ⓒ 고나도코르티코이드

ⓐ 대부분이 안드로젠이지만 에스트로젠과 프로제스테론이 소량 분비된다.

ⓑ 생식 기관에서 만들어지는 것과 동일하지만 그 양이 매우 적다.

(6) 췌장

① 인슐린

- ㉠ 인슐린은 랑게르한스섬의 β 세포에서 분비된다. 인슐린은 소장에서 혈액으로 영양소가 흡수될 때 가장 중요한 호르몬이다.
- ㉡ 인슐린은 포도당, 아미노산, 단백질, 지방, 당원과 같은 영양분자를 흡수하기 위해 조직을 자극한다.
- ㉢ 인슐린의 가장 잘 알려진 역할은 세포막을 가로지르는 포도당의 확산과정에서 발휘된다. 인슐린의 부족은 조직에서 포도당을 흡수하지 못하기 때문에 혈장 내 포도당 축적을 야기한다. 혈장 포도당 농도가 높으면 신장에서 재흡수 과정이 과부하되어 다량의 수분과 함께 포도당이 소변으로 빠져나가서 다량의 수분을 섭취하게 된다. 이 상태를 당뇨병이라고 부른다.
- ㉣ 인슐린의 분비는 다양한 요소에 의해 영향을 받는다. 혈장 포도당 농도, 혈장 아미노산 농도, 교감신경과 부교감신경 자극, 다양한 호르몬 등이다.
- ㉤ 인슐린의 분비율은 췌장의 β 세포에 대한 흥분성, 억제성 자극의 수준에 의존한다. 혈장 포도당 농도가 증가하면 인슐린이 분비되어 조직의 포도당 흡수를 높게 하고 혈장의 포도당 농도를 낮추게 된다.
  - ⓐ 세포 내부로의 글루코스 이동을 촉진시킨다.
  - ⓑ 글리코겐 생성을 증가시킨다.
  - ⓒ 글루코스 신생 합성을 감소시킨다.
  - ⓓ 혈액 속의 글루코스 양을 감소시킨다.
  - ⓔ 단백질과 지방대사에 관련되어 있으며, 세포의 아미노산 흡수를 증가시키고 단백질과 지방 합성을 촉진한다.

② 글루카곤

- ㉠ 글루카곤은 랑케르한스섬의 α 세포에서 분비되고 인슐린과 반대 효과를 나타낸다. 글루카곤은 낮은 혈장 포도당 농도에 반응하여 증가한다.
- ㉡ 글루카곤은 간에 저장된 포도당 분해와 지방조직으로부터 유리지방산의 동원을 자극한다. 나중에 코르티솔과 함께 글루카곤은 간에서 글루코스 신생 합성을 자극한다.
- ㉢ 글루카곤 분비는 포도당 농도 외에 특히 교감신경계와 같은 다른 요인들에 의해서도 영향을 받는다.
  - ⓐ 혈장 글루코스가 정상 수준 이하로 떨어질 때(저혈당) 글루카곤을 분비한다.
  - ⓑ 인슐린과는 반대로 간의 글리코겐 분해 그리고 글루코스 신생 합성을 촉진시킨다. 따라서 혈장 글루코스 농도를 증가시킨다.
  - ⓒ 운동 중 인슐린 수준은 감소하고 글루카곤은 점차 증가한다.

③ 성장억제호르몬

- ㉠ 소마토스타틴은 랑게르한스섬의 δ 세포에서 분비된다.
- ㉡ 췌장의 소마토스타틴 분비는 소화 단계에서 증가되고, 소화기계의 활성화를 변경하여 영양소 분자가 순환과정으로 들어가는 속도를 조절한다. 이것은 인슐린 분비의 조절에 관련된다.

(7) 성선

① 고환

 ㉠ 안드로젠을 분비하고 테스토스테론이 가장 중요하다.

 ㉡ 테스토스테론은 단백질 합성을 자극하고 소년기에 근육이나 지방의 비율을 높이도록 하는 특징적인 변화에 기여하기 때문에 아나볼릭과 안드로제닉 스테로이드의 두 가지 특징을 모두 가진다.

 ㉢ 남자의 2차 성징과 정자 형성을 촉진, 골격계통의 정상적인 성장·발달·성숙에 필수적, 골격근 성장의 촉진, 근육 부피를 증가할 목적으로 아나볼릭 스테로이드를 불법적으로 사용한다.

② 난소

 ㉠ 에스트로젠과 프로제스테론을 분비한다.

 ㉡ 유방의 발육, 여성의 지방 축적, 다른 2차 성징을 자극한다.

 ㉢ 에스트로젠은 여성의 2차 성징, 월경 주기, 난자 형성, 배란, 임신 동안에 나타나는 변화에 관련되어 있다.

 ㉣ 프로제스테론은 월경 주기의 황체기, 임신을 위한 자궁의 변화, 젖분비를 위한 유방의 변화와 관련되어 있다.

(8) 신장

① 에리트로 포이에틴 … 골수 세포를 자극함으로써 적혈구 생산을 조절한다.

② 레닌 … 혈압 조절을 돕는다.

02 〉 운동과 호르몬 조절

❶ 대사와 에너지에 미치는 호르몬의 영향

(1) 운동 시 혈당의 항상성(혈장 포도당 농도의 4가지 과정)

① 간에 저장된 당원으로부터의 포도당 동원

② 혈장 포도당의 절약을 위해서 지방세포 조직으로부터 혈장 유리지방산의 동원

③ 간에서 아미노산, 젖산, 글리세롤로부터 새로운 포도당 합성

④ 유리지방산을 연료로 사용하기 위해서 포도당이 세포 내로 들어가는 것을 차단

(2) 운동 중 글루코스 대사조절

① 혈장 글루코스 수준

  ㉠ 증가

    ⓐ 글루카곤 : 간글리코겐의 분해와 아미노산으로부터의 글루코스 형성을 촉진

    ⓑ 에피네프린 : 글리코겐 분해를 가속

    ⓒ 노르에피네프린 : 글리코겐 분해를 가속

    ⓓ 코르티솔 : 단백질 분해를 증가시켜 분리된 아미노산이 간에서 글루코스 신생 합성

  ㉡ 기타

    ⓐ 성장호르몬 : 성장호르몬은 유리지방산의 동원을 증가시킨다.

    ⓑ 갑상선 호르몬 : 갑상선 호르몬(티록신)은 글루코스 분해와 지방 대사를 증가시킨다.

② **근육의 글루코스 흡수**(인슐린) ⋯ 혈장 글루코스가 감소한다. 인슐린에 의해 세포에게 운반되고 세포에 의해 흡수가 이루어진다. 즉 근섬유 내부로 글루코스 이동을 촉진시킨다.(운동 중 인슐린의 양은 감소)

(3) 운동 중 지방 대사조절

① 탄수화물 저장량이 감소하면 내분비계는 지방 산화를 가속시킬 수 있으며 근육의 에너지 요구량을 충족시켜 준다.

② 에피네프린과 노르에피네프린의 상승을 통해 증가한다.

③ 유리자방산은 지방세포와 근섬유 내부에 트라이글리세라이드(TG : 중성지방) 형태로 저장되어 있다. TG로부터 유리지방산(FFA)이 분리되며 유리지방산(FFA)은 근섬유로 운반된다.

④ 트라이글리세라이드는 리파아제라는 효소에 의해 유리지방산과 글리세롤로 분해되며 4가지 호르몬에 의해 활성화된다.(코르티솔, 에피네프린, 노르에피네프린, 성장호르몬)

(4) 서서히 작용하는 호르몬

① 티록신

  ㉠ 티록신은 전체적인 대사율을 결정, 다른 호르몬들의 효과를 발휘하도록 하는 데 중요하다.

  ㉡ 티록신은 세포의 표면에 있는 수용기 수 또는 호르몬 수용기의 친화력에 영향을 미침으로써 다른 호르몬 효과에 영향을 준다. 예를 들어 티록신이 없다면 에피네프린은 지방조직으로부터 유리지방산의 동원에 거의 영향을 미치지 못한다. 낮은 티록신 상태는 운동을 위한 영양소를 동원하도록 하는 다른 호르몬의 작용을 방해한다.

② 코르티솔

  ㉠ 지방조직으로부터 유리지방산의 동원을 자극시키고, 간에서 포도당 합성을 위한 아미노산을 생성하기 위해 조직 단백질을 동원시키고 세포의 포도당 이용 비율을 감소시킨다.

ⓛ 코르티솔은 티록신과 같이 강한 운동 중에 기질 동원에 대해 천천히 반응하는 효과를 발휘하며, 에피네 프린과 글루카곤과 같은 **빠른** 작용을 하는 호르몬은 포도당과 유리지방산 동원에 작용한다.

③ 성장호르몬
  ㉠ 성장호르몬은 코르티솔의 활동을 지지한다. 조직에 의한 포도당 섭취를 감소시키고, 유리지방산 동원을 증가시킨다. 또한 간에서 포도당 신생 합성을 증가시킨다.
  ㉡ 성장호르몬은 단백질 합성과 일차적으로 관련이 있지만 탄수화물과 지방대사에 있어서 직접적이지만 느리게 작용하는 효과를 발휘할 수 있어서 운동 중에도 혈장 농도를 유지할 수 있다.

(5) 빠르게 작용하는 호르몬

① 에피네프린과 노르에피네프린
  ㉠ 항상 근육당원 동원과 관련되어 있다. 또한 간으로부터의 포도당 동원과 지방조직으로부터의 유리지방산 동원과도 관련이 있고, 조직에 의한 포도당 섭취를 방해할 수도 있다.
  ㉡ 혈장 에피네프린과 노르에피네프린은 운동시간에 따라 선형적으로 증가한다. 이 변화는 영양소의 동원 뿐만 아니라 운동의 심혈관계 적응과 관련이 있다. 이러한 반응은 혈장 포도당 농도를 유지하기 위해 포도당과 유리지방산의 동원을 돕는다.
  ㉢ 에피네프린과 노르에피네프린의 효과를 분리하기는 어렵지만 에피네프린은 혈장 포도당 농도의 변화에 조금 더 민감하게 반응한다. 낮은 혈장 포도당 농도는 시상하부에서 에피네프린의 분비를 증가시키기 위해 수용기를 자극하는 반면, 혈장 노르에피네프린에 대해서는 적은 효과를 가진다. 반대로 체온이 상승하여 혈압이 높아질 때 관련된 주요 카테콜아민은 노르에피네프린이다. 에피네프린은 간에서 β 아드레날린성 수용기와 결합하고, 혈장으로 방출할 포도당을 만들기 위해 간당원의 분해를 자극한다.
  ㉣ 지구성 트레이닝 후 일정 기간의 운동에서 혈장 에피네프린과 노르에피네프린은 **빠른** 감소를 나타낸다. 이런 감소는 포도당 동원의 감소와 함께 일어난다. 그럼에도 불구하고 혈장 포도당 농도는 유지되는데, 이는 근육에 대한 포도당 흡수가 감소하기 때문이다.

② 인슐린과 글루카곤
  ㉠ 인슐린은 조직에서 포도당 섭취에 직접적인 관련이 있다. 하지만 운동 중 인슐린의 농도는 감소한다. 만일 운동이 인슐린의 증가를 가져올 경우 혈장 포도당의 **빠른** 비율로 모든 조직으로 섭취되어 즉각적인 저혈당증을 유발할 것이다. 운동 중 낮은 인슐린 농도는 간으로부터의 포도당 동원과 지방조직으로부터 유리지방산의 동원을 선호하게 된다.
  ㉡ 운동 중 혈장 글루카곤 농도의 증가는 지방조직으로부터의 유리지방산과 간으로부터 포도당 동원을 유리하게 하고 당 신생 합성을 증가시킨다.
  ㉢ 글루카곤과 인슐린의 상호보완적인 반응은 근육이 높은 비율로 혈장 포도당을 이용할 때 동시에 혈장 포도당 농도의 유지를 유리하게 한다.
  ㉣ 지구성 트레이닝 프로그램 이후, 고정된 운동수행에 있어서 글루카곤 반응은 운동 중에 증가되지 않는 반응 시점까지 감소됨을 보여 준다.

ⓜ 최대하운동 중 교감신경계에 의한 에피네프린과 노르에피네프린의 인슐린 분비의 감소와 글루카곤 분비량의 증가를 통해 유리지방산과 포도당 동원을 조절한다.

ⓗ 포도당은 비록 혈장 인슐린이 감소한다고 해도 안정시보다 운동 중에 7 ~ 20배 정도 더 빠르게 섭취된다. 이것은 혈류의 증가나 세포 내 칼슘이온의 증가에 따른 포도당의 막수송 전달자 수의 증가와 관련되어 있다.

ⓢ 인슐린의 감소와 다른 모든 호르몬의 증가는 포도당 섭취를 억제하는 대신, 간으로부터 포도당 동원과 지방조직으로부터의 유리지방산, 간에서 당 신생 합성을 촉진한다. 이러한 결합된 역할은 혈장 포도당 농도에 대한 항상성을 유지시켜서 중추신경계와 근육이 필요한 대사연료를 가질 수 있도록 한다.

(6) 호르몬과 기질의 상호작용

① 운동 전 포도당 섭취를 통해 혈장 포도당이 증가하면 혈장 인슐린의 농도는 증가한다. 이 호르몬 변화는 유리지방산 동원을 감소시키고, 근육이 부가적인 근육당원을 이용하여야 한다.

② 운동 중에 혈장 글루카곤, 성장호르몬, 코르티솔, 에피네프린과 노르에피네프린은 증가하고 인슐린은 감소한다. 이들 호르몬 변화는 탄수화물을 보존하고, 혈장 포도당 농도를 유지하는 것을 돕기 위해 지방 조직으로부터의 유리지방산의 동원을 조력한다.

③ 혈장 유리지방산의 이용이 운동 강도의 증가에 따라 감소하는 것은 유리지방산이 운동 중 순환하도록 전달하는 지방세포의 능력에는 상위의 한계가 있기 때문이다. 지방조직으로부터 유리지방산의 분비율은 최대산소섭취량의 25%에서 가장 높았고, 최대산소섭취량의 65 ~ 85%에서 감소한다.

④ 혈중 젖산농도가 증가할 때 혈장 유리지방산 농도는 감소한다. 힘든 운동 중 지방조직으로의 혈류량이 감소하는데 이 결과 근육으로의 유리지방산 이동이 적게 되고, 혈장에서의 유리지방산 이동에 필요한 혈장 단백질인 알부민의 양이 부족하게 된다. 따라서 유리지방산은 지방세포로부터 방출되지 않고, 혈장 수준은 떨어지며, 근육은 연료로서 더 많은 탄수화물을 이용해야만 한다.

⑤ 지구성 트레이닝의 효과 중 하나는 지방조직으로부터 유리지방산 동원의 억제가 감소되고, 훈련된 사람이 더 많은 지방을 연료로 이용하게 된다. 따라서 제한된 탄수화물 저장량을 절약하고 운동수행을 향상시킬 수 있게 된다.

❷ 운동 중 수분과 전해질 균형에 대한 호르몬의 영향

(1) 알도스테론과 레닌-앤지오텐신의 작용

① **레닌 – 앤지오텐신 작용** ··· 신장은 감소된 혈압이나 혈액 공급에 대해 레닌이라는 효소를 생성하고, 레닌은 앤지오텐신이라는 혈장 단백질을 활성화시켜 강력한 소동맥 수축에 의한 혈압의 상승이나 부신피질로부터 알도스테론의 분비를 촉진시킨다.

② **알도스테론** ··· 신장의 나트륨 재흡수에 기여해 신체의 수분 함량을 증가시키며 혈장량의 보충과 혈압을 정상 상태로 상승시킨다.

(2) 항이뇨호르몬

① 운동하는 동안 혈장으로부터의 물의 이동은 혈액을 보다 농축시키고 땀 분비는 탈수를 초래한다.

② 삼투질이 증가하면 시상하부는 뇌하수체 후엽으로부터 항이뇨호르몬 분비를 자극한다.

③ 항이뇨호르몬은 신장에서의 수분 재흡수를 증가시켜 인체의 수분 배설을 감소시킨다.

(3) 운동 후의 호르몬 작용과 인체 수분 균형

알도스테론과 항이뇨호르몬은 운동 후 12 ~ 48시간 동안 지속되면서 소변의 양을 줄이고 추가적인 탈수로 부터 인체를 보호한다.

06 호흡 · 순환계와 운동

01 〈 호흡계의 구조와 기능

1 호흡계의 구조

(1) 호흡계의 이해

① **폐 조직의 역할** ··· 폐 조직은 공기와 신체 사이의 가스 교환을 원활하게 이루어지도록 만들어 운동 중에 발생하는 산 · 염기의 균형을 조절한다.

② **호흡 작용의 기능** ··· 조직 세포에 산소를 공급, 이산화탄소 제거, 체액의 pH 수준 유지, 정상적인 체온 유지, 수분제거

③ **호흡 기관의 구성**
　㉠ 코 – 인두 – 후두 – 기관 – 폐(왼쪽 폐는 두 개의 엽, 오른쪽 폐는 세 개의 엽으로 구성)
　㉡ 폐포의 환기는 다음 세 가지 요소에 의존
　　ⓐ 1회 호흡량
　　ⓑ 호흡 수
　　ⓒ 사강의 크기

(2) 외호흡 내호흡

① **외호흡** ··· 공기가 허파를 출입하는 유동적 움직임인 폐 환기, 폐포 공기와 혈액 사이의 가스 교환, 혈액에 의한 산소 및 이산화탄소를 운반한다.

② **내호흡** ··· 혈액과 조직 사이의 가스 교환, 조직 세포의 산소 이용과 이산화탄소를 배출한다.

② 호흡계의 기능

(1) 분당 환기량

① 1분 동안 흡기와 호기되는 공기의 양

② 분당 환기량(L/ml) = 1회 호흡량(L) × 호흡수(회)

(2) 폐용적과 폐용량

용적	1회 호흡량	TV	1회 호흡 시 들이마시거나 내쉰 공기량
	흡기 예비 용적	IRV	TV에서 최대한 더 들여 마실 수 있는 양
	호기 예비 용적	ERV	TV에서 최대한 배출시킬 수 있는 양
	잔기 용적	RV	가능한 한 모두 배출한 상태에서 폐에 남아 있는 양
용량	흡기 용량	IC	IC=TV+IRV, 정상 호흡에서 최대한 흡입할 수 있는 양
	기능적 잔기 용량	FRC	FRC = ERV + RV, 정상 호흡에서 TV를 배출하고 남아 있는 양
	폐활량	VC	VC = IRV + TV + ERV, 최대한 공기를 들여 마신 후 최대한 배출시킬 수 있는 공기의 양
	총폐용량	TLC	TLC=VC+RV

(3) 폐포환기와 해부학적 사강

① 폐포환기는 폐포에 도달하는 공기가 가스 교환에 참여해 폐모세혈관 혈액에 산소를 공급하고, 생성된 이산화탄소를 제거해 주는 역할을 한다.

② 해부학적 사강은 호흡 경로에 남아 있으면서 가스 교환에 참여하지 않는 공기를 지니고 있는 공간을 말한다.

③ 일반적으로 안정시에 남자는 평균 0.5L 정도이고, 여자는 0.1L 정도이다. 안정시 들여마시는 공기 0.5L의 70%인 0.35L 정도만이 폐포환기에 참여하고 나머지 30%는 사강에 남아있다.

④ 폐포환기는 호흡의 깊이(1회 호흡량, 호흡수, 사강의 크기)에 영향을 받는다. 그러므로 분당 환기량 하나만 가지고는 폐포환기가 적절히 유지되는지의 여부를 알 수 없다. 즉 분당 환기량이 동일하더라도 1회 호흡량이 적고 호흡수가 많으면, 폐포 환기에 참여하는 공기량이 상대적으로 적어 충분한 기체 교환이 이루어지지 않는다.

(4) 호흡 작용

① **흡기 작용** … 안정 상태의 흡기 작용 중 흉곽의 용적은 증가된다. 횡격막은 아래 방향으로, 외늑간근의 수축에 의해 외상방으로 증가한다. 즉, 흡기의 주동근인 횡격막이 횡격막 신경의 흥분에 의해 수축하면 흉곽 쪽으로 좌우에 볼록하게 올라가 있던 돔 형태의 부분이 복강 쪽으로 내려가면서 평평해 진다. 외늑간근은 늑골과 늑골 사이의 바깥쪽에 위치하며, 흡기 중에 수축하며 늑골 사이를 벌리면서 늑골을 위쪽으로 끌어올려 흉강의 크기를 증가시킨다. 폐는 팽창되면서 폐내압이 감소하고 결국 공기가 폐 속에 흡입하게 된다.

② **호기 작용** … 안정 상태의 호기 중에 횡격막과 외늑간근은 이완되며 흉강은 원래의 크기로 돌아간다. 즉, 안정시의 호기 작용은 수동적으로 이루어지며, 호기 근육은 관여하지 않는다. 흡기로 인해 신전되었던 흉벽과 폐의 탄성 조직에 의해 원래의 상태로 위축됨으로써 흉강의 내압이 증가하고 이로 인해 공기가 폐 속에서 대기로 나가게 된다. 그러나 운동 시에는 호기 작용이 능동적으로 이루어진다. 즉, 호기 작용은 호기근, 특히 복부근에 의해서 촉진된다. 복부근의 수축에 의해 하위 늑골들을 압박하고, 복압이 상승하여 횡격막을 흉강 쪽으로 밀어 올리게 된다.

③ **흡기근과 호기근**

  ㉠ **흡기근** : 숨을 들이마실 경우 흉곽은 횡격막의 수축으로 상하로 커지고, 외늑간근의 수축으로 전·후·좌·우로 커지게 된다.

  ㉡ **호기근** : 폐와 흉곽에는 탄성 조직이 많이 포함되어 있어 흡기로 이들이 팽창되면 다시 원위치로 되돌아가려는 탄성 반동에 의해 수동적으로 호기가 일어난다. 운동 중에는 능동적으로 흡기와 호기를 하는데, 이 때 호기근은 복근(복직근, 내복사근, 외복사근 등)이 수축하게 된다.

호흡 단계	휴식 시 호흡근	운동 시 호흡근	작용
흡기 과정	횡격막, 외늑간근	횡경막, 외늑간근, 사각근, 흉쇄유돌근	평평해짐, 늑골의 외측 상방이동, 제1·2 늑골의 거상, 흉곽의 외측 이동
호기 과정	없음(탄성반동에 의한 수동적 호기)	내늑간근, 복근	늑간 내측 하방이동, 늑골 하방이동과 횡격막 상방 이동

❶ 운동과 폐 기능

(1) 운동 중 환기량

① 운동 전 변화

　㉠ 안정 시 환기량은 연수에 있는 내재적인 호흡신경에 의해 조절된다. 그러나 운동이 시작되기 바로 직전에는 분당 환기량이 비교적 조금 증가한다. 분명히 이 증가는 운동에 의해서 발생하는 것은 아니다.

　㉡ 운동 전 환기량의 증가는 연수에 있는 호흡조절 영역에 작용하는 상위의 뇌, 즉 대뇌피질의 수의적 자극에 의해 발생한다. 이러한 중추의 명령은, 곧 참여할 운동을 기대하거나 준비할 때 발생한다. 이것은 운동을 예상하여 대뇌피질로부터의 자극이 뇌간의 연수에 있는 호흡 중추를 흥분시키기 때문이다.

② 운동 중 변화

　㉠ **빠른 증가**(신경요소) : 활동근의 운동 결과로 일어나는 관절에서의 자극과 관련있다.

　㉡ **느린 증가**(체액요소)

　　ⓐ 최대하운동 시 : 느린 증가는 중추 명령과 화학적 자극에 의해서 발생하는 것으로 화학적 자극은 미세조정 효과를 나타내는데 이것은 대뇌 척수액 혹은 동맥혈의 이산화탄소 분압과 수소이온 농도의 변화에 대한 반응으로 작용하는 것이다. 대뇌척수액과 혈액의 화학적 변화는 연수 혹은 대동맥과 경동맥에 있는 화학 수용기를 자극하게 된다.

　　ⓑ 최대운동 시 : 느린 증가는 나타나지 않으며, 운동이 끝날 때까지 분당 환기량은 증가한다. 최대운동 시 분당 환기량은 안정시에 비해 15 ~ 30배 정도 증가한다. 최대산소섭취량과 최대이산화탄소생성량이 낮은 선수의 경우에는 최대 분당 환기량도 낮다. 이것은 호흡의 효율도 낮다는 것을 의미한다. 분당 환기량의 증가는 1회 호흡량과 호흡수 증가에 의해서 가능하다. 그러나 1회 호흡량은 폐활량의 65% 수준에서 더 이상 증가하지 않는 경향이 있어 호흡수의 증가에 의해 분당 환기량은 증가한다.

③ 회복기의 변화

　㉠ **빠른 감소** : 운동이 끝나자마자 환기량은 갑자기 감소한다. 이것은 상위 뇌영역에서의 중추 명령이 감소한 결과이다.

　㉡ **느린 감소**

　　ⓐ 환기량의 갑작스런 감소 후 안정시 값에 이를 때까지 점진적이고 느린 감소가 이어진다.

　　ⓑ 운동이 힘들수록 안정시 수준으로 회복하기까지 더 많은 시간이 소요된다. 이것은 대뇌 척수액과 혈액의 이산화탄소 분압과 pH 수준이 운동 전 수준으로 되돌아감에 따라 수용기의 자극의 감소에 비례하여 발생하는 것이다.

(2) 환기량과 무산소성 역치

① 무산소성 역치 지점에서는 환기량과 이산화탄소의 생성량이 급격하게 증가한다.

② 환기량은 운동 중에 무산소성 대사의 개시점을 제시하는 신뢰 높은 척도로서, 환기량이 무산소성 역치 개시점에서 증가한다는 것은 생리적으로 젖산 증가의 완충 역할을 한다는 것이다.

③ 무산소성 역치(Anaerobic Threshold : AT)

   ⊙ 젖산 역치(Lactate Threshold : LT)나 환기 역치(Ventilatory Threshold : VT)라고도 한다.

   ⓒ 정의 : 무산소성 대사가 일어나는 시점의 운동 강도 또는 산소 소비량을 의미한다.

④ 무산소성 역치를 발생시키는 잠재적 요인 … 근육의 낮은 산소량, 해당작용의 활성화, 속근섬유의 동원, 젖산 제거비율의 감소 등이 있다.

⑤ 무산소성 역치 증가의 원인과 방법

   ⊙ 원인 : 근육의 혈류량 증가, 근세포 수준에서 산화 능력 향상, 적근 섬유 분포의 증가 등이 원인이다.

   ⓒ 방법 : 기능적 향상을 도모하기 위해서는 최대하운동을 통해서 최대심박출량에 의한 심폐 기능 향상 훈련을 실시해야 한다.

(3) 사점과 세컨드 윈드

① 사점

   ⊙ 정의 : 격렬한 운동이나 지속적인 운동을 할 때 운동 초기에 심한 호흡 곤란, 빠르고 얕은 호흡, 가슴에 통증, 두통이나 현기증, 근육에 통증을 느끼게 되는데 이 시기를 사점이라고 한다.

   ⓒ 원인 : 운동에 의한 내장 혈관이 수축하여 혈액의 공급이 제한되기 때문이다. 축적된 젖산 때문에 혈액이 산성화되어 호흡이 곤란해지기 때문이다.

② 세컨드 윈드

   ⊙ 정의 : 사점 때의 고통을 참고 지나면 땀이 나면서 혈액 속의 젖산이 제거되고 심장의 심박출량의 증가로 인한 혈액량이 증가하여 호흡이 부드럽게 됨으로써 편안하게 운동을 할 수 있다. 이 시기를 세컨드 윈드라고 한다. 이는 운동 초기 호흡과 순환의 부적응이 운동을 함에 따라 적응됨으로 나타나는 현상이다.

   ⓒ 원인

      ⓐ 운동 초기에 느린 환기 적응에 의한 호흡 곤란으로부터 회복

      ⓑ 활동 중인 근육에서 운동 초기에 혈류 변화의 지연에 의한 축적된 젖산 제거

      ⓒ 국소근 특히 호흡근(횡격막)의 피로 회복

      ⓓ 심리적인 원인

(4) 산-염기 평형의 호흡성 조절

① 강한 운동을 하면 젖산과 H^+이 생성되고 축적된다. 이 같은 상태는 에너지 대사를 저해하고 근육의 수축력을 떨어뜨린다.

② 체내는 약 7.4의 약알칼리를 나타내고, 수소이온 농도가 높아지면 조직 수준은 산성화가 된다.

③ 체내 산염기 평형과 관련된 3가지 메커니즘은 화학적 완충 작용, 호흡성 환기, 신장 기능이다.

④ 체내의 3가지 중요한 화학적 완충 물질은 중탄산염 이온, 인산, 그리고 단백질이다. 이와 함께 적혈구 내의 헤모글로빈도 중요한 완충 물질이다.

⑤ 인산은 세포 내 완충 작용과 많은 관련이 있다.

⑥ 수소이온 농도의 증가는 호흡 중추를 자극해 환기량을 증가시킨다. 이것은 수소이온과 중탄산염이온의 결합을 촉진시켜 탄산가스의 제거를 촉진시킨다.

⑦ 신장은 혈액으로부터 수소이온을 다른 부산물들과 함께 걸러내는 역할을 한다.

❷ 운동 중 산-염기 평형

(1) 산, 염기, 산도

① 수소이온의 농도는 화학반응 속도, 세포 단백질뿐 아니라 효소의 모양과 기능, 세포 자체의 성질에 영향을 미친다.

② 산이란 수소이온을 방출하여 수용액의 수소이온 농도를 순수한 물보다 높이는 분자이다.

③ 염기는 수소이온과 결합하여 용액의 수소이온 농도를 낮추는 분자이다.

④ 정상적인 신체의 pH에서 젖산은 수소이온의 거의 대부분을 방출하는 경향이 있어서 신체의 수소이온 농도를 높인다.

⑤ 중탄산염은 혈액에서 비교적 높은 농도를 가지기 때문에 수소이온과의 결합능력이 강해 탄산이라는 약산을 만들 수 있다.

⑥ 산성증은 수소이온의 농도가 증가함에 따라 pH는 떨어지고, 혈액의 산도는 증가하는 상태를 말한다.

⑦ 알칼리증은 수소이온농도가 감소하면 pH는 증가하고 용액은 염기가 되는 상태이다.

⑧ 수소이온의 농도는 pH 단위로 표시된다. 용액의 pH는 수소이온 농도의 음의 대수로 정의된다.

(2) 운동 중 수소이온의 변화

① 휘발산(이산화탄소)

　㉠ 탄수화물, 단백질, 지방 산화의 최종산물인 이산화탄소는 물과 반응하여 탄산을 만들고, 이것은 수소이온과 중탄산염으로 분해되는 능력을 가진 산으로 간주된다.

　㉡ 이산화탄소는 기체이고 폐에서 제거되기 때문에 흔히 휘발산이라 한다. 운동 중 대사에 의해 이산화탄소 생성이 증가하여 신체에 부가적으로 휘발산의 부담을 가중시킨다.

② 고정산(황산, 인산)

　㉠ 황산은 일부 아미노산의 산화산물인 반면, 인산은 여러 가지 인지질과 핵산의 대사과정에서 형성된다.

　㉡ 황산이나 인산은 비휘발성이므로 고정산이라 하고, 고정산의 생산은 식이에 매우 의존적이고 급격한 운동에 영향을 받지 않는다. 따라서 운동 중 수소이온을 발생시키는 원인은 아니다.

③ 유기산(젖산) … 고강도의 운동으로 인한 골격근 수축은 많은 양의 젖산을 생성해 산성증이 된다.

(3) 운동 중 산-염기 조절의 중요성

① 고강도의 운동에 의한 젖산의 생성은 이온화하여 수소이온을 방출한다.

② 근육의 수소이온 농도의 증가는 두 가지 방식으로 운동수행에 악영향을 주게 된다.

③ 수소이온 농도의 증가는 유산소성이나 무산소성 ATP 생산에 관여하는 중요 효소를 억제함으로써 근육 세포의 ATP 생산 능력을 감소시킨다.

④ 수소이온은 트로포닌과 칼슘이온의 결합을 방해하여 근수축을 방해한다.

(4) 산-염기 완충체제

① 세포 내 완충제

　㉠ 운동 중 pH 변화를 막기 위한 1차 방어선은 세포 자체 내에 있다.

　㉡ 완충제 : 중탄산염, 인산염, 단백질

② 세포 외 완충제

　㉠ 혈액은 3개의 기본적인 완충시스템을 가지고 있다.(중탄산염, 헤모글로빈, 혈장 단백질)

　㉡ 혈액 단백질은 적은 양이므로 심한 운동 중 완충제로서의 유용성은 제한된다.

　㉢ 헤모글로빈은 이산화탄소가 혈액으로 들어감으로써 생기는 pH 변화를 최소화하는 것을 돕는다.

　㉣ 중탄산염 완충시스템은 인체 내에서 가장 중요한 완충시스템이다.

⑸ 호흡계가 산-염기 평형에 미치는 영향

① 호흡계는 이산화탄소를 배출함으로써 혈액의 탄산과 pH를 조절하는 데 매우 중요하다.

② 혈액 내 이산화탄소의 분압이 높아지면 pH가 낮아지고, 혈액 내 이산화탄소의 분압이 감소하면 pH가 증가
한다.

⑹ 안정 시 신장을 통한 산-염기 평형 조절

① 신장이 수소이온의 농도를 조절하는 주된 방법은 중탄산염의 농도를 증가시키거나 감소시키는 것이다. 체
액의 수소이온 농도가 증가하면 신장은 중탄산염의 배출 속도를 감소시키는 반응을 한다.

② 혈액 내의 중탄산염 농도가 증가하면 수소이온의 증가를 완충시킨다. 반대로 체액의 pH가 증가하면 신장은
중탄산염의 배출속도를 증가시킨다.

③ 혈액 내 수소이온의 증가에 신장이 효과적으로 반응하기 위해서는 상당한 시간이 소요되므로 운동 중 산도
의 조절에서 주요한 역할을 하기에는 신장의 반응은 너무 느리다.

⑺ 운동 중 산-염기 평형 조절

① 점진적 운동부하 검사의 마지막 단계나 단기간 최대하운동 중에는 근육과 혈액의 pH는 감소하는데 이것은
근육에서 생성되는 젖산이 증가하기 때문이다.

② 운동 중에 생성되는 젖산의 양은 운동 강도, 사용된 근육의 양, 운동 기간에 의해 좌우된다.

③ **1차 방어선** … 세포완충체제[인산염(10 ~ 20%), 단백질(60%), 중탄산염(20 ~ 30%)], 혈액완충체제(중탄산염,
헤모글로빈, 단백질)

④ **2차 방어선**
　㉠ 최대산소섭취량의 약 50 ~ 60%에서 젖산의 생성이 증가함에 따라 혈액의 pH는 떨어지기 시작한다. 혈
　　액에서의 산도의 증가는 경동맥 소체를 자극하여 호흡조절 중추에 신호를 보내고 폐포환기를 증가시킨
　　다. 폐포환기가 증가하면 혈액 내 이산화탄소의 분압이 감소하는 결과를 보이며, 따라서 운동에 의해
　　생성된 산의 부담을 경감시키는 작용을 한다.
　㉡ 운동 중의 젖산 완충에 보조적인 역할을 하는 호흡의 전반적인 과정을 대사적 산성증에 대한 호흡보상
　　이라 한다.

❸ 운동을 통한 폐 기능의 변화

(1) 폐 기능 변화

① **폐용량** … 폐활량은 약간 증가한다. 동시에 잔기량은 약간 감소한다.(총 폐용량의 변화가 없음). 1회 호흡량은 안정시에는 변화가 없지만 최대운동 시에는 증가한다.

② **호흡수** … 안정시와 최대하운동 중의 호흡수는 감소한다. 호흡수의 감소는 트레이닝에 의해서 호흡 효율이 증가된 것을 반영한다. 최대운동 시에는 트레이닝 후에 호흡수가 증가한다.

③ **폐환기량** … 폐환기량은 안정시에 비하여 변화가 없거나 약간 감소한다. 최대운동 시 1회 호흡량과 호흡수의 증가에 따라 최대환기량은 증가한다.

④ **폐확산** … 안정시나 최대하운동 시에 변화는 없다. 최대운동 시 폐확산 능력이 증가한다.

⑤ **동정맥 산소차** … 트레이닝 후 안정시, 최대운동 시 모두 동정맥 산소차는 증가한다. 동정맥 산소차의 향상은 조직에서 보다 더 많은 산소를 추출하여 쓰고, 혈액을 보다 더 효율적으로 배분하는 것을 반영한다.

⑥ **환기효율 상승** … 환기효율이 높다는 것은 안정시에 보통 사람보다 적은 호흡수로도 더 많은 산소를 소비하고 공급할 수 있다는 것이다.(호흡수 감소에 의해서 호흡근 활동에 사용하는 산소량을 줄일 수 있기 때문에)

(2) 운동이 호흡에 미치는 효과

① **호흡량의 확대** … 운동을 하게 되면 폐가 발달하여 폐의 용적이 늘어나기 때문에 폐활량이 커지고 호흡을 빨리 할 수 있는 능력이 발달된다.

② **호흡 기관의 기능 강화** … 사점과 세컨드 윈드의 과정을 반복하면 호흡 기관의 기능을 강화시킨다.

③ **산소 섭취 능력의 증대** … 운동을 꾸준히 하게 되면 근육은 혈액 속의 산소를 소비하는 능력이 발달하게 되고, 이는 근육과 폐에서 산소의 압력 차이가 커지게 되므로 산소를 더 많이 받아들일 수 있게 된다.

④ **산소가 부족할 때 견딜 수 있는 능력의 증대** … 운동을 많이 하게 되면 근육에 산소를 공급하는 능력이 증대될 뿐만 아니라 산소가 부족할 때 근육에 생기는 젖산에 견디는 능력도 커지게 된다. 따라서 산소가 부족한 상태에서도 오랫동안 격렬한 운동을 계속할 수 있다.

④ 호흡교환율과 호흡상

(1) 호흡교환율, 호흡상

① R = 이산화탄소 생성량 / 산소 섭취량

② 호흡교환율은 이산화탄소 생성량을 산소 섭취량으로 나눈 것으로, 운동 중의 산소 섭취량과 이산화탄소 생성량을 측정함으로써 대사 작용에 참여한 혼합 영양분의 비율을 알 수 있다.

③ 탄수화물과 지방, 그리고 단백질의 호흡교환율은 1.00, 0.70, 0.82이다.

④ 탄수화물의 경우 산소 1L당 에너지 생성량이 가장 많고, 지방은 열량은 많으나 산소 1L당 에너지 생성량이 적다. 또한 단백질은 미량만이 에너지 대사에 참여한다.

⑤ 호흡상은 세포 내에서의 실제적인 가스 교환을 나타내며, 호흡교환율은 허파 수준에서 측정된 가스 교환을 의미한다.

(2) 호흡교환율과 호흡상의 차이

① 수의적 혹은 정신적 스트레스에 의한 과환기는 이산화탄소 배출량을 증가시켜 호흡교환율이 1을 넘게 된다.

② 최대하 수준의 유산소 운동을 시작한 후 1분 정도까지는 산소 소비량보다 이산화탄소 배출량이 많은 과환기가 나타나 호흡교환율이 1을 초과하기도 하며 3분 정도 지나면 호흡교환율이 정상 상태로 돌아온다.

③ 단시간의 격렬한 운동 중에 축적된 젖산에 대한 완충 작용의 결과 다량의 이산화탄소가 생성되고 보통 호흡교환율이 1을 넘게 된다.

④ 운동 후 회복기에는 이산화탄소 생산이 감소되어 호흡교환율이 낮아진다.

03 〈 순환계의 구조와 기능

❶ 순환기전

(1) 폐순환

우심실 → 폐동맥 → 폐(가스교환) → 폐정맥 → 좌심방

(2) 체순환

좌심실 → 대동맥 → 조직(가스교환) → 대정맥 → 우심방

(3) 순환계의 기능

운송기능(산소와 영양분), 제거기능(이산화탄소와 노폐물), 운반기능(호르몬), 유지기능(체온, pH), 방어기능(기관의 감염 예방)

❷ 심장

(1) 심장근의 구조

① 개개의 근섬유가 상호 연결되어 있어 하나의 섬유처럼 수축과 이완을 한다. 골격근의 경우 개개의 근섬유 및 운동 단위가 실무율을 따르지만 심장근의 경우 전체가 같이 실무율을 따른다.

② 심장에 필요한 영양
  ㉠ 심장 자체의 순환을 관상계라 한다. 관상동맥은 대동맥에서 갈라져 심장근육에 있는 모세혈관까지 혈액을 운반하고 다시 관상정맥동으로 이동해서 다른 우심방으로 들어간다.
  ㉡ 심장근육의 대사작용은 다음과 같은 두 가지 점에서 특이하다고 볼 수 있다.
    ⓐ 많은 양의 글루코스가 필요한데 심장 내에는 글루코스의 저장이 없다.
    ⓑ 젖산도 사용한다.

(2) 심장의 내인성 조절

① 심장근은 자동전도능이라고 불리는 자신 스스로 전기적 신호를 발생시키는 독특한 능력을 가지고 있다.

② 신경 자극이나 호르몬 자극도 없이 이루어지는 심장 수축, 즉 고유의 심박수 평균치는 70~80박/분이 된다.

③ 심장 자극전도 시스템의 4가지 구성

    ㉠ **동방결절** : 매분 60 ~ 80번 정도의 자극을 발생시키기 때문에 심장의 pacemaker라고 한다.(심방의 수축)

    ㉡ **방실결절** : 심장 중심부에 가까운 우심방벽에 위치한다.

    ㉢ **방실속(히스속)** : 심실 중격에 따라 뻗어 나가 좌우방실 속에 자극을 전달한다.

    ㉣ **푸르킨예 섬유** : 많은 가지로 분리되어 심실벽 전체로 분포, 이를 통해 다른 자극 전도 시스템보다 6배나 빠르게 자극을 전달한다.

(3) 심장 활동의 외인성 조절

① **교감신경계**

    ㉠ 내인성 조절보다 많은 심박수를 나타낸다.(주로 운동에 적응할 때 교감신경의 지배)

    ㉡ **신경 전달 물질** : 카테콜아민(에피네프린, 노르에피네프린)

    ㉢ 동방결절의 방전율이 증가해 심박수가 증가한다.

② **부교감신경계**

    ㉠ 내인성 조절보다 적은 심박수를 나타낸다.(주로 트레이닝 후 적어진 심박수는 부교감신경에 의한 심박수의 제어)

    ㉡ **신경 전달 물질** : 아세틸콜린

    ㉢ 동방결절의 방전율이 감소해 심박수가 감소한다.

❸ 혈관

(1) 혈관의 종류

① **동맥**

    ㉠ 심장으로부터 나가는 혈관이다.

    ㉡ 폐동맥을 제외한 모든 동맥은 산소의 함량이 많은 동맥 혈액을 운반한다.

    ㉢ 동맥은 심장에서 조직에까지 가는 동안 대동맥과 소동맥으로 나누어 생각할 수 있다.

② **정맥**

    ㉠ 심장으로 들어오는 혈관이다.

    ㉡ 폐정맥을 제외한 모든 정맥은 산소의 함량이 적은 정맥 혈액을 운반한다.

    ㉢ 정맥은 조직에서 심장에까지 가는 동안 대정맥과 소정맥으로 나누어 생각할 수 있다.

③ **모세혈관** … 소동맥과 소정맥을 이어주는 혈관이다.

(2) 혈관의 기능

① **동맥의 기능** ··· 소동맥이 작다는 점은 말초저항의 역할을 해서 정상적인 혈압을 유지하는데 중요하다.

② **정맥의 기능** ··· 혈액을 모으고 또 저장하는 혈관 역할을 한다. 모세혈관에서 심장으로 혈액을 운반하며 또 어느 정도의 혈액을 저장하기도 한다. 저장기능은 정상적인 순환을 유지하는 데 중요한 역할을 한다.

③ **모세혈관의 기능** ··· 필요한 물질을 세포에 운반하고 또 세포로부터 체외로 나가는 물질을 빼내는 기능을 한다.

❹ 혈액

(1) 혈액의 물리적 특성 및 기능

① **혈액**

　㉠ **혈장** : 이온, 단백질, 호르몬을 가지고 있다.

　㉡ **세포**

　　ⓐ **적혈구** : 산소를 수송할 때 사용되는 헤모글로빈을 포함하고 있다.

　　ⓑ **백혈구** : 감염을 방지한다.

　　ⓒ **혈소판** : 혈액 응고시 중요한 역할을 한다.

② 세포들을 구성하고 있는 혈액의 비율을 헤마토크리트라고 부른다. 적혈구는 혈액에서 가장 큰 비율로 구성, 그러므로 헤마토크리트는 기본적으로 적혈구 수의 증감에 따라 영향을 받는다.

③ 혈액은 물보다 몇 배의 점성을 가지고 있으며, 이러한 점액성은 혈액의 순환을 어렵게 만든다. 점액성에 영향을 주는 요인 중의 하나는 혈액 내의 적혈구 농도이다. 그러므로 빈혈 시에 혈액의 점액성은 더욱 낮다. 반대로 헤마토크리트의 증가는 혈액의 점액성이 증가된 결과이다.

④ **혈액의 주요 기능** ··· 운반 기능, 체온 조절, 산–염기 평형 유지

(2) 혈액량과 구성 요소

① **혈장(55%)**

　㉠ 90%가 물로 되어 있는 염기성 액체이다.

　㉡ 화학성분으로는 단백질인 알부민, 글로불린 및 피브리노젠이 대부분을 차지하며, 분자량이 큰 이들 단백질은 모세혈관벽을 빠져 나가지 못하여 혈액의 점도를 유지한다.

　㉢ 각종 무기염류, 효소, 면역체, 각종 영양물, 호르몬, 노폐물 등을 운반하는 기능을 한다.

② **고형성분(45%)**

　　㉠ **적혈구** : 골수에서 형성, 붉은 색으로 보임, 세포질은 약간의 지질 속에 혈색소(헤모글로빈)가 차 있는 것인데, 혈색소는 단백질과 철의 복합체로 된 것으로 산소 운반의 주역을 담당한다.

　　㉡ **백혈구** : 인체에 들어온 세균을 죽이는 식균 기능과 파괴된 조직을 재생시키는 기능을 한다.

　　㉢ **혈소판** : 손상을 받은 조직 부위나 혈관 내에 있는 이물질과 접촉하게 되면 파괴되어 트롬보플라스틴 등을 방출하여 혈액을 응고시키는 작용을 한다.(트롬보플라스틴 : 혈액을 응고시키는 물질, 칼슘이온에 의해 활성화)

(3) 혈액 점성

① 운동을 잘하기 위해서는 정상이거나 이보다 더 많은 적혈구 세포가 있으면서 혈액 점도가 낮은 상태가 바람직하다. 이와 같은 성분의 혈액이 산소 운반을 촉진시킨다.

② 지구력 선수들이 트레이닝을 통해 이와 같은 혈액 성분을 만든다.

③ **운동과 혈액 농축**

　　㉠ 운동은 혈압을 증가시켜 수분을 혈관으로부터 간질 내로 밀어낸다. 그로 인해 활동근에 대사적 부산물이 쌓임에 따라 삼투압이 증가하여 근육 내로 액체를 끌어들이게 된다.

　　㉡ 운동으로 땀을 흘리면 혈장량(혈액량)은 감소한다. 혈장량이 감소하면 혈액의 점도가 높아진다. 따라서 혈액이 흐르는 속도가 느려지고 조직으로 가는 영양분과 산소의 공급, 조직에서 생겨난 노폐물의 제거 속도가 떨어져 운동 수행력의 감소를 초래한다.

(4) 혈압

① 혈액은 액체이므로 압력이 높은 곳에서 낮은 곳으로 흐른다. 따라서 혈액은 좌심실에서 방출되어 대동맥, 소동맥, 모세혈관, 소정맥, 대정맥의 순으로 이동하며 우심방으로 이동한다.

② 심실 수축 시 혈액이 대동맥으로 뿜어질 때 혈압은 최대로 나타나고(수축기 혈압), 심실이 이완되면 압력은 최저로 된다.(이완기 혈압)

③ 모세혈관에서는 압력의 차가 적고 거의 동일한 수준에 있게 되는데 그 이유는 동맥 혈관의 탄력성 때문이다. 그래서 동맥은 심실 수축 시에 확장되고 심실 이완 시에 수축되어 모세혈관으로 보내는 혈압을 일정하게 하는데 도움을 준다. 이로 인해 모세혈관에서 기체 확산과 기타 영양소의 확산이 가능해진다.

(5) 평균 동맥혈압

① 수축기 혈압과 이완기 혈압의 평균을 평균 동맥혈압이라고 하며, 체순환을 통한 혈류속도를 정해주는 역할을 한다.

② 평균 동맥혈압 = 최저혈압 + (최고혈압−최저혈압)/3 : 평균 동맥혈압이 최고혈압과 최저혈압의 중간 값이 아닌 이유는 심실의 확장시간이 수축시간보다 더 장시간 동안 지속되기 때문이다.

(6) 혈류 저항

① 혈액과 혈관벽 사이의 마찰(혈액의 점액성, 혈관의 길이, 혈관의 직경)에 의해 발생한다. 그러나 혈액의 점성과 혈관의 길이는 비교적 일정하여 저항 조절에 중요하게 작용하지 않으므로, 체내의 혈류 저항을 결정하는 주요 인자는 혈관의 굵기이다.

② 혈류의 속도는 혈관의 총 단면적과 반비례(저항은 혈관 반경의 4제곱에 반비례)한다.

③ 동맥혈압의 가장 큰 감소는 세동맥에서 일어난다.(70 ~ 80% 감소)

04 〈 운동에 대한 순환계의 반응과 적응

❶ 1회 박출량, 심박수, 심박출량의 반응

(1) 순환계의 기능

① 인체 각 조직에 필요한 혈액을 공급한다.(인체 생존에 필요한 물질을 조직세포에 공급하여 에너지를 생성하고 성장에 필요한 물질을 합성)

② 조직세포 내에서 대사작용의 결과로 생긴 노폐물을 제거한다.

③ 대사작용이 활발한 조직세포는 그렇지 못한 조직세포보다 혈액공급이 많아야 하는데 그 이유는 활동이 많은 조직세포는 그만큼 에너지를 더 많이 필요로 하기 때문에 필요한 에너지 공급을 위해 물질의 양이 더 많아지기 때문이다.

(2) 심박출량의 변화

① 운동 중 심박출량은 운동강도에 따라 비례하여 증가한다.

② 심박출량은 심장 수축에 의해 1분간 펌프 되는 혈액량으로 정의된다.[심박출량(L/min = 심박수(beats/min) × 1회 박출량(ml/beat)]

③ 운동 중 심박출량이 증가하는 것은 운동 강도에 따라 산소요구량이 증가하고 이를 충족시키기 위해 산소운반을 증가시켜야 하기 때문이다.

④ 일반인에 비해 운동선수의 경우가 운동 중 심박출량이 크다.(동일한 운동 강도에서는 상대적으로 작다.)

⑤ 심박출량이 높을수록 최대유산소능력도 높으며, 최대유산소능력이 높을수록 심박출량도 높다고 할 수 있다.(최대산소섭취량 = 최대 심박출량 × 최대 동정맥 산소차)

(3) 1회 박출량의 변화

① 1회 박출량 = 확장 말기량 − 수축 말기량으로, 확장 말기량이 크거나 수축 말기량이 작을 경우 1회 박출량이 커진다. 그리고 수축 말기량은 심실 수축력과 심장의 혈액을 뿜어내는 압력에 의해 좌우된다.

② 운동강도에 따라 1회 박출량은 최대산소섭취능력의 40% 정도에 해당하는 운동, 즉 최대하운동 부하에서 최대에 이르고 더 증가하지는 않는다. 따라서 지구성 운동의 경우가 심장에 무리를 주지 않고 가장 많은 산소를 공급받는 운동이 되는 것이다.

> **TIP**

1회 박출량을 결정하는 3가지 변인
- 심실에 채워지는 혈액량
- 심실 수축력
- 대동맥 및 폐동맥의 평균 압력

③ **심장박동의 강도(1회 박출량)를 조절하는 요인** ⋯ 기계적 요인(스탈링의 법칙), 신경적 요인(교감신경계), 화학적 요인(카테콜아민)

> **TIP**

스탈링 법칙
- 1회 박출량은 심장으로의 혈액 유입량(정맥 환류량)에 의해 결정되며, 정맥 환류량이 증가하면 심층만도(이완기 용량)가 증대하고, 심근이 커져 그 길이에 비례하여 심실수축력이 증대하는 법칙을 말한다.
- 확장 말기량이 증가하는 것은 확장기가 심장으로 피를 받는 단계이므로 많은 피를 심장에 모은다는 의미이다. 심장에 피가 많기 때문에 수축 시 더 많은 혈액을 내뿜을 수 있는 것이다. 이것은 심장근의 수축력에 의해 좌우되는데 안정 시 심장근은 적정 근육 길이보다 짧아져 있는 상태에서 혈액이 심장에 많이 들어올 경우 심장은 확장되고 심장근은 적정 근육 길이를 확보해 높은 수축력을 갖게 되어 1회 박출량이 증가하는 것이다.

(4) 심박수의 변화

① 운동강도의 증가에 따라 심박수는 비례해 증가한다. 따라서 운동강도가 증가하면 산소섭취량이 비례적으로 증가한다. 산소섭취량의 증가에 비례하여 심박수가 증가한다.

② 운동강도에 따른 심박수의 증가는 교감신경 충격의 증가에 의해 이루어지며, 트레이닝 후 이전에 비해 동일한 운동강도에서 심박수가 감소하는 것은 교감신경 충격의 감소에 의해 이루어진다.

❷ 혈류, 혈압, 혈액의 반응

(1) 동맥의 변화

① 혈압의 변화

　㉠ 혈액은 압력이 높은 곳에서 낮은 곳으로 흐른다. 좌심실의 수축에 의해 좌심실이 대동맥보다 압력이 높으므로 좌심실의 혈액이 대동맥을 통해 온몸으로 흐르는 것이다. 우심실을 통한 폐순환 역시 이와 같은 압력의 원칙을 따르는 것이다.

　㉡ 심실 수축 시 혈액이 대동맥으로 뿜어질 때 혈압은 최대로 나타나고(수축기 혈압), 심실이 이완되면 압력은 최저로 된다.(이완기 혈압)

　㉢ 모세혈관에서는 압력의 차가 적고 거의 동일한 수준에 있게 되는데 그 이유는 동맥 혈관의 탄력성 때문이다. 그래서 동맥은 심실 수축 시에 확장되고 심실 이완 시에 수축되어 모세혈관으로 보내는 혈압을 일정하게 하는데 도움을 준다. 이로 인해 모세혈관에서 기체 확산과 기타 영양소의 확산이 가능해진다.

　㉣ 운동 중에는 혈압이 증가(심장 박동수의 증가에 따른 혈류 속도의 증가가 원인)한다.

> **TIP**
>
> **운동 중 혈압 상승의 원인**
> • 1회 박출량 및 심박수의 증가
> • 혈액량 증가
> • 혈액의 점도 증가
> • 말초 저항의 증가 : 모세혈관에서 더 많은 기체의 확산과 영양소의 환산이 가능해진다.

② 혈압차

　㉠ 혈압차는 순환계 내에서 부위에 따라 각기 다른 혈압의 차를 말한다.

　㉡ 동맥의 평균 혈압이 100mmHg이고 정맥 내에서 평균 혈압이 10mmHg라고 할 때 두 부위의 혈압차는 90mmHg로 혈압차는 동맥에서 정맥으로 가면 갈수록 점점 작아진다.

③ 동맥혈압의 결정 요인

　㉠ 혈관 내 혈액의 양 : 동맥혈관 내에 혈액의 양이 많아지면 많아질수록 동맥혈압은 증가하고, 동맥혈관 내에 혈액의 양이 적어지면 동맥혈압은 저하된다.

　㉡ 심박출량 : 심박출량이 많아지면 동맥혈압이 높아지고 심박출량이 적어지면 동맥혈압이 낮아진다.

　㉢ 말초저항 : 혈액과 혈관벽 사이의 마찰로 생기는 저항이 혈류에 오기 때문에 생기는 요인이다. 마찰이 일어나는 것은 혈액의 점액성과 소동맥 혈관과 모세혈관의 직경이 작다는 점에서 기인한다. 말초저항은 대동맥에서 소동맥으로 흐르는 혈액의 양을 조절함으로써 동맥혈압이 생기게 된다. 저항이 크면 소동맥에서 흐르는 혈액이 적고, 대동맥에 남아 있는 혈액양이 많아지게 되어 동맥혈압이 높아진다.

④ 혈압
  ㉠ 동맥혈압
    ⓐ 맥압 : 수축 혈압과 이완 혈압의 차를 맥압이라고 하는데, 맥압은 평균 30 ~ 55mmHg이다.
    ⓑ 자세에 따른 혈압의 변화 : 건강한 사람의 경우 위치에 따른 혈압의 변화는 없다.
  ㉡ 모세혈관 혈압
    ⓐ 모세혈관의 혈압은 소동맥보다는 낮으나 소정맥보다는 높다.
    ⓑ 손을 덥게 하면 동맥혈관이 확장으로 모세혈관이 혈압은 오르고 반대로 차게 하면 내려간다.
  ㉢ 정맥혈압
    ⓐ 정맥혈관에 작용하는 혈액의 압력으로 소정맥에서는 12mmHg 정도이고 심장 가까이 있는 대정맥에 이르면 0 혹은 0 이하로 내려간다.
    ⓑ 정맥의 혈압은 운동을 할 때 평상시보다 오르게 되는데 근육이 수축하면 근육 내에 있는 소정맥을 쥐어짜기 때문에 정맥혈압이 오른다. 오르는 정도는 운동의 부하량과 거의 비례한다.
    ⓒ 정맥혈압은 호흡작용으로도 영향을 받는다. 즉 숨을 들여 마실 때 정맥혈압이 내리고 숨을 내쉴 때 정맥혈압이 오른다. 이것은 호흡할 때 흉강 내 압력이 변하기 때문이다.
  ㉣ 동맥혈압의 유지 : 동맥혈압을 110 ~ 135mmHg로 유지하기 위해서는 몇 가지 요인이 필요하다. 심장의 박동수, 심장의 수축력, 대동맥의 탄력성, 말초저항, 혈관 내 혈액의 양, 혈액의 점성 등의 복합적인 작용으로 동맥혈압은 정상을 유지한다.

(2) 세동맥의 변화

① 소동맥관을 조절하는 3가지 요인 … 동맥혈압의 변화, 동맥 내 산소 함유량의 변화, 동맥 내 이산화탄소 함유량의 변화

② 혈류의 재분배
  ㉠ 운동을 하게 되면 교감신경계에 의해 활동근 쪽 혈관은 확장되고 비활동근 쪽 혈관은 수축하게 된다.
  ㉡ 기전 : 근섬유의 대사율이 운동 중 증가한다. 그 결과 대사부산물이 축적되기 시작하고 조직의 산성화가 증가되며, 이산화탄소 배설량이 증가되면 근섬유의 온도가 높아진다. 이러한 국소적 변화는 혈관 확장을 일으키며 혈류량을 증가시킨다.

③ 운동 중 세동맥 수준에서 국부혈류량의 조절
  ㉠ 골격근의 높은 신진대사비율은 산소분압 감소, 이산화탄소분압, 산화질소, 칼륨, 아데노신의 농도를 증가시키고 pH지수를 감소시키는 국부적인 변화를 일으킨다.(세동맥 팽창)
  ㉡ 동맥혈관 가장 안쪽에서 내피성 유도 이완요인인 혈관내막으로 불리는 혈관 확장 물질이 발생한다. 일산화질소는 부분적 화학변화(노프에피네프린의 증가), 물리적인 자극, 운동시 변화 등에 따라 방출된다.

(3) 모세혈관의 변화

① **근혈류량** … 모세혈관에 흐르는 근혈류량은 심박출량과 혈류의 재분배에 의해 조절된다. 운동강도에 비례해서 심박출량은 증가하고, 운동 중 활동근 쪽 혈관은 확장되고 비활동근 쪽 혈관은 수축이 되는 혈류의 재분배가 일어난다.

② **운동 중 산소 해리 능력 증가** … 혈액 안의 산소 분압, 혈액의 온도, 혈액의 pH(산성화, 수소이온 농도, 또는 Bohr 효과), 혈액의 이산화탄소 양

③ **운동 중 에너지 공급 능력 증가**

　ㄱ **혈중글루코스**

　　ⓐ 운동 중 코르티솔, 글루카곤, 에피네프린, 노르에피네프린에 의해 글루코스 수준을 높여 준다.

　　ⓑ 혈액에서 조직으로의 확산은 근수축에 의해 촉진된다.

　ㄴ **유리지방산** : 운동 중 코르티솔, 성장호르몬, 에피네프린, 노르에피네프린에 의해 유리지방산의 양을 높여 준다.

　ㄷ **글루코스 신생 합성** : 운동 중 코르티솔, 글루카곤, 에피네프린, 노르에피네프린에 의해 글루코스 신생 합성과정이 촉진된다.

(4) 정맥혈 회귀

① **근육에 의한 펌프 작용** … 근육이 수축하면 근육에 있는 정맥혈관이 압박을 받아 혈액이 심장 쪽으로 밀려서 흐르게 된다. 이때 역류하지 않고 흐르는 이유는 정맥혈관에 있는 수많은 판막에 의해 이루어진다.

② **호흡에 의한 펌프 작용** … 심장으로 가는 흉곽 및 복부의 정맥혈관은 숨을 들이마시면 혈액이 밀려 나갔다가 숨을 내쉬면 다시 차게 되어 펌프 작용을 하게 된다. 그 원인은 숨을 들여 마실 때 흉곽 내의 압력이 감소되어(대기압 보다 낮아진다.) 흉곽 내의 정맥혈이 오른쪽 심장으로 빨려들어 가기 때문이다. 운동 중 호흡이 증가하므로 운동의 강도가 높을수록 호흡에 의한 펌프 작용이 효과적이다.

③ **정맥혈관 압축에 의한 펌프 작용** … 정맥혈관 수축은 온몸의 정맥 계통의 용적을 줄이도록 작용하므로 혈액을 심장으로 밀어 넣는 역할을 하게 된다.

(5) 순환계에 작용하는 역학적 요인

① **심장의 박출량을 결정하는 요인**

　ㄱ 심장의 운동으로 조직에 공급되는 혈액의 양은 혈압의 변화도와 말초저항의 복합적인 작용에 달렸다.

　ㄴ 동맥혈압이 높을수록 말초저항이 낮을수록 심박출량은 많아진다. (심박출량=동맥혈압/말초저항)

　ㄷ 말초저항이 커지면 오히려 혈류의 감소를 막게 된다. 즉 말초저항이 커지면 동맥 내 혈류를 방해하거나 감소시킴으로써 동맥혈관 내의 혈액의 양이 증가되어 동맥혈압을 높인다. 소동맥 혈압이 높아지면 심박출량이 많아지게 되므로 심박출량을 결정하는 데는 말초저항이 큼에 따라 혈량이 적어지는 것이 아니라 말초저항이 커질 때 동맥혈압이 어떻게 변하느냐에 따라 심박출량이 결정된다.

② 혈압

    ㉠ 혈액은 압력이 높은 곳에서 낮은 곳으로 흐른다.

    ㉡ 동맥과 소동맥의 압력은 파동치지만 모세혈관에서는 일정하다.

    ㉢ 수축기압은 가장 높은 압력으로 얻어지고, 이완기 압력은 가장 낮은 압력을 말한다.

③ 혈류의 저항

    ㉠ 저항요인 : 혈액의 점성, 혈관의 길이, 혈관의 직경

    ㉡ 혈류저항 원인의 관계 : 저항 = (길이 × 점도)/반지름^4, 혈류에 가장 큰 혈관저항이 일어나는 곳은 세동맥이다.

④ 운동시 저항과 압력의 변화 … 운동시 혈압은 직선적으로 증가하므로 심박출량이 증가되며 저항은 활동근의 혈관 수축이 덜하기 때문에 감소한다.

❸ 운동과 순환계의 적응

(1) 안정시

① 심장 크기의 변화

    ㉠ 심실강 크기의 증가 : 지구성 트레이닝에 의해 심실강 크기의 증가를 가져온다. 지구성 운동 선수의 경우 많은 양의 산소를 필요로 하므로 심실에 많은 피가 차게 되고 따라서 1회 박출량이 현저히 증가한다.

    ㉡ 심근층 두께의 증가 : 순발성 트레이닝의 경우 심장 박동수가 갑자기 증가하기 때문에 심실벽이 두꺼워진다. 지구력 선수만큼 심실강의 크기가 증가하지 않지만 심실벽이 두꺼워짐으로써 심장으로의 혈액 복귀를 도와주고 관상동맥에 의한 질병의 예방 효과도 거둘 수 있다.

② 1회 박출량의 증가

    ㉠ 안정시 1회 박출량의 증가를 보이는 것은 지구력 선수인 경우 두드러지게 나타난다.

    ㉡ 장기간의 지구성 운동으로 인하여 1회 박출량은 크게 증가한다.

    ㉢ 1회 박출량의 증가 원인

        ⓐ 심실에 채워지는 혈액량의 증가 : 심실강 크기의 증가와 폐정맥으로의 환류되는 혈액량 증가

        ⓑ 심실 수축력 강화

        ⓒ 대동맥 및 폐동맥의 평균 압력 감소

          • 확장말기 혈액량 증가 : 심실용적, 정맥 환류량 증가, 혈장량 증가

          • 수축말기 혈액량 감소 : 수축력 증가, 총말초저항 감소(주 원인)

③ 심박수의 감소

    ㉠ 심박수의 감소는 트레이닝의 종류나 심장의 크기와 관계없이 운동선수의 경우 일반적으로 나타나고, 지구성 운동선수에게 더 크게 나타난다.(운동성 서맥)

ⓛ 심박수는 트레이닝을 통해 안정시 심박수가 감소한다. 안정시 심박수 감소의 요인은 부교감신경의 제어에 의해 이루어지고, 운동 중 심박수 감소는 교감신경 충격 감소에 의해 이루어진다.

ⓒ 낮은 심박수를 갖는다는 것은 분당 필요한 산소나 에너지가 일정하다고 할 때 운동선수는 적은 심박수를 가지고도 일반인과 똑같은 효과를 내므로 에너지 효율이 뛰어나다는 것을 의미한다.

ⓔ 심박수 감소의 원인
  ⓐ 안정시 심박수 감소(부교감신경의 제어)
  ⓑ 1회 박출량 증가 또는 심실강 크기의 증가
  ⓒ 운동 중 심박수 감소(교감신경 충격 감소)
  ⓓ 심내부기전(1회 박출량 증가)과 심외부기전(미토콘드리아의 산화 능력 개선)

ⓜ 심박수의 활용
  ⓐ 주어진 운동 강도의 판단 기준
  ⓑ 훈련 효과의 판단 기준
  ⓒ 앞의 2개 항목을 기초로 하여 점진적인 과부하의 원리를 적용하는 가장 효율적인 훈련 프로그램을 작성하도록 하는 기준

④ **혈압의 감소** … 혈류의 속도가 빨라지는 운동(지구성 운동)을 지속적으로 실시할 경우 혈관에 쌓인 찌꺼기가 정화되어 혈압이 낮아진다.

⑤ 조직에서의 변화, 동정맥 산소차에 영향
  ㉠ 모세혈관밀도의 증가
    ⓐ 훈련에 의한 총혈액량과 헤모글로빈양이 증가한다. 이러한 변화는 산소 운반계의 중요한 기능이며, 이들 변인 모두가 최대산소섭취량과 밀접한 관련을 맺고 있다.
    ⓑ 총혈액량과 헤모글로빈 수의 증가는 산소확산능력을 향상시켜 산소나 영양분의 공급을 원활하게 하고 부산물의 제거가 효율적으로 이루어지도록 한다.
    ⓒ 근세포의 유리지방산 섭취를 증가시킨다.
  ㉡ 미토콘드리아 수 증가
    ⓐ 미오글로빈 수 증가, 미토콘드리아의 수나 크기 증가, 산화효소 발달은 미토콘드리아의 산화 능력의 향상을 가져온다.
    ⓑ 지방의 산화를 촉진한다.

(2) 최대하운동 시

① 산소소비량 감소
  ㉠ 주어진 강도의 최대하운동을 수행할 때 일반인에 비해 선수는 산소소비량이 감소(최대산소섭취량 감소)한다. 이것은 운동 중의 효율성이 증대한다는 것을 의미한다.
  ㉡ 미토콘드리아의 산화능력이 향상됨으로써 산소소비량이 감소한다.(초기 글리코겐 사용량 감소) 또한 지방산 산화 증가, 젖산을 대사 연료로 이용하는 비율이 증가한다.

ⓒ 트레이닝으로 인한 무산소성 역치 증가의 원인

  ⓐ 트레이닝 결과 산소운반능력이 개선된다.(모세혈관망 수의 증가, 산소확산능력 향상, 동정맥 산소차의 향상)

  ⓑ 트레이닝 결과 산소소비능력이 개선된다.(미토콘드리아의 수나 크기의 증가, 미토콘드리아의 산화능력이 개선)

  ⓒ 산소운반능력과 산소소비능력 개선에 따라 미토콘드리아의 지방 산화 비율이 증가한다.

  ⓓ 초기 근글리코겐 사용량이 감소되고 젖산 축적량이 줄어든다.

② 심박출량의 변화

  ㉠ 최대하운동을 수행할 때 훈련된 피험자의 심박출량이 비훈련된 피험자와 동일하거나 약간 낮다. 이것은 인체 효율성이 증대되었기 때문이다.

  ㉡ 트레이닝을 통해 미토콘드리아의 수나 크기가 증가하고 산화효소가 발달하면, 미토콘드리아당 필요한 산소는 훈련 전과 비교했을 때 훈련 후에는 일정 최대하운동 강도에 대해서 더 적게 사용된다.

③ 1회 박출량의 증가

  ㉠ 최대하운동 중 1회 박출량은 증가한다.

  ㉡ 1회 박출량의 증가는 트레이닝에 의해 촉진되는 심실강의 크기 증가와 밀접한 관계가 있다. 즉 심실에 혈액이 많이 들어오면 들어올수록 1회 박출량이 증가한다.

④ 심박수 감소

  ㉠ 최대하운동 부하시에도 안정시와 마찬가지로 트레이닝 전에 비해서 심박수가 감소한다.

  ㉡ 최대하운동 중 이전에 비해 교감신경의 충격이 감소해 심박수가 감소한다.

⑤ 근혈류량

  ㉠ 동일한 최대하운동 중에서 운동할 때 선수는 비선수에 비해 근혈류량이 낮다. 이것은 인체 효율성이 증대되었기 때문이다.

  ㉡ 선수의 경우 활동 근육은 작은 혈류량 하에서도 많은 산소를 추출할 수 있다. 이것은 동정맥 산소차가 크다는 것으로 효율성이 높다는 것이다.

⑥ 젖산 생산량 감소, 무산소성 역치 증가 … 지방산 산화 증가에 따른 초기 근글리코겐 이용 감소, 미토콘드리아 산화능력 개선, 동정맥 산소차 향상, 미토콘드리아의 수와 크기의 증가, 대사연료로서 젖산 사용 증가가 주요 원인이다.

⑦ 트레이닝 후 최대하운동 중 대사적 변화

  ㉠ 조직의 산소소비량 감소(최대산소섭취량 감소) : 모세혈관 밀도의 증가에 따른 산소확산능력 향상, 미토콘드리아의 산화능력 개선된다.

  ㉡ 젖산 축적량 감소(수소이온 농도 감소) : 모세혈관 밀도의 증가와 미토콘드리아 수의 증가는 유리지방산의 산화를 증가시키고, PFK 억제를 통한 글리코겐 사용의 감소, 그리고 NADH와 피루빅염이 미토콘드리아의 흡수를 촉진해 젖산 축적량이 감소한다.

ⓒ 근글리코겐 사용량 감소 : 모세혈관 밀도와 미토콘드리아의 변화는 지방의 산화를 촉진해 포도당 절약효과가 있다.

(3) 최대운동 시

① 최대산소섭취량의 증가

　　㉠ 최대산소섭취량 = 최대 심박출량 × 최대 동정맥 산소차

　　㉡ 최대산소섭취량의 증가는 주로 2가지 요소에 의해서 일어난다.(심박출량의 증가를 통해 활동하는 근육으로 총혈류량의 증가, 골격근에 의한 혈액에서의 산소 추출량의 증가)

② **최대산소섭취량에 영향을 미치는 요인** … 폐환기량이 큰 것, 혈액 중의 헤모글로빈 양이 많은 것, 심장 기능이 좋고, 분당 박출량이 많은 것, 혈관의 분포와 기능이 좋은 것(모세혈관망 수), 근육 미오글로빈이 많은 것, 호흡할 수 있는 산소가 충분한 것

③ **심박출량의 증가** … 훈련에 의해 최대 심박출량이 증가한다. 최대운동 중 심박출량의 증가는 최대산소섭취량의 증가를 가져오며 최대 심박출량은 지구성 운동선수에게 더 높게 나타난다. 그 이유는 최대 심박수가 훈련 후에 조금 감소하거나 변하지 않기 때문에 훈련 후의 심박출량의 증가는 주로 1회 박출량의 증가에 기인하기 때문이다.

④ 1회 박출량의 증가

　　㉠ 최대운동 중 최대 1회 박출량의 증가는 심장 비대와 심근섬유의 수축력 증가와 관계가 있다.

　　㉡ 수축력의 증가와 결합된 심실용적의 증가로 박동시마다 최대로 혈액을 뿜어낼 수 있다.

　　ⓒ 1회 박출량은 심박출량과 최대산소섭취량의 크기를 결정하는 결정자이다.

⑤ 심박수의 변화

　　㉠ 최대심박수는 변화가 없거나 약간 감소한다.

　　㉡ 최대심박수는 훈련에 의한 변화가 적기 때문이다.

　　ⓒ 심장 용적의 증가, 교감신경자극 감소, 내재박동기 활동 감소에 기인한다.

⑥ 젖산 생성량의 증가

　　㉠ 해당 능력이 증가하여(해당 효소의 활동 증가) 탈진적인 운동 중에 보다 많은 젖산을 생성할 수 있다.

　　㉡ 단시간 고강도의 운동을 보다 효율적으로 수행할 수 있다.(근글리코겐의 저장량 증가)

⑦ **근혈류량의 변화** … 최대운동 중 전체 활동근으로의 혈류가 많아지지만 kg당 근육으로 흐르는 혈류는 차이가 없다.(활동근 전반에 혈류 재분배)

⑧ 동정맥 산소차의 증가

07 환경과 운동

01 체온조절과 운동

❶ 체온조절 기전

(1) 체온조절기능

체내의 대사과정, 신경조직의 자극전도 속도, 근수축 등은 체온의 증감에 비례하며 운동과 관련하여 매우 중요하다.

① **정상체온**
- ㉠ 직장온도는 약 36.9도
- ㉡ 정상인의 안정시의 체온은 36 ~ 38도
- ㉢ 인체의 체온조절 범위는 최저 35도 ~ 최고 41도

② **체온조절** … 체온조절은 체온조절의 중추신경인 시상하부와 감각기 및 효과기와 이들을 상호 연결하는 신경계에 의해 이뤄진다.

(2) 열평형

① 인체의 열 평형은 체열 생산과 체열 손실에 의해서 역동적으로 유지된다.

② **추울 때 근육 떨림** … 대사율이 3 ~ 5배 증가

③ **격렬한 운동** … 안정 시의 20 ~ 30배 가량 대사율이 증가

④ **결렬한 운동** … 5분마다 심부온도 1도씩 증가

⑤ **체열의 손실** … 복사, 전도, 대류, 피부나 기도를 통한 수분의 증가

⑥ 체표면에서 물 1그램의 증발은 0.58kcal의 열 에너지 손실

⑦ 고온 상태에서 격렬한 운동하면 시간당 3.5리터의 발한량이 증가

⑧ **혹한 상태에서 떨림 작용으로 분당 1리터의 산소가 추가로 소비**
- ㉠ 체열증가 : 기초대사, 근육활동, 호르몬, 자세변화, 환경
- ㉡ 체열손실 : 복사, 전도, 대류, 증발

(3) 체온조절 기전

① 체온조절은 부적 피드백 시스템에 의하여 효과적으로 이루어진다.

② 온도수용기 … 현재의 체온을 감지(냉각수용기와 온각수용기)한다.

③ 효과기 … 체열의 증가나 손실을 일으킨다.

④ 시상하부 … 감지된 온도를 장상체온과 비교하여 너무 높거나 낮은지 결정한 다음 적절한 효과기를 작동시키는 체온조절의 중추이다.

❷ 고온환경과 운동

(1) 고온환경과 운동능력

고온환경에서의 운동은 체열 방출을 위해서 피부의 혈류 순환량과 발한량의 증가로 인하여 체액부족이 초래되며, 유산소능력의 저하를 유발한다.

① 심부온도 … 운동시 심부온도는 41도까지 올라간다. 체온이 적정수준까지 증가하면 효소의 활성이 증가하고 결합조직이 부드러워져 생리적 · 대사적 이점이 있다.

② 순환기능
　㉠ 고온환경에서는 1회 박출량을 감소시켜 심박수의 증가를 초래한다.
　㉡ 최대 유산소 능력도 감소한다.
　㉢ 근육의 글리코겐 이용률이 증가하고 젖산의 생산량도 증가한다.
　㉣ 피로가 빨리 오고 경기력이 떨어지게 된다.

③ 탈수와 운동능력
　㉠ 고온 시는 격렬한 운동 중에 시간당 3리터의 수분이 손실된다.
　㉡ 체중의 4 ~ 5%까지 탈수가 일어나면 인체기능은 물론 운동능력의 현저한 저하가 초래된다.

(2) 수분과 전해질의 보충

① 수분의 보충
  ㉠ 예를 들어 시간당 흡수할 수 있는 양은 800mL 정도이고 장거리 경주의 경우에 수분의 증가는 시간당 2 ~ 3L이므로 균형을 맞추기 어렵다.
  ㉡ 수분이 위에서 비워지는 속도에 영향을 미치는 요인
    ⓐ 5도의 찬물이 가장 빨리 위에서 비워진다.
    ⓑ 위의 잔량이 100mL에서 500mL까지가 빠르다. 한 번에 250mL 정도를 10 ~ 15분 간격이 이상적이다.
    ⓒ 안정 시보다 최대하운동 시에 더 빠르다.
    ⓓ 포도당, 과당, 자당 등 단당류의 농노가 높은 음료는 느리다. 따라서 수분과 탄수화물을 동시에 보충 할 때는 15분 간격으로 7%의 포도당 증합체 용액을 200 ~ 300mL 정도씩 섭취한다.
    ⓔ 운동 전·중·후에 수분 보충이 필요하다.

② 전해질의 보충
  ㉠ 땀은 저장성이기 때문에 발한을 통해 수분이 배출될 때는 전해질의 손실량이 비교적 적다.
  ㉡ 섭취하는 물에 소량의 전해질을 함유시키면 물만 섭취하는 경우보다 체액을 효과적으로 보충 할 수 있다.
  ㉢ 고온환경에서 장시간 운동 시 염분은 하루에 13 ~ 17g(땀 1리터당 2.3 ~ 3.4g) 손실된다.
  ㉣ 물 1L에 티스푼 1/3 정도의 식염을 섭취한다.

(3) 열 순응과 열 질환

① 열 순응 … 열에 대한 내성이 증가되는 생리적 적응현상이며, 주로 순환계 및 체온조절의 기능이 개선되는 현상이다. 고온환경에서 약 5 ~ 8일간 훈련한다.

② 열 질환
  ㉠ 열경련 : 격렬한 운동 중이나 후에 나타나는 근경련으로 체액과 전해질 농도의 불균형으로 인해 일어나는 경우가 많다. 식사 시 약간의 소금을 섭취한다.
  ㉡ 열탈진 : 열 순응 과정을 거치지 않고 고온다습한 날씨에 갑자기 노출하거나 격렬한 트레이닝 중에 주로 발생한다. 심박수의 증가, 직립 자세에서의 혈압 저하, 두통, 현기증, 무기력증, 발한량의 감소 등이 발생하면 수분을 보충하고 심한 경우 정맥주사를 맞는다.
  ㉢ 열사병 : 지나친 체온증가로 체온조절기전이 작동하지 못한 상태, 땀이 멎고 피부가 건조해짐, 체온이 40도를 초과하여 위험하다. 구급차를 부르고 몸을 차게 한다.

❸ 저온환경과 운동

(1) 저온환경과 운동능력

① 운동 시 심부온도가 저하되면 심박수가 감소되고 심박출량이 감소하여 최대산소섭취량이 감소한다.

② 근세포의 점성을 증가시켜 에너지 동원능력을 감소시켜서 동적인 근력이 현저히 감소된다.

(2) 저온환경에서 운동 시 고려사항

체감온도가 화씨 20도 이하이면 동상예방을 위한 장갑이나 안면보호대를 착용하고 바람을 등지며, 화씨 25도 이하이면 호흡계의 이상이 오므로 운동을 중단한다.

(3) 추위와 상해

① 저체온과 동상에 주의한다.

② 체온이 35도 이하로 내려가면 혈압저하 등 신체기능 및 정신기능도 영향을 받는다.

③ 33도 이하로 내려가면 말이 느려지고, 손의 움직임과 사지가 굳어지고 정신기능이 혼란해진다.

④ 따뜻한 음료를 마시고 병원으로 옮긴다.

⑤ 동상은 조직 내 체액이 얼어 생기는 것으로 세포의 탈수와 파괴를 초래한다.

1 고지환경의 특성과 영향

(1) 기압변화와 호흡반응

① 산소의 분압은 기도를 통해 산소가 흡입하는 순간부터 허파에서 혈액 내로 이동하는 동안과 신체 조직에 도달하여 산소를 내려놓을 때까지 지속적으로 역할을 수행한다.

② 산소분압 두 가지 요인
　㉠ 대기압력
　㉡ 공기 속에 포함된 산소의 농도

③ 고지대에서는 폐포의 산소분압이 내려가므로 폐를 지나가는 혈액의 헤모글로빈과 결합하는 산소의 양이 감소한다.

④ 대기압력이 감소하거나 대기에 포함된 산소 농도가 감소하는 경우 호흡을 통하여 유입되는 산소의 부분압력이 감소하고 혈관을 통해 조직까지 이동하는 동안 더욱 감소하게 되어 조직들이 충분한 산소 공급을 받지 못하게 된다.

⑤ 고지에서는 산소분압이 감소하여 말초부위의 화학수용체가 감지하고 뇌에 전달하여 환기량 조절중추에 의해 환기량의 증가를 발현시킨다.(폐환기량 증가)

⑥ 시간 경과에 따른 환기량 증가는 말초 화학수용체의 민감도를 상승시킴에 따라 나타난다.

(2) 생리적 반응

① **동맥혈의 산화 헤모글로빈 포화도 감소** … 호흡 시 산소분압이 감소함에 따라 허파꽈리의 산소분압이 감소하고 허파꽈리에서 동맥혈액으로 이동하는 산소의 양이 줄어듦에 따라 헤모글로빈과 결합하는 산소의 분자 수가 감소한다.

② **수면 장애** … 호흡이 부자연스러워 생기는 현상이다.

③ **수분 손실** … 환기량이 증가하고 호흡기의 수분 손실이 발생한다. 소변 방출이 증가하고 체수분의 손실이 발생하므로 수분보충이 중요하다.(운동 전, 중, 후 모두 수분섭취 필요)

④ **고산병** … 구토, 매스꺼움, 식욕부진 등을 들 수 있으며, 고지환경에서 6 ~ 12시간 내에 발생하는 특징이 있다. 약 24 ~ 48시간 동안 최대의 강도로 발병되며, 3일에서 일주일 사이에 사라진다. 개인차가 있으나 해발 4,200m 고지대에 짧은 시간에 오르면 급성 고산병을 경험한다.

⑤ 인지 저하 ··· 해발 7,000m의 높은 고지에서는 인지판단이 저하된다.

(3) 고지운동의 생리적 반응

① **최대산소섭취량 감소** ··· 근육에 산소가 충분한 공급이 이루어지지 않기 때문이다.

② 산화 헤모글로빈의 포화도가 감소한다.

③ **운동능력** ··· 무산소는 고도가 올라가면 역학적으로 공기의 밀도와 저항이 감소됨에 따라 긍정적인 영향이 있다는 일부 의견이 있고 유산소 운동은 경기에 부정적인 영향을 준다.

(4) 고지적응과 효과

① **고지적응** ··· 고지에서 훈련을 하면 헤모글로빈이 증가되고 그에 따라 산소운반과 이산화탄소 배출 능력을 향상시키며, 모세혈관 밀도가 증가되고 근육 속 미오글로빈 함량도 많아진다.

② **고지대 훈련효과** ··· 고지대에서 훈련을 하면 초반에는 유산소 능력이 감소하지만 10일 정도가 지나면 오히려 지속성 있는 경기에서 경기력이 향상된다고 보고 있다. 하지만 아직까지는 미흡한 연구결과이다.

❷ 수중환경의 특성과 영향

(1) 압력과 공기부피의 변화

① 수면 아래로 내려갈수록 수압이 증가하고 공기부피가 감소됨에 따라 인체 내에 공기를 담고 있는 공간들도 큰 영향을 받는다.

② 수심이 10m 증가할 때마다 사람이 받는 압력은 1기압씩 증가하여 30m의 깊이에서는 1기압의 대기압과 3 기압의 수압을 합하여 총 4기압의 압력을 받는다.

③ 기체의 부피는 보일의 법칙(Boyle's law)에 따라 압력에 반비례한다. 물속에서 잠수하는 깊이가 클수록 공기의 부피는 감소한다. 지상에서 6L의 공기는 수심 10m에서는 3L로, 20m에서는 2L로 그 부피가 줄어든다.

④ 잠수 깊이에 따른 압력에 따라 부피가 변화된다.

(2) 수중운동과 질환

① 수중에서의 급격한 상하이동에 따른 혈류의 차단 및 압력의 급변 등으로 호흡곤란증, 질소마취에 따른 중추신경계의 혼란, 산소중독증, 색전증, 중이염 등이 빈번하게 발생된다.

② 수중에서의 운동은 급격한 수직이동을 삼가고 반복적인 심호흡과 무리한 호흡멈춤을 금하는 등 기본수칙을 반드시 준수해야 한다.

③ 공기색전과 기흉

　㉠ 폐포의 파열이 심하게 일어나면 폐조직, 모세혈관, 정맥혈관 등이 함께 손상을 입게 되며, 이로 인해 공기방울이 혈관 내로 유입되어 혈류를 차단하게 되는데, 이와 같은 현상을 공기색전이라고 한다.

　㉡ 공기색전이 발생되면 의식이 흐려지거나 나른해지고 시력이 희미해지는 등의 증상이 나타난다.

　㉢ 폐조직이 심하게 파열되면 흉막강 내로 공기가 유입되어 폐의 모양이 쭈그러지게 되는데 이러한 손상을 기흉이라고 한다.

　㉣ 폐를 감싸고 있는 흉막강은 밀폐된 공간으로 흉막의 활동에 의하여 폐의 팽창과 압축을 조절해줌으로써 호흡활동을 가능하게 하는 역할을 하는데 기흉이 심해지면 호흡장애를 일으키고 심장에 압박을 주어 심부전을 유발시키는 등 생명을 위태롭게 한다.

④ 질소마취

　㉠ 호흡기체의 총 압력은 잠수한 깊이에 비례하므로 호흡기체 중의 각 기체 종류별 분압도 수심에 비례하여 증가된다. 질소분압도 수심 10m당 600mmHg씩 증가된다.

　㉡ 인체외부의 질소분압이 증가되면 질소가 폐포막을 통하여 혈액과 조직 속으로 확산되어 평형을 이루게 되는데 수심 20m 지점에서의 질소분압은 지상보다 3배에 이르므로 혈액과 조직에 용해되는 질소량도 3배로 증가된다.

　㉢ 질소의 양이 많아지면 알콜중독과 같은 몽롱한 상태에 빠지고, 집중력 감퇴나 현기증, 환각과 같은 중추신경계의 마취 증세를 질소마취라 한다.

　㉣ 질소가 조직 속으로 확산되는 속도가 빠르지 않으므로 질소마취 증세는 잠수의 깊이에 영향을 받기도 하지만 그보다 잠수시간에 의해 좌우된다.

⑤ 벤드증상

　㉠ 물속 깊은 곳에 2 ~ 3개의 공기탱크를 소비할 정도로 장시간 동안 잠수해 있다가 빠른 속도로 올라오면 체액에 녹아 있던 질소가 빠져나올 때 체액이나 조직 내에 공기방울이 형성됨으로써 감압증(decompression sickness) 또는 벤드증상(the bends)이 생긴다.

　㉡ 벤드증상에 의한 통증은 기포가 형성된 후 4 ~ 6시간 이내에 나타나는 것이 보통이며 관절, 건, 인대 등에 나타난다.

　㉢ 감압과정은 벤드증상을 치료하기 위해 제작된 기압조절이 가능한 체임버에 잠수 활동 직후 곧바로 다이버를 들어가게 하여 다시 압력을 높임으로써 질소기포가 다시 용해되도록 한 다음 압력을 서서히 감압시켜 질소가 기포를 형성하지 않고 배출되도록 하는 제반 절차이다.

　㉣ 벤드증상을 예방하려면 수면으로 올라올 때 분당 18.3m(60피트)를 초과하지 않은 속도로 상승이동을 하여야 한다. 만약 그 이상의 속도로 올라오면 체임버에서의 감압과정을 거쳐야 한다.

⑥ 항공성 중이염

  ㉠ 고지대를 오르거나 고지대에서 저지대로 갑자기 내려올 때 외부의 압력과 중이의 압력 사이에 차이가 발생하여 귀가 멍멍해지는 경우가 있다. 어느 순간에 귀에서 펑 소리가 나면서 정상으로 돌아오는 느낌을 받게 되는데, 이것은 중이강과 후두를 연결하는 유스타키오관이 중이의 압력과 외부의 압력을 동일하게 조절해 주는 역할을 하기 때문이다.

  ㉡ 급격한 기압의 변화가 자주 일어나면 고막 외상이나 연조직 혈관의 손상으로 인한 중이염이 생기는데 이를 항공성 중이염(aerotitis)이라 한다.

❸ 대기오염의 영향

(1) 대기오염물질들과 운동

① 대기오염 물질들은 크게 두 가지 종류로 분류된다.

② 일차 오염물질들은 대기로 배출된 이후 전혀 변화되지 않은 상태로 대기 중에 존재하는 것들로 일산화탄소, 이산화황, 이산화질소, 매연이나 먼지와 같은 미세물질들이 여기에 포함된다.

③ 이차 오염물질들은 대기 중에서 일차적 오염물질들의 상호작용 또는 햇빛이나 습기와의 작용을 통하여 형성되는 것이다. 오존, 과산화아세틸질산염, 에어로졸 등이 속한다.

  ㉠ 일산화탄소

    ⓐ 도심지역에서 가장 많이 배출되는 오염물질이 일산화탄소이다.

    ⓑ 일산화탄소는 혈액 속에 헤모글로빈과의 결합력이 산소보다 240배나 강해 헤모글로빈의 산소결합력을 감소시켜 결국 폐에서 조직으로의 산소운반량을 저하시키게 된다.

    ⓒ 일산화탄소가 운동에 미치는 영향은 COHb의 포화도와 운동강도에 따라 다르다. 최대화 운동 중에는 COHb의 포화도가 20% 이상이 되어야 운동능력의 저하가 초래되는데 보편적으로 대기오염도가 그 이하이므로 최대하운동 시에는 일산화탄소의 영향을 거의 받지 않는다.

  ㉡ 이산화황

    ⓐ 산화유황 오염물질들은 주로 이산화황의 형태로서 기관지의 점막을 덮고 있는 물기에 용해되어 상부 호흡경로를 자극하게 된다. 자극에 의하여 기관지수축 반사가 일어나고 기도저항이 증가된다.

    ⓑ 이산화황은 일산화탄소와 마찬가지로 아침과 저녁의 러시아워(출퇴근이나 통학 따위로 교통이 몹시 혼잡한 시간)에 최대치를 나타내며 특히 겨울철에 농도가 짙은 경향이 있다.

  ㉢ 이산화질소

    ⓐ 여러 가지 질소산화물질들 중에서 운동 시 인체에 미치는 영향에 대한 연구가 이루어진 유일한 오염물질이 이산화질소이다.

    ⓑ 200 ~ 400ppm에 해당하는 고농도 이산화질소에 노출되면 심각한 폐손상을 입거나 치사에 이르게 되지만 일반적으로 대기 중의 이산화질소 농도 수준은 이러한 피해를 일으킬 만큼 높지 않다.

ⓔ 미세오염물질(매연, 먼지, 연기)
　　ⓐ 오염물질들이 운동능력에 어떠한 영향을 주는지에 대한 생리학적 연구나 평가가 미흡한 상태이다.
　　ⓑ 호흡계로의 미세오염물질들의 침투는 크기와 불가분의 관계가 있는데 3미크론 이하의 물질들은 폐포까지 도달하고, 3 ~ 5미크론 사이의 물질들은 상부 호흡경로에 침착된다. 하지만 5미크론 이상의 비교적 큰 오염물질들은 코에서 걸러진다.
ⓜ 오존
　　ⓐ 오존은 대기 중에 있는 탄화수소와 이산화질소와 같은 오염물질에 햇빛이 작용함으로써 생성되는 이차 오염물질이다.
　　ⓑ 햇빛에 의해 생성되므로 정오부터 오후까지 오존농도가 가장 높으며 운동에 미치는 영향도 이때 가장 크게 받는다.
　　ⓒ 한낮의 햇빛 아래 0.3 ~ 0.45ppm의 오존농도 조건에서 여러 시간 동안 낮은 강도의 최대하운동을 하면 폐기능이 저하되고 주관적 불쾌감이 증가된다. 호흡곤란의 징후가 나타나면 곧 운동 지속시간도 제한을 받게 된다.
　　ⓓ 그러나 순환계의 제한요인은 발생하지 않는다. 다소 높은 강도의 최대하운동을 하거나 최대운동을 하게 되면 심한 호흡곤란과 폐기능의 저하로 운동능력이 크게 감소된다.
ⓗ 과산화아세틸질산염
　　ⓐ 과산화아세틸질산염(PAN)은 산화질산염이나 질소유기화합물로부터 대기 중에서 생성되는 이차 오염물질이다.
　　ⓑ 눈을 자극하거나 호흡경로 자극에 의한 기도수축 등 미세한 폐기능 제한작용을 한다.
　　ⓒ 과산화아세틸질산염은 오염된 공기 중의 일반적 농도보다 2배에 달하는 조건에서 최대하 또는 최대운동을 하더라도 운동능력의 감소를 초래하지 않는다.
　　ⓓ 이 물질의 주요 폐해는 눈을 자극하여 시각기능을 제한한다는 점이다.

④ 콧속의 점막은 비교적 큰 미립자나 고농도 가스들을 매우 효과적으로 제거한다. 예를 들어 흡입된 이산화황의 99.19%는 코에서 걸러낸다. 하지만 작은 미립자나 저농도 가스들은 코를 통과하여 폐로 이동되고 입으로 호흡을 할 경우 여과과정을 생략하게 되는 것이므로 결과적으로 많은 오염물질들이 폐로 유입된다.

⑤ 대기오염물질들은 기관지의 맥관수축을 일으켜 기도저항을 증가시키고, 폐포손상 및 점액분비량을 증가시켜 산소 및 이산화탄소의 확산면적을 제한하며, 산소 운반능력의 감소를 초래한다.

(2) 오염물질들의 상호작용

① 운동을 할 때 단일 오염물질에 노출되는 것이 아니라 여러 가지 오염물질들과 오염물질들의 조합물질 및 오염인자들의 산화물질들에 노출되게 마련이다.

② 추가적 효과를 나타내는 상호작용이란 오존과 이산화질소의 상호작용 효과에서와 같이 전체 효과가 각각의 오염물질들의 효과를 합한 것과 동일한 경우를 말한다.

③ 시너지 효과는 오염물질들의 상호작용 효과가 오존과 과산화아세틸질산염의 상호작용 효과에서와 같이 오염물질들의 오염효과를 합한 것보다 크게 나타나는 경우를 말한다.

④ 대기오염물질들은 기온이나 고도와 같은 환경요인들과 상호작용을 일으켜 운동능력에 영향을 준다.

⑤ 낮은 농도의 일산화탄소나 과산화아세틸질산염이 따뜻한 환경온도와 상호작용을 일으켜도 그로 인해 최대 또는 최대하운동능력에 미치는 영향은 별로 없지만 오존이 따뜻한 환경온도와 상호작용을 일으키면 그 영향으로 폐기능과 최대하운동능력이 저하된다.

⑥ 차가운 환경온도와 상호작용을 일으키면 그 영향으로 폐기능과 최대하운동능력이 저하된다.

⑦ 차가운 공기, 운동, 대기오염물질들이 상호작용을 일으키면 호흡경로가 더욱 심하게 자극을 받아 기도수축 증상이 증대된다.

≡ 최근 기출문제 **분석** ≡

1 운동생리학 주요 용어의 개념이 옳지 않은 것은?

① 젖산역치 : 일정한 강도 운동 시 젖산 생성이 서서히 증가하는 시점
② 운동단위 : 하나의 운동뉴런과 그 뉴런의 지배를 받는 모든 근섬유
③ 상대적 최대산소섭취량 : 단위 체중당 최대산소섭취량
④ 근육감소증 : 근위축 또는 근섬유 수 감소에 의한 근육량 감소

> **TIP** 젖산역치(lactate threshold : LT)는 점증부하 운동 시 운동강도가 증가함에 따라 안정 시보다 혈중 젖산의 농도가 서서히 증가하는 시점이 아닌 급격하게 증가하는 운동강도의 시점이다. 젖산역치를 표현하는 용어로 무산소성 역치(anaerobic threshold:AT)가 사용되기도 하지만, 젖산역치와 무산소성 역치가 항상 같은 것은 아니다.

2 유산소성 ATP 생성을 위한 크렙스회로(Krebs cycle)의 속도조절효소인 이소시트르산 탈수소효소(isocitrate dehydrogenase)의 활성을 높이는 요인에 해당하지 않는 것은?

① P_i 증가
② ADP 증가
③ Ca^{2+} 증가
④ NADH 증가

> **TIP** 크렙스회로의 주요 기능은 수소를 운반하는 NAD와 FAD를 사용하여 탄수화물, 지방, 단백질의 수소 이온을 제거하여 산화시키고 에너지를 활용하는데 있다. 유산소적 ATP 생산은 NADH와 FADH와 같은 수소이온 전달체가 잠재적 에너지를 제공하기 때문에 ADP를 인산화하여 ATP를 생성한다. 율속효소인 이소구연산(시트르산) 탈수소효소는 ATP가 만들어짐에 의해 증가하는 것이 아닌 감소한다. ATP생산은 NADH와 관련이 있으므로 NADH가 증가하면 이소시트르산 탈수소효소는 억제된다.

3 운동과 에너지 대사에 관한 설명 중 옳지 않은 것은?

① 무산소 해당과정(glycolysis) 부산물인 피루브산(pyruvic acid)은 산소와 결합하여 젖산으로 전환된다.
② 한 분자의 글루코스를 이용할 때 유산소 시스템은 무산소 해당과정 보다 더 많은 양의 에너지를 생성한다.
③ 지방 대사 시 중성지방은 유리지방산과 글리세롤로 분해되며 유리지방산이 주에너지원으로 이용된다.
④ 탄수화물 대사 과정에는 해당과정, 크렙스회로(Krebs cycle), 전자전달계(electron transport chain)가 포함된다.

> **TIP** 젖산은 피루브산이 산소와 결합을 못 했을 때 생성된다.

Answer 1.① 2.④ 3.①

4 운동 중 탄수화물 대사 조절과 관련된 호르몬 작용으로 옳지 않은 것은?

① 성장호르몬(growth hormone)에 의한 세포 내 글루코스 흡수 감소

② 카테콜아민(catecholamines)에 의한 유리 지방산 동원 증가

③ 글루카곤(glucagon) 증가를 통한 글리코겐 (glycogen) 분해 촉진

④ 코티졸(cortisol)의 유리지방산 동원 억제를 통한 탄수화물 대사 증가

> **TIP** 코티졸(글루코코르티코이드) 탄수화물, 지방, 단백질 대사조절을 담당하며, 아미노산을 형성하기 위해 단백질 합성을 억제함으로써 조직의 단백질 분해를 촉진하고 간에 의해 새로운 포도당을 생성(글루코스 신생 합성)한다. 지방조직의 유리지방산 동원을 촉진시키고 포도당 합성을 유도하는 대사 경로에 관련된 간 효소를 자극한다. 포도당이 조직으로 들어가는 것을 방해하여 조직이 더 많은 지방산을 대사연로로 이용하도록 유도한다.

5 〈보기〉에서 장기간 지구성 트레이닝 후 최대하 운동 시 혈당 이용률을 낮추는 원인에 관한 설명으로 옳은 것을 모두 고른 것은?

> 보기
> ㉠ 미토콘드리아의 수 증가
> ㉡ 미토콘드리아로 유리지방산 운반을 증가시키는 효소 증가
> ㉢ 베타 산화(β oxidation) 효소 증가를 통한 아세틸조효소 A(acetyl Co-A) 생성 증가
> ㉣ 포스포프록토키나아제(phosphofructokinase, PFK) 활성 증가

① ㉠, ㉡, ㉢   ② ㉠, ㉢, ㉣

③ ㉡, ㉢, ㉣   ④ ㉠, ㉡, ㉢, ㉣

> **TIP** 운동시해당작용(glycolysis)의 속도제한효소 (rate-limiting enzyme)인 포스포프록토키나아제 (phosphofructokinase, PFK) 무산소 해당과정에서 가장 중요한 효소 중 하나다.

6 다음 〈그림〉은 안정 시 막전위(resting membrane potential) 형성에 관한 기전이다. ㉠~㉣에 해당하는 이온을 바르게 나열한 것은?

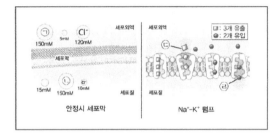

	㉠	㉡	㉢	㉣
①	Na^+	K^+	Na^+	K^+
②	K^+	Na^+	Na^+	K^+
③	K^+	Na^+	K^+	Na^+
④	Na^+	K^+	K^+	Na^+

> **TIP** 탈분극(depolarization)은 역치 수준 이상의 전기적 자극에 의해 Na^+ 채널이 열림, Na^+의 세포 내 유입되고 재분극(repolarization)은 K^+ 채널의 늦은 반응 속도에 의해 나타남, K+의 세포 외 배출된다. 안정시 막전위시 세포외액에는 Na^+, 세포질에는 K^+이 위치하고 나트륨 칼륨 펌프에 의해 Na^+이 3개, K^+이 2개가 나가고 들어온다.

Answer 4.④ 5.① 6.①

7 다음 〈표〉의 ⊙∼㉢에 해당하는 내용을 가장 바르게 나열한 것은?

뇌 영역	운동기능 조절
(⊙)	1차 운동 계획을 담당
(ⓒ)	동작 설계의 재구성, 느리고 신중한 운동 관장
(ⓒ)	동작 설계의 재구성, 빠른 운동 동작에 관여
(㉢)	운동계획의 최종 출력 담당

① ⊙ 일차운동겉질(primary motor cortex)
　 ⓒ 작은골(소뇌, cerebellum)
　 ⓒ 바닥핵(기저핵, basal ganglia)
　 ㉢ 운동앞영역(premotor area)
② ⊙ 운동앞영역
　 ⓒ 바닥핵
　 ⓒ 작은골
　 ㉢ 뇌줄기(뇌간, brain stem)
③ ⊙ 일차운동겉질
　 ⓒ 작은골
　 ⓒ 바닥핵
　 ㉢ 뇌줄기
④ ⊙ 운동앞영역
　 ⓒ 바닥핵
　 ⓒ 작은골
　 ㉢ 일차운동겉질

> **TIP** 소뇌에는 효과기로부터의 구심성 흥분과 대뇌피질로부터의 원심성 흥분을 실제 진행 상황에 대하여 비교·분석하게 된다. 이 결과는 다시 운동 중추와 전운동 영역에 보내지게 되는 중계자의 역할을 담당하게 된다. 소뇌는 신체 평형과 자세의 조정, 운동의 조절에 이바지하는 기관이다. 소뇌에는 스피드 지각 효과가 있는데 운동 중 물체에 접근하거나 물체가 자신에게 접근해 오는 속도를 알 수 있도록 해준다. 따라서 자신에게 다가오는 물체를 피할 수 있고, 또한 운동 상황에서 빠르게 날아오는 물체를 타격할 수 있다. 반면 느리고 집중력을 요하는 신중한 운동은 기저핵에서 담당을 한다. 1차 운동 계획을 담당하는 운동앞영역, 최종 출력을 담당하는 일차운동 겉질이 뇌 영역에서 운동기능 조절을 담당하고 있다.

8 〈보기〉의 ⊙∼ⓒ에 해당하는 내용을 바르게 나열한 것은?

보기

• 근방추(muscle spindle) : 근육의 (⊙) 변화 감지
• 골지힘줄기관(golgi tendon organ, GTO) : 힘줄의 (ⓒ) 변화 감지, (ⓒ) 반사 유발

	⊙	ⓒ	ⓒ
①	길이	장력	흥분
②	장력	길이	흥분
③	길이	장력	억제
④	장력	길이	억제

> **TIP** 근방추는 근육의 신전에 관한 정보를 전달한다. 근이 신전되어 감각신경이 자극을 받으면 감각신경을 통해 중추신경계로 전달되며 중추신경계는 추외근 섬유의 알파 운동 신경을 자극해 근을 수축시킨다. 골지건은 근의 수축에 관한 정보를 전달하며 힘줄의 장력을 감지한다. 운동 중추는 알파 운동 신경에 억제성 자극을 가하거나 길항근을 흥분시킴으로써 지나친 수축에 의한 부상을 예방할 수 있다.

Answer 7.④ 8.③

9 160W에 해당하는 자전거운동을 〈보기〉의 조건으로 수행할 때, 순효율은?

───── 보기 ─────

- 체중 50kg, 안정 시 산소섭취량 0.2L/min, 운동 시 산소섭취량 44ml/kg/min으로 가정 (단, 1kpm/min＝0.16W, 1kcal/min＝400 kpm/min, 1L O2/min＝5kcal/min으로 정의하고, 계산값은 소수점 첫째자리로 반올림)
- 순효율(%)＝(운동량 ÷ 안정 시를 제외한 에너지 소비량) × 100

① 12.5%　　　　② 22.7%
③ 25.0%　　　　④ 62.5%

TIP 계산 문제는 뒤에 단위를 잘 파악하고 환산만 잘 해주면 보기를 통해 정답에 대한 단서들을 모두 제공하고 있다.

- 160W에 해당하는 자전거 운동
- 체중 50 kg, 안정 시 산소섭취량 0.2L/min, 운동 시 산소섭취량 44ml/kg/min으로 가정 (단, 1kpm/min＝0.16W, 1kcal/min＝400 kpm/min, 1L O2/min＝5kcal/min으로 정의하고, 계산값은 소수점 첫째자리로 반올림)
- 순효율(%)＝(운동량 ÷ 안정 시를 제외한 에너지 소비량) × 100

순효율(%)＝(운동량 ÷ 안정 시를 제외한 에너지 소비량) × 100 공식에 맞게 운동량과 안정 시를 제외한 에너지 소비량을 구해야 한다.
운동량은 160W를 산소소비로 바꾸면 1kpm/min＝ 0.16W이라고 했으니 160W＝1000 kpm/min이 되고 1kcal/min＝400kpm/min에 근거하여 1000kpm/min은 2.5kcal이다.
즉 운동량은 2.5kcal/min이다.
에너지 소비량＝운동시 산소 섭취량 – 안정시 산소섭취량으로 운동 시 산소섭취량 44ml/kg/min에 체중 50kg을 곱하면 2,200ml/min이 되고 안정시 산소섭취량 0.2L/min는 200ml/min이다. 즉 2,200ml/min – 200ml/min＝2,000ml/min이다. 1L O2/min＝5 kcal/min에 근거하면 2L는 10kcal/min이 된다.
순효율(%)＝(2.5 kcal/min ÷ 10 kcal/min) × 100 ＝ 0.25 × 100＝25%가 된다.

10 〈보기〉는 근섬유 길이에 따른 장력의 변화를 나타내는 그래프와 설명이다. ㉠~㉣의 설명 중 옳은 것을 모두 고른 것은?

───── 보기 ─────

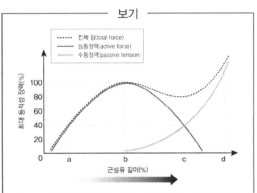

㉠ a 지점에서 모든 힘은 능동장력에 의해 발생된다.
㉡ b 지점은 최대 등척성 능동장력을 발현시키는 근섬유의 최적 길이를 의미한다.
㉢ c 지점에서 강축(tetanus) 자극이 주어질 때 근섬유가 발현하는 힘은 최대 등척성 장력의 40 %이다.
㉣ d 지점에서 발현되는 힘은 수동장력에 의해 발생된 힘에 의존한다.

① ㉡, ㉢
② ㉠, ㉡, ㉣
③ ㉠, ㉢, ㉣
④ ㉠, ㉡, ㉢, ㉣

TIP 계속적인 자극에 의해 장력이 발생하는 것으로 수축 빈도가 한 번일 때 단축이라 하고, 여러 번일 경우 파장 가중, 그리고 계속적인 자극이 주어지면 강축이라 한다. 즉 c 지점에서 강축은 능동장력 40%와 수동장력 40%가 합쳐진 자극이다. 최대 득척성 장력은 전체 힘 그래프를 보듯이 80%이다.

Answer　9.③　10.②

11 운동 시 체온조절에 관한 설명으로 옳은 것은?

① 운동 중 상승된 심부체온은 해당 운동 시 소비한 에너지의 양과 일치한다.
② 운동 중 심부체온 상승은 운동강도 보다 주변 온도변화에 의해 더 큰 영향을 받는다.
③ 저온저습 환경에서 최대하 운동 시 체온조절은 땀의 증발보다는 주로 대류와 복사에 의해 일어난다.
④ 동일 강도의 최대하 운동 중 실내 온도가 상승할 때, 심부체온은 땀 증발량의 증가 및 대류와 복사열 감소에 의해 변화량이 크지 않다.

> **TIP** 보기 ①번은 운동 중 상승된 심부체온이 소비한 에너지의 양보다 크다. 보기 ②번은 운동강도가 주변 온도변화 보다 더 크게 영향을 받는다. 보기 ③번은 저온저습 환경에서 최대하 운동 시 체온조절은 땀의 증발에 의해 발생한다.

12 〈보기〉에서 운동과 심혈관계 반응에 관한 설명으로 적절한 것을 모두 고른 것은?

┌─────────────── 보기 ───────────────┐
│ ㉠ 운동 초기의 심박수 증가(대략 분당 100회 까지)는 교감신경의 활성 보다 부교감신경계의 억제에 의해 더 큰 영향을 받는다. │
│ ㉡ 운동 중 운동강도가 증가할수록 심박출량과 수축기 혈압, 평균 동맥혈압은 증가하지만, 이완기혈압은 변화량이 크지 않다. │
│ ㉢ 장기간 지구성 트레이닝의 결과, 안정 시 심박출량은 트레이닝 전보다 증가한다. │
│ ㉣ 동일 강도의 장시간 운동 중 시간에 따른 심박출량 변화는 크지 않으나, 1회 박출량은 감소한다. │
└───────────────────────────────────┘

① ㉠, ㉡, ㉢   ② ㉠, ㉡, ㉣
③ ㉠, ㉢, ㉣   ④ ㉡, ㉢, ㉣

> **TIP** 안정시 순환계의 적응은 심장크기의 변화(심실강 크기의 증가, 심근층 두께의 증가), 1회 박출량의 증가, 심박수 감소, 혈압의 감소, 모세혈관 밀도 증가, 미토콘드리아 수 증가이다. 심박출량은 심박수 x 1회 박출량 이므로 감소된 심박수와 증가된 1회 박출량 때문에 트레이닝 전후와 비교하여 차이가 크게 없다.

13 〈보기〉는 지연성근통증(delayed-onset muscle soreness, DOMS)의 발생 과정에 관한 일반적인 가설이다. ㉠~㉢에 해당하는 내용을 바르게 나열한 것은?

┌─────────────── 보기 ───────────────┐
│ 격렬한 운동 ➔ (㉠) ➔ (㉡) ➔ (㉢) ➔ 염증반응 ➔ 부종과 통증 │
└───────────────────────────────────┘

① ㉠ 세포막 손상
　 ㉡ 단백질분해효소에 의한 단백질 분해
　 ㉢ 근소포체로부터의 칼슘 누출
② ㉠ 세포막 손상
　 ㉡ 근소포체로부터의 칼슘 누출
　 ㉢ 단백질분해효소에 의한 단백질 분해
③ ㉠ 단백질분해효소에 의한 단백질 분해
　 ㉡ 근소포체로부터의 칼슘 누출
　 ㉢ 세포막 손상
④ ㉠ 근소포체로부터의 칼슘 누출
　 ㉡ 단백질분해효소에 의한 단백질 분해
　 ㉢ 세포막 손상

> **TIP** DOMS는 격렬한 운동 후 근섬유와 세포막이 손상되고 근소포체로부터 칼슘이 누출된 후 세포막이 손상된다. 그에 따른 염증반응으로 부종과 통증이 생기는 기전이 신장성 수축에서 자주 발생하는 지연성근통증이다.

Answer 11.④ 12.② 13.②

14 근육의 힘, 속도, 파워의 관계에 관한 설명으로 옳은 것은?

① 파워는 움직임 속도에 비례하여 지속적으로 증가한다.

② 지근섬유와 속근섬유의 수축 속도 차이의 주원인은 액틴과 마이오신의 십자교(cross-bridge) 연결 수의 차이이다.

③ 단축성 수축(concentric contraction) 시 움직임 속도가 증가할수록 근육의 힘 생성은 증가한다.

④ 움직임 속도가 같을 때 단축성 수축보다 신장성 수축(eccentric contraction) 시 더 큰 힘이 발생한다.

> **TIP** 보기 ①번의 파워는 속도가 없을 때 더욱 큰 힘을 낸다. 속도가 증가할수록 파워는 내려간다. 보기 ②번은 속근섬유가 지근섬유에 비해 수축 속도가 빠른 이유는 신경세포의 세포체가 크고 신경세포의 신경 섬유의 직경이 크다. 또한 신경세포의 축삭이 더 발달해 있고 신경세포가 지배하는 근섬유 수가 지근보다 많다. 마지막으로 근섬유의 근형질세망이 지근에 비해 발달해 있으며 ATPase가 지근에 비해 빠른 기전을 가지고 있다. 보기 ③번은 반대로 설명되어 있다. 움직임 속도가 증가하면 힘의 생성은 줄어든다. 빠른 속도는 액틴과 마이오신의 결합의 수가 줄어든다.

15 〈보기〉에서 운동 시 혈류의 분배에 관한 설명으로 적절한 것을 모두 고른 것은?

> ─── 보기 ───
> ㉠ 근육의 산소요구량 증가는 혈류의 내인성 조절(intrinsic control)을 발생시킨다.
> ㉡ 산화질소(nitric oxide, NO) 증가는 세동맥 혈관 확장을 유도한다.
> ㉢ 특정 예외를 제외한 대부분의 혈관은 부교감신경 활성에 의한 외인성 조절(extrinsic control)을 통해 확장된다.
> ㉣ 이산화탄소, 칼륨 이온, 수소 이온 등은 혈류량 증가를 자극할 수 있는 부산물이다.

① ㉠, ㉡, ㉢ ② ㉠, ㉡, ㉣

③ ㉠, ㉢, ㉣ ④ ㉡, ㉢, ㉣

> **TIP** 운동을 하게 되면 교감신경계에 의해 활동근 쪽 혈관은 확장되고 비활동근 쪽 혈관은 수축하게 된다. 근섬유의 대사율이 운동 중 증가한다. 그 결과 대사부산물이 축적되기 시작하고 조직의 산성화가 증가되며, 이산화탄소 배설량이 증가되면 근섬유의 온도가 높아진다. 이러한 국소적 변화는 혈관 확장을 일으키며 혈류량을 증가시킨다.

16 혈장량 조절에 관한 설명으로 옳지 않은 것은?

① 알도스테론(aldosterone)은 수분 재흡수와 혈장량 유지에 기여한다.

② 안지오텐신 전환효소(angiotensin-converting enzyme, ACE)는 안지오텐신Ⅰ을 안지오텐신Ⅱ로 전환시킨다.

③ 안지오텐신Ⅱ는 강한 혈관 확장 인자로 알도스테론 분비를 자극하여, Na+ 재흡수를 억제한다.

④ 열부하(heat load)가 없는 가벼운 운동 중에는 레닌 활성화와 알도스테론의 분비 변화가 크지 않다.

> **TIP** 보기 ③번의 안지오텐신Ⅱ는 혈관 수축인자로 세뇨기관 Na$^+$ 재흡수를 증가시킨다.

Answer 14.④ 15.② 16.③

17 〈보기〉에서 혈액 내 이산화탄소 운반 방법으로 옳은 것을 모두 고른 것은?

보기

㉠ 혈장 내 용해
㉡ 카바미노헤모글로빈(carbaminohemoglobin) 형성
㉢ 중탄산염 이온(HCO3-) 형성
㉣ 알부민(albumin)과 결합

① ㉠, ㉡, ㉢
② ㉠, ㉡, ㉣
③ ㉠, ㉢, ㉣
④ ㉡, ㉢, ㉣

TIP 알부민은 인체를 구성하는 혈장단백질 중 50~60% 정도가 알부민이며, 삼투조절을 통해서 혈액과 체내의 수분 량을 조절하는 등 중요한 역할을 한다. 그밖에 알부민은 조직에 영양분을 제공하며, 호르몬, 비타민, 약물, 칼슘 같은 이온과 결합하여 신체의 각 부분으로 전달하는 역할도 한다. 알부민은 간에서 만들어지며 간에서 합성되는 단백질의 25%를 차지하는 만큼, 간 손상에 극히 예민하다. 이런 알부민은 이산화탄소 운반과는 관련이 적다.

18 〈보기〉의 ㉠, ㉡에 해당하는 내용을 바르게 나열한 것은?

보기

• 심박출량(Q) × 동−정맥 산소차(a--v O2 diff.)
  = (㉠)
• 심박수(HR) × 수축기 혈압(SBP) = (㉡)

	㉠	㉡
①	산소섭취량	평균동맥압
②	평균동맥압	심근산소요구량
③	산소섭취량	심근산소요구량
④	산소환기당량	산소섭취량

TIP 운동 중 심박출량이 증가하는 것은 운동 강도에 따라 산소요구량이 증가하고 이를 충족시키기 위해 산소 운반을 증가시켜야 하기 때문이다. 일반인에 비해 운동선수의 경우가 운동 중 심박출량이 크다.(동일한 운동 강도에서는 상대적으로 작다.) 심박출량이 높을수록 최대유산소능력도 높으며, 최대유산소능력이 높을수록 심박출량도 높다고 할 수 있다.(최대산소섭취량 = 최대 심박출량 × 최대 동정맥 산소차) 심근산소요구량은 심근의 산소이용률인데 심박수에 수축기 혈압을 곱하여 구하는 지표이다.

19 장기간 지구성 트레이닝으로 기대할 수 있는 안정 시 심혈관계 기능의 변화로 옳지 않은 것은?

① 수축기 혈압 감소
② 이완기 혈압 증가
③ 1회 박출량 증가
④ 좌심실 이완기말 용적 증가

TIP 지구성 트레이닝 후 안정 시 이완기 혈압이 증가되지는 않는다. 오히려 혈류의 속도가 빨라지는 운동(지구성 운동)을 지속적으로 실시할 경우 혈관에 쌓인 찌꺼기가 정화되어 혈압이 낮아진다.

20 고온 환경에서의 열순응(heat acclimation) 후 열순응 전에 비해 동일 강도의 운동 시 나타나는 변화로 옳은 것은?

① 직장온도 증가
② 시간당 땀분비율 감소
③ 심박수 감소
④ 운동 지속 가능 시간 감소

TIP 열순응의 결과로 일어나는 생리학적 주요 반응은 혈장량의 증가, 발한 시점의 조기화, 발한률 증가, 땀에 의한 염분 손실의 감소, 피부의 혈류량 감소, 세포에서 열상해 단백질 증가가 있으며 운동의 지속 시간 증가와 심박수 증가도 생리적 주요 반응이다.

Answer 17.① 18.③ 19.② 20.③

1 골격근 수축단계에서 아데노신삼인산(ATP)의 가수분해로 나타나는 과정은?

① 액틴(actin)의 결합위치(binding site) 노출
② 십자교(cross-bridge)가 결합위치에서 분리
③ 근형질세망(sarcoplasmic reticulum)에서 칼슘 분비
④ 마이오신 머리(myosin head)가 꺾이며 파워 스트로크(power stroke) 발생

> **TIP** 액틴과 마이오신의 수축과 이완에 의한 골격근의 수축단계에서 마이오신 머리가 액틴을 근절 중앙 쪽으로 당기는 즉, 파워 스트로크(Power stroke)에 필요한 에너지는 ATP가 ADP + Pi + 에너지로 가수분해 될 때 나온다.
>
> ※ 아데노신삼인산이란 동물·식물·미생물 등 모든 생물의 세포 내에 풍부히 존재하는 물질이며, 생물의 에너지대사에서 매우 중요한 역할을 하고 있는 물질이다. 아데노신은 아데닌이라는 질소함유 유기화합물에 오탄당(탄소 원자가 5개인 탄수화물의 일종)이 결부된 화합물이다. 아데노신에 인산기가 1개가 달려 있으면 아데노신일인산(adenosine monophosphate : AMP)이라 하고, 2개 달려 있으면 아데노신이인산(adenosine diphosphate : ADP)이라 한다. 이 ATP의 마지막 인산기와 두 번째 인산기는 고에너지 인산결합으로 연결되어 있어서, 이를 보통 화학결합처럼 −으로 표시하지 않고 ∼와 같이 표시한다. 이것을 고에너지 인산결합이라고 하는 이유는 이 결합 하나가 끊어져 인산기가 떨어져 나가면, 그때 약 7∼12kcal/mol의 자유에너지(또는 유리에너지라고도 한다)가 방출되기 때문이다.

2 간에서 포도당 신생합성(gluconeogenesis)의 주요 기질(substrate)이 아닌 것은?

① 콜레스테롤(cholesterol)
② 글리세롤(glycerol)
③ 아미노산(amino acid)
④ 젖산염(lactate)

> **TIP** 포도당 신생합성은 noncarbohydrate로부터 glucose, glycogen을 합성하는 과정을 말한다.
> 주요 기질로는 glucogenic amino acid, lactate, glycerol, propionate 등이 있다.

3 체중이 70kg인 남성이 〈보기〉와 같은 호흡기능을 가지고 있을 때, 기능잔기용량(functional residual volume, FRV)은?

───── 보기 ─────
- 폐활량(vital capacity) : 5,000mL
- 일회호흡량(tidal volume) : 500mL
- 총폐용량(total lung capacity) : 6,000mL
- 날숨예비량(expiratory reserve volume) : 1,000mL
- 들숨예비량(inspiratory reserve volume) : 3,500mL

① 1,000mL   ② 1,500mL
③ 2,000mL   ④ 2,500mL

> **TIP** 총폐용량(TLC)＝폐활량(VC)＋잔기량(RLV)
> $6,000 = 5,000 + x$
> $x = 1,000$ 즉, 잔기량은 1,000mL
> 기능잔기용량(FRC)＝호기예비용적(ERV)＋잔기량(RLV)이므로 $1,000 + 1,000 = 2,000$mL

Answer 1.④ 2.① 3.③

4 일회박출량(stroke volume)에 대한 설명으로 옳지 않은 것은?

① 누운 자세에서 직립 자세로의 변화는 안정시 일회박출량을 증가시킨다.

② 운동 중 이완기말 용적(end diastolic volume)의 증가가 일회박출량을 증가시킨다.

③ 운동 중 증가된 심실 수축력(ventricular contractility)이 일회박출량을 증가시킨다.

④ 운동 중 평균동맥혈압(mean arterial pressure)의 감소가 일회박출량을 증가시킨다.

> **TIP** 일회박출량은 폐를 한번 쥐어짰을 때 즉 심박수 1회에 혈액을 우리 몸에 흘리는 양을 말한다.
> 누운 자세에서 직립 자세로 변화시켰을 때 하지의 정맥혈량이 증가하고, 일회박출량은 저하되므로 반사적 조정이 없을 경우 심박출량과 동맥혈압이 크게 저하된다.

5 보어효과(Bohr effect)에 대한 설명으로 옳은 것은?

① 심부체온이 증가함에 따라 산소-헤모글로빈 해리곡선이 우측으로 이동

② 심부체온이 감소함에 따라 산소-헤모글로빈 해리곡선이 좌측으로 이동

③ 혈중 H^+이 증가함에 따라 산소-헤모글로빈 해리곡선이 우측으로 이동

④ 혈중 H^+이 감소함에 따라 산소-헤모글로빈 해리곡선이 좌측으로 이동

> **TIP** 보어효과 … H^+이온이 헤모글로빈의 산소결합력에 미치는 효과로, 높은 농도의 H^+(낮은 pH)는 헤모글로빈의 산소결합력을 저하시키고, 낮은 농도의 H^+(높은 pH)는 산소결합력을 증가시킨다. 혈중 pH의 감소는 산도를 높이므로 산소-헤모글로빈의 결합력을 낮추어 해리곡선은 오른쪽으로 이동한다.

6 마이오글로빈(myoglobin)에 대한 설명으로 옳은 것을 〈보기〉에서 모두 고른 것은?

> ─── 보기 ───
> ⊙ 근세포막에서 미토콘드리아로 산소 운반
> ⓛ 헤모글로빈과 유사한 질량과 분자 구조
> ⓒ 동일한 정맥혈 산소분압에서 헤모글로빈보다 높은 산소포화도(oxygen saturation)를 가짐
> ⓔ 동일한 횡단면적의 장딴지근(gastrocnemius muscle) 보다 가자미근(soleus muscle)에 많이 분포

① ⊙, ⓛ, ⓒ   ② ⊙, ⓛ, ⓔ

③ ⊙, ⓒ, ⓔ   ④ ⓛ, ⓒ, ⓔ

> **TIP** 마이오글로빈 … 근육에서 산소를 부착시켜 운반하는 물질로 근육세포 내에서 산소를 운반하는 단백질이다. 마이오글로빈이 많으면 세포에서 산소를 많이 사용하고 산소를 사용할 수 있는 능력이 높아진다.
> 마이오글로빈은 혈액 속의 헤모글로빈과 비슷하여 산소와 결합하며 세포와 미토콘드리아 사이에 산소를 공급하는 역할을 한다. 높은 함량의 마이오글로빈은 모세혈관의 산소를 미토콘드리아에 많이 전달함으로써 근수축이 일어나는 근육에 많은 양의 에너지를 사용할 수 있게 한다. 산소분압이 동일한 조건에서 마이오글로빈이 헤모글로빈보다 산소와 더 잘 결합한다.
> ⓛ 마이오글로빈은 단백질 4차 구조로 헤모글로빈에 비해 산소친화성이 크고, 일산화탄소에 대한 친화성이 낮다. 마이오글로빈은 단일 폴리펩티드 사슬로 존재하며 헤모글로빈은 α사슬, β사슬이 모인 4개의 폴리펩티드 사슬 $(\alpha\beta)_2$로 구성되어 있다.

Answer   4.①   5.③   6.③

7 〈보기〉가 설명하는 호르몬은?

───── 보기 ─────

• 운동 중 분비 감소
• 혈당 저하 시 분비 감소
• 췌장의 랑게르한스섬(islets of Langerhans)
  에서 분비

① 글루카곤(glucagon)
② 에피네프린(epinephrine)
③ 알도스테론(aldosterone)
④ 소마토스타틴(somatostatin)

> **TIP** 소마토스타틴(somatostatin)은 췌장의 랑게르한스섬의 델타(δ) 세포에서 분비되며, 소화단계에서 증가한다.
> 영양소 분자가 순환과정으로 들어가는 속도를 조절하며, 성장 억제 호르몬으로 알려져 있다.
> ㉠ 소마토스타틴은 랑게르한스섬 자체 내에서 인슐린과 글루카곤의 분비를 억제하기 위해 국소적으로 작용한다.
> ㉡ 소마토스타틴은 위, 십이지장, 쓸개의 운동성을 감소시킨다.
> ㉢ 소마토스타틴은 위장관의 분비와 흡수를 모두 감소시킨다.

8 운동 중 분비되는 혈관확장 물질을 〈보기〉에서 모두 고른 것은?

───── 보기 ─────

㉠ 산화질소(nitric oxide, NO)
㉡ 안지오텐신 II(angiotensin II)
㉢ 프로스타사이클린(prostacyclin)

① ㉠, ㉡
② ㉠, ㉢
③ ㉡, ㉢
④ ㉠, ㉡, ㉢

> **TIP** 운동 중에는 심장의 일회박출량과 심장 박동수가 증가하면서 심박출량이 증가하게 된다. 이때 일시적인 전신혈관저항의 상승과 평균동맥압의 상승을 동반한다. 지속적이고 장기적인 신체활동 및 운동을 통해서는 안정시의 혈압강하 효과가 나타나게 되는데, 이는 교감신경 활동의 감소, 항염증작용, 혈관내피세포에서 생산되는 산화질소와 프로스타사이클린의 증가와 운동 시에 골격근에서 방출되는 대사물질들의 작용으로 혈관의 평활근이 이완되면서 유발되는 전신혈관 저항의 감소 작용으로 기인한다.

9 〈보기〉와 같은 운동 중 나타나는 심혈관 유동(cardiovascular drift)에 대한 설명으로 옳지 않은 것은?

───── 보기 ─────

• 20℃에서 VO₂max의 65% 강도로 장시간 달리기
• 심부체온 상승으로 발한량 증가

① 심박수(heart rate) 증가
② 심박출량(cardiac output) 증가
③ 일회박출량(stroke volume) 감소
④ 평균동맥혈압(mean arterial pressure) 감소

> **TIP** 심혈관계 유동
> 일정한 강도에서 장시간 유산소운동을 하거나 고온 환경에서 유산소운동을 하면 일회박출량이 점차 감소하고 심박수는 증가한다. 그리고 심박출량은 유지되며, 동맥혈압은 감소한다. 체열 상실을 위해 확장된 피부 혈관으로 배분되는 심박출량 비율을 점차적으로 증가시켜 심부온도의 증가를 둔화시킨다. 몸을 식히려고 더 많은 혈액을 피부로 이동시킴에 따라 심장으로 돌아오는 혈액이 줄어들면서 전부하가 감소한다. 땀을 흘림으로서 혈장량이 감소하고, 혈장이 모세혈관막을 통해 주위 조직 안으로 이동하여 혈액량이 줄어든다.

Answer 7.④ 8.② 9.②

10 〈보기〉의 안정 시 심전도 A구간에서 나타나는 특징으로 옳은 것을 모두 고른 것은?

─ 보기 ─

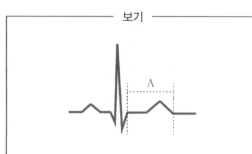

ⓐ 심방압력(atrial pressure)은 감소 후 증가
ⓑ 심실압력(ventricular pressure)은 증가 후 감소
ⓒ 심실용적(ventricular volume)은 지속적으로 감소
ⓓ 대동맥압력(aortic pressure)은 증가 후 대동맥판막(aortic valve)이 닫힐 때까지 감소

① ⓐ
② ⓐ, ⓑ
③ ⓐ, ⓑ, ⓒ
④ ⓐ, ⓑ, ⓒ, ⓓ

TIP

P Wave	PR Segment	QRS Complex	ST Segment	T Wave
	PR interval		QT interval	

ⓐ PR segment – 방실결절 지연기 : 방실결절에서 활동전위가 지연되는 시간은 P파와 QRS 복합군 시작 사이의 시간이다.
ⓑ ST segment : 좌우 심실의 탈분극 종료부터 재분극 시작 전까지의 기간으로 심실이 완전히 탈분극되고 심실 근육세포가 활동전위의 고평부에 있을 때로 QRS와 T파 사이의 기간으로 심실이 완전히 흥분되고 수축되어 심장이 비어 있다.
• 심실압력이 증가하여 대동맥압력보다 커지면, 대동맥판막이 열린다.

• 대동맥압력 곡선이 상승하고 심실의 부피는 급격히 감소한다.
• 심실이 재분극과 함께 이완하면 심실압력은 대동맥압력보다 낮아져 대동맥판막이 닫힌다.
ⓒ TP segment : 심장근이 완전히 재분극되어 안정기에 있고 심실에 혈액이 들어오기 시작할 때로 T파 후 와 다음 P파 사이이며 심실의 휴면 상태 중 심실에 피가 차고 있을 때 생긴다.

11 운동 중 발한에 의한 열손실을 설명한 것으로 옳지 않은 것은?

① 피부의 노출면적이 넓은수록 열손실 증가
② 대기의 수증기압(vapor pressure)이 높을수록 열손실 증가
③ 바람(wind)은 대류(convection)와 증발에 의한 열손실 촉진
④ 동일한 기온에서 상대습도(relative humidity)가 높을수록 열손실 감소

TIP 열손실
ⓐ 복사 : 적외선 형태의 열손실, 한 물체의 표면에서 다른 물체의 표면으로의 물리적 접촉이 없는 열전달, 적정 환경에서 안정 시 열손실의 60%는 복사를 통해서 나타남. 피부와 주변 물체와의 온도차에 의해 발생
ⓑ 전도 : 차가운 물체와 인체가 접촉될 때 차가운 물체의 분자로 열이 이동하는 것
ⓒ 대류 : 열이 인체와 접촉한 공기나 물 분자에 전달되는 전도적 열손실의 형태로 선풍기를 예로 들 수 있음. 공기에 비해 물의 냉각효과가 약 25배나 더 큼
ⓓ 증발 : 안정 시 열손실 효율성이 약 25%이지만, 최적 환경 이하의 조건에서 운동 중 열손실의 가장 중요한 것, 피부와 공기의 수증기압의 차이로 발생
ⓔ 높은 상대습도는 피부와 환경 사이의 수증기압 차이를 감소시키기 때문에 증발이 제한, 피부와 대기 수증기압 차이가 크면 증발이 많이 일어남
ⓕ 환경에 노출된 피부 표면의 양이 많을수록 열손실 증가

Answer 10.④ 11.②

12 미토콘드리아에서 일어나는 대사과정을 〈보기〉에서 모두 고른 것은?

───── 보기 ─────
㉠ 포스파전(phosphagen) 시스템
㉡ 젖산시스템(lactic acid system)
㉢ 시트르산 회로(citric acid cycle)
㉣ 전자전달계(electron transport chain)

① ㉠, ㉡ ② ㉢, ㉣
③ ㉡, ㉢ ④ ㉠, ㉣

TIP 우리가 섭취한 음식물은 피루브산과 지방산으로 미토콘드리아에 흡수되어 아세틸CoA로 분해되고 시트르산 회로에 의해 NAD^+가 NADH로 환원된다. 산화적 인산화과정에서는 NADH에서 생긴 고에너지 전자(e^-)가 전자전달계(Electron transport chain)를 통과하여 산소분자로 전달되며, 이 전자전달에 의해 내막 안팎에서 양성자 구배가 형성됨으로써, 이것이 ATP 합성효소에 의해 ATP를 생성하는데 이용된다.
1개의 포도당 분자는 해당과정 및 미토콘드리아 내의 시트르산 회로를 통해 4ATP, 10NADH, $2FADH_2$를 만들고 다시 전자전달계 및 산화적 인산화 과정을 거치면서 총 38분자의 ATP로 전환되게 된다.

13 해수면과 비교하여 해발 2,300m 환경에서 나타나는 생리적 반응으로 옳지 않은 것은?

① 동일한 최대하 절대 운동강도에서 심박수 증가
② 동일한 최대하 절대 운동강도에서 환기량 증가
③ 안정 시 동맥-정맥 산소 차이(a-$\bar{v}O_2$ diff) 증가
④ 안정 시 기초대사율(basal metabolic rate) 증가

TIP 고지대에서는 낮은 대기압으로 인해 동맥혈에서 운반되는 산소의 양이 제한되므로 근육으로의 산소 운반 감소가 제한되며 지구력과 VO_{2MAX}가 감소한다. 즉, 고도가 높을수록 지구력과 VO_{2MAX}의 감소가 크다. 또한 심박수와 호흡이 증가하게 된다.

14 〈보기〉의 자율신경을 통한 혈당량 조절 경로에서 옳은 설명을 모두 고른 것은?

───── 보기 ─────
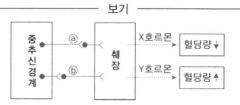

㉠ ⓐ의 신경절이후(postganglionic) 신경섬유 말단에서 노르에피네프린(noreponephrine)이 분비된다.
㉡ ⓑ의 신경절이전(preganglionic) 신경섬유의 세포체는 척수의 백질(white mattter)에 존재한다.
㉢ ⓐ와 ⓑ의 신경절이전(preganglionic) 신경섬유 말단에서 분비되는 신경전달물질은 같다.
㉣ X호르몬은 췌장의 베타(β)세포에서, Y호르몬은 알파(α)세포에서 분비된다.

① ㉠, ㉡ ② ㉡, ㉢
③ ㉢, ㉣ ④ ㉠, ㉣

TIP 자율신경을 통한 혈당량 조절 경로를 보면 ⓐ는 부교감신경, ⓑ는 교감신경, X호르몬은 인슐린, Y호르몬은 글루카곤임을 알 수 있다.
〈보기〉의 경로를 통하여 부교감신경과 인슐린의 작용으로 혈당량은 감소한다.
교감신경과 글루카곤, 에피네프린, 당질 코르티코이드 작용으로 인해 혈당량은 증가한다.

Answer 12.② 13.③ 14.③

15 장기간 지구성 트레이닝의 효과는?

① 항산화 능력 증가
② 안정 시 심박수 증가
③ 미토콘드리아의 수 감소
④ 최대하 운동 시 지방대사(fat metabolism) 감소

> **TIP** 장기간 지구성 트레이닝의 효과
> ㉠ 최대심박수는 감소하고 1회박출량과 심박출량, 동정맥산소차는 커진다.
> ㉡ 골격근 섬유의 미토콘드리아 함량을 증가시킨다.
> ㉢ 미토콘드리아 수의 증가는 근육의 탄수화물과 지방에 대한 근섬유의 산화능력을 증가시킨다.
> ㉣ 근육 항산화 능력을 향상시킨다.
> ㉤ 운동 중 산염기 균형을 향상시킨다.

16 장기간 근력 트레이닝의 효과는?

① 근원섬유(myofibrils) 수의 증가로 근비대 발생
② 운동신경의 발화빈도(firing rate)가 지속적으로 증가
③ 골격근 내 항산화효소(antioxidant enzymes) 활성도 감소
④ mTOR(mammalian target of rapamycin)가 억제되어 근비대 발생

> **TIP** 지속적인 무산소적 근력 트레이닝은 오랜 기간을 거쳐 근비대를 만들어내며, 또한 근력과 근지구력에도 영향을 준다. 근비대는 근력 트레이닝 외 짧은 기간, 높은 강도의 무산소적 운동을 통해 증가될 수 있다.
> 저강도, 오랜 기간, 유산소적 운동은 일반적으로 효과적인 조직비대를 일으키지 못한다. 그 대신 지구력 운동선수는 근육 내에 지방과 탄수화물의 저장능력 그리고 신생혈관을 증진시킬 수 있다.

17 〈표〉에서 근수축 시 골격근 섬유(fiber)의 미세구조 길이 변화에 대한 설명으로 옳지 않은 것은?

구분	수축 전	수축 중
㉠-대(band)	1.0μm	0.5μm
㉡-대(band)	2.0μm	2.0μm

① ㉠-대에는 티틴(titin)이 존재
② ㉠-대에는 M선(M-line)이 존재
③ ㉡-대에는 H구역(H-zone)이 존재
④ ㉡-대에는 액틴(actin)과 마이오신(myosin)이 모두 존재

> **TIP**
>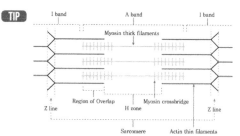
> 근원섬유는 액틴과 마이오신으로 구성되어 있으며, 가는 필라멘트를 액틴, 굵은 필라멘트를 마이오신이라 한다. 근원섬유 한 단위를 근절이라고 하며, 액틴만 존재하는 부위를 I대, 액틴과 마이오신이 모두 존재하는 부위를 A대, 마이오신만 존재하는 부위를 H대라고 한다.
> 수축 시 액틴만 움직이는 I대는 짧아질 수 있으며, A대는 수축을 하여도 길이는 그대로이다.
> 문제에서 보면 수축 전, 후 길이 변화로 인하여 ㉠은 I대, ㉡은 A대에 해당함을 알 수 있다.

Answer 15.① 16.① 17.②

18 〈보기〉는 인체에서 포도당이 분해되는 과정이다. 옳은 것을 모두 고른 것은?

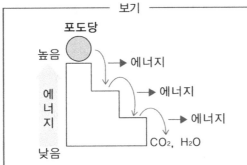

보기

포도당

높음

에너지

낮음

→ 에너지

→ 에너지

→ 에너지

CO_2, H_2O

㉠ 효소가 필요하다.

㉡ 방출된 에너지 중 일부는 체온유지에 이용된다.

㉢ 방출된 에너지 중 일부는 아데노신삼인산(ATP)을 합성하는데 이용된다.

① ㉠, ㉡
② ㉡, ㉢
③ ㉠, ㉢
④ ㉠, ㉡, ㉢

TIP 포도당 대사란 포도당이 해당과정과 TCA 회로를 거쳐 CO_2로 산화되는 과정을 말하며 이때 포도당 1몰이 산화되면 6몰의 CO_2가 생성되며 전자전달계의 과정을 거치면서 38몰의 ATP가 생성되는데 이만한 양의 ATP는 반응의 전체 자유에너지 변화량의 약 40%에 해당한다.

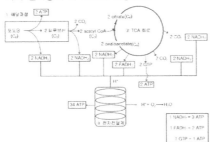

포도당과 같은 유기물의 호기성조건하에서의 분해는 그림에서처럼 다음의 세 가지 단계로 생각될 수 있다.

㉠ 해당과정: 포도당이 피루브산으로 분해되는 EMP(Embden-Meyerhof-Parnas) 경로

㉡ TCA(tricarboxylic acid) 회로: 피루브산을 CO_2와 $NADH_2$ 및 $FADH_2$로 전환하는 과정

㉢ 전자전달체인 $NADH_2$로부터 전자를 수용체에 전달함으로써 ATP를 생성시키는 호흡과정

포도당 대사는 위의 과정들을 거치며 CO_2로 산화되는 과정을 말하며 이때 포도당 1몰이 산화되면 6몰의 CO_2가 생성되며 전자전달계의 과정을 거치면서 38몰의 ATP가 생성된다.

진핵생물의 경우 해당과정은 원형질(cytoplasm) 내에서 일어나지만 TCA회로와 전자전달계는 미트콘드리아 내의 메트릭스에서 일어난다. 원핵생물의 경우 위 반응들은 막에 부착되어 있는 효소들에 의해 진행된다.

19 〈보기〉가 설명하는 것은?

보기

출산 임박 시 태아의 머리가 자궁경부를 압박→자궁경부의 압력 증가→감각수용기 자극→뇌하수체에서 옥시토신(oxytocin) 분비→더 강한 자궁수축→출산

① 프랭크-스탈링 기전(Frnak-Starling mechanism)
② 실무율 법칙(all-or-none law)
③ 양성되먹임(positive feedback)
④ 항정상태(steady state)

TIP ① 심장의 stroke volume은 심장에 피가 얼마나 찼는가에 비례한다. 즉 더 많은 양의 혈액이 심실을 채우게 되면 이것이 심장의 벽을 늘이게 되며 다시 심장의 수축력을 증가시켜 수축기에 심장에서 대동맥으로 펌핑되는 혈액의 양이 증가하게 된다는 것으로 심실로 흘러들어온 혈액량의 증가로 심근세포가 더 늘어나게 되면 근육은 더 큰 힘으로 수축을 하기 때문에 일어나는 현상

② 생물이 어떤 자극을 감지할 때는 일정 크기 이상의 자극을 가해주어야 하며, 자극을 느낄 수 있는 일정 크기 이상의 자극이 주어지면 반응의 크기는 한 최댓값을 유지하며 더 이상 커지지 않고 일정한 값을 갖는다는 법칙

④ 신체의 요구에 따른 반응의 균형, 생리학적으로 변하지 않고 일정한 상태를 유지하는 것

Answer 18.④ 19.③

20 〈보기〉의 정보를 이용하여 추정한 분당 폐포환기량(alveolar ventilation, V_A)은?

---- 보기 ----

- 나이 : 25세
- 성별 : 남성
- 체중 : 70kg
- 분당호흡수 : 20회
- 사강(dead space) : 150mL
- 1회호흡량(tidal volume) : 250mL
- 1초노력날숨폐활량(forced expiratory volume in 1 second, FEV1) : 4,000mL

① 4,700mL   ② 4,750mL

③ 4,800mL   ④ 4,850mL

> **TIP** 분당 폐포환기량을 구하기 전에 미리 분당 환기량을 구해야 한다.
> 분당환기량=1회호흡량×분당호흡수이므로
> $250 \times 20 = 5,000$mL
> 분당 폐포환기량=분당환기량−분당사강환기량이므로
> $5,000 - 150 = 4,850$mL

1 물질대사와 인체 세포에 대한 설명으로 옳지 않은 것은?

① 모든 물질은 세포막을 자유롭게 통과한다.
② 세포 활동을 조절하는 유전자는 핵 안에 존재한다.
③ 세포질은 핵을 제외한 세포 내부의 모든 물질로 구성된다.
④ 세포 내에는 각종 효소, 대사 중간산물, 글리코겐 등이 있다.

> **TIP** 산소와 이산화탄소 등은 인지질층을 쉽게 통과하지만 아미노산, 단백질 같은 수용성 물질들은 인지질층을 쉽게 통과 못한다.
> ① 모든 물질은 세포막을 자유롭게 통과한다는 옳지 않은 설명이다.

2 운동 중 피로에 의해 근육의 힘이 감소되는 원인을 〈보기〉에서 모두 고른 것은?

---- 보기 ----

㉠ 운동 시 동원되는 운동단위 수의 감소
㉡ 장시간 지속적인 운동 시 활동하는 근섬유 내 글리코겐 양의 증가
㉢ 단시간 최대운동 시 산소 결핍 및 혈중과 근육의 젖산 감소
㉣ 신경근연접(neuromuscular junction)에서 운동신경세포로부터 근섬유로의 신호 전달 감소

① ㉠, ㉡   ② ㉠, ㉣
③ ㉡, ㉢   ④ ㉢, ㉣

> **TIP** ㉡ 장시간 지속적인 운동 시 활동되는 근섬유 내 글리코겐양은 사용했기에 감소된다.
> ㉢ 단시간 최대운동 시 산소 결핍 및 혈중과 근육의 젖산은 감소가 아니라 증가된다.

Answer 20.④ / 1.① 2.②

3 지근섬유와 비교되는 속근섬유의 특성에 대한 설명으로 옳은 것은?

① 미토콘드리아(mitochondria)의 수가 많다.
② 높은 수준의 유산소성 지구력을 발휘한다.
③ 에너지 효율성이 낮다.
④ 최대수축속도가 느리다.

> **TIP** 지근(적근, ST, Type Ⅰ)의 특성
> ㉠ 모세혈관 밀도 및 마이오글로빈 함유량이 높다.
> ㉡ 지구성 운동 특성을 갖는다.
> ㉢ 에너지의 효율이나 피로에 대한 저항이 강하다.
> ㉣ 미토콘드리아의 수나 크기가 발달해 있다.
> ㉤ 산화 효소가 발달해 있다.
> ㉥ 미토콘드리아의 산화 능력이 높다.
> ※ 반면 속근(백근, FT, Type Ⅱ)의 특성
> ㉠ 모세혈관 밀도 및 마이오글로빈 함유량이 낮다.
> ㉡ 순발성 운동 특성을 갖는다.
> ㉢ 힘의 발생이나 수축 이완 시간이 빠르다.
> ㉣ ATP-PC, 근글리코겐의 저장량이 높다.
> ㉤ 해당 효소가 발달해 있다.
> ③ 에너지 효율성이 높은 것은 지근이다.

4 유산소성 트레이닝을 통한 근육 내 미토콘드리아의 변화에 대한 설명으로 옳지 않은 것은?

① 미토콘드리아 생성을 촉진하는 유전자의 발현이 증가한다.
② 미토콘드리아 기능이 향상되며 최대산소섭취량이 높아진다.
③ 미토콘드리아는 크기의 변화없이 수가 증가한다.
④ 전자전달계 효소 활성도가 높아져 산화적 인산화 능력이 향상된다.

> **TIP** 유산소성 트레이닝을 하면 미토콘드리아의 크기와 수 모두 증가한다.

5 운동에 대한 호르몬의 반응에 대한 설명으로 옳은 것은?

① 운동 시 성장호르몬의 분비량은 모든 연령에서 비슷하게 나타난다.
② 알도스테론은 스테로이드성 호르몬으로 운동 중 체액과 전해질 조절에 중요한 역할을 한다.
③ 카테콜라민 분비는 운동강도에 영향을 받지만, 연령에 따른 차이는 나타나지 않는다.
④ 테스토스테론은 남성에게서만 분비되며 저항성 운동 시 증가되는 경향이 나타난다.

> **TIP** ① 성장호르몬은 성장기에 가장 활발하게 분비되며, 평생 분비되는 호르몬이다. 운동시에도 물론 증가하지만 모든 연령에서 비슷하게 나오지는 않는다.
> ③ 운동강도에 영향을 받으며, 연령대가 높을수록 분비는 되지만 감소한다.
> ④ 여성에서도 분비되는 호르몬이다.

Answer 3.③ 4.③ 5.②

6 운동으로 인한 근육세포의 변화에 대한 설명으로 옳지 않은 것은?

① 장시간 지구성 훈련으로 인체 내 근육세포 증식(hyperplasia)이 활발히 일어난다.
② 저항성 운동은 세포 내 단백질 합성을 증가시켜 근비대를 촉진할 수 있다.
③ 운동 중 발생한 반응성산소종(reactive oxygen species)이 근섬유 비대를 유도하기도 한다.
④ 운동으로 인한 인산 및 에너지 수준의 변화는 AMPK(AMP;activated protein kinase)와 같은 신호전달 단백질 발현을 자극한다.

> **TIP** ① 지구성 훈련이 아니라 저항성 훈련에 대한 설명이다.
> ③ 반응성산소종(reactive oxygen species)은 항상성에 중요한 역할을 한다. 운동과 같은 스트레스를 통해 수치가 올라가며 과도하면 세포 구조에 손상을 주며 근섬유 비대를 유도하기도 한다.

7 근력 향상에 영향을 주는 요인으로 옳지 않은 것은?

① 동원되는 운동단위 수의 증가
② α-운동뉴런의 신경 자극 전달 증가
③ 근섬유횡단면적의 증가에 의한 근비대
④ 골지건기관(Golgi tendon organ) 등에 의한 자가 억제(autogenic inhibition) 강화

> **TIP** ④ 골지건기관의 자가 억제가 강화되면 운동신경 동원이 감소되고 그에 따라 근력 생산이 감소되며 부상을 유발할 수 있다. 따라서 근력 향상에 저해되는 요인이다.

8 도피반사(withdrawal reflex)에 대한 설명으로 옳은 것은?

① 고통의 원인으로부터 빠르게 사지를 회피하기 위해 발생하는 조건반사(conditioned reflex)이다.
② 수용체의 감각 신호가 반사궁(reflex arc)을 거쳐 상위중추로 전달됨으로써 유발된다.
③ 도피반사로 인해 굽힘근(굴곡근, flexor)이 수축하면, 길항근인 폄근(신전근, extensor)에서는 억제성 시냅스후 전위(IPSP, inhibitory postsynaptic potential)가 발생한다.
④ 도피반사에 의해 오른 팔꿈치 관절의 굴곡이 일어나는 동안 동시에 왼 팔꿈치 관절이 굴곡하는 상호억제(reciprocal inhibition)가 일어난다.

> **TIP** 도피반사는 척수반사라고 한다. 척수반사는 자극을 활동으로 변화시키는 반사중추가 척수에 있는 반사이다. 척수반사의 기전은 감각 수용기를 통해 위험을 인식하고 그 자극이 구심성 통로를 통해 들어오면 생각이나 감정의 과정을 거치지 않고 원심성 통로를 통해 근육에 굴곡 또는 신전의 명령을 내림으로써 위험에서 벗어나는 것이다.
> ① 무조건 반사이며, ② 반사궁은 반사 작용을 일으킬 때 흥분을 전파하는 경로를 말하는데 말초신경과 중추신경이 관여한다. 즉 수용체의 감각 신호가 반사궁을 거쳐 대뇌와 같은 상위중추로 전달된다는 것은 잘못된 설명이다.
> ④ 굴곡반사에 대한 설명이다. 손이나 발에 강한 자극을 주었을 때 이 자극을 피하기 위해 손과 발을 구부리는 반사작용이다. 자극이 강할 때 반사는 반대쪽에도 확대된다.

Answer 6.① 7.④ 8.③

9 운동강도와 운동시간에 따라 에너지 생성에 동원되는 기질의 변화에 대한 설명으로 옳은 것은?

① 고강도 운동(85%VO₂max) 시 근글리코겐 이용 비율은 혈당의 이용 비율보다 높다.
② 저강도 운동(25%VO₂max) 시 근중성지방의 이용 비율과 혈장 유리지방산의 이용 비율은 비슷한 수준이다.
③ 장시간 최대하 운동 초기에는 근글리코겐의 이용 비율과 혈당의 이용 비율은 비슷한 수준이다.
④ 최대하 운동이 장시간(1시간 이상) 지속될 경우 근중성지방의 이용 비율은 혈장 유리지방산의 이용 비율보다 높다.

> **TIP** 최대하 운동 시 사용되는 에너지원은 근글리코겐, 혈중 포도당, 혈장 유리지방산, 근중성지방이 있다.
> ② 저강도 운동 시 에너지원은 혈장 유리지방산에 대부분 의존한다.
> ③ 장시간 최대한 운동시에는 초반에는 근글리코겐 사용 비율이 높지만 점차 혈중 포도당 사용 비율이 높아진다. 즉 문장에서 초기라는 단어가 제거되면 옳은 설명이 된다.
> ④ 혈장 유리지방산의 사용 비율이 근중성지방의 사용 비율보다 더 높아진다.

10 〈보기〉는 크렙스회로(Krebs cycle) 관련 화합물의 작용 순서이다. 괄호 안에 알맞은 용어를 순서대로 바르게 나열한 것은?

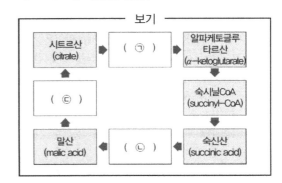

① ㉠ 이소시트르산(isocitrate)
   ㉡ 푸마르산(fumarate)
   ㉢ 옥살로아세트산(oxaloacetate)
② ㉠ 이소시트르산(isocitrate)
   ㉡ 옥살로아세트산(oxaloacetate)
   ㉢ 푸마르산(fumarate)
③ ㉠ 옥살로아세트산(oxaloacetate)
   ㉡ 푸마르산(fumarate)
   ㉢ 이소시트르산(isocitrate)
④ ㉠ 푸마르산(fumarate)
   ㉡ 이소시트르산(isocitrate)
   ㉢ 옥살로아세트산(oxaloacetate)

> **TIP** 크렙스회로의 주요 기능은 수소를 운반하는 NAD와 FAD를 사용하여 탄수화물, 지방, 단백질의 수소 이온을 제거하여 산화시키고 에너지를 활용하는데 있다. 빈칸의 정답은 Isocitrate, Fumarate, Oxaloacetate이다.

Answer 9.① 10.①

11 운동 시 혈액 내 산소 운반과 산소포화도(%O_2 saturation)에 대한 옳은 설명을 〈보기〉에서 모두 고른 것은?

───── 보기 ─────

㉠ 산소분압이 20mmHg일 때, 마이오글로빈 (myoglobin)의 산소포화도는 헤모글로빈 (hemoglobin)의 산소포화도 보다 낮다.

㉡ 산소분압이 40mmHg일 때, pH 7.45보다 pH 7.35의 헤모글로빈 산소포화도가 더 높다.

㉢ 폐조직 내 가스 교환 직후 동맥혈 산소분 압은 약 100mmHg이다.

㉣ 산소분압이 40mmHg일 때, 혈액 온도가 37℃일 때 보다 42℃일 때 헤모글로빈 산소포화도가 더 낮다.

① ㉠, ㉡   ② ㉡, ㉢

③ ㉢, ㉣   ④ ㉠, ㉣

> **TIP** ㉠ 마이오글로빈의 산소포화도가 헤모글로빈 보다 높다.
> ㉡ pH가 감소되면 산성화되는 것이고 당연히 산소와 헤모글로빈의 결합력이 약화된다.

12 운동 시 해당작용(glycolysis)의 속도제한효소 (rate-limiting enzyme)인 포스포프록토키나아제 (phosphofructokinase, PFK)의 활성을 높이는 요인을 〈보기〉에서 모두 고른 것은?

───── 보기 ─────

㉠ 시트르산염(citrate) 증가

㉡ ADP 증가

㉢ pH 증가

㉣ H^+ 증가

① ㉠, ㉡   ② ㉡, ㉢

③ ㉢, ㉣   ④ ㉠, ㉣

> **TIP** 포스포프록토키나아제(PFK)는 해당 과정에서 가 장 중요한 효소이다. AMP, ADP, pH의 증가에 자극되며, ATP와 PC의 생성, pH의 감소에 따라 억제되는 율속효소이다.

13 신경전달물질과 시냅스에 대한 옳은 설명을 〈보기〉 에서 모두 고른 것은?

───── 보기 ─────

㉠ 신경전달물질 중 아세틸콜린(acetylcholine)은 억제성과 흥분성 전위에 모두 관여한다.

㉡ 아세틸콜린이 시냅스후 신경(post-synaptic neuron)의 수용체와 결합하면 세포 바깥쪽 칼 륨이 신경이나 근육세포 안으로 들어간다.

㉢ 억제성 시냅스후 전위(IPSP)는 아세틸콜린 에스테라아제(acetylcholinesterase)의 작 용에 의해 발생한다.

㉣ 흥분성 시냅스후 전위(EPSP) 수와 억제성 시냅스후 전위 수의 비율에 따라 흥분성, 억제성 신경전달이 나타난다.

① ㉠, ㉡

② ㉡, ㉢

③ ㉢, ㉣

④ ㉠, ㉣

> **TIP** ㉡ 칼륨이 아니라 나트륨이 신경이나 근육세포 안으로 들어간다.
> ㉢ 감마아미노뷰티르산이 시냅스 공간으로 방출 된다.

Answer 11.③ 12.② 13.④

14 체중이 70kg인 운동선수가 〈보기〉의 조건으로 고 정식 자전거 에르고미터(6m/rev) 운동을 할 때, 일 량(work)과 파워(power)의 값으로 알맞은 것은?

─── 보기 ───

분당 50rpm의 속도, 10분 운동, 마찰저항 2kp

일량(kgm)	파워(kgm/min)
① 1,000	100
② 6,000	600
③ 8,400	840
④ 70,000	7,000

TIP 일량은 거리×힘이다. 거리는 $10min \times 50rpm \times 6m$ $= 3,000m$(6m/rev는 페달링 1바퀴에 이동되는 거 리가 6m라는 말임)
일량은 $3,000m \times 2kp = 6,000kgm$이며 파워는 일 량을 시간으로 나눈값으로 $6,000kgm/10min = 600$ (kgm/min)이 된다.

15 운동단위에 대한 설명 중 옳은 내용을 〈보기〉에서 모두 고른 것은?

─── 보기 ───

㉠ 근육의 움직임과 기능은 동원되는 운동단위 의 근섬유 수에 영향을 미치지 않는다.

㉡ 운동뉴런의 세포체는 척수 내에 위치하고, 축삭은 신경정보를 전달할 근육과 연결되 어 있다.

㉢ 역도 선수와 사이클링 선수가 운동할 때 동원하는 운동단위의 적용 형태는 같다.

㉣ 단시간 고강도 운동 수행 시에는 크기원리 (size principle)에 대한 예외가 발생한다.

① ㉠, ㉡   ② ㉠, ㉢

③ ㉡, ㉣   ④ ㉢, ㉣

TIP 근육군의 최대근력은 동원되는 운동단위가 많을 수록 크며 동원되는 근육의 단위면적이 클수록 강하다.
㉠ 근섬유 수에 영향을 미치며, ㉢ 역도 선수는 속근, 사이클링 선수는 지근섬유의 비율이 높으 며, 운동단위는 역도 선수가 더 높다.

16 운동 중 호흡조절 중추의 신경자극에 대한 설명으 로 옳지 않은 것은?

① 운동 중 관절, 힘줄 및 근육의 말초수용체로 부터 호흡조절 중추로의 정보 전달이 나타난다.

② 근육 내 화학수용체는 칼륨(K^+)과 수소이온 (H^+)의 농도 변화에 반응하여 호흡조절중추에 정보를 보낸다.

③ 심장의 우심실에 있는 기계적 수용체는 정보 를 호흡조절 중추로 보내 운동 중 심박출량 을 증가시킨다.

④ 동맥의 산소 분압 증가는 중추화학수용체와 대동맥 소체를 자극하여 환기량을 증가시킨다.

TIP ④ 동맥의 산소 분압이 감소하면 중수화학수용 체(수소이온과 이산화탄소분압에 영향)와 대동맥 소체(이산화탄소 농도의 변화를 감지)를 자극하 여 환기량이 증가된다.

17 내분비계에 대한 설명으로 옳지 않은 것은?

① 혈장 호르몬 농도는 세포 수준에서의 효과를 결정하는 중요한 요인이다.

② 내분비계는 선(분비샘, gland), 호르몬, 목표 기관 또는 수용기관으로 구성된다.

③ 호르몬은 화학적인 구조에 따라 펩티드호르몬, 스테로이드호르몬, 아민호르몬으로 분류된다.

④ 부신피질은 알도스테론, 코티솔, 에피네프린을 분비한다.

> **TIP** 에피네프린은 부신수질 호르몬(카테콜라민 : 에피네프린, 노프에피네프린)에 해당되며, 알도스테론과 코티솔은 부신피질 호르몬에 해당된다.

18 〈보기〉에서 괄호 안의 용어를 순서대로 바르게 나열한 것은?

> ──── 보기 ────
>
> 흉곽 내부 압력의 (㉠)는 흡기를, (㉡)는 호기를 유발시킨다. 이를 통해 복강의 압력을 변화시켜 심장으로 향하는 정맥혈회귀(venous return)를 증가시키는 것을 (㉢)라고 한다.

	㉠	㉡	㉢
①	감소	증가	호흡펌프 (respiratory pump)
②	증가	감소	호흡펌프 (respiratory pump)
③	증가	감소	근육펌프 (muscle pump)
④	감소	증가	근육펌프 (muscle pump)

> **TIP** 대기압보다 흉곽 내부 압력이 감소될 때를 흡기 반대 상황을 호기라 한다. 정맥혈회귀의 펌프 작용은 크게 3가지로 분류된다.
> ㉠ 근육에 의한 펌프 작용 : 근육이 수축하면 근육에 있는 정맥 혈관이 압박을 받아 혈액이 심장 쪽으로 밀려서 흐르게 된다. 이때 역류하지 않고 흐르는 이유는 정맥 혈관에 있는 수많은 판막에 의해 이루어지기 때문이다.
> ㉡ 호흡에 의한 펌프 작용 : 심장으로 가는 흉곽 및 복부의 정맥 혈관은 숨을 들이마시면 혈액이 밀려 나갔다가 숨을 내쉬면 다시 차게 되어 펌프 작용을 하게 된다. 그 원인은 숨을 들여 마실 때 흉곽 내의 압력이 감소되어(대기압 보다 낮아진다.) 흉곽 내의 정맥혈이 오른 쪽 심장으로 빨려들어 가기 때문이다. 운동 중 호흡이 증가하므로 운동의 강도가 높을수록 호흡에 의한 펌프 작용이 효과적이다.
> ㉢ 정맥 혈관 압축에 의한 펌프 작용 : 정맥 혈관 수축은 온몸의 정맥 계통의 용적을 줄이도록 작용하므로 혈액을 심장으로 밀어 넣는 역할을 하게 된다.

19 순환계의 구조와 기능에 대한 설명으로 옳지 않은 것은?

① 순환계는 산소와 영양소를 조직에 전달하고, 체온을 조절한다.

② 정상상태에서 심장주기를 조절하는 박동기를 방실결절(AV node)이라고 한다.

③ 운동 중 근육 혈류량은 산화질소, 아데노신 등의 증가에 의해 자율조절 된다.

④ 혈류에서 가장 큰 혈관 저항이 일어나는 곳은 세동맥(arteriole)이다.

> **TIP** 심장주기를 조절하는 특히 심방의 수축과 관련된 심장 자극전도 시스템의 첫 번째를 동방결절이라고 한다. 심장의 pacemaker이며 매분 60~80번 정도의 자극을 발생시킨다. 방실결절은 심장 중심부에 가까운 우심방벽에 위치하며 동방결절의 신호를 받는다.

Answer 17.④ 18.① 19.②

20 건강 및 체력과 관련된 용어에 대한 설명으로 옳지 않은 것은?

① 신체활동(physical activity) – 에너지 소비를 증가시키는 근육에 의한 신체 움직임
② 체력(physical fitness) – 피로감 없이 신체활동 및 일상생활을 수행하는데 필요한 능력
③ 운동(exercise) – 체력의 향상과 유지를 목표로 하는 계획된 신체활동
④ 건강관련체력(health-related physical fitness) – 신체구성 및 순발력을 포함하는 체력

> **TIP** 신체구성은 건강관련체력(신체구성, 근력, 근지구력, 유연성, 심폐지구력)이지만 순발력은 운동관련체력(순발력, 스피드, 평형성, 협응성, 민첩성, 반응시간 등)이다.

Answer 20.④

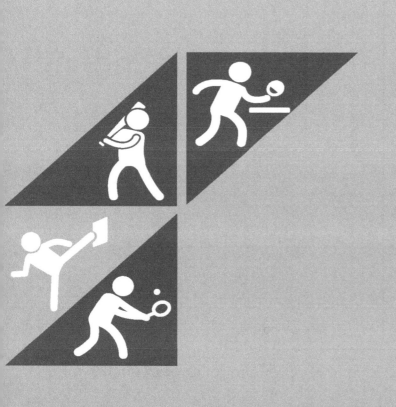

건강 · 체력평가

01 신체 활동과 건강

02 운동참여 전 평가

03 체력검사와 평가

04 체육측정평가

최근 기출문제 분석

01 신체 활동과 건강

01 〈 신체 활동의 이점과 위험요인

❶ 규칙적인 신체 활동과 운동의 이점

(1) 심혈관 기능 및 호흡 기능 향상

① 최대산소섭취량의 증가

② 분당 호흡량 감소

③ 심근 산소소비량 감소

④ 심박수와 혈압 감소

⑤ 골격근의 모세혈관 밀도 증가

⑥ 혈액 내 젖산 축적에 대한 운동역치 증가

⑦ 질병 진단과 증상의 징후발생에 대한 운동역치 증가

(2) 심혈관질환 위험요인 감소

① 안정시 수축기/이완기 혈압 감소

② 고농도 지단백콜레스테롤 증가와 중성지방 감소

③ 전체 체지방 감소, 복부지방 감소

④ 인슐린요구도 감소, 당내성 증가

⑤ 혈소판 부착성과 응집성 감소

⑥ 염증 감소

(3) 이환율과 사망률 감소

① 1차 예방(질병 초기발생을 예방하기 위한 중재)

② 활동 및 체력 수준이 높아질수록 심혈관질환, 관상동맥질환, 뇌졸중, 제2형 당뇨병, 대사증후군, 골다공증으로 인한 골절, 결장암과 유방암 및 담낭질환으로 인한 암 발병률 감소와 관련성이 있다.

③ 2차 예방(심장 관련 질환이 발병한 후 추가적 질병 예방)

④ 심장재활운동에 참가한 후 심근경색 증후군 환자의 경우, 심혈관질환과 모든 사망의 원인이 감소했다.

(4) 기타 이점

① 불안과 우울증 감소

② 지적 기능 개선

③ 노인들의 신체 기능과 독립적 생활 증진

④ 행복감 증진

⑤ 일, 여가, 스포츠 활동의 수행 증진

⑥ 노인들의 낙상위험성과 낙상으로 인한 손상 감소

⑦ 노인들의 기능적 한계 예방 혹은 경감

⑧ 노인들의 만성질환 치료 효과 증진

❷ 운동 관련 위험 요인

운동의 위험성은 심장질환 유병율과 밀접한 관계가 있다. 고강도 신체 활동은 돌연사와 급성심근경색 등의 위험을 일시적으로 증가시킬 수 있다.

운동은 진단되거나 혹은 잠재되어 있는 기존의 심장질환을 가진 사람들에게서 심장사고의 유발가능성이 높다.

(1) 젊은 층의 운동 중 위험률

① 30 ~ 40세 이하의 경우 급성심장사 위험은 매우 낮은데, 이는 이러한 연령대의 인구 중 심혈관질환이 있는 사람의 수가 적기 때문이다.

② 돌연사의 가장 보편적 원인은 비대심장근육병증(심근비대증), 관상동맥기형, 대동맥 협착증과 같은 선천적이고 유전적인 기형이다.

(2) 성인의 운동 관련 심장사고

① 급성심장사나 급성심근경색의 발병 위험률은 나이든 사람들의 심혈관질환 분포가 높기 때문에 젊은 사람들보다 중년과 노인들이 더 높다.

② 고강도 운동을 수행하는 성인의 급성심장사나 급성심근경색 발병률이 젊은 사람들보다 더 높다.

③ 급성심장사와 급성심근경색 비율은 대부분의 좌식 생활을 하는 사람들이 익숙하지 않은 운동을 갑자기 하는 경우 더 높게 나타난다.

④ 고강도 운동 시 급성심장사나 급성심근경색의 위험이 증가한다고 할지라도, 신체적으로 활동적이거나 체력이 좋은 성인의 경우에는 비활동적인 사람들에 비해서 약 30 ~ 40% 정도 위험이 낮다.

(3) 운동 관련 심장사고에 대한 예방책

① 의료전문가는 신체적으로 활발한 어린이와 성인을 올바르게 평가하기 위해, 운동 관련 사고와 관련된 병리적 상태에 대하여 숙지해야 한다.

② 신체적으로 활동적인 사람들은 심장질환의 전조증상(예 가슴과 등 상부에 과도하거나 비정상적인 피로와 통증)의 특성을 알아야 하고, 만약 그러한 증상들이 발견된다면, 신속히 치료를 받아야 한다.

③ 고등학교나 대학 운동선수들은 자격 있는 전문가에게 미리 검진을 받아야 한다.

④ 자신의 심장상태에 대해서 알고 있거나 가족력이 있는 운동선수들은 출간된 지침서를 사용하여 경기 전에 평가를 받아야 한다.

⑤ 의료시설에서는 직원들이 심장 응급상황 대처훈련을 받았다는 것을 보증할 수 있어야 하며, 특정화된 계획과 적절한 소생술 관련 장치를 구비하여야 한다.

⑥ 신체적으로 활동적인 사람들은 그들의 운동능력, 습관적 운동 수준, 그리고 환경의 변화에 맞추어 운동 프로그램들을 수정해야 한다.

02 신체 활동과 만성질환

❶ 신체 활동 상태와 만성질환

(1) 신체 활동과 심호흡계 건강

① 미국심장협회에서는 건강한 생활습관을 유지하는 데 필요한 구성요소로 규칙적이고 적절한 신체 활동을 강조하고 있다.

② 높은 수준의 신체 활동은 관상동맥질환의 감소를 가져온다.

(2) 신체 활동과 뇌졸중

① 신체 활동이 부족한 사람들 사이에서 뇌졸중의 위험이 증가한다는 추세를 보이지만, 신체 활동 수준과 뇌졸중의 위험 간의 반비례 관계는 발견되지 않는다.

② 신체 활동 부족은 뇌졸중의 위험인자이다.

③ 신체 활동은 뇌졸중에 대한 예방책을 제공한다.

(3) 신체 활동과 고혈압

고혈압 위험에 대한 전향적 연구는 거의 없지만, 남성과 여성 모두에게 신체 활동은 예방적 효과를 보여주고 있다.

(4) 신체 활동과 제2형 당뇨병

높은 수준의 신체 활동은 제2형 당뇨병의 발병 위험을 낮춘다.

(5) 신체 활동과 암

① 좌업생활은 결장암에 걸릴 위험성을 증가시킨다.

② 신체 활동이 유방암에 걸릴 위험을 감소시킨다.

③ 신체 활동에 의한 생물학적으로 타당한 기전이 생리주기의 변화 또는 성호르몬에의 노출, 면역기능의 개선, 더 나은 에너지 균형, 인슐린과 인슐린 유사 성장인자의 변화를 포함한 유방암에 걸릴 위험에 영향을 미칠 수도 있다.

2 신체 활동 권고사항

(1) 미국스포츠의학회와 미국심장협회의 주요 신체 활동 권고사항

① 18 ~ 65세의 모든 건강한 성인은 일주일에 5일, 최소 30분의 중강도 유산소 신체 활동을 하거나 일주일에 3일, 최소 20분의 고강도 신체 활동이 필요하다.

② 중강도 운동과 고강도 운동을 같이 수행해야 권고사항을 충족시킬 수 있다.

③ 중강도 유산소 운동은 최소한 10분 이상을 지속적으로 수행하여, 총 누적시간이 최소 30분 이상이 되도록 운동을 실시해야 한다.

④ 모든 성인은 일주일에 최소 2일 이상 근력과 근지구력 향상이나 유지를 위한 운동을 해야 한다.

⑤ 신체 활동과 건강 사이의 비례 관계 때문에, 체력을 좀 더 증진하고 싶거나, 만성질환 및 장애의 위험을 줄이거나, 혹은 건강에 해로운 체중 증가를 예방하고자 하는 경우에는 신체 활동 최소 권고량을 초과하여 운동을 하면 효과를 볼 수 있을 것이다.

(2) 2008 신체 활동 지침 위원회 보고에서 발췌한 주요 신체 활동 권고사항

① 모든 미국인들은 주당 150분의 중강도 유산소활동이나 주당 75분의 고강도 유산소활동에 상응하는 에너지 소비활동 또는 이 두 활동을 결합해서 실제적인 건강상의 이점을 위한 에너지소비량을 발생시킬 수 있는 활동에 참여하여야 한다.

② 주당 300분의 중강도 이상의 유산소활동이나 주당 150분의 고강도 이상의 유산소활동 또는 중강도와 고강도 유산소활동의 결합으로 부가적인 건강상의 이점이 얻어진다.

③ 근골격 손상의 위험성을 줄이기 위해서 전체 신체 활동량을 주중에 규칙적인 단위로 나누어서 실행할 것을 권고하고 있다(예 주 5일의 빈도로 30분의 중강도 유산소활동).

02 운동참여 전 평가

01 〉 운동참여 전 건강검진과 위험분류

❶ 운동참여 전 건강검진

(1) 건강검진의 목적

① 의학적 금기사항이 약화되거나 조절 가능한 상태가 될 때까지 운동 프로그램으로부터 제외되는 의학적 금기를 지닌 개인을 식별한다.

② 의학적인 감독 하에 운동 프로그램을 받아야 하거나 심각한 질병을 지닌 사람을 인식한다.

③ 운동 프로그램의 시작 또는 현재의 운동 프로그램의 빈도, 강도, 혹은 소요시간을 증가시키기 전에 의학평가와 운동검사를 받아야 하는 사람을 식별한다.

④ 다른 특별한 조치가 필요한 참여자를 식별한다.

(2) 운동 참여 전 설문지 – 신체활동준비 설문지

　　(The Physical Activity Readiness Questionnaire, 2014 PAR-Q+)

심장 질환의 징후에 초점을 맞추면서 또한 사전에 평가되어야 하는 근·골격 문제를 확인(기존의 PAR-Q는 최근 PAR-Q+로 업데이트 되었으며, 참여 전 권장사항을 보다 잘 안내하는 몇 가지 추가 후속 질문이 포함되어 있다. 운동 및 가양성 검사의 문제를 줄이기 위해 개발되었다.)

2014 PAR-Q+

모두를 위한 신체활동준비설문지

규칙적인 신체활동의 건강 혜택은 이미 잘 알려져 있다. 더 많은 사람들이 주당 매일 신체활동에 참여해야 한다. 신체활동의 참여는 내부분의 사람들에게서 매우 안전하나. 이 실문시는 낭신이 신체석으로 너 활통석으로 수행하기 선에 의사나 운동선문가로부터의 조언이 필요한지 또는 그렇지 않은지를 알려줄 것이다.

GENERAL HEALTH QUESTIONS

아래의 7개의 질문을 주의 깊게 읽고 각 문항에 대해 솔직히 답변해 주십시오 : "예" 나 "아니오"로 표시하세요.	예	아니오
1. 의사가 당신의 심장질환□이나 고혈압□에 대하여 이야기한 적이 있습니까?	□	□
2. 안정 시나 일상활동 중 또는 신체활동을 할 때 가슴에 통증이 있습니까?	□	□
3. 지난 12개월 동안 어지럼증으로 쓰러졌거나 의식을 잃은 적이 있습니까?	□	□
4. 심장병이나 고혈압 이외의 다른 만성질환으로 진단받은 적이 있습니까? 여기에 질환에 대하여 기술하세요. _____	□	□
5. 현재 만성질환을 치료하기 위해 처방약을 복용하고 있습니까? 여기에 질병과 약에 대하여 기술하세요. _____	□	□
6. 신체활동을 통해 더 악화될 수 있는 뼈, 관절 또는 연조직(근육, 인대 또는 힘줄) 문제가 현재(또는 지난 12개월 이내) 있습니까? 과거에 문제가 있었다면 아니오로 대답하십시오. 여기에 질병과 약에 대하여 기술하세요. _____	□	□
7. 의사가 의학적인 감독하에서만 신체활동을 해야 한다고 말했습니까?	□	□

☑ 위의 모든 질문에 대해 "아니오"로 대답했다면, 당신은 신체활동을 위한 준비가 되었습니다. 참여자 선언문(PARTICIPANT DECLARATION)에 서명하려면 4페이지로 이동하십시오. 당신은 2~3페이지의 설문지를 작성할 필요가 없습니다.
  ⊕ 훨씬 더 신체적으로 활동하기 시작하십시오. 천천히 시작하고 점진적으로 시작하십시오.
  ⊕ 귀하의 나이에 맞는 국제 신체활동 지침을 따르십시오(www.who.int/dietphysicalactivity/en/).
  ⊕ 건강 및 체력 평가에 참여할 수 있습니다.
  ⊕ 만약 당신이 45세 이상이고 규칙적인 고강도에서 최대 강도로 운동하는 것이 익숙하지 않다면 이러한 강도로 운동하기 전에 검증된 운동전문가와 상의하세요.
  ⊕ 만약 질문이 더 있다면, 검증된 운동전문가와 상의하세요.

● 위의 모든 질문에 대해 하나 또는 그 이상 "예" 라고 대답했다면, 2와 3페이지의 설문지를 작성하세요.

▲ 다음과 같은 경우 더 활동적이기 전에
  ✓ 당신이 감기나 열이 나는 것과 같은 일시적인 질병이 있다면, 좋아질 때까지 기다리는 것이 가장 좋습니다.
  ✓ 당신이 임신 중이라면, 더 신체적으로 활동하기 전에 건강관리종사자, 주치의, 검증된 운동전문가 또는 www.eparmedx.com 사이트의 ePARmed-X+ 설문지를 작성하세요.
  ✓ 건강상의 변화 – 어떤 신체적인 활동 프로그램을 지속하기 전에 이 문서의 2페이지와 3페이지의 질문에 답변하거나 의사 또는 검증된 운동전문가와 상담하십시오.

2014 PAR-Q+

당신의 질환에 대한 추후 질문

1. 당신은 관절염, 공다공증, 또는 허리에 문제가 있습니까?
만약 위와 같은 질환들을 지니고 있다면, 1a-1c의 질문들에 답하세요. 만약 없다면 질문 □ 2로 가세요.

1a. 약물이나 의사가 처방한 치료로 당신의 질환을 조절하는 것이 어렵습니까? (현재 약물이나 다른 처방을 받고 있지 않다면 "아니오"로 대답하세요)	예□ 아니오□
1b. 관절 문제로 인한 통증, 최근 골절, 골다공증이나 암에 의한 골절, 변위된 척추(예 : 척추 전방전위증) 또는 척추 분리증/협부 결손(척추 뒤쪽의 뼈 고리의 균열)을 가지고 있습니까?	예□ 아니오□
1c. 3개월 이상 정기적으로 스테로이드 주사를 맞았습니까?	예□ 아니오□

2. 어떤 종류의 암을 지니고 있습니까?
위의 조건이 있는 경우 2a-2b에 답하십시오. 만약 없다면 □ 질문 3으로 가세요.

2a. 암 진단에는 폐/기관지, 다발성 골수종(혈장 세포의 암), 두경부, 목의 유형이 포함됩니까?	예□ 아니오□
2b. 현재 암 치료(화학요법 또는 방사선 치료)를 받고 있습니까?	예□ 아니오□

3. 심장이나 심혈관질환이 있습니까? 관상동맥질환, 심장마비, 진단된 부정맥
만약 위의 질환에 해당되면 질문 3a-3d에 답하세요. 만약 없다면 □ 질문 4로 가세요.

3a. 약물이나 의사가 처방한 치료로 당신의 질환을 조절하는 것이 어렵습니까? (현재 다른 치료법이나 약물을 복용하고 있지 않다면 "아니오"로 대답하십시오)	예□ 아니오□
3b. 의료관리가 필요한 불규칙한 심장박동이 있습니까? (예 : 심방세동, 심실조기수축)	예□ 아니오□
3c. 만성심부전이 있습니까?	예□ 아니오□
3d. 관상동맥질환(심혈관)을 진단 받았습니까? 그리고 지난 2개월 동안 규칙적인 신체활동에 참여하지 않았습니까?	예□ 아니오□

4. 고혈압이 있습니까?
위의 질환들이 있는 경우 질문 4a-4b에 답하십시오. 만약 없다면 □ 질문 5로 가세요.

4a. 약물이나 의사가 처방한 치료로 당신의 질환을 조절하는 것이 어렵습니까? (현재 다른 치료법이나 약물을 복용하고 있지 않다면 "아니오"로 대답하십시오)	예□ 아니오□
4b. 약물 사용 여부에 관계없이 안정 시 혈압이 160/90mmHg 이상입니까? (만약 안정 시 혈압을 모른다면 "예"라고 답하세요)	예□ 아니오□

5. 대사질환이 있습니까? 여기에는 1형 당뇨병, 2형 당뇨병, 전 당뇨병
위의 조건이 있는 경우 5a-5e에 답하십시오. 만약 없다면 □ 질문 6으로 가세요.

5a. 종종 음식, 약물 또는 의사가 처방한 치료법으로 당신의 혈당을 조절하는 것이 어렵습니까?	예□ 아니오□
5b. 운동 후 또는 일상생활활동 시 저혈당의 징후 및 증상으로부터 자주 고통을 느끼십니까? 저혈당 징후에는 흔들림, 긴장감, 비정상적인 과민성, 비정상적인 발한, 현기증 또는 가벼운 어지럼증, 정신 혼란, 말하기 어려움, 약해짐 또는 졸음이 포함될 수 있습니다.	예□ 아니오□
5c. 심장이나 혈관질환 또는 눈, 신장 또는 발가락과 발의 감각에 영향을 주는 합병증과 같은 당뇨 합병증의 징후나 증상이 있습니까?	예□ 아니오□
5d. 현재 다른 대사질환이 있습니까(임신 관련 당뇨병, 만성신장질환 또는 간 문제)?	예□ 아니오□
5e. 가까운 장래에 비정상적으로 고강도(또는 격렬한 강도) 운동을 할 계획입니까?	예□ 아니오□

2014 PAR-Q+

6. **정신건강 문제나 학습장애가 있습니까?** 이것은 알츠하이머, 치매, 우울증, 불안장애, 식이장애, 정신병 장애, 지능장애, 다운증후군을 포함합니다.
만약 위의 질환을 지니고 있다면, 6a-6b의 질문들에 답하세요. 만약 없다면 □ 질문 7로 가세요.

6a.	약물이나 의사가 처방한 치료법으로 당신의 질환을 조절하는 것이 어렵습니까? (현재 약물이나 다른 처치를 받고 있지 않다면 "아니오"로 대답하세요)	예□ 아니오□
6b.	신경 또는 근육에 영향을 미치는 허리 문제 또한 가지고 있습니까?	예□ 아니오□

7. **호흡기질환을 가지고 있습니까?** 이것은 만성폐쇄성질환, 천식, 폐고혈압을 포함합니다.
만약 위의 질환을 지니고 있다면, 7a-7d의 질문들에 답하세요. 만약 없다면 □ 질문 8로 가세요.

7a.	약물이나 의사가 처방한 치료법으로 당신의 질환을 조절하는 것이 어렵습니까? (현재 약물이나 다른 처치를 받고 있지 않다면 "아니오"로 대답하세요)	예□ 아니오□
7b.	주치의가 휴식 시 또는 운동 중 혈중산소수치가 낮고 산소 보충치료가 필요하다고 말한 적이 있습니까?	예□ 아니오□
7c.	천식 환자의 경우 현재 흉부 압박감, 천명음, 호흡곤란, 일관된 기침(주 2일 이상) 또는 지난주에 응급약물을 2회 이상 사용했습니까?	예□ 아니오□
7d.	의사가 폐혈관에 고혈압이 있다고 말했습니까?	예□ 아니오□

8. **척추 손상이 있습니까?** 이것은 사지마비와 하반신 마비를 포함합니다.
만약 위의 질환에 해당되면 질문 8a-8c에 답하세요. 만약 없다면 □ 질문 9로 가세요.

8a.	약물이나 의사가 처방한 치료법으로 당신의 질환을 조절하는 것이 어렵습니까? (현재 약물이나 다른 처치를 받고 있지 않다면 "아니오"로 대답하세요)	예□ 아니오□
8b.	현기증, 가벼운 어지럼증 또는 실증을 유발하기에 충분한 안정 시 낮은 혈압을 가지고 있습니까?	예□ 아니오□
8c.	의사가 당신에게 고혈압의 갑작스러운 발진(자율신경반사장애로 알려짐)을 보인다고 하였습니까?	예□ 아니오□

9. **뇌졸중이 있었습니까?** 여기에는 일과성 뇌허혈 발작(TIA) 또는 뇌혈관 사고를 포함합니다.
만약 위의 질환을 지니고 있다면, 질문 9a-9c에 답하세요. 만약 없다면 □ 질문 10로 가세요.

9a.	약물이나 의사가 처방한 치료법으로 당신의 질환을 조절하는 것이 어렵습니까? (현재 약물이나 다른 처치를 받고 있지 않다면 "아니오"로 대답하세요)	예□ 아니오□
9b.	걷거나 이동하는 데 장애가 있습니까?	예□ 아니오□
9c.	지난 6개월 동안 신경이나 근육에 장애나 뇌졸중이 있었습니까?	예□ 아니오□

10. **위에 열거되지 않은 다른 질환이 있거나 아니면 두 가지 또는 그 이상의 질별이 있습니까?**
다른 질환이 있는 경우 질문 9a-9c에 답하세요. 만약 없다면 □ 4페이지로 가세요.

10a.	지난 12개월 경우 머리 부상으로 인한 의식을 잃거나, 기절 또는 의식상실을 경험했습니까?	예□ 아니오□
10b.	간질, 신경질환, 신장 문제와 같이 나열되지 않은 질병이 있습니까?	예□ 아니오□
10c.	현재 두 가지 이상의 빌병을 지니고 살고 있습니까?	예□ 아니오□

당신의 질병 및 관련된 약물을 기술하세요. _____

귀하의 현재의 질환에 대한 권고사항을 위해 4페이지로 이동하고 참여자 선언에 서명하십시오.

2014 PAR-Q+

☑ **귀하의 질병에 대한 모든 후속 질문에 대해 귀하가 "아니오"로 대답하면, 귀하는 보다 많은 신체활동을 할 수 있는 준비가 된 것입니다. 아래의 참여자 선언서에 서명하십시오.**
  ⊛ 귀하의 건강 요구를 충족시키기 위한 안전하고 효과적인 신체활동 계획을 수립할 수 있도록 자격을 갖춘 운동전문가와 상담하는 것이 좋습니다.
  ⊛ 당신은 천천히 시작하여 서서히 증가하는 것이 좋습니다. 유산소와 근육 강화 운동을 포함해서 저강도에서 중가도의 운동을 20~60분, 주당 3~5일 실시하십시오.
  ⊛ 운동을 진행할 때 주당 중강도의 신체활동을 150분 이상 축적하는 것을 목표로 해야 합니다.
  ⊛ 만약 45세 이상이고 규칙적으로 고강도에서 최대 강도의 운동에 익숙하지 않은 경우에는 이 강도 운동에 참여하기 전에 자격을 갖춘 운동전문가와 상담하십시오.

● **귀하의 질병에 대한 하나 또는 그 이상의 후속 질문에 예라고 답한 경우:**
  당신은 신체적으로 더 활동적이 되거나 체력 평가에 참여하기 전에 추가 정보를 찾아야 합니다. 당신은 특별히 고안된 온라인 심사 및 운동 권장사항 프로그램을 완료해야 합니다. www.eparmedx.com에서 ePARmed-X+ 그리고/또는 ePARed-X+를 통해 보다 자세한 정보를 얻으려면 자격을 갖춘 운동전문가를 만나십시오.

▲ **다음과 같은 경우 더 활동적이기 전에**
  ✓ 당신이 감기나 열이 나는 것과 같은 일시적인 질병이 있다면, 좋아질 때까지 기다리는 것이 가장 좋습니다.
  ✓ 당신이 임신 중이라면, 더 신체적으로 활동하기 전에 건강관리종사자, 주치의, 검증된 운동전문가 또는 www.eparmedx.com 사이트의 ePARmed-X+ 설문지를 작성하세요.
  ✓ 건강상의 변화 – 어떤 신체적인 활동 프로그램을 지속하기 전에 이 문서의 2페이지와 3페이지의 질문에 답변하거나 의사 또는 검증된 운동전문가와 상담하십시오.

- PAR-Q+를 복사하는 것이 좋습니다. 전체 설문지를 사용해야 하며 변경이 허용되지 않습니다.
- 저자, PAR-Q+ 연구진, 파트너 기관 및 대리인은 신체활동을 하거나 PAR-Q + 또는 ePARmed-X+를 사용하는 사람에 대해 어떠한 책임도 지지 않습니다.

참여자 선언(PARTICIPANT DECLARATION)

- PAR-Q+를 작성한 모든 사람들은 아래의 선언문을 읽고 서명하십시오.
- 동의를 위해 필요한 법적 연령보다 어리거나 보호자의 동의가 필요한 경우, 부모님, 보호자는 반드시 이 양식에 서명해야 합니다.

아래에 서명한 나는 읽고, 충분히 이해했으며, 이 설문지를 작성했습니다. 본인은 이 신체활동에 대한 허가가 완료일로부터 최대 12개월 동안 유효하며, 나의 상태가 변경되면 무효가 된다는 것을 인정합니다. 또한 관리인(예: 고용주, 지역사호/인증센터, 건강관리전문가 또는 기타 지정 기관)이 본 양식의 사본을 보유할 수 있음을 인정합니다. 이러한 경우, 관리인은 개인 건강 정보의 저장과 관련하여 지역, 국가 및 국제 지침을 준수해야 하며, 관리인이 정보의 기밀을 유지하고 그러한 정보를 요용하거나 부당하게 공개하지 않도록 해야 합니다.

이름 _____   날짜 _____

사인 _____   증인 _____

부모님, 보호자 _____

❷ 위험분류

❋ 위험도 분류의 논리적 모델 ❋

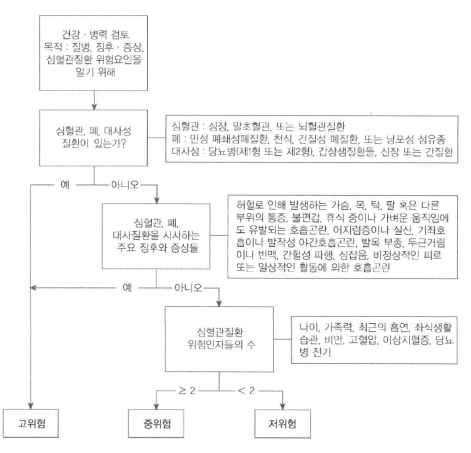

※ ACSM 참여 전 검진 알고리즘(규칙적인 운동에 참여하지 않음) ※

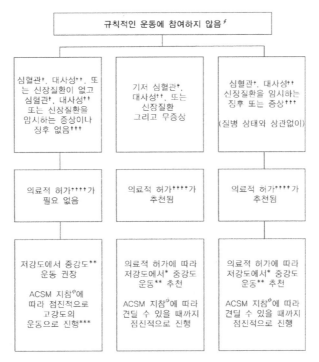

규칙적인 운동에 참여하지 않음ᶠ

| 심혈관ᵗ, 대사성ᵗᵗ, 또는 신장질환이 없고 심혈관ᵗ, 대사성ᵗᵗ 또는 신상질환을 암시하는 증상이나 징후 없음ᵗᵗᵗ | 기저 심혈관ᵗ, 대사성ᵗᵗ, 또는 신장질환 그리고 무증상 | 심혈관ᵗ, 대사성ᵗᵗ 신장질환을 암시하는 징후 또는 증상ᵗᵗᵗ (질병 상태와 상관없이) |

| 의료적 허가ᵗᵗᵗᵗ가 필요 없음 | 의료적 허가ᵗᵗᵗᵗ가 추천됨 | 의료적 허가ᵗᵗᵗᵗ가 추천됨 |

| 저강도에서 중강도** 운동 권장 ACSM 지참°에 따라 점진적으로 고강도의 운동으로 진행*** | 의료적 허가에 따라 저강도에서* 중강도 운동** 추천 ACSM 지참°에 따라 견딜 수 있을 때까지 점진적으로 진행 | 의료적 허가에 따라 저강도에서* 중강도 운동** 추천 ACSM 지참°에 따라 견딜 수 있을 때까지 점진적으로 진행 |

ᶠ운동처방	최소한 지난 3개월 동안 최소 수당 3일. 중강도 신체활동을 최소 30분 이상 계획적이고 체계적으로 수행
*저강도	30~39% HRR 또는 VO₂R, 2~2.9METs, RPE 9~11, 심박수 및 호흡이 약간 증가하는 강도
**중강도 운동	40~59% HRR 또는 VO₂R, 3~5.9METs, RPE 12~13, 심박수 및 호흡의 눈에 띄는 증가를 일으키는 강도
***고강도 운동	HRR 또는 VO₂R ≥60%, ≥6METs, RPE ≥14, 심박수 및 호흡의 실질적인 증가를 유발하는 강도
ᵗ심혈관질환	심장, 말초혈관 또는 뇌혈관질환
ᵗᵗ대사질환	제1형 및 제2형 당뇨병
ᵗᵗᵗ징후나 증상	휴식 중 또는 활동 중, 허혈로 야기될 수 있는 가슴, 목, 턱, 팔 또는 기타 부위의 통증, 불편함 휴식 시 또는 경미한 운동 시 호흡곤란. 현기증 또는 실신, 앉아 숨쉬기 또는 발작성 야행성 호흡곤란, 발목 부종, 심계항진 또는 빈맥, 간헐적인 파행, 알려진 심장잡음, 일상적인 활동으로 비정상적인 피로 또는 호흡곤란을 포함함
ᵗᵗᵗᵗ의료적 허가	건강관리전문가의 운동참여 승인
°ACSM 지침	ACSM의 운동검사 및 운동처방 지침, 제10판, 2018을 참조

☀ ACSM 참여 전 검진 알고리즘(규칙적인 운동에 참여함) ☀

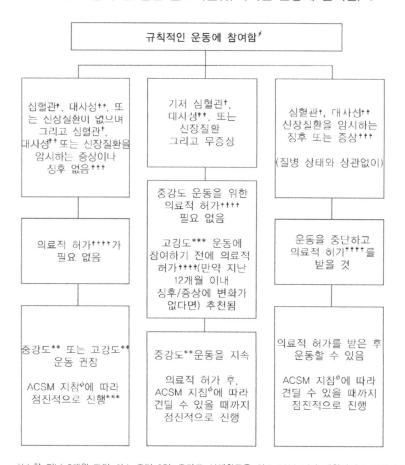

♪운동처방   최소한 지난 3개월 동안 최소 주당 3일, 중강도 신체활동을 최소 30분 이상 계획적이고 체계적으로 수행
*저강도   30~39% HRR 또는 VO₂R, 2~2.9METs, RPE 9~11, 심박수 및 호흡이 약간 증가하는 강도
**중강도 운동   40~59% HRR 또는 VO₂R, 3~5.9METs, RPE 12~13, 심박수 및 호흡의 눈에 띄는 증가를 일으키는 강도
***고강도 운동   HRR 또는 VO₂R ≥60%, ≥6METs, RPE ≥14, 심박수 및 호흡의 실질적인 증가를 유발하는 강도
†심혈관질환   심장, 말초혈관 또는 뇌혈관질환
††대사질환   제1형 및 제2형 당뇨병
†††징후나 증상   휴식 중 또는 활동 중, 허혈로 인해 야기될 수 있는 가슴, 목, 턱, 팔 또는 기타 부위의 통증, 불편함 휴식 시 또는
        경미한 운동 시 호흡곤란, 현기증 또는 실신, 앉아 숨쉬기 또는 발작성 야행성 호흡곤란, 발목 부종, 심계항진 또는
        빈맥, 간헐적인 파행, 알려진 심장잡음, 일상적인 활동으로 비정상적인 피로 또는 호흡곤란을 포함함
††††의료적 허가   건강관리전문가의 운동참여 승인
φACSM 지침   ACSM의 운동검사 및 운동처방 지침. 제10판, 2018을 참조

운동전문가를 위한 운동참여 전 건강검사 설문지

아래 사항에 대하여 솔직하게 표시하여 고객의 건강 상태를 평가하시오.

1단계
증상
고객의 경험:
_____운동으로 인한 가슴 불편함
_____이유 없는 호흡곤란
_____발목 부종
_____현기증, 실신, 의식상실
_____강력한, 빠른 또는 불규칙한 심박수에 대한 불쾌한 인식
_____짧은 거리를 걷고 있을 때 하체에서 타는 듯한 또는 불편한 느낌

증상에 따라 이 진술을 표시한 경우, 귀하의 의뢰인은 운동에 참여하거나 재개하기전에 의료적 허가를 받아야 한다. 귀하의 의뢰인은 의학적 자격을 갖춘 직원이 있는 시설을 사용해야 할 수도 있다.

증상을 나타내지 않았다면 2단계와 3단계를 계속하시오.

2단계
현재 활동
귀하의 의뢰인은 최소한 지난 3개월 동안 적어도 주당 3일 최소한 30분 동안 중강도로 계획적이고 체계적인 신체활동을 수행했습니까?

예☐ 아니오☐

3단계를 넘어가세요.

3단계
질병
귀하의 고객이 아래와 같은 질병을 과거에 앓았거나 현재 앓고 있는지 :
_____심장마비
_____심장수술, 심장도관술 또는 관상동맥혈관성형술
_____심장박동기/이식형 심장제세동기/리듬장애
_____심장판막증
_____심부전
_____심장이식
_____선천성 심질환
_____당뇨병
_____신장질환

2단계와 3단계 평가
- 3단계에서 진술을 표시하지 않았다면 의료적 허가는 필요하지 않습니다.
- 2단계를 "예"로 표시하고 3단계의 진술을 표시한 경우 귀하의 의뢰인은 의료적 허가 없이 저강도에서 중강도로 계속 운동할 수 있습니다. 고강도 운동을 하기 전에 의료적 허가가 추천됩니다.
- 2단계를 "아니오"로 표시하고 3단계의 내용을 표시한 경우 의료적 허가를 받으십시오. 귀하의 의뢰인은 의학적 자격을 갖춘 직원이 있는 시설을 사용해야 할 수도 있습니다.

❊ 운동 참여 전 의료적 허가의 필요를 결정하기 위한 사례연구 ❊

	사례연구 1	사례연구 2	사례연구 3	사례연구 4	사례연구 5
현재 규칙적인 운동에 참여하는가?	예	아니오	예	아니오	예
기저 심혈관, 대사 또는 신장질환?	예	아니오	아니오	예	아니오
질병을 암시하는 징후 또는 증상?	아니오	아니오	예	아니오	아니오
원하는 강도	고강도	중강도	고강도	중강도	고강도
의료적 허가가 필요한가?	예	아니오	예	예	아니오

(1) 위험군 분류(ACSM, 2006)

① **저위험** … 나이가 남자 45세, 여자 55세보다 적고 위험요인에서 하나 이하를 가진 경우

② **중등도위험** … 남자 45세 이상, 여자 55세 이상이거나 두 개 이상의 위험요인을 가진 자

③ **고위험** … 하나 이상의 증상과 징후를 가진 자, 또는 알려진 심혈관, 폐, 또는 대사성 질환을 갖고 있는 사람들

(2) 위험분류에 사용할 관상동맥질환 위험요소 역치

위험요인	기준의 정의
나이	남자 ≥ 45세, 여자 ≥ 55세
가족력	부계나 다른 남자 직계 가족 중 55세 이전 혹은 모계나 다른 여성 직계 가족 중 65세 이전에 심근경색, 관상동맥혈관재형성술, 급사한 가족력이 있는 경우
흡연	현재 흡연 혹은 금연한지 6개월 이내 또는 간접흡연에 노출된 경우
신체활동 부족	최소 3개월 동안 주당 3일, 1일 운동 시 30분 이상 중강도($40\sim60\%VO_2R$)의 신체 활동에 참여하지 않은 경우
비만	체질량지수(BMI) ≥ $30kg \cdot m^{-2}$ 또는 허리둘레가 남자 > 102cm(40인치), 여자 > 88cm (35인치)인 경우
고혈압	적어도 두 번 이상 측정 확인한 혈압이 수축기혈압 ≥ 140mmHg, 그리고/또는 이완기혈압 ≥ 90mmHg 혹은 항고혈압제를 복용하는 경우(둘 다 기준 이상이거나 하나가 이상인 경우)
이상지질혈증	저밀도지단백콜레스테롤 수치가 130mg $\cdot$ dL^{-1}(3.37mmol $\cdot$ L^{-1}) 이상이거나 고밀도지단백콜레스테롤 수치가 40mg $\cdot$ dL^{-1}(1.04mmol $\cdot$ L^{-1}) 미만일 때 또는 콜레스테롤 강하제를 섭취하고 있는 경우, 총 혈청 콜레스테롤 수치가 200mg $\cdot$ dL^{-1}(5.18mmol $\cdot$ L^{-1}) 이상일 때
당뇨병	공복시혈당 ≥ 126mg $\cdot$ dL^{-1}(7.0mmol $\cdot$ L^{-1}), 경구혈당강하제 투여 2시간 후 ≥ 200mg $\cdot$ dL^{-1}(11.1mmol $\cdot$ L^{-1}), 당화혈색소 ≥ 6.5%
음성 위험요인	**기준의 정의**
고밀도지단백콜레스테롤	≥ 60mg $\cdot$ dL^{-1}(1.55mmol $\cdot$ L^{-1})

※ 고밀도지단백콜레스테롤(HDL-c)은 음성 위험요인으로 평가된다. HDL-c가 60mg $\cdot$ dL^{-1}(1.55mmol $\cdot$ L^{-1}) 이상인 사람의 경우, 양성 위험요인들의 합계에서 하나를 빼 준다.

(3) 심혈관, 폐, 대사성 질환을 나타내는 증상과 징후(ACSM, 2006)

증상과 증후	분류/중요도
가슴, 목, 턱, 팔 혹은 허혈로 인해 발생하는 다른 부위의 통증, 불편감(혹은 다른 허혈성증상)	비정상적인 피로나 정상적인 활동에서 느끼는 호흡곤란, 심장질환 특히 관상동맥질환의 주요 증상으로 허혈성 요인에 의한 주요 특징은 다음과 같다. • 특징 –오그라들고 쥐어짜는 듯한, 타는 듯한 "중압감"이나 "무거운 느낌" • 위치 – 흉골 하, 흉곽 중앙을 가로질러 팔과 어깨 모두, 턱과 이, 전완과 손가락 어깨사이 부위 • 유발요인 – 운동과 과로, 흥분, 다른 형태의 스트레스, 추위와 식후 허혈성 요인이 아닌 경우는 다음과 같다. • 특징 –둔한 통증, "칼로 베는 듯한", 날카롭고, 찌르는 듯한, 호흡으로 인해 악화되는 "쿡쿡 찌르는 듯한" • 위치 –왼쪽 액와 하부, 왼쪽 흉곽 • 유발요인 –운동 후 특정한 몸동작으로 유발
휴식 중이나 경도의 피로로 유발되는 호흡곤란	호흡곤란(호흡하기가 비정상적으로 불편함을 인식하는 상태로 정의)은 심장과 호흡기 질환의 주요 증상 중 하나이다. 호흡곤란은 건강하고 잘 훈련이 된 사람에게는 심한 운동 중에 발생하고, 건강하지만 잘 훈련되지 않은 사람에게는 중등도의 운동 중에 발생한다. 그러나 이러한 증상을 유발하리라 예상하지 못했던 수준의 운동 중에 발생했다면 비정상이다. 비정상적인 운동유발성 호흡곤란은 심장 호흡기질환의 존재를 의심하게 하며, 특히 왼쪽의 호흡기능 부전이나 만성적인 폐쇄성 폐질환을 의심할 수 있다.
어지러움이나 실신	실신(의식의 소실로 정의)은 뇌의 순환이 감소되어 가장 흔히 발생한다. 어지러움증과 특히 운동중의 실신은 심박출의 정상적인 상승이 차단(실제적인 강하)되는 심장장애로 발생한다. 이런 장애는 생명을 위협할 수 있고 심각한 관상동맥질환, 비후성 심근증, 대동맥 협착, 심실성 부정맥이 포함된다. 비록 운동 바로 직후에 발생하는 실신이나 어지럼증이 간과되어서는 안 되는 증상이기는 하지만, 건강한 사람에게서도 심장의 정맥 회귀량이 감소되어 일어날 수 있는 증상이다.
기좌성 호흡이나 발작성 야간 호흡곤란증	기좌호흡은 횡와위에서 쉬고 있을 때 발생하는 호흡곤란으로 바로 앉거나 서면 곧바로 회복된다. 발작성 야간 호흡 곤란증은 잠들기 시작한지 보통 2시간에서 5시간 후에 발생하고 침대에 기대앉거나 일어나면 회복이 된다. 이 둘 모두 왼쪽 심실장애로 인한 증상이다. 비록 야간성 호흡 곤란증이 만성 폐쇄성 호흡기질환이 있는 환자에서도 발생하지만, 앉으면 회복이 되는 것이 아니라 분비물을 뱉어내면 회복된다는 면에서 다르다.
발목부종	밤에 주로 나타나는 양측성 발목의 부종은 심부전이나 만성 정맥 부전증의 특징적인 증상이다. 사지의 일측성 부종은 종종 정맥 혈전증이나 사지의 림프관 폐쇄로 나타나기도 한다. 신증, 심각한 심부전, 간경변을 가진 환자에게서 전반적인 부종이 나타난다.

심계항진이나 빈맥	심계항진(심장이 심하게 두근거리는 것을 불쾌하게 인지하는 것으로 정의)은 심장 리듬의 다양한 장애로 유발될 수 있다. 두근거림은 빈맥이나 서맥의 갑작스러운 발생, 이소성 박동, 보상적인 일시정지, 판막의 역류로 인한 증가된 박출량이 포함된다. 심계항진은 또한 불안한 상태나 빈혈, 발열, 갑상선 중독발작증, 동맥정류, 특발성 과운동성 심증후군으로 인한 높은 심박출 상태에서도 유발된다.
간헐적 파행	간헐적 파행은 운동으로 과부하 되어 부적절한 혈액 공급으로 인해 근육에 발생하는 통증을 의미한다. 이 통증은 서있거나 앉아 있으면 발생하지 않으며, 계단 또는 언덕을 올라갈 때 가장 심하다. 이 통증은 종종 쥐어짜는 듯한 통증으로 표현되고 운동을 멈추면 1~2분 안에 사라진다.
심잡음	비록 일부 심잡음은 정상이지만, 일부는 판막이나 심장혈관질환으로 생긴다. 안전한 운동의 관점에서 보면 이는 비후성 심근증과 대동맥 폐쇄증을 원인에서 배제하는 것이 중요하다. 이 질환들은 이보다는 과로와 관련된 갑작스러운 심장마비의 원인으로 더 지목되기 때문이다.

⑷ 검사 및 감독 필요성 유무

위와 같이 증상과 징후 및 위험요소에 대한 정보를 알았다면, ACSM에서 제시하는 위험분류에 따라 피험자의 위험정도를 분류해야 한다. 위험분류는 저위험군, 중등도 위험군, 고위험군으로 분류하며, 운동검사나 훈련을 하려는 사람은 3가지 분류 중 하나에 포함된다. 이렇게 위험분류에 포함된 사람들은 운동검사나 운동 시 위험분류에 따라 최대운동 시 운동검사를 실시할 것인지 아닌지를 결정할 수 있고, 운동검사에서 최대검사와 최대하 검사를 실시할 때 의사의 감독이 필요한지 아닌지를 결정할 수 있다.

❋ 위험분류에 따른 검사 필요성 ❋

	낮은 위험군	중등도 위험군	높은 위험군
중정도 운동	불필요	불필요	권고됨
힘든 운동	불필요	권고됨	권고됨

❋ 위험분류에 따른 검사 시 의사의 감독 필요성 유무 ❋

	낮은 위험군	중등도 위험군	높은 위험군
최대하 검사	불필요	불필요	권고됨
최대검사	불필요	권고됨	권고됨

▶TIP

심혈관질환을 지닌 환자를 위한 미국심폐재활학회(AACVPR)의 위험분류 기준

㉠ 낮은 위험
- 운동검사 또는 회복기 동안 복합성 심실 부정맥이 없음
- 협심증이나 다른 심각한 증상이 없음(운동 중 또는 회복 중 비정상적인 호흡곤란, 가벼운 어지럼증, 현기증)
- 운동 중 또는 회복기 중 정상적인 정상적인 혈역학 증상을 보임(운동 강도의 증가나 안정 시 적당한 심박수 및 수축기 혈압의 증가나 감소)
- 기능적 능력이 7METs 이상
- 비운동검사 소견
- 안정 시 구출률이 50% 이상
- 합병증이 없는 심근경색증 혹은 혈관재형성술
- 휴식기 동안 복합성 심실부정맥이 없음
- 울혈성 심장기능상실이 없음
- 수술 후 허혈 증상 또는 징후가 없음
- 임상적 우울증은 없음

㉡ 중간 위험(하나 혹은 2가지 이상의 증상들이 복합적으로 나타날 경우)
- 협심증 또는 다른 심각한 증상이 있음(7METs 이상의 고강도운동 중에서만 유발되는 비정상적인 호흡곤란, 가벼운 어지럼증이나 현기증)
- 운동검사 중 또는 회복기 중 가벼운 정도에서 중간 정도 수준의 무증상 허혈을 보일 경우(기준선에서부터 2mm미만의 ST분절 하강)
- 기능적 능력이 5METs 미만
- 비운동검사 소견 : 안정 시 구출률이 40~49%

㉢ 높은 위험(하나 혹은 2가지 이상의 증상들이 복합적으로 나타날 경우)
- 운동 검사 중 또는 회복기 중 복합성 심실부정맥이 있음
- 협심증 또는 다른 심각한 증상이 있음(5METs 미만의 운동 강도나 회복시 비정상적인 호흡곤란, 가벼운 어지럼증, 현기증)
- 운동검사 중 또는 회복시 높은 수준의 무증상 허혈이 있음(기준선에서부터 2mm이상의 ST분절 하강)
- 운동검사 중 또는 회복 시(운동 후 극심한 저혈압)
- 비정상적인 혈역학 증상이 있음(운동 강도의 증가에도 불구하고 심박수 변동 기능부전 또는 일정하거나 수축기혈압의 감소) 혹은 회복기 중 비정상적인 혈역학 증상을 보일 경우
- 비운동검사 소견
- 안정 시 구출률이 40% 미만
- 심장정지 또는 돌연사에 대한 병력이 있음
- 안정 시 복합성 부정맥이 있음
- 합병증이 있는 심근경색 또는 혈관재형성술의 경험이 있음
- 울혈성 심장기능상실이 있음
- 수술 후 허혈에 대한 증상이나 징후가 있음
- 임상적 우울증이 있음

02 〈 운동참여 전 평가

❶ 병력검사

(1) 의학적 진단

고혈압, 비만, 이상지질혈증, 당뇨병, 그리고 대사증후군을 포함하는 심혈관질환 위험요인, 심근경색과 다른 급성 관상동맥증후군을 포함하는 심혈관계 질환, 관상동맥스텐트삽입술을 포함한 경피적경혈관관상동맥확장술, 심혈관확장술, 관상동맥우회술, 판막수술과 판막기능장애(즉, 대동맥협착/승모판질환), 좌심실동맥류 절제, 심장이식 등과 같은 심장수술, 심박조율기와 이식형 심율동전환 제세동기, 대동맥류의 존재, 부정맥 제거 시술, 말초혈관질환, 천식, 폐기종, 기관지염을 포함하는 폐질환, 뇌졸중과 일과성 허혈발작을 포함하는 뇌혈관질환, 빈혈 그리고 기타 혈액질환(예 전신홍반루푸스), 정맥염, 깊은 정맥혈전증(심부정맥혈전증) 또는 색전증, 암, 임신, 골다공증, 근골격계 장애, 정서장애, 식이장애

(2) 이전 이학적 검사 결과

심잡음, 클릭, 분마음, 다른 비정상적인 심음, 다른 흔치 않은 심장 및 혈관 소견, 비정상적인 폐 소견(예 천명음, 수포음, 악설음), 비정상적인 혈당, 혈중 지질 및 지단백 또는 다른 의미 있는 검사실 검사상의 비정상치, 높은 혈압, 부종

(3) 증상의 병력

가슴, 턱, 목, 허리 또는 팔의 불편감(예 압박감, 저림, 통증, 중압감, 작열감, 조이는 느낌, 쥐어 짜는 느낌, 마비), 어지러움, 실신, 일시적인 시력 및 언어의 상실, 일시적 편마비감 또는 쇠약, 호흡곤란, 신체 활동, 과식, 흥분, 추위에 노출되었을 때(또는 이들 요인들이 복합적인 경우)의 빠른 심박동 및 두근거림(심계항진)

(4) 최근의 질환

입원, 새로운 의학적 진단 및 외과적 수술

(5) 관절염, 관절부종 및 외래 통원 또는 특정 검사를 어렵게 하는 정형외과적 문제

(6) 투약(식이/영양보조제 포함) 및 약물알레르기

(7) 카페인, 술, 담배 및 기분전환용(불법) 약물 사용과 같은 습관

(8) 운동력 · 신체 활동 변화를 위한 정보 및 습관적 신체 활동 수준 : 운동형태, 빈도, 기간, 강도

(9) 직업력 · 팔다리에 필요한 현재 및 기대되는 신체적 요구량에 중점을 둠

(10) 심장, 호흡기, 또는 대사질환, 뇌졸중, 돌연사에 대한 가족력

❷ 이학적 검사

중등도나 고위험 대상자의 경우 운동검사 전에 시행하는 사전 이학적 검사는 의사 또는 다른 자격을 갖춘 사람에 의해서 반드시 선행되어야 한다.

(1) 체중, 체질량지수, 허리둘레, 신체구성(체지방률)

(2) 심첨맥박수 리듬

(3) 안정 시 혈압(앉은 자세, 누운 자세, 선 자세)

(4) 폐를 청진함으로써 모든 부위에서 들리는 호흡음이 일정한가에 특히 주목(수포음, 천명음 및 다른 호흡음 여부)

(5) 심첨맥박의 촉진과 최대박동점(PMI)

(6) 심잡음, 분마율, 클릭, 마찰음에 주의하면서 심장 청진

(7) 경동맥, 부동맥, 대퇴동맥의 촉진과 청진

(8) 복부의 장음, 덩어리, 장비대 및 압통 평가

(9) 부종과 동맥 맥박유무 확인을 위한 다리의 촉진과 시진

(10) 건 황색종과 피부 황색판종의 유무

(11) 운동검사를 제한하는 정형외과 및 다른 의학적 상태와 관련된 추적검사

(12) 반사 및 인지를 포함한 신경학적 기능 검사

(13) 피부 시진, 특히 당뇨병 환자의 하지

❸ 실험실 검사

환자의 위험수준이나 임상적인 상태에 따라 추천되는 실험실 검사는 다음과 같다.

(1) 외견상 건강하거나(저위험) 또는 위험성이 높지만 질환은 없는 자(중위험)

① 공복 시 총 혈청 콜레스테롤, LDL 콜레스테롤, HDL 콜레스테롤, 중성지방

② 공복 시 혈당, 특히 45세 이상이거나 비만(BMI ≥ 25kg · m⁻²)인 젊은 사람, 하나 이상의 위험인자를 가진 제2형 당뇨병 환자로서 부모 중에 당뇨병이 있는 사람, 고위험 인종(例 아프리카계 미국인, 라틴계 미국인, 북미 원주민, 아시아계 미국인, 태평양 섬 인종), 4.08kg(9lb) 이상의 태아 출산자, 임신성 당뇨병으로 진단받은 사람, 고혈압자(성인혈압 ≥ 140/90mmHg), HDL 콜레스테롤이 40mg · dL⁻¹ 이하인 사람, 중성지방 ≥ 150mg · dL⁻¹ 이상인 사람, 이전의 검사 결과 손상된 혈당내성이 있었던 사람(공복시 혈당 ≥ 100mg · dL⁻¹ 이상인 사람), 습관적 신체 활동 부족, 다낭성 난소질환, 혈관질환 병력자

③ 이상지질혈증이 있다면 선별검사로 갑상샘 기능검사 실시

(2) 질환이 있거나 예상되는 환자(고위험)

① 선행검사와 더불어 적절한 이전의 심혈관 관련 검사실검사(안정 시 12유도 심전도, 24시간 심전도검사, 관상동맥조영술, 방사성 핵의학검사 및 초음파검사) 이전의 운동검사

② 경동맥(목동맥) 초음파 및 다른 말초혈관검사

③ 지질단백질, C-반응성 단백질에 대한 높은 민감성, LDL 입자 크기와 수, HDL 변종에 달하는 측정치 고려 (특히 조기 심혈관질환에 대한 가족력이 높은 젊은 사람과 전통적으로 관상동맥 위험인자가 없는 사람)

④ 흉부 X-선, 울혈성 심장기능상실이 있거나 예상되는 경우

⑤ 병력과 이학적 검사소견에서 나타난 종합적인 혈액화학검사와 총 혈구세포 수

(3) 폐질환이 있는 환자

① 단순흉부방사선사진

② 폐 기능 검사

③ 일산화탄소 확산 수용량

④ 다른 특정 폐 검사(例 산소 계측 및 혈액가스 분석)

❹ 의학검사

(1) 호흡 · 순환계 검사

호흡 · 순환계 검사는 운동중 환자의 안정성을 확보하는 데 있어서 반드시 실시해야 하는 검사이다. 이러한 순환기능을 평가하기 위해서는 안정시의 심박수와 맥박의 규칙성, 혈압, 심전도 등을 검사하게 된다.

① **심박수** … 일반적인 심박수의 적정범위는 60 ~ 100회/분이다. 100회/분 이상을 빈맥이라고 하며, 발열, 심부전, 갑상선기능항진, 폐결핵 등이 그 원인일 수 있다. 또한, 60회/분 이하는 서맥이라 하며, 규칙적인 운동을 장기간 수행한 후 감소하는 것이 일반적 현상으로써 이러한 경우를 운동성 서맥이라고 말한다. 운동성 서맥에 의해 안정시 심박수가 낮다는 것은 심실의 기능이 효율적임을 나타낸다.

② **혈압**

　㉠ 혈압측정은 운동참여를 위해서 필수적으로 해야 될 요소 중의 하나로써 일반적으로 건강지표로 사용된다. 혈압이란 혈관 속을 흐르는 혈액이 혈관의 벽에 미치는 압력으로 일반적으로 동맥압을 말한다. 이 압력은 심장이 수축해서 혈액을 혈관 속으로 내보낼 때 가장 높은데, 이때의 최고혈압을 수축기 혈압이라고 하며, 심장이 확장(이완)하여 혈액이 심장으로 되돌아올 때가 가장 낮은데, 이때의 최저혈압을 이완기 혈압 또는 확장기 혈압이라고 한다.

　㉡ 혈압은 일정하지 않으며, 일반적으로 나이가 많을수록 상승하는 경향이 있으며, 운동, 긴장, 스트레스, 추위, 수면부족이나 배뇨 · 배변 전에도 높아진다. 혈압은 매우 예민해서 긴장만으로도 혈압이 상승하는 일이 있어 측정시기와 환경이 매우 중요하다.

　㉢ 혈압은 동맥벽을 상대로 혈액이 가하는 힘으로 두 가지 요인에 의해 결정된다. 즉, 혈액의 박출정도(혈액량 증가, 심박수 증가, 1회 박출량 증가)와 혈류에 대한 저항(혈액의 점도 증가, 말초 저항 증가)이 어느 정도 이냐에 따라 결정된다.

〈성인의 혈압 분류와 관리[a]〉

혈압 분류	수축기 혈압 (mmHg)	이완기 혈압 (mmHg)	생활습관 변경	초기 약물치료 강제 지시 없이	초기 약물치료 강제 지시
정상	<120	<80	격려		
고혈압 전 단계	120 ~ 139	80 ~ 89	예	항고혈압 약물치료 지시하지 않음	강제 지시로 약물치료[b]
고혈압 1기	140 ~ 159	90 ~ 99	예	항고혈압 약물치료 지시	강제 지시로 약물치료[b], 필요에 따라 다른 항고혈압 약물치료
고혈압 2기	≥160	≥100	예	항고혈압 약물치료 지시, 대부분 2개의 약 혼합복용[c]	

[a] 높은 혈압 분류에 의해 결정된 치료
[b] 강제 지시는 심장기능상실, 심근경색후증후군, 높은 관상동맥심질환 위험, 당뇨병, 만성신장질환, 그리고 재발성 뇌졸중의 예방을 포함한다. 130/80mmHg 미만의 혈압목표를 가진 만성신장질환 또는 당뇨병 환자를 치료한다.
[c] 초기 혼합치료는 기립저혈압의 위험성에서 주의 깊게 사용되어야 한다.

③ **폐 기능 검사** ⋯ 폐활량계로 측정한 폐 기능은 45세 이상의 모든 흡연자, 호흡이 곤란한 사람(짧은 호흡), 만성 기침, 천명 또는 과도한 점액을 생성하는 이에게 추천된다. 폐활량계는 비교적 간단하고 비관혈적 검사로 쉽게 사용된다. 폐 기능 검사를 수행할 때 이 검사의 수행을 위하여 기준치를 따라야 한다. 그중 가장 흔하게 사용되고 있는 것은 노력성 폐활량(FVC), 1초간 노력성 호기량(FEV_1), 1초율(FEV_1/FVC)의 비율과 최대 수의적 환기량(MVV)이다. 노력성 폐활량은 최대한의 공기를 들이마신 다음 최대로 내 쉰 량으로 남자의 경우 약 3,000 ~ 4,000cc, 여자의 경우에는 2,000 ~ 3,000cc 정도이다. 또한 노력성 폐활량 중 처음 1초 동안에 내 쉰 공기의 양을 노력성 호기량이라고 하며, 이를 노력성 폐활량으로 나눈 값을 1초율이라 한다. 1초율은 70% 이상이 정상적이다. 이 검사의 결과로 증상이 나빠지기 전에 제한적이거나 폐쇄적인 폐질환의 발전 위험 환자에게 초기에 사용될 수 있다. 그러나 폐 기능 검사 결과는 증세와 관련이 깊은 정보 제공을 강조해야 하며 독립적으로 해석해서는 안 된다. 아래 표는 이 검사가 폐쇄적이거나 제한적인 폐질환자의 심각성을 결정하는 데 도움을 줄 것이다. 폐질환자의 폐활량계의 기준치는 건강상태 예측, 건강관리 자료, 병 악화, 사망률 등을 예측하는데 유용한 정보를 제공한다. 부가적으로 비정상적인 폐 기능 검사 결과는 폐암, 심장발작, 뇌출혈 위험증가를 예측하고 금연과 같은 조치를 결정할 때 사용된다.

〈폐 기능 검사로부터 폐쇄성이나 제한성 폐질환 정도 판별 안〉

폐쇄성 질환의 정도 : FEV_1, 예측%, 그리고 FEV_1/FVC의 비율 측정치를 기초로 한 해석

단계	특성
0 : 병에 걸릴 염려	$FEV_1 \geq$ 예측치의 80% $FEV_1/FVC \geq 70\%$ 만성증세와 함께 : 기침, 담 생성, 호흡곤란
Ⅰ : 경미	$FEV_1 \geq$ 예측치의 80% $FEV_1/FVC < 70\%$ 만성증세 있거나 없거나
Ⅱ : 중정도	FEV_1 예측치의 30~79% ⅡA : 예측치의 50~79% ⅡB : 예측치의 30~49% $FEV_1/FVC < 70\%$ 만성 증세가 있거나 없거나
Ⅲ : 심함	$FEV_1 <$ 예측치의 30% $FEV_1/FVC < 70\%$

제한성 질환의 정도 : FVC 측정치를 기초로 한 해석, 환자에 있어 제한성 형태의 폐활량계로 나타나는 측정치, 총폐활량의 측정은 제한성결손의 확증 필요

단계	특성
경미	FVC 정상의 낮은 한계보다 적음 그러나 $\geq$ 예측치의 70%
중등도	FVC 예측치의 60 ~ 69%
심한 중등도	FVC 예측치의 50 ~ 59%
심함	FVC 예측치의 34 ~ 49%
매우 심함	FVC < 34% 예측치

(2) 소변검사

소변은 혈액의 여과물이기 때문에 혈액 내의 많은 물질들이 소변에서도 발견된다. 소변 내 물질들의 성질과 양은 건강 및 질병 상태의 생리과정을 반영한다.

정상적으로 1분에 심박출량의 25%가 신장으로 들어가서 사구체 여과를 통해 하루 180L의 소변이 만들어지나 그 중 90%는 재흡수된다. 수분 외에도 당, 아미노산, 전해질 등은 재 흡수되고 요소, 요산 크레아틴, 암모니아 등이 배설된다. 배설되는 주요 전해질은 염소, 나트륨, 칼륨 등이며, 소변에서 볼 수 있는 다른 물질로는 색소, 효소, 호르몬과 그 대사물, 비타민, 미네랄과 약물 등이다. 적혈구, 백혈구, 상피세포, 결정체 점액과 박테리아 등도 소변에서 발견된다. 소변에서 발견되는 물질들의 농도는 식이 섭취, 신체대사, 내분비 기능, 신체 활동, 체위, 시간에 따라 영향을 받는다. 그러므로 소변검사 결과는 대상자의 과거나 현재의 건강상태와 관련시켜 평가되어야 한다.

① **물리학적 검사** … 소변의 색, 혼탁도, 냄새, 비중, 산도 검사를 통해 소변의 상태를 검사하는 방법을 말한다. 소변의 색은 양이 많을 때는 물과 같이 묽고, 양이 적을 때는 진한 황갈색을 띤다. 정상뇨의 비중은 1.015 ~ 1.025 정도이고 산성도는 4.85 ~ 8.0의 범위에서 이동한다. 소변을 탁하게 만드는 물질은 백혈구, 적혈구, 박테리아, 상피세포 등으로 혼탁이 있으면 대개 병적이라고 의심할 수 있고, 건강한 사람도 염류 때문에 일시적으로 흐려지는 경우가 있다.

② **화학적 검사**
  ㉠ 단백질
    ⓐ 일반적으로 지속적인 단백뇨를 보이면 신장질환이나 전신장애가 있음을 의미한다. 단백뇨를 초래하는 신장질환은 사구체나 신세뇨관의 손상을 들 수 있다. 사구체막이 손상되면 많은 양의 알부민이 사구체 여과를 통과한다.
    ⓑ 단백뇨는 신장 및 전신 질환이 심각함을 의미하기 때문에 정규 소변검사에서 단백뇨가 나타날 경우 원인을 찾기 위해 더 자세히 평가해야 한다. 임신 말기의 단백뇨도 임신의 심각한 합병증을 의미할 수 있으므로 주의 깊게 평가해야 한다.
  ㉡ 당
    ⓐ 당은 정상적으로 소변에 존재하지 않는다. 거의 모든 당이 사구체 여과를 통과하고 그 중 대부분이 기저부 신세뇨관에서 능동적 운반 기전을 통해 재흡수 된다. 당뇨의 가장 흔한 원인은 조절되지 않은 당뇨병이 있을 때이다. 정상인도 식사 직후에는 혈당이 상승될 수 있기 때문에 당뇨검사 시는 식사 직전 혈당이 낮아져 있을 때에 소변을 수집하는 것이 가장 좋다.
    ⓑ 당뇨병 외에도 혈당이 상승되는 장애, 혈당은 상승되지 않으나 신세뇨관의 당 흡수가 손상되는 여러 가지 장애들이 당뇨를 초래한다.
    ⓒ 신세뇨관에서 당 재흡수가 잘 안 되면 고혈당증 없이 소변에 당이 나타난다. 신세뇨관의 손상 시에는 비정상적 징후의 하나로 소변에 당이 배출된다. 임신은 고혈당증 없이 당뇨가 나타나는 특수한 경우로 임신 중에는 사구체 여과율이 신세뇨관에서 당을 모두 재흡수할 수 없을 만큼 높아져서 혈당 수준은 정상인데도 소변에서는 당이 배출되므로 혈당 상승을 동반하는 임신중 합병증인 당뇨병과 구별해야 한다.

ⓓ 당뇨는 여러 가지 병리적 상태나 약물 또는 음식 섭취결과로 나타날 수 있다. 따라서 당뇨가 있을 때 철저한 과거력이나 검사를 통해 평가해야 한다.

ⓒ 케톤

ⓐ 케톤은 소변 내에서 정상적으로 존재하지 않으나 지방 대사가 과다하면 나타날 수도 있다.

ⓑ 과다한 지방 대사는 탄수화물 대사 능력 손상, 불충분한 탄수화물 섭취, 과다한 탄수화물 손실, 대사량 요구 증가 등의 상황에서 발생할 수 있다.

ⓒ 탄수화물 대사 능력 손상과 가장 흔히 관련된 장애는 당뇨병으로 탄수화물이 신체의 에너지 요구에 사용될 수 없을 때 지방이 연소되어 소변에 케톤이 나타나게 된다. 이것은 체중감량식이를 하거나 기아 상태에서도 나타날 수 있다. 탄수화물 섭취가 신체 요구보다 부족할 때도 유사한 상황이 발생한다. 과다한 탄수화물 손실과 증가된 대사 요구 또한 케톤뇨를 일으킨다.

ⓓ 당뇨처럼 케톤뇨도 혈중 케톤의 상승과 관련된다. 케톤체가 산이기 때문에 케톤뇨증은 전신의 산성혈증을 나타낼 수 있다. 소변 내 케톤은 당뇨나 체중 감량, 식이요법중인 사람에게서 가장 자주 나타난다. 정규 소변 검사에서 케톤이 발견되면 과거력과 더 자세한 검사를 통해 원인을 밝혀야 한다.

ⓔ 혈액

ⓐ 혈액은 소변 중에서 적혈구나 헤모글로빈으로 존재한다. 적혈구가 소변 내에 있는 경우는 비교적 흔하지만 헤모글로빈이 있는 경우는 드물다. 혈뇨는 흔히 비뇨생식기관내 질병이나 손상과 관련된다.

ⓑ 혈뇨가 단백뇨와 동반되면 일반적으로 신장질환이 있음을 나타내며, 소량의 단백질이 수반된 혈뇨일 때는 비뇨기관 하부의 염증이나 감염과 관련된다. 혈뇨와 관련된 다른 장애들에는 신우신염, 비뇨생식기관의 종양, 신결석, 낭창성신염, 비뇨생식기관의 손상 등과 관련된다. 또한 건강한 사람의 경우에도 격렬한 운동 후 방광 점막의 손상 때문에 혈뇨가 나타날 수 있다.

ⓒ 헤모글로빈뇨의 가장 흔한 원인은 용혈성 빈혈, 수혈 후, 전립선 심장밸브의 적혈구 손상, 화상 시, 근육과 혈관의 손상, 심한 감염 등이다. 헤모글로빈뇨는 또 건강한 사람에게서도 나타날 수 있는데 이는 보통 모세혈관 손상 때문이다.

ⓜ 빌리루빈과 유로빌리노겐

ⓐ 소변표본이 진한색이거나 환자가 황달을 보이면 헤모글로빈의 파괴로 인한 담즙색소인 빌리루빈과 과다한 유로빌리노겐이 있는지 검사해야 한다.

ⓑ 노화되고 손상된 세포들은 주로 비장에서 파괴되고 일부는 간에서 파괴된다. 빌리루빈은 간질환이나 담관폐색 환자의 소변에서 발견된다. 과다한 유로빌리노겐은 간질환이나 용혈성 장애 환자의 소변에서 발견된다. 유로빌리노겐은 담관이 완전히 폐색되는 경우 소변에서 검출되지 않는다. 빌리루빈뇨는 간염이나 간경화증 등 간세포의 통합성이 파괴된 간질환이나 결합된 빌리루빈이 순환계로 들어가는 경우에 나타날 수 있다. 간기능이 빌리루빈을 결합시키지 못할 정도로 손상되면 과다한 빌리루빈이 소변에서 검출되지 않는다.

(3) 혈액검사

① 혈액은 체중의 6~8%를 차지하고 있어 여성은 4.5~5.5L, 남성은 5~6L의 혈액을 보유하고 있다.

② 혈액의 기능은 모든 조직으로 산소, 영양소, 호르몬을 운반하고 대사산물을 제거하며, 복사와 대류를 통하여 피부로 열을 전달함으로써 체온을 조절하고, 산·염기의 배설을 통하여 체액의 pH를 조절하며, 항체를 전달하여 감염에 대한 방어를 하는 것이다.

③ 혈액은 혈장과 혈구(적혈구, 백혈구, 혈소판)로 구성되어 있나. 혈상은 혈액의 45~60%를 차지하고 있으며 물(90%), 아미노산, 단백질, 탄수화물, 지방, 비타민, 호르몬, 전해질, 혈구, 세포의 노폐물로 구성되어 있다. 혈구는 99% 이상이 적혈구가 차지하고 있다. 기능면에서 보면 백혈구와 혈소판이 중요하지만, 백혈구와 혈소판이 혈구 중에서 차지하는 비율이 상대적으로 낮다.

④ 적혈구는 혈액 내에서 보통 120일 정도 살면서 헤모글로빈으로 산소를 운반하고 이산화탄소를 제거하는 반면 백혈구는 혈액에서 운반되지만 체조직에서 기능을 수행한다. 혈소판은 혈관 벽에서 기능을 발휘하나 혈액 내에서의 기능은 알려져 있지 않다.

03 〈 운동검사의 금기사항

❶ 절대적 금기사항

(1) 심각한 허혈 및 최근(2일 이내)의 심근경색 혹은 다른 급성심장질환을 암시하는 최근의 안정 시 심전도의 유의미한 변화

(2) 불안정협심증

(3) 증상 또는 혈류역학적 손상을 야기하는 조절되지 않는 심장리듬장애

(4) 심한 증상을 동반한 대동맥협착증

(5) 조절되지 않는 증상을 동반한 심장기능상실

(6) 급성폐색전증 또는 폐경색

(7) 급성 심근염 또는 심장막염

(8) 의심되거나 또는 진단된 박리동맥류

(9) 열, 몸살 또는 림프샘이 붓는 급성전신감염

❷ 상대적 금기사항

(1) 왼쪽의 주요 관상동맥협착증

(2) 중등도의 협착성 판막심장질환

(3) 전해질이상(예 저칼륨혈증, 또는 저마그네슘혈증)

(4) 안정 시 심한 동맥고혈압(예 수축기혈압 >200mmHg 또는 이완기혈압 >110mmHg)

(5) 빈맥성 부정맥 또는 서맥성 부정맥

(6) 비대심장근육병과 다른 형태의 유출로 폐쇄

(7) 운동으로 악화되는 신경근, 근골격 또는 류마티스 장애

(8) 심한방실차단

(9) 심실류

(10) 조절되지 않는 대사질환(예 당뇨병, 갑상선 기능 항진증 및 점액부종)

(11) 만성감염질환(예 사람면역결핍바이러스)

(12) 적절한 수준의 운동을 할 수 없는 정신적 또는 신체적 장애

03 체력검사와 평가

01 〈 건강 관련 체력검사

❶ 체력검사의 목적

(1) 참가자에게 건강 체력 표준치와 성별 및 연령별 기준치를 비교하여 현재 자신의 건강체력 상태에 대해 교육시키기 위해서

(2) 전반적인 체력 구성요소에 중점을 두고 개별화된 운동처방을 개발하는 데 도움이 되는 자료를 제공하기 위하여

(3) 운동 프로그램 참가자의 향상 정도를 평가할 기본자료와 추적검사 자료를 수집하기 위하여

(4) 타당하고 달성 가능한 건강 체력 목표를 설정함으로써 참가자에게 동기를 유발시키기 위하여

❷ 체력 관련 요소

(1) 건강 체력 요소

① 신체구성

② 심폐 체력

③ 근력

④ 근지구력

⑤ 유연성

(2) 운동기능 체력 요소

① 순발력

② 평형성

③ 협응력

④ 민첩성

⑤ 반응시간

❸ 체력검사 방법 및 지침

(1) 참여자 지시사항

① 편안한 복장과 운동화 착용

② 검사 전 적당한 수분섭취

③ 검사 전 공복 유지 및 흡연, 음주, 카페인 섭취는 제한

④ 검사 하루 전날 밤은 지나친 운동이나 신체 활동 제한

(2) 체력검사 순서

① 체력검사로 인해 심리적, 생리적으로 영향을 미칠 수 있는 검사항목부터 실시 ⋯ 심박수, 혈압, 안정시 심전도, 신체조성검사

② 순서
    ㉠ 체지방 측정(체력검사로 인한 탈수현상에 의해 영향을 받을 수도 있기 때문에 가장 먼저)
    ㉡ 전신지구력
    ㉢ 근력, 근지구력(근력측정은 심박수를 증가시키기 때문에 근력을 측정한 후에 전신지구력을 측정하게 되면, 특히 최대하 검사방법을 이용하는 경우에는 더욱더 전신지구력 능력이 부정확하게 평가될 우려가 있다)
    ㉣ 유연성

(3) 검사실 환경

① 검사실 환경은 검사 결과에 대한 타당성과 신뢰성을 높이기 위해 중요하다.

② 검사실 분위기는 조용하면서도 비공개적인 분위기를 조성하기 위해 외부와 차단하는 것이 좋다.

③ 실내온도는 20 ~ 22℃(ACSM 권고), 습도 60% 이하가 적당하다.

④ 안정시 혈압과 심전도 판정을 위한 편안한 의자와 검사 테이블을 비치하고 적절한 위치에 표준검사 장비를 배치시키도록 하며 안전거리가 충분히 확보되도록 한다.

⑤ 검사 시에 자신감을 갖고 피검자가 최선을 다하도록 격려한다.

⑥ 모든 검사는 시작하기 전에 측정과정의 순서와 측정 요령을 정확하게 설명함으로써 측정의 정확성을 기대힐 수 있다.

(4) 검사항목 선정 시 고려사항

정확하고 신뢰성 있는 운동처방이 되기 위해서는 정밀하고 정확한 체력측정이 전제 되어야 한다. 이처럼 정밀하고 정확한 체력측정을 위해서는 재검자의 성별, 연령, 운동경험, 신체조건 그리고 체력수준 등을 고려한 검사항목 선정이 우선되어야 한다. 예를 들면, 피검자가 고령자일 경우, 유연성 평가를 위한 체후굴 측정과 배근력 측정은 가급적 삼가고 부상 가능성이 적은 다른 측정방법을 선택하는 것이 좋다. 그리고 고령자나 운동경험이 없는 피검자의 경우, 민첩성 평가를 위한 사이드 스텝이나 순발력 평가를 위한 제자리높이뛰기를 측정하기 전에 자세한 설명과 충분한 연습으로 적응과정을 거친 후 측정에 들어가도록 해야 한다. 특히, 고령자나 규칙적으로 운동을 하지 않은 피검자에게는 체력검사 전에 충분한 준비운동과 적응과정의 기회를 부여하여 부상 등 안전사고 예방에 만전을 기하도록 한다.

02 〈 건강 관련 체력검사 평가

❶ 신체 구성

(1) 수중체밀도측정법(수중체중법)

수중체밀도측정법은 아르키메데스의 원리에 근거를 둔다. 이 원리에 따르면 신체가 물속으로 잠기면 신체는 밖으로 흘러나간 물의 중량과 동일한 저항력을 받고 위로 뜨게 된다. 이는 손실된 물의 중량으로 체용적을 계산할 수 있다는 것을 증명한다. 뼈 조직과 근조직은 물보다 밀도가 높지만 지방조직은 물보다 밀도가 낮다. 따라서 체질량이 동일하더라도 제지방량이 높은 경우 수중에서 체중이 더 많이 나가며 신체밀도는 높고 체지방률은 낮다. 수중체밀도측정법이 신체구성, 즉 체용적을 측정하는 표준법이지만 특수한 측정 장비, 잔기량의 정확한 측정과 피검사자의 특별한 협조가 필요하다.

)TIP

정확성을 위해 고려해야 하는 요인

㉠ 잔기량 : 최대 날숨 후 허파에 공기가 남은 양. 부력에 의해 과도한 공기가 더해져 더 많은 체지방이 측정되는 부당한 결과가 생긴다.

㉡ 수중밀도 : 수중밀도는 온도에 따라 다양하며, 부력은 물 온도가 증가하면 감소한다.

㉢ 피험자 위장에 가스가 차있는 경우 : 이런 경우 측정하기가 어렵고 나중에 부력이 더해지는 결과가 된다. 100mL 정도는 위장시스템에 가스로 계속 존재한다.

㉣ 체중 : 실내의 체중(dry)과 수중에 완전히 잠수한 상태의 체중

㉤ 체액이 과다하게 없는 마른 체중

)TIP

체적변동기록계(플레시모그래피)

최근 발달된 기술로 인해 물 대신 공기로 대치하여 신체 부피를 측정할 수 있다. 이중으로 된 챔버의 체적변동기록계를 이용하여 밀폐된 챔버의 압력을 변화 시켜 신체밀도를 측정한다. 체적변동기록계는 수중체중법과 비교하여 불안감이 낮고 신체조성을 알아내는데 더 적절한 것으로 여겨지고 있다.

(2) 피하지방검사(피부두겹법)

피하지방측정법으로 측정한 신체구성은 수중체밀도측정법으로 측정한 신체구성과 서로 밀접하게 관련되어 있다. 이 방법은 피하지방량이 총 체지방량에 비례한다는 원리에 기반을 둔다. 전체 지방의 대략 1/3까지 피하지방에 분포되어 있다고 추정해볼 수 있다. 총 지방에 대한 피하지방의 정확한 비율은 성별, 연령 및 인종에 따라 다양하다. 따라서 피하지방측정기로 측정한 수치의 합을 체지방률로 전환하는 데 사용되는 회귀 방정식은 가장 정확하게 산출하기 위해 여러 변수들을 고려해야 한다. 신체구성의 피하지방측정법은 검사자의 전문성에 따라 달라지므로 측정의 정확성을 위하여 적절한 훈련(해부학적 지표에 대한 지식)과 측정 기술에 대한 충분한 연습이 필요하다. 피하지방측정을 통해 예측하는 체지방률의 정확성은 대략 ±3.5% 이상 벗어나지 않는다.

피하지방평가에서 측정 오차에 영향을 미치는 요인은 기술 부족, 경험 부족, 고도 비만 또는 극도의 저체중, 부적절하게 보정된 측정기 등이다. 피하지방측정으로부터 신체밀도와 체지방률을 예측하기 위하여 다양한 회귀공식들이 개발되어 있다.

① 피하지방 측정 절차

㉠ 모든 측정은 검사 대상자가 바로 선 자세에서 신체의 오른쪽을 측정한다.

㉡ 측정기는 피부를 수직으로 잡고 잡힌 피부의 최고점과 최저점의 중간에 두되 엄지와 검지에서 1cm 떨어져 피부표면에 둔다.

㉢ 측정기를 읽는 동안 피부를 잡고 있어야 한다.

㉣ 측정기를 읽기 전에 1~2초간(그 이상은 안 됨) 정지한다.

㉤ 각 부위를 반복 측정하고 반복 측정치의 차이가 1~2mm 이상이 되면 재측정한다.

㉥ 측정 부위를 교대로 재거나 정상적인 원래 피부로 돌아올 때까지 시간 간격을 두고 잰다.

② 표준 피하지방 측정 부위

　㉠ **복부** : 배꼽에서 오른쪽으로 2cm 부위를 수직으로 잡는다.

　㉡ **세갈래근** : 수직으로 잡는다. 팔은 양옆으로 자연스럽게 두고 위팔의 뒷면 중앙선에서 어깨 봉우리와 팔 꿈치 사이의 중앙부위

　㉢ **두갈래근** : 위팔두갈래근(상완이두근) 위쪽 위팔의 앞면에서 위팔세갈래근(삼두근) 위치보다 1cm 위쪽 부 위를 수직으로 잡는다.

　㉣ **가슴(흉부)** . 앞면 겨드랑선과 젖꼭지(유두) 사이 1/2 위치(남), 또는 1/3 위지(여)를 대각선으로 잡는다.

　㉤ **종아리 중앙** : 안쪽 경계 부위에서 종아리의 최대 둘레를 수직으로 잡는다.

　㉥ **중간 겨드랑** : 수직으로 잡는다. 복장뼈의 칼돌기(검상돌기) 위치에서 중간겨드랑선과 교차한다. 대안법 은 중간 겨드랑선에서 칼돌기/흉골연 위치를 수평으로 잡는다.

　㉦ **어깨뼈(견갑골) 아래** : 어깨뼈 아래각에서 1～2cm 아래를 대각선으로 잡는다.

　㉧ **엉덩뼈(장골) 능선** : 엉덩뼈능선 바로 위 지점인 앞면 겨드랑이선과 교차하여 엉덩뼈능과 자연스럽게 각 을 이루는 선을 대각선으로 잡는다.

　㉨ **넙다리(대퇴)** : 넙다리 앞쪽 중앙선에서 무릎뼈의 안쪽 경계와 샅굴부위(서혜부) 주름 사이의 중앙 부위 를 수직으로 잡는다.

③ 공식을 이용할 때의 부위

　㉠ **남성**

　　ⓐ 7부위(가슴, 중앙겨드랑, 위팔세갈래, 어깨아래, 복부, 엉덩뼈능선위, 넙다리)

　　ⓑ 3부위(가슴, 복부, 넙다리)

　　ⓒ 3부위(가슴, 위팔세갈래, 어깨아래)

　㉡ **여성**

　　ⓐ 7부위 (가슴, 중앙겨드랑, 위팔세갈래, 어깨아래, 복부, 엉덩뼈능선위, 넙다리)

　　ⓑ 3부위 (위팔세갈래, 엉덩뼈능선위, 넙다리)

　　ⓒ 3부위 (위팔세갈래, 엉덩뼈능선위, 복부)

<남녀의 신체조성 분류>

체지방률	신체조성 분류
남자	
< 10%	낮은 체지방률
10 ~ 20%	최적의 체지방률 범위
21 ~ 25%	약간 높은 체지방률
26 ~ 31%	높은 체지방률
> 31%	아주 높은 체지방률
여자	
< 15%	낮은 체지방률
15 ~ 25%	최적의 체지방률 범위
26 ~ 31%	약간 높은 체지방률
31 ~ 35%	높은 체지방률
> 35%	아주 높은 체지방률

(3) 생체전기저항분석(BIA)

전기저항법은 간단한 실험절차에 의해 이루어지는데, 편안한 자세로 누워있는 피험자의 손과 발에 4개의 전극을 붙여, 해롭지 않은 고주파 전류를 신체의 체액과 전해질을 통해서 전도시킴으로써 측정된다. 전류는 신체의 세포액을 통해 흐르며, 유리지방은 많은 양의 체액과 전해질을 가지고 있기 때문에, 보다 전류를 더 잘 통하게 한다. 따라서 지방섬유가 많을수록 전기적 임피던스는 작아진다.

실험 결과상 문제점은, 수중체중법에 의해 산출된 체지방률과 비교할 때, 마른 피험자에 대해선 평가치가 과대하게 나타나고, 비만한 피험자에 대해선 평가치가 과소하게 나타난다는 것이다. 그러나 아직까지는 전기저항법은 신뢰성 있는 방법이고, 피부두겹측정법으로 측정 시 나타날 수 있는 기술상의 오류를 없애준다.

① 전기저항법의 실험절차

ㄱ 실험에 앞서 실험실 내부는 청결해야 하며, 피험자가 편안히 누울 수 있는 침대를 준비해야 한다. 피험자는 실험 전 48시간 동안 음주를 하지 못하도록 하며, 4시간 동안 음료나 음식물 섭취를 하지 못하도록 하여야 하고, 12시간 전까지 운동해서는 안 된다. 그리고 실험 30분전에 배뇨를 마치고 7일 전까지 이뇨제를 복용해서는 안 된다.

ㄴ 피검자는 편안하게 누운 상태에서 팔과 다리는 각각 15cm 이상 벌리고, 오른쪽 팔목과 발목을 노출시킨다.

ㄷ 4장의 센서패드를 부착시켜야 하는데, 오른쪽 손목과 발목 부분 그리고 손가락 관절마디 밑 부분과 발가락 관절마디 밑 부분에 각각 부착시킨다.

② 빨간색 케이블 클립은 손목과 발목에 있는 센서패드와 연결시키고(심장에서 가까운 쪽), 검은색 케이블 클립은 손등과 발등의 센서패드와 연결시킨다.

② 체성분분석기 실험절차

　㉠ "OK" key를 눌러 분석기를 작동시키고, "DATE" key를 눌러 피험자의 성별, 연령, 신장, 몸무게를 입력한다.

　㉡ 센서패드와 센서케이블이 모두 피험자와 분석기에 제대로 연결되었는지 다시 한 번 확인하고, 피험자에게 움직이지 말도록 지시한 후, "TEST" key를 눌러 실행시킨다.

　㉢ 약 10초가 경과되면, 테스트는 종료되고 스크린상 체성분 테스트 결과가 나타난다.

　㉣ 센서케이블과 센서패드를 피험자로부터 제거시키고, 실험을 종료시킨다.

③ 전기저항법의 분석방법

　㉠ PERCENT FAT : 총 체중에서 지방이 차지하는 비율

　㉡ BMR(body's Basal Metabolic Rate) : 신체 내에서 생명 현상을 유지하기 위하여 무의식적으로 일어나는 불수의적 활동의 대사 작용에 필요한 열량

　㉢ FAT WT : 체지방의 무게

　㉣ LEAN WT : 체내 지방을 제외한 근육, 뼈와 다른 기능적인 세포조직의 무게

　㉤ TOTAL BODY WATER : 체내 대략적인 수분함유량으로, 남자는 보통 신체의 50 ~ 60%, 여자는 45 ~ 60%가 수분으로 이루어져 있다.

　㉥ % of LEAN WEIGHT : 제지방 체중당 총체수분비율을 나타낸 것으로, 정상적인 수화(hydration)수준은 대략 69 ~ 74% 이다.
　　ⓐ Total body water / Lean WT × 100
　　ⓑ % of LEAN WEIGHT 값이 69% 미만으로 나타났으면, 피험자는 탈수현상을 보인다고 할 수 있으며, 다음과 같은 원인으로 일어난다.
　　　• 음주
　　　• 이뇨제와 카페인을 섭취
　　　• 심한 운동과 실험 전 음식물 섭취
　　　• 정상치 보다 높거나 낮은 체온

(4) 둘레 측정

① 부위별 둘레 측정 방법

　㉠ 복부 : 바로 선 자세에서 긴장을 풀고 엉덩뼈 높이에서 수평으로 측정하며 일반적으로 배꼽 부위가 된다.

　㉡ 팔 : 바로 선 자세에서 팔은 자연스럽게 옆에 두고 손은 대퇴 측면에 닿게 하여 어깨(견봉)와 팔꿈치 사이의 중앙 부위를 수평으로 잰다.

　㉢ 엉덩이 : 발을 모으고 바로 선 자세에서 엉덩이의 최대 둘레를 측정한다. 이 측정은 허리 대 엉덩이 비를 측정할 때 엉덩이 둘레 측정에 이용된다.

ⓐ 종아리 : 발을 20cm 넓힌 바로 선 자세에서 긴축으로 무릎과 발목 사이의 최대 둘레를 수평으로 잰다.

ⓜ 아래팔 : 직립자세에서 팔은 허리에서 약간 떨어진 상태로 내리고 손바닥은 앞으로 향하도록 하여 긴축으로 최대 둘레를 잰다.

ⓗ 엉덩이/대퇴 : 다리 사이를 10cm 넓힌 바로 선 자세에서 골반 가장자리 아래의 엉덩이/대퇴 경계의 최대 둘레를 수평으로 잰다.

ⓢ 중앙-대퇴 : 바로 선 자세에서 한쪽 다리를 지지대에 올려놓고 무릎을 90도 정도 굽힌 상태에서 긴축으로 샅굴 부위 주름과 무릎 뼈 사이 중앙 부위의 최대 둘레를 잰다.

ⓞ 허리 : 발을 모으고 팔은 차렷 자세를 한 바로 선 자세에서 긴장을 풀고 몸통의 가장 가는 부위(배꼽 위와 검상돌기 아래)를 수평으로 잰다.

〈성인 허리둘레에 따른 위험도 기준(cm)〉

위험범주	여성	남성
매우 낮음	< 70	< 80
낮음	70 ~ 89	80 ~ 99
높음	90 ~ 109	100 ~ 120
매우 높음	> 110	> 120

② 허리 및 엉덩이 둘레 측정 방법(WHR)

㉠ 서 있는 상태에서 엉덩이와 허리둘레를 늘어나지 않는 줄자로 측정한다. 둘레 측정에 영향을 미칠 수 있기 때문에 두꺼운 옷을 입어서는 안 된다. 측정 동안, 줄자는 몸 둘레를 편안하게 감싸야만 하며 피부를 누를 정도가 되어서는 안 된다. mm 단위로 측정한다.

㉡ 허리둘레를 먼저 측정한다. 줄자를 배꼽 높이에 위치시킨다. 정상적인 호기(내쉬기)가 끝날 때에 측정한다.

㉢ 엉덩이 둘레가 가장 굵은 부위를 줄자로 측정한다.

㉣ 측정을 완료한 다음에는 허리둘레를 엉덩이 둘레로 나누어 허리 · 엉덩이 비율을 계산한다. 〈허리 엉덩이 둘레 비율의 평가기준〉표를 사용해서 허리 · 엉덩이 비율의 결과를 평가한다.

〈허리 · 엉덩이 둘레 비율의 평가기준〉

남자	여자	분류(질병 위험)
> 1.0	> 0.85	높은 위험
0.90 ~ 1.0	0.80 ~ 0.85	약간 높은 위험
< 0.90	< 0.80	낮은 질병 위험

③ 유의사항

    ㉠ 모든 측정은 유연하면서도 신축성이 없는 줄자를 사용한다.

    ㉡ 줄자는 피하지방조직을 압박하지 않은 상태에서 피부에 위치한다.

    ㉢ 스프링이 장착된 Gulick 손잡이가 있는 것을 이용하면 손잡이는 반복 측정 시 같은 표시에서 시작한다.

    ㉣ 각 부위를 반복측정 시 측정값은 5mm 이내가 되어야 한다.

    ㉤ 피부를 본래 상태로 되돌리기 위해서는 각 부위를 돌아가면서 측정하거나 시간간격을 둔다.

(5) 체질량지수

$$BMI = 체중(kg) \div 신장(m)^2$$

자신의 BMI를 계산한 다음, 〈체질량지수에 따른 신체 비만도 분류〉표를 참고해서 자신의 상태를 확인한다. BMI의 논리적 근거는 체지방률이 낮은 사람이 BMI가 적을 것이라는데 있다. 예를 들면, 남녀의 경우에 있어 BMI가 각각 25와 27 미만인 사람은 최적의 신체 지방량을 몸에 지니고 있다고 분류된다. 그와는 달리, BMI가 40 이상인 남녀는 아주 비만한 사람으로 생각된다.

비록 BMI가 신체조성을 추정하는데 있어 간단하고 경제적인 방법이기는 하지만 이 방법은 부적절한 측면들이 있다. 실제로, 일부 경우에서는 이 방법이 신체지방량을 과다 또는 과소평가할 수 있다. 체지방률은 낮지만 근육이 잘 발달된 사람은 통상적으로 BMI가 높게 계산되며, 이러한 결과는 체지방률이 높은 것으로 오인될 수 있다. 그러므로 이 방법은 다른 좀 더 정확한 기법(즉, 수중체중법과 피하지방측정법)을 사용할 수 없을 때에만 사용되어야 한다.

〈체질량지수에 따른 신체 비만도 분류〉

신체 지방 분류	남자	여자
최적의 체지방률 범위	< 25	< 27
약간 높은 체지방률	25 ~ 30	27 ~ 30
높은 체지방률	31 ~ 40	31 ~ 40
아주 높은 체지방률	> 40	> 40

❷ 심폐 체력

심폐 체력은 장시간동안 중강도에서 고강도로 대근군을 이용하여 동적 운동을 수행할 수 있는 능력이다.

운동수행력은 호흡계, 심혈관계, 골격계의 기능적 상태에 따라 달라진다. 심폐 체력은 건강과 관련된 것으로 간주되는데 이는 심폐 체력이 저하되면 심혈관질환과 모든 원인에 대한 특이성으로 조기 사망의 위험이 현저히 증가하고, 심폐 체력이 향상되면 모든 원인에 의한 사망률이 감소되는 것과 연관되며, 심폐 체력이 높은 것은 다양한 건강상의 이점을 가져오는 신체 활동에 대한 생활습관 수준이 높다는 것을 의미한다. 이와 같은 의미만으로도 심폐 체력을 평가하는 것은 1차, 2차 예방 및 재활중재 프로그램의 중요한 요소이다. 일반적으로 심폐 체력의 평가는 최대산소섭취량에 의해 정확하게 진단할 수 있다. 최대산소섭취량이란 인체가 운동하는 중에 단위 시간당 섭취할 수 있는 최대산소의 양을 의미한다.

(1) 최대산소섭취량의 개념

최대산소섭취량(VO2max)은 심폐 체력을 측정하는 기준이 된다. 수치는 전형적으로 절댓값(mL · min) 용어를 사용하며, 상댓값(mL · kg · min)은 체중이 다른 사람들 가운데 임상적으로 의미있는 비교가 가능하다. 최대산소섭취량은 최대심박출량(L blood · min^{-1})과 동정맥 산소차(mL O_2/L $blood^{-1}$)의 생성물이다.

인구집단과 체력 수준에서 최대산소섭취량의 커다란 차이는 기본적으로 폐질환과 상관없이 최대심박출량의 차이에 대한 결과이므로 최대산소섭취량은 심장의 기능적 능력과 밀접한 연관성을 가진다. 최대산소섭취량은 실제로 생리적 한계에 도달함을 의미하고, 고원은 점진적인 운동검사의 최종 두 단계의 운동 강도에서 관찰된다. 고원은 심혈관질환이나 폐질환에서는 드물게 나타난다. 따라서 이러한 질환자나 다른 만성질환의 심폐 지구력을 살펴보기 위해서는 최대산소섭취량을 측정한다.

개방-순환 폐활량계는 최대산소섭취량을 측정하는 데 이용된다. 이 측정법은 참가자의 코를 막고(또는 고무 라텍스가 아닌 마스크) 저항이 낮은 밸브로 호흡을 하는 동안 폐환기량 및 산소와 이산화탄소 호기분율을 측정하는 것이다. 현재 자동화된 시스템은 조작이 간편하고 검사 결과가 상세하게 출력되므로 시간과 노력을 절약할 수 있다. 하지만 장비 보정에 세심한 주의를 기울여야 정확한 수치를 얻을 수 있으므로 건강 관련 체력검사와 해석 장비에 대한 보정이 요구된다. 검사에 적용과 결과 판독은 운동과학을 완벽하게 이해하는 전문가에게 맡겨야 한다. 장비와 공간 그리고 검사를 수행하는 데 필요한 인력과 연관된 비용상의 문제로 최대산소섭취량을 직접 측정하는 것은 연구나 임상적인 환경에서 실시한다.

(2) 심폐 체력 평가 검사 전 주의사항

① 검사 전 적어도 4시간 동안 금식한다. 만약 저혈당이 있는 피험자라면 단백질과 탄수화물이 혼합된 가벼운 스넥류를 검사 2~3시간 전에 섭취하도록 권한다. 그리고 모든 피험자는 검사 4시간 전에 금식을 하기 위해서 12시간 이내에 가벼운 음식을 먹는 것이 좋다.

② 적어도 24시간 전에는 격렬한 운동은 하지 않는 것이 좋다.

③ 검사 전 12~24시간 전에는 카페인이 들어간 음료수는 섭취하지 않는다.

④ 검사 전 적어도 24시간 전에 금주하고 3시간 전에는 금연한다.

⑤ 검사 전 약물을 복용하는 경우 의사나 검사자와 의논해야 한다.

(3) 최대운동부하검사

최대운동부하검사란 피검자가 더 이상 운동을 지속할 수 없는 상태까지 운동을 지속시키는 방법으로 피검자의 운동지속 능력이 최대수준이거나 심박수가 더 이상 증가하지 않는 수준에 이를 때까지 실시하여 이때이호기가스를 채취, 분석하여 최대산소섭취량을 측정하여 판단하는 방법을 말한다. 이러한 최대검사방법은 가장 정확한 방법이지만 고가의 장비, 숙련된 전문 요원과 장시간 소요 등의 이유로 널리 이용되지 못하고 연구나 임상치료용으로 이용되고 있는 실정이다.

최대산소섭취량을 측정하기 위한 운동 양식은 트레드밀과 자전거 에르고미터 운동부하검사를 가장 많이 사용하고 있다. 이와 같은 운동양식은 각각 장단점이 있다. 자전거 에르고미터 측정법은 비교적 비용이 싸고, 이동이 쉽기 때문에 현장에 편리하게 사용할 수 있으며, 심전도, 혈압 등의 측정이 용이하다. 반면에 트레드밀 운동검사의 이점은 최대산소섭취량의 최대치를 얻을 수 있는 장점이 있다. 트레드밀 운동은 운동에 동원되는 근육량이 자전거 에르고미터보다 크기 때문에 최대산소섭취량의 값이 5 ~ 10% 정도 더 높다. 호흡순환계와 전신의 여러 기관이 최대로 운동에 동원되어야 하므로 운동지속시간은 충분히 주어져야 한다.

이 운동시간은 운동 강도와 관련이 있는데 8 ~ 12분이 소요되는 최대운동이 좋으며 부하의 방법에 따라 20분 이상의 운동검사가 필요할 때도 있다. 그런 운동시간이 너무 길어지면 최대 산소섭취량의 측정이 어려워지기 때문에 운동은 15분 정도에 종료되도록 부하를 주어야 한다.

호흡가스채집 단위시간은 30초나 1분 간격으로 하는 것이 좋다. 운동부하 방법은 고정부하법과 점증부하법이 있는데, 측정값의 차이는 거의 없기 때문에 피검자의 능력에 따라 선택하여야 한다. 최대산소섭취량 도달여부에 관한 판단은 운동 강도가 증가함에도 불구하고 산소섭취량은 오히려 감소하거나 정체상태에 있는지의 여부를 확인하는 것이다. 또 다른 판정법으로는 호흡교환률이 1.15를 넘거나 심박수가 190회/분 이상이 되거나 혈중 젖산 농도가 7 ~ 8mM 이상이 되는 것을 확인하면 최대산소섭취량에 도달하였다고 보아도 좋을 것이다.

대표적인 간접측정법은 Bruce프로토콜에 의해 피검자가 최대로 운동을 수행한 후 운동지속시간에 의하여 최대산소섭취량을 추정하는 방법이다.

(4) 최대하 운동부하검사

최대하 운동부하검사는 피검자가 최대운동수준에 도달하기 전에 운동을 종료시키는 그 시점에서의 신체반응을 이용하여 최대수준의 상태를 추정하는 방법이다. 그러나 운동 강도가 너무 낮으면 운동 중 신체기능의 변화가 의미 있는 자료로 인정되기 어렵기 때문에 어느 정도의 수준까지는 운동 강도를 높여야 한다. 보통 최대하 운동부하검사의 중요점은 예상 최대심박수의 70 ~ 85% 정도이다. 최대하 운동부하검사는 최대운동부하검사보다는 검사 중의 위험성을 어느 정도 배제할 수 있기 때문에 환자의 병리적 증상을 찾아내거나 외견상 건강인의 잠재적 위험인자를 알아내는 데 유용하게 사용된다.

최대하 방법의 원리는 점증운동 시 피검자의 심박수 반응과 산소섭취량의 관계를 이용해서 최대산소섭취량을 예측하는 것이다. 그러므로 최대하 방법의 신뢰도를 높이기 위해서는 측정 횟수를 2번 혹은 그 이상 산소섭취량과 심박수의 관계를 측정하여 관계를 살펴보도록 하는 것이 바람직하다.

> **TIP** ～～～～～～～～～～～～～～～～
>
> **보외법의 원리**
> 최대하 운동시 심박수와 산소섭취량의 관계에 의하여 최대 심박수에서 최대산소섭취량을 추정한다.

> **TIP** ～～～～～～～～～～～～～～～～
>
> 최대하운동부하검사는 다음과 같은 조건을 전제로 추정할 수 있다.
> ㉠ 항정상태의 심박수에서 각각의 운동량이 산출된다.
> ㉡ 심박수와 산소섭취량은 직선 비례적인 관계에 있다.
> ㉢ 연령에 따른 최대 심박수는 일정하다
> ㉣ 기계적 효율성(즉, 일정한 지점에서 산소섭취량)은 모두에게 동일하다.

이러한 가정은 비록 완벽하게 일치되는 것은 아니지만 최대산소섭취량을 예측할 때의 오차정도를 나타낼 수 있다. 또한, 특정한 지점에서 최대하 운동부하검사를 주별 혹은 월별로 정기적인 반복검사를 실시한다면, 특정한 지점에서의 운동량은 감소하게 될 것이다. 이것은 최대산소섭취량 추정의 정확도에 관계없이 심폐 체력 능력이 향상된 것으로 볼 수 있다.

(5) 검사방법

① 트레드밀 … 전형적으로 최대하 운동부하검사에는 자전거 에르고미터가 기본 운동 방식이지만 트레드밀은 다양한 환경에서 사용되고 있다. 검사 단계는 각 단계별 항정상태를 유지하는 심박수 반응을 살펴보기 위해 3분 이상으로 하고 종료시점(연령으로 예측한 최대심박수의 85%나 여유심박수의 70%)을 동일하게 한다. 심박수는 연령으로 예측한 최대심박수로 추정하고 최대산소섭취량은 최대운동까지 도달했던 가장 빠른 속도와 높은 경사도로 산출한다. 가장 일반적인 트레드밀 프로토콜의 단계별 지속시간은 최소 3분으로 한다.

㉠ Ebbeling 등의 추정식에 의한 방법 : 위험군 또는 노약자를 대상으로 최대운동부하 검사방법을 사용하기 어려울 때 단일 단계법인 걷기 운동방법으로 비교적 간단하게 최대산소섭취량을 추정할 수 있다. 이 방법은 트레드밀 경사도를 수평(0%)으로 유지하고 걷기는 2~4.5mph 범위 내에서 피검자의 50~70%HRmax에 도달될 수 있도록 운동 강도를 유도한다. 이때 사전에 충분한 준비운동과 적응과정을 거쳐 실시하도록 한다.

㉡ 다단계법 : 다단계법에서는 둘 이상의 최대하 단계의 항정상태 심박수와 산소섭취량을 측정한 후 그 비례관계를 이용하여 최대산소섭취량을 추정한다. 이때 항정상태시 심박수는 115~150회/분 이내여야 한다. 두 단계의 산소섭취량을 직접 측정하거나 대사량 산정표를 참고하여 산출한다.

㉢ 단일단계법 : 단일단계법에서는 특정 단계의 최대하 심박수와 산소섭취량을 측정하고, 남녀별 공식에 대입하여 최대산소섭취량을 추정한다. 항정상태시의 심박수는 130~150회/분 이내여야 한다.

② **자전거 에르고미터** ··· Astrand-Rhyming 자전거 에르고미터검사는 6분 동안 연속적으로 실시하는 단일-단계검사이다. 연구자들은 집단연구를 통해 최대산소섭취량의 50%에 해당되는 심박수가 평균 남성은 128회/분, 여성은 138회/분임을 확인했다. 즉, 여성의 산소섭취량이 1.5L · min⁻¹이고 심박수가 138회/분이었다면, 최대산소섭취량은 3.0L · min⁻¹이 되는 것이다. 성별과 체력 상태를 근거로 한 운동량은 다음과 같다.

ⓐ 남성, 비건강인 : 300 또는 600kg · m · min⁻¹(50 또는 100watts)

ⓑ 남성, 건강인 : 600 또는 900kg · m · min⁻¹(100 또는 150watts)

ⓒ 여성, 비건강인 : 300 또는 450kg · m · min⁻¹(50 또는 75watts)

ⓓ 여성, 건강인 : 450 또는 600kg · m · min⁻¹(75 또는 100watts)

페달속도는 50rpm에 맞춘다. 목표는 운동 중 5분과 6분에 측정한 심박수가 분당 125 ~ 170회 사이로 한다. 두 심박수의 평균치는 노모그램으로부터 최대산소섭취량을 구하는데 이용된다.

③ **스텝검사**(신체효율지수(PEI) 평가법) ··· 높이 50cm의 승강대에서 분당 30회의 승강운동을 하는 방법을 말하며, 승강대 위에 완전히 올라가서 몸을 차렷 자세로 뻗어 서야 한다. 4박자를 유지해야 하며 스텝은 어느 발로 시작하거나 바꿔어도 관계는 없다. 스텝은 메트로놈으로 맞추는 것이 효율적이며 만약 이것이 없으면 측정자가 하나, 둘, 셋, 넷으로 구령을 하여 박자를 조절하도록 한다. 승강운동은 피험자가 지쳐서 포기하지 않는 한 정확한 동작으로 5분간 실시하도록 하는 것이며, 운동이 끝난 후 1분에서 1분 30초, 2분에서 2분 30초, 3분에서 3분 30초의 맥박수를 측정하여 다음 공식에 따라 신체효율지수(PEI)를 산출한 다음 아래의 평가표에 따라 그 수준을 평가하도록 한다.

$$PEI = \frac{300초}{2 \times 3회의\ 맥박수의\ 총합} \times 100$$

측정 시 유의사항은 다음과 같다.

- 반드시 메트로놈 박자에 맞추어서 승강운동을 실시하여야 한다.
- 동작이 완전히 완료된 다음에 다음 동작으로 이동하여야 한다.
- 만약 검사를 지속하지 못하고 도중에 중단했을 때는 변형된 다음 공식에 의해 평가하도록 한다.

$$PEI = \frac{D \times 100}{5.5 \times P} + 0.22(300 - D)$$

* D = 스텝운동 지속시간(초)
* P = 운동 후 1분 ~ 1분 30초 간의 맥박수

ⓘ 스텝테스트 지수 평가표(남자)

등급 연령대	수	우	미	양	가
20대 미만	100 이상	90 ~ 99	81 ~ 89	75 ~ 80	74 이하
20대	100 이상	90 ~ 99	81 ~ 89	75 ~ 80	74 이하
30대	95 이상	85 ~ 94	80 ~ 84	73 ~ 79	72 이하
40대	90 이상	81 ~ 89	75 ~ 80	70 ~ 74	69 이하
50대	85 이상	75 ~ 84	65 ~ 74	55 ~ 64	54 이하

ⓛ 스텝테스트 지수 평가표(여자)

등급 연령대	수	우	미	양	가
20대 미만	96 이상	86 ~ 95	76 ~ 85	70 ~ 75	70 이하
20대	96 이상	86 ~ 95	76 ~ 85	70 ~ 75	70 이하
30대	91 이상	81 ~ 90	76 ~ 80	69 ~ 75	68 이하
40대	84 이상	77 ~ 85	71 ~ 76	66 ~ 70	65 이하
50대	81 이상	71 ~ 80	61 ~ 70	51 ~ 60	50 이하

④ 필드검사

ⓘ 12분 달리기 : 12분 달리기 테스트는 거리측정이 용이한 트랙이 있는 운동장에서 실시하는 것이 좋은데, 피검자들이 12분 동안 최대한 먼 거리를 달리고, 걷도록 측정자의 독려가 필요하다. 쿠퍼의 보고에 의하면 이 측정은 35세 미만의 경우 건강상의 문제점이 없을 때 누구나 실시할 수 있으며, 35세 이상으로써 최근 6주 동안 3일 이상의 운동을 실시하지 않았을 경우에는 실시하지 않는 것이 바람직하다. 12분 달리기에 의한 성인 남녀의 전신지구력 평가 기준치를 제시하면 다음과 같다.

ⓐ 12분 달리기 평가표(남자) 단위 : m

등급 연령대	수	우	미	양	가
20대 미만	2834 이상	2569 ~ 2833	2322 ~ 2568	2058 ~ 2321	2057 이하
20대	2834 이상	2569 ~ 2833	2322 ~ 2568	2058 ~ 2321	2057 이하
30대	2952 이상	2656 ~ 2951	2379 ~ 2655	2084 ~ 2378	2083 이하
40대	2525 이상	2130 ~ 2524	1843 ~ 2129	1640 ~ 1842	1639 이하
50대	2220 이상	1960 ~ 2219	1783 ~ 1959	1662 ~ 1782	1661 이하

ⓑ 12분 달리기 평가표(여자)

등급 연령대	수	우	미	양	가
20대 미만	2366 이상	2045 ~ 2365	1745 ~ 2044	1424 ~ 1744	1423 이하
20대	2366 이상	2045 ~ 2365	1745 ~ 2044	1424 ~ 1744	1423 이하
30대	2136 이상	1895 ~ 2135	1670 ~ 1894	1421 ~ 1669	1420 이하
40대	1805 이상	1572 ~ 1804	1510 ~ 1571	1377 ~ 1509	1376 이하
50대	1790 이상	1647 ~ 1789	1555 ~ 1646	1268 ~ 1554	1267 이하

ⓛ 1,500m 달리기 : 1,500m 달리기 검사는 트랙을 최대한 빠르게 달린 기록을 측정하여 체력수준을 평가하는 방법으로 피검자들이 전 구간에 걸쳐 자신의 능력을 최대로 발휘할 수 있도록 페이스 조절에 유념할 것을 측정 전에 주지시키는 것이 중요하다. 1,500m 달리기에 의한 성인 남녀의 전신지구력 평가기준치를 제시하면 다음과 같다.

ⓐ 1,500m 달리기 평가표(남자)

등급 연령대	수	우	미	양	가
20대 미만	5:33 이하	5:34 ~ 6:06	6:07 ~ 6:37	6:38 ~ 7:09	7:10 이상
20대	5:33 이하	5:34 ~ 6:06	6:07 ~ 6:37	6:38 ~ 7:09	7:10 이상
30대	5:15 이하	5:16 ~ 6:05	6:06 ~ 6:52	6:53 ~ 7:21	7:22 이상
40대	6:23 이하	6:24 ~ 6:55	6:56 ~ 7:45	7:46 ~ 8:08	8:09 이상
50대	7:03 이하	7:04 ~ 7:39	7:40 ~ 8:13	8:14 ~ 8:59	9:00 이상

ⓑ 1,500m 달리기 평가표(여자)

등급 연령대	수	우	미	양	가
20대 미만	6:49 이하	6:50 이상	8:02 이상	9:08 이상	10:19 이상
20대	6:49 이하	6:50 이상	8:02 이상	9:08 이상	10:19 이상
30대	7:46 이하	7:47 이상	8:58 이상	10:04 이상	11:04 이상
40대	9:12 이하	9:13 이상	9:54 이상	10:38 이상	11:14 이상
50대	9:08 이하	9:09 이상	9:41 이상	10:58 이상	11:34 이상

ⓒ 3,200m 걷기 : 3,200m의 거리를 달리기 동작을 취하지 않고 어떤 형태로든 보행동작을 실시한 다음 얻어진 시간을 측정하여 평가표에 따라 지구력 수준을 평가하도록 한다. 3,200m 걷기에 의한 남녀의 전신지구력 평가기준치를 제시하면 다음과 같다.

ⓐ 3,200m 걷기 평가표(남자)

등급 연령대	수	우	미	양	가
20대 미만	24:12 이하	24:13 ~ 25:39	25:40 ~ 27:01	27:02 ~ 28:27	28:29 이상
20대	24:12 이하	24:13 ~ 25:39	25:40 ~ 27:01	27:02 ~ 28:27	28:29 이상
30대	23:30 이하	24:31 ~ 25:09	25:10 ~ 26:42	26:43 ~ 28:27	28:28 이상
40대	24:05 이하	24:06 ~ 26:22	26:23 ~ 28:31	28:32 ~ 30:04	30:05 이상
50대	25:13 이하	25:14 ~ 26:31	26:32 ~ 26:52	26:53 ~ 29:49	29:50 이상

ⓑ 3,200m 걷기 평가표(여자)

등급 연령대	수	우	미	양	가
20대 미만	25:08 이하	25:09 ~ 29:01	29:02 ~ 32:37	32:38 ~ 36:29	36:30 이상
20대	25:08 이하	25:09 ~ 29:01	29:02 ~ 32:37	32:38 ~ 36:29	36:30 이상
30대	26:38 이하	26:39 ~ 28:59	29:00 ~ 31:11	31:12 ~ 33:31	33:32 이상
40대	26:50 이하	26:51 ~ 28:27	28:28 ~ 29:41	29:42 ~ 31:23	31:24 이상
50대	25:13 이하	25:14 ~ 26:31	26:32 ~ 26:52	26:53 ~ 29:49	29:50 이상

ⓔ 국민체력100에서 실시하는 20m 왕복 오래달리기

　ⓐ 측정방법

- 20m 코스에 표시 세움대로 각 레인을 나누고 테이프나 분필로 각 끝에 선을 긋는다.
- 출발신호원은 '준비' 구령의 5초 후에 '출발' 신호를 한다.
- '출발' 신호에 맞춰서 피검자는 출발을 한다.
- 피검자는 오디오에서 나오는 신호음이 들리기 전에 20m의 거리를 가로질러 달린다.
- 신호가 울리기 전에 반대편 라인에 도달한 피검자는 신호가 울릴 때까지 기다려야 한다.
- 신호가 울리면 반대쪽 라인 끝을 향해 달린다.
- 신호음이 울리기 전에 라인에 도달하지 못했을 경우에는 최소 1회는 신호가 울릴 때 방향을 바꾸어 달릴 수 있다.
- 그러나 두 번째 신호음이 울리기 전에 라인에 도달하지 못한 경우에는 탈락이 된다.
- 같은 방법으로 두 번째 신호음이 울리기 전에 라인에 도달하지 못할 때까지 왕복 오래달리기를 계속 실시한다.
- 피검자가 탈락되기 이전의 실시한 최대횟수를 측정단위로 기록한다.

　ⓑ 유의사항

- CD는 진동으로 인해 제대로 작동하지 않을 가능성이 있으므로 되도록 테이프 또는 MP3음원을 이용한다.
- 왕복하는 동안 정해진 신호음 주기에 맞추어 단일 신호음(뚜~)이 울리고 단계가 바뀔 때는 삼중 신호음(뚜-뚜-뚜~)이 울린다. 삼중 신호는 단일 신호와 같은 역할을 하지만 동시에 속도가 빨라진다는 것을 알리는 신호이므로 피검자는 속도조절을 할 수 있어야 한다.

- 멈추는 시점 : 신호음이 울릴 때까지 라인에 도달하지 못한 첫 번째 시점에서 피검자는 재빨리 방향을 바꾼다. 그리고 속도를 따라 잡도록 허용한다. 피검자가 신호음이 울릴 때까지 라인에 도달하지 못한 경우 검사는 종료된다.
- 왕복오래달리기에서 1회는 20m거리이다.

③ 근력과 근지구력

근력과 근지구력은 다음과 같은 요인들을 유지시키거나 향상시킬 수 있는 건강 관련 체력요인이다.

- 골다공증과 관련이 있는 골량

- 당뇨병 전 단계 및 당뇨병 환자의 당 내성

- 요통을 포함한 상해 요인의 감소와 관련된 근건 보존

- 삶의 질 및 정신건강의 지표들 중 자기효능감 등을 자각하는 것과 관련된 일상생활활동의 수행능력

- 체중조절과 관련 있는 제지방과 안정 시 대사율

ACSM은 '근체력'이라는 용어의 범주 내에 근력, 근지구력 및 파워를 포함하고, 체력을 유지·향상시키기 위한 운동의 질과 양에 관한 부분에서는 전체 건강과 관련된 체력에 통합하고 포함시킨다. 근력은 근육이 힘을 발휘할 수 있는 근육의 능력이라고 정의하고, 근지구력은 지속적인 수축이나 반복을 수행하기 위한 근육의 능력을 의미하며, 근파워는 단위 시간당 근육이 힘을 발휘하는 근육의 능력(예 비율)을 말한다. 전형적으로 근력검사는 순간적인 근피로에 도달하기 전 3회 미만의 반복 수행을 말하는 반면, 근지구력은 근피로에 이르기 전에 12회 이상 반복 수행하는 검사이다. 그러나 최대 반복을 수행할 수 있는 것(예 주어진 부하에서 4회, 6회 혹은 8회 반복) 또한 근력을 평가하는 데 이용될 수 있다.

근력 및 근지구력을 측정하는 체력검사는 운동을 시작하기 전에 실시하거나 건강/체력을 평가하는 한 부분으로써 의뢰인의 기초 체력 수준에 대한 소중한 정보를 제공할 수 있다. 예를 들면, 근력검사 결과는 확실한 기준을 세울 수 있고 근육의 약한 부분이나 운동 프로그램의 목표를 세우는데 방해가 되는 근육 불균형 부분을 명확히 하여 도움을 줄 수 있다. 근체력을 평가할 때 이러한 정보를 알고 있다면 개인별 운동 프로그램 설계에 필요한 기준을 잡는 데 도움을 줄 수 있다. 이와 마찬가지로 체력검사는 운동 프로그램의 결과로써 의뢰인의 점진적인 향상도를 보기 위한 것으로 오랜 기간 동안 운동을 해온 사람들을 관리하는 데 유용한 피드백 정보를 제공한다.

근기능검사는 근육군, 근육 작용 형태, 근수축 속도, 장비 종류, 관절가동범위에 따라 특이성을 갖는다. 어떤 검사 결과라도 절차가 특이성을 가지며 전신의 근지구력이나 근력을 측정하기 위해서는 일회성 검사로는 불가능하다. 피검사자들은 일정기간 동안 실질적인 생리적 적응을 가져올 수 있는 신뢰할 만한 점수와 반복시간과 가동범위가 정해진 특정 프로토콜을 지속하며 장비에 대한 연습시간을 가지고 참여해야 한다. 또한, 근체력검사를 실시하기에 앞서 가벼운 강도로 5～10분 동안 이루어지는 유산소운동(예 트레드밀, 자전거 에르

고미터), 정적 스트레칭 및 여러 가지 가벼운 강도의 반복운동을 몇 차례 실시하는 것이 꼭 필요하다. 이러한 준비운동은 근육의 온도와 혈류량을 증가시키고 운동에 대한 적절한 심혈관계 반응을 촉진한다.

일정 기간에 걸쳐 근체력의 변화는 외부 부하나 저항의 절대 근력값[예 뉴턴(N), 킬로그램(kg), 파운드(lb)]을 토대로 해야 하지만, 개인 간에 비교에서는 상대 근력값[예 체중의 킬로그램(kg/kg^{-1}]으로 표시해야 한다. 주의할 점은 개개인의 측정값을 대변하는 샘플이 기준치에 포함되지 않을 수도 있고 표준 프로토콜이 없거나 실제 검사에서 사용되는 프리 웨이트와 기구 웨이트에 따라 상이한 결과가 나올 수 있기 때문에 점수를 잘 분석해야 한다. 그뿐만 아니라 주어진 저항성 운동에 대한 생체역학적 결과도 다른 제조사에서 만들어진 장비에 의해서 유의하게 다를 수 있으며, 일반화하는 과정에도 영향을 받는다.

(1) 근력

① 근력의 정의

㉠ 근력이란 근육이나 근육 군이 단 한 번의 수축으로 발휘할 수 있는 최대의 힘을 의미한다. 물체를 운반한다거나 던지는 등의 동작에 있어서 중요한 체력의 요인이다. 근력의 증가는 근육의 크기가 증가하는 근비대를 가져온다. 거의 모든 신체 활동이나 스포츠현장에서 근력에 크게 의존하기 때문에 근력은 누구나에게 있어서 중요한 요소임은 틀림이 없다. 근력의 측정에는 크게 악력, 배근력이 사용되고 있으며, 각근력, 완력 등을 사용하기도 한다.

㉡ 근력은 특정 근육이나 근육군에서 발생될 수 있는 힘[뉴턴(N)으로 표현되며 킬로그램(kg)과 파운드(lb)로도 표현된다]으로 언급되기도 하지만 일반적으로 저항에 견디거나 이겨내는 힘으로 표현된다. 근력은 정적(특정한 관절이나 관절군에서 근육의 명확한 움직임이 없는) 혹은 동적(근육의 길이 변화를 가져오는 부분적인 동작이나 외부의 부하로 인한 움직임)으로 평가된다. 정적 또는 등척성 근력은 장력계와 악력계를 포함한 다양한 장비를 이용하여 편리하게 측정할 수 있다. 정적 근력의 측정은 검사 중에 수행되는 근육군의 특성과 관절의 각도에 따라 다르므로 전체 근력을 설명하는 데 실질적인 한계가 있을 수 있다. 검사에서 최대 힘을 발휘하는 것을 보통 최대수의등장성수축(maximum voluntary contraction, MVC)이라고 한다. 전형적으로 1회 최대반복(1RM)은 좋은 자세로 조절된 방식에 따라 충분한 가동범위 (ROM)를 통해 동작할 수 있는 최대저항력은 동적근력평가의 기준이 된다. 적절한 검사법의 보급을 통해 1RM은 근력을 나타내는 신뢰성 있는 지표가 되었다. 근력 측정을 통해 4RM이나 8RM처럼 다양한 RM측정이 가능해졌다. 예를 들어, 6~8RM으로 운동했다면, 실제 1RM과 관계없이 근피로에 대한 6RM의 수행력은 일정기간 근력 변화지수를 제공할 수 있다. Reynold 등은 4~8RM 범위 내에서 다양한 반복 검사를 실시하여 정확한 1RM 평가 방법을 제공하였다. 더구나, 최대 근력을 평가하기 위한 보수적인 접근법은 고위험군 환자들이나 심혈관계질환, 폐질환, 대사성질환 및 건강 상태에 따라 사용되어야 한다. 이와 같은 그룹들을 위한 대체적인 운동 권고사항인 10~15RM 평가 내용은 신중해야 한다. 일반적인 상체근력의 타당성이 있는 측정은 벤치 프레스나 숄더 프레스를 이용한 1RM이고 하지근력측정은 레그 프레스나 레그 익스텐션을 이용한 1RM이다. 1RM(또는 다수의 RM) 검사를 숙달되기 위한 연습시간 중에 실시해야 할 기본적인 절차는 다음과 같다.

② 1RM 측정 방법

    ㉠ 피검사자는 1RM을 알아내는 데 이용되는 최대하 반복수 및 특정한 운동을 완전하게 이행할 수 있도록 준비 운동을 해야 한다.

    ㉡ 측정 사이에 3 ~ 5분간 휴식을 두어 4회의 시도 내에 1RM(또는 다수의 RM)을 정한다.

    ㉢ 피검사자가 자각할 수 있는 능력(능력의 약 50% ~ 70%) 내에서 최초 무게를 정한다.

    ㉣ 저항은 피검사자가 정해진 반복수를 완전하게 수행할 수 없을 때까지 2.5 ~ 20.0kg(55 ~ 44.0lb)까지 점진적으로 증가시킨다. 모든 반복은 측정 사이의 동일성을 위하여 동일한 속도의 동작과 가동범위로 수행해야 한다.

    ㉤ 성공적으로 수행한 최종 무게는 절대 1RM이나 다수의 RM으로 기록한다.

③ 근력 측정 종류

    ㉠ **악력** : 악력은 주로 스메들리식 악력계를 사용하여 손가락의 협응력 및 최대근력을 측정하는 것으로써 전완굴근과 수근을 측정한다. 측정방법은 팔을 자연스럽게 내리고 악력계를 몸에 닿지 않게 2회를 계측하여 최고치를 kg 단위로 결과를 얻는다. 이 근력은 남자에게 있어서는 사춘기에 현저하게 증가하고 20대 전후에 최고치에 달하고, 여자에게는 무관한 특징을 가지고 있다.

> **TIP**
>
> **국민체력100에서 실시하는 악력 측정방법**
>
> ㉠ 측정방법
> - 악력계의 손잡이를 손가락 둘째마디로 잡는다.
> - 손잡이가 맞지 않을 때는 알맞게 조절나사로 조정한다.
> - 팔을 곧게 펴고 몸통과 팔을 15도로 유지하면서 힘껏 잡아당긴다.
> - 악력계를 잡고 최대한 힘을 주어 5초간 자세를 유지한다.
> - 악력 측정은 좌우 교대로 2회씩 실시하며 각각 최고치를 0.1kg 단위로 기록한다.
> - 다음의 공식에 따라 상대 악력을 산출한다.
>
> 상대악력 = 악력/체중 × 100
>
> ㉡ 유의사항
> - 측정 시 악력계가 몸에 닿지 않도록 해야 한다.
> - 상대악력은 체중을 100kg으로 기준하였을 때 0.1kg 단위로 기록한다.

    ㉡ **배근력**

        ⓐ 배근력은 근력 검사 중에서는 악력과 함께 대표적인 항목으로써 복부, 상지, 하지, 요부의 근을 포함한 전신의 근력을 측정할 수 있다.

        ⓑ 측정방법은 근력계에 발꿈치를 모으고 양발의 사이를 15cm 정도 벌린 자세로 선다. 이때 배근력계의 줄이 양발에 의해 생긴 삼각형의 정점에 오게 하고 핸들높이를 정확히 조정한다(윗몸경사 30도). 측정 시 상체를 뒤로 젖히거나 팔이나 무릎이 굽혀지지 않도록 주의한다. 준비운동으로 척추의 부상을 예방할 수 있다. 상체를 앞으로 30도 기울여 근력계를 똑바로 잡고 2회 잡아당긴다. 높은 수치를 kg 단위로 기록한다. 남자는 20 ~ 30세, 여자는 18 ~ 25세에 최고치에 달하고 남자는 여자보다 2배 정도가 된다.

(2) 근지구력

① 근지구력이란 신체의 특정 근육의 일정 부하에 대한 근수축 지속능력이나 동일한 운동 강도로 반복할 수 있는 능력을 의미한다. 또한 동일한 근력을 가진 사람도 운동을 반복할 수 있는 횟수에는 차이가 있다는 전제하에 근지구력은 '운동의 수행을 반복적으로 할 수 있는 근력'으로 정의하기도 하고 '운동 중 피로의 정도를 지연시키는 능력'이라고 하였다.

② 근지구력을 측정할 때 운동부하는 중요한 요인으로써 운동부하의 적용방법에는 절대성 운동부하와 상대성 운동부하 방법이 있다. 즉 절대성 운동부하 방법은 누구나 같은 중량의 운동부하를 주어 운동 지속시간, 반복횟수 등을 측정하는 것이고, 상대성 운동부하 방법은 개인의 체중, 최대근력, 지구력 등을 기준으로 하여 일정한 비율의 운동부하를 적용하여 지속시간, 반복횟수 등을 측정하는 것으로써 대표적인 측정항목으로는 턱걸이, 평행봉에서 팔굽혀펴기, 오래 매달리기, 팔굽혀펴기, 윗몸일으키기, 버피 테스트, 하프 스쿼트 점프, 점프 스텝 테스트 등이 있다. 이중 보통 가장 많이 사용되는 것은 윗몸일으키기와 팔굽혀펴기이다.

) TIP ~~~~~~~~~~~~~~~~~

국민체력100에서 실시하는 근지구력 측정방법

㉠ 교차 윗몸 일으키기
- 무릎을 구부린 채 두 발을 엉덩이로부터 30cm 떨어진 상태로 매트에 등을 대고 눕는다.
- 양팔은 가슴 위에 십자 모양으로 겹쳐 놓는다.
- 측정 보조원에 의해 발이 고정된 준비 상태에서 '시작' 신호에 따라 상체를 일으켜 각 양쪽 팔꿈치가 대퇴에 닿도록 한다.
- 양쪽 팔꿈치가 대퇴에 닿았을 때 1회 횟수로 인정하며 다시 등이 바닥에 닿고 올라오는 동작을 반복한다.
- 측정단위는 횟수로 기록되며 1분간 실시한다.

㉡ 윗몸 말아 올리기
- 무릎을 구부린 채 두 발을 엉덩이로부터 약 30cm 떨어진 상태로 매트에 등을 대고 눕는다.
- 측정 보조원이 피검자 뒤에 앉아 두 손으로 피검자의 머리를 감싼다.
- 두 발을 고정하지 않은 채 두 팔을 앞으로 뻗어 손가락이 대퇴에 닿도록 한다.
- 두 발이 바닥에서 떨어지지 않도록 주의하며 손가락 끝이 무릎에 닿을 때까지 천천히 손을 뻗는다.
- 시작 신호음과 함께 3초에 한번 씩 울리는 신호음에 맞춰 움직임을 반복한다.
- 손가락이 무릎에 닿았을 때 1회로 인정되며 측정 보조원의 손에 머리가 닿을 때까지 다시 내려간다.
- 측정단위는 횟수로 기록되며 신호음에 맞추어 피검자가 수행할 수 있는 최대 기록까지 반복 측정된다.

㉢ 유의사항
- 정확한 자세로 수행되었을 때만 기록으로 인정한다.
- 익숙하지 않은 동작이기 때문에 충분한 사전 설명이 필요하다.

❹ 유연성

(1) 유연성의 정의

유연성은 완전한 가동범위를 통해 관절을 움직일 수 있는 능력이다. 운동수행과 일상생활을 하는 데 있어서 중요한 체력이다.

유연성은 운동 동적의 범위 또는 관절의 이완 정도를 의미하며 근육, 인대, 피부, 관절 사이의 상호관계는 물론 성, 연령, 기온 등에 의해 크게 영향을 받는다. 결과적으로 모든 관절의 유연성을 유지하는 것은 움직임을 원활하게 하지만 반대로 관절의 최대 가동범위 이상으로 움직이면 조직 손상이 초래될 수 있다.

(2) 유연성 검사

유연성은 관절낭의 팽창, 적당한 준비운동, 근육의 점도 등을 포함한 몇 가지 특수한 변인에 의해 좌우된다. 또한 인대와 건 같은 여러 다른 조직의 탄력 정도(웹 굳음)도 관절가동범위에 영향을 미친다. 근력 및 지구력이 근육과 관련된 특성인 것처럼 유연성은 관절의 특성이므로 한 가지 유연성 검사로 전신의 유연성을 추정해 낼 수는 없다. 실험실 검사는 관절의 가동범위를 각도로 나타내어 유연성을 정량화할 수 있다. 이러한 목적을 위한 일반적인 장비들로는 각도계, 전자각도계, Leighton 굴곡계, 경도계, 줄자 등이 있다. 대부분의 해부학적 관절의 유연성을 평가하기 위하여 전반적으로 학습한다. 관절의 가동범위를 눈으로 예측하는 것은 체력검사에 유용할 수 있으나 직접적으로 가동범위를 측정하는 것에 비하여 정확성이 떨어진다. 직접 측정을 통한 예측은 경부와 체간 유연성, 둔부 유연성, 하지 유연성, 견부(어깨) 유연성, 자세 평가가 가능하다.

엄격한 절차에 따른 해부학적 관절과 각도계의 적절한 이용은 관절의 가동범위를 좀 더 정밀하게 평가할 수 있다. 정확한 평가를 위해서는 경험뿐만 아니라 뼈, 근육, 관절에 대한 해부학적 전문지식이 풍부해야 한다.

좌전굴 검사는 주로 허리와 햄스트링의 유연성을 평가하지만 이 검사로 요통의 발병률을 예측하는 것은 한계가 있다. 좌전굴 검사는 허리 유연성보다도 햄스트링의 유연성을 예측하는 것이라고 말할 수 있다. 허리 유연성 평가의 측정 기준이 사용될 때까지는 일상생활과 스포츠 활동에 있어서 햄스트링 유연성이 상대적으로 중요하기 때문에 건강 관련 체력검사를 위해 좌전굴 검사를 포함시킨다. 하지와 체간길이의 차이가 좌전굴 점수에 영향을 미칠 수 있지만, 각각 영점에 맞추어 검사를 수정하는 것이 요부 유연성이나 요통을 향상시키기 위한 예측지표를 찾는데 커다란 영향을 미치지는 않는다.

허리와 엉덩이 유연성 부족은 복부 근력/근지구력의 부족이나 다른 원인들과 관련하여 근육성 요통으로 발전될 수 있다. 그러나 이러한 가설은 아직 입증되지 않았다.

> **TIP** ~~~~~~~~~~~~~~~~~~~~~~~~~~~~~~~~~~~~
>
> 국민체력 100에서 실시하는 유연성 측정 방법
> ㉠ 앉아 윗몸 앞으로 굽히기
> - 피검자는 신을 벗고 양발바닥이 측정기구의 수직면에 완전히 닿도록 무릎을 펴고 바르게 앉는다.
> - 양발 사이의 거리는 5cm가 넘지 않도록 한다.
> - 피검자는 양손을 쭉 펴서 측정자 위에 대고 준비자세를 취한다.
> - 측정기구 위에 손바닥이 닿고 무릎을 구부리지 않도록 하여 상체를 숙여 최대한 앞으로 뻗는다.
> - 측정은 2회 실시하여 좋은 기록을 택하며, 0.1cm 단위로 기록한다.

ⓛ 유의사항
- 양손은 똑바로 밀어야하며 양손의 끝은 동일하게 뻗어있어야 한다.
- 몸의 반동을 주지 못하게 한다.
- 무릎이 구부러지지 않도록 한다.

03 《 운동기능 관련 체력검사 평가

❶ 순발력

순발력이란 파워라고도 말하여 단위 시간당 발휘하는 힘을 뜻한다.
순발력을 평가하는 항목으로는 제자리멀리뛰기, 제자리높이뛰기, 메디신볼 던지기 등이 있다.

❷ 평형성

신체의 안정을 유지할 수 있는 정적, 동적 능력을 뜻하며 외발서기, 직선보행검사, 평형성 종합검사 등으로 평가할 수 있다.

❸ 민첩성

신체 동작의 형태나 방향을 빠르게 전환하는 능력으로 운동 과정 중 신경전달 속도에 의해 수행된다. 평가 방법으로는 10m 왕복달리기, 반응검사, 부메랑달리기, 지그재그달리기 등이 있다.

04 《 노인의 체력검사와 평가

① 하지의 근력 ⋯ 의자에 앉았다 일어서기

② 상지의 근력 ⋯ 덤벨 들기

③ 심폐지구력 ⋯ 6분 걷기, 2분 제자리 걷기

④ 유연성 ⋯ 의자에 앉아 앞으로 숙이기, 어깨 유연성 검사

⑤ 평형성 ⋯ 외발서기

04 체육측정평가

01 규준지향검사의 신뢰도와 타당도

❶ 신뢰도

(1) 신뢰도의 의미

신뢰도가 높다는 것은 관찰점수와 진점수가 높은 상관관계가 있음을 뜻한다.

측정의 오차가 전혀 없는 경우, 오차가 0이라면 관찰점수와 진점수가 같아 신뢰도가 완벽하게 된다.

(2) 신뢰도 추정 방법

① **재검사 신뢰도** … 동일한 검사를 동일한 집단에게 두 번 실시하여 두 검사점수 간 상관으로 신뢰도를 추정하는 방법으로 안정성계수라고도 한다.

② **평행검사 신뢰도** … 두 개의 평행검사를 만들어 동일한 집단에게 두 검사를 시행하고 두 검사점수 간 상관계수로 신뢰도를 추정하는 방법이다.

③ **내적일관성 신뢰도** … 단 한 번의 검사로 신뢰도를 추정하기 때문에 검사를 두 번 이상 반복하여 발생하는 문제점이 없는 방법이다.

④ **급내상관계수** … 분산분석(ANOVA)을 이용하여 신뢰도를 추정하는 방법으로, 반복하여 측정된 측정치의 분산 성분을 이용하여 신뢰도를 측정한다.

⑤ **측정의 표준오차** … 한 개인의 검사 점수에 대해 신뢰도를 평가할 때 사용하는 지수로 절대 신뢰도라고도 한다. 측정의 표준오차는 이론적인 개념으로 한 사람에게 동일한 검사를 무수히 많이 시행하여 얻어지는 검사점수의 표준편차를 의미한다.

(3) 신뢰도에 영향을 미치는 요인

① 검사시행의 간격

② 신뢰도 추정 방법

③ 피험자 집단의 동질성

④ 검사의 특성

⑤ 검사의 길이

⑥ 측정대상자의 준비 정도

❷ 타당도

(1) 타당도의 의미

검사가 측정하고자 하는 속성을 제대로 측정하는가의 문제이다.

(2) 타당성 검증 방법

① **내용타당도** … 객관적인 자료에 근거하지 않고 검사내용 전문가에 의해 주관적으로 판단하는 타당도이다. 액면타당도라고도 하며 액면이란 측정하고자 하는 속성을 의미한다.

② **준거관련타당도** … 어떤 검사 도구에 의해 측정된 점수를 준거검사에 의해 측정된 점수와 비교하여 추정한 타당도이다.

 ㉠ **공인타당도** : 이미 타당성을 입증 받고 있는 검사에 의해 측정된 준거검사점수와 교사나 연구자가 새로 개발한 검사점수의 관련성으로 추정되는 타당도가 공인타당도로, 공인타당도는 상관계수를 통해 추정된다.

 ㉡ **예측타당도** : 현재 측정한 검사점수로 미래의 성공적인 행동을 예측하려는 정도를 말한다.

③ **구인타당도** … 어떤 검사가 측정하고자 하는 이론적 구인이나 특성을 얼마나 제대로 측정하고 있는가 하는 정도이다.

① **신뢰도**

준거지향검사에서 신뢰도는 분류의 일관성으로 정의된다. 준거지향검사를 두 번 반복하여 실시했을 때 처음 검사에서 완수자로 분류된 피험자가 두 번째 실시한 검사에서도 다시 완수자로 분류된다면 신뢰도가 높은 것이라 할 수 있다. 따라서 준거지향검사에서 신뢰도를 추정하기 위해서는 먼저 준거지향검사를 일정 기간에 걸쳐 두 번 실시하고, 1차 검사에서 완수 또는 미수로의 분류가 2차 검사에서도 동일하게 분류되는가를 확인해야 한다.

② **타당도**

① **영역관련타당도** … 준거 행동이란 관심 사항이 되는 목표를 의미하며 준거지향검사에서는 먼저 준거 행동이 정의되어야 한다. 준거 행동의 각 구성 요소가 준거지향검사의 구성 항목에 제대로 포함이 되어 있다면 이 검사는 영역관련타당도가 확보된 것이라 할 수 있다. 즉, 영역관련타당도에서 영역이란 이러한 준거 행동을 의미하며, 검사에 포함된 항목들이 준거 행동을 대표할 수 있는 항목들로 구성되도록 준거지향검사를 구성해야 할 것이다.

② **결정타당도** … 준거지향검사에서 피험자를 구분하기 위해서는 기준이 설정되어야 하는데 어떻게 기준이 설정되는가에 따라 피험자를 정확하게 분류한 비율이 결정될 것이다. 이렇게 피험자를 정확하게 분류한 비율과 관련된 것이 결정타당도로 준거지향검사에서 분류의 정확성을 의미한다.

최근 기출문제 분석

2021년 6월 26일 시행

1 저항운동이 건강에 미치는 이점으로 옳지 않은 것은?

① 골관절염 환자의 통증 저하
② 골격근의 모세혈관 밀도 증가
③ 근비대로 인한 안정 시 대사율 감소
④ 당뇨병 환자의 인슐린 민감도 향상

TIP 저항운동을 하면 근비대로 인한 안정 시 대사율은 증가 한다.

2 운동 관련 위험요인에 관한 설명으로 옳은 것은?

① 체력 수준과 근골격 손상은 관계가 없다.
② 운동 중 근골격 손상의 가장 큰 위험요인은 운동빈도이다.
③ 관상동맥질환자는 심혈관 관련 사고(events)의 위험성이 높다.
④ 젊은 엘리트 선수는 운동 관련 급성심장사가 나타나지 않는다.

TIP 보기 ①번은 체력 수준과 근골격 손상은 관계가 있다. 보기 ②번은 근골격 손상과 가장 큰 위험요인은 운동빈도 보다는 강도이다. 보기 ④번은 아무리 젊은 엘리트 선수라도 강도나 선수 상태에 따라 급성심정지가 나타날 수 있다.

3 심박수의 일반적인 특성에 관한 설명으로 옳지 않은 것은?

① 서있는 자세에서는 누운 자세보다 심박수가 높다.
② 성인의 안정 시 심박수는 소아의 안정 시 심박수보다 높다.
③ 목동맥 촉진 시 세게 누르면 심박수가 낮게 나타난다.
④ 동일한 운동강도 시 엘리트 선수는 일반인보다 심박수가 낮다.

TIP 통상적인 성인의 안정시 심박수는 60회~100회 이며, 소아는 만 15세까지의 아동을 뜻한다. 소아는 90~140회 정도로 성인보다는 심박수가 높다.

4 건강체력검사 시 고려해야 할 신체적 특성으로 옳지 않은 것은?

① 골밀도가 감소한 피검사자에게는 추가적인 안전 예방 조치를 하는 것이 좋다.
② 림프부종의 위험이 있어 압박복을 착용하는 피검사자는 검사 시 탈의시켜야 한다.
③ 고리중쇠관절 불안정(atlantoaxial instability)이 있을 수 있는 다운증후군은 운동참여 전 의료적 승인이 권고된다.
④ C1에서 T5 사이의 척수 손상으로 사지마비를 가진 피검사자의 경우 자율신경계의 반응 이상이 있으므로 의료적 승인이 권고된다.

TIP 림프부종 예방에 있어 압박복을 착용하는데 검사 시 탈의시키면 안된다.

Answer 1.③ 2.③ 3.② 4.②

5 〈보기〉에서 체력검사의 목적으로 옳은 것을 모두 고른 것은?

— 보기 —
㉠ 현재 체력 상태 진단
㉡ 성취수준 또는 향상도 평가
㉢ 운동 프로그램에 대한 평가
㉣ 운동에 대한 동기유발

① ㉠, ㉡
② ㉠, ㉡, ㉣
③ ㉡, ㉢, ㉣
④ ㉠, ㉡, ㉢, ㉣

> **TIP** 모두 옳은 보기이며 추가적으로 체력검사의 목적은 참가자에게 건강 체력 표준치와 성별 및 연령별 기준치를 비교하여 현재 자신의 건강체력 상태에 대해 교육시키기 위해서이며 전반적인 체력 구성요소에 중점을 두고 개별화된 운동처방을 개발하는 데 도움이 되는 자료를 제공하기 위함이다. 또한 운동 프로그램 참가자의 향상 정도를 평가할 기본 자료와 추적검사 자료를 수집하기 위한 목적도 있다.

6 〈보기〉의 (   ) 안에 들어갈 용어로 옳은 것은?

— 보기 —
(   )은 심장이 심하게 두근거리는 것을 불쾌하게 인지하는 것을 의미하며, 빈맥이나 이소성 박동 등 심장 리듬의 다양한 장애로 유발될 수 있다.

① 심계항진(palpitations)
② 심근경색(myocardial infarction)
③ 심근허혈(myocardial ischemia)
④ 간헐성 파행(intermittent claudication)

> **TIP** 심계항진은 맥박이 불규칙하게 뛰고 빠르게 뛴다. 심계항진은 또한 불안한 상태나 빈혈, 발열, 갑상선 중독발작증, 동맥정류, 특발성 과운동성 심증후군으로 인한 높은 심박출 상태에서도 유발된다.

7 일상생활 중의 신체활동량 측정에 관한 설명으로 옳은 것은?

① 질문지법으로는 총 에너지소비량을 추정할 수 없다.
② 질문지법에서 규칙적 운동에 대한 측정은 제외된다.
③ 가속도계(accelerometer)를 이용한 측정으로는 격렬한 신체활동에 대한 에너지소비량을 추정할 수 없다.
④ 보행계수계(pedometer), 가속도계 등은 신체활동 시 나타나는 진동을 측정하는 방식으로 정적 근력운동에 대한 과소추정이 나타난다.

> **TIP** 보기 ④번을 제외한 나머지는 모두 반대로 이야기하고 있다.

8 다음 〈그림〉은 A, B 집단의 심폐지구력 검사 결과를 나타내는 산점도(scatter plot)이다. 이에 관한 해석으로 옳지 않은 것은?

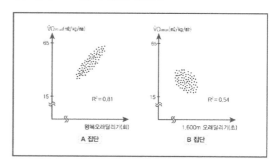

① A 집단이 B 집단에 비해 심폐지구력이 우수하다.
② VO_2max와 1,600m 오래달리기는 부적 상관을 나타내고 있다.
③ 왕복오래달리기가 1,600m 오래달리기보다 심폐지구력 검사로서 더 타당하다.
④ VO_2max 기록의 경우 A 집단의 구성원이 B 집단의 구성원에 비해 더 동질적이다.

Answer 5.④ 6.① 7.④ 8.④

TIP 그래프의 편차를 보면 A집단이 편차가 있으며 B 집단이 A보다는 동질적이다.

9 다음 〈표〉는 ⊙~② 참여자를 대상으로 실시한 운동참여 전 검사 결과이다. ACSM(제10판)의 운동 참여 전 검사 알고리즘에 따른 의료적 승인이 필요한 참여자를 모두 고른 것은?

구분	⊙	ⓒ	ⓒ	ⓔ
규칙적인 운동참여	아니오	아니오	예	예
알려진 심혈관, 대사 또는 신장 질환	없음	있음	없음	있음
질병의 징후 및 증상	있음	없음	있음	없음
원하는 운동참여 강도	3METs	3METs	5METs	5METs

① ⊙, ⓒ
② ⓒ, ⓔ
③ ⊙, ⓒ, ⓒ
④ ⓒ, ⓒ, ⓔ

TIP ASCM 참여 전 검진 알고리즘을 참고하면 ⊙, ⓒ, ⓒ 의료적 승인이 필요하며 중강도에 해당되는 5 METs는 의료적 승인이 필요 없지만 6METs 이상이면 고강도로 의료적 승인이 필요하다.

10 〈보기〉의 ⊙~ⓒ에 해당하는 값이 바르게 연결된 것은?

- Queens 대학 스텝검사는 남성의 경우, 스텝박스 오르내리기를 (⊙)분 동안 분당 (ⓒ) 스텝으로 수행한다.
- 종료 시점부터 (ⓒ)초를 기다린 후 15초 동안 심박수를 측정하고 4를 곱한 심박수 수치를 회귀방정식에 대입하여 최대산소섭취량을 추정한다.

	⊙	ⓒ	ⓒ
①	3	22	5
②	5	22	10
③	3	24	5
④	5	24	10

TIP Queens 대학 스텝검사는 남성의 경우, 스텝박스 오르내리기를 3분 동안 분당24스텝으로 수행하며 종료 시점부터 5초를 기다린 후 15초 동안 심박수를 측정하고 4를 곱한 심박수 수치를 회귀방정식에 대입하여 최대산소섭취량을 추정한다.

Answer 9.③ 10.③

11 다음 〈표〉는 30대 남성을 대상으로 12주간 운동처치 전후 체력요인을 측정한 결과값이다. 동연령대와 비교하여 가장 큰 증진 효과가 나타난 체력요인은?

체력요인	처치 전	처치 후	차이 (처치 후 -처치 전)	30대의 차이 평균	30대의 차이 표준편차
근력(kg)	41	44	3	2.5	.5
근지구력 (회/분)	25	45	20	25.5	5.0
심폐 지구력 (ml/kg/min)	35	50	15	12.0	3.0
체지방률 (%)	30	20	-10	-6.0	2.0

① 근력 ② 근지구력
③ 심폐지구력 ④ 체지방률

TIP Z점수를 구하면 된다. 근력은 1, 근지구력은 -1, 심폐지구력은 1, 체지방률은 -2이다.
30대 남성의 평균보다 체지방률은 높았기에 마이너스 값이 증진의 효과가 가장 크다고 볼 수 있다.

12 체력검사 시 실험실검사 대신 현장검사를 선택하는 이유로 옳지 않은 것은?

① 검사비용이 더 저렴하다.
② 실험실검사보다 기준타당도와 재검신뢰도가 높다.
③ 일반적으로 같은 시간에 더 많은 인원에 대한 측정이 가능하다.
④ 체력증진을 위해 실시하는 실제 운동과 유사한 동작으로 검사할 수 있다.

TIP 보기 ②번은 반대로 설명되어 있다. 실험실검사다 타당도와 재검신뢰도가 높다.

13 다음 〈그림〉은 A, B 집단 각 200명씩을 대상으로 윗몸일으키기를 측정한 기록 분포도이다. 이에 관한 해석과 결론으로 적절한 것은?

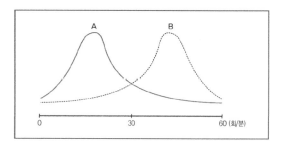

① 검사의 변별력이 A 집단에서 더 낮게 나타났으므로 윗몸일으키기는 A 집단의 근지구력 검사로 적절하지 않다.
② 중강도의 운동프로그램을 적용할 경우 평균으로의 회귀현상 때문에 두 집단의 평균이 30에 가까워지는 변화가 나타난다.
③ 두 집단을 하나의 집단으로 합하면 정규분포가 형성되므로 두 집단을 대상으로 동일한 강도의 근지구력 운동처방을 해야 한다.
④ A 집단과 B 집단에 대한 근지구력 운동프로그램은 다르게 구성하는 것이 효과적이다.

TIP A와 B집단의 최대치가 서로 다르다. A 집단은 B 집단보다 강도를 낮춰서 프로그램을 구성하는 것이 효과적이다.

Answer 11.④ 12.② 13.④

14 〈보기〉에 제시된 남성의 심혈관질환 위험요인 중 옳은 것으로만 묶인 것은?

── 보기 ──

㉠ 부친이 53세에 심근경색 발현, 현재 생존
㉡ 안정 시 혈압 : 120/84 mmHg
㉢ 저밀도지단백콜레스테롤 : 128 mg/dL
㉣ 고밀도지단백콜레스테롤 : 34 mg/dL
㉤ 당화혈색소 : 7.5 %

① ㉠, ㉡, ㉤
② ㉠, ㉣, ㉤
③ ㉡, ㉢, ㉣
④ ㉡, ㉣, ㉤

TIP 보기 ㉡의 경우 수축기 140, 이완기 90을 초과하지 않아서 위험요인에 해당되지 않으며, ㉢의 경우 130을 초과하지 않아서 해당 안된다.

위험요인	기준의 정의
나이	남자 ≥ 45세, 여자 ≥ 55세
가족력	부계나 다른 남자 직계 가족 중 55세 이전 혹은 모계나 다른 여성 직계 가족 중 65세 이전에 심근경색, 관상동맥혈관재형성술, 급사한 가족력이 있는 경우
흡연	현재 흡연 혹은 금연한지 6개월 이내 또는 간접흡연에 노출된 경우
신체활동 부족	최소 3개월 동안 주당 3일, 1일 운동 시 30분 이상 증강도(40~60%VO2R)의 신체 활동에 참여하지 않은 경우
비만	체질량지수(BMI) ≥ 30kg · m-2 또는 허리둘레가 남자 > 102cm(40인치), 여자> 88cm (35인치)인 경우
고혈압	적어도 두 번 이상 측정 확인한 혈압이 수축기혈압 ≥ 140mmHg, 그리고/또는 이완기혈압 ≥ 90mmHg 혹은 항고혈압제를 복용하는 경우 (둘 다 기준 이상이거나 하나가 이상인 경우)
이상지질혈증	저밀도지단백콜레스테롤 수치가 130mg · dL-1(3.37mmol · L-1) 이상이거나 고밀도지단백콜레스테롤 수치가 40mg · dL-1(1.04mmol · L-1) 미만일 때 또는 콜레스테롤 강하제를 섭취하고 있는 경우, 총 혈청 콜레스테롤 수치가 200mg · dL-1(5.18mmol · L-1) 이상일 때
당뇨병	공복시혈당 ≥ 126mg · dL-1 (7.0mmol · L-1), 경구혈당강하제 투여 2시간 후 ≥ 200mg · dL-1 (11.1mmol · L-1), 당화혈색소 ≥ 6.5%

음성 위험요인	기준의 정의
고밀도지단백 콜레스테롤	≥ 60mg · dL-1(1.55mmol · L-1)

※ 고밀도지단백콜레스테롤(HDL-c)은 음성 위험요인으로 평가된다. HDL-c가 60mg · dL^{-1}(1.55mmol · L^{-1}) 이상인 사람의 경우, 양성 위험요인들의 합계에서 하나를 빼 준다.

Answer 14.②

15 〈보기〉의 ⊙, ⓒ에 해당하는 내용으로 옳은 것은?

┌─────────── 보기 ───────────┐
- 폐쇄성 폐질환은 (⊙)/FVC(강제폐활량)
  의 비율이 예상치의 50% 이하로 감소된 경
  우이다.
- 제한성 폐질환은 (⊙)/FVC이 정상수치를 나
  타내고, TLC(총 폐용량)가 예상치의 (ⓒ)%
  아래로 감소된 경우이다.
└────────────────────────────┘

	⊙	ⓒ
①	PEF(최대호기유량)	50
②	PEF(최대호기유량)	70
③	FEV1.0(초당 강제호기량)	50
④	FEV1.0(초당 강제호기량)	70

> **TIP** 폐쇄성 폐질환은 FEV1.0(초당 강제호기량)/FVC
> (강제폐활량)의 비율이 예상치의 50%
> 이하로 감소된 경우이다. 제한성 폐질환은
> FEV1.0(초당 강제호기량)/FVC이 정상수치를 나
> 타내고, TLC(총 폐용량)가 예상치의 50% 아래로
> 감소된 경우이다.

16 〈보기〉에 제시된 피검사자 다리의 상대근력 값은?

┌─────────── 보기 ───────────┐
- 신장 : 172cm
- 체중 : 80kg
- 체지방률 : 32%
- BMI : 27kg/m²
- 레그프레스 1RM : 140kg
└────────────────────────────┘

① 1.75   ② 2.05
③ 4.37   ④ 5.18

> **TIP** 상대근력은 체중대비 표현되는 근력이다. 최대근
> 력에서 체중을 나누면 된다. 1RM이 140kg이니
> 140/80 = 1.75가 된다.

17 체력검사에 관한 설명으로 옳지 않은 것은?

① 검사 절차의 표준화를 통해 서로 다른 검사자
  간에도 일관성 있는 결과를 얻을 수 있다.
② 건강체력검사를 구성하는 세부 검사항목 간 상관
  관계가 높을수록 검사 전체의 효율성이 높다.
③ 여러 개의 검사항목 간 측정 간격이 짧으면
  검사 순서에 따라 체계적인 오차가 발생할
  수 있다.
④ 동일한 체력요인을 측정하는 두 검사의 타당
  도가 동일하다면 검사 시간이 짧고 비용이
  저렴한 검사를 선택하는 것이 효율적이다.

> **TIP** 건강체력검사 시 상관관계가 높은 검사를 중복
> 실행하면 효율성이 떨어진다. 예를 들어 심폐지
> 구력을 측정하는데 20m 왕복 오래달리기와 트레
> 드밀 검사를 중복으로 실시하는 것은 효율성이
> 떨어진다.

18 다음 〈표〉는 피부두겹법과 수중체중법으로 100명
의 비만도를 평가한 결과이다. 이에 대한 해석으
로 옳지 않은 것은?

구분		수중체중법		합
		비만	정상	
피부두겹법	비만	26명(26%)	7명(7%)	33명
	정상	4명(4%)	63명(63%)	67명
합		30명	70명	100명

① 피부두겹법으로는 4%가 정상으로 판정되었다.
② 피부두겹법으로는 33명이 비만으로 판정되었다.
③ 수중체중법으로는 30%가 비만으로 판정되었다.
④ 두 측정방법의 비만과 정상 판정 일치도는 89%
  이다.

> **TIP** 피부두겹법으로 67%가 정상으로 판정되었다.

Answer   15.③ 16.① 17.② 18.①

19 심폐지구력 측정을 위한 스텝검사에 관한 설명으로 옳지 않은 것은?

① 심박수가 높을수록 최대산소섭취량의 추정은 더 정확해진다.
② 하버드 스텝검사와 Queens 대학 스텝검사의 스텝박스 높이는 다르다.
③ 하버드 스텝검사는 주어진 시간 동안의 수행을 마친 후 일정 시간 후의 심박수를 측정한다.
④ 스텝검사는 같은 강도의 운동을 실행했을 때 심박수 반응이 체력 수준에 따라 차이가 나타나기 때문에 타당하다.

> **TIP** 심박수는 개인차가 있다. 안정시 심박수도 편차가 큰데 단순히 심박수가 높다고 최대산소섭취량의 추정이 정확해지는 것은 아니다.

20 체력검사에 관한 설명 중 옳지 않은 것은?

① BMI는 근육량이 많은 사람의 비만 정도를 과대추정하는 경향이 있다.
② 근지구력의 현장검사는 무게에 대한 저항운동을 반복하는 횟수로 측정하는 것이 일반적이다.
③ 왕복오래달리기검사(PACER)는 신호음이 울렸을 때 반대쪽 라인에 도달하지 못한 최초의 시점에 측정이 종료된다.
④ 동일한 심폐지구력 검사를 노인과 청소년에게 적용하였을 경우 서로 다른 체력요인을 측정하게 되는 결과가 나타날 수 있다.

> **TIP** 왕복달리기 검사시 최초에는 경고 1회가 주어지며 경고 2회일 때 측정이 종료된다.

2020년 10월 17일 시행

1 폐기능 검사 항목으로 적절하지 않은 것은?

① 최대수의환기량(maximal voluntary ventilation, MVV)
② 강제폐활량(forced vital capacity, FVC)
③ 안정시심박수(resting heart rate, HRrest)
④ 최대날숨유량(peak expiratory flow, PEF)

> **TIP** 폐기능 검사 항목
> ㉠ 강제폐활량(FVC)
> ㉡ 일초 시 강제호기량(FEV1)
> ㉢ 노력성 호기중간유량(FEF)
> ㉣ 1회호흡량(TV)
> ㉤ 호기보유량(ERV)
> ㉥ 잔기량(RV)
> ㉦ 흡기보유량(IRV)
> ㉧ 잔폐용량(TLC)
> ㉨ 기능적 잔기량(FRC)
> ㉩ 폐활량(VC)
> ㉪ 흡기용량(IC)
> ㉫ 최대수의환기량(MVV)
> ㉬ 최대날숨유량(PEF)

2 운동관련 심장사고 예방 및 처치를 위한 설명으로 적절하지 않은 것은?

① 좌업생활인은 운동참여 전 검사에 참여해야 한다.
② 건강운동관리사는 심폐소생술 및 응급처치 능력을 갖추어야 한다.
③ 건강운동관리사는 운동관련 사고에 대한 병리적 상태를 숙지해야 한다.
④ 운동선수들은 대한체육회 선수등록 확인으로 사전 검사를 면제받을 수 있다.

Answer 19.① 20.③ / 1.③ 2.④

TIP 강한 운동을 하게 되면 아드레날린 호르몬이 증가되어 심박수와 혈압이 급격히 상승하게 되고 잠재적으로 전해질(소듐/포타슘)의 불균형을 초래하게 됨으로써 심근허혈(심장근육에 산소부족)과 치명적인 심장부정맥이 발생될 가능성이 높다. 그러나 심장질환이 없는 사람들의 경우에는 이러한 위험성이 생길 가능성은 극히 낮으나 허혈성심질환이나 비정상적인 관상동맥을 가진 운동선수들의 경우에는 이러한 위험성이 나타날 가능성이 상당히 높게 된다.
운동선수들은 가슴과 복부의 통증, 가슴의 불편, 어지러움, 심계항진(맥박이 불규칙하게 뛰고 빠르게 뜀) 등을 한 번이라도 경험한 경우 사전에 미리 병원을 방문하여 심혈관계 정밀진단을 받는 게 좋고, 이러한 검사로는 안정 시 심전도와 24시간 홀터 심전도, 그리고 심장초음파와 운동부하검사 등이 포함된다.

3 최신 ACSM의 운동참여 전 검사 알고리즘 항목으로 적절하지 않은 것은?

① 규칙적인 운동 유무
② 저, 중, 고위험 분류
③ 운동참여 시 운동강도
④ 심혈관 질환 등의 증상 및 징후

TIP 운동참여 전 검사 알고리즘 항목
㉠ 알고리즘 스크리닝은 참가자가 현재 규칙적으로 운동을 하는지 혹은 하지 않는지를 구분하면서 시작된다. 이 의도는, 심혈관 체계에 불균형을 유발하고 위험을 증가시킬 수 있는 규칙적인 신체 활동에 익숙하지 않은 사람들을 좀 더 잘 찾아내기 위해서이다.
㉡ 현재 운동하는 사람으로 분류된 참여자들은 과거 3개월 동안 계획된 신체활동을 적어도 30분 동안 주에 3회 또는 그 이상 중강도 이상으로 수행한 과거력이 있어야 한다.
㉢ 분류의 다음 단계는 심혈관, 대사성, 신장 질환 또는 심장/말초혈관, 뇌혈관 질환, 1형/2형 당뇨, 신장 질환의 증상들을 갖고 있는 사람들을 확인하는 것이다.

㉣ 참여 전 스크리닝 과정 동안, 참가자들은 의사 또는 다른 자격을 갖춘 건강관리 전문가가 진단한 적이 있는지를 반드시 질문 받아야 한다. 참여 전 건강 스크리닝 고혈압은 심혈관 질환 위험 요소로 고려되어져야 하지만 심장 질환은 아니다.
㉤ 일단 개개인의 질병 상태는 확인되면, 이러한 질병이 의심되는 증상들에 관심을 두어야 한다 운동 참여자들은 사전참여 건강 스크리닝을 위한 심장혈관, 대사성, 신장 질환의 걱정들은 존재하나 진단되지 않을 수 있다. 이러한 사람들을 좀더 확인하기 위해서, 이러한 질환이 의심되는 증상 또는 징후들의 존재 여부를 위해 참가자들은 반드시 검진되어져야 한다.

4 〈보기〉의 최신 ACSM에서 제시한 안정 시 혈압측정에 대한 설명으로 적절하지 않은 것을 모두 고른 것은?

— 보기 —
㉠ 통상적으로 최소한 2회 측정하고 높은 수치를 사용한다.
㉡ 3~5mmHg · sec^{-1}의 속도로 측정기의 압력을 천천히 내린다.
㉢ 가면고혈압(masked hypertension)은 병원에서만 고혈압 증상이 나타난다.
㉣ 측정 시 팔의 위치가 심장보다 높으면 혈압은 심장 위치에서의 측정값보다 낮게 나타난다.

① ㉠, ㉡, ㉢   ② ㉠, ㉡, ㉣
③ ㉡, ㉢, ㉣   ④ ㉠, ㉢, ㉣

TIP ㉠ 최소 2분의 간격을 두고 적어도 2번 이상 혈압을 측정하여 평균해야 한다.
㉡ 2~3mmHg · sec^{-1}의 속도로 측정기의 압력을 천천히 내린다.
㉢ 가면고혈압은 집에서 측정하였을 때에는 고혈압으로 인지되지만 병원 진료 시에는 발견되지 않는 고혈압을 말한다.

Answer 3.② 4.①

5 〈보기〉의 최신 ACSM에서 제시한 1.5마일(2.4km) 달리기/걷기 검사를 통해 산출되는 최대산소섭취량은?

― 보기 ―

- 성별 : 남성
- 체중 : 78kg
- 체지방률 : 25%
- 1.5마일을 달리는데 걸린 시간 : 12분 30초

최대산소섭취량($ml \cdot kg^{-1} \cdot min^{-1}$)=3.5+483/1.5마일 소요시간(min)

① $42.14ml \cdot kg^{-1} \cdot min^{-1}$

② $42.77ml \cdot kg^{-1} \cdot min^{-1}$

③ $38.92ml \cdot kg^{-1} \cdot min^{-1}$

④ $39.55ml \cdot kg^{-1} \cdot min^{-1}$

TIP 최대산소섭취량

$$= 3.5 + \frac{483}{12.5} = 42.14 ml \cdot kg^{-1} \cdot min^{-1}$$

6 규칙적인 신체활동의 건강상 이점에 대한 설명으로 적절하지 않은 것은?

① 인지 기능 개선
② 혈소판 응집성 증가
③ 당 내성 증가
④ 암 발병률의 감소

TIP 규칙적인 신체활동과 운동의 이점

㉠ 심혈관 기능 및 호흡기능 향상

- 중추 및 말초 적응의 결과로 일어난 최대산소섭취량의 증가
- 절대적 최대하 부하강도에서 분당호흡량, 심근 산소소비량, 심박수와 혈압 감소
- 골격근의 모세혈관 밀도 증가
- 혈액 내 젖산축적에 대한 운동역치 증가

㉡ 심혈관질환 위험요인 감소

- 안정시 수축기/이완기 혈압 감소
- 혈청 고농도 저단백 콜레스테롤 증가와 혈청 중성지방 감소
- 전체 체지방 감소 및 복부지방 감소

- 인슐린 요구도 감소, 당 내성 증가
- 혈소판 부착성과 응집성 감소

㉢ 이환율과 사망률 감소

㉣ 인지 기능 개선

㉤ 불안과 우울증 감소

7 〈보기〉에서 체력검사에 대한 설명으로 적절한 것을 모두 고른 것은?

― 보기 ―

㉠ 운동자각도(RPE)는 개인 편차가 크기 때문에 적용시 주의가 필요하다.

㉡ 유방암 환자는 상체 운동 전에 팔과 어깨에 대한 건강 체력 검사를 권고한다.

㉢ 퀸스대학(Queens College)스텝검사는 분당 28스텝의 속도로 3분 동안 실시한다.

㉣ 척수 손상 환자는 사각형 코트를 도는 수정된 L'eger와 Boucher 셔틀검사를 권고한다.

① ㉠, ㉡, ㉢

② ㉠, ㉡, ㉣

③ ㉡, ㉢, ㉣

④ ㉠, ㉢, ㉣

TIP ㉢ 퀸스대학 스텝테스트는 남자는 높이가 43.18cm, 여자는 높이가 40.64cm 정도 되는 장애물 앞에서 하버드 스텝테스트와 동일한 네 단계로서 스텝을 실시하며, 남자는 분당 24회, 여자는 22회를 3분간 실시한 후 회복시 5~15초 사이의 10초간 평균 심박수를 구하고 공식에 대입하여 최대산소섭취량(VO_2max)을 계산한다.

Answer 5.① 6.② 7.②

8 〈보기〉의 최신 ACSM에서 제시한 노인의 체력검사 측정순서로 가장 적절한 것은?

─────── 보기 ───────

ⓐ 30초 의자 앉았다 일어서기(30-second chair stand)
ⓑ 체지방률(%fat) 측정
ⓒ 2분 제자리걷기(2-minute step in place)
ⓓ 의자앉아윗몸앞으로굽히기(chair sit and reach)

① ⓑ→ⓐ→ⓒ→ⓓ
② ⓑ→ⓒ→ⓐ→ⓓ
③ ⓓ→ⓑ→ⓐ→ⓒ
④ ⓓ→ⓑ→ⓒ→ⓐ

> **TIP** 노인체력검사 측정순서
> ⓐ 신체조성 : 신장, 체중, 체질량지수, 체지방률
> ⓑ 심폐지구력 : 6분 걷기, 2분 제자리걷기
> ⓒ 상지 근기능 : 상대 악력
> ⓓ 하지 근기능 : 30초 의자 앉았다 일어서기
> ⓔ 유연성 : 앉아윗몸앞으로굽히기
> ⓕ 평형성 : 의자에 앉아 3m 표적 돌아오기
> ⓖ 협응력 : 8자 보행

9 〈보기〉에서 최신 ACSM 기준에 따른 심혈관질환 위험요인 개수는?

─────── 보기 ───────

• 49세 비흡연자 여성
• 현재 경구 피임약 복용
• 규칙적인 운동을 하지 않음
• 신장 : 165cm
• 체중 : 85kg
• 안정시 심박수 : 73bpm
• 공복혈당 : 98mg · dL^{-1}
• 안정시 혈압 : 수축기 124mmHg, 이완기 78mmHg
• 총콜레스테롤 : 211mg · dL^{-1}
• LDL-C : 132mg · dL^{-1}
• HDL-C : 63mg · dL^{-1}
• 어머니는 2형 당뇨병 질환이 있었으며 심장마비로 64세에 사망
• 아버지는 생존해있으며 심혈관질환은 없음

① 1개　　　　② 2개
③ 3개　　　　④ 4개

> **TIP** 심혈관질환 위험요인
> ⓐ 나이 : 남자 45세 이상, 여자 55세 이상
> ⓑ 가족력 : 심근경색, 관상동맥 재생 또는 부계나 남자 직계가족 중 55세 이전 급사한 이력, 모계나 다른 여성 직계가족 중 65세 이전에 급사한 가족력
> ⓒ 흡연 : 현재 흡연 중이거나 과거 6개월 이내 금연한 자, 간접흡연에 노출된 자
> ⓓ 고혈압 : 2회 이상으로 수축기 혈압/이완기 혈압 140mmHg/90mmHg 이상이거나 항고혈압제 복용중
> ⓔ 이상지질혈증 : LDL-C 130mg/dl 이상 혹은 HDL-C 40mg/dl 이하 혹은 TC 200mg/dl 이상이거나 지질개전약물을 투약중
> ⓕ 공복혈당 : 2회 이상 측정으로 공복시 혈당이 100mg/dl 이상
> ⓖ 비만 : BMI가 30kg/m^{2}인 경우
> ⓗ 좌식생활 : 최소 3개월 동안 주 3일, 1회 운동시 30분 이상 중강도 운동을 하지 않은 경우

Answer 8.② 9.③

10 A 회원의 체력측정 검사 결과에서 상대적으로 가장 우수한 체력 요소는? (단, 정상분포를 가정함)

〈체력측정 검사 결과〉

검사항목(단위)	A회원 측정값	회원전체 평균	회원전체 표준편차
1분간 윗몸일으키기(회)	40	28	5
앉아윗몸앞으로 굽히기(cm)	15	20	4
눈감고외발서기(초)	35	25	5
12분 달리기 혹은 걷기(m)	2,000	1,800	400

① 심폐지구력　　　② 유연성
③ 근지구력　　　　④ 평형성

> **TIP** 1분간 윗몸일으키기 → 근지구력 측정
> 앉아윗몸앞으로굽히기 → 유연성 측정
> 눈감고외발서기 → 평형성 측정
> 12분 달리기 혹은 걷기 → 심폐지구력 측정
> 표준편차는 자료가 평균을 중심으로 얼마나 펴져 있는가를 나타내는 대표적인 수치이다.
> 1분간 윗몸일으키기는 표준편차가 5이므로 23~33의 분포를 갖는데 A회원은 40
> 앉아윗몸앞으로굽히기는 표준편차가 4이므로 16~24의 분포를 갖으며 A회원은 15
> 눈감고외발서기는 표준편차가 5이므로 20~30의 분포를 갖으며 A회원은 35
> 12분 달리기 혹은 걷기는 표준편차가 400이므로 1,400~2,200의 분포를 갖으며 A회원은 2,000

11 〈표〉의 건강·체력 검사 결과에 대한 설명으로 가장 적절한 것은? (단, 정상분포를 가정함)

자료형태	T점수			원점수	
검사항목 (단위)	A회원	B회원	C회원	회원전체 평균	회원전체 표준편차
체질량 지수 (kg/㎡)	45	50	60	25	5
악력(kg)	45	45	50	42	6
앉아윗몸 앞으로굽 히기(cm)	65	50	40	9	9

① A회원의 체질량지수 원점수는 20kg/㎡이다.
② A회원과 B회원의 악력 원점수는 평균보다 높다.
③ B회원의 앉아윗몸앞으로굽히기 원점수는 9cm이다.
④ C회원의 앉아윗몸앞으로굽히기 원점수는 평균보다 높다.

> **TIP** ③ T점수 $= 10 \times \left(\dfrac{원점수 - 평균}{표준편차} \right) + 50$이므로
> B회원의 앉아윗몸앞으로굽히기의 원점수를 x라 놓고 계산하면
> $10 \times \left(\dfrac{x-9}{9} \right) + 50 = 50$
> $x = 9$
> 원점수는 9cm이다.
> ① A회원의 체질량지수 원점수는 22.5kg/m²이다.
> ② A회원과 B회원의 악력 원점수는 39로 평균보다 낮다.
> ④ C회원의 앉아윗몸앞으로굽히기 원저수는 평균보다 낮다.

Answer　10.③　11.③

12 〈보기〉의 심폐지구력 검사에 관한 설명으로 적절한 것을 모두 고른 것은?

> ─── 보기 ───
>
> ⊙ 최근 뇌졸중이 발병했던 대상자의 경우 운동부하검사를 실시할 수 없다.
> ⓒ 심각한 폐질환 환자는 6분 걷기검사 및 셔틀 보행검사를 실시한다.
> ⓒ 급성염증이 있다면 발적이 사라질 때까지 운동부하검사를 연기한다.
> ⓒ 대사증후군 환자는 저강도로 운동을 시작할 때 운동부하검사를 실시하지 않는다.

① ⊙, ⓒ, ⓒ
② ⊙, ⓒ, ⓒ
③ ⊙, ⓒ, ⓒ
④ ⓒ, ⓒ, ⓒ

TIP ⊙ 심폐 지구력 검사는 환자가 걸을 수 있다면 본인이 선택한 속도로 매 2분마다 2%씩 증가시키는 방법을 사용할 수 있다. 그렇지 못한 경우 최대하(submaximal) 운동 능력 평가 방법의 응용 한도(parameter) 혹은 기초 활동 측정 방법(protocol)을 사용할 수 있으며 경우에 따라서는 특별히 고안된 방법을 사용할 수도 있다.

13 〈보기〉에 해당하는 심혈관질환자의 위험 분류 기준으로 옳은 것은? (최신 미국심폐재활협회(AACVPR) 기준)

> ─── 보기 ───
>
> • 임상적 우울증세를 보임
> • 기초선에서부터 2mm 이상의 ST 분절 하강
> • 운동검사 중 또는 회복기 중 복합성 심실 부정맥이 있음
> • 합병증이 있는 심근경색증 혹은 혈관 이식술 경험이 있음

① 절대 금기군
② 저위험군
③ 중위험군
④ 고위험군

TIP 고위험군의 기준
⊙ 운동검사 중 혹은 회복기 중 복합성 심실부정맥이 있음
ⓒ 협심증 또는 다른 심각한 증상이 있음
ⓒ 운동검사 혹은 휴식 시 높은 수준의 무증상 허혈이 있음(2mm 이상의 ST분절 하강)
ⓒ 운동검사 혹은 휴식 시 비정상적인 혈역학 증상이 있음
ⓒ 회복기 중 비정상적인 혈역학 증상이 있음
ⓗ 임상적 우울증이 있음
ⓒ 합병증이 있는 심근경색, 혈관이식수술의 경험이 있음

Answer 12.④ 13.④

14 국민체력100의 청소년 체력 검사 시 체력요인에 따른 검사항목과 측정값이 적절하지 않은 것은?

체력 요인	검사 항목	측정값
① 근지구력	반복점프	30초 동안 허들 좌·우 반복 횟수
② 순발력	체공시간검사	체공 시간
③ 민첩성	일리노이 민첩성검사	민첩하게 수행한 시간
④ 근력	상대악력	동일집단 내 평균악력의 상대적인 값

> **TIP** 근력(Muscular strength)은 근육이 발휘하는 힘으로써 수축하는 근섬유의 수, 근육의 크기, 근육을 연결하는 조직의 특성, 근육이 신전된 정도 등에 따라 결정된다. 근력을 평가하는 방법으로는 악력과 배근력이 있다.
> 악력측정은 악력계를 잡고 최대한 힘을 주어 5초간 자세를 유지하여 측정하며, 좌우 교대로 2회씩 실시하여 각각 최고치를 0.1kg 단위로 기록한다.

15 〈보기〉에서 운동 시간(X)이 40분일 때 에너지소비량의 예측값($\hat{Y}$)은?

> ── 보기 ──
>
> 43세 여성, 체중 54kg, 체지방률 30%인 A회원의 운동시간(X, 분)과 에너지소비량($\hat{Y}$, kcal)의 관계에 대한 선형 회귀식을 추정한 결과 절편(β_0)은 40, 회귀계수(β_1)는 7로 추정되었다.

① 260kcal　　② 280kcal
③ 320kcal　　④ 340kcal

> **TIP** 일차함수와 기울기와 y절편을 통한 선형회귀식을 유추할 수 있어야 한다.
> 문제에서 변수가 절편(β_0)은 40, 회귀계수(β_1)는 7, 운동시간(X, 40분)이 나와 있으므로
> $$y = \beta_0 + \beta_1 X$$
> $$= 40 + 7 \times 40 = 320 \text{kcal}$$

16 〈보기〉의 2분 스텝과 2분 제자리걷기 후 측정한 심박수 자료의 해석으로 가장 적절한 것은? (단, 동일 환경과 시간에 측정함)

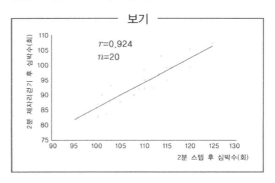

① 2분 스텝으로 2분 제자리걷기 후 심박수를 추정할 수 있다.
② 2분 스텝과 2분 제자리걷기는 부적 상관관계이다.
③ 2분 스텝과 2분 제자리걷기 간에는 매우 낮은 상관이 있다.
④ 2분 스텝 후 심박수가 증가하면 2분 제자리걷기 후 심박수는 감소한다.

> **TIP** 위 그래프는 정적 상관 그래프이고, 부적 상관 그래프는 반대의 선을 그린다. n=20이라는 것은 20명을 대상으로 실험했다는 것을 의미한다. 2분 스텝 후 심박수가 증가하면 2분 제자리걷기 후 심박수도 증가한다는 것을 알 수 있다.

Answer 14.④ 15.③ 16.①

17 최신 ACSM에서 제시한 체력측정 시 고려사항으로 가장 적절한 것은?

① 건강 위험 지표로 허리둘레 사용

② 검사실 온도 25~27℃, 습도 60% 이하 유지

③ 팔굽혀펴기 표준자세는 '올라간' 자세에서 시작

④ 신체둘레 측정 시 유연하고 신축성 있는 줄자 사용

> **TIP** ② 검사실 온도는 20~22℃, 습도 60%를 유지하여야 한다.
> ③ 팔굽혀펴기 검사는 남자의 경우 표준자세가 '내려간' 자세로 시작하고, 여자의 경우 무릎팔굽혀펴기의 변형된 자세로 실시한다.
> ④ 신체둘레 측정은 유연하면서도 비탄력적인 줄자로 측정한다.

18 〈보기〉의 괄호 안에 들어갈 적절한 용어는?

보기

( )은 누운 자세에서 쉬고 있을 때 증상이 발현되며 바로 앉거나 서면 곧바로 회복된다.

---

① 기좌 호흡(orthopnea)

② 심계항진(palpitations)

③ 발목 부종(ankle edema)

④ 간헐성 파행(intermittent claudication)

> **TIP** 기좌 호흡(orthopnea) … 누우면 호흡곤란이 심해지고 일어나 앉거나 몸을 앞으로 숙이면 덜해지는 경우를 말한다. 심부전, 기관지 천식, 만성 폐쇄성 폐질환 등에서 관찰된다.

19 〈보기〉의 ACSM 지침에서 제시한 피하지방 측정 시 피부를 사선으로 집는(folding) 측정부위로만 모두 나열된 것은?

보기

㉠ 가슴(chest)

㉡ 넙다리(대퇴, thigh)

㉢ 위팔세갈래근(상완삼두근, triceps)

㉣ 어깨뼈아래(견갑골 하단, subscapular)

㉤ 복부(abdominal)

㉥ 엉덩뼈능선위(상장골능, suprailiac)

---

① ㉠, ㉡, ㉢

② ㉢, ㉣, ㉤

③ ㉠, ㉢, ㉥

④ ㉠, ㉣, ㉥

> **TIP** ACSM 피하지방 측정방법
> ㉠ 복부 : 배꼽에서 오른쪽으로 2cm 부위를 수직으로 잡는다.
> ㉡ 위팔
> • 뒤 : 수직으로 잡으며, 팔은 양옆으로 자연스럽게 두고 위팔의 뒷면 중앙에서 어깨봉우리와 팔꿈치 사이의 중앙 부위를 수직으로 잡는다.
> • 앞 : 위팔두갈래근 중앙면에서 위팔세갈래근의 위치보다 1cm 위쪽부위를 수직으로 잡는다.
> ㉢ 가슴 : 앞면 겨드랑이선과 젖꼭지 사이 1/2 위치(남성), 또는 1/3 위치(여성)를 대각선으로 잡는다.
> ㉣ 종아리중앙 : 안쪽 경계부위에서 종아리의 최대 둘레를 수직으로 잡는다.
> ㉤ 겨드랑이중앙 : 복장뼈 칼돌기 위치에서 중간 겨드랑이선과 교차하여 수직으로 잡는다. 대안법은 중간 겨드랑이선에서 칼돌기(검상돌기)/흉골면 위치를 수평으로 잡는다.
> ㉥ 어깨뼈아래 : 어깨뼈 아래 각에서 1~2cm 아래를 대각선으로 잡는다.
> ㉦ 엉덩뼈능선위 : 엉덩뼈능성 바로 위 지점인 겨드랑이선과 교차하여 엉덩뼈능선과 자연스럽게 대각선으로 잡는다.
> ㉧ 넙다리 : 넙다리 안쪽 중앙선에서 무릎뼈 몸쪽 가장자리와 샅굴부위 주름 사이의 중앙 부위를 수직으로 잡는다.

Answer 17.① 18.① 19.④

198 PART 02. 건강 · 체력평가

20 임신 중 운동을 중단해야 하는 위험요인으로 적절하지 않은 것은?

① 질 출혈
② 태아 움직임 증가
③ 근육 약화
④ 종아리 통증

> **TIP** 임신 중 운동을 중단해야 하는 증상 … 질 출혈, 질에서 누출되는 유체, 태아의 움직임 감소, 자궁 수축, 근육 약화, 종아리 부종 혹은 통증, 두통, 흉통, 짧은 호흡의 증가, 현기증 등

> **2019년** 6월 22일 시행

1 동일한 체력요인을 측정하기 위한 방법으로 옳지 않게 묶인 것은?

① 하버드 스텝검사, 2.4km 달리기, 6분 걷기
② 피부두겹법, 인체둘레측정, 수중체중법
③ 앉아서 윗몸 앞으로 굽히기, 외발서기, 사이드 스텝
④ YMCA 벤치 프레스 검사, 팔굽혀펴기, 윗몸일으키기

> **TIP** 앉아서 윗몸 굽히기 – 유연성
> 외발서기 – 평형성
> 사이드스텝 – 민첩성

2 규칙적인 신체활동에 의한 이점으로 옳지 않은 것은?

① 안정 시 수축기 혈압과 이완기 혈압의 감소
② 고밀도지단백콜레스테롤 증가와 중성지방 감소
③ 혈액 내 젖산축적 시점에 대한 운동역치 증가
④ 절대적 최대하 운동강도에서 심근산소소비량의 증가

> **TIP** ④ 심근산소소비량의 감소

3 각 현장검사(field test)의 특성에 대한 설명으로 옳지 않은 것은?

① 12분 달리기 검사는 주어진 시간 내에 가능한 먼 거리를 달려야 한다.
② 락포트(Rockport) 1마일 걷기 검사는 가능한 빨리 걷고 회복기 3분간의 심박수를 측정한다.
③ 2.4km 달리기는 최소 시간에 가능한 빨리 완주해야 한다.
④ 6분 걷기는 울혈성 심부전증 환자나 폐질환자의 심폐체력을 평가하는데 이용할 수 있다.

Answer 20.② / 1.③ 2.④ 3.②

4 체중이 60kg인 A씨는 1주일에 4회, 회당 30분씩 8METs의 강도로 달리기를 한다. 달리기에 의한 A씨의 주당 순 에너지소비량은? (달리기 시 순에너지 소비량은 7METs임. 산소 1L=5kcal)

① 860kcal/주   ② 880kcal/주
③ 882kcal/주   ④ 890kcal/주

5 〈보기〉 중 노인체력검사(senior fitness test ; SFT)의 요인과 검사항목을 바르게 묶은 것은?

── 보기 ──
㉠ 유연성 – 의자 앉아 윗몸 앞으로 굽히기 (chair sit and reach)
㉡ 심폐지구력 – 1마일 달리기(1mile run)
㉢ 하지근력 – 30초 의자 앉았다 일어서기(30s chair stand)
㉣ 상지근력 – 런지(lunge)
㉤ 이동 및 기능성 – 2.4m 일어서서 돌아오기 (2.4m up and go)

① ㉠, ㉢, ㉤   ② ㉠, ㉣, ㉤
③ ㉡, ㉢, ㉣   ④ ㉡, ㉢, ㉤

6 〈보기〉는 ACSM에서 제시한 최대근력 추정을 위한 1RM(repetition maximum)의 측정순서이다. 바르게 나열한 것은?

── 보기 ──
㉠ 피검자는 1RM을 결정하기 위해 최대하 수준으로 몇 차례 반복하는 준비운동을 실시한다.
㉡ 더 이상 반복수행을 하지 못할 때까지 상체는 5~10%씩, 하체는 10~20%씩 지속적으로 증가시킨다.
㉢ 최초 중량은 피검자의 인지된 능력(50~70%)내에서 선택한다.
㉣ 마지막으로 들어 올린 중량을 1RM으로 기록한다.

① ㉠ → ㉡ → ㉣ → ㉢   ② ㉠ → ㉢ → ㉡ → ㉣
③ ㉠ → ㉡ → ㉢ → ㉣   ④ ㉠ → ㉢ → ㉣ → ㉡

7 〈보기〉의 최신 ACSM에서 제시한 아네로이드식 혈압계 측정절차의 순서를 옳게 나열한 것은?

── 보기 ──
㉠ 첫 번째 코르트코프음(korotkoff sound)보다 20mmHg 정도 높을 때까지 빠르게 커프압력을 높인다.
㉡ 수축기혈압은 2회 이상의 코르트코프음(korotkoff sound)이 들릴 때 첫 번째 음이 들리는 시점으로 기록한다.
㉢ 초당 2~3mmHg 비율로 압력을 천천히 푼다.
㉣ 이완기혈압은 코르트코프음(korotkoff sound)이 사라지기 전의 시점으로 기록한다.

① ㉠ → ㉡ → ㉣ → ㉢   ② ㉠ → ㉢ → ㉡ → ㉣
③ ㉢ → ㉠ → ㉣ → ㉡   ④ ㉢ → ㉠ → ㉡ → ㉣

Answer 4.③ 5.① 6.② 7.②

▶◁

> **TIP** 아네로이드식 혈압계 측정순서 ··· 커브 압력 높
> 여 팔 조이기 → 천천히 풀기 → 수축기혈압 측정
> → 이완기혈압 측정

8 〈표〉는 NCEP-ATP Ⅲ(National Cholesterol Education Program-Adult Treatment Panel Ⅲ)에서 제시한 대사증후군 기준이다. 괄호 안에 들어갈 수치로 옳은 것은?

항목	NCEP-ATP Ⅲ의 기준
허리둘레	남 > (㉠)cm, 여 > 88cm
중성지방	≥ (㉡)mg/dL
고밀도 지단백 콜레스테롤	남 < 40mg/dL, 여 < (㉢)mg/dL
혈압	수축기 ≥ 130mmHg 혹은 이완기 ≥ 85mmHg
공복시 혈당	≥ (㉣)mg/dL

	㉠	㉡	㉢	㉣
①	100	140	35	100
②	102	140	50	110
③	100	150	45	110
④	102	150	50	100

> **TIP** NCEP-ATPⅢ 대사증후군 범주
> • 허리둘레 : 남자>102cm, 여자>88cm
> • 중성지방 : ≥150mg/dL
> • 고밀도 지단백콜레스테롤 : 남자<40mg/dL,
> 　　　　　　　　　　　　　　여자<50mg/dL
> • 혈당 : ≥100mg/dL

9 운동부하검사에서 얻은 심박수 반응을 통해 최대 산소섭취량을 추정하기 위한 가정으로 옳지 않은 것은?

① 최대심박수의 실측값과 예측값의 차이는 매우 작아야 한다.
② 심박수와 운동량의 변화는 선형적인 관계를 갖는다.
③ 심박수 변화를 유발하는 약물을 복용하는 것은 영향을 미치지 않는다.
④ 정해진 운동량에 대한 기계적 효율은 모든 대상자들이 동일해야 한다.

> **TIP** 다음과 같은 조건을 전제로 추정할 수 있다.
> • 항정상태의 심박수에서 각각의 운동량이 산출된다.
> • 심박수와 산소섭취량은 직선 비례적인 관계에 있다.
> • 연령에 따른 최대 심박수는 일정하다
> • 기계적 효율성(즉, 일정한 지점에서 산소섭취량)은 모두에게 동일하다.

Answer 8.④ 9.③

10 등속성 근관절 검사에 관한 설명으로 옳은 것을 〈보기〉에서 모두 고른 것은?

㉠ 단축성 수축(concentric contraction)과 신장성 수축(eccentric contraction) 모두 측정 가능하다.

㉡ 각속도에 따라 운동강도를 조절할 수 있다.

㉢ 다른 검사에 비해 검사시간이 상대적으로 짧다.

㉣ 전체 관절가동범위 내 최대 근수축이 가능하다.

㉤ 근손상의 위험이 높다.

① ㉠, ㉡, ㉢
② ㉠, ㉡, ㉣
③ ㉡, ㉢, ㉤
④ ㉡, ㉣, ㉤

TIP 등속성 검사 장비는 고가이며, 다른 검사에 비해 검사시간이 긴 단점이 있으나, 근손상의 위험이 적은 장점이 있다.

11 체력 검사 도구를 선택할 때 고려할 사항으로 옳지 않은 것은?

① 똑같은 검사 도구라도 측정 대상에 따라 타당도는 달라지므로 대상자의 특성에 맞는 도구를 선택해야 한다.

② 검사 도구의 신뢰도가 높다고 해서 반드시 타당도가 높은 것은 아니므로 신뢰도와 타당도 모두를 고려한다.

③ 절대평가기준이 있는 검사 도구가 없는 검사 도구에 비해 더 타당하므로 절대평가기준이 있는 도구를 선택한다.

④ 신뢰도가 낮은 검사 도구의 타당도는 높을 수 없으므로 신뢰도가 낮은 도구는 제외한다.

TIP 검사에 따라 그에 맞는 기준이 있는 것이므로 절대평가기준이 없다고 해서 타당하지 않다고 볼 수 없다.

12 오래달리기/걷기 기록과 최대산소섭취량(VO₂max)의 상관관계를 검증함으로써 오래달리기/걷기 측정 방법의 타당도를 검증하였다. 이 타당도를 설명하는 것으로 옳은 것은?

① 같은 속성을 반복 측정하고 비교함으로써 오차분산의 크기를 검증한다.

② 두 개 검사가 측정하는 세부 요인들의 내용적 일치도를 검증한다.

③ 능력이 명확히 다르다고 알려진 두 대상자 집단을 비교하여 통계적 차이를 검증한다.

④ 타당도가 높다고 알려진 검사 도구 점수와의 비교를 통해 공유한 분산의 양을 검증한다.

TIP ① 급내상관계수
② 평행검사신뢰도
③ 변량분석

Answer 10.② 11.③ 12.④

13 한 집단의 대상자로부터 악력을 측정한 후 측정값들을 z-점수, T-점수, 백분위수 등과 같은 표준점수로 변환하였다. 다음 중 표준점수에 대한 설명으로 옳지 않은 것은?

① 한 집단 내에서 z점수로 변환한 점수들의 평균은 0, 표준편차는 1.0이다.

② 분포의 모양이 정적 편포(positively skewed distribution)일 때 z점수 0과 백분위수 50은 원점수(raw score)가 같다.

③ 백분위수 70은 집단 내에 이 점수보다 낮은 점수를 기록한 사람이 70%라는 의미이다.

④ 표준점수는 집단에 속한 다른 대상자들의 점수와 비교하여 각 점수의 상대적인 위치를 나타내기 위하여 사용한다.

> **TIP** ② 표준정상분포일 때에 대한 설명이다.

14 그래프에 제시된 결과는 3개의 서로 다른 집단 A, B, C(각 집단 100명)에 대한 악력(kg) 검사 자료의 통계치를 나타낸 것이다. 자료에 극단치(outlier)는 없었으며, 그래프에는 25 백분위수와 75 백분위수가 제시되어 있다. 아래 결과에 대한 해석으로 옳은 것은?

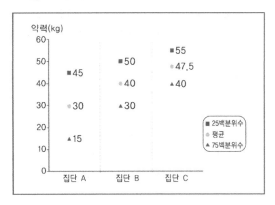

① 집단 C가 집단 A와 B에 비하여 악력이 우수한 집단이다.

② 악력에 있어서 집단 A가 집단 C에 비하여 대상자들이 더 동질적이다.

③ 집단 B에 속한 약 50%의 대상자들의 악력이 약 50kg 또는 그 이상이다.

④ 집단 C에 속한 약 50%의 대상자들의 악력이 40kg 또는 그 이하이다.

> **TIP** ② A집단이 C집단 분산보다 크기 때문에 C가 더 동질적이다.
> ③ B에 속한 50%의 대상자들의 악력은 40kg이다.
> ④ C에 속한 50%의 대상자들의 악력은 47.5kg이다.

15 심폐지구력을 측정하는 검사인 하버드 스텝검사 (Harvard step test)를 한국인에게 적용하였을 때 타당도는 0.4~0.6정도로 높지 않게 나타난다. 타당도를 높이기 위하여 키(cm)와 체지방률(%)을 예측 변인으로 추가하여 최대산소섭취량(VO$_2$max ; ml/kg/min)을 예측하는 공식을 〈보기〉와 같이 도출하였다. 이 결과에서 R^{2}은 0.70이었으며, 모든 추정치는 $\alpha = 0.05$에서 통계적으로 유의하였다. 이 결과에 대한 설명 중 옳지 않은 것은?

보기

VO$_2$max $= 2.5 + 0.32 \times$ (스텝검사 점수) $- 0.40 \times$ (체지방률) $+ 0.18 \times$ (키)

① 〈보기〉의 공식에서 스텝검사 점수와 VO$_2$max 는 정적 관계를 보이고 있다.
② 평균적으로 체지방률이 1% 증가할 때마다 VO$_2$max는 0.40ml/kg/min 낮아진다.
③ 스텝검사 점수, 키, 몸무게로부터 VO$_2$max 분산의 약 49%를 설명할 수 있다.
④ 〈보기〉의 공식에 의한 타당도가 하버드 스텝검사의 타당도보다 높다.

> **TIP** ③ 스텝검사, 키, 체지방률로 설명할 수 있다.

16 '체력'이라는 복합적 특성을 측정하기 위해서 흔히 여러 개의 세부 항목(종목)으로 구성된 체력 검사장(fitness test battery)을 개발 · 적용한다. 체력 검사장에 대한 설명으로 옳은 것은?

① 체력 검사장을 구성하는 세부 종목들 간의 상관관계가 높을수록 효율성이 높은 검사장으로, 다양한 요인을 비교적 독립적으로 측정해 낼 수 있다.
② 일반적으로 현장(field)에서 사용되는 항목은 실험실 검사 항목에 비해 타당도가 낮으나 측정의 효율성이 높은 종목들로 구성되어 있다.
③ 타당도가 높은 종목과 낮은 종목들이 혼합되어 체력장 전체의 타당도 계수가 0.5 내외로 유지되도록 해야 한다.
④ 검사의 종목이 많을수록 더 객관적이고 효율적인 측정치를 얻을 수 있으나, 검사의 종목 수가 적을수록 전체 체력장의 신뢰도는 높아진다.

> **TIP** 각각 다른 영역의 종목으로 종목 간 상관관계는 중요하지 않다. 타당도가 높은 종목과 낮은 종목들이 혼합되어 체력장 전체의 타당도 계수가 0.7 이상이 되어야 한다. 검사의 종목 수가 적을수록 전체 체력장의 신뢰도는 낮아진다.

17 자가기입 질문지를 사용하여 일상생활 중의 신체활동량을 측정하고 에너지대사당량(metabolic equivalent : MET)으로 환산하고자 할 때 〈보기〉에서 질문지에 반드시 포함되어야 하는 사항으로만 묶은 것은?

┌─────── 보기 ───────┐
㉠ 신체활동 강도
㉡ 성별과 체중
㉢ 신체활동 지속시간
㉣ 최대근력
㉤ 신체활동 빈도
└──────────────────┘

① ㉠, ㉡, ㉢, ㉣
② ㉠, ㉡, ㉢, ㉤
③ ㉠, ㉡, ㉣, ㉤
④ ㉡, ㉢, ㉣, ㉤

> **TIP** 질문지는 신체활동을 어느 정도로, 얼마의 시간을 몇 회 했는지 작성하게 되어있고 성별과 체중을 대입해 대사당량을 구할 수 있다.

18 건강증진을 위해 운동을 실행하는 일반 성인에 대한 체력검사의 목적으로 적절하지 않은 것은?

① 현 체력상태 진단과 처방
② 운동참여에 대한 동기유발
③ 운동프로그램의 효과성 검증
④ 천정효과(ceiling effect) 증진

> **TIP** 천정효과는 검사의 난이도가 너무 낮아서 검사에 응한 모든 피험자가 매우 높은 점수를 얻는 경우를 말한다. 체력이 좋게 측정되는 것은 오히려 동기유발을 저하시킬 수 있다.

19 체력측정의 오차에 영향을 주는 요인으로 옳지 않은 것은?

① 측정 대상자의 체력 증진
② 측정 대상자의 피로도
③ 측정도구(기기)의 정확도
④ 대상자별로 적용되는 측정 절차의 차이(다양성)

> **TIP** 오차에 영향을 주는 요인으로는 대상자의 피로도, 측정자의 기술부족, 부적절하게 보정된 측정기 등이 있다.

20 타당한 측정과 평가를 위한 일반적인 체력검사의 실행 방법으로 적절하지 않은 것은?

① 모든 대상자들이 표준적인 절차를 따라 측정되도록 한다.
② 근력·근지구력은 5분 간격으로 2회 측정하여 나중에 측정한 수치를 기록한다.
③ 직전에 실시한 검사로부터 생긴 피로감이 완전히 회복된 후 실시하도록 한다.
④ 측정자들이 많을 경우 측정 절차의 일관성을 위해 교육/협의하는 시간을 갖는다.

> **TIP** 근력은 두 번 측정하여 잘 나온 기록을 기록하며, 근지구력은 1회만 측정한다.

Answer 17.② 18.④ 19.① 20.

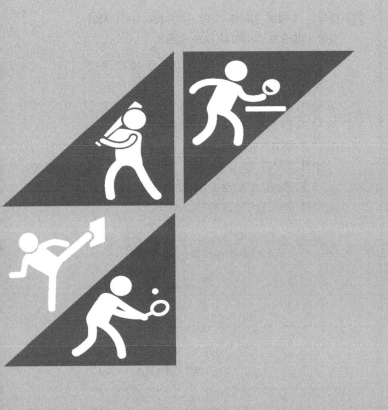

운동처방론

01 운동 처방의 기초 이론

02 체력향상을 위한 운동 처방

03 생활습관병과 운동 처방

04 특수대상자의 운동 처방

최근 기출문제 분석

01 운동 처방의 기초 이론

01 〈 운동 처방의 개념

현대 사회의 비활동성, 좌업성 생활 패턴은 만성적이고 퇴행적인 각종 질병(예 당뇨병, 고혈압, 심장병 등)을 조기에 발생되도록 함으로써 사람들의 생명을 위협하고 있다. 그러나 운동을 포함하여 신체 활동량을 늘리는 생활패턴을 받아들인다면 건강한 사람은 더 건강하게, 건강하지 못한 사람은 다시 건강을 회복할 수 있다(Heywrd, 2006). 운동처방에 의해 체력을 향상시키고 만성질환의 위험인자를 줄임과 동시에 운동 중 안전에도 유의한다면 보다 효과적으로 건강을 증진하고 유지할 수 있을 것이다(ACSM, 2006).

❶ 운동 전 사전평가

건강이나 체력의 증진, 아름다운 몸매를 만들기 위하여 많은 사람들이 운동에 참여한다. 운동을 통하여 이익을 얻기 위해서는 적절한 절차와 프로그램이 필요하며 이것이 지켜질 때 비로소 건강은 물론 체력의 향상을 가져올 수 있다. 그렇지만 많은 사람들이 이러한 준비 없이 운동에 참여하는 경우가 흔하다. 이러한 방식의 운동은 이익을 얻기보다 해로운 결과를 초래할 수 있다. 실제 운동에 참여하는 상당수의 사람들이 잘못된 운동으로 상해 등의 부작용을 경험한다. 더욱이 건강적인 문제와 운동에 따른 위험성을 가지고 있는 사람들이 절차를 무시하고 운동을 할 경우 치명적인 결과를 초래할 수 있다. 운동을 시작하기 전 가장 먼저 고려해야 할 사항은 자신의 건강과 체력 상태 수준을 파악하여 이를 근거로 적절한 운동을 수행하는 것이다.

(1) 문진검사

운동을 시작하기 전 자신의 건강상태를 확인하기 위하여 가장 먼저 하여야 할 일은 유전적 문제, 약물복용, 연령, 생활습관(신체 활동의 정도, 식이, 흡연이나 음주유무 등)을 파악하는 것이다. 이러한 정보는 설문이나 문진을 통하여 얻을 수 있으며 이를 근거로 운동의 가능성이나 가능한 운동정도를 설정할 수 있다. 특히 계단을 오르거나 운동 시 숨이 차고, 가슴의 통증과 답답함을 느끼고 하루 일과 후 심한 피로를 느낀 경험이 있다면 신체적인 조건이 나쁜 상태일 가능성이 있다.

다른 방법으로 얻어진 결과를 근거로 위험도가 낮은 경우, 중간인 경우, 위험도가 높은 경우로 분류하는 것이다. 위험도가 높은 사람은 질환이 있는 사람들이며 반드시 혈액검사, 심전도의 측정을 동반한 운동부하검사, 혈압검사 등을 시행한 후 운동 프로그램을 적용한다. 운동부하검사는 응급처치장비가 준비된 곳에서 의료인 및 운동전문가의 도움을 받아 시행하여야 한다.

중간 정도의 위험을 가진 사람은 위험요인이 다소 많다는 것 이외에는 위험수준이 낮은 사람과 유사한 건강과 신체적 상태이다. 질병은 물론 안정 시나 운동 시 특별한 증후도 없다. 이러한 경우에는 전문가의 상담 후 필요하다고 판단되면 혈압검사, 혈액검사, 심전도의 측정을 동반한 운동부하검사를 시행하고 적절한 운동 프로그램에 참여하는 것이 바람직하다.

위험도가 낮은 사람의 경우 혈액검사, 심전도 검사는 시행할 필요가 없지만 체력수준을 파악하기 위하여 운동부하검사나 다른 체력검사는 측정하여야 하며 이것을 근거로 적절한 운동을 시작해야 한다. 건강적인 문제가 없고 운동에 따른 위험성이 없더라도 체력수준을 파악한 후 운동을 하여야 한다. 체력수준의 파악은 운동을 시작하기 전은 물론 장기간 운동에 이미 참여하는 사람들도 필요하다. 실제 건강에 문제가 없는 사람들도 자신의 체력적 상태를 파악하지 못한 상태에서 무리한 운동으로 인하여 부상이나 다른 증후를 경험하며, 이로 인하여 운동에 자주 참여하지 못하거나 포기해야 하는 경우가 많다.

(2) 혈액, 혈압, 심전도검사

혈액검사, 혈압검사, 심전도검사는 문진검사를 통하여 위험성이 있을 경우 반드시 시행하여야 하는 검사이다.

혈액은 인체 생존에 필수적인 물질들이 요구되는 조직으로 운반은 물론 노폐물과 부산물을 제거하는 역할을 한다. 질환과 같이 몸의 상태가 변하게 되면 혈중에 포함되어 있는 관련 물질 또한 변화하며, 이를 근거로 진단과 치료를 할 수 있다. 콜레스테롤, 당, 중성지방 등은 혈액검사를 통하여 얻을 수 있는 대표적인 건강지표 성분이다.

혈압은 심장의 수축에 의해 박출된 혈액이 혈관벽에 미치는 압력이며 심혈관의 기능을 평가하는 중요한 요소이다. 혈압이 높다는 것은 그만큼 심장의 부담이 높다는 의미이며, 운동은 혈압을 상승시키는 요인임을 감안할 때 혈압이 높은 사람은 운동 전 반드시 전문가의 진단과 상담이 필요하다.

심전도검사는 심장의 문제를 파악할 수 있는 효과적인 방법이다. 특히 운동의 위험요인이 높거나 심혈관질환을 가지고 있는 사람의 경우 심전도검사를 하여야 하며, 안정 시보다 운동 중의 심전도검사가 심장의 이상을 발견하는 데 더욱 효과적이다. 안정 시의 심전도만으로는 심장의 문제가 있더라도 증후가 나타나지 않을 경우가 있지만, 운동 중에는 나타나는 경우가 많다. 운동부하검사는 운동중의 심장의 변화를 관찰하는 검사방법이다.

(3) 운동부하검사

언급하였듯이 운동부하검사는 운동을 통하여 심장의 반응과 이상 유무, 체력의 정도를 파악하기 위하여 시행된다. 건강하고 운동의 위험요인이 없는 경우 전문가의 통제나 심전도 측정 등의 추가적인 조치 없이 시행될 수 있으며, 이를 통하여 자신의 최대 심폐기능을 알 수 있다. 그렇지만 설문과 문진 결과 운동의 위험요인이 있는 경우, 특히 연령이 45세 이상이면서 심혈관질환의 위험요인이 2개 이상이거나 과거의 병력이 있는 경우 심전도의 측정을 동반한 운동부하검사가 필요하다. 이러한 경우에는 심전도, 심박수, 혈압 등을 측정할 수 있는 장비를 갖추고 전문의사가 입회하여 시행하여야 한다. 만약 운동 중 비정상적인 심전도가 나타나거나 가슴이 답답하고 현기증과 같은 증상이 보이면 즉시 테스트를 중지하여야 한다. 동맥경화가 심할 경우 운동의 초기에 흉통, 답답함, 얼굴 청색증 등의 증상이 나타나며 가벼운 경우 어느 정도 운동이 지속된 후에 증세가 나타난다.

가장 보편적으로 사용되는 운동부하검사의 측정은 트레드밀과 자전거 측력계, 팔 에르고미터를 이용한 최대하 또는 최대운동능력의 측정이다. 최대하운동이란 최대가 아닌 강도의 운동을 일정한 속도에서 지속적으로 수행하는 운동이다. 최대운동이 힘들거나 위험할 경우 이러한 운동을 통하여 검사할 수 있다. 주로 가장 신체적 특성을 잘 대변하는 트레드밀을 사용하지만 개인의 특성과 상황에 따라 다른 측정기구를 사용할 수 있다. 최대운동검사는 먼저 준비운동을 실시한 후 속도와 경사를 정해진 프로토콜에 따라 점진적으로 상승시키면서 운동을 하다가 더 이상 유지할 수 없을 때의 분당 최대심박수, 최대산소섭취량으로 체력수준을 파악한다. 운동 중 비정상적인 심장의 변화가 나타날 경우에서 빨리 운동을 중단하고 그때의 심박수를 최대심박수로 설정한다. 운동부하검사는 Bruce프로토콜 등 다양한 방법에 의하여 시행될 수 있다.

(4) 체력수준 파악을 위한 측정

앞선 운동허용검사 결과를 토대로 자신의 현재 체력수준을 파악하여 운동 프로그램을 설정할 수 있다. 그렇지만 앞서 사용된 운동부하검사는 심폐기능만을 측정하며 인체의 다양한 체력수준을 대변하지 못한다. 따라서 보다 정확하게 자신의 체력수준을 알고 싶다면 운동부하검사 이외 별도의 추가적인 체력검사가 필요하다. 운동의 위험이 높거나 수술이나 질병으로 회복 중인 사람들의 경우 이러한 추가적인 측정은 반드시 전문가의 판단 아래 시행하여야 한다. 반면 운동의 위험이 없고 건강한 사람들은 자유롭게 다양한 체력측정을 수행할 수 있다.

체력수준은 광범위하며 다양하게 측정될 수 있다. 먼저 체력은 건강 관련 체력과 기술 관련 체력으로 구분될 수 있으며 심폐지구력과 근력, 근지구력, 유연성은 건강 관련 체력에 해당된다. 심폐기능의 측정은 언급한 운동부하검사를 통하여 얻을 수 있다. 장비의 이용이 힘들 경우 실내가 아닌 야외에서 스텝테스트, 1 마일 걷기와 1.5 마일 달리기 테스트, 12분 걷기와 달리기 검사와 같은 측정을 통하여 심폐기능을 파악할 수 있다.

근력과 근지구력의 경우 사이백스와 같은 기구를 사용하면 정확하게 측정할 수 있지만 경비가 많이 들어 현실적이지 못하다. 따라서 배근력, 악력, 각력, 1분간 시행하는 팔굽혀펴기, 윗몸일으키기 등을 측정할 수 있다. 한편 악력(좌우), 배근력, 각력을 모두 측정하여 근력지수를 이용할 수도 있다. 유연성 또한 다리관절, 허리, 어깨, 팔 등 인체의 관절이 있는 모든 부위에서 이루어질 수 있으며 마찬가지로 되도록 다양한 부위의 유연성을 측정하는 것이 자신의 유연성 정도를 파악하는데 도움이 될 수 있다.

기술 관련 체력으로 평형성, 협응력, 순발력, 민첩성, 반응시간, 스피드가 있다. 기술 관련 체력의 감소는 위급한 순간으로부터 적절한 방어를 방해함은 물론 연령 증가에 따른 낙상의 위험을 증가시킨다. 그렇지만 이러한 모든 체력요소를 측정하기란 쉽지 않으며 더욱이 허약하거나 질환이 있을 경우 더욱 제한적이다. 이러한 경우에는 관련된 전문가의 지도에 따라 필수적이고 중요한 항목을 선택하여 적절한 범위의 체력측정을 수행할 수 있다. 측정에 앞서 피검자가 장비의 이용과 운동동작 등을 적응하고 숙달할 수 있도록 연습의 기회가 주어져야 한다.

체력수준을 측정하고 그 결과를 확인함으로써 운동의 필요성과 동기를 느끼고 운동을 시작하는 계기가 될 수 있다. 측정결과 강한 부분과 약한 부분을 파악하여 개인에게 적절한 운동 프로그램을 적용할 수 있으며 다른 사람과의 비교는 물론 차후 운동 후의 결과와 비교함으로써 체력의 발달정도와 피드백을 줄 수 있다. 또한 잠재된 질환의 위험성과 정도를 파악할 수 있다. 운동능력과 질환의 위험도는 반비례한다.

> **TIP**
>
> **운동허용검사를 하지 않고도 운동을 시작할 수 있는가?**
>
> 안전하지 못하다. 운동을 시작하기 전에는 언급한 운동절차를 따르는 것이 현명하다. 만약 언급한 운동허용검사를 모두 할 수 없다면 위험도가 낮은 사람에 한하여 간단한 자가 테스트를 통하여 운동을 시작할 수 있다. 그렇지만 위험이 있거나 질환자의 경우(특히 심장과 혈관질환자) 반드시 언급한 운동허용검사를 실시하고 운동을 시작하는 것이 현명하다.

(5) 자가 테스트

① **체구성 성분의 평가** … 체구성 성분의 측정을 통해 얻은 결과는 자신의 건강상태를 파악하고 운동의 여부나 수행정도를 결정하는 근거로 사용될 수 있다. 체지방은 인체의 외형적인 미나 여러 가지 질병적인 증후와 밀접하게 관련되어 있음은 물론 체지방이 많을수록 운동의 수행이 힘들고 호흡은 거칠어지므로 운동 시 고려하여야 한다. 체지방이 심각하게 높을 경우 심혈관질환이나 당뇨, 고혈압 등의 질환가능성이 있으며 이때는 반드시 진단이 필요하다. 남성과 여성의 체지방률이 각각 25%, 30% 이상이면 비만이며 최적의 활동을 위한 적정한 비율은 남성 5 ~ 13%, 여성은 12 ~ 22%이다. 근육의 발달이나 지방의 축적은 사람의 성, 연령, 유전적 배경에 따라 다양하다. 나이가 많아질수록 근육은 힘을 잃어가고 지방은 축적되며 지속적인 운동은 지방의 축적을 방지할 수 있다. 일반적으로 여성은 남성보다 뼈와 근육량이 적으며 반면 지방은 많다. 체지방의 측정방법으로 수중체중측정법과 피하지방측정법, 전기저항측정법이 있다.

  ㉠ **수중체중측정법**: 수중체중에 의한 체지방률 측정은 수중에서는 물체가 체적에 상당하는 부력을 받는다고 하는 아르키메데스의 원리에 기초를 두고 있으며 신체밀도를 산출하여 계산한다. 수중체중측정법은 체지방률을 가장 정확하게 구할 수 있는 방법이지만 수온에 따른 물의 밀도 변화, 폐 속에 남아있는 공기(잔기량)의 측정 어려움, 물속에 들어가 체중을 측정하여야 하는 측정상의 불편으로 인하여 그 사용이 보편적이지는 않다.

ⓛ 피하지방측정법 : 피하지방측정법은 수중에서 측정하는 기술과 함께 상당히 정확한 체구성 성분의 측정법으로 알려져 있다. 이 측정방법은 Sloan박사와 그의 동료 연구진들에 의해 연구된 것인데 간편한 피지후계를 시용하여 신체의 특정부위의 피하지방 두께를 측정한 다음 % 체지방 산출공식을 사용하여 계산하는 방법이다. 이 방법은 간편하고 실용적이며 정확성이 있기 때문에 비만도를 진단하는데 흔히 사용되어 왔다. 피하지방의 두께를 측정하기 위한 측정부위로는 남자의 경우 가슴, 복부, 대퇴전부이고 여자는 상완삼두근, 장골능상부, 대퇴전부가 있다.

ⓛ 진기저힝측정법 : 진기지힝측정법은 인체 진기적 지힝을 이용하여 체구성 성분을 측징하는 빙법이다. 신체의 수분과 근육은 전해질의 영향으로 전기저항이 낮지만 지방이 많은 경우 수분이 적기 때문에 전기저항이 증가하는 원리를 이용한 것이다. 따라서 측정 전에 수분이나 음료수를 많이 섭취할 경우 체지방이 낮게 나오는 반면 발한, 운동 등으로 탈수상태일 때 높게 측정될 수 있다. 많은 칼로리를 섭취하는 식이는 더욱 많은 영향을 미치므로 3시간 이상 소화시간을 충분히 거치고 측정하여야 한다.

② 심폐지구력의 평가

㉠ 걷기 테스트 : 운동의 경험이 없거나 비만, 35세 이상 연령 등의 운동의 위험요소를 가지고 있다면 걷기 테스트가 적당하다. 걷기 테스트를 위해서는 시간을 측정할 수 있는 시계와 거리를 알 수 있는 운동장소가 필요하다. 야외에서 측정을 할 경우 너무 무덥거나 저온, 흐린 날씨를 피한다. 걷기 테스트는 최대한 빠르게 걸어야 하는데 걷는 중 일찍 지치기 시작하면 속도를 줄여도 좋다.

만약 1.6km를 다 걷지 못하거나 25분 내에 끝내지 못한다면 체력이 낮다는 의미이며 더 이상 테스트할 필요는 없다. 이때는 수행한 시간과 거리를 기준으로 조금씩 운동량을 늘린다. 그러나 만일 20분 내에 1.6km를 걸을 수가 있다면 0.8km를 계속해서 더 걷는다. 만약 30분 내에 2.4km를 다 걸을 수 있다면 40분 내 3.2km를 걸을 수 있도록 도전한다. 40분 내에 3.2km를 걸을 수 있다면 60분 내에 4.8km를 걸을 수 있도록 한다.

이 테스트를 통하여 자신이 할 수 있는 더 정확한 신체 적성 수준을 알 수 있다. 걷기는 달리기보다 운동의 강도는 약하지만 한 시간 가량 빠르게 걷는다면 300kcal가 소비되며 발과 다리의 건에 큰 부담을 주지 않기 때문에 부상을 거의 일으키지도 않는다. 따라서 처음 운동 프로그램에 참여하거나 상당한 기간 동안 비활동적인 생활을 해 왔다면 걷기부터 시작해야 한다. 이것은 매우 안전한 프로그램으로 최근에 운동을 해오지 않은 사람들, 나이 많은 사람들에게 좋은 운동이 된다. 또한 과체중은 물론 질병이나 부상으로부터 회복 중인 경우에도 걷기 운동부터 시작하는 것이 현명하다. 욕심을 내어 갑자기 너무 많은 양의 운동을 하거나 빨리 달리게 되면 부상 등의 부작용이 나타날 수 있다. 걷기 프로그램의 우선적인 목표는 한 시간 동안 걸을 수 있는 능력을 기르는 것이다. 한 시간 동안 계속해서 걸을 수 있다면 거리를 점진적으로 늘려 나간다. 축구, 농구 등 다른 종목의 운동을 시작하는 사람들도 걷기 운동을 통하여 체력을 증가시킨 후 원하는 운동에 참여하는 것도 좋은 방법이 될 수 있다. 젊은 사람 또는 최근에 신체 활동을 해 온 사람인 경우에는 달리기 테스트가 신체 적성 수준을 결정하는데 적절하다.

㉡ 달리기 테스트 : 건강하고 젊은 연령이거나 운동의 경험이 있는 경우에는 달리기 테스트가 적당하다. 최근에 규칙적으로 운동은 해왔지만 운동허용 테스트를 하지 않은 사람의 체력수준을 평가하는 데 가장

쉽고 좋은 방법이다. 즉 체력이 좋은 사람은 그렇지 않은 사람보다 빠른 시간에 이러한 거리를 달릴 수 있다. 그러나 최근까지 비활동적이고 운동을 계속해 오지 않았거나 건강상의 문제가 있는 사람들은 달리기 테스트를 실시해서는 안 되며 걷기 테스트를 한다.

심폐기능을 측정하는 기본 수준의 테스트로 2.4km 달리기와 12 ~ 15분간 달리기운동이 있다. 2.4km ~ 3.2km의 거리를 달리는데 걸리는 시간의 정도가 자신의 심폐기능수준(유산소 운동능력)을 결정하는 척도가 될 수 있다. 남성인 경우는 3.2km, 여성인 경우는 2.4km의 달리기 테스트가 이상적이다. 남성인 경우 3.2km를 10 ~ 12분 내에 달리면 심폐기능이 가장 우수한 수준이고, 14분 내에 달리면 우수한 수준이며, 13 ~ 16분 내에 달리면 심폐기능이 좋은 수준이라고 할 수 있다. 여성인 경우 2.4km를 11.5분 내에 달리면 가장 우수하고, 11.5 ~ 14.5분 내에 달리면 좋은 수준이라고 할 수 있다. Ball State대학에서 만든 이러한 데이터는 젊은 사람을 기준으로 해서 만든 것이지만 나이가 많은 사람도 응용하여 사용할 수 있다. 평소 달리기를 정규적으로 해 온 사람들이 이 달리기 테스트를 실시해야 한다는 것을 명심해야 한다.

③ **근력과 근지구력 검사** … 근력과 근지구력은 언급한 심폐기능과 함께 체력의 중요한 구성요소이다. 근력은 힘을 낼 수 있는 능력이고 근지구력은 일정한 시간 동안 반복해서 힘을 발휘할 수 있는 능력으로 정의할 수 있다. 윗몸일으키기는 복근의 근지구력을 측정하는 것으로 뒤로 누워서 발아래를 단단히 고정하고 무릎은 90° 정도 구부리며 손은 머리 뒤에서 깍지 끼고 실시한다. 앞으로 굽힐 때 팔꿈치가 무릎에 닿아야 하며 뒤로 누울 때 매트에 상체가 닿아야 한다. 머리 뒤에 깍지를 낀 손가락이 풀어져서도 안 된다. 이 테스트의 점수는 60초 동안 실시할 수 있는 총 횟수로 결정한다.

상체근육의 근지구력 테스트를 위한 팔굽혀펴기 테스트는 팔과 발끝을 고정하고 앞으로 엎드린 상태에서 시작한다. 상체와 하체가 평행인 상태에서 가슴이 바닥에 닿기 전까지 팔의 주관절을 굽혀야 하는데, 남자의 경우 무릎을 지면에 닿지 않게 하고 팔을 똑바로 굽혀 가슴이 매트에 닿을 정도까지 유지한 다음, 다시 원래의 준비상태로 팔을 편 상태가 1회가 되며 이를 1분간 실시한다. 여자는 남자와 다르게 무릎을 지면에 닿도록 하여 부담을 줄인 상태에서 수행한다.

④ **유연성 검사** … 유연성이란 관절이 최대 가동범위 내에서 근육을 사용하는 능력이다. 오랜 기간 동안 앉아서 활동하거나 서서 활동하는 생활습관에 의해서 근육을 다양하게 사용하지 못하면 근육과 건의 사용범위가 짧아져 구부리고, 비틀고, 뻗치는 능력이 상실된다. 유연성이 없으면 일상적인 생활을 하는데 많은 장애를 받게 되며 운동의 효율성 저하는 물론 부상의 원인이 된다.

허리의 유연성을 측정하는 체전굴 테스트는 자신의 유연성 정도를 파악하는데 도움이 된다. 이것은 몸통을 앞으로 구부리고 등과 대퇴근육을 뻗치는 능력을 측정하는 테스트이다. 앉은 자세에서 다리를 펴고 손을 가능한 한 멀리 앞으로 향하게 하여 3초 동안 정지한 상태에서 눈금을 읽어 점수를 기록한다. 무릎이 굽혀지거나 양손가락이 균형을 이루지 못하거나, 몸의 반동을 이용하면 안 된다. 연령에 따라 다르지만 보통 남성은 -15 ~ +20cm가, 여성은 -10 ~ +25cm가 정상범위이다. 측정기를 향하여 손가락 끝이 가장자리를 넘어가면 +이고 넘지 못하면 -이다.

지금까지 설명한 이러한 자가 테스트는 자신의 체력수준을 스스로 평가하고 운동 프로그램을 만드는데 도움을 줄 것이다. 이 테스트를 한 후에도 자신의 체력수준 판단이 어렵다면 낮은 수준의 운동을 시작한다. 운동 프로그램을 만들어 실시하는 동안 체력수준이 향상되었다고 생각하면 향상된 만큼 운동 프로그램의 강도를 높여 다시 만든다.

❷ 운동 처방의 구성요소

운동 프로그램이 적합하고 효율적으로 이루어지기 위해서는 운동빈도(frequent), 운동강도(intensity), 운동시간(time), 운동종류(type)를 고려하여야 한다.

운동빈도는 수행하는 운동의 주당 횟수를 나타나며, 운동강도는 수행하는 운동의 스트레스 수준이다. 운동시간은 운동수행의 지속시간을 의미하며, 운동종류는 수행하는 운동의 형태를 의미한다. 이러한 기본요소는 다양한 형태의 운동과 스포츠에 부합되게 적용될 수 있다.

(1) 준비운동, 주운동, 정리운동

운동을 할 때 반드시 고려하여야 할 사항은 준비운동과 주운동, 정리운동을 효율적으로 수행하는 것이다. 특히 준비운동과 정리운동을 중요하지 않게 생각하여 생략하는 경우가 많은데 이러한 습관은 다양한 문제를 초래할 수 있다. 준비운동과 정리운동은 운동수행에서만 적용하는 것이 아니고 직업적이나 생활적으로 높은 강도의 활동을 할 경우에도 적용하여야 한다. 많은 힘을 필요로 하는 직업의 경우 고된 노동으로 인하여 관절이나 근육의 손상을 초래하는 경우도 흔히 있다.

① **준비운동** … 준비운동은 운동을 시작하기 전 수행하는 것으로 가벼운 달리기와 체조, 스트레칭 등이 포함된다. 대부분의 사람들은 준비운동을 할 때 간단한 체조만 하고 바로 주운동에 들어가는 경우가 많은데 잘못된 방법이다. 간단한 체조만으로 준비운동에 필수적인 체온을 올릴 수 없으며 체온상승 없이 바로 스트레칭을 하게 되면 충분한 근육이완을 할 수 없음은 물론 통증과 부상의 위험성이 높아지게 된다.

가벼운 달리기와 같은 유산소 운동은 체온을 올리기 위해 효과적이다. 달리기 전 무릎관절의 가벼운 체조는 관절상해의 위험을 줄여준다. 달리기 등 가벼운 운동을 통하여 체온이 어느 정도 상승되었다면 체조나 스트레칭을 할 수 있으며 이를 통하여 근육의 이완과 관절의 가동범위를 증가시킨다.

준비운동은 땀이 나기 시작할 때까지가 적당하며(근육의 온도가 증가했다는 것을 의미) 일상적으로 5 ~ 10분이 적당한 것으로 알려져 있다. 그렇지만 준비운동에 의한 체온의 증가는 연령이나 기후와 같은 환경에 따라 다양하게 나타날 수 있으며 이를 고려하여 조정하여야 한다. 겨울에는 저온으로 인하여 준비운동을 하더라도 체온의 상승이 느리므로 좀 더 많은 시간을 할애하여야 한다. 실외 운동인 경우 비교적 온도가 높은 실내에서 준비운동을 미리 하면 보다 빨리 체온을 상승시킬 수 있다.

준비운동의 효과

준비운동의 효과는 다음과 같다.

첫째, 운동 시 갑자기 높아진 활동량에 대하여 순환·호흡계통과 에너지생산을 위한 대사는 바로 적응하기 못하며 어느 정도 시간이 필요하다. 준비운동 없는 고강도 운동은 활동수준에 비해 심근의 혈류공급이 상대적으로 부족한 상태를 초래하기 때문에 좌심실의 기능에 이상을 초래할 수 있다. 준비운동은 심장과 호흡근을 점진적으로 자극시키고 근육으로의 혈류분배를 증가시키며 에너지생산을 위한 대사적 체계가 왕성하게 되도록 도와준다.

둘째, 준비운동은 혈액과 연부조직(근육, 건, 인대)의 온도를 점진적으로 상승시킨다. 연부조직이 최대한 탄성을 발휘하기 위해서는 체온의 상승이 필요하며(39도 정도) 낮은 체온에서는 근육과 인대의 탄성이 저하되어 통증 및 상해를 초래할 수 있다.

셋째, 운동 초기 무산소적 에너지체제의 이용에 의한 젖산의 생성으로 조기피로가 나타날 수 있는데 준비운동은 이러한 젖산의 생성을 최소화시켜 준다.

넷째, 준비운동은 경직된 근육을 이완시키고 관절의 가동범위를 최대화하여 강력한 근육의 수축은 물론 운동수행이 효율적으로 이루어지게 한다. 또한 근육과 연결되는 뼈의 저항을 완화하여 근육의 손상을 방지한다.

다섯째, 준비운동은 신경계의 통합적인 기능을 높여 주며 격렬한 운동을 위한 정신적 준비를 하게 한다.

② **주운동** … 준비운동을 충분히 하고 난 후에 주운동으로 들어간다. 주운동은 부하가 가장 많은 부분이 며 운동의 성과를 결정하는 부분이다. 그럼에도 불구하고 상당수의 사람들이 잘못된 방법으로 주운동을 수행하는 것을 흔히 본다. 일상적으로 달리기나 조깅과 같이 운동 중간 휴식 없이 진행되어 마치는 운동은 문제가 되지 않지만 운동 중간 장시간의 휴식을 하여 운동의 흐름이 끊기는 운동종목은 주의가 필요하다. 예를 들면 동호인이나 클럽을 결성하여 운동을 하는 테니스나 배드민턴의 경우 한정된 코트나 운동 장소에서 많은 사람들이 경기를 해야 하기 때문에 한 경기를 하고 난 후 다음 차례의 팀이 경기를 하는 동안 비활동적인 휴식을 하는 경우가 있다. 다른 예로 등산을 할 때 목표지점에 오른 후 상당 기간 비활동적인 상태에서 휴식을 하게 된다. 이러한 휴식은 이전의 운동에 의해 상승된 체온을 다시 저하시키며 이러한 체온의 저하는 운동복이 땀에 의해 젖어 있을 경우 증발효과에 의해 더욱 높아진다.

체온의 저하는 근육이나 건의 탄성저하는 물론 경직, 혈관의 수축을 초래하며 이러한 상태에서 곧바로 운동을 하게 되면 심장의 부담은 물론 부상 등의 문제가 발생할 수 있다. 따라서 여분의 운동복을 준비하여 운동복이 젖으면 갈아 있도록 한다. 운동 중간 장기간 휴식으로 인하여 체온이 내려간 경우에는 다음 운동을 하기 전에 미리 다시 달리기나 스트레칭, 동작연습 등을 통하여 체온을 올리고 근육을 이완시킨 후 계속적으로 운동을 하는 것이 중요하다. 특히 등산 후 하산할 때 대퇴근육은 손상의 위험이 높은 원심성운동이 이루어지며 휴식에 의해 체온이 떨어진 상태에서 이러한 활동은 근육상해의 위험을 가중시킨다. 산행에 따른 부상사고의 대부분이 주로 산을 내려올 때 발생함을 인지해야 한다.

다른 주의사항으로 운동 바로 전이나 운동 중 수분·이외 식이섭취는 금물이다. 식이 후 소화를 위해 에너지가 요구되는데 식이상태에서 운동을 하게 되면 활동근육으로 에너지가 공급되어 소화에 필요한 에너지가 제한되며 소화 장애, 구토 등을 초래할 수 있다. 따라서 식이 후 운동은 충분한 소화시간을 거친 후에 하여야 하며 소화시간은 식이의 종류에 따라 다르지만 보통 3시간 이상 소요된다.

일부 사람들은 운동 직전이나 운동 중 알코올을 섭취하는 경우가 있는데 이 또한 좋지 않은 행동이다. 간은 운동의 에너지원인 탄수화물을 합성하여 저장하고 에너지로 이용하기 위하여 당의 형태로 혈중으로 방출하는 역할을 하는데 알코올의 섭취는 이러한 간의 기능을 저하시켜 저혈당으로 인한 무력증 등이 나타날 수 있다. 또한 알코올을 해독시키기 위하여 간은 저장되어 있던 탄수화물을 에너지로 이용하는데 운동을 하게 되면 알코올의 해독에 영향을 미칠 수 있다. 더욱이 알코올의 섭취는 단백질 대사를 둔화시키거나 마비시켜 새로운 근육의 합성을 어렵게 하여 근위축의 원인이 된다.

알코올의 열량은 g당 7kcal로 높은 편이면서 다른 필수적인 비타민을 포함하고 있지 않다. 오히려 알코올은 인체 내에 있는 비타민이나 무기질을 소모시켜 영양 결핍을 초래할 수 있으며 이러한 이유로 알코올에 포함된 칼로리는 실속 없는 칼로리(empty calory)로 알려져 있다. 더욱이 알코올은 칼로리로 소모되는 과정에서 기존의 인체에 축적된 칼로리를 적게 이용하게 하며 간이나 근육의 지방분해는 억제하면서 합성은 촉진시켜 지방간 및 비만의 원인이 된다. 특히 알코올과 함께 이루어지는 고칼로리의 식이는 에너지 소비와 섭취의 불균형을 초래하여 비만을 가중시킨다. 알코올 섭취로 인한 부작용을 최소화하고 싶다면 운동 전이나 운동 중 알코올의 섭취는 금물이며 운동을 하지 않는 상황에서 섭취하더라도 고칼로리의 안주는 적게 섭취하고 비타민을 포함한 야채 등을 충분히 섭취하는 것이 좋다.

③ 정리운동 … 준비운동과 마찬가지로 많은 사람들이 운동을 마친 후 정리운동을 경시하는 경우가 많은데 반드시 시행하여야 한다. 정리운동은 주운동이 끝난 후 점차로 인체를 회복하게 하는 단계이며 일반적으로 정상적인 조건하에서 5 ~ 10분이면 충분하다.

정리운동은 준비운동과 동일하게 가벼운 달리기, 체조나 스트레칭의 순으로 구성된다. 걷기와 같은 낮은 강도의 지속적인 운동 후에는 젖산이 생성되지 않으므로 운동을 마친 후 바로 스트레칭과 체조로 운동을 마무리하면 된다. 높은 강도의 운동 직후에는 혈중의 젖산제거를 촉진하고 뇌빈혈을 예방하기 위하여 반드시 가벼운 달리기가 포함되어야 한다. 정리운동은 되도록 운동을 마친 후 바로 실시하는 것이 효과적이며 운동 후 장시간 휴식으로 인하여 체온이 저하된 상태에서 운동을 마칠 때에도 반드시 정리운동을 하여야 한다.

> **TIP**

정리운동의 효과

정리운동의 효과는 첫째, 울혈을 방지한다. 주 운동을 수행한 후 갑작스럽게 운동을 중지하게 되면 근수축에 의한 펌프작용이 소실되어 근육에 혈액이 고이는 울혈상태를 초래할 뿐만 아니라 정맥에서 심장으로 돌아오는 혈액의 감소를 초래하여 심박출량의 감소는 물론 뇌빈혈을 초래할 수 있다. 그러므로 운동에 의하여 높아진 호흡이나 심박수가 점진적으로 정상상태로 회복하게 하는 것이 현명하다. 둘째, 정리운동은 관절과 근육상해를 초래할 수 있는 근육의 경직을 예방하고 관절의 가동범위를 향상시킨다. 운동은(특히 강한 운동) 근육의 긴장을 높이고 근섬유를 팽팽한 밴드 상태가 되도록 하며 "근육이 굳었다"로 표현하기도 한다. 근육의 경직은 근육과 연결된 뼈의 긴장을 증가시키고 연부조직(근육과 건, 인대)의 자연스러운 이완에 의한 충격의 흡수기능을 저해하여 부상의 가능성을 높인다. 부상뿐만 아니라 영양과 산소를 세포로 운반하는 능력과 대사산물이 세포로부터 빠져 나오는 능력도 방해한다. 셋째, 정리운동은 피로는 물론 상해와 산성화의 원인이 되는 젖산과 이산화탄소의 제거를 촉진한다. 정리운동에서 수행하는 가벼운 달리기는 운동성 회복을 통하여 젖산과 이산화탄소를 빨리 제거하게 한다. 또한 스트레칭은 젖산이 고농도로 축적되어 있는 근육의 모세혈관을 압축시켜 혈중으로 젖산 등의 부산물을 빨리 제거하는 역할을 한다. 외에도 정리운동은 운동 후 나타날 수 있는 부정맥, 동맥경화, 저혈압의 발생을 완화시킨다.

02 〈 운동 처방의 요소

❶ 운동 처방의 조건

건강을 위해 실시하는 운동에는 세 가지 기본적인 조건이 있는데, 첫 번째는 안전해야 한다는 것이고 두 번째는 효과가 높아야 한다는 것이며, 세 번째는 즐길 수 있는 운동이라야 한다는 것이다.

스포츠의 안정성과 유효성은 종목별로도 검토되어야 하지만, 운동강도와 그 사람의 신체조건과의 관계에서도 검토되어야 한다. 같은 종목과 같은 강도의 운동에서도 실시방법, 기상조건 혹은 그 날의 컨디션 등에 의하여 안전성은 크게 영향을 받는다. 한편 운동강도를 고려해 볼 때, 그 사람이 전력을 다 할 것을 요구하는 운동은 안전성으로도 문제가 있으며, 고통까지 따른다. 따라서 안전상으로나 운동을 즐긴다는 입장에서도 어느 정도 여유를 가질 필요가 있다. 결국, 안전한 운동강도의 상한은 그 사람의 최대능력을 요하는 운동보다 낮은 강도에 있는 것이다. 그러나 낮은 강도의 운동은 안정성은 높아도 효과를 기대할 수 없기 때문에 일정한 강도 이상의 운동이라고 하는 것도 필요한 조건이 된다. 안전성과 유효성은 이와 같이 상반되는 관계에 있으므로, 이 두 조건을 동시에 만족시키려고 하는 것이 운동 처방의 최대 목표인 것이다.

❷ 운동 처방의 원리

모든 생물체는 스트레스에 적응하면서 진화하는데 이러한 기전 때문에 운동 효과를 만들어 내게 된다. 평소보다 더 많은 노력을 하면 근력이나 유연성, 심폐지구력 등의 체력 요소가 개선되는 반응을 보인다. 최선의 체력 향상 효과를 만들어 내가 위해서는 과학적 원리에 맞는 합리적인 운동 처방을 제공해야 한다. 이들 원리들에는 개별성, 과부하, 점진성, 특수성, 회복과 훈련·탈훈련 등이 있다.

(1) 개별성의 원리

대상자는 자신의 신체 특성에 맞는 운동을 실시함으로써 보다 큰 효과를 얻을 수 있다. 따라서 운동의 형태, 강도, 빈도, 진도 등을 설정할 때 반드시 성, 연령, 발육단계, 체형, 체력수준, 연령, 건강상태, 숙련도, 심리적 특성 등을 고려하여야 한다. 운동 습관이나 정기적인 건강 진단의 결과 등과 같은 객관적인 평가 자료를 근거로 운동처방을 계획하고 조정한다면 운동 효과를 더 높일 수 있을 것이다.

(2) 과부하의 원리

과부하란 일상에서 요구되는 것보다 더 큰 강도를 인체에 부과하는 것을 말한다. 과부하는 계속해서 부과되는 운동량을 점차 증가시킴으로써 이루어진다. 과부하의 조정은 운동강도, 지속시간, 빈도를 지속적으로 관찰함으로써 이루어진다. 조절 변수는 부하, 반복횟수, 반복 속도, 휴식 시간, 운동량의 5가지가 있다. 부하(무게)의 경우, 과훈련을 피하기 위해 2주마다 약 2.5 ~ 5% 범위 내에서 증가시킬 것을 권장하고 있다.

5가지 변수를 조절하여 과부하를 조절하지만 부하를 주는 간격도 적정해야 효과적이다. 부하 간격이 너무 짧거나 길 경우에는 오히려 효과가 감소된다.

(3) 점증 부하의 원리

점증 부하의 원리는 운동 효과가 지속적으로 나타나도록 하기 위해 자극을 운동 기간 동안 계속 증가시켜줌을 의미한다. 예를 들어, 상완이두근 근력을 향상시키기 위해 암컬을 5kg짜리 덤벨을 이용하여 4주 동안 든다면 1 ~ 2주 동안은 근력이 향상되지만 2주 정도 지나면 근력은 더 이상 향상되지 않는다. 그래서 근력을 지속적으로 향상시키기 위해서는 덤벨 무게, 드는 기간, 빈도 등을 점차 늘려 나가야 한다.

(4) 특수성의 원리

특수성의 원리는 운동 자극에 대한 인체 생리·대사적 반응과 적응은 행해지는 운동 형태와 근육군에 따라 달라진다는 사실에 근거하고 있다. 예를 들면, 대근군을 지속적으로 수축과 이완을 반복하는 운동은 심폐지구력을 개선시키는 데 적합하며, 근육을 당겨 늘리는 운동은 관절의 가동범위와 유연성을 향상시키는 데에도 유익하다. 또한 무게를 들어 올리는 운동은 근력과 근지구력을 증강시키기에 적합하다. 다양한 활동에서 얻어진 근력도 해당 운동에 참여한 근육군, 수축 형태나 속도, 강도에 특수하게 발달한다.

(5) 회복 · 과훈련 · 탈훈련의 원리

부하와 부하 사이의 간격은 회복 시간을 포함하고 있다. 운동 자극은 최선의 효과를 얻기 위해 그 간격을 조심스럽게 배정해야 한다. 인체는 운동 자극에 의해 생긴 피로 물질을 제거하고 손상을 회복하며, 에너지를 재보충하고 적응에 필요한 제반 과정을 처리할 시간적 여유가 필요하다. 회복 시간의 길이는 주어진 운동 스트레스의 강도나 양에 따라 달라진다. 높은 강도의 운동은 긴 회복 시간이 필요하고 낮은 강도의 운동은 짧은 회복 시간을 필요로 한다. 만약 운동 자극의 부하 시간이 너무 짧으면 불충분한 회복 때문에 과훈련이 생기고, 또 부하 시간이 너무 길면 적응 효과가 상실되는 탈훈련이 생긴다.

(6) 개인차의 원리

운동 자극에 대한 반응은 개인의 나이, 성별, 초기 체력 수준, 건강 상태 등에 의해 많은 차이를 보인다. 그래서 운동 처방을 계획할 때에는 개인의 특수한 요구, 흥미, 운동 능력 등을 충분히 고려하여야 한다.

❸ 운동 처방의 개요

(1) 운동 처방의 목표와 내용

인체는 움직이도록 만들어져 있으며 그 범위는 쉬운 신체 활동에서 매우 힘든 활동까지 다양하다.

〈표 1-1〉의 정의처럼 청소를 하거나 쇼핑하는 등의 신체 활동은 생활의 일부분이기 때문에 자연스럽게 행할 수 있지만 운동은 보통 생활의 일부분은 아니기 때문에 의도적으로 행해야 하므로 행하기 어렵다. 따라서 개인의 흥미, 건강에 대한 욕구, 그리고 건강상태를 고려하여 체계적이고 개별화된 운동 처방을 부여하는 것이 필요하다.

운동 처방의 목표는 심폐지구력, 근력 및 근지구력, 신체구성, 유연성, 골밀도 등을 개선하는 데 있으며, 이를 위해 신체 활동의 형태, 강도, 시간, 빈도, 진도를 독창적이고 유연하게 조절하는 것이 필요하다. 일단 처방된 프로그램도 대상자의 운동 목표, 행동, 반응 등에 따라 언제든지 변경할 수 있다. 대상자에 가장 가깝게 개별화된 과학적이고 예술적인 운동 처방은 장기간 운동 습관을 유지하도록 하여 건강을 증진, 유지시킬 수 있도록 한다.

❈ 〈표 1-1〉 움직임, 신체 활동, 운동의 차이점 ❈

용어	내용
움직임 (movement)	전신이나 관절과 같은 신체 일부분에 의해 수행되는 능동적 또는 수동적 동작들로서 비정상 혹은 정상일 수 있다.
신체 활동 (physical activity)	스포츠, 운동, 레저 또는 업무와 관련된 원하는 목표 달성을 위해 수행한 자발적, 의도적 움직임을 말한다.
운동 (exercise)	수행능력 개선, 건강, 체력 및 외모 등을 개선하기 위해 수행하는 의도적 신체 활동을 뜻한다. 모든 운동은 건강증진에 유익한 것이지만 모든 신체 활동이 건강에 유익하다고는 볼 수 없다.

개별화된 운동 처방은 체력 검사나 운동부하 검사 등을 통해 얻은 결과(예 근력, 유연성, 심박수, 혈압, 자각도, 심전도 등)와 직·간접적으로 측정된 최대산소섭취량 값에 의해 보다 정확하게 구성될 수 있다. 또한 의학검사도 운동처방 요소의 수준을 결정하는 데 도움을 준다(ACSM, 2006).

(2) 운동량과 건강

비활동적 생활 패턴은 담배 만큼이나 해롭고 만성 질병을 유발한다는 사실을 잘 알고 있다. 좌업성 생활은 TV시청, 컴퓨터 작업, 운전, 사무 등이 하루의 대부분을 차지하고 운동량이 거의 없는 생활이다.

그러면 어느 정도의 신체 활동량을 확보해야 운동 부족을 피할 수 있을 것인가? 캐나다의 보건국과 운동생리학회는 "10분짜리라고 좋으니 매일 몸을 움직여라. 천천히 시작하고 가능한 시간을 많이 늘려라. 가벼운 활동이라도 시작했다면 점차 중간 강도까지 높여라. 건강해지려면 운동량이 작아도 좋고, 많을수록 더 좋다"라고 권고하듯이 신체 활동량은 많을수록 좋다.

건강 유지를 위한 적정 신체 활동량은 약간 가벼운 신체 활동을 60분, 중간 강도의 신체 활동을 30～60분, 힘든 강도의 신체 활동을 20～30분 행하는 것이다. 〈표 1-2〉는 건강을 증진하고 유지할 수 있는 신체 활동량을 제시해주고 있다. 최소 운동량은 가벼운 활동을 주 4회 30분을 행하는 것이며, 최고 운동량은 매우 힘든 활동을 주 5시간 이상 참여하는 것이다.

❈ 〈표 1-2〉 건강유지에 필요한 적정 신체 활동량의 범위(PHAC & CSEP, 2003) ❈

노력수준	매우 약힘	약힘	직딩힘	힘듦	매우 힘듦
시간	60분 <	60분	30～60분	20～30분	20분 >
종목	산책 청소	가벼운 걷기 배구 정원 가꾸기 스트레칭	빠르게 걷기 자전거 타기 마당 쓸기 수영 댄스 수중에어로빅	에어로빅 조깅 하키 농구 빠른 수영 빠른 댄스	빠르게 달리기 시합
체온반응	안정상태	따뜻해짐	따뜻함	매우 따뜻함	더움/발한
호흡반응	정상호흡	약간증가	숨 가쁨	더 숨 가쁨	숨쉬기 힘듦

(3) 운동 및 신체 활동 피라미드

건강한 생활습관을 실천함과 동시에 체력 증진을 통하여 질병을 예방하고자 1995년 메트로폴리탄 생명보험사는 신체 활동 및 운동 피라미드를 개발하였다. 이 피라미드는 가정이나 직장 등에서 신체 활동이나 운동을 생활화할 수 있도록 고안되었으며, 운동 처방 시 개인의 활동수준, 건강상태, 체력수준 등을 고려할 때 생기는 혼란을 최소화시켜주는 유용한 도구이다. 맨 아래 층은 매일 단 10분이라도 신체 활동을 하도록 하여 활동적인 삶을 유지하고, 두 번째 층은 유산소 운동과 유연성 운동을 주간 최소 3～5회 실시하며, 또 근 기능 운동과 여가 활동, 스포츠 활동 등을 세 번째 층에 배정하여 주간 2～3회 실시하고, 맨 위층에는 매우 힘든 고강도의 활동을 배정하여 주간 1～2회 실시할 것을 권고하고 있다. 고강도의 운동은 손상 예방을 위해 확실하게 높은 체력을 가졌다는 전제하에 실시해야 하며, 체력에 대한 자신감이 없을 때에는 자제할 것을 충고하고 있다.

① 맨 위층
  ㉠ 강도 높은 운동과 경쟁 스포츠(주당 1～2일, 적절한 준비가 필요하다)
  ㉡ 규칙적인 트레이닝과 튼튼한 기초체력이 경기력을 향상시키고 부상위험을 줄인다.
  ㉢ 힘든 훈련과 가벼운 훈련을 체력에 맞게 배정하고 사이사이에 휴식시간을 반드시 고려해야 한다.

② 세 번째 층
  ㉠ 근력트레이닝(주당 2～3일)
  ㉡ 8～12회 반복, 1～3세트, 운동 사이에 최소한의 휴식

ⓒ 레크리에이션 활동(주당 2 ~ 3일)

ⓔ 반드시 준비운동과 정리운동을 한다. 안전규칙을 따르고 안전장비를 착용한다.

③ 두 번째 층

　ⓐ 유연성(주당 3 ~ 5일)

　ⓑ 체온을 높인 후 스트레칭을 한다.(3분 정도의 보행이나 조깅을 하면 적당하다.)

　ⓒ 각 부위별로 골고루 스트레칭을 한다.

　ⓓ 정상호흡을 하고 30초 동안 근육을 늘려서 유지한다.

　ⓔ 근육을 늘린 상태에서 반동을 주지 않는다.

　ⓕ 스트레칭은 고통을 느낄 정도로 하지 않는다.

　ⓖ 유산소 운동(주당 3 ~ 5일)

　ⓗ 20 ~ 60분간, 최대심박수의 60 ~ 80%(조금 힘든 수준)

④ 첫 번째 층

　ⓐ 일상적인 활동

　ⓑ 매일 최소한 30분 정도는 몸을 움직여라

　ⓒ 활동은 연속적이거나 최소한 10분 이상 여러 차례 해도 좋다.

❹ 운동 처방의 설정 원칙

운동 처방이 모든 대상자 개인에 맞도록 다양하게 변화시켜야 하지만 공통되는 요소를 포함하고 있다. 이 요소는 운동 형태, 운동 강도, 운동 시간, 운동 빈도, 운동 진도이며, 체력과 건강을 증진하고 유지시키는 것은 이들 요소들을 얼마나 잘 조화시켜 계획하느냐에 달려 있다.

(1) 운동 형태

특수성의 원리에 따라 운동 효과는 실시한 운동의 형태에 따라 다르게 나타난다. 운동 형태의 결정에 있어서는 운동 목적이 우선적으로 고려되어야 한다. 예를 들어, 호흡 순환계 강화를 목적으로 할 경우에는 유산소 운동이 적합하며, 근력 증강이 목적인 경우에는 웨이트 트레이닝을 실시하는 것이 바람직하다. 또 신체구성을 개선시키기 위해서는 유산소 운동과 저항 운동을 병행해야 하고, 골질량을 개선시키기 위해서는 체중 부하 유산소 운동과 저항 운동을 병행해야 한다(〈표 1-3〉 참조). 이외에도 생활습관병의 치료와 예방, 재활 운동 등도 추구하는 운동 목적에 따라 운동의 형태 또는 종목이 선택되어야 한다.

※ 〈표 1-3〉 운동 목적에 따른 운동 형태의 선정 기준 *※*

체력요소	연습형태	운동형태
심폐지구력	유산소 운동	걷기, 조깅, 자전거타기, 노젓기, 계단오르기, 크로스컨츄리스키, 에어로빅 댄스, 스텝에어로빅, 일립티컬
근력/근지구력	저항 운동	프리웨이트, 웨이트머신, 밴드 등
꼴밀노	체중부하 유산소 운동 저항운동	걷기, 조깅, 에어로빅 댄스, 스텝에어로빅, 계단오르기, 크로스컨츄리스키, 프리웨이트, 웨이트머신
신체구성	유산소 운동, 저항운동	심폐지구력 및 근력/근지구력을 위한 운동형태
유연성	스트레칭	정적 스트레칭, PNF 스트레칭, 요가, 태극권, 필라테스 등

(2) 운동 강도

운동 강도는 운동 처방의 가장 중요한 요건으로 일정시간 내에 수행한 운동량을 의미하고 이에 따른 생리·대사적 반응도 변한다. 따라서 단위시간 당 수행한 운동량이 많으면 많을수록 운동 강도는 더 커지고 생리·대사적 부담도 커지게 된다.

초기 운동 강도는 운동 목적, 연령, 운동능력, 흥미 체력수준 등에 따라 달라지며, 심폐지구력, 근력 및 근지구력이 강조되어야 한다. 심폐지구력 운동은 여유심박수(HRR)나 여유산소섭취량(VO$_2$R)을 이용하고, 근력 운동은 3 ~ 20RM을 활용하며, 유연성 운동은 당김 정도를 활용하여 강도를 조절한다.

(3) 운동 시간

운동 시간이란 정해진 운동 강도로 운동을 얼마나 오래 지속할 것인가의 양적 요건으로 운동 강도와 반비례한다. 운동 강도가 높아질수록 운동 시간은 짧아진다. 또한 운동 시간은 대상자의 체력이나 건강 상태, 운동 능력, 운동 목표 등에 의해서도 변한다. haskel 등(2007)은 건강을 위한 운동 시간은 중간 강도의 운동으로 하루 최소한 30분 이상을 누적시킬 것을 권장하고 있다. 운동 시간의 분배 방식도 10분에 3회 혹은 30분에 1회 어떤 것도 무방하다. 가장 바람직한 것은 이와 같은 방식으로 일주일 내내 매일 30분 이상 운동시간을 누적시키는 것이다.

체력이 향상됨에 따라 운동 시간도 점차 증가시켜야 하는데 체력 저하자나 허약자는 운동 강도를 높이기보다 운동 시간을 60분까지 늘려가도록 한다. 60분을 넘게 되면 손상이나 탈진 현상이 초래될 수 있으므로 이때에는 강도를 2.5 ~ 5% 범위 내에서 증가시키도록 한다(Heyward, 2006).

(4) 운동 빈도

운동 빈도란 처방된 운동 종목을 1주일 동안에 실시한 총 횟수를 의미한다. Heyward(2006)는 주 3회 격일로 운동한다면 건강 체력 요소를 개선시킬 수 있는 최소한의 운동 빈도라고 하였다. 운동 빈도는 1회 운동 강도와 시간, 운동 목표와 흥미, 시간 제약 등에 의해서 영향을 받는다. 운동을 막 시작한 대상자는 운동 강도를 낮게 하여 하루에 한 번 이상 빈도를 높이는 것이 좋고, 중간 강도의 활동을 매일 하는 것을 목표로 할 것을 권장하고 있다. 건강한 대상자는 매일 운동하되 같은 운동자극에 의해 뼈나 관절, 근육에 과사용 손상을 최소화하기 위해 연습 형태(유산소 운동, 저항 운동, 유연성 운동)와 운동 형태(걷기, 자전거타기, 웨이트 트레이닝 등)를 다양하게 바꿔 줄 것을 권하고 있다.

(5) 운동 단계

운동 프로그램을 통한 생리·대사적 적응 변화는 더 많은 운동량을 감당하도록 한다. 이와 같이 체력이 지속적으로 향상되도록 하기 위해서는 주기적으로 운동 강도나 빈도, 시간을 점차 과부하시켜야만 근력도 좋아지고 심폐지구력도 개선된다. 운동 강도나 빈도, 시간 가운데 한 요소씩 조절해야 한다. 만약 운동 강도도 높이고 시간도 동시에 높이면 대상자는 지나친 과부하에 의해 손상과 탈진에 빠지고 만다.

다시 강조하지만 체력수준이 낮은 노약자나 여성 등은 운동 프로그램 초기에 운동 강도보다 운동 시간을 증가시키도록 한다. 이상과 같은 사항을 고려할 때 운동의 단계는 초기 적응, 향상, 유지의 세 단계로 구분할 수 있다.

① **초기 적응 단계** ··· 초기 적응 단계는 초기 6주간으로 운동 자극에 적응하는 기간이다. 스트레칭이나 맨손체조, 낮은 강도의 유산소 운동이나 저항 운동을 처방할 수 있다. 서서히 운동 시간을 증가시킨 다음 소폭의 운동 강도를 높여가도록 한다. 체력수준이 높은 대상자는 이 단계를 건너뛸 수도 있다.

② **향상 단계** ··· 향상 단계는 4개월에서 8개월까지 지속되고 초기 적응 단계보다 더 빠르게 향상된다. 이 단계에서는 운동 강도, 빈도, 시간 측면에서 목표가 달성될 때까지 한 번에 한 요소씩 서서히 체계적으로 증가해 가게 된다.

③ **유지 단계** ··· 유지 단계는 향상 단계 마지막에 성취된 체력수준을 유지하는 단계로서 규칙적으로 장기간 지속된다. 체력수준을 유지하기 위한 운동량은 특정 체력요소를 향상시키기 위한 것보다 다소 낮은 편이다. 그래서 특정 체력요소를 개선하기 위한 운동의 빈도는 줄어들고 다른 형태의 운동으로 대체될 수 있다. 예를 들면, 향상 단계 마지막에 조깅을 주 5회 실시했다면 유지 단계에 와서는 조깅을 주 2회로 줄이고 주 3회는 롤러 블레이드나 자전거 타기 등을 행할 수 있다는 뜻이다. 이렇게 해야만 지루함 때문에 운동 습관을 포기하는 것을 막을 수 있고 또 흥미도 계속 유지할 수 있다. 흥미를 잃지 않고 프로그램의 지속성을 유지하기 위해서는 반드시 다양성과 재미 등을 고려해야 한다.

운동 프로그램을 시작한 사람 중 50%는 일 년 이내 중단하기 때문에 대상자들이 늘 활동적인 신체 활동에 대한 긍정적 태도를 가지도록 하고 운동 프로그램을 중단하지 않도록 해야 한다. 〈표 1-4〉에서 볼 수 있듯이 규칙적인 운동을 방해하는 긍정적 혹은 부정적 요인을 확인함으로써 운동 프로그램을 지속하도록 도와줄 수 있을 것이다. 이 표를 활용하는 방법은 시설, 운동 강도나 자각 강도, 덜 지루하도록 하는 운동환경, 배우자나 가족, 친구들의 지지 등과 같은 변경 가능한 요인들을 확인하여 조절해 주면 된다.

❋ 〈표 1-4〉 신체 활동 참가 및 운동 지속 요인 ❋

구분	긍정적 요인	부정적 요인
인구학적/생물학적	교육, 성별, 사회경제적 수준	연령, 인종, 과체중/비만
심리/인지/정서	운동의 즐거움, 운동의 기대효과, 인지된 건강체력, 자기 효능감, 자기동기	운동에 대한 장애물, 기분 나쁘게 하는 것들
행동	성인기 활동이력, 식이습관	흡연
사회/문화	의사의 영향, 배우자/가족/친구의 지지	사회적 격리
환경	운동시설의 접근성, 시설만족도, 가정의 운동도구, 좋은 경관, 동호인, 안전한 이웃	기후/계절, 시외
프로그램	좋은 지도자/감독, 운동형태의 다양성	초기 운동강도, 자각강도

변경 가능한 요인들도 운동할 생각도 않는 사람, 생각은 있지만 하지 않는 사람, 운동하지만 충분하지 않은 사람, 충분하지만 기간이 짧은 사람, 충분한 운동을 6개월 이상 지속한 사람으로 구분하여 조절해줄 수도 있다. 또한 운동을 지속시키는 다른 방법은 의사의 지원을 받거나 운동 처방을 받아서 운동하도록 하는 것도 권장된다. 운동을 시작한다고 가족이나 친구들에게 알리도록 하고 정기적인 체력검사도 받으며, 다양한 운동형태나 스포츠 종목을 통해 지루함을 없애고 운동기록부, 보상, 자격증 등을 고려함으로써 충분한 신체 활동량을 늘리고 유지할 수 있을 것이다.

❺ 운동 프로그램의 구성단위

운동 프로그램은 일반적으로 1일 프로그램, 주간 프로그램, 월간 프로그램, 연간 프로그램 등으로 분류하는데, 여기서는 운동 프로그램 구성의 기본이 되는 1일 프로그램과 주간 프로그램에 대하여 살펴본다.

(1) 1일 프로그램

1일 프로그램은 일간 운동 계획으로서 준비운동, 본 운동, 정리운동의 3단계로 구성된다.

① **준비운동** … 준비운동은 안정 상태의 신체를 운동으로의 전환으로 촉진시키고 자세와 관련되었던 경직된 근육을 이완시키며, 혈액의 흐름을 증가시켜 준다. 또한 체온을 높여 더 많은 산소를 해리시키며, 대사율을 안정시 수준에서 지구성 운동을 위한 유산소 요구 수준으로 증가시켜 준다. 게다가 준비운동은 결합 조직의 확장성을 높이고 관절의 가동 범위를 넓히며 근육 운동 능력을 증가시킴으로써 근 골격계 손상에 대한 가능성을 줄여준다. 준비운동은 저강도에서 대근육을 이용하는 5 ~ 10분 동안 10 ~ 30% VO₂R의 강도에서 시작하여 유산소 운동에서 처방된 운동 강도의 하한선에 해당하는 강도로 진행하는 것이 바람직하다. 본 운동에서 조깅을 할 사람은 준비운동에서 빠르게 걷기 정도가 권장되고 본 운동에 빠르게 걷기를 할 사람은 준비운동으로 느리게 걷기가 권장된다. 대근육에 대한 준비운동이 마무리되면 주요 근육군에 대한 정적

스트레칭을 먼저 행한 다음, PNF(proprioceptive neuromuscular facilitation) 혹은 동적 스트레칭을 행하도록 한다.

② 본 운동 … 본 운동은 운동 프로그램의 목적에 해당하는 운동이다. 본 운동은 건강 체력 관리가 주목적이므로 심폐지구력, 근력과 근지구력, 유연성 향상 운동이 주가 되어야 하지만 실내 골프나 배드민턴 같은 여가 목적의 활동도 본 운동에 포함시켜 행할 수 있다. 정상적인 체력 운동에는 유산소 운동, 저항 운동, 유연성 운동이 포함되어야 한다.

탁구나 배구 등의 여가 활동은 운동 강도를 지속적으로 유지하기 어렵기 때문에 체력 향상에 크게 도움을 주지는 못한다. 그러나 즐길 수 있고 분명한 여가선용의 가치가 있으며, 건강상의 이점도 있기 때문에 본 운동에 포함시켜 행할 수 있다. 유산소 운동 후에 이와 같은 여가 활동은 운동의 지속성을 높이는 장점이 있다. 그러나 경기 시에는 심장이나 관절에 심한 부담을 줄 수 있으므로 간이 게임으로 변형시켜 행해도 무방하며 승패가 주가 되어서는 안 된다. 크기를 줄인 경기장, 낮춘 네트 높이, 잦은 포지션 변경, 잦은 휴식시간, 최소한의 경기 규칙 변경, 수정된 채점 방식 등에 의해 신체 부담을 줄여줄 수 있다.

③ 정리운동 … 정리운동은 지구성 여가 활동 단계에서부터 점차적으로 회복기로 접어들게 하며, 저강도의 운동으로 진행된다. 예를 들면, 5분 정도 느린 걷기 혹은 조깅, 자전거타기에 이어 5분간의 스트레칭과 태극권, 요가 등을 행할 수 있다. 이처럼 정리운동은 본 운동에 의해 유발된 순환계 반응을 완화시키고 심박수와 혈압을 거의 안정 시 수치로 회복시키기 위해 적절한 정맥혈 회귀를 유지함으로써 운동 후 저혈압과 어지럼증에 대한 가능성을 줄이는 역할을 한다. 게다가 정리운동은 체열 발산을 촉진하고 동적인 회복 방법을 통해 젖산 제거를 촉진하며, 혈장 카테콜아민의 잠재적인 부적 효과를 완화하는 역할도 한다. 만약 정리운동 없이 갑자기 운동을 중지하면 정맥혈 회귀를 일시적으로 감소시켜 심근의 산소요구가 여전히 높을 때 관상 동맥으로의 혈류량 감소로 인해 심장에 부담을 줄 수 있다. 정리운동은 질병 유무와 관계없이 안전한 운동 프로그램의 필수 요건이다.

(2) 주간 프로그램

효과적인 운동 프로그램을 진행하기 위해서는 최소 주기를 1주간으로 하는 것이 가장 이상적이다. 주간 운동 프로그램은 주 3 ~ 5회 운동, 2 ~ 4일의 휴식을 배분하여 구성하되 최소한 격일제의 규칙적인 운동이 가능하게 계획되어야 한다. 참고로 하루는 운동하고 하루는 휴식을 취하는 1+1시스템, 2일 동안 운동하고 하루는 휴식을 취하는 2+1시스템, 3일 동안 연속 운동하고 하루 휴식하는 3+1시스템이 있을 수 있다.

어떤 형태의 주간 운동 프로그램이던 운동 강도(강함, 보통, 약함)를 잘 배분함으로써 운동의 효과를 촉진시키고 지나친 피로가 유발되지 않도록 한다. 특히 낮은 체력을 가진 대상자는 근육의 피로 회복이 늦으므로 운동 중에 서로 다른 근육이 사용될 수 있도록 여러 가지 운동 형태로 주간 계획을 구성하는 것이 좋으며, 하루에 여러 번으로 나누어 운동하도록 권장한다.(ASCM, 2006a)

O2 체력향상을 위한 운동 처방

01 〈 심폐지구력 향상의 운동 처방

① 심폐지구력의 정의

지구력이라는 말은 많이 들어봤지만 심폐지구력이라는 말에는 익숙하지 않은 사람이 많을 것이다. 심폐지구력이란 운동 시 산소를 섭취, 운반, 그리고 추출하는 능력을 말한다.

일반적으로 심폐지구력은 인체가 오랜 시간 운동을 지속할 수 있는 능력으로 심장과 폐의 기능에 따라 좌우된다. 따라서 심폐지구력은 일상생활을 영위하는데 있어서 가장 기본적인 체력요소이며, 신체적성 5대 요소(심폐지구력, 근력, 근지구력, 유연성, 체 구성) 중 가장 중요한 체력요소로 간주되고 있다. 특히 심폐지구력은 운동선수의 피로와 관련된 중요한 요소이며, 심폐지구력이 낮은 사람은 가벼운 스포츠나 활동 시에도 쉽게 지치게 된다.

② 심폐지구력 운동의 효과

심폐지구력 운동에 의한 주요 심혈관계와 호흡계의 변화는 대기 중에 있는 산소를 신체 활동에 필요한 근육조직에 보내는 산소 운반 능력과 산소 이용 능력의 향상이다. 운동에 의한 심혈관계와 호흡계의 생리적 적응현상과 그에 따른 효과는 다음과 같다.

❋ 심폐지구력 트레이닝의 따른 생리적 변화 ❋

생리적 변화	증가	감소
심폐계	심장 크기와 부피 혈액량과 헤모글로빈 1회 박출량 – 휴식과 운동 심박출량 – 최대 최대산소섭취량(VO₂max) 혈액으로부터 산소 추출 폐 용적	안정시 심박수 최대하운동 심박수 혈압
근골격계	미토콘드리아 – 숫자와 크기 미오글로빈 저장 산화적 인산화	중성지방 저장
인체의 다른 계통	결합조직의 튼튼함 열순응 고밀도 지단백 콜레스테롤	체중 체지방 총 혈중 콜레스테롤 저밀도 지단백 콜레스테롤

(1) 최대산소섭취량의 증가

최대산소섭취량이 증가되면 인체는 운동 중 산소를 이용할 수 있는 능력이 향상되어 고강도의 운동을 좀 더 오래 지속할 수 있게 된다. 다시 말해, 최대산소섭취량의 증가는 심폐지구력의 향상을 의미한다.

(2) 심장의 기능 발달

장기간 운동을 하면 심장의 무게와 용적이 증가하는 것으로 알려져 있다. 운동을 하지 않는 사람과 비교하여 지구력 운동(수영, 마라톤, 사이클 등) 선수는 좌심실(left ventricle)이 더 크다. 남자 지구력 운동선수의 심장용적은 좌업생활을 하는 남자보다 약 25% 크다. 수영선수에서 심장용적의 크기와 최대산소섭취의 연관관계 연구에 의하면, 심장용적이 증가함에 따라 최대산소섭취량도 증가한다고 한다.

① **심폐지구력의 남·녀 차이** … 일반적으로 여자의 신체는 남자와 비교해서 지방이 많고, 골격근이 적으며, 체격조건(신장, 체중)이 남자에 비해 작은 편이다. 특히 심장의 크기는 체격과 직접적인 관계가 있고, 심장(좌심실)의 크기가 작으면 혈액량이 적기 때문에 산소섭취량이 낮다.

일반적으로 산소섭취량이 낮으면 심폐지구력이 떨어지게 된다. 따라서 여자는 남자보다 심폐지구력이 낮으며, 이에 따라 운동 수행력도 남자보다 떨어진다. 이 밖에도 성호르몬, 폐 용적의 크기, 월경, 헤모글로빈 수준 등의 요인에 의해 심폐지구력의 차이가 발생한다.

② **운동선수와 일반인의 심폐지구력 차이** … 심폐지구력 트레이닝에 의해서 여러 가지 심혈관계 적응 현상이 일어난다. 특히 심장의 중량과 용적, 좌심실 벽의 두께와 좌심실 용적이 모두 커진다. 이렇게 심장의 크기가 증대되면 더 많은 혈액을 받아들이고 뿜어낼 수 있게 된다. 다시 말해 운동을 많이 한 사람은 심장의 부피가 커지고, 심장의 근육이 발달하여 수축력이 커지는 등 심장 기능이 향상된다. 이처럼 심장 기능이 발달한 운동선수들은 보통 사람보다 심박수가 적게 나타난다. 이는 심장이 튼튼해져서 1회의 펌프 작용으로 내뿜는 혈액의 양(1회 박출량)이 많아서 적은 심박수로도 온 몸에 혈액을 순환시킬 수 있기 때문이다. 또 운동을 해도 쉽게 시시지 않으며, 운동 후에는 심박수가 안성상태로 빨리 돌아온다.

(3) 심박출량의 증가

심박출량이란 1분간 심장이 뿜어내는 혈액의 양을 의미한다. 운동을 하면 우리 몸의 활동 부위는 많은 양의 산소를 필요로 하게 되고, 따라서 심장에서 방출되는 혈액의 양은 많아진다. 일반인의 심박출량은 안정 시 4 ~ 5L/min 정도이고, 최대운동 시에는 22.7L/min 정도로 운동으로 신체가 단련되면 심장의 근육이 발달하고 크기가 커진다. 일반 성인의 경우 1분간 최대 심박출량은 약 20L 정도지만 운동선수의 경우는 1회 박출량의 증가로 일반인보다 심박출량이 더 많아진다.

> **) TIP**
>
> **1회 박출량**
> 심장은 온 몸에 산소를 보내기 위하여 쉬지 않고 펌프질을 한다. 1회 심박수마다 심장에서 뿜어져 나오는 혈액의 양을 1회 박출량이라고 한다. 장거리달리기와 같은 지구성 운동을 규칙적으로 계속하게 되면, 심장의 기능이 강화되어 1회 박출량과 심박출량이 증가하며, 근육 내의 혈관 기능이 향상되어 근육에 흐르는 혈류량이 많아지게 되므로 심폐지구력이 향상된다.

(4) 심박수의 감소

심장은 수축과 확장을 반복하여 운동에 필요한 산소를 온몸에 보내주는 역할을 한다. 심장이 수축과 확장을 반복하는 횟수를 심박수라고 한다. 심박수는 손목이나 목 부위의 동맥에서 측정할 수 있는 맥박수와 일치한다. 보통 사람의 안정 시 심박수는 1분에 약 60 ~ 80회 정도이며, 운동을 시작하면 심박수가 급격하게 증가한다. 운동을 장기간 계속하면 심장의 기능이 발달되어 휴식 시나 운동 시의 심박수가 줄어든다. 마라톤 선수와 같이 심폐지구력이 높은 선수는 안정 시 1분간 심박수가 40 ~ 50회 정도로 낮은 경우가 많은데, 이것은 심장의 기능이 좋다는 것(스포츠 심장)을 나타낸다. 같은 양의 운동을 하더라도 운동을 오랫동안 한 사람은 일반인에 비해 운동 중의 심박수가 적으며, 운동 후에도 심박수가 정상 상태로 쉽게 돌아온다. 그러므로 심폐지구력 운동을 할 때 휴식 시와 운동 시의 심박수를 기록하여, 심박수가 어떻게 증가되고, 감소하는지 점검하면 심폐기능의 발달 정도를 알 수 있다.

> **) TIP**
>
> 스포츠 심장이란 운동을 장기간 계속하면 심장이 커지고 심실 외벽이 두꺼워지며, 심장의 모세혈관이 발달하여 심장근육의 수축력을 높인다. 이러한 형태의 심장을 스포츠 심장이라고 한다.

(5) 혈액량의 증가

혈액량은 지구력 트레이닝 또는 격렬한 트레이닝 시 증가한다. 이런 반응은 트레이닝의 강도가 높을수록 더 크게 나타난다. 그러나 이때 증가된 혈액량은 혈장량의 증가에 의해서 발생한 것으로 혈액량은 증가하지만 적혈구 수는 거의 변함이 없다. 따라서 헤마토크리트(전체 혈액량에 대한 적혈구 용적율)는 감소한다.

심폐지구력 운동은 혈액의 점도를 감소시킨다. 따라서 혈액순환이 잘 이루어지고 산소전달이 향상된다. 그리고 혈장량의 변화는 1회 박출량과 최대산소섭취량의 변화와 밀접한 관계를 가지고 있다. 또한 신체 내부에서 발생된 열은 혈액에 의해서 말초부위로 운반되므로 혈액량은 고온에서의 운동 중 체열발산과 체온조절에 중요한 역할을 한다.

(6) 혈압의 저하

심장이 수축할 때 뿜어져 나오는 혈액은 동맥이라는 혈관을 따라 우리 몸의 여러 기관으로 공급된다. 동맥을 통해 혈액을 보내는 과정에서 동맥의 벽에 가해지는 힘을 혈압이라고 부른다. 운동을 많이 하면 안정 시 뿐만 아니라 운동 시의 혈압도 낮아진다. 이는 같은 강도의 운동을 하더라도 운동을 많이 한 사람의 혈압이 더 낮다는 것을 의미한다. 혈압이 정상인 사람은 운동을 해도 큰 변화가 나타나지 않는다. 그러나 40대 이후 혈압이 높은 사람은 전문가의 도움을 받아 운동을 실시하여야 하며, 장기간 운동할 경우 혈압이 낮아질 수 있다.

(7) 젖산 역치의 증가

운동을 시작하여 일정시간이 지나면 우리의 신체에서는 젖산이 생성된다. 그러나 운동의 강도 및 체력수준에 따라 생성 속도 및 축적량은 차이가 있다. 일반적으로 젖산은 운동 강도가 높아질수록 혈액 내의 젖산의 축적 농도도 높아진다. 운동 강도가 낮을 때는 운동 강도에 비례해서 젖산의 농도가 서서히 증가되지만, 어느 정도의 운동 강도를 넘어서면, 젖산의 농도가 급격하게 증가하기 시작하는데, 이 시점을 젖산 역치(lactate threshold)라고 한다. 이러한 젖산 역치는 심폐지구력 트레이닝에 의해 젖산 역치 시점이 증가된다. 즉 심폐지구력 트레이닝 후 트레이닝 효과로 인해 이전보다 더 강한 강도의 운동을 할 수 있으며, 젖산 생성을 크게 증가시키지 않고도 더 높은 강도의 운동을 수행할 수 있다.

(8) 고밀도 지단백 콜레스테롤(HDL-C)의 증가

콜레스테롤이란 지방과 단백질이 합쳐진 지단백 물질로, 세포기능 유지와 호르몬 형성을 위해 우리 몸에 꼭 필요한 지방질의 하나이다. 그러나 체내 콜레스테롤이 적당량을 넘게 되면 동맥벽에 쌓여 피의 원활한 흐름을 막게 된다. 콜레스테롤이 축적되면 심장 근육으로의 혈액공급이 제한되어 심근경색, 협심증의 발병 가능성이 높아지므로 유의해야 한다. 그러나 콜레스테롤 수치가 높다고 무조건 걱정할 일은 아니다. 청소년이나 20대의 젊은층은 신진대사가 왕성하고 체내 콜레스테롤 소비량이 많기 때문에 웬만큼 고콜레스테롤 식품을 섭취해도 문제가 없다. 그러나 40, 50대가 되면 체내 소비량이 줄고 운동량도 부족해 콜레스테롤 농도가 자동적으로 높아진다. 콜레스테롤을 줄이는 데는 적당한 운동과 식이요법이 필수적이다.

장기간의 심폐지구력 운동은 혈관 내에 있는 콜레스테롤의 양을 감소시키며, 혈관 내에 콜레스테롤이 쌓이는 현상을 방지하는 고밀도 지단백 콜레스테롤(HDL-C)의 농도를 증가시키는데, 이러한 콜레스테롤의 유익한 변화는 동맥경화와 고혈압을 예방하는 효과가 있다.

❸ 심폐지구력 운동 시 주의사항

심폐지구력 운동은 운동 강도가 높아지면 자연히 운동 시간은 반비례적으로 감소되어야 하지만 경우에 따라서 강도도 증가하고 시간도 늘어나 심한 피로나 손상이 발생되는 경우가 있으므로 특히 다음의 사항에 유의하도록 한다.

(1) 개인의 심폐지구력 운동의 목적은 체력 향상(최대산소섭취량 개선), 건강 증진(비만, 고혈압, 당뇨병 등의 관리) 등이 있는데, 이에 따라 운동 형태나 운동량이 달라지므로 주의 깊게 설정하도록 한다.

(2) 체력 저하자, 좌업생활자, 그리고 질환자 등은 일정 운동량에 대해 강도는 낮게 시간은 길게 운동하도록 한다.

(3) 심폐지구력을 향상시키려면 목표 강도 범위의 상한 수준에서 운동하는 것이 필요한데 상한 수준을 초과하여 과훈련이 되지 않도록 유의해야 한다. 강도가 증가될수록 심혈관계 손상과 근골격계 손상의 위험이 높아져 운동 지속에 방해 요인이 되기 때문이다.

(4) 근골격계 질환이나 다른 의학적 증상이 있을 경우에는 반드시 의사와 상담을 거쳐 안전함을 확보해야 한다. 허락이 된 경우에는 통증이나 불편감이 발생되기 직전 수준까지 운동 강도를 조절하면서 진행한다.

(5) 심박수에 영향을 줄 수 있는 약물을 복용하고 있는 경우에는 초기에 목표 심박수를 정할 때, 약의 복용량과 시기를 바꿨을 때 특히 주의해야 한다.

(6) 특히, 향상 단계 및 유지 단계에서의 운동 형태의 선정은 대상자의 관심이나 흥미에 중점을 두어야 한다. 충분한 운동 효과를 거두려면 운동 프로그램이 지속되어야 하기 때문이다.

❹ 심폐지구력 운동 처방의 설정 원칙

(1) 심폐지구력 트레이닝의 기본구성

심폐지구력 트레이닝의 기본구성은 크게 다음과 같이 준비운동, 심폐지구력 운동(본 운동), 정리운동의 3단계로 나누어 설명할 수 있다.

① **준비운동(Warm-up)** … 심장과 골격근으로의 혈류를 증가시키고 체온을 상승시키며, 근육과 관절 상해의 위험을 감소시키고, 비정상적인 심장박동 리듬을 완화시킨다. 준비운동을 하는 동안 운동의 템포는 더 강한 운동 강도에 신체를 준비시켜주기 위해 점진적으로 증가되어야 한다. 준비운동 시간은 보통 5 ~ 10분 정도의 스트레칭과 다리, 허리, 복부, 힙, 어깨 등에 가벼운 체조와 5 ~ 10분 정도 약한 강도의 유산소 운동을 실시한다.

> **TIP**
> 운동을 할 때 갑자기 옆구리에 심한 통증이 생기는 이유는 무엇일까?
> 준비운동을 하지 않고 갑작스럽게 운동을 하거나 운동 강도가 높은 경우에, 횡격막과 내늑간근(늑골이 내려가는 운동을 담당하며, 호흡에서 호기에 관여하는 근육)으로 흐르는 혈류 공급이 원활하지 못하여 산소가 부족하게 되면 옆구리에 통증이 올 수 있다. 이런 현상을 예방하기 위해서는 충분한 준비운동으로 몸 전체의 체온을 높여 주어 운동 근육으로 혈류 공급이 원활하게 이루어지도록 한다. 또한 평소 고른 영양 섭취 습관을 길러 산소와 에너지 공급이 원활하게 이루어지도록 해야 한다.

② **심폐지구력 운동(Cardiovascular endurance training)** … 심폐지구력 운동은 운동 처방에 따라 수행되어야 한다. 운동 시간은 운동 강도에 좌우되며, 보통 적어도 20 ~ 60분 정도이고, 끝나자마자 정리운동 단계로 들어간다. 심폐지구력 운동은 아래와 같이 여러 가지 종류가 있으며, 본인의 생활환경 및 체력상태 등을 고려하여 선택하는 것이 바람직하다.

  ⓐ **걷기(Walking)** : 걷기 운동은 심폐지구력 운동 중 가장 인기있는 형태이다. 운동을 처음 시작하는 성인 특히 노인들에게 가장 알맞은 형태이다. 걷기는 거의 모든 곳에서 쉽게 행할 수 있고, 특별한 장비가 필요하지 않다. 추운 날씨 속에도 사람이 걸을 수 있는 곳이면 어디에서나 가능하다. 심지어는 쇼핑을 하면서도 걸을 수 있다. 걷기는 운동 강도가 대체로 낮아 시간이 많이 걸린다는 것을 단점으로 생각할 수도 있다. 그러나 이 문제는 걷기 속도를 높임으로써 조절이 가능하다. 걷기의 효과를 얻으려면 거리가 최소한 3km는 되어야 하며 보통 1km를 15분 이내에 걷는 방법이 많이 사용된다.

  ⓑ **하이킹(Hiking)** : 하이킹은 단일 스포츠일 뿐만 아니라 다른 여러 운동의 기본이라고 할 수 있으며, 신체단련을 위한 훈련 방식으로 널리 권장되고 있다. 예를 들어 걷는 동작은 하이킹에 필수적이며, 큰 배낭을 짊어지고 가는 야영, 사냥, 크로스컨트리 스키, 눈신 신고 걷기, 오리엔티어링 등의 운동에서도 하이킹이 중요한 부분을 차지하고 있다. 지치지 않고 먼 거리를 걸을 수 있는 능력은 보통 훈련을 통해 얻어지며, 조류관찰, 자연관찰, 모든 종류의 답사 여행, 관광 등 여러 활동의 즐거움을 한층 높여준다. 또한 영국·스웨덴·네덜란드에서는 하이킹이 체력측정의 척도로 사용되고 있다. 스웨덴에서는 1930년대 초에 하이킹이 국민 건강측정 기준으로 지정되었고, 1970년대에는 성인 남녀와 소년들을 포함해 300만 명이 넘는 스웨덴인들의 경우 하이킹을 통하여 심폐지구력을 포함한 기본 체력이 향상되었다.

  ⓒ **달리기(Running)** : 달리기는 심장에 많은 자극을 주어 혈액순환을 촉진하고 호흡기능을 개선시키며, 소화흡수도 촉진시킨다. 달리기 운동은 평탄하고 안정된 지면을 택하여 실시하고, 차량통행이 많거나 공해가 심한 곳은 피하는 것이 좋다. 길가나 도로 위에서 달리기 운동을 할 경우에는 오는 차를 볼 수 있는 방향으로 달리도록 하고, 저녁이나 새벽에는 눈에 잘 띄는 계통의 옷을 입고 가로등 불빛이 있는 곳을 택하여 운동을 하도록 한다. 달리기 운동을 시작하기 전에 우선 달릴 코스를 잘 파악하고 대략적인 거리를 파악한 후 운동을 시작하도록 한다.

달리기 운동 시에는 준비운동과 정리운동을 충분하게 하고, 본인의 능력에 맞추어 서서히 운동 강도를 높여가는 것이 중요하다. 달리기 운동 시 운동 강도가 높다고 판단되면 속도를 줄이거나 한 단계 전으로 되돌아가서 운동을 하며 20 ~ 30분을 무리 없이 계속 달릴 수 있다면 운동 시간을 늘려 나가도록 한다. 운동 강도는 최대심박수(HRmax)의 65 ~ 70%를 유지하는 것이 좋다.

ⓔ **줄넘기(Rope skipping)** : 줄넘기 운동은 실내외의 좁은 공간에서 할 수 있으며, 줄 이외의 기구가 필요하지 않아 누구나 손쉽게 할 수 있는 전신운동이다. 아울러 줄넘기 운동은 심폐지구력 향상뿐만 아니라 민첩성, 순발력 그리고 유연성을 향상시키는 데에도 효과가 있다. 좁은 원을 그리며 가볍게 바닥을 스치는 정도로 돌리며, 손잡이를 잡은 두 손은 직경 20 ~ 30cm 정도의 원을 그리도록 한다. 이 때 몸은 똑바로 펴야하며 시선은 정면을 향하도록 한다. 줄넘기는 혼자서 앞으로 넘기를 주로 하지만 지루함을 없애고 흥미를 돋우기 위해 변형된 방법을 사용할 수도 있다. 줄넘기 운동의 효과적인 운동 강도는 최대심박수의 70 ~ 80% 정도이고, 운동시간은 초보자의 경우 2 ~ 3분 정도로 시작하여 점진적으로 시간을 늘리도록 노력하며, 운동 후 1시간이 지나면 피로가 완전히 회복될 수 있도록 하는 것이 바람직하다.
운동의 효과를 높이기 위해서 주당 4 ~ 6회 정도의 빈도로 실시하는 것이 좋고, 줄넘기 속도는 분당 80회 정도로 하고 목표심박수와 비교하여 강도조절이 필요할 때는 줄넘기 속도를 적절히 조절한다.

ⓜ **에어로빅(Aerobics)** : 에어로빅은 경쾌한 음악에 맞추어 춤을 추면서 일정한 시간 동안에 많은 에너지를 소모하는 운동이다. 또한 에어로빅은 즐겁게 운동시켜주는 신체적성 운동으로, 웃으면서 때로는 소리치고, 뛰고, 달리고, 당기고, 흔들면서 음악에 맞추어 각자의 감정과 기분을 신체운동으로 표현하게 되어, 리듬과 함께 피로와 권태를 잊게 한다. 그리하여 심혈관계를 단련시키고 근육에 힘과 신축성을 가지게 함으로써 신체조직의 전반적인 기능을 원활하게 유지시켜 건강을 유지시키는데 매우 효과적이다.
에어로빅 운동을 실시할 때 신체적성 능력을 높이고 에어로빅 운동에 흥미를 갖게 하기 위해선 적어도 8 ~ 12주 정도의 꾸준하고 합리적인 운동 프로그램이 이루어져야 한다.
에어로빅은 준비운동, 에어로빅 운동, 부위별 운동, 정리운동으로 나누어 실시되어야 하며 운동 참가자의 연령, 건강과 체력 및 운동 수행능력에 따라 운동 시간·강도·횟수 등을 적절하게 조절하여 실시하여야 한다.

ⓗ **수영(Swimming)** : 수영은 신체 전반을 고루 발달시키는 전신운동이다. 수영은 달리기 운동과 마찬가지로 심폐지구력 향상에 적합하며, 흥미를 가지고 재미있게 실시할 수 있는 장점이 있다. 수영을 통한 체력증진을 위해서는 레크리에이션적인 물놀이 활동 정도로는 효과를 기대할 수 없으며, 신체에 적당한 자극이 가해지도록 규칙적이고 계획적인 운동을 해야 한다. 운동강도는 자신의 최대심박수를 기준으로 70 ~ 80% 정도까지는 해야 하며, 되도록 90% 수준을 넘지 않는 것이 좋다. 주당 3 ~ 5회 정도 실시하면 운동효과를 얻을 수 있다.

ⓢ **아쿠아로빅(Aquarobic)** : 아쿠아로빅은 라틴어로 물을 뜻하는 아쿠아(aqua)와 유산소 체조인 에어로빅(aerobics)의 합성어로 '물속에서 하는 체조'를 말한다. 처음엔 관절염과 류마티스 환자의 재활을 위한 운동으로 유럽에서 시작됐다.
그러나 다이어트 효과가 뛰어나다는 것이 알려지면서 일반인들에게도 널리 퍼지게 됐다. 아쿠아로빅은 물의 부력 덕분에 체중에 가해지는 하중이 80%까지 줄어들어 관절에 무리를 주지 않는다. 더구나 물의

밀도는 공기보다 800배나 높아 운동효과가 크다. 성인이 물속에서 1시간 동안 걸을 때 평균 소모하는 칼로리는 525kcal 정도이고, 같은 시간 지상에서 가볍게 조깅했을 때는 240kcal 정도를 소비한다. 결국 물속에선 두 배 이상 운동 효과가 있는 셈이다.

◎ **자전거 에르고미터 운동(실내)** : 자전거 에르고미터는 특히 주부나 바쁘게 살아가는 현대인들에게 적합한 운동도구이다. 이 운동은 옥외 운동 대신 실내에서 행할 수 있는 아주 매력적인 운동이다. 핸들 위에 잡지 받침대를 부착하면 자전거 에르고미터 운동 중에 독서를 할 수도 있으며 운동 중에 TV를 볼 수도 있다. 스테레오 헤드폰을 부착하여 음악을 들으면서 하면 운동이 더욱 즐겁게 될 것이다. 그밖에 사용 목적에 맞게 다른 어느 곳에도 설치할 수 있다.

㊈ **자전거 타기(야외)** : 자전거 타기는 쾌적한 자연을 갈구하고 스피드를 즐기는 현대인에게 주말과 휴일을 이용한 하이킹의 수단으로 이용됨으로써, 피로를 풀고 스트레스를 해소하는데 도움이 된다. 자전거 타기는 달리기 운동에 비해 지루함을 덜 느끼고 즐겁게 실시할 수 있으며, 심폐지구력과 다리의 근력 및 근지구력을 향상시킬 수 있으므로 체력향상을 위한 운동으로 바람직하다.

자전거를 탈 때에는 장애물을 피하기 위한 경우 외에는 항상 직선으로 가는 것이 좋고 상체의 움직임을 적게 해야 한다. 언덕을 오를 때는 다리에 힘을 더하기 위해 일어서서 페달을 밟고 상체를 약간 굽히는 것이 좋다. 자전거 타기 운동으로 체력을 증진시키고자 할 때에는 최대 심박수의 70~80% 수준의 운동 강도를 선택해야 한다. 운동 시간은 초기에는 10~20분으로 하고, 점차 시간을 늘려 30~50분 정도 실시하도록 하며, 자전거 타기를 실시하기 전후에는 준비운동과 정리운동을 반드시 실시한다. 자전거 타기를 끝낸 후 1시간 이내에 피로가 완전히 회복되지 않으면 현 단계보다 아래 단계를 실시한다.

㊉ **인라인 스케이팅(In-line skating)** : 인라인 스케이팅은 청소년을 중심으로 큰 인기를 얻었으며 최근에는 성인으로까지 연령대가 급속히 확산되고 있는 추세이다. 인라인 스케이팅은 전신을 사용하는 대표적인 유산소 운동 형태로서 약 30분 정도의 스케이팅을 통해서도 전신운동 효과를 볼 수 있고, 장년층의 경우 관절의 노화 방지와 심장혈관 등의 정상적인 유지 효과까지 누릴 수 있는 운동 종목으로 재미와 건강을 한꺼번에 얻을 수 있다.

㊀ **스텝 머신(Step machine)** : 스텝 머신의 원리는 계단을 올라가는 동작을 반복하는 것이다. 계단을 일정하게 오르는 것은 훌륭한 유산소 운동이며 대퇴사두근과 종아리 근육을 다듬고 강화시켜준다. 스텝 머신은 두 가지 종류로 나눌 수 있다. 하나는 의존형이고 다른 하나는 독립형이다. 의존형 스텝 머신은 밟고 서는 두 개의 페달이 캔틸레버(cantilever)로 연결되어 한쪽 페달을 밟아 누르면 다른 쪽 페달은 위로 올라간다.

독립형 스텝 머신은 페달이 각각 따로 움직여 더 많은 운동을 하도록 고안되었다. 스텝 머신은 대퇴사 두근을 강화시켜 주는 데 주로 사용되기 때문에 이 기구로 너무 긴 시간 동안 운동하면 대퇴사두근이 지나치게 발달하게 된다. 따라서 대퇴사두근이 쉴 수 있도록 다른 유산소 운동기구를 번갈아가며 사용하는 것이 좋다.

스텝 머신은 스키를 타기 전 스키에 필요한 체력을 기르기에도 효과적이다. 그러나 무릎이 약하거나 문제가 있다면 스텝 머신의 사용을 자제하는 것이 좋다.

ⓔ **라켓 스포츠** : 라켓 스포츠에는 테니스, 라켓볼, 스쿼시 그리고 배드민턴 등이 있다. 이런 라켓 스포츠는 개인의 기술, 게임의 강도, 게임의 시간에 따라 운동의 효과가 개인마다 다르게 나타난다. 따라서 본인의 체력수준을 고려한 라켓 스포츠의 지속적인 참여를 통해 심폐지구력을 증진시킬 수 있다. 또한 라켓 스포츠는 심폐지구력의 증진뿐만 아니라, 사회적 성취감, 스트레스 해소 등의 다양한 장점이 있다. 그러나 더 높은 수준의 심폐지구력 향상을 위해서는 라켓 스포츠뿐만 아니라 조깅, 싸이클링, 수영 등 다른 형태의 운동을 병행하는 것이 좋다. 만약 라켓 스포츠가 본인의 유일한 심폐지구력 운동이라면 본인 체력 수준의 증가에 따라 게임의 깅도 및 시간을 재실징하는 것이 좋나.

③ **정리운동(Cool-down)** … 정리운동은 갑자기 멈춤에 따른 심혈관 합병증 위험을 감소시키는데 필요하다. 정리운동을 하는 동안 낮은 강도로 5~10분간 연속적인 운동(ⓔ 걷기, 조깅 또는 자전거 타기)을 수행한다. 이러한 가벼운 활동으로 심박수와 혈압은 안정 시 수준으로 접근하게 되고, 어지러움과 피로로 인한 실신 가능성을 감소시켜준다. 근육의 계속된 수축과 이완의 반복은 정맥 회귀를 증가시켜주고 회복을 빠르게 해준다. 정리운동 시 스트레칭 동작은 근육 경련이나 근육통을 예방해 줄 수도 있다.

⑵ 심폐지구력 트레이닝의 기본 요소

심폐지구력 향상을 위해서는 합리적인 유산소 운동을 수행하도록 해야 한다. 심폐지구력 트레이닝의 기본요소에는 운동의 형태, 강도, 시간, 빈도가 적절하게 선택되어야 하며 훈련 단계별로 순조로운 적응을 유도하기 위하여 점진적인 과부하로 운동을 해야 한다.

※ 심폐지구력 트레이닝의 기본 요소 ※

운동 형태 (exercise type)	걷기, 조깅, 자전거 타기, 수영, 등산, 스케이팅 등 대근육군을 사용해서 지속적으로 유지할 수 있는 리드미컬한 운동을 선택
운동 강도 (exercise intensity)	운동을 얼마나 강하게 또는 빠르게 하느냐를 의미하는 것으로 달리기의 속도 등으로 나타낸다. • 최대산소섭취량(VO_2max)의 50~85% 정도 • 최대심박수(HRmax)의 65~90% 정도 • 운동 초기의 심폐적성이 매우 낮은 사람은 최대산소섭취량(VO_2max)의 40~50% 정도
운동 시간 (exercise duration)	하루 또는 한 번에 히는 운동량을 의미하는 것으로 반복 횟수와 세트 수, 전체거리, 소요 시간 등으로 나타낸다. • 최소 15분 이상 60분 정도 지속할 수 있는 운동
운동 빈도 (exercise frequency)	일주일간 운동하는 일수를 의미하는 것으로, 주당 횟수로 나타낸다. 정상적인 사람은 주 3회 이상으로 시작하여 익숙해지면 주 5회, 활동량이 적은 사람은 일일 운동시간을 여러 번 갖는 것이 바람직하다.
발전 속도 (stages of progression)	각 개인의 연령, 기능적 역량, 건강상태와 목표에 의해 좌우 다음 세 가지 단계로 구성된다. ① 초기 컨디셔닝 단계 ② 향상 단계 ③ 유지 단계

① 운동 형태(Exercise type) … 운동 형태는 운동의 목적 혹은 질병이나 개인적 특수 상황에 따라서 선택되어져야 한다. 운동을 처음 시작하는 사람들은 운동의 강도, 빈도, 시간 등이 적절히 조절되어야 하므로 운동 강도를 일정하게 유지하는 데 편리한 형태를 선택할 필요가 있다. 그러므로 초기 단계에서는 운동 기구나 환경에 따라서 운동의 효율성이 크게 변하지 않는 운동이 좋다. 운동 중 강도를 유지하기가 쉬운 정도에 따라 운동의 형태를 분류하면 다음과 같다.

❁ 심폐지구력 운동 형태의 분류 ❁

구분	Group I 신체 활동	Group II 신체 활동	Group III 신체 활동
운동 형태	자전거 타기(실내) 조깅 달리기 걷기 조정(rowing)	에어로빅 댄스 벤치 스텝 에어로빅 노르딕 스키 하이킹 인라인 스케이트 줄넘기 수영 아쿠아로빅	농구 스포츠 클라이밍 핸드볼 라켓 스포츠 배구 서킷 저항 트레이닝
특징	운동 강도를 일정하게 유지하기 쉽고 운동 중 에너지 소비량의 변화가 상대적으로 적은 운동	기술수준에 따라 에너지 소비율의 변화가 크지만 비교적 일정한 강도를 유지하는데 편리한 운동	각종 스포츠와 같이 운동 상황이나 기술 수준에 따라 에너지 소비율의 변화가 심한 운동

일반적인 초보자는 Group I과 Group II 형태의 운동을 시작하는 것이 좋다. 특히 환자를 대상으로 한 재활 운동 프로그램의 초기 단계 및 체력이 아주 약한 사람들의 경우에는 운동 강도가 더욱 정확히 조절되어야 한다. 이런 경우에는 첫 번째 형태에 한정되어야 한다.

그 경우에도 일정기간 운동을 실천한 후에는 개인의 체력 수준과 선호하는 운동 종목에 따라서 첫 번째와 두 번째 운동 형태를 지속적으로 할 것인가 아니면 이들 형태의 운동을 통한 단속적(인터벌)훈련을 실시할 것인가를 결정하는 것이 좋다.

Group 1 형태의 운동은 보통 운동 중 에너지 소비율이 상대적으로 높고 그 변화도 크기 때문에 비교적 차원 높은 프로그램 단계에서 유용하게 이용할 수 있다. 세 번째 형태는 운동 중에 즐거움을 만끽할 수 있고 주의력 집중이 용이하며 불안, 걱정, 지루함 등으로부터 해방될 수 있기 때문에 선호도가 높은 운동이다. 한편 이들 운동은 상해의 위험성과 체력 수준을 고려하여 조심스럽게 선택하여야 한다. 특히 경쟁이 심한 경기는 스트레스를 가져오므로 환자 혹은 허약자들에게는 제한되어야 한다. 이들의 재활운동 프로그램에 있어서는 운동에 따른 안정된 반응이 항시 확인되어야 하고 주어진 강도를 잘 유지하는 것이 대단히 중요하기 때문이다.

활동적이나 체력이 높은 수준에 있는 사람들은 처음부터 세 번째 활동에 참여할 수도 있다. 이들은 일정 수준의 기술이 습득되고 운동 중의 일반적 유의사항만 잘 지켜진다면 다양한 활동을 통해 즐거움을 만끽할 수 있다.

어떤 운동이 건강에 좋고, 어떤 운동이 건강에 나쁘다고 말할 수 없다. 모든 운동은 그 운동에서 요구되는 체력요인을 발달시키는 나름대로의 장점이 있기 때문이다. 어떤 운동이든지 위험성이 배제되고 자신에게 적절한 운동 프로그램을 계획하여 수행된다면 건강에 도움을 줄 것이다.

② 운동 강도(Exercise intensity) … 운동 강도는 운동 시 신체에서 일어나는 특정 생리적, 대사적 변화를 나타내고 어느 정도 운동할 것인가를 결정하는 중요한 척도가 되며 일반적으로 HRmax%, VO₂max%, RPE(Ratings of Percived Exertion) 등으로 표시된다. 운동에서의 초기 운동 강도는 개인 운동 프로그램의 목적, 나이, 능력, 체력수준에 따라 다르지만 그 강도가 운동효과가 있는지 위험을 수반하는지를 적절하게 고려하여야만 한다. 그러나 일반적으로 적당한 강도의 운동에 참여하는 대부분 사람들의 경우, 최적의 운동 강도는 최대산소섭취량의 60 ~ 80% 정도가 된다.

㉠ 심폐지구력 운동 강도 결정 방법

ⓐ 최대산소섭취량(VO₂max) : 적절한 운동강도를 결정하기 위해 가장 많이 사용하는 직접적인 방법은 최대산소섭취량을 측정해 그 비율을 사용하는 것이다. 이 방법의 이점은 심호흡계의 건강상태를 위한 표준 테스트인 최대산소섭취량 측정에 기본을 둔 것이며, 단위체중당 산소섭취량(ml/kg/min)으로 표시한다. 반면, 이 방법의 단점은 비용이 많이 들고 개인의 산소섭취량 측정이 어렵다는 것이며, 개인의 특수한 대사적 요구를 충족시키기 위해 특별한 신체 활동을 찾아야 한다는 것이다. 안정시 산소섭취량은 3.5mL · kg⁻¹ · min⁻¹이다.

▶ TIP

여유산소섭취량법
목표여유산소섭취량 = [(최대산소섭취량 − 안정시 산소섭취량) × %강도] + 안정시 산소섭취량

ⓑ 심박수 : 심박수에 의한 방법은 운동 중 심박수와 운동 강도의 직선 비례적 관계에 기초를 둔 것으로 특정 심박수의 운동 강도로 운동하라는 것을 의미한다. 이때 설정된 특정 심박수를 목표심박수라 하며, 심박수에 의한 운동 강도 설정은 결국 목표심박수를 결정하는 것이다.

활동에 대한 열량 소비를 기본으로 처방을 내리는 것에 있어서는 환경적 영향(열, 습도, 고도, 추위, 공해), 음식섭취(충분한 수분의 흡수), 피로, 그리고 그 밖의 요인들이 절대적 운동 강도에 반응하는데 영향을 미치는 것을 고려하지 않은 것이기 때문에 절대적으로 의존할 수는 없다. 따라서 최대산소섭취량의 60 ~ 80%에 해당되는 지점의 심박수 수치를 사용함으로써 운동처방 시 유용하게 사용할 수 있다. 이러한 심박수 수치를 목표심박수(Target Heart Rate : THR) 범위라 한다.

• 목표심박수 − 직접적인 방법(THR − Direct method) : 심박수는 최대산소섭취량과 직선적인(선형적인) 관계를 나타낸다. 따라서 목표심박수를 결정하기 위해 직접적으로 사용하는 방법은 최대의 점진적 운동 테스트 시 각각의 단계에서 나타나는 심박수를 관찰하는 것이다. 지도자는 최대산소섭취량의 적절한 범위를 설정으로써 목표심박수를 정하고 훈련시켜야 하며, 또한 각각의 지점에서 보이는 심박수의 변화를 관찰하여 보다 효과적인 운동 강도를 설정하여야 한다.

• 목표심박수 − 간접적인 방법(THR − Indirect method)
〈최대심박수 계산〉

- 최대심박수 추정치

일반인 최대심박수 = 220 - 연령

평상시 운동을 하고 있는 사람 최대심박수 = 220 - (0.8 × 연령)

- %표시법 : %HRmax = (운동 중의 HR / 그 사람의 최대심박수) × 100

TIP

목표심박수 결정

목표심박수 = 운동 강도(%)(최대심박수 - 안정 시 심박수) + 안정 시 심박수

예 최대심박수 = 178회/분, 안정 시 심박수 = 68회/분

운동 강도 = 60%일 경우

목표심박수 = 0.60(178 - 68) + 68

운동 강도는 최대산소섭취량을 기준으로 하는 것이 가장 정확하지만, 일반인이 쉽게 측정하여 이용하기에는 다소 무리가 있다. 따라서 심박수에 의한 방법을 많이 사용한다. 그러나 두 방법 사이에는 다소 잠재적인 혼란을 일으키는 요인이 존재한다. 즉, 심박수법에 의해 산출된 약 75 ~ 96%의 운동 강도는 최대산소섭취량에 의해 산출된 수치의 60 ~ 80%에 해당하기 때문이다. 따라서 심박수에 의한 운동 강도는 최대산소섭취량에 의한 운동 강도보다 높은 범위를 나타낸다.

※ VO2max, %HRR, %HRmax 관계 ※

%VO₂max	%HRR	%HRmax
50	50	66
55	55	70
60	60	74
65	65	77
70	70	81
75	75	85
80	80	88
85	85	92
90	90	96

ⓒ 운동 자각도(Ratings of Perceived Exertion : RPE) : 운동 자각도는 유산소성 지구력 훈련 중 운동 강도를 조절하는데 사용할 수 있다. 일반적으로 15등급의 보그 척도(Borg scale)가 사용되는데, 범주 척도(category-ratio scale)도 사용할 수 있다. RPE는 체력 수준에 변화가 있을 때 운동 강도를 정확하게 조절하는데 유용하게 사용할 만하다. 그러나 연구자들은 RPE와 운동 강도 사이의 관계가 실험이 행해지는 환경에서 운동에 참여한 사람들의 정신을 흩뜨리는 여러 요인(음악, TV, 기타소음 등)과 환경 온도와 같은 외부의 환경적 요인에 의해 영향을 받는다고 주장하고 있다.

운동 자각도

운동 자각도는 운동의 전력 정도에 따른 심리적 변화의 느낌을 강도 표현 양식으로 나타낸 것이다. 일반적으로 일반인은 운동 자각도 13~16 등급 사이의 강도로 운동하는 것이 바람직하며, 운동 시 발생하는 부상의 위험도를 최소화할 수 있다.

☀ 보그 RPE 척도 ☀

운동 자각도(RPE) 척도			
15-Point Borg scale		Category-Ratio scale	
6	No exertion at all(전혀 힘들지 않음)	0	Nothing at all(전혀 아무렇지 않음)
7		0.3	
	Extremely light(극도로 가벼움)	0.5	Extremely weak(극도로 약함)
8		1	Very weak(아주 약함)
9	Very light(매우 가벼움)	1.5	
10		2	Weak(약함)
11	Light(가벼움)	2.5	
12		3	Moderate(보통임)
13	Somewhat hard(약간 힘듦)	4	
14		5	Strong(강함)
15	Hard(heavy)(약간 힘듦)	6	
16		7	Very strong(아주 강함)
17	Very hard(매우 힘듦)	8	
18		9	
19	Extremely hard(극도로 힘듦)	10	Extremely strong(극도로 강함)
20	Maximal exertion(최대의 노력임)	11	
		＊	Absolute maximum(확실한 최대임)

- RPE를 보고 HR 예측 가능

   RPE 6~20 = HR 60~200(RPE × 10 = HR)

ⓛ **최적의 운동 강도** : 운동에 참여하는 대부분 사람들의 적당한 운동 강도는 VO₂max의 60~80% 정도의 범위에서 운동하는 것이 좋다. 또한 심호흡계의 향상은 VO₂max의 50~85% 정도의 운동에서 일어난다. 비만을 해소하기 위해서는 많은 에너지를 소비할 수 있을 만큼의 높은 강도에서 운동해야 하고, 만약 강도를 약간 낮게 한다면 시간을 길게 하여 소비에너지의 총량을 크게 해서 그 수준에 맞춰야만 한다.

ⓐ 운동강도 설정 방법
- 자신의 최대 심박수(Maximal Heart Rate : MHR)를 측정한다.
  최대 심박수 = 220 − 나이 = _____bpm
- 안정 시 심박수(Resting Heart Rate : RHR) = _____bpm
- 예비 심박수(Heart Rate Reserve : HRR) = 최대심박수 − 안정 시 심박수
  HRR = _____bmp − _____bpm = _____bpm
- 트레이닝 강도(Training Intensity : TI) = 예비 심박수 × 트레이닝 강도 + 안정 시 심박수

  40% 트레이닝 강도 = _____bpm × .40 + _____bpm = _____bpm
  50% 트레이닝 강도 = _____bpm × .50 + _____bpm = _____bpm
  60% 트레이닝 강도 = _____bpm × .60 + _____bpm = _____bpm
  85% 트레이닝 강도 = _____bpm × .85 + _____bpm = _____bpm

ⓑ 심폐지구력 트레이닝 영역 : 일반적으로 심폐지구력 트레이닝은 트레이닝 강도 60~85%가 적당하다. 그러나 노인들의 경우 신체 활동능력이 나쁘거나 좋지 않으므로 처음 몇 주 동안은 트레이닝 강도의 40~50% 정도로 시작하도록 한다.
- 심폐지구력 트레이닝 영역 : _____bpm(60% TI) ~ _____bpm (85% TI)
- 자각도(RPE)(보그 RPE 척도 참고) : _____ ~ _____

▶ TIP

운동 시 호흡
심폐지구력 운동 시 호흡은 편하고 규칙적으로 해야 한다. 잘 훈련된 운동 선수의 격렬한 트레이닝 프로그램을 제외하고는 심혈관에 대한 운동의 효과를 얻기 위하여 숨찬 상태의 훈련이 꼭 필요한 것이 아니다. 따라서 운동하는 동안 일상적인 대화가 가능하도록 운동을 하는 것이 좋다.

③ **운동 지속시간(Exercise duration)** … 운동 시간은 얼마만큼 운동할 것인가를 나타내는 척도로서 운동 강도와는 역관계를 가지는데, 이것은 운동 강도가 높을수록 운동 시간은 더 짧아진다는 것을 말한다. 최적의 운동 기간은 운동 강도에 의존할 뿐만 아니라 개인의 건강 상태, 처음의 체력 수준, 기능적 역량, 그리고 프로그램 목적에도 의존한다. 나이가 많고 체력이 약한 사람들의 경우, 운동 프로그램의 처음 단계에서 강도를 증가시키기보다는 운동 지속시간을 증가시키는 것이 바람직하다. 대부분 일반인들의 경우에는 유산소, 저항, 그리고 유연성 운동을 60분 정도 실시하는 것이 바람직하며, 운동 시간은 운동 중의 열량 소비를 근거로 산출될 수 있다.

▶ TIP

열량 소비를 이용한 운동 시간 결정의 예
체중 : 70kg(남성), 운동단계 : 발달 단계, 운동 강도 : 10METs(35ml/kg/min),
소비 kcal : 200 ~ 400kcal 경우
〈운동 시간 산출〉
35ml/kg/min × 70kg = 2450ml/min
$\qquad$ = 2.45L/min × 5kcal/L(1L 산소 소비 = 5kcal)
$\qquad$ = 12.25kcal/min
(200kcal ÷ 12.25kcal/min) ~ (400kcal ÷ 12.25kcal/min) = 16 ~ 33분

④ 운동 빈도(Exercise frequency) … 운동 빈도는 일반적으로 주당 운동 횟수(예 3일/주)로 나타내며 운동 기간, 강도와 연관 있다. 또한 운동 빈도는 운동 프로그램의 목적과 선호도, 그리고 기능적 역량에 의존하여 변화한다. 비활동적인 사람의 경우에는 처음 몇 주간은 주 1 ~ 3회의 운동을 실시하는 것이 적당하며, 특히 장기간의 운동 프로그램을 고려한 경우에는 하루 운동하고 하루 쉬는 프로그램을 권장하는데 이것은 심혈관계 건강상태를 고려하기 때문이다. 또한 격일로 운동을 하게 되면 부상의 위험률도 낮출 수 있으며, 본인이 원하는 목표를 이루는데 보다 효과적일 수 있다. 만약, 문제가 없다면 다음 2 ~ 3개월은 빈도를 주 3 ~ 4회까지 서서히 늘려나간다. 요구하는 체력수준에 도달하면 빈도를 줄여도 좋으며, 어느 정도 줄일 것인가는 유지하고 싶은 체력수준에 의한다.

- 매일 훈련하는 선수 : 주 4 ~ 5회로 높은 체력수준 유지
- 평균 이하의 체력수준 : 주 1 ~ 2회 운동
- 일반인 : 주 3회

일반인의 운동 빈도는 2006년 문화관광부의 국민생활 체육협의회에서 만든 '7330'으로 요약 될 수 있다. 숫자 7330의 의미는 일주일(7일)에 3일 이상, 30분 이상 운동을 해야 한다는 의미이다. 운동 생리학적으로 우리 인체는 외부의 자극(육체적 활동)에 의해 영향을 받아 이를 지속하는 시간은 약 2일(48시간)정도라고 한다. 따라서 일주일에 3회 이상은 운동을 해야 그 효과를 얻을 수 있다.

이는 일주일에 5일 이상 운동을 했을 때 추가적인 효과가 없다는 논리가 아니다. 건강과 관련된 효과를 생각해 볼 때 3 ~ 4일의 운동이 투자한 시간에 비해 최대의 효과를 거둘 수 있다는 것이다. 운동 습관이 길러지면 운동 빈도를 늘여도 좋지만 운동을 처음 시작할 경우에는 페이스를 조절할 필요가 있다.

또한 몇몇 선행연구에서 5 ~ 10분 동안 지구성 운동을 하더라도 심폐지구력이 증가한다는 결과도 보고되었다. 그러나 운동효과 측면에서는 30분 이상이 유효한 것으로 드러났다. 여기서 유효하다는 말은 투자시간에 비해 가장 많은 이득을 거둘 수 있다는 것이다. 그 원인은 운동에너지 소모와 관련이 있다. 운동할 때 사용되는 주 에너지원은 탄수화물과 지방이다. 이 중 탄수화물은 낮은 중강도 운동 시 주요 기질로 작용한다. 그러나 장시간(30분 이상) 운동 시에는 탄수화물 대사로부터 점증적으로 지방으로 기질대사의 의존율이 증가한다. 즉, 사람마다 개인차가 있지만 일반적으로 운동 후 30분이 지나면서 서서히 지방이 분해, 소모되는 것이다.

▶TIP

운동량(훈련량)이 많으면 심폐지구력이 더 증가되지 않을까?
여러 연구결과에 따르면, 훈련량과 운동수행 간에는 역 U자 관계가 성립된다고 알려져 있다.
Noakes(1991)는 잘 훈련된 장거리 달리기 선수들을 관찰한 결과 달리기 훈련 거리와 운동 수행 사이에 역 U자 관계가 성립된다는 것을 보고 했는데 주당 150 ~ 170km 정도의 거리를 달렸을 경우가 150 이하나 170 이상의 거리를 달렸을 때 보다 기록이 좋은 것을 알 수 있었다. Costill(1991)과 동료들은 수영 선수들에게 6주 동안 2배 정도로 훈련량을 늘려 훈련시켰을 때, 수영 파워와 지구력의 증가가 일어나지 않았고, 오히려 속도가 감소되는 현상을 보였다고 보고하면서 과 훈련의 역효과를 강조하기도 했다. 따라서 운동량의 과도한 증가는 심폐지구력의 증대를 가져오기 보다는 오히려 각종 부상을 유발할 수 있으며, 심폐지구력 증가에는 큰 효과가 없다는 것을 염두에 두어야 한다.

⑤ 발전 속도(Stages of progression)

　㉠ 초기 컨디셔닝(Initial conditioning) 단계 : 이 단계는 일반적으로 4주까지 진행되며, 스트레칭 운동, 가벼운 체조 그리고 중강도의 유산소 운동으로 구성된다. 초기 운동 강도는 40 ~ 60% HRR로 정하는 것이 바람직하다. 유산소 운동 시간은 적어도 15분에서 20분 정도이며 4주 동안 30분까지 증가시킨다. 중강도로 컨디셔닝 프로그램을 시작하는 사람은 일주일에 최소한 3 ~ 4일은 운동해야 한다. 초기 심폐적성수준이 우수한 사람은 초기 컨디셔닝 단계를 생략할 수도 있다.

　㉡ 향상(Improvement) 단계 : 이 단계는 보통 16 ~ 20주간 지속된다. 이 단계 동안, 심폐적성 진전속도는 더욱 빠르다. 운동, 시간 그리고 빈도는 항상 독립적으로 증가되어야 한다. 운동 참가자가 중간 정도에서 고강도의 운동을 20 ~ 30분간 유지할 수 있다면, 매 2 ~ 3주마다 운동 시간을 증가시켜 준다. 운동 강도는 목표범위의 1/2 이상 수준 내에서 점진적으로 증가시키며(㎝ 50 ~ 85% HRR) 운동 빈도는 주당 3 ~ 5회까지 증가시켜 준다. 향상 단계에서 진전 속도는 여러 요인에 의해 좌우되는데, 심장질환자, 나이든 사람 그리고 건강하지 못한 사람은 더 높은 컨디셔닝 운동 강도에 적응하기 위해서 더 많은 시간이 필요할 수도 있다. 그러한 경우, 운동 강도를 증가시키기 전에 운동 시간을 적어도 20 ~ 30분에 맞춰야만 한다.

　㉢ 유지(Maintenance) 단계 : 원하는 심폐적성 수준을 달성한 다음에는 유지단계로 넘어간다. 이 단계는 보통 트레이닝을 시작한 지 6개월이 지난 다음부터 시작한다. 이 단계에서 운동하는 동안, 즐거움을 줄 수 있는 운동 종목을 프로그램에 첨가시킴으로써 운동 참가자에게 흥미를 유지시키고 권태로움을 없앨 수 있다. 예를 들면, 향상 단계의 마지막 국면에 접어들어 주당 5일을 달리기 운동만 하는 사람이라면, 주당 3일은 달리기를 선택하고, 나머지 이틀은 즐거움을 만끽할 수 있는 다른 운동으로 대체할 수도 있다.

(3) 심폐지구력 운동 프로그램

심폐지구력 훈련의 방법에는 지속적 훈련과 단속적 훈련을 고려할 수 있다. 가장 일반적으로 사용하는 지속적 훈련의 예가 조깅을 하거나 자전거를 타는 것이다. 단속적 훈련에는 인터벌 트레이닝, 야외달리기(파트렉 트레이닝), 크로스 트레이닝 등이 있다. 심폐지구력 훈련의 측면에서 볼 때 여러 가지 스포츠도 단속적 훈련의 예라 볼 수 있다.

① **지속적 트레이닝(Continuous training)** ⋯ 이 방법은 낮거나 중간 정도의 운동 강도로 휴식 없이 걷기, 조깅, 달리기, 수영, 싸이클 등을 계속하는 것이다. 지속적 트레이닝의 이점 중 하나는 주어진 운동 강도를 전 운동 시간에 걸쳐 일정하게 유지시킬 수 있다는 것이다.

지속적 트레이닝의 형태는 두 가지로 나눌 수 있는데 그 중 하나는 운동 강도가 높으면서 비교적 짧은 시간 동안에 실시하는 방법이고, 다른 하나는 낮은 운동 강도로 오랜 시간동안 장거리를 주파하는 방법이다. 보통 낮은 운동 강도에서 지속적 트레이닝을 하는 것이 쉽고 안전하여 초보자들에게 권장된다. 또한, 높은 강도로 훈련을 하는 경우에는 운동을 그만 둘 확률이, 낮은 강도의 지속적 트레이닝에서 보다 2배나 높다고 보고되기도 하였다.

지속적 트레이닝은 체온의 상승, 신경의 피로, 에너지원의 고갈 등을 경험함으로서 전신에 걸쳐 인체를 운동에 적응시키는 좋은 훈련 방법이다. 일반적으로 높은 운동 강도의 지속트레이닝은 최대심박수의 85 ~ 95%, 낮은 강도의 지속적 트레이닝은 최대심박수의 60 ~ 80%가 적절한 운동 강도 범위로 채택되고 있다. 지속적 트레이닝에 있어서 일반적인 운동의 순서는 처음 1/3의 거리는 약간 느린 속도로 달리고 그 이후부터 점차 속도를 높여 거의 최대에 가깝게 달린 후 마지막 1/3은 중간 속도로 달려서 끝내는 방법이 권장되고 있다.

☀ 지속적 트레이닝 프로그램 구성 방법의 예 ☀

운동 방법	일정 시간 쉬지 않고 운동한다.
운동 강도	최대 심박수의 60 ~ 80% 또는 85 ~ 95%(개인의 능력에 따라 변동)
휴식	없음
운동 시간	20 ~ 60분
운동 빈도	1주일에 3회 실시(개인의 능력에 따라 운동 빈도는 변경될 수 있음)

② **인터벌 트레이닝**(Interval training) … 인터벌 트레이닝은 비교적 높은 강도의 운동 사이에 불완전 휴식시간을 넣어 일련의 운동을 반복하는 것이다. 이 훈련형태는 불연속적인 특성이 있기 때문에 지속적 트레이닝보다 총 운동량은 많고, 총 운동 강도도 높게 할 수 있다.

인터벌 트레이닝은 운동하는 거리나 시간을 조절함으로써 스피드, 근지구력 그리고 전신지구력 등 다양한 체력향상 프로그램으로 설계될 수 있는 융통성 있는 신체훈련 방법이다.

인터벌 트레이닝의 휴식기에는 운동으로부터의 회복을 위해 대개 걷거나 조깅을 한다. 인터벌 트레이닝 중 운동과 휴식비율은 보통 1 : 1 혹은 2 : 1이다. 그리고 매 인터벌 운동의 시간은 3~5분으로 하고 3 ~ 7회 반복하는 것을 원칙으로 한다. 운동 강도는 보통 최대능력의 70 ~ 85% 범위 내에서 정한다. 과부하의 방법은 운동 강도만을 증가하거나 혹은 휴식시간을 줄이면서 운동 강도를 증가시키는 방법, 그리고 세트 당 인터벌 횟수를 줄이는 방법이 고려되고 있다. 짧은 시간(1 ~ 2분) 낮은 강도의 운동밖에 할 수 없는 병적 징후가 있는 사람들은 유산소성 인터벌 트레이닝을 이용하는 것이 좋다.

☀ 인터벌 트레이닝 프로그램 구성 방법의 예 ☀

운동 방법	운동과 휴식을 번갈아가며 하는 운동으로 반복 훈련과 비슷하나. 휴식 시에는 걷기나 조깅 등의 동적 휴식을 취한다.
운동 강도	최대심박수의 70 ~ 85%
휴식	불완전 휴식(걷거나 조깅 등을 실시)
운동 시간	3 ~ 5분(운동 : 휴식 비율 = 1 : 1 또는 2 : 1)
반복 횟수	3 ~ 7회 반복으로 2 ~ 3세트
운동 빈도	1주일에 3회 실시

③ **크로스 트레이닝(Cross training)** … 크로스 트레이닝이란 말 그대로 여러 종류의 스포츠를 번갈아 가면서 실시하는 것이다. 크로스 트레이닝은 90년대에 우리에게 많이 알려졌으며, 달리기, 자전거타기, 수영 등의 운동을 혼합하여 실시하는 것이 대표적인 예이다. 크로스 트레이닝의 이점은 운동의 다양성으로 인해 지루함을 덜 수 있으며 특정근육의 과다한 사용이나 특정 부위에 반복되는 충격으로 인한 부상을 방지할 수 있다. 다양한 근육군을 골고루 사용함으로써 관절의 움직임의 범위를 더욱 발전시켜갈 수 있다. 특히 나이가 들어감에 따라 나타나는 관절 및 근육의 경직을 예방해 주므로 노년층에 많은 도움을 준다.

④ **파트렉 트레이닝(Fartlek training)** … 일명 파트렉 트레이닝이라고 일컬어지는 야외 달리기는 자연환경 그대로를 트레이닝 무대로 활용하여 일정한 페이스로 자유롭게 달리면서 호흡 순환계의 기능을 강화시키는 트레이닝 방법이다. 이 방법은 1930년대 스칸디나비아 반도의 숲길을 달리는 훈련을 하면서부터 시작되었다. 이 방법은 우리나라의 야산이나 공원길 혹은 시골길에서도 적용될 수 있다. 파트렉 트레이닝은 전신지구력과 근지구력을 동시에 발달시키지만 주로 심장 기능의 강화에 목적을 두고 고안된 훈련방법이다. 이 훈련의 운동 강도는 최고 강도에서부터 천천히 조깅을 하는 정도에 이르기까지 다양한 변화를 줄 수 있으며 운동하는 사람의 기질과 유형에 따라 자발적으로 강도를 조절할 수 있다. 그리고 훈련장소의 지역적 특성에 따라 다르기 때문에 고정된 운동 강도 혹은 스피드로부터 해방되어 자유롭게 달릴 수 있는 즐거운 훈련방법이다. 일반적으로 파트렉 트레이닝은 50분 정도 실시한다. 유산소성 운동에 있어서 지속적 트레이닝 및 인터벌 트레이닝과 함께 이 방법을 병행하면 지루함을 없애고 동기유발을 유지시키는데 큰 도움이 된다.

02 ▶ 근력 및 근지구력 향상을 위한 운동 처방

① 근력 및 근지구력 운동의 효과

(1) 근력의 정의

근력은 어떤 저항에 대한 힘을 낼 수 있는 근육의 능력으로 모든 스포츠 활동에서 요구되는 매우 중요한 요인이며 일상생활에서도 그 중요성은 크다. 예를 들어, 어떤 사람이 이삿짐을 나를 때 장롱이나 침대와 같은 무거운 물체를 옮길 수 있는 능력을 말한다. 근력은 근육의 굵기나 횡단면적에 비례하며, 근수축 시 동원되는 근 섬유 수에 의해서 결정된다.

근육이 수의적 수축을 통해서 힘을 발휘하는 최대 능력을 '최대 근력'이라고 하며 최대 근력은 한 번에 들어올릴 수 있는 최대의 무게로 측정된다. 근력은 트레이닝과 약물 효과, 심리적 자극, 주변의 환경 등에 의해서 차이를 나타낼 수 있다. 근력을 증가시키기 위해서는 트레이닝을 통해 근육의 횡단면적을 크게 함으로써 더욱 큰 힘을 발휘할 수 있다. 대부분의 스포츠 종목에서는 보다 큰 힘을 발휘하는 능력을 요구하기 때문에 강한 근력은 스포츠에서는 필수적인 요인이다. 일상생활과 같은 상황에서는 근력이 향상되면 업무를 능률적으로 수행할 수 있어 일의 효율도 좋아지며, 근력 부족에 의해서 초래될 수 있는 요통, 관절 이상 등과 같은 신체적 이상을 방지할 수 있다. 또한 근력 부족 및 불균형은 상해의 중요한 원인으로 작용하기 때문에 적당한 근력운동을 통해서 이를 사전에 예방할 수 있다.

(2) 근지구력의 정의

근지구력은 근육이나 근육군이 반복적으로 힘을 발휘하는 능력을 말한다. 앞서 예로 든 이삿짐을 나를 때의 경우를 다시 한 번 생각해 보자. 근력 수준이 좋아서 무거운 물체를 이동시킬 수는 있지만 휴식 없이 반복적으로 많은 짐을 옮길 수 없다면 근지구력이 부족하다고 할 수 있다. 이러한 근지구력은 장기간의 시간 동안 어떤 저항에 대한 반복적인 근 수축과 이완 활동을 할 수 있는 능력을 말하는 것이며, 근지구력은 근력과 함께 향상된다. 근지구력은 최대 근력을 기준으로 다소 낮은 일정한 부하로 근 수축과 이완을 반복하는 횟수나 고정된 자세로 근 수축 상태를 유지할 수 있는 능력으로 평가될 수 있다. 이때 동일한 무게를 반복해서 들수 있는 횟수가 많거나, 동일한 상태를 유지할 수 있는 시간이 길수록 근지구력이 우수한 것으로 평가된다. 일반인의 경우에는 근지구력의 발달이 근력의 발달보다 더 중요하게 여겨질 수 있는데, 이는 일상생활에서 한 번에 큰 힘을 발휘하는 상황보다는 장거리를 걸어서 이동하거나 같은 자세를 오랫동안 유지하는 동작을 해야 하는 상황이 더욱 빈번하게 발생하기 때문이다. 또한 근지구력은 연령의 증가와 함께 그 중요성이 더욱 더 강조가 되어야 한다. 하지만 일반적으로 근지구력의 향상에는 근력이 뒷받침되어야 하기 때문에 근력 또한 근지구력과 함께 병행하여 강조되어야 하며 근력과 근지구력을 서로 떨어뜨려 생각해서는 안 된다.

(3) 저항운동의 효과

첫째, 근량과 근력의 증가이다. 저항운동은 근육을 강하고 유연하게 만들어 줌으로써 여가 및 일상생활에 필요한 힘을 제공하며 다양한 활동에 따른 피로를 줄여줌은 물론 대사활동을 증가시킨다.

둘째, 근력운동은 골밀도를 향상시켜 골다공증을 예방한다. 노화에 따라 골밀도는 급속히 저하하며 낙상 (falling)에 의한 상해의 위험이 높다. 특히 골다공증의 위험성이 높은 여성의 경우 더욱 위험하다.

셋째, 근력운동은 젊은 남성들에게는 파워 넘치는 신체와 멋진 근육을, 여성들에게는 아름다운 몸매를 유지하게 한다. 일부 여성들은 근력운동을 하게 되면 근육이 형성되어 몸이 더욱 비대해질 것으로 우려하는데 여성은 남성만큼 근력 운동에 의한 근육의 증가가 나타나지 않는다. 또한 근력운동에 의해 체지방은 감소되었지만 근량의 증가로 인하여 체중의 변화가 나타나지 않을 경우가 있는데 이러한 경우에도 신체의 외형은 개선시킬 수 있다. 왜냐하면 근육은 지방보다 밀도가 더 높기 때문에 몸의 상태가 더욱 좋아 보이고 이로 인해 체중의 변화없이 균형 잡힌 몸매를 만들어 주기 때문이다. 따라서 근육증가에 의한 체중증가는 몸매를 더욱 아름답게 만든다. 체지방의 증가에 의한 체중 증가는 신체적 외형을 아름답게 보이지 않게 하지만 근육량의 증가에 의한 체중 증가는 몸을 더욱 아름답게 만들어 준다는 것을 인지하여야 한다. 더욱이 노화에 따라 근육이 점차 감소됨을 감안할 때 젊은 시절의 충분한 근육 형성은 중요하다.

넷째, 저항운동은 근육의 균형적인 발달을 유도하여 생역학적 문제 및 부상을 예방한다. 물론 언급한 저항운동의 효과는 심폐기능 운동을 통해서도 나타날 수 있지만 부분적이거나 저항운동 만큼 높지 않다.

② 근수축 운동의 종류

근육의 수축은 정적(등척성) 수축과 동적 수축으로 구분된다. 정적 수축은 근육에 장력을 발생시키지만 신체 부위의 움직임이 없는 수축으로 앉아 있거나 서 있는 동안 인체의 자세를 유지하는 근육에서 보편적으로 일어난다. 반면 동적 수축은 대부분의 운동과 스포츠 동작에서 이루어지는 등장성 수축과 등속성 수축으로 나뉘지고 등장성 수축은 단축성, 신장성 수축으로 더욱 세분화될 수 있다. 단축성 수축은 근육 길이의 짧아짐을 가져오는 등장성 근육수축이다. 그와는 반대로 신장성 수축은 근육의 길이가 늘어나면서 근육이 힘을 발휘하는 수축으로 정의된다. 등속성 수축은 동일한 스피드에서 수행되는 단축성 또는 신장성 수축이다. 이것은 근육 길이의 짧아짐 또는 늘어남의 속도는 고정되고 통제된 속도로 조절된다는 것을 의미한다.

(1) 정적(등척성) 수축[Isometric(Static) contraction]

등척성 수축이란 고정되어 움직임이 없는 저항에 힘을 가하는 형태의 근수축을 의미한다. 등척성 수축의 예는 무거운 가방을 손에 들고 있을 때 팔은 움직이지 않지만 팔의 근육은 수축하고 있는 경우이다. 또한 움직이지 않는 기구나 물체를 잡아당기거나 미는 경우는 등척성 수축의 좋은 예이다.

(2) 등장성 수축(Isotonic contraction)

일정한 부하에 대하여 근이 수축할 때 근의 길이가 변하면서 힘을 발생하게 하는 수축이다. 그 예로서 벤치프레스, 팔굽혀펴기, 스쿼트, 턱걸이 등이 있다.

예를 들어, 손으로 가방을 들어 올리는 동작을 할 때 상완이두근은 수축하여 짧아지게 되는데 이것은 단축성 수축이다. 반대로 다시 가방을 아래로 내리는 동작을 할 때에는 상완이두근의 길이가 길어지게 되는데 이것이 신장성 수축이며, 이 두 가지 수축에 의해 대부분의 움직임이 이루어질 수 있다.

① **단축성 수축**(Concentric 또는 Positive contraction) ⋯ 근육이 짧아지면서 발생되는 수축으로 턱걸이에서 팔을 잡아당길 때 근육은 짧아지면서 힘을 발생한다.

② **신장성 수축**(Eccentric 또는 Negative contraction) ⋯ 근육이 늘어나면서 발생되는 수축으로 턱걸이에서 팔을 펼 때 근육은 늘어나면서 힘을 발생한다.

(3) 등속성 수축(Isokinetic contraction)

등속성 수축은 관절운동의 속도가 기계적인 장치에 의해 일정하게 조절되기 때문에 주어진 속도로 운동의 전 과정에 걸쳐 최대한의 근수축이 이루어질 수 있다. 등속성 웨이트 트레이닝은 근력, 순발력, 근지구력을 기르는 데 유용하며, 특히 부상 후 재활을 위한 트레이닝 방법으로 널리 사용되고 있다. 이 방법은 운동의 전 범위에 걸쳐 똑같은 저항이 근육에 부과되기 때문에 훈련 효과가 크고 동적 운동과 정적 운동의 약점을 보완할 수 있다.

❸ 등척성, 등장성, 등속성 트레이닝

(1) 등척성 수축 운동

등척성 수축 운동은 관절을 특정 각도에 고정시킨 상태에서 힘을 거의 최대로 발휘하여 일정 시간동안 유지하는 운동법이다. 이 운동법은 효과적으로 근력을 높일 수 있는 장점이 있지만 운동을 행한 각도에서만 효과가 나타나는 단점도 있다. 그래서 운동 각도를 30°, 60°, 90°, 120°, 180° 등과 같이 설정하여 연습해 주어야 한다. 등척성 운동법은 손상이나 사고 후 오랫동안 관절을 고정시킨 경우, 회복 운동으로 적합하다. 그러나 관상동맥 질환이나 고혈압이 있는 경우는 이 운동은 흉곽내압을 높이고 정맥혈 회귀를 감소시켜 심장에 부담을 주어 혈압 상승을 유발하기 때문에 피하는 것이 좋다. 등척성 근 기능 운동의 일반적인 지침은 아래 〈표 1-12〉과 같다.

※ 〈표 1-12〉 등척성 근 기능 운동의 일반 지침 ※

형태	강도	시간	빈도	반복횟수	기간
정적 근력	100%MVC	5초/수축	5	5 ~ 10	4주 이상
정적 근지구력	60%MVC	피로시까지	5	1회/연습	4주 이상

(2) 등장성 수축 운동

등장성 수축 운동은 나이와 성에 관계없이 근 기능을 향상시킬 수 있는 운동법으로 구심성 수축법과 원심성 수축법이다. 이 운동은 덤벨이나 바벨과 같은 프리 웨이트와 일정한 무게 혹은 다양한 무게로 부하를 주는 머신 형태의 기구를 주로 사용한다.

강도는 한 번을 겨우 들 수 있는 무게의 %로 표현한다. 강도는 횟수와도 연관되는데 8RM은 특정 무게를 8번 들 수 있는 무게를 의미한다. 1 ~ 10RM은 75 ~ 100% 1-RM 수준이 되고 10 ~ 20RM은 60 ~ 75% 1-RM 수준이다. 세트는 한 동작을 반복해서 행하는 횟수를 의미한다. 운동량은 각 동작에서 든 무게, 횟수, 세트 수를 곱한 값이다. 일반적으로 근력을 기르려면 무거운 무게로 적은 반복횟수를 드는 방식을 선택하게 되고, 근지구력을 기르려면 가벼운 무게로 많은 반복횟수를 드는 방식을 선택하게 된다. ACSM(2006a)은 정상인들이 근력과 근지구력을 동시에 향상시키고자 할 때에는 8 ~ 12RM을 활용할 것을 권장하였다. 〈표 1-13〉에서는 등장성 근 기능 운동의 일반지침을 제시하였다.

※ 〈표 1-13〉 등장성 근 기능 운동의 지침 ※

운동 목적	운동 형태	강도(RPE)	반복횟수	세트	빈도	동작 수	속도
근력/근지구력	등장성 수축	초기 12 ~ 13 최종 15 ~ 16	8 ~ 12	1	2 ~ 3회/주	8 ~ 10	구심 3초 원심 3초

⑶ 등속성 수축 운동

등속성 수축 운동은 등척성 수축과 등장성 수축 운동의 장점만을 가졌고 근력, 근지구력, 파워까지 향상시킬 수 있다. 관절 운동의 전범위에 걸쳐 일정한 혹은 가변적 저항과 속도(°/sec)를 기계적으로 제공한다. 속도는 24°/sec ~ 300°/sec 범위에서 운동 목적에 따라 다양하게 이용할 수 있다. 그리고 이 운동법은 원심성 수축 운동 요소가 없기 때문에 재활 프로그램에서 많이 활용되며, 근력은 향상되지만 근비대 효과가 없다. 〈표 1-14〉에 등속성 근 기능 운동의 일반지침을 제시하였다.

❀ 〈표 1-14〉 등속성 근 기능 운동의 일반 지침(Heyward, 2006) ❀

형태	강도	반복횟수	세트	속도	빈도	기간
등속성 근력	최대수축	2 ~ 15	3	24 ~ 180°/sec	3 ~ 5회/주	6주≤
등속성 근지구력	최대수축	피로 시까지	1	≥180°/sec	3 ~ 5회/주	6주≤

❹ 근력 및 근지구력 운동 시 주의사항

근 기능 운동으로 인하여 의학적으로 지장을 받지 않는 정상인을 대상으로 운동 처방을 할 때에도 각별한 주의는 요구된다. 왜냐하면 운동법이 복잡하고 힘의 소모가 커서 운동손상의 가능성이 항상 존재하기 때문이다. 다음의 주의사항을 잘 참조하여 부상 없이 운동할 수 있도록 해야 한다.

⑴ 통증 없이 관절 가동 범위 전체에 걸치도록 하는 편안한 동작을 선택하도록 한다.

⑵ 엉덩이 대퇴부, 다리, 등, 가슴, 어깨, 팔, 복부의 주요 근군을 운동시키는 최소 8 ~ 10가지 부위별 운동을 실시하되 1시간이 넘지 않도록 한다.

⑶ 동작 시 좋은 자세를 유지하면서 의지적인 피로 시점까지 실시한다.

⑷ 세트 당 8 ~ 12회가 일반적이지만 중간 정도의 속도(구심성 3초, 원심성 3초)로 3 ~ 20회 범위에서 실시할 수도 있다.

⑸ 근 기능 운동은 연속적으로 이틀을 실시하지 않도록 한다. 격일 혹은 3일 간격으로 할 것을 권장한다.

⑹ 해당 동작의 수행에 필요한 기술을 가능한 한 완벽하게 익히도록 한다.

⑺ 세트 사이에 휴식 시간이 부족한 경우에는 다음 세트의 동작에서 부적절한 동작이 나올 수 있으므로 휴식시간을 꼭 지킬 뿐만 아니라 충분히 갖도록 한다.

(8) 심장혈관계에 병력이 있거나 고혈압이나 당뇨병과 같은 만성질환의 소인이 있는 경우에는 좋은 자세를 유지하면서 구심성 운동이 어려울 때에는 중지하도록 한다.

(9) 무게 들기(구심성 운동)와 놓기(원심성 운동) 시 적절한 근 긴장을 유지하면서 행하도록 한다.

(10) 정상적인 호흡을 유지한다. 호흡을 멈춘 상태로 근 기능 운동을 하면 과도한 혈압 상승을 초래한다.

(11) 가능하다면 피드백, 보조, 동기부여 등을 받을 수 있는 파트너와 함께 운동하는 것이 권장된다.

❺ 근력 및 근지구력 운동 처방의 설정 원칙

ASCM(2006a)은 근 기능 운동은 건강이나 체력에 많은 이점을 주기 때문에 규칙적인 운동 실천의 핵심 부분이며 주간에 최소 2회 정도 실천할 것을 권하고 있다. 무게를 든다는 측면에서 근골격계 손상이 염려되기 때문에 올바른 원리와 자세, 그리고 기법이 필요하다. 또한 심혈관계 제한이 있는 사람에게 근 기능 운동은 다소 감독도 필요하다. 근 기능 운동 시 필요한 원리, 처방 방법, 주의 사항 등을 알아보도록 한다.

(1) 운동 원리
근 기능을 효과적으로 증대시키려면 이에 적합한 원리를 잘 이해하고 진행하여야 한다.

① **특수성의 원리** ⋯ 근 기능의 향상은 수축된 근군, 근 수축 방법, 운동 강도에 따라 다른 반응을 나타낸다. 예를 들면 팔꿈치 굴곡근의 동적 근력을 향상시키려면 굴곡근에 대한 구심성 및 원심성 수축 운동을 행해야 한다. 또한 근력을 기르려면 높은 강도로 작은 횟수를 운동해야 하고, 낮은 강도로 많은 횟수로 운동하면 근지구력이 길러지게 된다.
게다가 근력이나 근지구력 모두 무게를 드는 속도나 각도에 따라서 달라진다. 등척성 수축의 경우, 특정 각도에서 향상된 근력은 다른 각도에서의 근력보다 2배 정도가 된다. 등속성 수축의 경우, 특정 속도에서의 운동효과는 같은 속도 혹은 그 이하의 속도에서만 나타난다.

② **과부하의 원리** ⋯ 근력과 근지구력을 기르려면 반드시 평소부하보다 더 큰 부하로 자극을 주어야 한다. 근력 향상은 1RM(repetition maximum)의 65% 이상 되어야 되며, 보다 빨리 근력을 기르려면 1RM의 80% 이상이 부하되어야 한다. 근지구력은 1RM의 30%~80% 수준으로 피로 시점까지 반복해야 한다〈표 1-15〉.

③ **점증 부하의 원리** ⋯ 운동 기간 중 운동량은 주기적으로 증가되어야 근력과 근지구력을 향상시킬 수 있다. 그렇지만 너무 많은 운동량을 너무 빨리 증가시키면 운동 손상과 근육통이 유발되므로 향상 정도에 따라 조심스럽게 증가시켜야 한다. 일반적으로 드는 무게와 반복 횟수를 일정 기간이 지나면 조금씩 증가시킴으로써 점증 부하를 하게 된다. 특정 무게를 반복 훈련하여 적응되면 횟수가 늘어나고 기준 횟수를 초과하면 무게를 증가시키는 방식으로 이루어진다.

④ **최대 반복 횟수의 원리** … 최대 반복 횟수(repetition maximum ; RM)는 각각의 근 기능 운동에 대한 목표 반복 횟수를 처방할 수 있도록 해주는 척도이다. 1RM은 한 번을 겨우 들 수 있는 무게를 의미한다. RM은 특정 무게를 들 수 있는 최대 반복 횟수(예 5RM, 10RM, 15RM)이며, 10RM은 10번을 겨우 들 수 있는 무게를 표시한다. 무게가 증가함에 따라 반복 횟수는 줄어든다. 근력이 향상될수록 무게는 가볍게 느껴지고 반복 횟수는 늘어나게 된다. 무거운 무게를 이용하면 가벼운 무게보다 더 많은 근력이 향상되는데 RM의 연속성 〈표 1-15〉은 근 기능 운동을 처방하는 데 중요한 원리가 된다.

❈ 〈표 1-15〉 RM의 연속성 ❈

근 기능 요소		%1RM	RM
근력	근파워	100	1
		95	2
		93	3
		90	4
		87	5
		85	6
근력 + 근지구력	근비대	83	7
		80	8
		77	9
		75	10
		70	11
	–	67	12
근지구력	스피드	65	15
		60	15
		50	18
		40	20
		30	25

⑤ **변동성의 원리** … 변동성은 드는 무게는 가볍게, 운동량은 많게 시작하여 시간경과에 따라 점진적으로 무게는 무겁게, 운동량은 작게 진행함을 의미한다. 운동량(세트 수, 반복 수 혹은 동작 수), 강도(무게), 근수축 방법(원심, 구심, 등척성), 빈도 등의 변수를 조절하여 효과를 극대화 하는 것을 주기화 라고 하며, 변동성을 고려한 원리이다. 이 원리에 따라 운동 강도와 운동량을 체계적으로 증가시켜 근력, 근비대, 근지구력, 근파워를 향상시키고 휴식과 회복을 조절하여 과훈련과 손상을 예방하게 된다.

전통적인 주기화 이론은 대주기(macrocycle ; 9 ~ 12개월), 중주기(mesocycle ; 3 ~ 4개월), 소주기(microcycle ; 1 ~ 4주)의 세 가지 주기로 나눠진다. 주기 내에서 그리고 주기 간에 운동 강도는 운동량 감소에 따라 증가하게 된다. 예를 들면, 3개월(12주)의 중주기는 3개의 소주기(4주)로 나눠질 수 있는데, 제1소주기(1 ~ 4주)에서는 12RM(70% 1RM) × 3sets, 제2소주기(5 ~ 8주)에서는 10RM(75% 1RM) × 3sets, 제 3소주기(9 ~ 12)에서는 8RM(80% 1RM) × 3sets를 실시하는 경우에 강도는 70% 1RM에서 80% 1RM으로 증가하지만 반복 횟수는 12RM에서 8RM으로 감소함으로써 운동량이 줄어들었다. 〈표 1-16〉에 2주간의 근 기능 운동의 주기화의 예를 제시하였다.

※〈표 1-16〉 2주간 근 기능 운동의 주기화 ※

운동강도	목적	세트수	RM	세트간 휴식시간
고강도[1]	1RM 발달 : 대근육군	3 ~ 5	2 ~ 4	>4분
중간	근비대 : 국부 근지구력	3	8 ~ 10	2 ~ 3분
파워운동	최대 근파워[2] 강화	3 ~ 6	30% ~ 50%로 3회	3 ~ 4분
저강도	국부 근지구력	2	15 ~ 17	<1분
고젖산	• 근육과 혈액의 낮은 pH에 대한 내성 • 고강도 국부 근지구력	3	8 ~ 10	1 ~ 2분

[1] 주 2-4회 운동하는 경우, 강도는 휴식일이 언제인가에 따라 변하는데 최소 2부 동안에 고강고의 운동은 운동 목적에 따라 1회 배정할 수도 있다.
[2] 다관절 운동(파워클린, 행잉풀), 메디신볼 던지기, 플라이오메트릭 점프 운동

(2) 운동강도 설정 방법

근 기능 운동에서 1RM은 운동 강도 및 운동량 산정의 기준이 된다. 1RM을 결정하는 방법에는 직접법과 간접법이 있다. 직접법은 정확한 무게의 산정이 가능하나 직접 여러 번 들어야 하는 과정을 거쳐야 하고 초보자의 경우에 근골격계 손상의 가능성이 있다.

간접법은 다소 정확성은 부족하나 간편하기 때문에 많이 이용된다. 직접법은 적정무게(하체 = 자신의 체중, 상체 = 체중의 1/2)부터 시작하여 점차 무게를 점증시켜 1회에 들어 올릴 수 있는 최대 중량을 찾아내는 방식이고, 간접법은 추정 공식을 이용하여 1RM을 예측하는 방식이다.(체육과학연구원, 2002)

$$1RM = W_0 + W_1$$
$$W_1 = W_0 \times 0.025 \times R$$

• W_0 : 충분한 준비운동 후 약간 무겁다고 생각되는 중량 (7-8회 반복이 가능한 무게)
• R : 반복횟수

예를 들어, 어떤 사람이 임의의 중량(40kg)을 선택하여 최대로 10회 반복 운동을 했다고 가정했을 때 이 사람의 1RM은 50kg이 된다.

$$W_1 = 40 \times 0.025 \times 10 = 10$$
$$\therefore \ 1RM = W_0 + W_1 = 40 + 10 = 50kg$$

❻ 근력 및 근지구력 프로그램

근 기능 운동 프로그램의 처방은 대상자의 사전 지식이나 경험, 적응 정도를 파악하여 수준에 맞는 운동량을 결정하는 것이 무엇보다 중요하다. 경험자라 할지라도 최근 6개월 이내에 근 기능 운동을 규칙적으로 수행하지 않은 대상자는 초보자는 아니지만 비적응자로 간주한다. 대상자 분류가 끝난 후에 구체적인 운동 실행 내용을 구성한다.

ASCM(2006b)은 근력 및 근지구력은 등척성, 등속성, 기능성 등의 다양한 형태의 근 기능 운동에 의해서도 향상이 가능하지만 일반적인 정상인들은 율동적이고 중등도의 반복 시간에서 수행되고 전 관절 가동 범위에서 실시되며 또 정상 호흡을 방해하지 않는 등장성(단축성 및 원심성) 근 기능 운동을 권장하고 있으므로 이에 대한 운동 처방 방법을 소개한다.

(1) 운동 목적

등장성 근 기능 운동의 목적은 근력, 근비대, 근지구력, 파워 등으로 구분될 수 있다. 목적에 따라 운동 강도나 반복 횟수, 세트, 빈도 등이 바뀌어져야 한다. 근력을 향상시키려면 무거운 무게로 적은 반복 횟수를 들어야 하며 근지구력을 향상시키려면 가벼운 무게로 많은 반복 횟수를 선택하는 것이 좋다(Kraemer and Ratamess, 2004). 〈표 1-1〉, 〈표 1-2〉, 〈표 1-3〉에는 초보자, 중급자, 상급자를 위한 근 기능 운동 프로그램이 소개되어 있다.(Heyward, 2006). 운동목적에 따라 강도, 운동량, 속도, 빈도, 휴식 인터벌 등이 다양하게 변화되고 있다.

❊ 〈표 1-1〉 초보자를 위한 등장성 근 기능 운동 지침(Heyward, 2006) ❊

운동목적	운동강도	운동량	운동속도	운동빈도	휴식 간격
근력	60 ~ 70% 1-RM	1 ~ 3세트, 8 ~ 12회	느린→보통	2 ~ 3회/주	다관절 2 ~ 3분 단관절 1 ~ 2분
근비대	70 ~ 85% 1-RM	1 ~ 3세트, 8 ~ 12회	느린→보통	2 ~ 3회/주	1 ~ 2분
근지구력	50 ~ 70% 1-RM	1 ~ 3세트, 10 ~ 15회	느린	2 ~ 3회/주	1 ~ 2분
파워	>80% 1-RM : 근력 30 ~ 60% 1-RM : 스피드	1 ~ 3세트, 3 ~ 6회	보통	2 ~ 3회/주	중심운동 2 ~ 3분

❈ 〈표 1-2〉 중급자를 위한 등장성 근 기능 운동 지침(Heyward, 2006) ❈

운동목적	운동강도	운동량	운동속도	운동빈도	휴식 간격
근력	70 ~ 80% 1-RM	1 ~ 3세트, ~ 12회	보통	전신 2 ~ 3회/주 분리 3 ~ 4회/주	다관절 2 ~ 3분 단관절 1 ~ 2분
근비대	70 ~ 85% 1-RM	1 ~ 3세트, 1 ~ 12회	느린→보통	2 ~ 4회/주	1-2분
근지구력	50 ~ 70% 1-RM	1 ~ 3세트, 10 ~ 15회	느린-중간 반복 보통-많은 반복	2 ~ 4회/주	1분>
파워	>80% 1-RM : 근력 30 ~ 60% 1-RM : 스피드	1 ~ 3회, 3 ~ 6회	빠른	2 ~ 4회/주	다관절 2 ~ 3분 단관절 1 ~ 2분

❈ 〈표 1-3〉 상급자를 위한 등장성 근 기능 운동 지침(Heyward, 2006) ❈

운동목적	운동강도	운동량	운동속도	운동빈도	휴식 간격
근력	80 ~ 100% 1-RM, 운도강도 조절	3세트<, 1 ~ 12회 운동량 조절	느린→빠른	4 ~ 6회/주	다관절 2 ~ 3분 단관절 1 ~ 2분
근비대	70 ~ 100% 1-RM	3 ~ 6세트, 1 ~ 12회 운동량 조절	느린→보통	4 ~ 6회/주	다관절 2 ~ 3분 단관절 1 ~ 2분
근지구력	30 ~ 80% 1-RM	3세트<, 10 ~ 25회	느린 : 10 ~ 15회 보통→빠른 : 15 ~ 25회	4 ~ 6회/주	10 ~ 15회→1분> 15 ~ 25회→1 ~ 2분
파워	85 ~ 100% 1-RM : 근력 30 ~ 60% 1-RM : 스피드	3 ~ 6세트, 1 ~ 6회 운동량 조절	빠른	4 ~ 6회/주	중심운동 2 ~ 3분

(2) 운동 방법

등장성 근수축에는 구심성(conentric) 수축과 원심성(eccentric) 수축법이 있다. 구심성 수축에 비해 원심성 수축 방법이 근육 면적 단위보다 더 큰 근력을 발휘하고 일정한 장력에서 활성화되는 운동단위의 수도 더 적으며, 일정한 힘을 발휘하는 수준에서 에너지도 더 적게 든다. 또한 근비대를 위한 훈련에서는 없어서는 안 되는 수축법이지만 근지연통(delayed onset muscle soreness ; DOMS)이 유발되기 쉬운 것이 단점이다.

또한 참여하는 관절 수에 따라 단관절 운동법과 다관절 운동법으로 구분할 수 있다. 단관절(single-joint) 운동은 하나의 관절 혹은 하나의 대근군에 자극을 주는 운동을 의미하고 다관절(multi-joint) 운동은 단관절 운동 이상의 관절 수와 근육군에 자극을 주는 운동을 뜻한다. 단관절 운동(떼 leg extension, leg curl 등)은 기술이 덜 필요하고 손상의 위험성이 적은 편이고 다관절 운동(떼 bench press, squat, power clean 등)은 보다 복잡한 신경조절과 협응이 필요하기 때문에 근력과 파워를 기르기에 적합하다. 한편, 신체의 각 근군을 자극하는 방법에 따라 전신 운동(total body workout), 상체 운동(upper body workout), 하체 운동(lower body workout)으로 나누기도 한다.

(3) 동작 선정 및 순서

근 기능 운동은 전신 운동법, 상·하체 분할 운동법(split workout), 근군 분할 운동법(muscle group split routine)의 세 가지로 구분하여 실시할 수 있다(Kraemer, 2004). 동작의 구성이나 순서는 선택한 운동법에 따라 달라진다.

① **전신 운동법** … 전신 운동법은 매번 반복할 때마다 빠르게 힘을 발휘하기 때문에 전신의 모든 근육에 부하가 걸리도록 하여 근파워를 기르는 데 유리한 방법이다. 이 방법을 선택하면 파워 클린(power clean)이나 파워 스내치(power snatch)와 같은 동작을 선택하여야 한다. 운동 순서는 작은 근군의 운동을 하기 전에 큰 근군의 운동을 먼저 해야 하고, 단관절 운동보다 다관절 운동을 먼저 해야 한다. 또한 파워 훈련에서는 스쿼트나 벤치 프레스와 같은 다소 정적이면서 기초적인 운동보다 전신 운동을 먼저 해야 한다. 전신 운동도 복잡한 동작을 먼저 하고 단순한 동작을 나중에 하도록 한다.

② **상·하체 분할 운동법** … 상·하체 분할 운동법은 한 번의 훈련에서는 상체 근 기능 운동을 하고 다음 훈련에서는 하체 근 기능 운동을 하는 방법이다. 이 경우의 운동 동작은 한 번은 상체 운동으로만 구성하고 다른 한 번을 하체 운동으로만 구성해야 한다. 운동 순서는 작은 근군의 운동을 하기 전에 큰 근군을 먼저 행하고, 단관절 운동 전에 다관절 운동을 먼저 행할 것이 권장된다. 그리고 주동근 운동을 행하였으면 다음에는 길항근 운동도 해주도록 한다.

③ **근군 분할 운동법** … 근군 분할 운동법은 근비대를 원하는 경우에 적합하다. 이 방법은 금회 운동의 목표를 '가슴(chest)-상완삼두근(triceps)'로 정하였다면 가슴 근군을 자극하는 모든 운동을 먼저 행한 다음, 상완삼두 근군을 자극하는 모든 운동을 행하는 방식이다. 이 운동의 순서는 단관절 운동을 하기 전에 다관절 운동을 먼저 실시하고 저강도(가벼운 무게) 운동보다 고강도(무거운 무게) 운동을 먼저 행한다.

좋은 근 기능 운동 프로그램은 최소한 대근군이 하나 이상 포함되어야 하고 근육군의 균형을 유지해야 한다. 균형은 주동근과 길항근, 왼쪽과 오른쪽, 상체와 하체 간에 유지되어야 한다.

(4) 운동 강도

근 기능 개선을 위한 운동의 강도 표시는 한 번에 겨우 들 수 있는 무게를 %(% 1-RM)와 주어진 횟수를 겨우 들 수 있는 최대 무게(RM ; repetition maximum, 8RM : 8회를 겨우 들 수 있는 무게)를 주로 이용한다(ACSM, 2006b). 근력을 기르려면 67 ~ 100% 1RM 혹은 1 ~ 12RM을 주로 사용하고 근지구력은 40 ~ 65% 1RM 혹은 12 ~ 25RM이 권장된다. 근력과 근지구력을 동시에 기르려면 8 ~ 12RM이 권장된다(ACSM, 2006b). Kraemer 등 (2004)은 초보자의 경우에는 60 ~ 70% 1RM, 중급자는 70 ~ 85% 1RM, 상급자는 80 ~ 100% 1RM을 권장하였다. 그러나 운동 강도의 설정에서 무엇보다 중요한 것은 향상도에 대해 지속적으로 관심을 가지면서 점증 부하가 이루어질 수 있도록 하는 것이다.

(5) 세트 수와 반복 횟수

다음으로 운동 세트(set)와 1세트당 반복 횟수(repetition)를 결정해야 한다. 세트는 주어진 중량으로 반복 횟수만큼의 운동량을 의미하고, 반복횟수는 일정한 중량으로 쉬지 않고 완전하게 지속해서 수행한 수축 횟수를 뜻한다. 일반적으로 적정 반복횟수는 운동 목적에 따라 설정한 중량에 비례하며, 세트 수는 초보자나 아동이나 노인, 노약자 등은 1 ~ 2세트가 적합하고 일반인의 경우 2 ~ 3세트가 적절하다(Heyward, 2006). 또한 세트 수도 중요하지만 근육군 당 부하량도 고려해서 운동해야 하기 때문에 운동 동작의 선정에도 관심을 가져야 한나.

(6) 운동 빈도

근 기능 운동의 빈도는 간헐적으로 1주일에 2일 또는 3회가 권장된다(ACSM, 2006b). 또한 근 기능 향상 정도에 따라 주 4회에서 6회까지 분할 운동 프로그램(split routine)으로 증가시킬 수 있다. 이 프로그램은 상체 운동은 월, 수요일에 그리고 하체 운동은 화요일, 목요일에 배치하여 주 4회 행하는 방법을 말한다. 1일 운동시간은 정상인의 경우, 20 ~ 50분 정도가 적당하다(세트 및 운동 항목 사이의 휴식시간 포함).

(7) 운동량

운동량(volume)은 특정 무게에 들은 총 세트 수와 반복 횟수를 곱한 값으로 이해할 수 있다. 운동량의 조정은 운동 수, 세트 당 반복 횟수, 세트 수를 조절함으로써 가능하다. 근력이나 근파워를 목적으로 하는 경우에는 무거운 무게로 낮은 반복 횟수, 보통-많은 세트 수를 선정하는데 낮은 반복 횟수 때문에 운동량은 적은 편이다. 이런 경우에 강도는 변화시키지 않고 세트 수와 반복 횟수, 빈도를 높여 운동량을 늘릴 수 있다. 강도와 운동량은 반비례 관계에 있기 때문에 낮은 반복 횟수에서의 운동량 증가는 과훈련을 예방하기 위해 강도를 줄여주어야 한다. 근비대에 필요한 운동량은 중간-무거운 무게, 중간-많은 반복 횟수, 3세트 이상이 바람직하다(Kraemer, 2002).

(8) 휴식 시간

세트와 운동 동작 사이의 휴식 시간은 운동 강도에 따라 달라진다. 〈표 1-4〉과 같이 낮은 강도는 짧은 시간 동안의 휴식이 필요하고 높은 강도는 긴 시간 동안의 휴식이 요구된다.

❋ 〈표 1-4〉 운동 강도에 따른 휴식시간의 배정(Kraemer, 2003) ❋

운동 강도	휴식 시간
> 13RM	< 1분
11 ~ 13RM	1 ~ 2분
8 ~ 10RM	2 ~ 3분
5 ~ 7RM	3 ~ 5분
< 5RM	> 5분

(9) 운동 부하 점증법

근 기능 운동의 운동량 조절은 무게(load), 반복 횟수(repetition), 세트 수(sets)가 있으며, 이들의 적용은 개별적으로도 가능하지만 3가지 요소의 복합 조절도 권장된다.

① **반복 횟수 증가**⋯운동량의 점증 부하의 첫 번째 방법은 무게를 일정 수준으로 고정시키고 세트 당 반복 횟수를 증가시킴으로써 근육에 추가적인 부하를 점증시킬 수 있다. 구체적인 방법은 반복 횟수를 처음 설정한 횟수의 2배까지 늘려주는 일이다(Kraemer, 2004).

② **무게 증가**⋯두 번째 점증 부하 방법은 반복 횟수가 두 배까지 증가하면 무게를 적정 수준으로 증가시킨다 (Kraemer, 2004). 그 수준은 최초 무게의 4% 수준이다. 예를 들어, 처음에 25kg × 1set × 5rep하도록 처방하였는데 운동 기간이 경과함에 따라 25kg × 1set × 10rep가 가능해졌다. 이 때 4% 정도의 무게를 추가하여 무게를 26kg으로 재설정하였다. 무게 증가 직후에 반복횟수가 감소되며, 일정기간이 경과되어 새로 설정한 무게에 근육이 적응되면서 다시 26kg의 무게로 1세트당 10회 반복이 가능해졌다. 따라서 이 시점에서 다시 무게를 증가시키면 된다(체육과학연구원, 2002).

③ **세트 수 증가**⋯점증 부하의 세 번째 방법은 세트 수를 증가시키는 것인데 분명한 한계가 있다. 세트 수는 초보자를 대상으로 할 때 1세트에서 시작하여 최대 3세트까지 늘려나가도록 권장하고 있다. 이것은 3세트 이상으로 세트 수를 증가시킨다 하더라도 운동 효과의 증가율에 크게 기여하지 않으며, 오히려 심한 경우에는 세트 증가에 따라 근육의 피로가 가중되어 차기 운동 직전까지 근육이 회복되지 않아 운동 효과가 감소될 수 있기 때문이다. 만약 피로 회복이 정체되거나 지연될 때에는 세트 수 감소를 신중히 고려해야 한다(Kraemer, 2004).

④ **무게/반복 횟수/세트 수 복합 증가**⋯운동을 높이기 위해 무게, 반복 횟수, 세트 수의 세 요소를 복합적으로 조절하여 프로그램을 진행할 수 있다. 초보자를 대상으로 점증 웨이트 트레이닝 처방을 실시할 경우의 예를 들면 다음과 같다(체육과학연구원, 2002).

   ㉠ 초보자의 1RM(최대근력)을 측정한 후, 2세트 프로그램을 작성하였다면, 1세트(60% 1RM × 10rep) → 휴식(1 ~ 2분) → 2세트(70% 1RM의 70% × 7 ~ 8회)

   ㉡ 2세트에서 10회 가능할 때까지 일정기간 동안 트레이닝을 지속한다.

   ㉢ 2세트에서 10회가 완성되면 5%씩 무게를 추가한다.

   ㉣ 6 ~ 8주 훈련 후, 세트 수를 2세트에서 3세트로 증가시킨다.

   ㉤ 일정기간 훈련 후 2세트 및 3세트에서 10회가 완성되면 다시 무게를 증가시킨다.

① 유연성 운동의 분류

관절의 가동범위를 개선시키기 위한 스트레칭 방법은 다음 표에서 볼 수 있듯이 정적 스트레칭, PNF, 동적 스트레칭, 탄성 스트레칭의 네 가지 방법이 있고, 스트레칭 기법은 능동, 수동, 능동 보조의 세 가지 기법이 있다. 능동 스트레칭은 대상자가 외부의 도움 없이 스스로 신체를 움직이는 기법을 말하고 수동 스트레칭은 대상자가 전혀 힘을 주지 않고 전적으로 외부의 도움을 받아 행하는 기법이다. 능동 보조 스트레칭은 대상자가 능동적으로 ROM까지 움직이면 오부에서 ROM을 초과하여 움직일 수 있도록 도와주는 기법이다.

요인	정적 스트레칭	PNF	동적 스트레칭	탄성 스트레칭
손상위험	낮음	중간	높음	높음
고통정도	낮음	높음	중간	중간
신장내성	낮음	중간	높음	높음
실용성(시간과 보조여부)	우수함	약함	좋음	좋음
효율성(소비에너지)	우수함	좋음	약함	약함
가동범위 증가의 효과	좋음	좋음	좋음	좋음

(1) 정적 스트레칭

정적 스트레칭(static streching) 방법은 관절 가동범위의 한계 지점까지 천천히 이완하여 그 자세를 일정한 시간 동안 유지하는 방법이다. 유연성의 가장 큰 변화는 스트레칭 후 15초 이내에 나타나며 30초 이후에는 유의한 향상을 보이지 않는다(ACSM, 2006b). 근육군에 대한 스트레칭의 최적 횟수는 2~4회인데 5~10회에서는 유의한 근육 신장의 변화가 없기 때문에, 손상의 위험이 낮고 시간과 도움의 거의 필요 없으며 매우 효과적이다.

(2) 고유감각성 신경근 촉진법

고유감각성 신경근 촉진법(proprioceptive neuromuscular facilitation ; PNF)은 늘리고자 하는 근육군(주동근)과 반대 근육군(길항근)에 대하여 등척성 수축과 등장성 수축(구심성 및 원심성 수축)을 다양하게 조합하여 적용하기 때문에 여러 가지 방법이 있다. 일반적으로 가장 많이 사용되는 방법은 수축-이완(contract-relax ; CR)법과 수축-이완-주동근 수축(contract-relax-agonist-contract ; CRAC)법이다. CR법은 목표 근군에 대해 등척성 수축을 한 직후 목표 근군을 수동 스트레칭을 행하는 방법이다. CRAC법은 처음 두 단계는 CR법과 동일하게 진행하지만 수동 스트레칭 부분이 조금 다르다. 다른 점은 목표 근군을 수동으로 스트레칭 할 때 목표 근군의 길항근을 능동 수축하여 수동 스트레칭을 돕는다는 것이다.

※ 대표적인 PNF 스트레칭의 예(Heyward, 2006) ※

1. 목표 근군을 ROM 끝까지 당겨 늘린다.	2. 늘어난 근군을 파트너나 고정물체에 대해 등척성 수축을 하게 한다(5 ~ 10초).
3. 목표 근군을 이완시키고 파트너에 의해 수동적으로 더 큰 ROM 지점까지 스트레칭한다.	4. CRAC법의 경우에는 길항근을 능동적으로 최대하 등척성 수축을 5 ~ 6초 동안 한다.

(3) 동적 스트레칭

동적인 스포츠나 운동 중에 이루어지는 스트레칭이기 때문에 탄성 스트레칭과 유사하지만 강제로 반동을 주지 않는다는 면에서 다르다. 스포츠 동작을 흉내내지만 조절하면서 더 큰 동작을 통해 스트레칭한다. 이런 특성 때문에 준비운동 시보다 경기 직전에 선수들에 의해 많이 활용된다. 예를 들면, 100m 달리기 선수가 시합 직전에 동적 스트레칭으로 힙 관절의 ROM을 넓히기 위해 큰 보폭으로 10회 달리기를 행하는 경우이다 (ACSM, 2006).

(4) 탄성 스트레칭

탄성 스트레칭(ballistic stretching)은 가동범위 마지막 부분에서 ROM을 확장하기 위해서 고정하지 않고 반동(bouncing)을 주는 방법이다. 이 방법은 준비운동에서 많이 사용되고 손상의 병력이 있는 경우에는 근육이나 결합 조직의 손상을 유발할 수 있다. 주동근(agonist)의 반복적 수축은 길항근(antagonist)의 빠른 수축을 가져오기 위해 쓰이는데, 늘어나지 않으려고 저항하는 근육 조직에 대해서 일련의 비틀림이나 당김을 통해서 관절 가동범위를 증가시킨다. 이 방법을 사용하면 근육이 빨리 신장되지만, 빠른 당김으로 생긴 힘이 조직의 신장 길이보다 커질 경우 결합 조직이 손상되어 근육통 등을 유발할 수 있다.

❷ 유연성 운동의 효과

모든 스포츠 종목에서 유연성은 중요한 의미를 갖는다. 유연성이 결여되면 효율적인 동작이 어려워지고 그만큼 스포츠 기술의 학습도 쉽게 이루어지지 않으며, 스포츠 상해의 위험률이 커진다. 부상의 위험을 감소시키고 전날 운동에 의해 남아있을 수 있는 근육의 통증을 제거하기 위한 본 운동 전에 실시하는 몇 분 동안의 준비운동(warm-up) 개념의 유연성 운동뿐만 아니라, 모든 운동 프로그램에 유연성을 증진하거나 최소한 유지할 수 있는 운동이 포함되어야 한다. 또한, 유연성은 운동 경기를 하는 운동선수뿐만 아니라 일상생활에서도 매우 중요하다. 유연성의 부족은 요통을 야기할 수 있으며, 일상적인 신체 활동 능력을 감소시키기도 한다.

(1) 운동 상해의 방지

스트레칭 트레이닝이 처음 권장되는 가장 큰 이유는 사고를 방지하고 운동 상해를 감소시킬 수 있기 때문이다. 일부 스포츠 종목에서는 운동 중 관절이 가동범위를 넘어설 경우 근육이나 관절에 심한 염좌(distortion)

가 발생될 수 있다. 또한 근육과 결체조직이 단축되어 있으면 관절의 가동성을 제한하여 운동 중 근육이나 결체조직에 상해를 유발하기 쉽다. 따라서 유연성 트레이닝은 근육과 결체조직의 신장력을 강화시킴으로써 상해를 예방하는 데 커다란 도움을 줄 뿐만 아니라 여러 가지 사고를 방지할 수 있는 능력을 기른다.

(2) 근육의 상태 유지 및 향상

인간의 근육은 항상 동적 평형 상태를 유지하기 위해 신진대사를 반복하고 있다. 그러나 외부로부터의 적절한 자극이 없으면 능력이 저하되어 근육은 자연적으로 수축되고 탄력이 감소하며 굳이 버린다. 또한, 오랜 시간 같은 자세로 일하여 근육이 긴장되거나 운동으로 근육을 격렬하게 사용하는 경우도 근육이 수축되어 단단하게 굳어진다.

그러나 좋은 상태의 근육이란 이와 반대로 긴장하고 있지 않은 편안한 상태의 근육을 말한다. 아울러 언제 어떤 자극이 주어져도 금세 반응하여 수축할 수 있는 탄성 있는 근육을 말하는 것이다. 유연성 향상을 위한 스트레칭은 긴장된 근육을 이완시켜 적절한 자극을 통해 혈액공급을 원활하게 하여 신진대사를 활발하게 만듦으로써 근육의 탄성을 높여 준다. 뿐만 아니라 현재 근육의 질을 유지하는 것은 물론 향상시키는 역할을 한다. 그렇기 때문에 달리기 선수는 최고의 기량 발휘를 위한 양질의 다리근육 상태를 유지하기 위해 매일 꾸준한 스트레칭을 해야 한다.

(3) 통증 완화와 재활치료

운동 후 경험하게 되는 근육통은 크게 2가지 형태로 나타난다. 그중 하나는 운동 직후 또는 운동 중에 일시적으로 나타나는 통증으로서 수 시간 후면 사라진다. 다른 하나는 지속적인 국부적 통증으로서 운동 24 ~ 48시간 이후에 나타나 비교적 오래 지속된다. 스트레칭이 이와 같은 근육통을 경감하거나 혹은 제거한다는 것은 잘 알려진 사실이다.

더욱이 골반 부위에 대한 스트레칭을 지속할 경우 여성들의 생리통을 현저하게 감소시키거나 예방할 수 있다(옥정석, 1995). 또한 근육의 손상으로 인한 장기적인 통증과 디스크, 요통 등의 만성적인 통증이 스트레칭을 이용한 재활치료를 통해 완화될 수 있다.

(4) 건강한 정신과 건강한 육체의 유지

유연성 향상을 위한 스트레칭은 건강한 신체를 위해서도 효과가 있다. 상쾌함을 느낄 수 있도록 근육을 펴주는 것은 정신적 스트레스 해소에도 효과적이다. 그리고 평소보다 심하게 근육을 사용하거나 유연함이 필요한 운동을 할 때 스트레칭은 특히 중요하며 그 효과도 크다. 최근에는 운동 선수의 트레이닝 중 하나로 스트레칭을 하는 것이 일반화되었다. 스트레칭은 운동 선수가 아니더라도 운동할 때에는 반드시 실시해야 한다. 운동 전에 스트레칭을 하는 것은 자신의 컨디션을 체크하여 안전하고 효율적인 운동을 하기 위함이고, 운동 후의 스트레칭은 근육의 긴장과 피로를 풀기 위해서이다.

(5) 심신의 조화와 자기 수양

유연성 트레이닝은 개인의 신체와 정신을 조화시켜 주는 잠재력을 지니고 있다. 또한 유연성 트레이닝은 자기 자신을 초월하여 통제하는 기회를 제공해 주고, 다른 종류의 운동과는 달리 정신적 수양을 가능하도록 하는 독특한 효과가 있다. 곧 자기 성찰과 사색의 기회를 제공하며 아울러 시간과 공간에 관계없이 행할 수 있어서 자신의 능력이나 발달 정도를 항상 쉽게 이해하도록 한다. 신경계를 통한 정상적인 정신 기능처럼 신체적인 건강도 정신 발달에 대단히 중요하다.

(6) 신체 균형과 바른 자세

인간은 누구나 건강하고 매력적인 몸매를 유지하고자 하는 욕망을 가지고 있다. 유연성이 자세에 미치는 영향은 다른 어느 체력 요소에 못지않게 크다. 불균형적인 근육 발달과 특정 근육군의 유연성 결핍은 좋지 못한 자세를 가져올 수 있다. 그러므로 개별화된 유연성 훈련 트레이닝을 체력향상 프로그램에 포함시킬 경우 전반적인 체력향상은 물론 신체균형을 크게 향상시킬 수 있다.

❸ 유연성에 영향을 미치는 요인

많은 요인들이 관절이 움직이는 데 제한을 주게 되는데 대표적인 요인은 선천적 요인, 연령과 성, 관절이나 인대의 신축성 등이 있다.

(1) 선천적 요인

좋은 유연성 훈련프로그램을 통해 관절 가동 범위를 향상시킬 수 있으나 선천적으로 부모에게서 물려받은 유전요인도 유연성에 큰 영향을 미친다. 좋은 유전요인을 타고난 사람은 그렇지 않은 사람에 비해 적은 훈련에도 큰 효과를 얻을 수 있다.

(2) 연령과 성별

아이들은 성장에 따라 사춘기에 이를 때까지 유연성이 감소한 뒤, 청소년기에 걸쳐 증가한다. 그러나 청소년기 이후에는 유연성이 일정하게 유지된 다음 감소하는 패턴을 보인다. 나이가 들면서 유연성이 감소하기는 하지만 지속적으로 운동하는 사람들은 이런 감소가 최소화될 수 있다. 그렇지만 각 연령별에 따른 활동량 감소 정도에 따라 관절 가동 범위가 얼마만큼 감소하는지는 정확하지 않다.

성별에 따라서도 유연성은 큰 차이를 보인다. 일반적으로 여성들이 남성에 비해 유연성이 높다. 그렇지만 척추의 굴곡과 신전 운동에 있어서는 남성이 더 유연한 것으로 알려져 있다. 이는 관절에서의 해부학적 차이점뿐 아니라, 두 성별의 일상 행동 형태와 범위의 차이 등도 영향이 있을 것이다.

(3) 관절, 인대 및 건의 신축성

피부, 근육, 건, 인대 등과 같은 부드러운 조직들 또한 관절의 유연성을 결정짓는 중요한 요인이다.

근육은 신전성과 탄력성을 가지고 있기 때문에, 규칙적으로 스트레칭 한다면 길어질 수 있어 유연성을 신장시키는 데 효과적이다.

반면에 연골과 건, 인대는 신전성은 있으나 탄력성이 부족하여, 이 부분의 무리한 신전 시 확장된 상태로 남아있게 된다. 과도한 스트레칭으로 인해 위와 같은 상태가 되면 관절은 안정성을 상실하여 만성적인 탈골의 형태를 띠게 된다. 특히 이러한 탈골들은 무게를 지탱해 주는 관절 즉, 고관절(hip joint), 슬관절(knee joint), 과관절(ankle joint) 등에서 빈번히 발생한다. 풀린 인대는 관절의 연골들과 달리 부드러운 조직을 찢어 비정상적으로 꼬이도록 만들며 과도한 스트레칭은 오히려 몸에 안 좋을 수 있다.

(4) 체온

스트레칭을 하기 전에 가벼운 달리기 등을 하여 체온을 높이는 것이 좋다. 많은 연구 결과에서 40°C 또는 그 이상으로 따뜻할 때 건은 좀 더 신전될 수 있다는 것을 보여준다. 이는 본 운동 전 준비운동의 필요성을 말해준다.

(5) 복부 지방

복부에 많은 지방을 가진 사람은 앞으로 구부려 발끝을 잡도록 하는 동작을 요구하면, 몸통 굴곡에 상당한 제한을 받게 된다. 지방이 두 개의 지렛대 부분에서 쐐기로 작용하여 운동을 제한하기 때문이다.

(6) 손상

부상에 의해 피부가 손상되거나 손상 부위가 특히 관절 부위일 때, 그 부위에 비탄력적인 흉터 막을 형성한다. 이 흉터조직은 관절 운동과 스트레칭을 할 수 없도록 영향을 미치게 된다. 인대와 관절은 약간의 탄성을 가지고 있지만 관절이 어느 기간 동안 운동이 불가능하면 탄력을 잃고 위축되는 현상을 나타낸다. 이러한 현상은 외과적 치료 후에도 나타나며 장시간의 운동 불능상태로 야기될 수 있다. 이것은 상대적으로 느슨한 인대나 관절을 가진 사람들에게서도 나타날 수 있는 현상이다. 이러한 경우를 일반적으로 느슨한 관절(loose-jointed)이라고 부른다. 이러한 예로 180° 이상 과신전된 팔꿈치나 무릎의 경우를 들 수 있다.

(7) 기타

근력 및 근육의 피로도, 운동을 시작하는 시간 등이 유연성에 영향을 미친다. 또한 골다공증, 관절염과 같은 질병도 관절 가동 범위에 큰 영향을 미친다.

④ 유연성 운동 시 주의사항

스트레칭은 특별한 운동 기능을 필요로 하지 않으며 누구나 손쉽게 할 수 있는 운동이다. 그러나 잘못된 방법으로 실시한다면 무의식 중에 근육, 건, 또는 인대의 손상 등 해로운 영향을 미칠 수 있다.

호흡은 리드미컬하게 잘 조절되어야 한다. 예를 들어, 몸을 앞으로 구부리는 스트레칭 시에는 앞으로 굽힐 때 숨을 내쉬고, 시작 자세로 돌아오는 동안에 서서히 들이마시도록 한다. 스트레칭이 유지되는 동안 숨을 들이마시지 않도록 한다. 만일 스트레칭 자세가 자연스러운 호흡 패턴을 방해한다면 즉시 자연스럽게 호흡할 수 있도록 스트레칭을 늦추도록 한다.

처음에는 매 스트레칭 동안 조용히 초를 세도록 한다. 이것은 일정 시간 동안 적당한 긴장을 확실히 유지할 수 있도록 도움을 준다. 이와 같은 방법으로 몇 주 동안 지속하게 되면 느낌에 의해 스트레칭을 할 수 있게 된다.

다음은 스트레칭 중에 생길 수 있는 손상을 예방하기 위한 주의사항이다.

(1) 스트레칭하기 전에 느린 조깅이나 걷기 등의 가벼운 운동을 실시한다. 조직의 온도를 올려서 손상의 발생 가능성을 줄이고 조직이 원활하게 신장할 수 있기 때문이다.

(2) 감소된 ROM을 가지는 근육군에 중점을 두고 주요 근육-건 단위를 신장시키고자 하는 경우에는 정적 스트레칭을 행하도록 한다.

(3) 불편함을 초래하지 않고 긴장감을 유발할 정도로 ROM 끝까지 스트레칭한다.

(4) 스트레칭하는 동안 숨을 멈추지 않고 정상적인 호흡을 지속한다.

(5) 통증이 있는 관절 주변의 근육을 스트레칭할 때는 조심스럽게 실시하며 고통을 무시해서는 안 된다. 부상이 있는 부위의 동적 스트레칭은 금지한다.

(6) 다른 사람과 경쟁하거나 흉내 내지 않고 각자의 유연성 수준에 따라 안전하게 실시한다.

(7) 최근에 신체적 문제점을 가진 경험이 있거나 관절과 근육의 수술을 받은 경험이 있다면 또는 오랜 기간 동안 신체적 활동 부족이나 주로 좌업생활을 해왔다면 스트레칭 운동을 실시하기에 앞서 의사나 전문가와 상담을 해야 한다.

❺ 유연성 운동 처방의 설정 원칙

과부화, 특수성, 점진성, 개인차 등과 같은 다양한 원리가 유연성 운동에 적용된다. 스트레칭 운동을 행한 관절만 유연성이 증가되기 때문에 특정 관절의 ROM을 증가시키려면 해당 관절의 근육군을 신장시킬 수 있는 스트레칭 동작을 찾아야 한다(특수성). 그리고 특정 관절의 ROM을 향상시키려면 근육군의 안정 시 길이보다 더 길게 당겨 주어야 한다(과부하). 만약 관절에 통증이 있다면 그 정도에 따라 당기는 정도를 달리 해 주어야 한다(개인차). 일정 기간 동안 행한 스트레칭 시간이나 당김 강도, 반복 횟수 등을 점차 늘려 주어야 한다(점증부하).

일반인들이 유연성 향상을 위하여 가장 안전하게 수행할 수 있는 운동은 정적 스트레칭이다. 유연성 운동 처방 시 운동 훈련의 원리를 잘 준수하도록 해야 한다.

(1) 운동 방법

정적 스트레칭, PNF, 동적 스트레칭, 탄성 스트레칭

(2) 대상 근군

허리, 엉덩이, 허벅지 뒤쪽을 포함한 인체의 뒷부위에 대하여 특별히 강조하면서 대근군의 각각에 대하여 최소한 한 가지 이상의 운동을 포함시켜 총 10 ~ 20가지가 되도록 한다.

(3) 운동 강도

스트레칭 운동의 범위는 평소 일상생활 중에 움직이는 관절의 가동 범위를 약간 초과하는 수준 즉, 불편함을 초래하지 않을 정도의 긴장된 상태까지 신전하도록 하여 2 ~ 4회 반복한다. PNF의 경우에 신장된 근육이 등척성으로 최대 수축될 때 약간의 고통을 더 느낄 수 있다.

(4) 운동시간

정적 스트레칭에서는 신장 상태로 유지하는 시간은 약 15 ~ 30초가 되어야 하는데, 초기 단계에서 15초로 출발하여 이후 프로그램이 진행되어 감에 따라 점증부하의 원리를 적용하여 단계적으로 30초까지 연장시킨다. 주어진 범위(각도)에서 30초 동안 정지할 수 있을 때 가동 범위를 더 크게 넓혀 주고 이 자세에서 정지시간을 다시 15 ~ 30초 동안 유지한다. 이와 같은 방법으로 점증부하를 지속한다. PNF 방법을 적용할 경우에는 등척성 수축을 5 ~ 10초간 유지하고, 이어서 2 ~ 5초간 이완 시킨 다음에 느리고 수동적인 스트레칭을 5 ~ 6초 동안 실시하도록 한다. 탄성 스트레칭은 1 ~ 3초 정도 짧게 반동을 주어 3 ~ 4회 반복한다. 스트레칭의 총 운동시간은 실시하는 운동 항목의 수에 따라 다르나 1회에 약 10 ~ 30분이 적절하다.

(5) 운동 빈도와 반복 횟수

유연성 향상을 기대하려면 최소한 1주일에 3~4일 실시해야 한다. 대상자가 희망할 경우 매일 실시해도 좋다. 또한 각각의 스트레칭 운동은 하루에 2~6회 반복 수행하도록 한다.

(6) 운동 기간

각 단계의 운동을 최소 4주 이상 지속해야 효과를 거둘 수 있다.

(7) 스트레칭 운동 실시 시간대

스트레칭은 신체 활동 전후에 실시함은 물론 가능하다면 하루가 시작되기 전의 아침, 신체가 피로하다고 느낄 때, 하루 종일 책상에 앉아 있거나 TV를 장시간 시청하거나, 독서를 할 때, 장시간의 작업·집안일·운전을 할 때 등 하루 중 수시로 실시하도록 한다(National Strength and Conditioning Association, 2000).

03 생활습관병과 운동 처방

01 〈 비만과 운동 처방

❶ 비만과 과체중

(1) 비만(Obesity)

비만은 신체에 지방조직이 과잉으로 축적되어, 골격 및 육체상의 요구를 넘은 신체상황으로 의학적인 관리가 필요한 상태를 말한다. 종래는 단순히 고도비만이나 2차 증후성 비만을 대상으로 한 병태 개념이었지만, 근래에는 비만이 반드시 질병을 발생시키는 데 직접 상관이 있는 것은 아니고 지방 분포에 따른 비만의 형태가 질병의 발증과 강한 관련이 있는 것으로 보고 있다.

비만은 over fat을 의미하며, 남성의 경우 25%, 여성의 경우 32% 이상의 체지방을 가지고 있는 상태이다. 그러나, 이는 20대를 기준으로 한 일반적인 수치일 뿐이고, 각 나이에 따른 체지방 평가 기준은 다르다. 예를 들어, 20대 남성은 15 ~ 20%가 평균 체지방률인 데 반해, 60대 남성의 경우 25 ~ 29%가 평균이다. 따라서 체지방 수준을 평가하고자 할 때에는 각 연령에 따라 구분할 필요가 있다.

(2) 과체중(Over weight)

과체중(over weight)은 과지방(over fat)과는 다른 의미로, 표준체중보다 10% 정도 체중이 더 나가는 상태를 의미한다. 예를 들어 근력을 많이 사용하는 레슬링 선수나, 보디빌딩 선수의 경우 체중은 표준체중 이상의 수치를 나타내지만 체중에서 지방이 차지하고 있는 비율인 체지방률은 대부분 정상인과 비슷하거나 오히려 적은 수치를 보인다. 따라서 과체중이 비만일 확률은 높지만, 그렇지 않은 경우도 있기 때문에 과지방 상태인 비만과는 구분되어 사용한다.

❷ 비만도의 측정방법

체구성은 신체를 구성하고 있는 물질성분 전체를 의미하지만 일반적으로 체지방이 차지하는 비율에 따른 비만 정도를 말한다. 확실한 체구성의 측정방법은 사체를 통한 분석방법이 유일하지만 생체로는 실험할 수 없기 때문에 사체 연구에서 얻은 정보로 지방량을 추정하기 위한 간접적인 방법을 개발하여 이용하여 왔다. 이러한 추정은 간접적이기 때문에 어느 정도의 측정 오차가 따르며 적절히 해석되어야 한다.

체성분을 분석하는 방법은 크게 신체계측법과 기계측정법으로 나눌 수 있다. 신체계측법은 표준체중 계산법, 체질량지수, 피부두겹 측정법 등의 방법이 있고, 기계측정법으로는 이중에너지 방사선 흡수법, 생체전기 저항 분석법(BIA), 컴퓨터 단층촬영(CT) 등이 있다. 일반적으로 사용법의 편의성과 저비용의 장점이 있는 체질량지수(BMI)와 허리-엉덩이 비율(WHR)이 비만지표로 가장 많이 사용되고 있지만, 체지방의 평가 방법은 측정자의 목적에 따라 검사의 정확성과 정밀도, 가격, 안전성, 접근가능성 등을 고려하여 선택하여야 한다.

☀ 체지방률(%)을 이용한 비만 기준표 ☀

구분	남자	여자
정상	12 ~ 18%	16 ~ 25%
비만	19 ~ 24%	26 ~ 31%
고도 비만	25% 이상	32% 이상

☀ 체질량지수(Body Mass Index : BMI)를 이용한 비만 기준표 ☀

구분	남자	여자
정상	21 ~ 27	21 ~ 26
비만	28 ~ 31	27 ~ 32
저체중/고도비만	18 이하 / 31 이상	17 이하 /32 이상

☀ 허리-엉덩이 비율(Waist Hip Ratio : WHR)을 이용한 비만 기준표 ☀

구분	남자	여자
정상	0.88 ~ 0.90	0.77 ~ 0.79
비만	0.91 ~ 0.95	0.80 ~ 0.83
고도 비만	0.96 이상	0.84 이상

(1) 신체계측법(Anthropometry)

신체계측법은 체중계와 줄자, 캘리퍼 등의 간단한 도구를 이용하여 체지방량을 예측하는 방법으로 비교적 간단하고 저렴하며, 고도의 기술과 훈련을 요구하지 않으므로 쉽게 이용할 수 있기 때문에, 기존의 여러 역학조사와 임상에서 주로 사용되고 있다.

※ 〈표 1-1〉 신체계측법을 통한 측정 ※

측정법의 명칭		산출빙법 및 평가기준
표준체중 계산법	방법	표준체중 = (신장 − 100) × 0.9 비만도 = (현재체중 − 표준체중 / 표준체중) × 100 비만경계체중 = (표준체중 × 0.2) + 표준체중
	기준	비만도 > 20% : 비만 25% : 중비만 30% : 고도비만
신장 제곱법 (LBW)	방법	남자 : 제지방 체중〈kg) = 0.204 × 신장^2(decimeter) 여자 : 제지방 체중〈kg) = 0.16 × 신장^2(decimeter) * (1 decimeter=10cm) %fat = (현재 체중 − LBW)/현재체중
체질량지수 (Body Mass Index : BMI)	방법	BMI = 체중(kg)/신장제곱(m^2)
허리−엉덩이 비율	방법	WHR = 허리둘레/엉덩이둘레
피부두겹 측정법	방법	피부두겹 측정기구인 캘리퍼를 사용하여 측정 − 2부위법, 3부위법, 7부위법 등이 있다.
	기준	부위법에 따라 다름

(2) 기계측정법

기계측정법으로는 수중체중측정법(under water weighing), 생체전기저항 분석법(BIA), 컴퓨터 단층촬영(CT), 이중에너지 방사선 흡수법(DEXA) 등으로 신체계측 방법에 비하여 짧은 시간과 정확한 측정이 가능하며, 재현성이 높다는 장점을 가지고 있다.

✦ 〈표 1-2〉 기계측정법을 통한 측정 ✦

측정법의 명칭	측정방법 및 특징
수중체중측정법 (under water weighing)	대기 중의 체중과 수중체중과의 차이는 물에 잠긴 신체 부피에 해당한다는 아르키메데스의 원리에 의한 측정방법이다. 이 측정법은 세심한 장비의 설치, 반복된 체중 구성, 그리고 정확한 폐잔기량 측정을 필요로 한다.
생체전기저항 분석법(BIA)	이 측정법은 체내 체지방량, 제지방량, 수분량을 더 정확하게 측정하는 간단하고 안전한 방법 중 하나이다. 그러나 비만의 정도가 아주 심한 환자에게는 정확도가 떨어지며, 재현성이 낮다는 단점을 가지고 있다.
자기공명영상(MRI) 측정법	인체조직에 대한 정확한 정보를 빠르고 안전하게 얻을 수 있는 측정법 중 하나이다. 강력한 자기장을 이용하여 다양한 신체지방 수준의 조직을 시각적으로 나타낸다.
컴퓨터 단층촬영법(CT)	인체부위의 횡단면 영상을 보여주는 것으로 CT는 전체조직영역, 지방과 근육영역, 장기 내 조직의 굵기와 부피에 대한 영상적·양적인 정보를 제공한다.
이중에너지 방사선 흡수 계측(DEXA)	DEXA는 신체조성분석 중 골미네랄, 지방, 그리고 뼈를 제외한 제지방량 값을 동시에 측정하는 기술이다. DEXA는 조직의 성분, 그리고 질병 위험과의 관계 가능성을 조사하기 위한 운동트레이닝과 운동중단의 효과를 포함해서 몸통과 사지의 선정된 부위에 대한 분석을 하는데 활용되며, 다양한 사람들의 신체조성과 신체조성의 변화를 평가할 수 있는 민감한 비침습적 도구를 제공한다.

❸ 비만의 요인

비만에 영향을 미치는 원인은 복합적이며, 하나의 원인으로 규정지을 수는 없다. 비만의 원인으로는 에너지 대사의 불균형, 유전적인 요인, 환경적인 요인을 포함한 다양한 이론들이 있으며, 이러한 각 요인들이 비만에 영향을 미친다는 것은 알고 있지만, 어떠한 요인이 더 영향을 미치는지에 대해서는 아직 이견이 많다. 많은 전문가들은 비만이 건강과 장수에 나쁜 영향을 미치며 요인으로 주목하고 있으며 고혈압, 고지혈증, 당뇨, 관상동맥경화증, 관절질환, 심리적 침체, 그리고 소외 등 무수히 많은 질병의 원인 중 하나로 생각하고 있다.

(1) 에너지 대사의 불균형(섭취와 소비의 불균형)

자연계에 존재하는 모든 에너지는 없어지거나 새로 생기지 않는다는 열역학 제1법칙을 따르게 된다. 우리 몸은 에너지의 섭취와 소비를 조절하는 기능이 있어 신체에서 에너지가 필요하면 음식물을 받아들이고자 하는 식욕이 생겨 음식물을 섭취하게 되고, 섭취한 음식물을 에너지화하여 활동이나 운동을 하는 데 사용하게 된다. 보통 일반인의 경우 이러한 에너지 대사의 균형이 잘 유지되지만, 비만인의 생활양식을 살펴보면 활동량에 비하여 에너지의 상태가 높게 유지되어 잉여된 에너지가 지방으로 축적된다.

비만인의 경우 과체중에 의해 정상인보다 작은 움직임을 통해 같은 양의 에너지를 소비할 수 있지만, 일반적으로 정상인에 비하여 비활동적인 성향이 강하고, 에너지 섭취량이 높기 때문에 에너지의 축적이 반복되어 나타나게 된다.

보통 한 명의 성인 남성이 한 해 동안에 백만 칼로리 정도(약 2,700kcal/day를 기준)를 섭취하는데, 매일 같은 양의 섭취와 소비가 이루어지는 것은 아니지만 대부분의 사람들은 에너지의 섭취와 소비의 균형을 잘 유지하여 일정한 체중과 에너지 상태를 유지한다. 하지만, 작은 오차가 지속될 경우 체중 증가가 발생하게 된다. 예를 들어 하루에 50kcal만 초과하더라도 일년이 지나면 약 2kg의 체중증가로 돌아오게 되는 것이다

이와 같은 에너지 불균형에 큰 영향을 미치는 원인은 에너지 섭취보다는 소비의 불균형에서 나타나는 경우들이 많다. 비만과 생활의 형태를 조사 한 연구에서는 비만 환자의 67.5%가 운동부족으로 나타났으며, 과식보다도 운동부족이 비만에 이르게 하는 중요한 요인으로 지적하고 있다. 그 외에도 제지방량, 체지방량, 나이, 성별 및 신체적 활동량 등이 에너지 균형에 영향을 미치는 것으로 보고되고 있다(Mela, 2005).

(2) 유전적 요인

1990년대에 들어 비만과 유전적인 요인은 높은 상관관계를 가지고 있다는 임상 연구결과들이 발표되면서 유전적인 요인에 관한 관심이 높아졌다. 한 통계에 의하면 부모가 모두 비만일 경우 자녀가 비만일 확률은 70%가 넘으며, 부부 중 어느 한쪽이 비만이라면 약 40%가 비만이고, 부모가 모두 정상일 경우에는 자녀는 비만일 확률이 10% 내외라고 보고하였다. 또한 이동환(1992)은 아버지가 비만일 경우 자녀가 약 40%의 비만을 보였지만, 어머니가 비만일 경우에는 약 60%의 비만을 보여 여성의 비만이 자녀에게 유전적인 영향을 더 많이 미쳤다고 보고하였다. 하지만, 이러한 연구들은 비만 관련 유전자들을 직접 비교하는 연구들이 아니고, 유전적인 영향과 외적인 요인들을 통제하지 못한 연구들이라는 점에서 유전적 요인을 대변하는데 어려움이 있다.

최근에는 비만 유전자에 관한 연구가 빠른 속도록 진행되고 있으며, ACSM(American College of Sports Medicine)에서는 비만 유전자로 추정되는 70여 개의 유전자를 확인했으며, 유전학적으로 유전 가능성이 약 25 ~ 40%라고 보고하였다. 이러한 비만 유전자를 연구하는 학자들은 비만이라는 것이 단순히 잉여된 에너지의 저장을 통해 발생하는 것이 아니라 지방의 축적과 잉여 사이에 균형 조절 이상으로 인한 결과로 보고 있다.

(3) 사회 · 환경적 요인

비만에 영향을 주는 요인 중에 환경적 요인은 우리가 일상생활에서 접하는 많은 습관과 행동을 포함하고 있다. 그 중에서 식이지방이 중심이 되는 식단과 과도한 칼로리 섭취, 신체 활동 부족 등을 주요 요인으로 보고 있으며, 그 외에도 흡연이나 알코올 섭취, 사회적 위치 등을 비만을 유발하는 요인들로 보고 있다.

신체 내에서 생명 현상을 유지하기 위하여 불수의적으로 사용되는 안정시 대사량(Resting Metabolic Rate : RMR)은 나이, 체구성비, 운동량, 음식물 섭취, 건강 상태, 기후 등의 변화에 영향을 받아 일상생활의 균형이 깨질 경우 안정시 대사량의 저하로 이어지게 되고, 안정시 대사량의 저하는 잉여되는 에너지를 발생시켜 비만을 초래하는 원인이 된다.

음식물 섭취에 있어 비만인의 경우 하루에 같은 양의 음식을 섭취한다고 하더라도 음식을 섭취하는 시간대가 야간에 집중되어 있으며, 1회 다식(폭식)을 하게 되면 인슐린의 분비가 급격하게 증가하여 지방합성이 활발해진다. 또한 식단 구성에서도 탄수화물, 단백질에 비해 비만을 유발하는 식이지방의 섭취비율이 상대적으로 높아 지방의 저장량을 높이게 된다.

또한, 부모로부터 쉽게 방치되고 지지를 받지 못한 환경에서 자란 아동의 경우 그렇지 않은 아동에 비해 2 ~ 3배의 높은 비만율을 보였고, 외동아들의 경우 형제가 있는 아동에 비해 1.5 ~ 2.2배의 높은 비만율을 보였다. 이 외에도 TV 시청시간, 컴퓨터의 이용시간, 수면시간, 사회경제적 수준도 비만율에 영향을 미치는 것으로 보고되고 있다.

(4) 심리적 요인

불안, 슬픔 등의 스트레스는 정상인의 경우에는 대부분 식욕을 억제하는 작용을 하지만, 사람에 따라서 욕구 불만을 섭식 행동에 전가함으로써 오히려 식욕을 항진시킨다고 한다. 하지만 이러한 연구들은 인과관계가 확실하게 증명되지 않아서 오히려 비만과 관련된 심리적인 문제들의 원인이 비만에 있다고 해석하는 보고도 적지 않다. 그럼에도 이러한 정신적인 스트레스와 비만은 서로에게 나쁜 영향을 미쳐서 악순환을 반복하게 되고, 더 많은 심리적 문제와 심각한 비만에 이르게 한다는 점에서 주목을 받고 있다.

또한, 실제 자신의 비만도와 상관없이 자신이 자각하는 체중이나 신체의 불만족으로 인하여 우울과 낮은 자존감이 나타날 수 있다고 한다. 이러한 비만에 대한 잘못된 인식은 남성에 비해 여성에서 더 많이 나타나는 것으로 보고되고 있으며, 질병관리공단에서 실시한 국민건강 영양조사에서도 여성은 비만이 아닌 경우에도 비만이라고 생각하는 확률이 남성에 비해 1.5배나 높게 나타났다(질병관리공단, 2005). 그러므로 비만의 심리적인 요인을 줄이기 위해서는 비만의 올바른 이해와 올바른 평가가 선행되어야 할 것이다.

❹ 비만과 합병증

비만의 위험성은 흔히 사망(death), 용모손상(disfigurement), 불편(discomfort), 무능(disability), 질병(disease)인 5D로 표현된다. 우리나라 비만 인구의 증가는 2005년 기준으로 30%대를 넘었으며, 소아비만의 경우 더 급격한 증가양상을 보이고 있다. 이러한 비만 인구의 증가 추세는 비만 자체보다는 비만으로 인한 합병증으로 인한 사망률 때문에 더욱 심각한 주의를 요하고 있다. 비만과 연관된 상대위험도를 살펴보면 고혈압, 제2형 당뇨병, 담낭질환, 이상지질혈증 등이 가장 높은 상대위험도를 보이고 있으며, 관상동맥질환과 관절염 등이 중정도의 상대위험도를 가지고 있다. 이 외에 폐경 후에 나타나는 유방암, 자궁내막암, 대장암, 생식호르몬의 이상, 요통의 증가 등이 상대위험도가 비교적 낮게 증가하는 질병으로 나타났다〈표 1-3〉. 현재 비만에 의한 고혈압의 발생빈도는 표준체중의 20%를 넘는 비만인이 정상인보다 무려 3배 이상 되며, 이러한 현상은 젊은 연령일수록 더 높게 나타나고 있다. 또한 인슐린 저항을 초래하여 제2형 당뇨의 발생 위험을 높게 하고, 지질대사에 영향을 미쳐 중성지방대사의 이상에 의한 초저밀도 지단백질 콜레스테롤의 현저한 증가를 나타내게 한다. 또한 비만은 동맥경화를 예방하는 고밀도 지단백질 콜레스테롤을 감소하게 만드는데, 이는 지방간을 일으키는 중요한 원인이 된다. 여성에게 위험빈도가 높은 질병으로는 자궁암, 난소암, 유방암, 담낭질환 등이 있으며, 남성에게는 전립선암, 대장암, 직장암, 정자감소증 등이 있다.

우리나라의 경우 40대 이후 사망원인 가운데 가장 높은 빈도를 차지하는 심혈관계질환은 내장지방이 주요 원인이 되는 것으로 추정되고 있으며, 내장지방의 축적은 체중의 증가로 인하여 관절의 부하증가로 인한 관절염, 체력의 저하, 신체적 활동량의 감소 등으로 이어져 비만상태를 더욱 가속화시키게 된다. 호흡기 계통에서는 과도한 지방조직의 축적으로 흉벽이나 횡격막의 운동을 제한시키게 되어 호흡기 계통의 장애를 일으키게 된다. 호흡기 계통의 장애는 폐포 내의 환기량을 감소시키고 체내의 이산화탄소가 축적되게 하여 만성피로, 호흡곤란, 수면무호흡증(수면장애) 등을 일으키기도 한다.

※ 〈표 1-3〉 비만과 연관된 상대위험도(Bray, 2000) ※

높은 증가 (RR ≥ 3)	중정도 증가 (RR 2-3)	약간 증가 (RR 1-2)
고혈압	관상동맥질환	암(폐경 후 유방암, 자궁내막암, 대장암)
제2형 당뇨병	골관절염(무릎)	생식호르몬이상
담낭질환	고요산혈증과 통풍	다낭성 난소 증후군
이상지질혈증		임신 이상
인슐린 저항성		요통
호흡장애		마취위험 증가
수면무호흡증(수면장애)		

⑤ 효과적인 체중관리

(1) 비만의 예방과 치료

① **예방법** … 비만은 주로 유전적인 소인을 가지고 있는 사람들, 그리고 과식하는 습관과 충분한 신체 활동을 하지 않는 사람들에게 발생하기 쉽고, 아동기, 청소년 발육기, 임신한 후 및 폐경기, 중년 이후의 남성, 병후의 회복기에서도 빈번히 나타나므로 세심한 주의가 필요하다. 비만 인구의 증가는 개인의 문제를 떠나 국가적인 경쟁력에 관련되어 있어 비만 예방을 위한 노력은 개인의 차원을 벗어나 정부 차원에서 시행되고 있는 실정이다. 우리나라의 경우는 아직 교육 분야에서 부분적으로 시행되고 있다. 대표적인 예로 교육부와 서울시교육청 학교체육보건과에서는 통합적 비만관리 프로그램을 개발하고 있으며, 비만 예방과 관련한 사례연구와 시범학교를 통해 비만 예방과 비만 아동 집중관리 매뉴얼, 구체적인 프로그램 가이드라인을 제시하고 있다. 이러한 적극적인 예방법은 유전적인 소인이야 어쩔 수 없다 하더라도 균형잡힌 식단, 규칙적인 식사시간과 식습관, 그리고 신체 활동을 통해서 비만을 예방하는 데 좋은 가이드라인이 되고 있다〈표 1-4〉.

※〈표 1-4〉비만을 예방하는 방법 ※

분류	예방법
식습관	① 천천히 먹어라 : 식사시간은 20 ~ 30분 이상으로 천천히 음식을 씹으면서 먹는 것이 좋다. 뇌의 식욕중추는 음식이 들어온 뒤 5분 정도 있다 포만감을 느낀다. 따라서 급하게 먹으면 양은 찼는데도 포만감을 느끼지 못해 더 먹게 된다. ② 제대로 먹어라 : 무턱대고 식사량을 줄이는 것보다 식단 개선이 시급하다. 동물성 식품보다 곡물류, 야채 및 채소류, 해산물이 좋다. ③ 칼로리를 연구하라 : 과식을 줄이려면 칼로리 박사가 돼야 한다. 자주 먹는 음식의 칼로리는 기본적으로 알고 있어야 한다. ④ 잘 때는 배를 비워라 : 잉여 칼로리를 모두 없앤 뒤 잠을 자야 한다. 취침 4시간 전부터 물 외에는 음식을 먹지 않는게 좋다. 특히 간단한 간식이라도 절대 먹지 않는다. ⑤ 물을 마셔라 : 하루 8잔은 마시도록 한다. 물을 마신다고 살이 찌지 않는다. 오히려 노폐물을 배출하기 쉬운 상태로 만든다.
생활습관	① TV 시청을 줄여라 : TV를 꺼라. 일주일에 3시간 이상 소파에 누워 리모컨을 돌리며 TV를 보면 비만 확률이 2% 늘어난다. ② 회식을 피하라 : 폭식, 과음은 비만의 가장 큰 원인이다. 피하지 못한다면 절제하라. 술은 한 종류로 안주는 기름진 것보다 과일을 먹어라. ③ 항상 체크하라 : 체질량지수(BMI)(몸무게(kg)를 키(m)의 제곱으로 나눈 값으로 25 이상이면 비만)를 자주 계산하면서 자기 몸을 점검하라.
운동습관	① 유산소 운동을 하라 : 빨리 걷기, 달리기가 좋다. 일주일에 3회 이상 최소한 3개월은 지속해야 효과가 있다. ② 걷기를 즐겨라 : 식사 후 20분의 산책이 좋다. 또 3개 층은 엘리베이터 대신 걸어라. 버스 한 두 정거장도 걸어다녀라.

② **치료법** ··· 비만의 대표적인 치료에는 자신의 섭취–소비되는 칼로리 양을 조절하는 식이요법, 식이요법의 부작용과 잉여된 에너지의 소모를 위한 운동요법, 일상생활 중의 바람직하지 못한 습관이나 행동들을 조사하여 이를 잘 수정하도록 도움을 주는 행동수정요법이 있으며, 비만 증세가 심각하거나 혹은 이로 인해 합병증의 위험이 있을 경우에는 수술 혹은 약물을 투여하는 의료적인 치료를 실시하게 된다.

　㉠ **식이요법** : 식이요법은 운동요법, 행동수정요법 등과 더불어 비만증 치료에 기본이 되는 방법이다. 식이요법의 기본원리는 자기의 체중에 맞게 필요한 영양소를 공급받으면서 과잉의 칼로리 섭취가 되지 않도록 하며, 정상성인을 기준으로 한 영양소의 비율은 당질(탄수화물) 50%, 단백질 15%, 지방질 35%이다. 특히 이들 영양소 중 비만증에 직접적인 영향을 줄 수 있는 탄수화물과 지방의 섭취에 주의해야 한다. 정상인의 1일 칼로리 섭취량은 성별, 연령, 신장, 활동량 등 개개인에 따라 다르지만, 일반적인 성인남성을 기준으로 약 2,400 ~ 3,000kcal이며, 여성은 약 1,600 ~ 2,200kcal 정도이다.

식이요법에서 흔히 사용하고 있는 열량(kcal)의 개념은 음식을 섭취하고 활동으로 소비하는 양을 정량화하여 볼 수 있기 때문에 다이어트에 많은 도움을 받을 수 있다. 하지만, 열량의 개념을 음식의 양으로만 간주할 경우 식이요법에만 의지하여 체중감량을 하려는 오류를 범하게 된다. 감량식이는 처음 며칠간은 현저하게 체중이 감소하여 효과를 보는 듯 하지만 차츰 체중의 변화가 없게 된다. 이러한 현상은 감량식이 초기의 체중감소가 대부분 체내의 수분손실에서 비롯된 현상이기 때문이다. 이렇게 손실된 수분은 다시 보충되며, 감량식이에서 보충하게 되는 칼로리는 체내의 지방보다는 탄수화물에 의해 공급되므로 궁극적인 체중감량은 기대할 수 없게 된다. 또한 이러한 방법으로 감량한 체중을 일정시간 유지한다고 하더라도 특별한 의지가 없는 한 대부분의 비만증 환자들은 식이요법 이전의 식사습관으로 돌아가기 마련이다. 결국 식이요법에만 의존한 형태의 체중감량은 비만치료를 위한 방법으로 충분하지 못하다는 것을 의미한다.

ⓐ 부적절한 식이요법

- 고단백 식이(High-Protein Diet) : 거의 단백질만을 섭취하고 물을 많이 먹는 방법의 식이요법이다. 단백질은 복잡한 분자로서 소화 시 더 많은 열량을 필요로 한다는 원리로, 주장에 따르면 약 20 ~ 30%의 에너지가 이 과정에서 소비된다는 것인데, 이것은 큰 값이 아니어서 일주일에 0.22kg 밖에 되지 않는다. 이러한 고단백 식이의 위험성은 적은 양의 영양 섭취 때문에 주 에너지원은 지방의 분해에서 오게 되어 이로 인한 케톤체(ketone bodies)가 혈중과 뇨에 증가하게 되고 건강에 위험을 초래할 수 있다. 신장석, 칼슘 저하 그리고 태아 등에게 큰 영향을 줄 수 있고, 거의 모든 고단백 식품이 포화지방과 콜레스테롤을 많이 갖고 있기 때문에 혈중의 콜레스테롤 수준이 높아질 수 있다.
- 저탄수화물 식이(Low-Carbohydrate Diet) : 음식에서 탄수화물의 섭취를 급격히 줄이는 방법의 식이요법이다. 복합당 형태의 탄수화물 섭취를 제거함으로써 열량의 섭취를 줄이고, 체중의 감량을 가지고 온다는 원리지만, 이 방법은 거의 모든 체중의 감량이 수분이라는 점에서 위험하며, 영양학적으로도 많은 문제점을 가지고 있다.
- 고지방 식이(High-Fat Diet) : 고지방의 음식과 함께 거의 탄수화물은 섭취하지 않는 식이요법이다. 이러한 방법을 이용하는 사람들은 지방의 이동과 에너지원으로의 사용을 증진시킨다고 설명하지만, 케톤증(ketosis)과 포화지방의 섭취에 의한 위험이 있으며, 이러한 식이요법은 설사, 피로, 탈수, 그리고 고혈압 등의 현상을 보이기 쉽기 때문에 위험하다.
- 저열량 식이(Very Low-Calorie Diet) : 하루에 400 ~ 800kcal만을 섭취하는 방법으로 45 ~ 100g의 고단백을 포함하여 주로 파우더(powder)로 만들어진 음식을 물과 섞어서 하루에 3 ~ 5번 섭취, 비타민과 같은 필수 영양소를 추가 투여하며, 최소한 하루에 2L 정도의 물을 섭취한다. 이 방법으로는 일주일에 1.5kg까지 감량할 수 있지만, 경험있는 의사의 지도가 필요하고 제지방의 손실을 줄이기 위해 운동을 꼭 병행해야 한다. 또한, 많은 양의 칼로리 감소에 의해 올 수 있는 여러 가지 현상들을 알고 있어야 하며, 심장에 관한 병들에 특히 주의해야 한다.
- 원 푸드 다이어트(One-Food Diet) : 한 종류의 식품만으로 계속 섭취하는 방법으로 달걀, 바나나 등 한두 개의 음식만을 섭취하여 섭취열량을 제한시켜 체중을 감소시키게 된다. 하지만, 이러한 방법은 기초대사량을 감소시키고, 전해질 불균형, 식욕조절 변화 등 부작용을 초래하게 되며 정상 식이로 돌아갈 경우 신속한 체중 증가를 초래하게 되므로 실패하기가 쉽다.

ⓑ 적절한 식이요법

- 식품 교환표 : 식품 교환표는 열량에 맞춘 균형 있는 식단을 위해 한국인의 식사패턴을 고려하여 1995년 대한영양사협회, 대한당뇨병학회, 한국영양학회에서 공동으로 개발하였고, 빠르게 변화하는 식생활에 맞추어 2010년 새로이 개정되었다. 식품 교환표는 우리가 일상생활에서 섭취하고 있는 각 식품들을 영양소 구성이 비슷한 곡류군, 어육류군, 채소군, 지방군, 우유군, 과일군의 6가지 식품군으로 나누어 묶은 표로 균형 잡힌 식사가 되기 위해서는 열량에 맞추어 6가지 식품군을 골고루 섭취해야한다.

각각의 식품군에는 다양한 식품들이 포함되고 같은 식품군 안에서는 식품을 바꾸어 먹을 수 있는데 이때의 양을 '1교환 단위'라고 한다. 1교환 단위는 같은 식품군 안에서 영양소의 함량이 거의 비슷하게 구성되어있는 식품들이다. 곡류군은 주식으로 어육류, 채소군, 지방군은 부식으로, 우유군과 과일군은 간식으로 생각하며 식사계획을 세우면 된다. 각 식품군의 식품 교환표는 〈표 1-5〉를 참고하면 자신에게 맞는 식단 계획을 세울 수 있다.

※ 〈표 1-5〉 식품 교환표 (단위 : kcal) ※

열량	곡류군	어 · 육류군		채소군	지방군	우유군	과일군
		저지방	중지방				
1000	4	3	1	6	2	1	1
1100	5	3	1	6	2	1	1
1200	5	4	1	6	3	1	1
1300	6	4	1	6	3	1	1
1400	7	4	1	6	3	1	1
1500	7	4	1	6	3	1	2
1600	8	4	1	6	4	1	2
1700	8	4	1	6	4	2	1
1800	8	4	2	6	4	2	2
1900	9	4	2	6	4	2	2
2000	10	4	2	6	4	2	2
2100	10	5	2	6	5	2	2
2200	11	5	2	6	5	2	2
2300	12	5	2	6	5	2	2
2400	12	6	2	6	6	2	2
2500	13	6	2	6	6	2	2

ⓒ **운동요법** : 비만증은 음식물의 섭취량이 소모량보다 많게 되는 불균형상태로 인해 발생하기 때문에 이러한 여분의 칼로리를 운동으로 소비하는 것이 체중조절에 매우 중요하며 비만 치료에도 중요한 역할을 담당하게 된다. 앞에서 말한 식이요법만으로 체중을 감소시키게 되면 지방의 감소뿐만 아니라 체내의

근육량도 따라서 감소하게 된다. 그러나 이 때 운동요법을 병행하게 되면 근육량은 유지되면서 지방량만이 감소되기 때문에 체중감소로 인해 나타나는 운동능력 저하 현상을 예방할 수 있다. 또 고지혈증을 일으키는 호르몬을 감소시켜 동맥경화증의 예방에도 좋은 영향을 주며, 비만 치료를 위한 운동요법의 실시는 단시간에 피로해지는 운동보다도 장시간 계속할 수 있는 비교적 가벼운 운동이 좋다. 또한 일상생활 중에 걷는 시간을 될 수 있는 한 많이 늘림으로써 상당히 많은 에너지를 소비할 수 있다.

이를 통해 강한 운동보다는 가벼운 운동이 더 많은 열량을 소비한다고 볼 수 있으며, 일단 정상체중에 도달한 후에도 이를 유지하기 위해서 계속적인 식사조절과 적절한 운동을 하여야 한다. 또한 1주일에 1~2회 체중을 측정하여 체중의 변동에 따라 식사량과 운동량을 조절하는 습관을 갖도록 하는 것이 중요하다. 그러므로 에너지 소비를 극대화 할 수 있는 장기간 저강도 에어로빅 운동을 실시하는 것이 좋다.

ⓒ **행동수정요법** : 행동수정 또는 행동요법은 최근에 많은 관심을 끌고 있는 치료법이다. 이것은 비만한 사람의 식습관과 운동상태 등을 조사하여 바람직하지 못한 행동을 확인하고 이를 통제하여 수정하도록 도움을 줌으로써 비만을 치료하는 방법이다. 그러나 행동치료만 사용하는 경우는 체중 감소율이 높지 않으므로 열량섭취제한을 위한 식이요법, 에너지 소모를 위한 운동요법 등과 같은 다른 치료들과 함께 병행될 때 효과를 극대화할 수 있을 것이다.

✹ 행동수정요법 실천 3단계 ✹

제1단계	비만인들의 자기관찰단계로 식사일지와 운동일지를 매일 써서 자신의 잘못된 식습관이나 비만을 부르는 생활습관을 찾아낸다. 매일 섭취하는 음식의 종류, 양, 장소, 시간, 자세, 감정상태 등에 대한 식사일지를 계속 쓰고 확인함으로써 과식을 초래하는 요인을 찾아낸다.
제2단계	제1단계에서 기록한 식사일지를 분석하여 어떠한 원인이 과식을 하게 만드는지 파악했다면 2단계에서는 과식을 유도하는 요인들을 찾아내서 이에 대처하는 방법을 알아내는 단계이다. 즉, 살이 찌는 행동을 할 수 없게 환경을 변화시키는 단계를 말한다.
제3단계	마지막 자기보상단계로 좋은 습관에 대한 목표달성을 했을 경우 스스로 칭찬하고 자신에게 무형이든 유형이든 작은 선물을 한다. 바람직한 행동을 한 경우(즉, 살찌는 행동을 수정한 경위) 스스로에게 보상을 해줌으로써 더욱 열심히 체중조절을 할 수 있게 해주는 단계를 말하며, 계속적인 유지가 필요하다.

▶TIP

올바른 체중감량 지침
- 보통 어른의 경우 최소한 1,200kcal의 영양을 공급해야 한다.
- 하루에 500~1,000kcal 이상의 칼로리 소비를 하지 말고, 일주일에 최대한 1kg 이상의 체중이 줄지 않도록 해야 한다.
- 다이어트 하는 사람의 사회적 배경, 평상습관, 미각, 경비를 고려하고 쉽게 얻고 준비할 수 있어야 한다.
- 행동변화의 기술을 포함하여 나쁜 식습관을 찾아내고 제거해야 한다.
- 지구력 운동을 일주일에 3번 이상 그리고 한 번에 20~30분 정도 운동을 하고 최소한 최대심박수의 60% 강도로 운동을 해야 한다.

(2) 비만에 대한 운동의 필요성

운동은 반드시 필요하다. 평소에 건강한 사람이라 하더라도 운동은 언제나 필요하다. 그러므로 운동 자체가 치료를 위한 처방인 것이다. 따라서 비만을 예방하기 위해서는 물론이고 현재 비만을 가진 사람은 반드시 운동을 해야 한다.

① **열량 소모** … 우리 몸은 운동을 하면 열량이 소모된다는 것을 알 것이다. 즉 섭취한 영양분을 운동으로 소모한다면 그만큼 체중이 덜 늘거나 줄어들 것이다. 하지만 운동에 소모되는 열량은 그리 많지가 않다. 예를 들어 체중이 75kg인 경우에 30분 동안 유산소 달리기 또는 골프 연습을 1시간 이상 해야만 밥 한 공기에 해당하는 300kcal 정도가 소모된다. 그렇지만 운동에 의한 체중조절 효과는 직접 에너지를 소모하는 것보다 체성분 변화를 통해 기초대사량의 감소를 방지하거나 증가시킬 수 있다.

② **요요현상 억제** … 요요현상은 대사속도를 저하시키고 지방섭취를 증가시키는 경향이 있다. yo-yo란 오르내린다 또는 변동한다는 뜻으로 다이어트로 체중이 빠졌다가 다시 찌고 하는 것을 반복하는 현상으로 즉, 식사조절을 하다가 다시 많이 먹게 되는 현상이다. 그러나 운동을 하면 대사저하 현상을 방지해 주고, 체중과 체지방 감소를 증가시킨다. 그러므로 운동을 하면 섭취한 영양분을 열량으로 소모하므로 체중조절을 가능하게 한다.

③ **심리적 영향** … 우리들은 심리적 영향이 어떠한 효과가 있냐고 생각하겠지만, 심리적인 안정은 체중조절에 중요한 역할을 한다. 운동을 하면 활력이 생기며 덜 우울하고, 모든 일에 자긍심이 향상되고, 스트레스와 불안감이 저하되어 체중조절에 좋은 영향을 미친다.

④ **체성분의 변화** … 음식섭취 감량에 따르는 기초대사량 감소는 열량섭취를 줄인 24 ~ 48시간 후에 시작되며, 2주 만에 20%까지 감소된다. 운동을 하지 않고 식사만 줄인 경우 제지방이 24 ~ 28% 감소하고, 운동을 같이 시행한 경우에는 제지방이 11 ~ 13%만 감소했다는 연구도 있는데, 이는 제지방에서 대사가 활발히 일어나므로 제지방이 많으면 기초대사량이 높게 유지되고 운동이 기초대사량 감소를 예방하기 때문이다.

(3) 운동을 통한 비만 관리

현재 비만인에 대한 여러 가지 치료나 방법들이 많이 제시되고 있으나 이들 중 부작용이 적고 가장 효과가 있다고 할 수 있는 치료법은 운동요법이다.

① **운동량 설정** … 체중감량 운동의 주목적은 과다한 체지방량의 감소에 있다. 따라서 대상자마다 수행해야 할 운동량 또는 소비 열량을 목표로 한 지방체중의 양을 기준으로 설정한다.

지방 1kg은 약 9,000kcal에 해당하고, 일반성인의 1일 섭취 열량은 약 1,800 ~ 2,500kcal 정도이며, 30 ~ 60분간의 유산소성 운동을 통하여 약 250 ~ 500kcal의 열량을 소비할 수 있다. 따라서 짧은 기간 동안에 현저한 체지방 감량은 기본적으로 불가능하다.

과다체중자 또는 비만 환자가 생리적으로나 의학적으로 인체에 부작용을 초래하지 않고 체지방량을 꾸준히 줄여가기 위해서는 장기적인 운동계획을 세워야 한다.

체지방 감량의 의학적 한계는 주당 약 2파운드 수준이다. 일반적으로 지방 감량 목표는 1주일에 약 0.5kg 정도가 적절하다. 따라서 10kg의 체지방량 감소를 위해서는 20주 이상의 운동 프로그램이 요구되며, 주당 평균 칼로리 결손량은 3,850kcal가 되고, 1일 칼로리 결손량은 약 550kcal이다. 이와 같은 초과 열량 소비량을 목표로 구체적인 감량 프로그램을 작성한다.

비만 및 체중조절을 위한 운동량은 중강도의 운동 강도로 최소 150분/주 이상 실시하여야 효과가 있다. 또한 이는 주당 약 1,000kcal 정도 열량을 소모하는 것이다.

또한 집중적으로 장기간에 걸쳐서 주당 200 ~ 300분 또는 주당 2,000kcal의 열량 소모를 권장하고 있다. 그리고 체중조절을 위해서는 최소 17에서 20주 정도의 운동 기간이 요구되므로 장기간의 운동을 실시해야 하는 비만인들에게 적절한 격려와 프로그램의 변화를 통해 운동 프로그램을 지속하도록 해야 한다.

② **운동 형태** … 비만인을 위한 운동 형태는 대근육군을 리드미컬하게 움직일 수 있는 속보(빠르게 걷기), 조깅, 사이클링 등의 유산소 운동이 권장된다. 또한 이러한 운동 형태로 장기적으로 수행하는 것이 체중조절에 있어서 효과적이다.

한편 한 가지 형태의 운동을 일률적으로 지속할 경우 오래 지나지 않아 운동에 대한 지루함과 싫증을 느끼게 된다. 따라서 운동 프로그램 단계별로 운동 유형을 다양하게 설정하고, 요일에 따라 운동 강도와 운동 시간에 변화를 주는 것이 바람직하다.

일반적으로 심혈관계, 저항, 유연성 운동에 대한 프로그램은 다른 질환 및 건강상태의 추천사항과 일치하지만 더 큰 에너지 소비를 유도하기 위하여 약간의 변경은 필요할 것이다.

③ **운동 강도** … 비만인들에게 권장되는 초기 운동 강도는 우선적으로 지속시간과 빈도를 증가시키는데 초점을 맞추어야 하기 때문에 비교적 낮은 강도로 실시하여야 한다. 예들 들어 40 ~ 60% VO_2R 또는 HRR의 강도가 권장된다. 운동 프로그램이 진행되어 감에 따라 운동강도는 4 ~ 5주 간격으로 증가시켜 나간다.

④ **운동 시간** … 지방 연소에 적절한 운동 강도가 상대적으로 낮기 때문에 단위시간당 소비하는 열량은 적을 수밖에 없다. 따라서 보다 많은 양의 지방을 소모시키기 위해서는 운동 시간이 가능한 길어야 한다.

적정 운동 시간은 체중감량목표, 운동의 종류, 운동 강도 및 운동 빈도에 따라 달라지는데 일반적으로 1회 운동 시간은 30 ~ 90분 정도가 적당하다.

구체적으로, 1주일에 3일(회) 격일제로 운동하는 사람은 1회 운동 시 80 ~ 90분, 4일 운동할 경우 60 ~ 70분, 5일 이상 운동할 경우 30 ~ 60분 동안 지속하여야 뚜렷한 효과를 볼 수 있다.

⑤ **운동 빈도** … 운동 빈도는 운동시간 내에서 총 열량 소비량이 적절하게 분배되도록 작성되어야 한다. 과체중이 심하고 체력수준이 낮은 사람의 경우 매 운동 시 열량 소비량을 낮추고 운동 빈도를 늘리는 것이 적당하다. 또한 초기에 나타날 수 있는 피로도 등을 감안하여 적절한 빈도를 설정하여야 한다. 일반적으로 운동 빈도의 경우 초기 5회/주로 시작하여 매일 운동할 수 있도록 프로그래밍 한다.

⑥ **특별 고려사항** … 비만인들의 경우 체중의 부하로 인해 정형외과적 손상에 대한 위험성이 클 수 있음을 인지하여야 한다. 또한 운동 중 고열 발생이 클 수 있기 때문에 체온에 대한 모니터링을 실시하는 것을 권장한다. 만약 체중조절에 대한 운동효과가 없더라도 심혈관계질환의 위험을 감소시킨다는 점은 비만인들에게 강조할 필요성이 있으며, 이는 운동 프로그램의 지속적인 참여에 도움을 줄 것이다.

⑦ **체중감량을 위한 복합 프로그램** … 대게 비만자는 운동을 지속적으로 실천하지 못한다는 점이 운동요법을 실패하는 원인이 된다. 이러한 특성을 고려하여 비만자의 경우 먼저 운동 프로그램을 시작하고 계속 운동하려고 하는 마음을 유지시킬 수 있는 방법을 강구해야 한다. 교육을 통해 운동의 효과에 대하여 이해시킬 필요가 있다. 아울러서 지방과 체중감소를 위한 합리적인 식사요법을 운동과 병행하여 실천하도록 한다.

〈표 1-7〉와 〈표 1-8〉은 각각 주당 약 900g, 450g의 지방을 감소시키기 위해 계획된 체지방 감소 프로그램의 예이며, 웨이트 트레이닝 프로그램은 8개 이상의 대근육군 운동을 포함하며 6회 이상의 반복운동을 3회 이상 실시한다.

❋ 〈표 1-7〉 체지방 감량 프로그램 (1) ❋

운동형태	소비 열량(kcal)	총 열량(kcal)
식이 감소	500 ↓ kcal × 7일	3,500
조깅	40분(480kcal/일) × 4일	1,920
웨이트 트레이닝	60분(540kcal/일) × 3일	1,620
7,000kcal/주 = 약 900g 체중감소/주		

❋ 〈표 1-8〉 체지방 감량 프로그램 (2) ❋

운동형태	소비 열량(kcal)	총 열량(kcal)
식이 감소	250 ↓ kcal × 7일	1,750
조깅	20분(240kcal/일) × 3일	720
웨이트 트레이닝	40분(360kcal/일) × 3일	1,080
3,000kcal/주 = 약 450g 체중감소/주		

위의 프로그램은 단순히 지침으로 제시되었다. 실제적인 체중감소는 운동의 강도 및 종류에 따라 사람마다 다르다.

운동 후 몇 시간 동안 신체의 신진대사율이 증가하는데 이는 칼로리 소비를 더욱 촉진시킨다. 조금씩이라도 근육질량이 증가하면서 신체는 어떤 형태의 활동을 수행하는 데 있어 더 많은 칼로리를 소비하게 된다.

① 고혈압의 치료방침

(1) 치료목표 및 목표 혈압

혈압환자의 1차 치료목표는 심혈관질환의 모든 위험을 최대로 감소시키는 데에 있다. 따라서 고혈압 자체의 치료뿐만 아니라 흡연, 고콜레스테롤혈증, 당뇨병 같은 교정 가능한 심혈관질환 위험인자, 그리고 표적장기 손상이나 뇌졸중, 심근경색, 신장질환 같은 동반 합병증 등이 있다면 그것에 대해서도 적절한 조치를 함께 취해야 한다. 심혈관질환의 발생위험과 혈압수치 간의 관계는 하한수준 없이 연속적이어서 혈압을 normal (정상 : 130/85mmHg 미만) 혹은 optimal(적정 : 120/80mmHg 미만)까지 내리는 것이 HOT(Hypertension Optimal Treatment) study(1998)가 반영된 ISH 치료지침이다. 특히 관상동맥질환 환자에서 문제점으로 제기되었던 J curve 가설의 상당부분을 잠재운 연구결과로 이완기 혈압 80mmHg 이하의 목표 혈압 군에서 심혈관계 위험이 증가하지 않았으며 당뇨병 환자들에게서는 가장 낮은 목표 혈압군에서 심혈관계 질병의 위험이 유의하게 낮았다.

그러므로 젊은 사람, 중년, 당뇨병 환자에서는 혈압을 normal(정상) 혹은 optimal(적정)의 혈압성취가 바람직하다 하겠고, 고령자에서는 적어도 high normal(높은 정상 수준 : 140/90 mmHg) 미만으로 낮추는 것이 바람직하다.

(2) 심혈관계질환 위험인자들에 의한 층별화(Stratification) & 치료전략

고혈압 치료 시작과 치료 강도를 결정함에 있어 강조되어야 할 것은 환자 개개인의 심혈관사고 발생 위험도의 평가이다. 앞에서 언급한 두 기관에서의 위험도 평가 방법과는 큰 차이가 없으나, WHO/ISH 방법이 보다 구체적이어서 이를 소개하면 다음과 같다.

이것은 고혈압의 정도와 심혈관질환 위험인자 개수, 그리고 표적장기 장애 및 동반된 질환 내지 합병증 유무에 따라 개개인의 사고발생 위험도를 저위험군, 중등도 위험군, 고위험군 및 최고위험군 4군으로 나눈 것으로 각 군에서 향후 10년 안에 주요 심혈관사고(⑩ 사망, 비치명적 뇌졸중 및 심근경색)의 발생 위험율은 저위험군은 15% 미만, 중등도 위험군은 15 ~ 20%, 고위험군은 20 ~ 30%, 그리고 최고위험군에서는 30% 이상이다.

담당의사는 평가된 개개 환자의 위험등급에 따라 개별적인 치료목표를 설정해야 한다. 이러한 목표 달성을 위해서는 약물요법에 의한 혈압하강 외에도 비약물 요법, 금연, 저염식, 절주, 규칙적 운동, 체중 조절 등과 같은 생활양식 개선과 다른 위험인자나 동반된 질환 내지 합병증에 대한 치료를 포함한 포괄적 계획을 수립해야 하며, 위험등급에 따라 치료시기와 강도를 결정한다.

(3) 위험군별 치료방침

고위험군과 최고위험군 환자에 대해서는 생활양식 개선과 더불어 약물치료가 즉각 시작되어야 한다. 중등도 위험군 환자에서는 3~6개월간 혈압 관찰과 함께 생활양식 개선을 시행하여 목표 혈압 140/90mmHg에 못 이르면 약물치료를 시작한다. 저위험군 환자에 대해서는 생활양식 개선을 6개월에서 길게는 1년간 시행하며 역시 목표 혈압에 도달되지 못하면 약물치료를 개시한다.

그러나 수축기압 140~149mmHg, 확장기압 90~94mmHg인 경계역 고혈압 환자는 예외로 하며 생활양식 개선을 지속하도록 한다. 특별히 언급해야 할 다른 한 경우는 혈압치가 높은 정상 수준(130~139/85~89mmHg)이면서 당뇨병, 신부전 혹은 심부전을 동반한 환자에서는, 적극적인 약물치료가 신부전에서는 신기능의 감소속도를 늦추고 심부전에서는 심기능을 개선시키는 것으로 알려져 이들 환자에서는 혈압이 많이 높지 않아도 조기에 약물치료가 고려되어야 하며 목표 혈압은 더 낮추어 130/85mmHg 이하로 한다.

(4) 비약물 요법(생활습관의 개선 : Life style modification)

1차 치료목표를 달성하기 위해서는 혈압하락 외에도 생활습관의 개선이 필요하며, WHO Technical Report Hypertension Control에서 요약된 대로, 여러 가지 보완적인 수단으로 중요성을 갖는다.

- 개개 환자에서의 혈압 강하
- 항고혈압 약물의 필요를 줄이고 효과를 최대화함
- 가지고 있는 다른 인자들의 조절
- 일반인에 있어서 고혈압과 이에 연관된 심혈관계 질환의 일차적인 예방 비약물 요법은 약물요법을 받는 환자를 포함하여 모든 고혈압 환자에서 반드시 시행되어야 한다.

① **금연** … 고혈압 환자에서 심혈관계 질환예방에 가장 강력한 생활습관의 개선책으로 알려져 있다. 어떤 형태의 흡연이라 할지라도 필수적으로 금해야 하며, 심혈관계에 대한 이로움은 전 연령 군에서 1년 이내에 나타나는 것으로 알려져 있다.

② **체중감량** … 과다 체지방은 고혈압 발생에 가장 강력한 위험인자로 알려져 있으며 과체중 고혈압 환자에서 5kg의 체중감량은 인슐린 저항성 당뇨, 좌심실 비대 등에 효과가 있는 것으로 알려져 있다. 체중감량의 강압효과는 운동요법, 절주, 식염섭취 제한 등을 동시에 시행할 경우 그 효과를 증강시킬 수 있다. 그러므로 과체중 고혈압 환자의 경우 처음에 일단 5kg 정도의 체중 감량이 필요하며 이후 더욱 많은 체중감량이 필요한가 여부는 환자의 반응 및 상태에 따라 결정되어야 한다.

③ **절주** … 하루 "3잔(standard drink 기준)" 이하의 음주는 관상동맥 질환 예방에 도움이 될 수도 있는 것으로 알려져 있으나 이 이상의 음주는 혈압을 올리게 되고 강압제의 효과를 떨어뜨리는 것으로 밝혀져 있다. 절주를 하면 혈압상승 효과가 1~2주 이내에 소실되는 것으로 보고되고 있다. 하루 "5잔(standard drink 기준)" 이상을 마시는 과도한 음주자는 하루 알코올 섭취량을 남자는 20~30mg 이하로, 여자는 10~20mg 이하로 제한하여야 한다.

④ **식염섭취 제한** … 과도한 식염섭취는 혈압을 올리고 고혈압 발생과 밀접한 관련이 있음은 잘 알려진 사실이다. 하루 나트륨 섭취가 10.5mg이었던 고혈압 환자에서 4.7 ~ 5.8mg으로 섭취를 줄이면 수축기 혈압을 4 ~ 6mmHg 정도 낮추는 것으로 알려져 있다. 그러므로 고혈압 환자에서 하루의 나트륨 섭취를 5.8mg 이하 혹은 식염(sodium chloride) 섭취를 6.0mg 이하로 제한하여야 한다.

⑤ **운동요법** … 걷거나 수영을 하는 중등도 정도의 유산소 운동을 매회 30 ~ 45분 정도 일주일에 3 ~ 4차례 이상 하는 것이 권장되며 이러한 중등도 운동이 조깅 등의 강도가 높은 운동보다 혈압을 떨어뜨리는데 유용한 것으로 알려져 있으며 수축기 혈압이 4 ~ 8mmHg 정도 떨어진다고 보고되고 있다. 반면에 등척성(isometric) 운동은 오히려 혈압을 올리므로 이는 피하여야 한다.

⑥ **복합식이요법** … 과일, 채소, 섬유소, 그리고 저포화지방식의 복합식이요법은 혈압을 11/6mmHg 정도 떨어뜨릴 수 있다고 보고된 바 있다. 그러나 칼슘, 마그네슘, 칼륨의 많은 섭취가 혈압을 떨어뜨리는데 유용하다는 보고들이 있으나 이는 확실히 정립된 바 없다.

⑦ **정신적 요인과 스트레스** … 정신적 요인들, 성격적 요인들, 그리고 스트레스 등은 고혈압과 심혈관계 질환인자로 알려져 있다.

⑧ **기타** … 생활습관 개선은 당뇨, 고지혈증 등이 동반되어 있는 경우 필수적이며 또한 이에 적절한 개선이 이루어져야 한다.

❷ 고혈압의 분류

(1) 원인별 분류

원인에 따른 고혈압은 본태성 고혈압(essential hypertension)과 속발성 고혈압(secondary hypertension)으로 분류될 수 있다. 본태성 고혈압은 전체 고혈압 환자의 75 ~ 90%를 차지하며 정확한 발병원인이 알려져 있지 않다. 가능한 병인기전으로는 교감신경계의 활성화에 의한 혈관수축작용과 신장에서 나트륨의 과다재흡수가 제시되었다. 반면 원인을 찾을 수 있는 고혈압을 속발성 고혈압이라 한다. 신장염(만성사구체신염 등), 대동맥 또는 심동맥의 협소, 부신수질이나 피질에 발생한 종양 및 부갑상선의 이상 등에 의한 내분비계통의 질환으로 혈압이 높아지는 경우이다. 혈압은 동맥벽을 상대로 혈액이 가하는 힘으로 두 가지 요인에 의해 결정된다. 즉, 혈액의 박출정도(혈액량 증가, 심박수 증가, 1회 박출량 증가)와 혈류에 대한 저항(혈액의 점도 증가, 말초 저항 증가)이 어느 정도인가에 따라 결정된다.

(2) 혈압치에 의한 분류

혈압은 정도에 따라 〈표 1-9〉와 같이 분류될 수 있다. 미국심장학회(The American Heart Association)에 의하면 최적의 혈압을 수축기는 120mmHg 이하, 이완기는 80mmHg 이하로 규정하고 있다.

※ 〈표 1-9〉 혈압치에 의한 분류 ※

구분	수축기 혈압(mmHg)	이완기 혈압(mmHg)
정상 혈압	<120	<80mmHg
경계 고혈압(high normal)	130 ~ 139	85 ~ 89mmHg
1단계 고혈압(mild)	140 ~ 159	90 ~ 99mmHg
2단계 고혈압(moderate)	160 ~ 179	100 ~ 109mmHg
3단계 고혈압(high)	≥180	≥110mmHg

(3) 장기 장애 정도에 의한 분류

고혈압이 위험한 것은 장기간 방치될 경우 다른 조직의 문제를 초래한다는 것이다. 이러한 조직이나 장기의 손상은 혈압이 높을수록 높아진다. 1단계 고혈압에서는 좌심실 비후와 같은 장기변화는 있으나 외관상의 징후는 나타나지 않는다. 2단계 고혈압이 되면 한 부분 이상의 장기 이상이 나타나며 단백뇨증, 망막이상, 혈장크레아틴의 증가 등이 나타난다. 3단계 고혈압이 되면 심장, 뇌, 망막, 신장 등 여러 장기들이 손상되어 좌심실의 기능마비, 뇌출혈, 망막의 출혈 등의 증후가 나타난다.

❸ 고혈압의 운동방법

고혈압은 건강위험인자이기 때문에 운동을 포함한 치료는 증상들을 개선시키기 위해 필수적이다. 고혈압 관리에서 운동은 여러 가지 심장의 위험인자들에 대해 긍정적인 효과가 있다. 많은 연구에서 규칙적 운동은 고혈압의 관리에 있어 중요한 역할을 하는 것으로 알려져 있다.

고혈압 환자의 장기간 운동은 혈압을 감소시킨다. 이러한 혈압의 감소는 첫째, 혈관의 조절기능과 탄성이 향상되어 나타난다. 혈관내피에서 생성되며 혈관을 확장시키는 역할을 하는 NO(nitric oxide)와 PGI2(prostcyclin)는 증가시키는 반면 혈관을 수축시키는 ET-1(endothelin-1)은 감소시킨다. 혈관의 긍정적 변화와 더불어 혈관의 탄성 또한 증가되어 혈류와 혈압이 개선된다. 둘째, 장기간의 운동은 교감신경을 완화하고 부교감신경은 활성화시켜 심박수와 혈관의 긴장을 완화시킨다. 이러한 효과는 혈압안정제를 섭취할 때와 동일하다. 셋째, 장기간의 운동은 인체의 염분을 배설시키고 적절수준으로 혈장량을 유지시킨다. 이러한 조절은 인체의 체수분을 조절하는 renin-angiotensin시스템에 의하여 이루어진다. 혈압의 저하효과는 장기간운동이 아닌 일회성운동을 수행할 경우에도 나타나며 특히 1단계 고혈압과 같이 고혈압의 증후가 심하지 않고 낮을 경우 그 효과는 더욱 크게 나타난다. 운동에 의한 혈압의 개선은 기립성 저혈압에 의한 어지러움이나 혼절과 같은 증후가 나타날 수 있으므로 준비운동과 정리운동을 철저히 한다.

(1) 1회성 운동에 따른 혈압 반응

격렬한 유산소 운동 시에 전형적인 혈압 반응으로 수축기 혈압은 증가하고, 이완기 혈압은 감소하거나 혹은 변화가 없다. 최대 운동 중에 일반적으로 혈압은 수축기 혈압 180 ~ 210mmHg, 이완기 혈압 60 ~ 85mmHg 등으로 예상된다. 안정시 혈압과 함께 운동에 따른 과도한 혈압 반응은 장차 고혈압을 예측할 수도 있다.

운동시 혈압은 관상동맥질환의 경과를 예측할 수 있다. 외관상 건강한 성인 남자를 대상으로 운동시 혈압은 심근경색으로 이환율과 사망률 모두 높은 관계가 있으며, 운동시 혈압은 중증고혈압과 경증 고혈압 사이에 구분될 수 있다.

운동 중에 혈압반응이 크고(≥230/100mmHg), 높은 위험인자를 지닌 남자는 말초저항이 둔하게 되며, 장차 고혈압의 기전으로서 운동유발성 혈관확장능력을 저해한다.

(2) 운동과 혈압조절 기전

많은 횡단적 연구에서 규칙적 신체 활동과 운동 트레이닝은 고혈압의 예방과 치료에 있어 중요한 역할을 하는 것으로 알려져 있음에도 불구하고 그 관계에 대한 특이한 기전들은 명확하지 않다.

고혈압 환자에게서 나타나는 특징 중 하나인 산화질소의 생체이용률 및 분비 감소는 혈관 이완능력을 감소시키게 된다.

그러나 규칙적인 운동은 혈관의 전단력을 증가시키고 세포의 신호체계를 활성화시켜 산화질소의 분비 및 생체이용률을 촉진하게 됨으로써 혈관 이완을 유도하며 이는 곧 말초저항의 감소를 유도하여 혈압조절에 긍정적인 영향을 미칠 수 있다.

혈압상승은 심박출량의 증가 또는 총말초혈관저항의 증가 중의 하나 혹은 두 가지 요인이 복합적으로 작용하여 발생한다고 할 수 있다. 혈역학적 기전에서 볼 때 운동은 직·간접적으로 영양 및 대사적 변화를 일으켜 혈압에 영향을 미친다.

규칙적 운동이 혈압을 낮출 수 있다는 혈역학적 기전에 몇 가지 가능성이 있다.

(가설 1) 규칙적 장기간 운동에 따라 안정시 또는 주어진 운동수준에 심박출량과 말초혈관 저항이 낮아진다.

(가설 2) 규칙적 장기간 운동에 따라 혈청 카테콜아민과 혈장 레닌 활성이 감소한다.

혈관을 확장시키는 프로스타글란딘 E의 증가, 이뇨작용을 하는 도파민의 증가로 순환 혈장량 및 심박출량이 감소하고, 아미노산의 일종으로 강압작용을 하는 타우린의 증가로 혈장 노르에피네프린이 감소되고 말초혈관저항이 저하하는 등 여러 가지 강압인자가 혈압을 감소시키는 데 작용한다.

분명한 기전을 종합하자면 운동으로 혈장 노르에피네프린이 감소되고, 자율신경계의 긴장을 완화시켜 혈관을 확장시키며, 압력수용반사의 재조정으로 말초저항이 감소하게 되며 운동은 합리적인 강압요법이라고 하겠다.

(3) 고혈압의 운동 처방 적용대상

미국 합동위원회는 수축기 및 확장기 혈압에 따라 고혈압의 정도를 분류하고 있다.

JNC 6차 보고서는 고혈압 위험단계모형을 기초로 하여 식사조절, 체중감소, 운동습관 등을 강조하였다. 고혈압 전단계 혹은 고혈압 1단계의 경우 식사조절, 체중감소, 운동습관 등을 초기 치료로서 권장한다. 고혈압 2단계의 고위험군의 경우 약물치료와 함께 운동을 포함한 생활습관의 수정이 필요하다.

(4) 고혈압 환자의 운동검사

고혈압의 운동 처방은 병력과 위험요소의 상태를 고려해야 한다. 안정시 혈압만으로는 고혈압 위험요소의 의료적 예후의 지표로 부적절하기 때문에 운동검사는 운동에 대한 혈압의 반응과 잠재하고 있는 허혈성 심질환을 검증하는 데 중요한 수단이다.

일반적으로 고혈압 환자의 경우 표준 운동검사 방법과 프로토콜을 적용한다. 그러나 비만과 같은 다른 질병이 동반된 경우에는 운동검사를 수정하여 적용할 필요성이 있다.

운동검사 시 수축기/이완기 혈압이 >260/115mmHg 이상인 경우 운동부하검사를 종료하여야 한다.

유산소 운동과 저항성 운동의 혈압 반응은 차이가 많다. 따라서 고혈압 환자들에게 있어서 운동검사는 운동의 저항형태(**예** 핸드그립, 웨이트리프팅, 등척성)에 따른 혈압 평가를 포함하도록 고려하여야 한다.

(5) 운동 처방 지침

① **운동 형태** … 고혈압 환자의 운동은 평균혈압과 심박수를 감소시킨다. 적정혈압은 이완기 혈압의 경우 85mmHg와 90mmHg 사이를 목표로 하는 것이 좋다. 급격하거나 많은 혈압의 감소는 심혈관질환에 의한 사망률이 증가된다는 보고가 있으므로 삼간다. 고혈압 환자들의 운동종류는 운동의 강도가 일정하게 유지되고 리드미컬한 유산소성 운동인 걷기, 조깅, 사이클링 등이 적절하다. 저항운동은 고혈압 환자들에게 부적절한 것으로 알려져 있지만 그렇지 않다. 적절한 강도에서 저항운동을 한다면 역시 운동에 따른 효과를 볼 수 있다. 정상혈압을 가진 사람들의 경우 장기간의 저항 운동 또한 혈압의 감소나 고혈압의 예방에 효과적인 것으로 알려져 있다. 한편 혈압을 관리하고 심혈관계 건강을 개선하기 위해서는 유산소 운동에 저항성 운동이 복합된 프로그램을 권장한다. 즉 저항훈련은 고혈압인 사람에게 일차적으로 권장되지 않지만, 유산소 운동 프로그램에 추가할 수 있다. 유산소 운동을 원칙적으로 권장하며 걷기나 조깅과 같은 동적이며 전신적 운동은 확장기 혈압을 떨어뜨린다고 한다.

반면에 무거운 기구를 이용하는 중량운동은 정적, 등척성 운동이 되어 운동중의 확장기 혈압이 상당히 상승하기 때문에 오히려 혈압을 상승시키는 결과를 초래할 수 있으므로 제한하는 것이 좋다. 또한 호흡을 정지한 상태에서 행하는 무산소성 운동 또는 등척성 운동을 삼간다. 고강도의 등척성 운동, 지칠 정도의 장거리 달리기 등의 운동, 급격한 동작이나 운동 강도의 변화가 많은 운동, 경쟁성의 운동은 좋지 않다.

② **운동 강도** … 고혈압 환자들이 운동을 수행할 경우 운동 강도가 중요한데 그 이유는 운동 강도와 정비례하여 혈압이 증가되기 때문이다. 정상혈압을 가진 사람들이 운동을 할 경우 수축기 혈압은 220mmHg를 넘지 않으며 이완기 혈압은 유지 또는 감소된다. 하지만 고혈압 환자의 경우 운동 동안 수축기 혈압은 250mmHg 이상으로 높아지고 이완기 혈압도 건강한 일반인보다 높게 나타나는 경우가 많다. 실제 고혈압 환자의 경우 최대운동능력의 70%에서 운동을 할 때에도 혈압이 250mmHg에 도달할 수 있다. 운동 중 혈

압이 250mmHg 이상으로 높아지면 동맥류, 뇌출혈 등의 심혈관질환이 초래될 수 있다. 이러한 이유로 많은 고혈압 환자들은 높은 혈압으로 인하여 자신의 최대운동능력을 발휘하지 못하는 삶을 살고 있다.

고혈압 환자의 경우 낮은 강도(100watt)에서 운동 시 혈압이 200mmHg까지 상승하면 의사와 상담해야 한다. 또한 운동 중 혈압이 250mmHg까지 증가할 경우 약물을 사용하여 혈압을 낮춘 후 운동을 수행하여야 한다. 특히 고혈압의 정도가 심한 2, 3단계 고혈압 환자들의 경우 운동을 수행할 때 더욱 낮은 강도의 운동은 물론 의료진과의 상담이 필요하다. 운동에 대한 두려움으로 운동을 하지 않는다면 체력이 현저하게 약화되어 건강은 물론 고혈압의 예방과 개선에도 나쁜 영향을 미칠 수 있다.

고혈압 환자의 운동 강도는 증후에 따라 차이가 있지만 최대심박수의 40 ~ 70%가 적절한 것으로 알려져 있다. 심장의 활동을 억제하는 배타차단제와 같은 약물을 사용할 경우 심박수를 이용하여 운동강도를 설정하면 안 된다. 이러한 경우 운동자각도를 이용하며 11(가벼움)에서 시작하는 것이 적절하다.

저항운동의 경우 8 ~ 12회 반복하여 들 수 있는 무게가 좋으며 되도록 무거운 무게보다 가벼운 무게로 반복횟수를 증가하도록 한다. 고혈압 환자들은 무거운 물건을 들어 올릴 때 혈압이 순간적으로 300 ~ 500mmHg까지 올라갈 수 있으므로 무거운 부하에서의 저항운동은 절대 금하여야 한다. 또한 복합관절운동보다 단순관절운동이 안전하며 기립자세에서 하는 저항운동보다 앉거나 고정된 기구를 사용하는 것이 안전하다. 저항운동의 강도를 설정할 때 최대의 힘을 발휘하는 RM이나 %를 사용해서는 안 되며, 정해진 반복 횟수로 운동을 하였을 때 힘이 어느 정도 남아 있을 정도로 수행하여야 한다. 운동자각도를 기준으로 할 때 '가벼움'과 '다소 힘듦'의 범위인 11 ~ 13 정도가 적당하다. 다시 강조하지만 과운동의 증후가 나타나지 않는 범위에서 운동은 수행되어야 한다.

바르지 못한 호흡은 흉곽의 압력을 높여 혈압을 상승시키며 이로 인해 의식을 잃을 수도 있다. 가벼운 중량으로 올바른 호흡을 한다면 이러한 문제를 예방할 수 있다.

③ **운동 시간, 빈도** … 운동의 양과 운동의 질은 반비례 관계로 운동 시간은 운동 종류 및 강도에 따라 결정되는데, 대부분의 고혈압 환자들이 운동 부족이라는 점을 고려한다면 저강도 운동이라도 운동 시간을 무리하게 연장할 수는 없다. 따라서 운동 초기에는 운동 시간을 15 ~ 45분으로 정하는 것이 알맞으며, 점차로 운동에 적응되고 체력이 향상되면 운동시간을 1시간 정도까지 늘리도록 한다. 고혈압 환자의 경우 역시 건강인에게 적용되는 운동 처방의 원리가 적용되는데 운동생리학적으로 1회 200 ~ 300kcal의 에너지소비가 따르는 운동량이 효과적이다. 그런데 고혈압 환자의 경우 저강도의 운동을 실시해야 하므로 상대적으로 운동시간은 길게 해야 목표 운동량을 채울 수 있게 되며 그때 운동효과가 있다는 것이다. 심폐기능운동과 저항운동을 같이 할 경우에도 언급한 시간범위 내에서 배분하여 운동한다. 고혈압의 증세가 심하거나 고령자의 경우 오전과 오후로 나누어 수행하는 것도 좋은 방법이다. 운동 빈도는 주당 3일 이상이 적당한데 가능하다면 부작용이 없는 범위에서 주당 5일 정도 수행할 수 있도록 한다.

또한 본 운동 전후에 스트레칭을 포함한 준비운동 및 정리운동을 5 ~ 10분씩 실시하며 특히 운동 후 말초저항이 감소할 수 있으므로 정리운동을 길게 해야 한다. 한편 고혈압의 개선을 위한 운동을 할 때 환경이 중요하다. 너무 무덥거나 저온의 날씨는 물론 너무 높은 고지환경에서 운동을 하는 것도 피한다. 운동 실시 시간대가 정해져 있는 것은 아니지만 고혈압 환자의 경우 대개 오후 운동을 권장하며 특히 추운겨울의 새벽운동은 삼간다.

특히 심하게 추운 겨울철 아침의 운동은 충분한 준비운동을 하거나 실내에서 운동이 이루어져야 한다. 운동 중 가슴이 답답하거나 통증이 나타나고 호흡이 곤란하며 불규칙한 심장박동 등의 증후가 나타날 때는 운동을 중단해야 한다.

운동 프로그램은 혈압감소 효과가 얻어지는 6 ~ 8주간 이상을 지속적으로 실시할 것을 권장한다. 고혈압 환자에게서 혈압강하 효과가 나타나려면 1,000분 정도의 운동시간이 누적되어야 한다고 주장하는 연구가 있으며, 자전거 에르고미터 운동을 약 50%VO₂max 강도로 1회 60분씩 주 3회 운동하였을 때 6주 정도가 소요됨을 제시하였다.

④ **저항성 운동** ⋯ 고강도의 저항성 운동은 수축기 혈압과 이완기 혈압의 증가와 관련이 있다. 한편 저항성 운동은 유산소 운동에 비해 심박수 상승 정도가 적다. 일반적으로 심근산소소비량은 총 신체에너지소비량이 동일한 수준에서 운동을 수행했을 경우 유산소 운동에 비해 저항성 운동이 더 낮게 나타난다.

많은 연구에서 혈압의 감소와 심혈관계 건강의 개선에 대한 저항성 트레이닝의 이점이 인정되어 있으며, 미국심장협회의 최근 지침은 심혈관계 위험인자들의 변화, 만성질환의 예방 및 관리 등을 위하여 낮은 강도에서 중등도 강도의 저항성 운동을 권장하고 있다. 더욱이 저항성 트레이닝은 주어진 무게를 들어올릴 때 심근산소소비량을 감소시킨다.

고혈압 환자를 대상으로 한 저항성 트레이닝의 경우 고반복/저부하 형태로 실시하여야 한다. 즉 근지구력 강화를 위한 저항성 트레이닝 개념으로 접근하도록 한다.

> **TIP** ～～～～～～～～～～～～～～～～

고혈압 환자를 위한 FITT 권고(유산소와 저항운동)

㉠ 빈도 : 대부분의 유산소 운동은 가급적이면 매일, 저항운동은 주당 2 ~ 3회

㉡ 강도 : 1RM의 60 ~ 80%의 저항운동과 더불어 중강도의 유산소 운동(즉, 40 ~ <60% VO2R 또는 HRR, 6 ~ 20 척도 운동자각도에서 11~13).

㉢ 시간 : 하루에 30 ~ 60분의 지속적이거나 간헐적 유산소 운동. 간헐적일 경우 최소 10분 단위로 축적되어 하루에 총 30 ~ 60분이 되도록 한다. 저항운동은 각각의 대근육군을 최소 1세트, 8 ~ 12회 반복으로 구성되도록 한다.

㉣ 형태 : 걷기, 조깅, 자전거타기, 수영과 같은 유산소 활동들에 중점을 두어야 한다. 웨이트 기구나 프리웨이트를 이용한 저항운동은 유산소 운동에 추가되어야 한다. 그러한 운동 프로그램들은 대근육군을 대상으로 하는 8 ~ 10가지의 서로 다른 운동들로 구성되어야 한다.

㉤ 점증 : 건강한 성인들을 위한 점증과 관련된 운동처방의 FITT 원칙은 일반적으로 고혈압 환자에게도 적용된다. 하지만 혈압조절 수준, 혈압강하제 치료, 약물 관련 부작용, 표적기관질환이나 그 밖의 다른 합병증들의 유무 등 최근의 변화들에 대한 고려사항이 주어져야 한다. 점증은 점진적이고, 운동처방의 FITT 요소 중 특히, 대부분의 고혈압 환자들에서 강도의 큰 증가를 피해야 한다.

(6) 특별한 고려사항

① 수축기/이완기 혈압 >200/110mmHg인 경우 운동을 금한다.

② β-blocker와 같은 항고혈압제를 투약받는 환자의 경우 운동시 비정상적인 심박수 반응 및 운동능력 감소를 유도할 수 있기 때문에 운동시 철저한 감독이 필요하다.

③ 수축기/이완기 혈압이 ≧160/100mmHg인 경우 일차적으로 운동 및 생활습관 수정에 앞서서 약물치료가 이루어져야 한다.

④ 고혈압 약물 및 혈관 확장제의 경우 운동 후 저혈압을 유발할 수 있으므로 운동 후 충분한 정리운동을 통해 점진적으로 열을 식히는 것이 강조되어야 한다.

⑤ 저항훈련 중에서 Valsalva maneuver 방법은 혈압을 급격히 상승시킬 수 있으므로 권장하지 않는다.

❹ 고혈압의 식이요법

대다수의 고혈압의 경우에는 생활요법만으로 만족스러운 조절에 이르기가 어려우며 약물치료가 필요한 경우가 많다. 따라서 약물치료에 대한 막연한 거부감으로 이를 미루고 있다면 고혈압을 잘 다스리는 것과는 거리가 멀어지게 된다.

고혈압 환자가 식사를 할 때는 표준 체중을 유지할 정도의 열량을 섭취하고, 특히 염분 제한, 동물성 지방 제한, 신선한 야채나 과일을 충분히 섭취하고, 술이나 담배를 줄이는 것이 필요하다.

일반적으로 고혈압은 혈중 콜레스테롤 함량 및 체내 염분 농도와 밀접한 관계가 있다. 그런데 현대인은 포화지방산이 많이 들어있는 음식 즉 돼지고기, 우유, 계란, 초콜릿, 크림, 치즈, 쿠키, 버터 등의 음식물 섭취를 점점 높이고 있어서 문제가 더욱 심각해지고 있다. 고지방 함유 식품의 섭취가 많아지면, 혈관 속의 콜레스테롤 양이 필요 이상으로 되어 잉여량이 혈관 내부에 침착됨으로써 혈관 내 혈액 흐름이 방해를 받거나 심한 경우 차단되어 동맥경화로 인한 고혈압 합병증이 발병될 가능성을 증가시키기 때문이다.

음식을 짜게 먹는 경우 고혈압이 발생한다는 것은 잘 알려진 사실이다. 소금 속의 나트륨 성분은 체내로 흡수되면 삼투압을 유발하여 혈관 내 혈액량이 증가하도록 만들고, 혈관 벽으로 들어가서 혈관의 탄력을 잃게 하여 혈압을 상승시키는 결과를 초래한다.

염분을 제한하지 않으면 혈압이 내려가지 않기 때문에 무엇보다 고혈압 치료를 위해서는 염분을 제한하는 것이 중요하며, 알코올은 혈압을 올리고 흡연은 혈관을 막게 하는 등의 위험 요소가 가중되기 때문에 고혈압으로 진단되면 반드시 지켜야 한다.

또한 총 지방 기준은 동물성 지방을 60% 미만으로 하고 불포화지방산과 포화지방산의 비가 1.5가 되도록 한다. 하루 콜레스테롤 섭취량은 30mg 이하가 되도록 한다.

조미용으로 설탕, 꿀 등의 단순당을 사용할 때에는 하루 10g 이하가 되도록 하며, 초콜릿, 사탕 같은 식품은 피하고 차를 마실 때에도 될 수 있으면 설탕을 넣지 않고 마시는 습관을 들이는 것이 좋다.

❶ 당뇨병의 병태와 운동요법

(1) 당뇨병의 병태

당뇨병은 인슐린 분비, 작용 혹은 두 가지 모두의 결함으로 초래되는 비정상적인 당대사가 특징이다. 당뇨병은 당 조절을 위하여 영양섭취의 적절한 균형, 약복용, 신체 활동 등을 포함한 엄격한 자기관리가 필요하다. 운동은 당뇨병 관리를 돕는 중요한 치료적 중재방법이다. 규칙적인 운동은 제2형 당뇨(NIDDM)의 경우 혈당 조절 개선을 촉진한다. 제1형 당뇨의 경우에도 당뇨관리를 위한 효과적인 부가적 치료방법이다. 제1형 당뇨(IDDM)를 포함한 당뇨병에 있어서, 규칙적인 운동은 심혈관, 대사적, 심리적 건강 등의 개선을 비롯한 심혈관질환의 1차적 및 2차적 예방과 당뇨 합병증의 예방 등의 많은 이점을 가지고 있다.

① **정의** … 탄수화물(glycogen)은 인체에서 사용되는 주요한 에너지원이며 섭취된 탄수화물은 장에서 당(glucose)으로 분해되어 흡수되며 혈액을 통해 몸의 세포로 운반된다. 당이 세포(특히 근육세포)로 이동하기 위해서는 췌장에서 분비되는 인슐린(insulin)이라는 호르몬이 필요하다. 즉 인슐린이 세포의 수용체에 결합함으로써 당은 세포막을 통과하여 에너지로 사용되며 혈당은 낮아진다. 인슐린은 췌장의 랑게르한스섬의 베타세포에서 생성된다. 인슐린의 다른 기능은 혈중의 당을 근육과 간에 탄수화물 형태로 저장하게 하고 지방조직에서 중성지방을 합성시키는 역할을 한다. 또한 지방분해를 억제하며, 단백질을 합성하고 저장시키는 역할을 한다.

　당뇨병은 인슐린의 분비가 되지 않거나 작용 및 기능이 충분히 이루어지지 않을 때 나타나는 대사과정의 이상을 말한다. 인슐린이 분비되지 않으면 당은 세포막을 통과하지 못해 혈중에 남게 되며 결국 혈중 당의 농도가 올라간다. 혈중 당 농도가 160 ~ 180ml/dl를 초과하게 되면 체수분과 함께 소변으로 방출된다.

② **진단** … 당뇨병을 진단하는 정확한 방법으로 경구당 부하검사(OGTT)가 있다. 이것은 혈중의 당이 세포에서 얼마나 정상적으로 이용되고 있는 지를 측정하는 것이다. 검사를 하기에 앞서 10 ~ 16시간 금식 후 시행하며 이 기간 당뇨병에 영향을 미치는 약물 투여는 금하여야 한다. 검사방법은 포도당 75g(소아의 경우 1.75g/kg)을 300ml의 물에 녹여 5분 동안 마신 후 검사를 시행한다. 검사 도중 피검자는 흡연이나 심한 신체 활동(천천히 걷는 것은 허용)을 해서는 안 되며 앉은 자세로 검사를 받아야 된다.

　그렇지만 이러한 검사방법은 번거롭기 때문에 채혈을 통하여 혈중의 당의 수치를 보는 것이 일반적이다. 정상적인 혈당수치는 공복 시 80 ~ 120mg/dl로 알려져 있지만 최근에는 70 ~ 110mg/dl로 기준이 낮아졌다. 식이 후를 기준으로 할 때는 식후 2시간 후의 수치가 140mg/dl 이하이면 정상이다. 내당능장애란 당뇨병의 전단계로서 공복 시의 경우 혈중 당의 수치가 110 ~ 125mg/dl, 식후 2시간 후의 경우 140 ~ 200mg/dl인 경우를 말한다. 내당능장애는 당뇨병적인 상태는 아니지만 당뇨병으로 진행될 가능성이 높으므로 적어도 검사 반년 후 다시 검사를 하는 것이 현명하다. 당뇨병 단계는 공복 시 혈당이 140mg/dl, 식후 2시간 후 혈당이 200mg/dl 이상인 경우를 말한다.

※ 〈표 1-10〉 당뇨병의 진단기준 ※

	공복 시	식후 2시간
정상	70 ~ 110mg/dl	140mg/dl 이하
내당능장애	110 ~ 125mg/dl	140 ~ 200mg/dl
당뇨병	140mg/dl 이상	200mg/dl 이상

③ 당뇨병의 증후 및 합병증

㉠ 증후 : 다뇨 또는 빈뇨(아동들의 경우 침상뇨), 배고픔, 갈증, 혈중이나 뇨의 당 증가, 체중감소, 허약과 피로, 안절부절감, 기분의 변화, 메스꺼움, 구토, 피부·잇몸·질·방광의 반복적인 감염, 흐리거나 불선명한 시야, 손과 발이 쑤시거나 감각의 손실(심하면 괴사)

㉡ 합병증 : 인슐린이 인체에서 적절히 조절되지 않으면 신부전, 괴저, 절단, 실명(또는 망막손상), 순환계장애, 심장발작 또는 뇌졸중, 케톤증가에 의한 산성증을 초래할 수 있으며 관상동맥질환의 주요한 위험인자이다. 당의 농도가 혈중에서 증가하게 되면 농도증가로 말초혈관이 막히게 됨은 물론 근육세포 자체가 생존에 필요한 에너지를 원활히 생산하지 못하여 괴사를 초래하고 절단해야 하는 경우도 생긴다. 또한 조직세포가 인슐린결핍으로 당을 공급받지 못하게 되면 지방이 에너지로 이용되는데 이것은 케톤체라는 독성물질을 생성하게 하여 당뇨병성 케톤산증을 초래한다. 또한 케톤은 수분과 함께 뇨로 배출되기 때문에 탈수를 초래할 수 있다. 따라서 당뇨병에 노출되면 탄수화물대사를 조절하기 위하여 식이조절이나 약물치료 등을 하여야 하며 더욱 심해지면 매일 혈당수준을 유지하기 위하여 인슐린을 주사하여야 한다.

④ 당뇨병의 분류

㉠ 인슐린 의존성 당뇨병 : 제1형 당뇨병(IDDM)으로도 알려져 있으며 아동들에게 흔히 발생하기 때문에 소아 당뇨병이라고도 한다. 요즘에는 청소년뿐만 아니라 모든 연령의 사람들이 이 질병에 노출될 수 있다. 이것은 췌장의 베타세포가 바이러스에 민감하게 반응하여 감염되어 나타난다. 바이러스에 의하여 손상되거나 파괴된 베타세포는 항원으로 작용하여 베타세포를 파괴하는 항체를 생산하게 된다. 따라서 췌장은 인슐린을 거의 또는 전혀 만들어 내지 못하여 매일 인슐린을 주입하여야 한다. 체중의 경우 정상이거나 감소하는 경향을 나타낸다.

㉡ 인슐린 비의존성 당뇨병 : 인슐린 비의존성 당뇨병(NIDDM)은 제2형 당뇨병 이라고도 알려져 있으며 대부분의 당뇨병이 이러한 형태에 속한다. 인슐린 비의존성 당뇨병은 비교적 성인이 된 후에 발생하며 체중의 변화가 없거나 감소하는 제1형 당뇨병과는 달리 비만을 동반한다. 이것은 췌장에서 너무 적은 인슐린을 만들어 내거나 만들어 내더라도 인슐린에 대한 저항이 증가하여 제대로 작용하지 못하는 특성이 있다. 즉 췌장에서 인슐린을 불충분하게 만들어 내거나 인슐린이 충분하더라도 인슐린수용체의 수나 활

성도가 감소되는 인슐린수용체 결함에 의하여 나타난다. 또한 인슐린수용체에 정상적으로 결합을 하더라도 인슐린수용체후결함에 의해 발생할 수 있다.

반드시 인슐린으로 치료할 필요는 없으며 인슐린 의존형보다 케톤산증이 적고 체중조절, 적당한 영양, 운동을 통하여 극복할 수 있다. 특히 비만일수록 당뇨병의 발생위험성이 늘어나는데 그 이유는 내장에서 유리되는 지방산의 양이 증가하고 이것은 인슐린저항의 원인이 되기 때문이다.

> **TIP**

인슐린 비의존성 당뇨병의 발전단계

인슐린 비의존성 당뇨병은 단시간에 발전되는 것이 아니고 오랜 시간에 걸쳐서 발전되어 진행되는 것이 특징이다. 인슐린 비의존성 당뇨병의 발전단계는 첫 번째로 당뇨병전 단계로 주로 혈당내성검사 시 혈당반응은 정상이나 인슐린반응이 비정상적으로 높은 경우가 이에 속한다. 두 번째 단계는 임상전 단계로 피로나 스트레스를 많이 받고 난 다음에 혈당검사를 실시하면 비정상적으로 높으며 인슐린반응도 높게 나타난다. 하지만 피로나 스트레스를 받지 않고 안정된 상태에서 혈당내성검사를 하면 정상적으로 나타난다. 세 번째 단계는 임상 단계로 안정 시 혈당은 정상적으로 나타나지만 혈당내성검사 시 인슐린과 혈당반응 모두가 비정상적으로 높게 나타난다. 네 번째 단계는 당뇨병 단계로 안정 시 혈당이 140mg/dl 이상을 나타낸다.

이상과 같이 당뇨병의 발전단계를 네 가지의 단계로 구분하지만 실제 많은 사람들이 임상 단계나 당뇨병 단계에 도달한 후에야 비로소 당뇨병에 걸린 사실을 인지하게 된다. 그러나 이때에는 이미 인슐린 저항이 오랫동안 발전한 상태이므로 간단히 치유할 수는 없다.

ⓒ **영양실조성 당뇨병** : 영양실조성 당뇨병(Malnutrition related diabetes mellitus)은 만성적인 영양부족으로 인하여(특히 단백질 결핍) 인슐린 분비가 저하되는 것으로 의존형 당뇨병보다 인슐린의 요구가 훨씬 높다. 영양부족이 당뇨병을 유발하는 기전으로 장기간 영양부족으로 인한 베타세포의 손상과 당뇨병에 대한 유전적 소인을 가진 사람의 영양부족과 관련된 것으로 제시하고 있다. 영양이 부족하면 인체는 부족한 부분을 보충하기 위하여 생존에 중요한 자신의 세포를 희생한다. 또한 영양부족에 의한 면역반응의 저하는 바이러스나 음식물 독소와 같은 환경인자가 세포를 더욱 손상시키고 당뇨병을 유발한다는 설명이다.

ⓓ **임신성 당뇨병** : 임신성 당뇨병은 임신 중 당뇨병이 발견되는 경우를 말한다. 우리나라 임산부의 2.2 ~ 3.6% 정도가 임신성 당뇨병이며 제2형 당뇨병으로 발달하는 경향이 있다. 전형적으로 출산 후 대부분이 소실되나 약 60%의 환자에게 15년 이내에 다시 당뇨병으로 발생하는 경향이 높다. 임신 여성이 당뇨병이 되는 원인은 임신 중에 만들어지는 여러 가지의 호르몬이 인슐린의 기능을 저하시키는 불능효과를 초래하기 때문이다. 이것은 혈중의 당 수준을 증가시키며 이러한 변화를 상쇄하기 위하여 췌장은 인슐린을 더욱 많이 생산하게 된다. 그러나 일부 여성들의 경우 이러한 여분의 인슐린이 충분히 분비되지 못하고 결국 임신성 당뇨병으로 발전하게 된다.

임상적으로 임신성 당뇨병의 진단이 중요한 이유는 이에 대한 적절한 치료가 태아의 사망률과 유병률을 감소시킬 수 있기 때문이다. 증후검사는 임신 24 ~ 28주에 경구당 부하검사를 통하여 이루어질 수 있다. 적절한 치료를 통해 혈당을 적정수준으로 유지하며 섭취열량을 조절하여 바람직한 체중을 조절할 수 있도록 관리하여야 한다.

(2) 운동 요법

① 운동에 따른 대사적 변화와 당뇨 조절 … 운동 시 에너지로 사용되는 주된 연료는 탄수화물이며 근육과 간에 저장되어 있다. 운동 시 간의 탄수화물은 당으로 분리되어 혈중으로 유입되며 인체의 조직에서 이용된다. 당의 이용 정도는 운동의 강도와 지속시간에 따라 다르다. 운동강도가 높을수록 혈중 당 수준이 증가하는데 그 이유는 근육자체에 저장되어 있는 당은 에너지의 생산을 위하여 시용되는 반면 간에서 혈중으로 분비되는 당은 많이 사용되지 않기 때문이다. 운동이 오래 지속될 경우 간에서 혈중으로 분비되는 당이 근육에서 사용되기 시작하며 근육에 저장된 당의 이용은 낮아진다. 이로 인해 혈중의 당 수준은 휴식 때보다 약간 높은 수준을 유지한다.

반면 인슐린 농도는 감소하는데 이유는 운동에 따른 지속적인 근수축이 인슐린과 비슷한 효과를 나타냄은 물론 보다 많은 인슐린의 수용기가 활성화되어 당을 세포 내로 이동시키는데 요구되는 혈중 인슐린의 양이 감소되기 때문이다. 이러한 일회성 운동의 효과는 운동 후 72시간까지 지속된다. 특히 장기간의 규칙적인 운동은 체지방을 낮추고 근량을 증가시키며 인슐린의 민감성과 수용체의 활성화, 당운반체의 증가를 통하여 탄수화물대사를 증가시켜 혈중의 당을 감소시킨다. 또한 운동을 통한 근육량의 증가는 근수축의 인슐린 효과 또한 증가시킨다.

신체 활동을 포함한 운동은 인슐린에 대한 말초조직의 감수성을 높여 당이용율을 증가시키며 동맥경화증, 고혈압, 뇌졸중 등 당뇨병의 합병증을 예방하는 데 기여한다.

운동을 장기간 계속하면 신체의 기관 및 조직이 각각의 기능을 다할 수 있도록 활동하는 골격근에 연료와 산소의 공급을 증가시키기 위한 대사적 변화가 나타난다. 근글리코겐, 혈중글루코스, 유리지방산 등의 연료는 유산소 운동을 실시하는 동안에 연속적으로 사용된다. 근글리코겐은 운동의 시작단계에서 근수축을 위한 첫 번째 연료이며, 운동 시작 5 ~ 10분 후 혈중글루코스와 유리지방산의 이용이 늘어나게 된다. 저강도의 운동을 지속할 때 글루코스의 이용은 처음 수준의 약 20배 이상으로 증가하고, 산화된 연료의 25 ~ 40%를 차지하게 된다. 정상인, 제2형 당뇨, 잘 조절된 제1형 당뇨 등의 경우 혈중글루코스의 변화가 없거나 처음 40분 정도의 운동으로 약간 감소하는데 이는 간에서 글루코스의 분비가 3 ~ 4배 증가함으로서 혈중글루코스 풀(pool)이 증가하기 때문이다.

운동초기에는 글루코스의 대부분은 간글리코겐이 분해되어 생성되는 것이며, 보다 장시간 운동시 젖산, 피루브산, 글리세롤, 아미노산 등의 여러 전구물질에 의한 당신생합성과정을 통해서 이루어지는데 이는 혈당을 유지하는 것과 관련되어 있다. 만약 운동이 장시간 지속된다면 혈중글루코스 농도는 당신생합성에도 불구하고 떨어지게 되며, 탄수화물에서 유리지방산으로 에너지 대사의 점진적 이동이 일어나고 산화과정에서 유리지방산의 기여도는 이 시점에서 글루코스의 2배가량 된다.

운동을 하는 동안에 호르몬의 변화가 많이 일어나게 되는데, 운동으로 인한 에피네프린과 글루카곤이 증가함으로써 혈중인슐린 농도가 감소하게 된다. 이 때 지방세포로부터 유리지방산이 방출될 뿐만 아니라 간에서 글루코스가 생성되어 방출을 자극한다. 장시간 운동 후 증가된 인슐린 감수성은 48시간 동안 지속되며, 특히 골격근과 간에서의 글루코스 이용이 향상된다고 알려져 있다. 즉 장시간 운동으로 글리코겐은 결핍되고 글리코겐 합성효소의 활성이 증가되어 간과 근의 글루코스 이용이 향상되고 인슐린 감수성이 개선된다고 믿고 있다.

NIDDM을 대상으로 유산소 운동을 지속함으로서 혈당조절, 내당능 및 인슐린 감수성이 개선되었다는 많은 연구보고가 있다. 또한 IDDM인 아동과 청소년들의 경우 성인에 비해 규칙적 운동으로 당뇨조절의 개선이 더 잘 나타나며, 임신성 당뇨병의 여성에게 혈당조절을 개선하는 효과가 있는 것으로 밝혀져 있다.

최근 저항성 운동이나 근력운동에 의해 골격근이 증가하여 글루코스-인슐린 기능 관계가 개선될 수 있다는 연구보고가 있으며, 당뇨 환자에 있어서 저항성 운동은 인슐린의 활성도 개선과 함께 무산소성 글루코스 대사를 증가시킴으로써 혈당조절에 효과적인 것으로 보고되었다.

운동이 글루코스-인슐린 관계를 개선시키는 기전에 대하여 살펴보면 다음과 같다. 즉, 지구성 유산소 운동으로 최대산소섭취량이 증가된 것과 비례하여 세포내 인슐린 수용체의 수적 증가와 골격근의 적응력이 향상된다. 지구성 운동에 대해 근육이 적응함으로써 혈액공급이 증가되고, 글리코겐 저장량이 증가하며, 미토콘드리아 수와 호흡사슬에 관여된 효소와 산화활동이 증가하여 산화대사능력이 증가된다.

운동은 NIDDM에서 골격근 세포의 AMP-activated protein kinase(AMPK)의 활성화를 증가시키게 되는데, AMPK의 활성화는 글루코스 운반체 4(GLUT4)의 세포막 이동을 인슐린-비의존적으로 증가시키게 됨으로써 혈당조절에 긍정적인 영향을 미치게 된다.

❋ 〈표 1-11〉 운동이 당뇨에 미치는 영향 ❋

구분	내용
제1형 당뇨 및 제2형 당뇨	• 인슐린 감수성 증가 • 혈중 지질과 단백질 개선 • 열량소모의 증가로 체중의 감소 또는 유지 도모, 체지방의 감소, 제지방량 보존 가능 • 체력 증가, 유연성과 근력 향상 • 혈압이 높은 경우 혈압 감소 • 심혈관질환의 위험성 감소 • 정신적 행복감, 삶의 질 향상, 자신감 향상
제2형 당뇨	• 혈당과 당화헤모글로빈 수준의 감소 • 당내성 향상 • 경구당 부하시 인슐린 반응의 향상

② **운동 처방 지침** … 40대 이상의 성인이 일주일에 500kcal 정도를 소비하는 운동을 한다면 당뇨병 발생을 막을 수 있다는 보고가 있다. 사실 500kcal 정도의 운동이라면 1주일에 매일 20분 이내의 걷기만으로도 충분한 양이다. 당뇨에서 운동의 주된 이점은 칼로리 소비, 인슐린에 대한 신체의 민감도 반응, 심혈관 위험요인을 줄일 수 있다는 점이다. 운동은 당뇨병의 저혈당 효과를 촉진하기 때문에 당뇨병 환자를 위한 운동은 운동 중 저혈당의 증후를 파악하고, 필요하다면 흡수가 빠른 소량의 탄수화물을 섭취해야 한다.

일반적으로 당뇨 환자는 정상인과 같은 형태의 운동에 참여할 수 있으나, 비만형 당뇨 환자에게는 정형외과적 위험을 극소화하기 위해서 유산소 운동 위주의 프로그램이 권장된다. 일반적으로 심폐능력을 강화하기 위해서는 운동 빈도를 일주일에 3 ~ 4일, 운동 시간은 20 ~ 60분, 운동 강도는 여유 심박수나 여유 최대산소섭취량의 50 ~ 80%를 권장한다. 근력 운동으로는 1RM의 40 ~ 60%, 10 ~ 15회 반복하는 것에서 시작하여 15 ~ 20회까지 반복하는 1세트의 운동을 일주일에 3회 정도 권장한다.

당뇨 유형별 권장 운동은 다음과 같지만 혈당 수준과 체력 수준에 따라 강도를 더욱 세부적으로 구분할 필요가 있으므로 전문가와 상담하는 것이 좋다.

제1형 당뇨병 환자는 규칙적인 식이요법과 인슐린 수준을 유지하기 위해서 매일 운동을 해야 하며, 제2형 당뇨병 환자는 체중관리를 위한 열량 소비를 극대화하기 위해서 최소한 주당 3일은 운동을 해야 한다.

당뇨병 환자는 고혈당에 의하여 몸속에 콜라겐이라는 섬유조직이 변화되어 유연성을 떨어지게 하고 근육도 약화시킨다. 그러므로 최근에는 스트레칭과 근력운동도 심혈관 운동만큼 많이 세안된다. 40세 이상 성인의 유산소 운동을 처음 시작하는 환자는 20분 정도 운동을 실시하고, 2주일에 5분씩 증가하여 한 달 후에는 한번에 30분 정도 실시하는 것이 바람직하다. 주의할 사항으로는 운동 중에 고혈당이나 저혈당의 위험성에 철저히 대비하여야 한다는 것이다. 저녁 늦게 운동을 할 때에는 수면 중에 저혈당이 오지 않도록 탄수화물 섭취를 증가시킨다. 당뇨 합병증이 있는 경우에는 운동 부하검사를 하고 혈압을 높이는 운동이나 저혈당을 초래하는 운동을 피하고, 전문가와 상담하도록 한다.

대부분의 성인병은 운동요법으로 조절이 가능하다. 그러나 운동이 만병통치약이 될 수는 없으며 질환의 상태에 따라 운동요법의 방법을 결정해야 한다. 또한 식이요법과 약물요법을 병행한다면 환자에게 더욱 좋은 효과를 얻을 수 있을 것이다. 그러나 가장 중요하게 생각하는 것은 건강한 생활양식이며 평상시에 운동하는 습관을 가져 질환을 '예방'하는 것이다.

혈당 조절 측면에서는 식후 1 ~ 3시간 사이에 운동하는 것을 권장한다. 그 이유는 식사를 하고 나면 혈당이 많이 올라가기 때문에 이 시기에 운동을 하면 저혈당을 예방할 수 있어 안전하면서도 운동으로 높아진 혈당을 내려 주기 때문이다. 식전에 운동할 경우에는 저혈당을 조심해야 한다.

당뇨병의 운동처방은 환자의 상태, 생활습관, 운동경험, 운동여건 등을 토대로 운동의 안전성과 지속성을 고려하여 개개인에게 알맞은 운동을 계획하여야 한다. 운동요법을 시작하기 전에 혈당조절, 합병증, 근관절 기능검사 등을 포함하는 의학검사를 통해 운동적용 대상을 분류하고 적정 운동량을 결정하여 운동 프로그램을 구성한다.

ⓐ 운동검사 : 일반적으로 당뇨병 환자의 경우 운동검사 시작 전에 당뇨 합병증과 관련된 의학적 모니터링이 요구된다. 당뇨합병증이 없는 경우는 트레드밀을 이용한 운동부하검사를 실시할 수 있지만, 자율신경 또는 감각신경병증과 같은 합병증을 갖고 있는 경우는 낙상 및 다리의 손상 예방을 위해 자전거 에르고미터 운동부하검사가 권장된다.

ⓑ **당뇨병 환자들의 운동 프로그램 참가 전 고려할 사항** : 당뇨병 환자들을 관리하는데 있어서 식사, 인슐린 등 약물, 그리고 운동을 충분히 고려하여 실시한다면 최적의 혈당조절을 할 수 있을 것이며, 합병증의 발생 가능성을 방지할 수 있을 것이다.

당뇨병 환자들의 운동 전과 운동 시작 시 고려사항(ACAM, 2001)

㉠ 최근 당뇨병으로 진단을 받았거나 최근의 기록이 없는 경우 문진과 신체검사 실시 : 의학적 문제의 확인(예 천식, 관절염, 정형외과적 문제)

㉡ 당뇨병 진단
  • Glycosylated hemoglobin(HbA1)
  • 검안경을 이용한 검사(망막병증)
  • 신경학적 검사(신경장애)
  • 신장학적 검사(microalbumin 또는 단백뇨)
  • 영양상태 검사(저체중, 과체중)

㉢ 심혈관 진단
  • 혈압
  • 맥박
  • 심잡음
  • 12유도 심전도
  • 혈중지질검사(총콜레스테롤, 중성지방, HDL 콜레스테롤, LDL 콜레스테롤)
  • CAD가 있거나 의심되는 환자들의 경우 운동 중 심전도 검사 실시(IDDM으로 30세 이상이며 15년 이상 당뇨병을 앓아온 환자, NIDDM으로 35세 이상인 사람)

㉢ **적용대상** : 운동은 인슐린 비의존형 당뇨병(NIDDM)과 임신성 당뇨병 환자들의 혈당조절에 효과적이며, 인슐린 의존형 당뇨병(IDDM) 환자들의 안정적 관리와 심혈관질환의 위험성 감소에 영향을 미치는 것으로 보고되고 있다.

당뇨조절이 비교적 양호한 경우인 공복시 혈당 160mg/dl 이하, 식후 혈당 250mg/dl 이하인 대상에서 운동이 효과적이며 또한 운동은 식사조절을 완전하게 실시하는 것이 전제되어야 한다. 또한 심혈관 장해, 감염증을 합병하고 있는 대상의 경우 당뇨병 상태 및 당뇨병성 합병증을 더욱 악화시킬 수 있으므로 운동요법은 신중히 고려하여 결정해야 한다.

NIDDM과 IDDM을 불문하고 조절이 양호한 당뇨병 환자의 경우 규칙적 운동은 활동근에서 인슐린 감수성을 개선시키고 유리지방산의 이용을 높이는 효과가 있기 때문에 일반적으로 권장하고 있으나 적절한 운동처방을 위해서는 운동시작 전 의학검사를 통해 환자가 운동에 적합한지 여부를 점검해야 한다.

당뇨 환자가 혈당조절의 어려움(제1형, >250mg/dL 혹은 케톤뇨증을 보일 때, 케톤뇨증은 아니면서 제2형, >300mg/dL일 때), 증식형 망막병증, 미세혈관병증, 격심한 신경증, 심장재활 프로그램으로 언급되거나 진단되지 않은 잠재적 심질환의 위험성이 있을 경우 운동은 반드시 삼가야 한다.

㉣ **운동 형태**

　ⓐ 지구성 운동 : 당뇨 환자의 운동지침의 기본은 대근육을 리드미컬하게 움직이며 또한 피로하지 않은 운동 프로그램을 제공해야 한다.

　운동의 종류는 다양하며 개개인의 여건에 따라 결정하게 되는데, 이때 운동 강도의 조절이 용이하여 일정한 리듬을 유지할 수 있는지, 전신의 근육을 사용할 수 있는지를 고려해야 한다. 또한 언제 어느 곳에서나 쉽게 할 수 있어야 하며, 상대방과 경쟁하기보다는 혼자서 할 수 있어야 하고, 즐거운 마음으로 지속할 수 있어야 한다.

이상에서 열거한 조건들을 모두 만족하는 운동은 없고 운동 종류에 따라 각각 장단점이 있는데 당뇨병 환자에게 적용하기 용이한 운동은 걷기, 조깅, 맨손체조, 자전거타기, 계단운동, 수영 등을 들 수 있다.

걷기는 비만이거나 관절이 약한 당뇨환자는 물론 체력수준이 낮으며 운동을 처음 시작하려는 당뇨환자에게 적합하다. 조깅은 발목, 무릎, 허리 등의 관절에 이상이 없고 심폐지구력을 비롯한 체력수준이 양호한 환자의 경우 권장할 수 있다. 수영은 비만이거나 관절이 약한 환자에게 가장 적합하나 기술을 요하는 운동이라는 점에서 체력수준이 뒷받침이 되는 경우에 적용할 수 있다. 계단 오르내리기는 운동을 처음 시작하는 환자나 당뇨합병증이 있는 경우 격렬한 운동이 되어 심박수와 혈압이 급격히 증가할 수 있으므로 부적합한 운동이며, 무릎관절에 체중의 부담을 주게 되므로 무릎관절의 장애가 있는 경우에는 적합하지 않다.

자전거타기는 조깅보다 근골격계에 부담을 적게 주며 낮은 강도의 운동이므로 당뇨병성 망막증환자에 적합하다.

ⓑ 저항성 운동 : 제1형 당뇨병과 제2형 당뇨병 환자들의 운동 프로그램에는 저항성 운동이 포함되도록 고려한다. 단 망막합병증 등의 합병증이 있는 경우 혈압의 변화를 관찰해야 한다.
- 제1형 당뇨병으로 진단받았으며 합병증이 없고 혈당조절이 비교적 잘되는 젊은 당뇨병 환자의 경우 안전한 저항운동을 실시할 수 있다.
- 제2형 당뇨병 환자의 경우 중등도의 저항성 운동 프로그램에 참가할 수 있다.

ⓜ 운동 강도
ⓐ 지구성 운동 : 당뇨병 환자의 운동 프로그램에 있어서 운동의 강도는 가장 중요한 요소이다. 체내의 지방을 효율적으로 소비하고 근육에서 당의 이용을 촉진하여 당대사 및 지질대사를 개선시키는 데 있어서 운동 강도가 너무 세거나 약하면 효과를 기대할 수 없다. 환자의 상태에 따라 다르겠으나, 일반적으로 약한 운동으로부터 시작하여 서서히 운동 강도를 증가시켜 VO₂R 또는 HRR의 50 ~ 80%의 운동강도가 권장된다.

NIDDM의 경우 유산소 운동 외에 추가적으로 최소 140kcal/day 또는 주당 1,000kcal의 열량 소모가 요구되는 강도로 운동을 지속하여야 한다.

만약 비만을 동반한 당뇨환자의 당뇨 개선 및 체중조절의 두 가지 목적을 달성하여야 하는 경우에는 주당 2,000kcal 이상의 열량소모가 권장된다.

ⓑ 저항성 운동 : 저항성 운동의 경우 혈당 조절 및 인슐린 활성도 증가를 위하여 40-60% RM으로 비교적 중강도 수준의 강도가 요구된다. 1세트 당 10 ~ 15회 정도로 반복할 수 있는 강도가 요구되며, 환자의 운동 수준에 따른 반복횟수를 15 ~ 20회로 점차로 증가시킨다.

ⓗ 운동 시간 : 처음에는 낮은 강도에서 운동을 지속하는 것이 안전하며, 점차로 중등도까지 운동강도를 높여감에 따라 상대적으로 운동 시간을 조절하도록 한다.

NIDDM의 경우 일반적인 지구성 또는 유산소 운동의 경우 체력 수준에 따라 20 ~ 60분 정도의 운동 시간이 적절하다. 비만자, 체력수준이 낮은 자 등 운동의 제한요인이 있는 경우에는 운동과 휴식의 간격을 적절히 두고 하루에 서너 차례에 걸쳐 운동을 반복하도록 한다.

IDDM의 경우 처음에는 1회의 운동 시간이 10분 정도에서 시작하여 30분을 넘지 않도록 한다.

운동 시간이 너무 짧으면 혈당조절의 효과를 기대하기가 어렵고, 반면에 너무 길면 부작용이 발생할 위험이 높다.

Ⓐ **운동 빈도** : 인슐린 감수성이 개선되는 운동의 효과는 3 ~ 7일 내에 소멸되므로, 운동 빈도는 최소한 주 3 ~ 4일 이상의 운동을 실시해야 그 효과를 기대할 수 있으며 점차로 주 5일 이상으로 늘려가도록 한다. 처음에는 격일제로 운동하는 것이 바람직한데 이는 운동의 간격이 길어지면 운동의 효과가 적을 것이며, 반면에 빈도가 많아지면 피로의 누적에 의해 역효과를 가져올 수 있기 때문이다. NIDDM의 경우 열량소비를 고려하여 주 5일 정도가 적절하며 운동량의 결정은 운동강도와의 관계를 고려하여 결정토록 한다.

한편 IDDM의 경우 인슐린 처치와 함께 식이요법과 병행하여 매일 운동하는 것이 바람직하다.

※ 〈표 1-12〉 당뇨병을 위한 운동요법 - 제1형 ※

구성 요소	권고 사항
운동 유형	• 유산소 운동(걷기, 조깅, 자전거 타기, 계단 오르기 등) : 발에 상처 주지 않는 방법으로 운동 • 저항성 운동(중등도의 운동 강도) : 가벼운 중량을 이용하여 10 ~ 15회 반복하는 정도의 서킷
운동 강도	최대심박수의 60 ~ 90%, 최대산소섭취량의 50 ~ 85%
지속 시간	5 ~ 10분 준비, 20 ~ 60분 본 운동, 5 ~ 10분 정리운동
운동 빈도	최적의 혈당조절을 위해 매일 실시
운동 시기	제1형 환자는 운동전 혈당 수준과 인슐린 투여가 고려, 인슐린 작용이 최고조에 달했을 때에는 운동 금지

※ 〈표 1-13〉 당뇨병을 위한 운동요법 - 제2형 ※

구성 요소	권고 사항
운동 유형	• 유산소 운동(걷기, 조깅, 자전거 타기, 계단 오르기 등) • 저항성 운동(중등도의 운동강도) : 가벼운 중량을 이용하여 10 ~ 15회 반복하는 정도의 서킷
운동 강도	최대심박수의 60 ~ 90%, 최대산소섭취량의 50 ~ 85%
지속 시간	5 ~ 10분 준비, 20 ~ 60분 본 운동, 5 ~ 10분 정리운동
운동 빈도	3 ~ 5회 / 주, 인슐린 투여의 경우는 매일

❷ 당뇨병 환자의 운동 시 주의점

(1) 과민한 당뇨병 환자의 경우 저혈당과 고혈압 예방을 위해 운동 프로그램 전 혈당조절을 실시하여야 한다.

(2) 저혈당으로 인한 쇼크와 같은 사고를 예방하기 위해서 반드시 관리자의 감독 또는 파트너와 함께 운동을 하여
야 안전하다.

(3) 인슐린 처치를 받는 환자의 경우, 운동으로 인한 저혈당 및 고혈당을 예방하기 위하여 혈당을 모니터링해야
한다. 공복 시 혈당이 >250mg/dL이고 케톤증이 나타나면 신 체활동을 피해야 하며, 혈당이 >300mg/dL이
고 케톤증이 없으면 주의를 요한다. 또한 운동 전 혈당이 <100mg/dL이라면 부가적인 탄수화물 20 ~ 30g을
섭취한다.

(4) 운동과 관련하여 저혈당의 위험을 예방하기 위해서는 운동하는 팔다리에 인슐린 투여를 피해야 하며, 복부 부
위에 투여를 택하는 것이 권장된다.

(5) 환자가 저혈당 자각 증상이나 협심증을 느끼는 것이 더디다면 증상과 징후를 모니터링해야 한다.

(6) 비증식성 당뇨성 망막병증이 있는 당뇨 환자의 경우 수축기 혈압을 상승시키는 운동을 지양하여야 하며, 말초
신경병증 환자의 경우 발의 궤양을 예방하는 보호대가 필요하며, 심각한 말초신경장애 환자들에게는 체중지지
운동은 권장되지 않는다.

※ 〈표 1-14〉 당뇨합병증 환자의 운동시 주의사항 ※

구분	주의사항
망막병증	• 증식형과 중증의 망막병증은 격렬하고 높은 강도의 호흡을 참는 운동 금지 • 머리를 아래로 향하거나 흔드는 운동 금지 • 중량제한과 중량한계에 대해 안과의사와 상의
고혈압	• 과도한 부하의 웨이트 트레이닝 혹은 호흡 참기 금지 • 대근육군 운동(중강도로 걷기와 자전거타기)
자율신경장애	• 저혈당증과 고혈압이 있는 경우 안정 시 심박수의 상승과 최대심박수가 감소한 경우에는 운동자각 도를 사용한다. • 탈수와 저체온증에 빠질 수 있다.
말초신경장애	• 발 외상을 유발하는 운동 금지(하이킹, 조깅, 불규칙한 지면걷기 등) • 비체중부하 운동 권장(자전거 타기, 수영 등) • 궤양이 있는 경우 수영 금지 • 정기적인 족부검진 발 청결 및 건조 유지, 잘 맞는 신발, 고도의 균형유지 운동 금지
신병증	• 혈압을 상승 시킬 수 있는 운동과 호흡은 삼간다.
모든 환자	당뇨병을 알리는 신분증 지참, 세심한 수분 보충(운동 전, 중, 후), 한낮의 운동 금지 및 직사광선 피할 것(자외선 차단 모자 착용 권장)

❸ 당뇨병의 식이요법

당뇨병은 인슐린의 문제에 의해서 발생하며 이러한 상태에서 과식을 하게 되면 혈중의 당을 더욱 상승시킨다. 특히 고지방식이는 인슐린의 저항을 증가시킬 수 있다. 따라서 당뇨병 환자들이 치료를 하기 위해서는 적절한 식이가 매우 중요하다.

가장 효과적인 식이는 인체가 필요로 하는 영양소가 균형적으로 포함하고 있으면서 하루 필요한 칼로리를 충족할 수 있게 섭취하는 것이 중요하다. 특히 인슐린 의존성 당뇨병은 어린 시기에 많이 발생하기 때문에 아동의 발육을 고려해서 실시해야 하며 인슐린 비의존성 당뇨병은 비만이 동반되는 경우가 많음으로 열량이나 지방질을 고려한 식이요법이 요구된다.

식이요법은 탄수화물의 공급원으로 곡류를 주로 섭취하고 당질 55 ~ 60%, 지방 20 ~ 25%, 단백질 15 ~ 20%로 구성된 식이가 적절하다. 또한 비타민을 충분히 섭취하지 못하게 되면 당을 포함한 에너지의 대사가 효율적이지 못하게 되며 이로 인하여 다양한 부작용이 초래될 수 있다. 비타민과 무기질 또한 충분히 섭취할 수 있도록 야채, 과일 등을 충분히 섭취할 수 있도록 한다. 설탕이나 꿀, 염분, 자극성 음식은 피하도록 한다. 음주 또한 혈당 조절을 방해하므로 삼가는 것이 좋다.

04 고지혈증과 운동 처방

❶ 고지혈증의 증상고 치료지침

(1) 고지혈증

고지혈증은 체내에서 지질대사 이상으로 혈중지질이 비정상적으로 증가된 상태로서 즉, 혈액 속의 콜레스테롤이나 중성지방의 수치가 정상보다 높은 상태를 말한다. 결국 과다한 지방 섭취로 여분의 콜레스테롤이 간장에 운반되지 못하고 혈관 벽에 달라붙어 혈관을 좁게 만드는 것이다.

고지혈증은 일상생활에서 뚜렷한 증상이 없고, 원인으로는 유전적인 요인도 작용하지만, 식생활의 변화와 환경인자가 크게 영향을 미치고 있다. 특히, 식생활의 변화와 운동부족으로 인해 혈청 콜레스테롤과 중성지방의 농도가 높아져, 고지혈증 환자가 증가하고 있는 추세에 있다. 또한 고지혈증이 발생하는 원인은 당뇨병이나 갑상선기능저하증, 간질환이나 췌장염 등에 의해서도 유발된다. 고지혈증은 혈액 속에 지질이 높은 상태이며, 임상적으로 문제가 되는 것은 중성지방(Triglyceride : TG), 총 콜레스테롤(Total Cholesterol : TC), 인지질이 증가하는 것이다.

일반적으로 지질은 고밀도 지단백질(High Density Lipoprotein : HDL), 저밀도 지단백질(Low Density Lipoprotein : LDL), 초저밀도 지단백질(Very Low Density Lipoprotein : VLDL), 중저밀도 지단백질(Intermediate Density Lipoprotein : IDL) 등으로 구분된다. 혈관으로 콜레스테롤을 운반함으로써 관상동맥질환을 유발하는 것은 저밀도 지단백인데, 이것은 총 콜레스테롤 중 약 62% 정도를 차지하고 있다. 반면 혈관 조직에 침착된 콜레스테롤을 제거하는 작용과 더불어 저밀도 지단백이 세포에 축적되는 것을 막는 것은 고밀도 지단백이다.

고지혈증은 대개 그 자체가 증상이 있는 것은 아니지만 동맥경화를 일으켜 협심증이나 심근경색증 등의 관상동맥질환과 뇌경색 등의 뇌혈관질환을 일으키는 위험 인자가 되기 때문에 문제가 된다.

콜레스테롤이 동맥벽에 끼면서 혈관을 좁아지게 만드는 것이 동맥경화이며, 여기에 혈전으로 막히게 되는 원인을 제공한다. 이는 발생하는 부위에 따라 뇌졸중(중풍)이나 협심증, 심근경색의 원인이 된다. 따라서 반드시 적절한 수준으로 떨어뜨려 유지해야 한다. 미국에서 발표한 기준에 따르면, 바람직한 콜레스테롤은 총 콜레스테롤 200mg/dL 이하이며 240mg/dL 이상은 높은 콜레스테롤, 그 중간은 '경계치'로 설정되어 있다. 그러나 이에 대해 두 가지를 염두에 두어야 한다. 이는 미국인을 기준으로 한 것이므로 한국인의 적용에 있어서는 신중을 기해야 한다. 그러나 최근의 연구 결과들은 심장질환을 비롯한 동맥경화성 질환에서, 콜레스테롤이 서구인과 마찬가지로 한국인에게도 중요한 역할을 하는 것을 시사하고 있다. 따라서 다소의 차이는 있을 수 있으나 콜레스테롤의 중요성은 기본적으로 인정이 되고 있으며, 구체적 기준에 대해서는 연구가 더욱 진행되어야 할 것이다.

최근 우리나라에서도 고지혈증 환자가 급속하게 증가하고 있으며, 고지혈증이 있는 사람은 이미 동맥경화가 진행되어 협심증이나 심근경색, 뇌졸중 등의 위험이 있고 혹은 고혈압, 당뇨, 대동맥류, 신장병 등의 합병증을 가지고 있는 경우가 많다. 동맥경화와 고혈압, 흡연 등의 다른 원인들의 조건 유무에 따라 같은 콜레스테롤 농도라도 각 개인에 따라 동맥경화의 위험도가 달라짐으로 개별화된 판단이 필요하다. 일반적으로 고지혈증은 증상이 없기 때문에 적어도 4년에 한 번은 검사를 받아보는 것이 좋다.

(2) 고지혈증의 진단 기준

총콜레스테롤이 240mg/dl 이상인 경우 고콜레스테롤혈증으로 분류되며 정상수준인 200mg/dl 이하로 낮추어야 한다고 하였다. HDL은 좋은 콜레스테롤로 알려져 있기 때문에 40mg/dl 이하이면 낮은 수준으로 간주된다.

연령이 증가함으로서 총콜레스테롤 수준은 증가하는 경향이 있다. 미국심장협회는 19세 이하를 기준으로 총콜레스테롤 수치가 170m/dl를 넘지 않도록 권고한다.

HDL에 대한 총콜레스테롤의 비율 또한 중요하다. 총콜레스테롤수준이 정상일지라도 HDL수준이 낮으면 위험하다. HDL수준이 높을수록 총콜레스테롤 비율은 낮다. 예를 들면 총콜레스테롤이 180mg/dl이고 HDL이 40mg/dl인 사람은 4.5의 비율을 가지고 있다(180/40). 평균 적정 콜레스테롤 비율은 남성은 약 5.0, 여성은 4.5이다. 3.5 이하의 비율을 가진 남성과 여성은 평균 비율을 가진 사람들에 비하여 심혈관질환의 위험이 절반으로 줄어든다.

☀ 지질의 적정 기준 ☀

항목	정상	약간 높음	높음	매우 높음
총콜레스테롤	<200mg/dl	200 ~ 239mg/dl	≥240 mg/dl	
LDL	<100mg/dl	100 ~ 129mg/dl	130 ~ 159mg/dl	≥190mg/dl
중성지방	<150mg/dl	150 ~ 199mg/dl	200 ~ 499mg/dl	≥500mg/dl

(3) 치료지침(지질 관리)

① 1차적 관리

ㄱ) **목표** : LDL $< 100mg \cdot dl^{-1}$

ㄴ) **중재 권고사항** : 모든 환자의 경우 식사 요법(<7% 포화지방, <200mg/dl 콜레스테롤)을 시작하고, 신체 활동과 체중조절을 촉진한다. 모든 환자는 공복 시 지질성분을 평가하여, 다음 지침에 따라 약물치료를 함께한다.

LDL $< 100mg \cdot dl^{-1}$	LDL $100-129mg \cdot dl^{-1}$	LDL $> 130mg \cdot dl^{-1}$
LDL 낮추는 치료 불필요 피브레이트 또는 나이아신 고려 (HDL 이 낮거나 중성지방이 높은 경우)	LDL 낮추는 치료 강화 피브레이트 또는 나이아신, 복합 약물치료 고려(HDL 이 낮거나 중성지방이 높은 경우)	LDL 낮추는 치료 강화 생활 습관 치료와 더불어 약물치료

② 2차적 관리

ㄱ) **목표**

ⓐ 중성지방 $≥200mg \cdot dl^{-1}$ 인 경우 : $< 130mg \cdot dl^{-1}$

ⓑ 신체 활동의 최소 목표 : 1회 30분, 주 3 ~ 4일

ㄴ) **중재 권고사항**

중성지방 $≥150mg \cdot dl^{-1}$ 혹은 HDL $< 40mg \cdot dl^{-1}$ 인 경우	중성지방 $200 ~ 499mg \cdot dl^{-1}$	중성지방 $≥500mg \cdot dl^{-1}$
체중조절과 신체 활동 강조, 금연 권고	LDL 낮추는 치료 후에 피브레이트 혹은 나이아신 고려	LDL 낮추는 치료 전에 피브레이트 혹은 나이아신 고려

ㄷ) **신체 활동 권고사항** : 운동검사와 함께 위험요인을 평가하고 운동지침을 처방한다. 일과 중에 빠르게 걷기, 집안일 하기 등과 같은 일상 신체 활동량을 늘리고, 추가적으로 유산소 운동(걷기, 조깅, 자전거타기 등)을 1회 최소한 30 ~ 60분, 적어도 주 3 ~ 4회 실시하도록 독려한다. 중등도에서 고위험환자의 경우 의료적 감독 프로그램을 권고한다(ACSM 2006).

❷ 고지혈증의 운동요법

(1) 운동과 지단백 대사

규칙적 운동은 중성지방의 감소, HDL-콜레스테롤의 증가 등 혈중지질대사 개선의 효과가 있다.

규칙적인 운동으로 지질대사의 변화가 나타난다. 즉 운동에 의해 혈장 중성지방, VLDL 콜레스테롤은 감소하고, HDL 콜레스테롤 특히 HDL_2 콜레스테롤이 증가한다. 이때 총콜레스테롤과 LDL 콜레스테롤의 감소에 대해서는 논의의 여지가 있다.

운동을 하면 근육 중에 있는 지단백질인 리파아제라는 중성지방을 분해하는 효소가 작용하여 중성지방의 분해를 촉진시킨다.

운동은 지방조직 및 골격근의 LPL 활성을 항진시킨다. 즉 운동으로 LPL이 활성화되면 VLDL-TG 결합이 붕괴되고 골격근에서 중성지방의 흡수와 사용이 증대되어 혈중의 중성지방이 감소된다. 운동에 의해 중성지방이 지속적이고 만성적으로 감소하는 것은 간에서의 중성지방 합성이 저하되기 때문이다. 또한 효소변화도 장기간 유산소 운동과 관련되어 있어 LPL, LCAT, 및 TG 지방분해효소는 증가하고 반면에 간장분해효소는 감소한다.

한편 HDL 콜레스테롤은 장기간의 운동에 의해 증가하는데, 이는 HDL_2 콜레스테롤이 증가하는 데에 원인이 있다. 즉 운동은 HDL_2 입자를 증가시키고 HDL_3 입자를 감소시키는 것으로 추측된다. 운동으로 HDL 콜레스테롤 농도가 증가하는 또 다른 이유는 HDL의 대사에 중요한 역할을 하는 또 하나의 효소인 LCAT의 활성이다. 이와 같은 지질대사의 개선에 영향을 미치는 데에 필요한 운동강도와 운동기간에 대해 명확하게 알려져 있지 않지만 운동으로 어느 정도 에너지를 소비시키느냐가 주요 결정요인인 것으로 보인다. 이외에도 체중감소가 지단백대사에 영향을 미친다.

유산소 운동으로 혈장 중성지방, 총콜레스테롤, LDL 콜레스테롤 등이 감소하고 HDL 콜레스테롤이 증가하는 변화가 일어난다 할지라도 이는 일시적인 것이며 장기간 지속되지는 않는다. 지단백의 만성적 변화가 일어나는 데는 수개월이 소요되며, 8~16주간의 운동에 의한 이러한 변화는 운동을 중단하면 급속하게 원래 상태로 되돌아간다.

(2) 이상지혈증 환자의 운동검사

일반적으로 이상지혈증 환자의 경우 운동검사전 ACSM(2006)의 위험분류 기준을 스크린해야 하며, 운동검가 프로토콜은 표준 운동검사가 적합하다. 그러나 비만, 고혈압과 같은 합병증을 동반한 환자의 경우 표준운동검사는 수정하며 적용하여야 한다.

(3) 고지혈증의 운동 처방

고지혈증의 운동 처방의 내용은 건강한 사람을 대상으로 하는 운동 프로그램 작성과 같다. 개개인의 의학적 및 체력적 평가에 따라 운동의 형태, 강도, 빈도, 기간 등이 개별화되어야 한다. 규칙적인 운동에 대한 충실도를 높이기 위하여 집단 운동 프로그램에 참여시키는 것이 효과적이다.

❈ 혈중지질 개선을 위한 운동 지침(ACSM, 2005) ❈

운동 종류	유산소 운동	최저 소비열량(kcal)	1,000 ~ 1,500
운동 강도	VO₂R 혹은 HRR 40 ~ 70%	적정 소비열량(kcal)	2,000 이상
운동 빈도(day/week)	5일 또는 그 이상	지속기간(month)	6개월 이상
운동 시간	30 ~ 60분	운동 효과	HDL 90% 상승 TG 70% 감소

① **운동 형태** ··· 핵심운동으로 전신의 대근육군을 이용한 유산소 운동 형태를 권장한다. 빠르게 걷기, 조깅, 걷기와 달리기 반복운동, 수영, 자전거타기 등이 대표적인 예이다. 체력수준이 높은 경우에는 조깅이나 등산이 적절하며 실내에서 할 수 있는 운동으로 고정식 자전거타기를 권장한다. 관절염이나 요통 등 근골격계 질환이 우려되는 경우에는 수영이 적합한데, 수중에서 엎드린 자세에서 수영할 경우 얼굴을 물속에 담그고 숨 멈추기를 시작하면 미주신경이 관여하여 심박수는 감소하며 혈압상승이 현저하기 때문에 고혈압을 유인으로 하는 질병의 위험성을 지닌 경우 적용치 않는 것이 바람직하다.

볼링이나 전동차를 사용한 골프 등의 강도가 낮은 운동은 크게 효과가 없다. 상대방과 신체적 접촉이 따르고 민첩성과 순발력이 요구되는 라켓운동이나 구기운동은 많은 주의를 요한다.

② **운동 강도** ··· 운동 강도는 VO₂R 혹은 HRR의 40 ~ 70% 사이에서 결정한다. RPE 기준으로 12 ~ 13 정도('약간 힘들다')가 적절하다. 특히 운동경험이 없거나 체력수준이 낮거나 합병증의 위험도가 높은 사람의 경우 근골격계의 손상을 예방하기 위하여 처음에는 낮은 운동 강도에서 시작하여 점차로 운동 강도를 증가시키는 것이 중요하며 다소 높은 강도의 운동이 효과적이다. 그러나 최종목표 강도를 건강한 사람에 비해 조금 낮게 설정하는 것이 적당하다.

③ **운동 시간과 빈도** ··· 과체중 혹은 비만증을 동반한 경우, 체중감량을 위해서는 더 많은 운동량이 필요하다. 1회 운동지속시간은 40 ~ 60분 혹은 1회 20 ~ 30분짜리 운동을 하루에 2회 실시하는 것을 권장한다. 운동 빈도는 처음에는 일주일에 3.5회 정도 실시하고 점차로 운동 프로그램에 적응하면 열량소비를 최대로 하기 위하여 횟수를 늘려 일주일에 5회 이상 실시하도록 한다.

④ **특별히 고려해야 할 사항** ··· 고지혈증 환자들이 운동 프로그램을 중단하면 급속하게 가역하는 효과가 나타나게 됨으로, 꾸준히 운동 프로그램에 참여할 수 있도록 다음 사항들을 특별히 고려해야 한다.
　㉠ 비만, 고혈압 등과 같은 다른 상황들이 함께 하는 경우, 운동 처방 내용이 수정될 수 있다.
　㉡ 잠재적으로 근육손상을 일으키는 혈중지질을 낮추는 약물(◙ HMG CoA 환원억제효소, 피브린산)을 복용하는 경우 주의해야 한다.
　㉢ 유산소 운동 프로그램에 의한 혈중 지질성분의 개선은 장기간이 걸릴 수 있으며, 혈중 지질의 수준은 주당 에너지 소모(예를 들어 200 ~ 300분/주, ≥2,000kcal/주)와 관련된다(ACSM, 2006).
　㉣ 환자가 운동 시 기침, 흉통 등의 증상이 있거나 운동 후 심한 피로감을 느낄 경우, 적절한 의학적 조치와 함께 운동 프로그램을 재조정한다.

⑤ 고지혈증에 대한 운동의 효과 판정 … 고지혈증에 대한 운동의 효과를 검토할 때 고려해야 할 사항은 어느 정도의 운동 강도, 운동 시간 및 운동 기간을 통해 충분한 효과를 얻을 수 있는가를 밝히는 것이다.

    ㉠ 유리지방산의 사용 : 운동에 의한 직접적인 효과로서 혈중지질에서의 영향은 유리지방산(FFA)의 증가를 나타내는 것이다. 운동에 의한 유리지방산의 증가반응은 운동의 종류, 강도, 시간 등과 영양상태에 의해 크게 영향을 받는다.

    ㉡ HDL 콜레스테롤의 증가 : 운동을 장시간에 걸쳐서 지속적으로 수행할 경우 중성지방의 감소와 더불어 HDL 콜레스테롤의 증가를 관찰할 수 있다. 지속되는 유산소 운동이 HDL 콜레스테롤을 상승시키는 기전은 명확치 않으나 지방조직의 리포단백 리파아제 활성이 높아지는 것 때문이라는 견해들이 지배적이다. 또한 리파아제의 활성이 높아지는 원인은 확실치 않으나 운동 시 인슐린에 대한 감수성의 항진이 그 이유 중 하나일 것이라고 간주된다.

❸ 고지혈증의 식이요법

식이요법은 특히 고지혈증 치료의 기본이 되며 우선적으로 시도되어야 하는 치료이다. 적절한 영양 상태를 유지하면서 혈중 지질을 바람직한 수준으로 낮추기 위해서 지속적인 식사관리가 필요하다. 기본적으로 콜레스테롤 및 포화지방산의 섭취를 줄이고, 부가적으로 비만한 환자의 경우 과잉의 총 열량을 감소시키고 운동량을 증가시킴으로 체중감량을 도모하는 것이 원칙으로 고지혈증 질환자를 위한 미국심장학회의 지침은 나타낸 바와 같다.

> **TIP**
>
> **고지혈증을 위한 미국심장학회의 지침**
> • 총 칼로리 섭취를 낮추고 총 지방 섭취량과 총 콜레스테롤 섭취를 줄인다.
> • 콜레스테롤 섭취는 하루 300mg을 넘지 않도록 한다.
> • 탄수화물 섭취는 총 하루 칼로리의 55 ～ 60%를 차지하도록 한다.
> • 설탕을 많이 넣지 않는다.
> • 섬유소는 하루 25 ～ 30g 정도 섭취한다.
> • 단일 포화지방산인 올리브, 카놀라 오일(채종유) 등 식물성기름을 사용한다.
> • 과일과 야채를 많이 섭취한다.
> • 소금 섭취를 하루 6g 이하로 제한한다.
> • 항산화제, 비타민 C, 베타카로틴, 비타민 E를 섭취한다.
> • 매일 같은 음식을 섭취하지 말고 다양한 음식을 섭취한다.

05 〉 골다공증과 운동 처방

❶ 골다공증

골의 양은 25 ~ 35세 사이에 최대에 도달하며 정상적인 뼈에서는 소실된 만큼 새로운 뼈를 만들어냄으로써 밀도를 일정하게 유지한다. 그렇지만 연령이 증가할수록 소실되는 양이 생성되는 양보다 많아진다. 골다공증이란 연령에 비하여 골밀도의 소실이 높은 상태를 말한다. 이것은 뼈가 호르몬적 불균형으로 저장되는 양보다 손실되는 양이 더 많아 발생하게 되며, 이로 인한 골기질의 감소는 골질량(단위 부피당 골질량)의 현저한 감소를 초래하게 된다. 골다공증의 진단은 골밀도의 측정을 통하여 알 수 있다.

골다공증은 고령자들의 주요한 골절의 원인이다. 따라서 골절이 발생하기 전에 골다공증을 예방하고 치료하는 것은 중요하다고 할 수 있다. 골다공증에 의한 골의 소실은 징후나 통증 없이 장기간에 걸쳐 나타나며 계속 지속된다면 신장이 줄어들고(약 2 ~ 8인치) 요추, 골반, 허리 등의 골절을 초래할 가능성이 높다.

(1) 골다공증의 분류

골다공증은 1차성 골다공증과 2차성 골다공증으로 분류될 수 있다. 1차성 골다공증은 노년기 여성들의 폐경기 이후 에스트로겐 생성의 감소가 가장 큰 원인이다. 에스트로겐은 골손실을 막고 체내의 칼슘을 저장하도록 도와주며 따라서 에스트로겐 분비가 줄어들면 골의 손실이 급속히 일어날 수 있다. 2차성 골다공증은 당뇨, 신장병, 갑상선기능항진증, 약물과 관계된 화학적 불균형에 의해 대부분 초래된다. 따라서 이러한 약물을 섭취할 경우 먼저 의사와의 상담이 이루어져야 할 것이다.

(2) 골다공증의 원인

① **성별** … 여성과 소수의 남성, 병력(가족 중 골다공증에 병력이 있는 사람), 다이어트, 생활방식 등이 골다공증의 원인이 될 수 있다. 특히 여성들의 경우 골다공증의 위험이 높은 원인은 다음과 같다.

  ㉠ 낮은 칼슘 섭취량(여성들은 남성들보다 적은 양의 칼슘을 섭취)

  ㉡ 낮은 신체의 크기와 체중(이로 인해 뼈에 미치는 물리적 스트레스가 적다)

  ㉢ 체중감소를 목적으로 한 심한 다이어트

  ㉣ 폐경에 의해 뼈의 손실이 가속화

  ㉤ 임신, 모유수유는 뼈의 칼슘 저장량을 감소

  ㉥ 출산 경험이 없는 여성

  ㉦ 남성보다 높은 수명

  ㉧ 칼슘 흡수 장애를 일으키는 갑상선기능항진증, 신장병, 암

② **연령** … 흔히 골다공증은 심각한 질병이 아니며, 고령자에게만 일어나고 건강한 사람들은 걸리지 않는다는 잘못된 인식을 가지고 있다. 그러나 골다공증은 고령자에게만 나타나는 질환이 아니며, 남녀노소에 관계없이 나타날 수 있고, 심지어 10대 초반부터 시작되는 경우도 있다. 다만 골다공증은 여성에게 더욱 자주 나타나는데, 발병 환자 천만 명 가운데 약 80%가 여성이다. 30대 중반부터 뼈가 서서히 약화되기 시작하며 특히 폐경 후의 여성에게 많이 발생한다. 65세 이상의 여성들은 폐경 이후 급속한 골손실을 경험하는데, 폐경 후 첫 5~7년 동안 절반 이상의 골질량을 잃을 수도 있다. 소수의 남성도 골손실과 골절의 통증으로 고생하기도 한다.

❷ 운동에 대한 뼈의 반응

골다공증의 예방 전략으로서 적절한 영양과 운동과 같은 생활습관 개선을 권장한다. 특히 운동은 성장기와 성장기 직후에 골량을 증가시켜서 최대골량을 증진시키고, 성인기 초기에서 중반까지 골량을 증가 또는 유지시키고, 노년기의 골 손실률을 감소시키며 낙상을 감소시킨다.

생리적으로 골은 신체의 운동 및 체중을 지지하는데 필요한 골량과 골강도가 확보되도록 항상성이 작용하고 있다. 골다공증의 발생과 운동과의 관계에 대해 명확히 밝혀져 있지는 않지만 골의 가령현상에 위험인자가 관여하여 일어난다고 추측되며, 운동부족 또는 체중감소는 위험인자에 해당한다.

골대사는 조골세포에 의한 골형성과 파골세포에 의한 골흡수로 알려지고 있지만, 골은 구조에 따라 대사활성이나 역학적 특성이 다르기 때문에 운동이 골대사에 미치는 영향도 골의 종류, 대사의 양식에 따라 다르다.

건강한 골은 운동부하와 근수축력에 견디는 기계적인 힘을 갖추고 있다. 즉 압박, 굴곡, 비틀림 등 다양한 형태로 골에 부하가 가해지지만 건강한 골은 항상 골흡수와 골형성을 반복하면서 골 리모델링을 하고 있어 일정한 강도를 유지하고 있다. 골 리모델링에 관여하는 인자는 전신적 조절인자, 기계적 자극, 국소적 조절인자 등이다. 이 중에서 기계적 자극은 매우 중요하며 신체의 골격계는 항상 기계적인 부하에 따른 골강도를 지키기 위해 리모델링을 하고 있다. 이와 같이 운동부하에 대한 골의 반응은 직접 골아세포에 자극이 주어지거나 내분비계 및 골 형성인자와 같은 생화학적 매개체의 작용 때문이다. 또한 골량과 관련 근육의 질량 간에 유의한 관계가 있는 것으로 알려져 있으며, 특히 근육의 성장을 자극하는 운동이 뼈의 성장도 자극한다는 것은 골 형성의 촉진을 시사하는 생화학적인 변화에 의해서도 나타나고 있다. 즉, 운동을 통한 기계적 힘이 적절히 가해지면 새로운 골을 생성할 때 조골세포에 영향을 주어서 골밀도를 증진시키게 되고, 부하가 줄게 되면 골용적이 감소하게 된다.

한편 지나친 운동부하와 골의 관계가 주목을 받게 되었는데, 젊은 여자 운동선수가 운동을 과도하게 한 결과 무월경이 발생하여 골에 대한 운동효과가 상쇄되었으며 에스트로겐의 존재하에서 가장 효과적이었으며, 또한 지나친 운동부하가 반복될 경우 피로골절이 발생하게 된다. 즉 골에 대한 운동효과는 적당량의 운동부하와 지속적인 운동이 좋다고 알려져 있다.

성공적인 운동 프로그램은 표적 조직이나 계통에 대한 긍정적 효과를 얻을 수 있도록 트레이닝 원리를 준수해야 하는 것처럼 골 건강을 위한 운동 프로그램에서 트레이닝 원리는 중요하다〈표 1-16〉. 이러한 트레이닝 원리를 경시할 경우 뼈에 대한 트레이닝 효과가 최소이거나 나타나지 않게 된다.

※ 〈표 1-16〉 골 건강을 위한 운동 프로그램에 있어서 트레이닝 원리(ACSM. 2001) ※

종류	내용
특이성	부하의 국소적 효과로 인해서, 부하는 목표 뼈 부위에서만 발생하게 된다.
과부하	뼈에 대한 부하는 일상 신체 활동에서의 부하보다는 유의하게 강해야 한다.
가역성	성인의 골격에서 부하가 제거되면, 뼈에 대한 긍정적인 효과도 소실된다.
초기 수준	골밀도가 낮은 사람은 부하증가를 통해서 골밀도 값이 최대로 증가하게 된다. 기계적 부하의 증가에 대하여 예상되는 골격의 반응에서 초기 골밀도 값은 중요한 역할을 한다.
복귀 감소	개인의 생물학적 한계가 부하에 대한 적응의 정도를 결정한다. 습관이 고착화되면 더 큰 반응의 발현을 위한 시간은 더 소요되고 변화의 크기도 더 적게 발현된다.

③ 골다공증의 운동요법과 예방법

골다공증 예방을 위해서는 충분한 칼슘 섭취와 적절한 운동을 지속적으로 실시하는 것이 무엇보다 중요하다. 성인에게 골의 구조적 기능과 모양은 골에 주어지는 스트레스의 정도에 따라 달라지며 골은 사용하는데 따라서 적응하게 된다. 골다공증 예방을 위한 운동 처방 지침은 다음과 같다.

(1) 골다공증의 운동 처방 대상

골다공증의 운동 프로그램을 계획하는데 있어서 위험요인과 관련된 의학적 및 영양학적 검사가 선행되어야 하는 것은 물론이고 몇 가지 추가적인 체력검사가 고려되어야 한다. 즉 운동의 종류와 양의 설정은 대상자의 체력적 요인을 기본으로 하기 때문에 〈표 1-17〉와 같이 체력검사 결과에 따라 대상별로 운동 처방을 적용한다.

※ 〈표 1-17〉 골다공증의 운동 처방 대상 분류를 위한 추가적 검사 ※

구분	검사항목
체력검사	유산소 운동능력, 근력, 평형성, 유연성, 반응시간, 걸음걸이
의학검사	골기질 밀도

(2) 대상자에 따른 운동지침

골다공증 예방을 위한 운동은 힘의 크기를 강조하고 근육계의 발달을 촉진하는 체중 지지형(weight-bearing)의 운동형태가 골격의 건강을 위해서 권장된다. 운동 형태를 결정하는 데에 있어서 연령, 집단이나 개인의 신체적 제한점을 고려해야 한다. 여러 뼈 상태에 따른 골절 예방을 위한 운동 지침을 참조한다〈표 1-18〉.

☀ 〈표 1-18〉 여러 뼈 상태에 따른 골절 예방을 위한 운동지침(Skinner, 2005) ☀

대상	목표	운동형태	운동강도	운동시간	권장운동
골다공증 증상이 없는 남성 또는 여성	고관절과 척주의 골밀도 상승 또는 유지	유산소 운동	초기 : 60 ~ 70% HRmax 목표 : 70 ~ 85% HRmax	15 ~ 60분/회	체중부하 유산소 운동 + 스텝운동(역동적인 걷기, 조깅, 하이킹, 계단오르기)
		저항운동	초기 : 50 ~ 60%/RM 목표 : 70 ~ 85&/RM	10 ~ 15 reps, 1 ~ 3 sets 6 ~ 10 reps, 2 ~ 3 sets	• free : squat, forward & side lunge, heel-toe raise, upright row, bicep curl, tricep ext, shoulder raise • Machine : leg press, hip/knee ext/flex, hip abd/add, trunk ext, bench press, military press, biceps curl, ; at pull-down
	위험요인 감소	impact	1 ~ 2인치 높이에 서서 점프	10 ~ 15 reps, 3 ~ 5 sets	두 다리를 동시에 착지할 것
		저항운동	위와 동일	위와 동일	위와 동일
		평형성 운동	비적용	비적용	한 다리로 서기 : 눈감고 뜨기 직선걷기 : 전방/후방
골감소증을 갖고 있는 남성 또는 여성	고관절과 척추의 골밀도 상승 또는 유지	유산소 운동	위와 동일	위와 동일	위와 동일
		저항운동	위와 동일하나 천천히 점증부하	위와 동일	위와 동일하나 척추에 과도한 부하 운동은 지양할 것(과굴곡, 과신전 그리고 트위스트 형태는 피할 것).
	위험요인 감소	impact	1 ~ 2인치 높이에 서서 점프	10 ~ 15 reps, 3 ~ 5 sets	두 다리를 동시에 착지할 것
		저항+평형 성 운동	위와 동일	위와 동일	위와 동일하나 안전한 장소에서 시행할 것
골다공증을 갖고 있는 남성 또는 여성	위험요인 감소	저항+평형 성 운동	위와 동일하나 개인 기능적 능력에 따라 적용	위와 동일	위와 동일하나 안전한 장소에서 시행할 것

골다공증 예방을 위한 운동은 저항성 운동과 근력운동이 중심이 되며 여기에 유산소성 운동이 포함된다. 또한 저항성 운동(resistance exercise)이 근육강화뿐만 아니라 뼈조직을 강화한다는 연구결과가 밝혀져 골다공증 예방과 치료에 권장되고 있다. 중량기구를 이용한 웨이트 트레이닝은 골량 증가의 방법으로서 광범위하게 연구되어 왔다.

유산소성 저항운동과 중량부하 운동이 병행되도록 걷기, 덤벨체조 등이 가장 이상적인 운동이다. 대부분 요부와 대퇴부의 골밀도 감소에 의한 요통이나 골절 등이 가장 흔한 증상이므로 체중에 의해 뼈에 자극을 줄 수 있는 걷기와 조깅 등의 운동이 좋으며 걷기가 보다 안전하고 효과적이다. 그러나 건강하고 보행이 가능한 사람의 경우에는 걷기운동이 뼈의 적응을 나타내는 강력한 징후를 나타내는지 의문이며, 걷기운동만으로는 폐경기 여성의 골손실을 막는데 효과적이지 않다는 보고가 있다.

점핑과 같은 골격계에 대한 임팩트 운동에 의해서 근력, 순발력, 고관절 골밀도 등이 증가하는 것으로 보고되었으며, 점핑 운동은 사춘기 전 아동의 고관절 골량을 증가시키기 때문에 학교중심의 교육과정 내에서 선호되어 왔다. 걷기, 조깅, 계단오르기, 노젓기 운동을 포함하는 점증적 고강도 프로그램을 수행한 폐경기 여성의 척추 골밀도가 개선되는 것으로 나타났다.

한편 골다공증 치료를 목적으로 한다면 걷기, 수중운동, 의자를 이용한 유산소 우도, 고무줄을 이용한 저항 운동 등이 적절하며 조깅, 점프, 에어로빅 댄스, 테니스 등 충격량이 큰 운동은 골절의 위험이 있으므로 권장하지 않는다. 또한 운동 시에 몸을 물의 부력으로 지탱하는 수영과 같은 운동은 골밀도 손실을 예방할 수 없어서 골다공증을 예방하는 운동으로는 효과가 없다.

운동을 금지시킬 정도까지는 아니더라도 운동에 따른 위험부담이 큰 골다공증 환자, 골관절염 환자 등은 임팩트 운동, 저항에 대한 척추에 강한 압박력과 신속한 몸통회전이 요구되는 운동은 삼가야 한다.

(3) 운동량

골량 증가를 위한 운동 프로그램에 있어서 적정부하는 일상생활의 활동수준보다 더 큰 힘을 유발하는 정도여야 한다. 즉 증가하는 부하의 요구량에 뼈가 반응하여 리모델링할 수 있도록 자극하는 수준이어야 한다. 다양한 신체 활동에 대한 신체의 특정한 골격부위에서의 부하량에 관한 자료가 부족하기 때문에 적정부하를 제시하는 것은 어려운 일이지만, 많은 연구결과를 토대로 구분하면 〈표 1-19〉와 같다.

※ 〈표 1-19〉 골격에 대한 부하량 구분(Hayes 등, 1997) ※

	고강도 부하	중등도 부하	저강도 부하
범위	체중의 4배 이상의 지면반발력	체중의 2 ~ 4배의 지면반발력	체중의 2배 미만의 지면반발력

골량 및 가능한 반응크기의 변화를 예상하는 데 있어서 트레이닝 원리와 더불어 시간계획이 중요하다. 상대적으로 단기간(8～16주)에 걸쳐서 변화가 크게 나타나는 근육계에 비해서, 골량의 유의한 변화를 감지하기까지는 약 9개월에서 1년간의 추적검사가 필요하다.

유산소 운동과 근력운동은 격일로 실시하거나 또는 1회 운동 시 근력운동과 유산소 운동을 포함시켜 매번 운동이 병행되도록 한다. 고령자 또는 체력수준이 낮은 경우 초기에 20분간의 지속적 유산소 운동을 수행하기 어려움으로 처음에는 3～5분간 실시하다가 점차로 시간을 증가시키도록 한다. 대부분의 경우 운동시간은 준비운동, 유산소 및 저항운동, 정리운동 등을 포함하여 총 60분 이내로 한다. 대개 낮은 강도의 목표심박수에서 20분간 운동으로부터 60분 프로그램으로 발전시키는 데 4～12주가 소요될 것이다.

(4) 운동 프로그램 작성 시 유의사항

골다공증의 정도 및 개인의 체력수준에 따라 운동 프로그램의 종류를 구분하여 적용한다.

대상자의 취약한 체력요인을 보강할 수 있는 운동을 포함하여 운동 프로그램을 계획하고, 개인의 체력수준이 향상됨에 따라 다음 단계의 운동 프로그램으로 발전시켜 나간다. 고위험자에게서 수중운동 또는 의자운동은 안전성이 고려되어야 한다. 그 이유는 이들의 경우 두려움이나 낙상의 위험이 없다고 판단하여 운동에 너무 집중할 수 있기 때문이다. 체력수준이 낮은 환자는 2～4METs 수준의 유산소성 운동을 의자를 이용하여 할 수 있다.

고위험자의 운동 프로그램은 동작이 단순한 것으로 시작하여 점진적으로 복잡성을 더해 가도록 한다. 특히 평형성, 고관절에 장애가 있는 경우에는 운동 내용이 단순해야 하며, 뒤로 걸을 때에 주의가 필요하다. 고관절에 장애가 있는 경우 고관절의 외전 및 내전운동은 금기사항이며 한쪽으로 치우친 운동은 권장하지 않는다. 고관절 또는 요부의 장애가 있는 경우 수중운동이 적절하다. 저체중이 골다공증과 관련되기 때문에 정상체중을 유지하도록 한다.

운동집단은 가급적 참가자에 대한 지도자의 비율을 높이고 개개인의 체력수준에 맞게 운동이 수행되도록 하며 서로 경쟁적인 상황이 되지 않도록 집단을 분류하고 운동을 지도 감독한다. 운동장소 및 설비는 관절손상 및 골절에 직접적인 영향을 미치게 되므로 바닥표면을 고려하는데 탄력있는 나무바닥이 이상적이다.

골다공증에 운동이 효과적이라고 하여 이미 골다공증이 생긴 사람이 임의대로 운동을 실시하면 운동으로 인해서 골절을 일으킬 수도 있다. 따라서 운동을 시작하기 전에 반드시 의사와 전문가의 운동처방을 받아서 하는 것이 안전하다. 특히 폐경기 이후의 중년 여성이 골다공증을 예방하기 위해서 운동을 할 경우에 식사를 통한 충분한 칼슘의 섭취, 에스트로겐의 공급, 규칙적인 운동 등이 조화롭게 이루어져야 한다.

특별한 고려사항

㉠ 부하를 견디는 뼈의 힘에 따라 운동강도를 정량화하기는 어렵다. 하지만 부하를 견디는 뼈의 힘의 정도는 정량화된 방법
(%HRmax 또는 %1RM)에 의한 운동강도와 평행을 이루며 증가한다.

㉡ 현재 골다공증 환자를 위한 운동 금기사항에 대한 지침은 없다. 일반적인 지침은 통증을 유발시키거나 악화시키지 않는 중강도
의 운동을 처방하는 것이다. 격렬한 움직임이나 강한 충격을 가하는 운동은 피해야 한다. 척추를 비틀거나 구부리거나 압박하
는 운동 역시 피해야 한다.

㉢ 골다공증의 압박골절이 일어난 후 또는 척추골관절염을 앓고 있는 사람은 척추의 BMD가 정상 수치이거나 높아질 수도 있다.
고관절 BMD가 척추의 BMD보다 골다공증의 위험성을 더 잘 보여주는 신뢰할 수 있는 지표이다.

㉣ 낙상의 위험이 증가하는 노년 남성과 여성에게는 균형을 향상시키는 활동을 포함시켜야 한다.

㉤ 뼈 손실과 움직임 후 무기질 회복의 불량한 예후 시, 움직이지 않고 침대에서 휴식을 취하는 것이 빠르고 좋은 효과를 얻는 것
을 고려하면, 근골격계 건강을 위해서는 건강이 허락하는 한 신체 활동을 유지해야 한다.

(5) 골다공증 예방 및 치료를 위한 식이요법

골다공증을 예방하고 치료하기 위한 식이요법의 원리는 젊은 나이에 충분한 칼슘을 섭취하여 뼈에 비축하는
것이다. 나이가 들면 뼈의 강도가 감소하므로 칼슘과 비타민 D의 섭취량을 증가시킨다. 음식물만으로 칼슘과
비타민 D가 충분하지 않은 경우에는 약재를 사용한다.

정상 성인의 1일 칼슘 섭취 권장량은 600mg이고 사춘기에는 800mg, 임신 중에는 1,000mg 정도이다. 또한
골다공증을 방지하기 위해서는 1,000mg 이상의 섭취가 필요하며 골다공증의 위험성이 높은 사람에서는 1일
1,500mg의 칼슘(우유 6컵)이 요구된다. 다음은 골다공증을 예방하기 위한 식사지침이다.

① 다양하고 균형 잡힌 식사를 통하여 적절한 칼슘을 섭취한다.

② 지나친 염분의 섭취는 금한다(1일 염분 섭취량 : 소금 3 ~ 4 스푼).

③ 젓갈류, 장아찌, 소금에 절인 식품 등의 지나친 섭취는 피한다.

④ 정상체중을 유지한다.

⑤ 카페인 식품 섭취는 피한다.

⑥ 알코올의 섭취를 피하며 금연하도록 한다.

⑦ 필요한 경우에 의사의 처방에 따라 칼슘 보충제를 복용한다.

⑧ 칼슘이 다량 함유된 식품은 우유, 치즈, 요구르트 등의 유제품과 멸치 등 뼈까지 먹는 생선, 갓, 고춧잎,
무청 등이다.

04 특수대상자의 운동 처방

01 〈 어린이의 운동 처방

어린이와 청소년(6 ~ 17세로 정의)들은 어른들과 비교해서 보다 많은 신체 활동을 한다. 그러나 어린이들을 위해 전문가들이 권고하는 신체 활동 기준이 있음에도 불구하고, 10세 미만 대부분의 어린이들은 지침에서 제시하는 신체 활동 수준을 충족하지 못하고 있는 실정이다. 어린이와 청소년을 위한 "2008 신체 활동 지침'에는 1일 최소 60분 이상 중강도에서 격렬한 강도로 실시하고, 저항운동, 골강화 운동과 같은 신체 활동을 최소한 주당 3일 실시하도록 제안하고 있다.

어린이와 청소년들은 생리학적으로 지구력 운동, 저항운동 그리고 골강화 운동 등이 적합하다. 또한 운동은 심장-대사계 위험요인을 개선시킨다. 게다가, 운동은 위험보다는 더 많은 이점들이 있다. 그러나 사춘기 이전의 아이들은 골격이 완전히 성숙되지 못했기 때문에 어린 아이들은 고강도 이상의 운동은 피해야 한다. 대부분의 건강한 어린이들은 의학적 검사 없이 중강도의 운동을 시작해도 큰 무리는 없다. 특정한 임상적 적응이 필요한 아이들의 경우에는 임상운동검사를 시행해야 한다. 운동의 초기 및 진행과정에 대한 생리학적 반응은 본질적으로 성인들과 거의 유사하다. 그러나 체질량, 근육량, 그리고 신장이 미치는 영향과 관련된 많은 요인들과 같은 중요한 양적 차이가 있다. 또한 아이들은 높은 강도의 운동을 지속하는 능력이 어른들에 비해 제한되어 있으므로 어른보다 낮은 무산소성 능력을 나타내는 특징이 있다.

사춘기 이전의 청소년과 성인은 운동에 대한 생리적 반응이 매우 다르기 때문에 어린이와 성인 간의 차이점을 이해하고 운동검사 및 처방 시 고려해야 한다.

❶ 어린이의 운동에 대한 생리학적 반응

단속적 운동이나 장기간의 지속적 운동자극에 대한 생리학적 반응은 모든 연령대에서 유사하게 나타난다. 운동 시 대사작용, 심폐기능, 운동조절기능 등에 관해 어린이와 성인과의 차이점을 알아본다.

(1) 유산소성 운동 능력

어린이의 최대 유산소성 파워를 평가하기 위한 최대산소섭취량을 산출한다는 것은 분명히 쉬운 일이 아니다. 18세 소년이 $3.0 \sim 3.5 L/min$ 정도의 최대산소섭취량을 나타냈다면, 8세의 소년은 $1.3 \sim 1.5 L/min$ 정도의 최대산소섭취량을 나타낼 수 있을 것이다. 그러나 체중이 적은 아이들의 활동은 대부분 여기저기 돌아다니는 정도의 수준이므로 체중이 보다 많은 청년들처럼 높은 최대산소섭취량을 필요로 하지 않는다.

(2) 무산소성 운동 능력

어린이의 최대 유산소성 파워와는 다르게 무산소성 운동 능력은 성인보다 확실하게 낮다.

(3) 운동에 대한 혈액동력학적 그리고 호흡조절에 있어서 이린이와 아이들은 질적으로 유사하나 양적 차이는 있다. 어린이의 두드러진 혈액동력학적 특징은 안정시와 최대하운동 및 최대운동 시의 심박출량이 낮다는 것이다. 소위 '운동기능 저하반응'은 유아들에게서 더 뚜렷한 차이를 나타낸다. 또한 운동 중인 어린이의 환기조절을 비롯한 호흡양상은 성인보다 효과적이지 못하다.

(4) 어린이의 형태적, 기능적 차이로 운동 시의 온도조절을 효율적으로 할 수 없다. 어린이는 성인보다 발한율이 낮고 열내성이 떨어지며 환경변화에 적응하는 속도가 느리다.

(5) 어린이들이 운동을 할 때 느끼는 운동자각도는 낮다. RPE를 이용할 때 고려해야 할 점이다. 어린이가 8 ~ 9 살보다 어린 경우에는 RPE 대신에 OMNI scale이 권장된다.

(6) 어린이는 운동으로부터 회복률이 빠르다. 장거리 달리기나 최대운동부하검사와 같은 전력을 다하는 운동 시 성인은 가끔 탈진되거나 수 시간 동안 다시 활동을 할 수가 없지만, 어린이는 전력을 기울인 운동이 끝난 30 ~ 45분 후 다시 시작할 수가 있다. 어린이들의 산소부족 정도가 적고 젖산 축적이 낮게 나타나는 생리적 특성상 그들이 실제로 빠른 회복률을 지니고 있음을 의미한다.

(7) 어린이는 성인과 유사하게 컨디셔닝이나 특수한 훈련에 반응하는 것으로 밝혀져 있다.

❷ 운동검사

건강관리에 있어서 규칙적인 운동의 역할은 어린이들에게도 예외일 수 없으며, 운동 프로그램의 체계적 접근은 매우 중요하다. 어린이의 운동검사는 성인들과 마찬가지로 임상적인 운동검사와 체력검사로 나누어 생각할 수 있다. 또한 그 대상을 건강한 어린이와 질병이 있는 어린이로 나누어 실시할 수 있다. 어린이들의 운동검사에 대한 지침은 성인들보다 더 다양하다.

(1) 어린이의 운동검사의 목적

일반적으로 운동검사의 목적은 병을 진단하는 것이 아니라 이미 기초적 진단을 받은 어린이를 평가하는 데 있다. 어린이가 운동검사를 하는 무엇보다 중요한 이유는 어린이와 그 부모가 신체적 활동을 할 수 있는 역량을 알아보기 위한 것이다.

건강한 어린이의 경우 보통 그들의 신체적 능력을 평가하기 위하여 운동검사를 받는다. 한편 질병이 있는 어린이의 경우는 신체적 능력뿐만 아니라 임상적 평가를 하기 위한 참고자료로 이용하기도 한다. 즉 운동자극에 대하여 나타나는 특수한 병리생리학적 반응을 통하여 얻은 정보를 이용하기 위함이다. 어린이를 대상으로 한 운동검사에서 관찰할 사항은 다음과 같다.

> **TIP** ~~~~~~~~~~~~~~~~~~~~~~~~~~~~~~
>
> **어린이 운동검사에서 관찰 내용**
> ㉠ 운동 중 가슴통증, 숨 가쁨, 심계항진 등의 관찰
> ㉡ 심폐기능 평가
> ㉢ 심근허혈 관찰
> ㉣ 심박수와 리듬의 반응 관찰
> ㉤ 재활프로그램으로 인한 심장과 폐의 반응 관찰

(2) 운동검사 유형의 선택

자전거 에르고미터나 트레드밀은 어린이들의 운동검사의 운동부하장치로 주로 사용된다. 트레드밀은 7세 이하의 어린아이들을 검사할 때 더욱 권장된다. 왜냐하면 아주 어린아이들의 경우 자전거 에르고미터 검사 시 증가하는 부하에 따라 국소적 피로나 페달링 박자를 일정하게 유지하는 의지적인 노력보다는 오히려 트레드밀에서 돌아가는 벨트의 페이스를 유지하기 쉽기 때문이다. 그러나 트레드밀에서 추락 또는 낙상의 위험이 있기 때문에 검사자의 집중이 더욱 요구된다.

키가 125cm인 대부분의 어린이들에게는 자전거 에르고미터검사가 권장된다. 어린이들은 최대하 검사로부터 최대 수준의 예측을 신뢰할 수 없으므로 심폐기능의 측정은 직접적으로 이루어져야 한다. 전기적으로 제동되는 자전거 에르고미터를 권장하며, 기계적으로 제동되는 자전거 에르고미터에서는 50~60rpm의 페달링 비율이 권장된다.

(3) 운동검사 프로토콜의 선택

대부분 8세 이상 또는 신장 125cm 이상인 어린이에게는 자전거 에르고미터를 이용할 수 있는데 안장 높이, 손잡이 높이, 페달크랭크 위치 등을 조정해야 한다.

어린이의 트레드밀 운동검사에는 Bruce 프로토콜을 사용하며 종종 각 단계를 2분으로 수정할 때도 있다. 이 검사에서 운동지속시간을 이용하여 심폐기능을 평가할 수 있다.

또한 어린이를 위해 수정된 Balke의 트레드밀을 이용한 프로토콜이 이용되고 있다. 이 프로토콜은 보통 3.0~3.5mph 걷기 또는 5.0mph에서 달리기를 지속적이고 편안한 속도도 각 단계마다 2%의 최소한의 경사를 증가시키면서 약 8~10분 정도의 적절한 검사시간 등으로 구성된다.

(4) 어린이의 체력검사

전통적으로 어린이의 체력검사는 민첩성과 평형성과 같은 운동기술과 관련된 체력측정을 강조했으나 최근 ACSM에 따르면 어린이의 경우도 성인들과 마찬가지로 건강과 관련된 체력요인을 평가할 필요성이 제기되었다.

어린이를 위한 체력요인과 현장검사 항목

건강체력요인	현장검사 항목
심폐지구력	1마일 걷기와 달리기
근 기능	컬업 테스트, 풀업/푸시업 테스트
유연성	윗몸 앞으로 굽히기 검사
신체구성	신체질량지수 혹은 피하지방두께 측정

(5) 어린이 운동검사에 대한 금기사항

일반적인 운동검사 금기사항 외에 어린이의 경우 다음과 같은 사항을 추가적으로 적용할 수 있다. 이와 같은 증상 또는 질병을 갖고 있는 어린이의 경우 운동검사 대상이 아니기 때문에 검사 전 철저한 대상자에 대한 파악이 중요하다.

① **안정 시 호흡곤란** … 예측치의 60% 이하 시 1초 강제 호기용적 및 최대환기 흐름

② 급성신장질환자 및 간염

③ 케톤산뇨증 또는 처방된 인슐린을 섭취하지 않은 제1형 당뇨

④ 심근염이나 심장막염이 있는 급성 류마티즘

⑤ 심각한 대동맥 또는 판막 협착증

⑥ 심각한 폐혈관 질환 및 불완전하게 보정된 심부전

⑦ 기절을 동반한 위축된 심근장애

③ 운동 처방

일반적으로 어린이들의 경우 팀 스포츠 및 각종 스포츠를 포함하는 일상생활에서의 운동이 권장되며, 특히 일상생활 활동을 증가시킴으로써 운동의 이점을 획득할 수 있다. 또한 TV 시청, 컴퓨터 게임 등 시간을 줄이고 신체 활동 및 운동에 참여하도록 부모들이 지도하여야 한다. 또한 컴퓨터 게임 등을 대체할 만한 프로그램을 제공하여 어린이들이 즐겁고 또한 운동을 통한 자기효능감 또는 프로그램 수행에 따른 적절한 보상 등을 고려하여야 한다.

(1) 어린이의 심폐지구력기능 운동

장거리 달리기, 사이클링, 지속적인 수영 프로그램은 어린이들의 운동 프로그램으로는 전형적이지는 않다. 그럼에도 어린이들의 심폐체력을 증가시키기 위해서는 운동 중 170 ~ 180bpm의 심박수가 나타나야 한다. 달리기, 수영, 사이클링 등은 이런한 심박수를 유지하는 데 용이하지만, 어린이들이 운동에 대한 흥미를 잃을 수 있으므로 지속적인 전형화된 운동 프로그램보다는 활동적인 놀이, 또는 간헐적 운동 프로그램을 적용할 것을 권장한다.

또한 어린이들은 성인들에 비하여 운동에 따른 심장 위험이 낮기 때문에 심박수 관찰을 요구하지는 않는다.

(2) 어린이의 저항운동

어린이에게 적용하기 위한 근력운동의 지침(ACSM, 2006)은 다음과 같다.

① 저항운동은 간헐적으로 어린이들의 자연스러운 생활패턴과 조화를 이루어야 한다.

② 저항운동은 잘 훈련된 지도자에 의해 이루어져야 한다.

③ 너무 고강도나 최대강도는 어린이들이 흥미를 잃을 수 있으므로 피해야 한다.

④ 트레이닝 장비는 아이의 성숙도, 크기, 힘에 따라 다양하게 그리고 적절하게 적용한다.

⑤ 저항운동의 양보다는 지속적인 참여와 적당한 기술 습득이 더 중요하다.

⑥ 만약 사춘기 이전의 어린이가 올바른 형태로 8번을 반복하지 못한다면 저항을 낮출 필요성이 있다.

❹ 특별한 고려사항

어린이와 청소년들은 적절한 지도와 감독하에 근력 운동에 안전하게 참여할 수 있다. 일반적으로 저항운동을 위해 어른들의 지침방법이 적용된다. 저항을 증가시키기 전에, 올바른 자세를 유지한 채 8 ~ 15회 정도의 최대하 반복횟수를 실시하여 적정 근피로가 유발될 수 있도록 지도해야 한다.

청소년들은 인체 온도조절 시스템이 아직 성숙되지 않았기 때문에 적절한 온도 및 습도가 유지되는 환경에서 운동해야 한다.

과체중 또는 신체적으로 활동부족인 어린이와 청소년은 1일 60분 이상 중강도에서 격렬한 강도의 신체 활동을 수행할 수 없는 경우도 있다. 이들은 중강도에서 운동을 시작해야 하며 1일 60분 정도를 수행할 수 있는 신체 활동의 빈도와 시간을 점진적으로 증가시켜야 한다. 격렬한 강도의 신체 활동은 최소 주당 3일 점진적으로 추가시켜야 한다. 천식, 당뇨, 비만, 낭성섬유증 및 뇌성마비와 같은 질환이나 장애가 있는 어린이와 청소년들에게는 이들의 상태, 증상 및 체력 수준에 따라 맞춤형 운동 처방 프로그램을 처방해야 한다.

좌식생활(TV 시청, 인터넷, 비디오 게임)을 줄일 수 있도록 노력해야 하고 체력과 건강수명을 향상시킬 수 있는 활동을 늘려야 한다(걷기 및 자전거타기).10세 이상의 대부분의 아이들은 권고되는 신체 활동 지침을 충족하지 못하고 있다. 어린이와 청소년은 심폐지구력과 근체력 및 골강화를 위해 자신의 연령에 적합한 다양한 신체 활동에 참여해야 한다. 운동 감독자 및 지도자들은 아이들은 체온조절 시스템이 불안정하기 때문에 외부온도 변화와 신체수분조절 상태 파악에 각별히 유념해야 한다.

특별한 주의를 기울여야 하는 소아집단 중의 하나는 신체적, 정신적 장애를 가지고 있는 집단이다. 이런 어린이들은 비교적 활동적이지 못하며 신체적 표현에 대한 두려움, 부끄러움, 부모들의 과보호, 부모의 건강에 대한 무지 등에 의해 가중된다는 것이다.

병약한 어린이의 활동성을 평가하기 위해서는 먼저 활동성 부족의 특별한 원인을 확인하여 해결해 주어야 한다. 예를 들면, 자신의 신체 상태를 부끄러워하며 동료들과 어울리기를 꺼려하는 비만아는 일반 학생들과 함께하는 운동 프로그램에 포함해서는 안 되며, 비만아를 위한 특별한 프로그램을 계획하여 적용시켜야 한다.

그밖에도 기관지 협착으로 인한 어린 천식환자에게는 달리기보다는 수영을 권장하는 등 특수대상의 어린이들에게 각별한 배려가 있어야 한다. 건강하지 못한 어린이는 비활동적으로 변할 수 있으므로 적극적 신체 활동을 유지할 수 있도록 하기 위한 적절한 동기유발이 필요하다.

02 여성과 운동 처방

❶ 일반 여성의 운동 처방

(1) 여성과 남성의 신체 구성 차이

사춘기 이전에는 신체의 크기나 성장과정과 관련된 모든 지표들이 남·녀 간의 성차가 거의 나타나지 않는다. 사춘기에서 남·녀 간에 중요한 신체 구성의 차이가 나타나는데 이는 내분비 기능의 차이 때문인 것으로 간주된다. 남성의 경우 출생 직후 거의 활동을 멈추는 고환에서 테스토스테론(testosterone) 분비가 사춘기에 들어 재개됨으로써 근육, 뼈, 피부 및 그 밖의 신체 일부에서 단백질의 침착을 증가시킨다. 결과적으로 청년기에 남자는 근육형이 되면서 성인기로 이어지게 된다.

여성의 경우 사춘기 이후로 난소에서 에스트로젠(estrogen)의 분비가 시작되면서 골반이 넓어지고 유방의 크기가 증가하며, 대퇴 및 엉덩이의 체지방이 증가하기 시작한다. 성인기 이후 연령이 증가함에 따라 남녀 모두 체지방의 증가 및 제지방 체중의 감소가 나타난다. 운동트레이닝 후 체중, 체지방량, 체지방률 등의 감소와 함께 다소의 제지방 체중이 증가하는 것이 일반적이다. 그러나 제지방 체중을 획득하는 정도는 대개 여성들의 경우 적으며, 제지방 체중을 제외한 신체 구성 변화의 크기는 성차보다는 트레이닝과 관련된 전체 에너지소비량과 보다 높은 관련성이 있다.

⑵ 운동에 따른 생리적 반응과 적응

운동에 따라 나타나는 근신경계, 호흡순환계, 대사적 반응과 적응의 남녀 간의 차이를 살펴본다.

① 근신경계 반응과 적응 … 일반적으로 여성은 근신경계 기능이 떨어진다. 성차에 따른 신체 크기의 차이 때문에 흔히 남녀를 비교할 때 근육량을 고려하여 제지방 체중에 대한 근력의 비(절대근력/제지방 체중) 혹은 체중에 대한 근력의 비(절대근력/체중)로 나타낸다. 일반적으로 여성은 남성에 비해 상체의 경우 43 ~ 63% 정도 근력이 약하고 하체의 경우 25 ~ 30% 정도 약한 것으로 관찰된다. 특히 하지근력과 상지근력을 제지방 체중에 대한 상대치로 나타낼 경우 하지근력은 남·녀간 거의 차이가 없으나, 상지근력의 실제적인 차이는 거의 그대로 나타난다. 이렇게 상지 및 하지근력의 차이는 두 가지 관점에서 설명이 가능하다. 첫째, 여성은 하지에서 보다 높은 비율의 제지방 체중을 나타내며, 둘째, 여성은 특히 남성과 비교해 볼 때 상지 근육군보다 하지근육군을 더 많이 사용한다.

근생검법에 의한 근섬유형태를 분석한 결과 비록 남성이 근섬유면적이 더 넓고 운동에 따라 근섬유가 더 특성화되는 것처럼 보이지만 동일한 신체 활동 혹은 스포츠 종목의 남녀 운동선수들은 근섬유 형태가 거의 비슷한 분포를 나타낸다.

한편 오랜 동안 여성들에서 근력트레이닝의 적절성에 대해 부정적 시각이 지배적이었다. 그러나 여성들도 근력트레이닝에 의해 현저한 근력향상을 가져올 수 있는 잠재적 가능성을 가진 것으로 입증되어 있다. 물론 남성들의 경우 테스토스테론의 수준이 높기 때문에 전체 근육량이 크게 유지될 수 있을 것이며 근육량이 근력을 결정하는 중요한 요인이라면 남자들은 확실한 장점을 가지고 있는 셈이다.

② 심폐계 반응과 적응 … 일반적으로 남성은 절대강도의 최대하운동 시 심박수가 여성보다 낮게 나타나는 경향이 있다. 그러나 최대심박수는 같은 연령대의 남녀 간의 유의한 차이가 거의 없다. 즉 심박출량은 동일한 절대강도의 최대하운동에서 남녀 간에 거의 동일하며, 남성은 심박수 반응이 더 낮고 1회 박출량이 더 크기 때문이다. 운동수행에 대해 남성의 1회 박출량이 큰 이유는 첫째, 체격이 크면서 심장 및 좌심실이 크고 둘째, 체격이 크면서 혈액량이 많으며 셋째, 남성은 보다 활동적이며 신체훈련과 관련된 전형적인 변화를 나타내기 때문이다. 또한 동정맥 산소차는 여성은 남성에 비해 헤모글로빈 농도가 낮기 때문에 동맥의 산소농도 저하에 따른 결과로 간주된다. 이상은 남녀 간의 최대산소섭취량의 차이를 논할 때 가장 중요한 고려사항에 해당한다.

지구성 트레이닝에 의해 심폐기능의 적응효과가 나타날 수 있는데 이러한 적응은 성차가 있는 것은 아니다. 심폐지구력 트레이닝에 의해 최대산소섭취량이 증가하게 되며 이는 주로 최대 심박출량의 증가에 기인한다. 그러나 심박출량은 트레이닝 반응에서 소녀 및 여성이 다르게 나타낼 가능성은 거의 없다. 호흡의 관점에서 여성들은 1회 호흡량과 호흡수 증가에 의해 최대환기량이 상당 수준의 증가를 관찰할 수 있는데 이는 일반적으로 최대산소섭취량의 증가와는 거의 관련성이 없다.

③ 대사적 반응과 적응 … 남녀 간의 최대산소섭취량을 비교한 많은 연구에 의하면, 사춘기 이전에는 체중당 최대산소섭취량(ml/kg/min)이 남녀 간에 유의한 차이가 없다. 사춘기를 지나게 되면 최대산소섭취량은 단련된 여성에 비해 단련된 남성이 평균적으로 약 15% 정도 높은 것으로 제시하고 있다(Froberg 등, 1984).

그러나 성차에 따른 최대산소섭취량의 차이는 조심스럽게 해석해야만 한다. 제지방량이 최대산소섭취량에 대한 성차를 나타내는 중요한 요인이기는 하지만 다른 요인들도 영향을 미칠 수 있다.

한편 많은 연구결과 최대하운동 시 항정상태의 산소섭취량의 변화에 관하여는 일치하지 않는 주장들이 있다. 일정한 속도에서 산소섭취량은 남성이 여성에 비해 항정상태 동안에 6~7% 정도 우세한 것으로 나타났다. 즉 남성은 최대산소섭취량이 높으므로 젖산 역치에 대한 상대적 강도도 잠재적으로 높을 것이며, 남성은 보다 빠른 속도에서 항정상태를 유지할 수 있는 것이다.

지구성 트레이닝에 의한 대사과정의 적응은 남녀의 차이가 거의 없다. 즉 최대산소섭취량의 증가, 일정한 운동강도로 최대하운동 시 혈중 젖산농도의 감소, 유리지방산 이용능력의 개선 등의 적응현상은 남성들과 거의 동일하게 나타난다. 단지 체격조건(제지방 체중), 최초의 체력수준 등에 따라서 적응의 정도가 다르게 나타난다.

④ **체온조절에 대한 성차** ⋯ 일반적으로 여성은 남성에 비해 땀을 덜 흘리며, 이러한 차이는 땀샘에서 분비되는 땀이 적기 때문이라고 알려져 있다. 그러나 열 환경에서 운동 중 발한율, 심부온도, 심혈관계 반응에 대한 변화는 성별에 따른 어떠한 차이도 나타내지 않는 것으로 설명하고 있다(Meyer 등, 1992).

몇몇 연구에서 여성이 땀의 전해질(Na^+와 Cl^-) 농도가 더 낮은 것으로 나타나고 있는데 이러한 차이가 알도스테론 반응에 의한 차이인지는 아직까지 불분명하지만, 남성의 발한율이 더 높거나, 또는 땀샘에서 전해질의 재흡수율에 대한 에스트로젠의 작용이 미약하게 있었기 때문인 것으로 검증되고 있다(Meyer 등, 1992).

상대적 운동강도에서 여성이 남성에 비해 열 스트레스에 대한 내성과 적응이 나으며, 절대적 운동강도 즉 절대적 열 부하에서는 남성이 여성에 비해 열 스트레스에 대한 내성이 우수하다.

(3) 운동검사

일반적으로 성인에 관한 지침은 남-여 모두 표준화된 운동검사를 적용한다. 하지만 연령에 따라 구분해야 하는데 동일 연령의 남성과 비교할 때 평균적으로 여성은 지방이 많고 제지방 체중이 적으며 지구성 능력이 낮다. 따라서 운동검사를 위한 부하방법을 선택할 때 여성은 좀 더 완만하게 점증하는 단계로 구성된 프로토콜을 적용하는 것이 필요하다.

또한 운동 시 심전도의 해석에 있어서 여성은 위양성의 비율이 높게 나타난다는 사실을 인식하는 것이 중요하다. 몇몇 임상 연구결과에서 무증후성 여성의 약 50% 이상이 심근허혈을 예시해주는 ST분절의 변화가 관찰되었다.

(4) 운동 처방

운동 처방에 있어서 운동의 원칙이나 방법은 성별 간에 차이가 없으며, 운동량에 차이가 있게 된다. 일반적으로 운동을 실시하는 이유는 개인마다 다르다. 여성의 경우 특별한 경우를 제외하고는 대부분의 목적이 운동을 통해 체중을 조절하고 몸매를 유지하는 것이다. 운동 프로그램을 작성할 때 개인의 운동목적에 맞도록 운동량을 설정하는 데 세심한 주의가 요구된다. 여성의 운동 프로그램은 대부분 남성에 비해 운동의 질과 양을 낮추어서 작성한다. 또한 개개인의 운동능력에 따라 운동강도를 적용하는 것은 매우 중요하다. 특히 여성은 지방이 많으며, 제지방 체중이 적고 지구성 능력이 낮기 때문에 운동강도를 적절하게 조정해야 한다. 성인 여성의 경우 유산소 운동은 최대산소섭취량의 50~60% 정도의 강도로 30분 이상의 운동을 지속하는 것이 바람직하다.

또한 운동 프로그램은 잠재적인 손상의 위험과 더불어 신체적 스트레스를 고려하여 구성하기 때문에 처음 몇 개월간은 운동 지속시간 및 운동 빈도를 적절하게 줄여 운동손상을 예방할 수 있도록 설계한다. 잠재적인 손상을 최소화하고 운동의 효과를 거두기 위해서는 걷기와 수영을 권상할 만하다. 그밖에 여성이 선호하는 운동으로 에어로빅댄스, 볼링, 골프, 테니스 등이 있으나 지구성 운동능력과 관절상태를 고려하여 선별적으로 차등화하여 적용하는 것을 염두에 두어야 한다. 또한 여성의 경우 남성과는 다르게 경쟁적 스포츠보다는 신체 활동에 의한 자신의 운동목적과 관련된 운동을 선호하는 경향이 있다. 최근에는 여성들에게 있어서 근력 운동 프로그램이 근관절기능을 강화시키고 근골격계의 기능저하를 예방할 수 있는 운동으로 권장되고 있다.

(5) 특별한 고려사항

여성은 건강한 생리주기를 유지하고 임신을 하기 위해 지방의 수준이 증가된다. 지방의 비율이 높기 때문에 제지방량은 남자와 비교하여 더 낮다. 낮은 제지방량이 낮은 최대심박수와 남자와 비교했을 때 여성의 전체적인 근력 감소와 관련이 있다. 여성은 매달 호르몬의 변화로 인해 규칙적인 생리주기를 경험하게 된다. 생리주기가 규칙적인 운동을 지속할 수 있는 능력에 영향을 주지 않는다. 에스트로젠은 여성의 심장병에 대한 저항하는 효과가 있고, 따라서 여성에게 있어 심장병은 후기에 발전된다. 여자 운동선수들은 생리주기의 중단 같은 무월경을 경험할 수도 있는데 그 결과 에너지 이용능력의 감소 혹은 에너지 부족 현상이 나타나기도 한다. 문헌에서 에너지 부족이란 식이섭취 증가와 과대한 소비요구를 충족시킬 수 없을 때 나타나는 에너지의 불균형으로 정의되어 있다.

선수들에게 흔히 나타나는 무월경은 잘못된 식습관과 골다공증을 동반하는데 이들은 여자 선수의 세 가지 이상징후가 된다. 중년여성은 폐경기, 즉 생리주기의 중단을 경험하게 되는데, 이것은 나이와 연관되어 에스트로젠과 프로게스테론의 수준이 저하되기 때문이다. 폐경기 여성들에게 나타나는 증상들은 규칙적인 운동을 통해 줄일 수 있다. 폐경의 결과로 여성은 심장병에 대해 저항하는 에스트로젠의 보호효과를 잃게 된다. 이때 심혈관 질환의 위험은 남성과 같은 수준이 되므로 규칙적인 운동을 계속 해야 한다.

❷ 임산부의 운동 처방

(1) 임산부의 운동 반응

임신은 여성이 운동을 해야 한다는 생리적 반응에 중요한 영향을 미친다.

① 대사 반응(Metabolic Response) ⋯ 임신 여성의 해부학적, 생리적인 변화들은 임신하지 않은 여성과 비교할

때 운동 반응에 차이를 보인다. 임신기간 중에는 체중에 의존하는 운동(weight-dependent exercise) 중에 산소흡입은 증가하지만, 체중에 의존하지 않는 운동(weight-independent exercise) 중에는 변화가 없다.

② **심혈관 반응(Cardiovascular Response)** … 운동하는 동안 임신 여성은 첫 3개월의 임신 중 호르몬 수준 증가에 의해 우선 심박수가 증가한다. 그 후 3개월 동안 심박수는 혈압을 유지하기 위해 증가한다. 혈액량은 산모와 태아 모두의 요구를 충족시키기 위해 임신 기간 동안 대략 50% 정도 증가한다. 혈액량의 이러한 증가는 1회 박출량과 심박출량을 증가시킨다. 임신 기간 중 수축기와 이완기 혈압은 변하지 않고 유지된다. 전체 내인성 저항의 감소는 혈압을 증가시키는 전형적인 원인이 되는 혈액량의 증가를 약화시킨다.

③ **환기 반응(Ventilatory Response)** … 임신 기간 동안 분당 환기량(VE)은 환기 민감성이 증가하면서 증가한다. 낮은 환기 역치와 이산화탄소에 대한 민감성의 증가는 호기량(tidal volume)과 호흡수를 증가시킨다. VE의 증가로 인해 이에 상응하는 산소량(VE/VO$_2$)과 탄소이산화물(VE/VCO$_2$) 모두 증가한다.

④ **태아 반응(Fetal Response)** … 운동 시 태아 반응을 이끌어 내는 요인에는 혈류와 산소운반, 열손실 그리고 포도당 이용도 포함된다. 이 요인들 중 하나라도 감소하면 태아에게 불리한 영향을 미치게 된다. 그 영향의 정도는 운동 강도에 달려 있다. 고강도의 운동은 적당한 강도의 운동과 비교했을 때 이 요인들 중 어느 하나라도 심각하게 감소시키는 원인이 된다. 임신 전이나 임신 기간 동안 규칙적인 운동을 한 여성들은 혈류, 산소 그리고 자궁으로의 영양소 운반 등이 증가되고 운동하는 동안 태아에게 불리한 영향을 주는 위험 요소들을 감소시킨다. 또한, 운동하는 여성은 혈류를 피부로 전환시키고 발한이 빠르게 시작되어, 태아에게 위험한 온도의 증가 없이 빠른 열손실이 가능하다. 이러한 적응은 여성이 태아의 건강을 위협하지 않고 임신 기간 동안 편안하게 운동할 수 있도록 해 준다.

(2) 임산부의 운동검사

임신 중인 여성은 의학적으로 필요하지 않다면 최대 운동검사를 실시하지 않는다. 만약 최대 운동검사를 해야 할 경우, 의사의 입회 아래 이루어져야 한다.

점증적 최대하 트레드밀 운동 중 나타나는 최고 심박수와 최고 스피드 및 단계(grade)로부터 최고산소섭취량(VO$_2$peak)을 예측하는 공식은 임신 중 여성을 위해 입증되어 왔다. 임신 전에 주로 앉아서 작업했거나 의학적 치료가 필요한 여성들은 운동 프로그램을 시작하기 전에 의사로부터 허가(clearance)를 받아야 한다.

(3) 임산부의 운동 처방

임신 중 적절한 운동과 균형 잡힌 식사의 중요성은 잘 알려져 있다. 특히 최근에 이르러 적절한 운동이 모체의 건강을 지켜 줌은 물론이고 태아의 성장에 긍정적 효과를 줄 수 있다는 연구결과들이 제시되고 있다. 그러나 운동이 태아와 모체에게 주는 부정적인 영향도 동시에 제시되어 있기 때문에 좀 더 주의 깊게 운동에 접근해야 한다.

① **임산부를 위한 일반적 운동지침** … 임신에 의해서 일어나는 여러 생리적 변화에 따라 적절하게 만들어진 운동지침을 참고하여 운동을 한다면 안전하게 최대의 운동효과를 산모나 태아가 얻을 수 있을 것이다.

❄ 안전을 위한 운동지침 ❄

- 운동하기 전에 충분한 수분을 섭취한다. 겨울철인 경우도 물을 마신다. 또한 운동 중에도 물을 마신다.
- 운동 시작 전에 적어도 5분 이상 준비운동을 서서히 하라.
- 스트레칭을 하라. 그러나 인대의 상처를 줄 정도는 피하라. 왜냐하면 임신 중에는 인대가 느슨해져 있다.
- 반사나 반동 있는 동작을 가진 운동은 가급적 하지 않는다.
- 안전한 마루에서 운동을 하고, 미끄러질 수 있는 느슨한 곳을 피한다.
- 운동을 한꺼번에 하지 말고 규칙적으로 한다(격일제).
- 경쟁적 운동을 피한다.
- 너무 무덥고 습한 날씨에서나 체열이 있을 경우는 운동을 피한다.
- 체온이 섭씨 38도 이상 올라가지 않도록 하고 뜨거운 곳에 입욕이나 사우나를 피한다.
- 임신 4개월 이후에는 똑바로 누워서 하는 운동을 피한다.
- 호흡을 참고 힘주며, 무거운 물건을 드는 동작을 피한다.
- 하복부근육이 약화되어 종적 분리가 될 수 있는 임산부는 윗몸 일으키기 등의 운동을 금한다.
- 고산에서 격심한 운동을 금한다.
- 칼로리 섭취량에 맞추어 신체 활동의 정도를 조정한다.
- 발에 맞고, 균형에 도움이 되는 신발을 갖춘다.
- 임신 후 처음 운동을 시작할 경우는 기술과 힘이 필요하고 위험요인이 있는 스포츠를 선택하는 것은 피한다.

② **임산부의 유산소성 운동지침** ⋯ 산모의 연령, 체력수준, 영양상태 직업과 같은 여러 가지 변인들이 유산소성 상태와 임신 시 능력 간의 상호작용을 변화시킬 수 있기 때문에 임신 중의 운동은 개개인의 상태를 기초로 하여 처방되고 관찰되어야 한다.

　㉠ **운동 형태** : 임신 중에는 운동에 사용하는 에너지와 근육운동이 증가되어 피로하기 쉽고 심장의 부담도 커진다. 따라서 운동량이 적은 산책, 임산부 체조, 수중 걷기, 고정식 자전거 타기 등을 권장한다. 한편 라켓운동을 비롯한 경쟁스포츠는 근육, 관절, 인대 등에 긴장을 증가시킬 수 있고 사용하는 장비로부터 위험에 처할 수 있기 때문에 지양해야 한다. 예를 들어 라켓운동 시 장비나 공에 의해 복부타격을 입었을 때 태아에게 좋지 않은 영향을 끼칠 수 있다.

　㉡ **운동 강도** : 임신 중 운동 강도를 평가하기 위하여 임신하지 않은 건강한 성인을 위한 통상적인 목표심박수 범위를 이용하는 것이 과연 타당한지에 관한 문제는 증명되어야 하며, 운동 강도에 대한 정확한 근거자료는 모호하다. 운동 중 목표심박수를 확인하여 운동 강도를 조정하는 것을 권고하기도 하지만, 심박수는 임신 중 운동 강도의 지표로 좋지 못하다는 경해도 있다. 운동 강도의 처방을 위한 또 다른 대안은 운동자각도를 이용하는 것으로 '가볍다' 혹은 '조금 힘들다' 정도로 느낄 수 있는 운동 강도 범위에서 각자의 신체 컨디션에 따라 운동을 실시해야 한다.

　㉢ **운동 시간 및 빈도** : 임신 중에 운동은 간헐적 혹은 지속적으로 할 수 있는데, 운동의 지속시간은 준비운동 – 본운동 – 정리운동을 포함하여 약 30 ~ 40분간 운동을 권고한다. 운동 빈도는 일주일에 3일 혹은 격일제로 하는 것이 좋다. 운동중지 사항이 있거나 복부긴장이 심할 때는 휴식을 취한다.

ⓔ **운동시간대** : 운동시간대는 자궁의 수축만을 중요 전제조건으로 본다면, 대체로 오전 10시에서 오후 2시 사이에 자궁수축이 잘 일어나지 않으므로 이 시간대에 운동하는 것이 좋다. 오후에서 밤 시간대는 자궁 수축이 일어나기 쉬우므로 이 시간대에 운동은 피하도록 한다.

③ **임신주의 운동중지사항** ⋯ 임신 중에는 매일매일 생리적 상황이 다를 수 있으므로 임산부의 상태를 파악하는 것이 중요하다. 유·조산의 위험성을 배제하기 위해 다음과 같은 상황에서는 운동을 중지해야 한다.

    ㉠ 질식 출혈의 징후
    ㉡ 질로부터의 수액의 유출
    ㉢ 발목, 손, 얼굴의 갑작스런 붓기
    ㉣ 지속적 심한 두통, 시력손상, 어지러움
    ㉤ 장딴지의 부종, 통증
    ㉥ 운동 후 지속되는 증가된 맥박수, 혈압
    ㉦ 과도한 피로, 심계항진, 흉통
    ㉧ 원인 불명의 복통
    ㉨ 임신 후기에 불충분한 체중 증가

(4) 특별한 고려사항

주로 앉아서 작업하거나 신체 활동 권장 수준에 이르지 못하는 여성들은 앞서 언급한 지침을 만족하는 목표에 이르기까지 점차적으로 활동을 증가시켜야 한다. 병리학적 비만 여성과 임신, 임신성 당뇨병, 임신성 고혈압과 관련하여 의학 치료를 받고 있는 여성들은 운동 프로그램 시작 전에 의사로부터 검진을 받아야 한다. 운동 처방은 여성의 의학적 상태, 증상, 그리고 기능적 능력에 따라 조절되어야 한다.

운동은 다음 중 어떤 증세가 발생하면 중단하여야 한다. 질출혈, 운동 전의 호흡곤란, 현기증, 두통, 가슴통증, 근육 약화, 종아리 통증 또는 붇기, 조산, 태아 운동성 저하, 양막출혈, 종아리 통증과 종기의 경우, 혈전정맥염은 제외한다.

임신 여성은 첫 3개월 후 태아의 정맥폐색이 발생하지 않도록 누운 자세에서의 운동은 피해야 한다. 임신 여성은 또한 운동 중 발살바조작(Valsalva maneuver)을 수행하는 것은 피해야 한다. 여성과 태아의 안전을 위해 운동은 안정된 열환경에서 이루어져야 하고, 여성은 열스트레스를 받지 않기 위해 적당한 습기를 공급받아야 한다. 임신 중 대사 요구는 하루 약 300kcal 정도 증가한다. 또한, 규칙적인 운동은 대사 요구를 증가시키는데 이는 운동량의 강도와 지속시간에 의존한다. 여성은 임신과 운동 모두의 칼로리 소비에 맞도록 칼로리 섭취를 증가시켜야 한다. 이것은 엄마와 태아가 임신을 유지하기 위해 적당한 영양을 공급하는 것이다.

임신 여성은 근력운동 프로그램에도 참여해야 한다. 그 프로그램은 저중량 들어올리기(1회 최대 반복 횟수의 40～60%)와 반복적 수행(12～15회 반복) 세트가 결합된 것이어야 한다. 근력 운동 동안 여성은 누워있는 자세와 발살바수기를 피해야 한다.

일반적으로 산후 운동은 의사의 허가 하에 약 4～6주 후에 시작할 수 있다. 제왕절개 수술을 통해 분만한 여성은 출산 후 6주 이상 지난 후에 운동을 시작해야 한다. 첫 출산 후 전형적으로 건강이 악화되므로 임신 중 체력수준에 이르도록 점차적으로 운동량을 증가시켜야 한다.

03 〈 고령자의 운동 처방

이미 선진 국가에서는 고령자 체육정책에 많은 정책적·재정적 투자를 기울이고 있으며 특별히 65세 이상 노인의 체육 활동에 많은 부분을 할당하고 있다. 고령자들은 생리적 기능 및 체력이 떨어져 있으며 유병률이 높고 개인차가 크기 때문에 개개인에게 알맞은 운동 프로그램을 제공하는 것이 중요하다.

① 고령자의 생리적 기능과 특성

인체의 생리적 기능은 어떤 시점을 정점으로 점차적으로 감퇴하기 마련이다. 노화는 주위환경, 스트레스 등에 대한 적응능력이 저하되는 것으로 특징지을 수 있다. 즉 생체조절기능, 대사능력의 저하 등 기능적 유연성이 떨어지게 된다. 결국 이러한 요인들로 인해서 신체 활동 능력이 줄어들게 되며 면역능력이 떨어져 쉽게 질병에 걸리게 된다. 주요 생리적 기능 특성을 요약하면 다음과 같다.

☀ 고령자의 생리적 기능 특성 ☀

- 신경계에서 평형기능이 떨어지고 복잡한 자극에 반응하는 능력이 저하된다.
- 신체 활동에 중요한 근육의 질량이 감소하며, 근력의 저하가 심하며 순발력 및 민첩성이 떨어진다. 무산소성 운동능력의 저하가 현저하다.
- 호흡순환기계 기능을 비롯한 여러 가지 생리적 기능면에서 예비력이 줄어드는데 20세의 체력을 기준으로 45세가 되면 2/3 정도, 65세가 되면 1/2 정도가 감소된다.
- 조직의 탄력성과 강도가 떨어지기 때문에 뼈, 관절, 근육, 건 등의 장해를 일으키기 쉽고 골절을 비롯한 외상으로부터 회복속도가 느리다.
- 주위환경, 스트레스 등에 대해 적응, 순화하는 방위기능이 저하된다. 피로 회복이 느리고, 체온조절 능력이 저하되어 추위와 더위에 약하게 된다.
- 30대에서는 생리기능이 ±10세의 개인차가 있으며, 50대의 개인차는 ±20세로 나이가 듦에 따라 개인차가 점점 더 커진다.
- 중년 이후로부터 유병률이 증가하여 65세 이상이 되면 15 ~ 24세 때의 12배 정도까지 높아지게 된다.

❷ 고령자의 운동검사

고령자들은 언뜻 보기에는 건강해 보이나, 질환 잠재의 가능성과 기능 저하가 클 뿐만 아니라 체력이나 다른 신체조건의 개인차가 크다는 점을 고려해야 한다. 따라서 반드시 사전에 의학적 진단, 운동부하 및 체력진단 등을 통하여 운동의 안전성 여부를 점검하고 개별화된 운동 처방을 토대로 개인에게 알맞은 운동을 수행해야 한다.

고령자의 운동 처방 절차는 젊은 층의 경우와 동일하게 적용된다. 즉 의학적 검사 및 운동검사를 통해 건강 상태와 체력수준을 평가하고 적절한 처방을 계획하는 것이다. 단지 고령자들의 생리적 기능특성에 따라 일반적인 검사방법을 적절하게 수정하여 적용하는 것이 바람직하다. 이러한 점을 고려하여 고령자의 운동검사 시 수정된 방법으로 적용할 수 있도록 다음과 같이 제안한다.

☀ 노인들을 위한 운동검사 권고사항(Skinner, 2005) ☀

특징	수정된 운동검사 방법
낮은 산소섭취량	낮은 운동강도에서 시작(2 ~ 3 METs)
항정상태까지의 더 많이 요구되는 시간	긴 준비운동(+3분), 적은 부하의 증가(0.5 ~ 1METs) and/or 각 단계는 2 ~ 3분
심전도, 혈압, 심박수의 관찰 필요성 증가	사이클 > 트레드밀 > 스텝 테스트
평형성 부족	사이클 > 트레드밀 > 스텝 테스트
근력 부족(허벅지 위)	트레드밀 > 자전거 또는 스텝 테스트
보행능력 부족	트레드밀 속도보다는 경사도를 증가시킴(최대 속도 3-3.5 마일)
근신경 협응력 부족	연습량을 증가시킴
틀니를 하고 있으며 마우스피스를 물기 어려운 경우	안면마스크를 이용하여 산소섭취량 측정
시각장애	사이클 > 트레드밀 또는 스텝테스트
청각장애	트레드밀 > 사이클 또는 리듬이 필요할 경우 스텝테스트 시끄러운 환경에서는 이해와 대답이 어려우므로 전자식자전거를 이용
노인성 보행 패턴 및 발의 문제	사이클 > 트레드밀 또는 스텝테스트

❸ 고령자의 운동 처방 지침

고령자를 위한 전반적인 운동 처방의 일반적인 원리는 노화과정에서 발생하는 정상적인 영향으로 인한 제한성을 제외하고는 젊은 층에게 적용되는 것과 크게 다르지 않다.

(1) 대상자의 분류

① **건강 고령자**(the athletic old) … 건강 고령자는 만성 퇴행성(노인성) 질환의 소견이 없고, VO₂max가 30ml/kg/min 이상이거나, VO₂max가 25 ~ 30ml/kg/min으로서 규칙적으로 운동을 지속하고 있는 60세 이상의 고령자로 규정한다.

② **초기 고령자**(the young old) … 초기 고령자는 노인성 질환의 소견이 없고 VO₂max가 18 ~ 25ml/kg/min 이상으로서 60세 이상의 고령자, VO₂max가 25ml/kg/min 이상이고 최근 1년 동안 규칙적인 운동은 하고 있지 않은 60세 이상의 고령자로 규정한다.

③ **노령자**(the very old) … 노령자 또는 말기 노령자는 노인성 질환의 소견이 뚜렷한 60세 이상의 고령자, VO₂max가 15ml/kg/min 이하인 60세 이상의 고령자, VO₂max가 15ml/kg/min 이상이고 최근 1년 동안 규칙적인 운동을 하지 않은 60세 이상의 고령자로 규정한다.

(2) 프로그램 구성 방향

① **건강 고령자** … 이들의 운동 프로그램은 현재의 건강 및 체력 수준의 유지 또는 향상을 목표로 하여 청·장년층을 대상으로 한 운동 처방의 요건과 거의 유사하게 구성한다. 운동량 설정은 overtraining이 되지 않도록 운동 강도와 시간을 적절히 조절한다.

② **초기 고령자** … 이들의 운동 프로그램은 장기적으로 체력의 강화에 주안점을 두고, 단·중기적으로 운동의 생활화와 비교적 강도 높은 계획적 운동에 대비한 심폐계 및 근골격계의 적응과 컨디셔닝을 목표로 한다. 운동량은 1일 섭취 열량 권장가의 5%에서 시작하여 중·장기적으로 10% 수준에 도달할 때까지 단계적으로 증가시켜 나간다.

③ **노령자** … 이들의 운동 프로그램은 노인성 질환의 치료와 건강·체력의 회복에 목표를 두고, 일차적으로 신체 활동 기능의 신장을 위한 유연성 및 근력 보강과 규칙적인 운동을 통한 활동 의지력 및 사회적 소속감의 고취에 주안점을 둔다.

(3) 운동지침

고령자들은 심폐지구력, 근력, 유연성 등의 개선을 통해 신체 활동 능력을 높이는 것이 중요하다. 따라서 이에 적절한 운동이 제공되어야 한다.

① 심폐지구력 향상을 위한 운동

㉠ **운동 형태** : 일반적으로 운동에 적응력이 떨어지는 노인들의 경우 걷기, 가벼운 등산, 맨손체조, 스트레칭, 요가, 계단 오르내리기, 느린 속도의 수영 등과 같은 강도가 낮은 유산소 운동으로 신체의 활동 수준을 높이는 것이 바람직하다. 개인차를 고려하여 운동 형태를 결정하는 것이 바람직하며 특히 과다체중이거나 퇴행성 관절질환이 있는 노인은 체중의 부담이 적은 수영이나 실내 자전거타기 운동이 적절하다. 반면에 템포가 빠른 운동이나 민첩한 동작을 요하는 운동은 적절치 못하다.

㉡ **운동 강도** : 운동 강도가 높아지면 뼈, 관절 및 근신경계에 과도한 강도가 주어져 고령자들이 쉽게 피로해질 것이며 손상의 가능성이 커진다. 따라서 저강도에서 시작하여 점차적으로 운동 강도를 증가시키는 방법으로 적용한다. 대개 65세 고령자의 최대운동능력이 7METs 정도이므로 2 ~ 3METs의 운동 강도(2 ~ 3mph 속도로 걷기)로 시작해야 한다. 여유산소섭취량 또는 여유심박수를 기준으로 한다면 일반적으로 40% 이상의 운동 강도가 유효하며, 장기간 규칙적 운동을 한 경우에는 50 ~ 70% 수준까지 점차적으로 증가시킨다. 그러나 체력수준이 낮거나 처음 운동을 시작하는 사람의 경우 30 ~ 40% 수준으로 더욱 낮춰서 적용한다.

심박수를 기준으로 운동 강도를 설정할 때 중고령자의 최대심박수는 개인차가 크며, 심박수와 운동 강도와의 관계에서도 개인차가 크게 나타나기 때문에 심박수를 절대적 기준으로 간주하는 것은 위험하다. 그러나 관상동맥질환의 위험성이 큰 65세 이상의 노인은 최대심박수가 다양하기 때문에 연령추정 최대심박수를 강도의 척도로 사용할 것을 권장한다. 추가적으로 일반적인 강도 지침에 있어 심박수와 더불어 운동중 주관적 강도를 참고로 운동 강도를 결정토록 한다. 대개 고령자들은 생리학적, 의학적 한계의 개인차가 크므로 체력수준에 따라 적정운동 강도를 설정하는 것이 지켜져야 한다.

㉢ **운동 시간** : 고령자들은 생리적 자극에 대해 적응하고 회복하는 능력이 낮기 때문에 운동 단위를 짧게 하되 자주 반복하도록 설정한다. 처음에는 운동지속시간을 아주 짧게 하지만 에너지체계의 변화를 꾀하기 위해서는 점차로 운동 시간을 어느 정도까지는 연장시켜야 한다. 운동지속시간은 운동 강도에 따라 달라지며 대략적으로 1일의 운동 시간을 가벼운 운동을 실시할 경우 30 ~ 45분 정도, 조금 강한 운동을 실시할 경우 20 ~ 30분 정도, 강한 운동을 실시할 경우 15 ~ 20분 정도가 적절하다. 규칙적인 운동을 수행하게 되면 한 번의 운동 단위로 최소한 30분은 되어야 하며, 운동단위가 30분 이상이 된다면 장시간을 한 단위로 하기보다는 단시간을 2단위 이상 반복하도록 구성하는 것도 방안이다. 또한 건강한 고령자들은 운동의 강도를 낮추어 1시간 정도로 운동 시간을 지속해야 효과적이다. 나이가 많거나 주로 앉아서 생활하는 시간이 길수록 준비 및 정리운동시간을 길게 설정한다. 손상을 예방하고 안정하게 운동하기 위해서는 운동 초기 강도의 증가보다는 운동 시간을 증가시키는 것을 권장한다.

㉣ **운동 빈도** : 고령자들은 하루에 하는 운동량을 줄이고 운동 빈도를 높여서 일상생활의 신체 활동을 원활하게 해주는 것이 바람직하다. 체력수준이 낮은 고령자의 경우에는 모든 신체 활동을 한 번에 집중적으로 실시하는 것보다 하루의 활동량을 적절히 배분하는 것을 권장하다. 운동 초기에는 근 피로를 회복하고 뼈와 관절의 손상을 방지하기 위해 격일제 운동을 하는 것이 좋다. 점차적으로 일주일에 4 ~ 5일 정도의 운동 자극을 신체에 주는 것이 효과적이다.

ⓜ 운동 단계 : 운동은 일정운동기간을 거쳐 단계적으로 운동의 요소를 점증시키는 것이 원칙이다. 고령자들은 일반적으로 운동에 대한 적응이 느리기 때문에 운동 강도, 운동 시간, 운동 빈도 등을 증가시키기에 앞서 더욱 완전한 적응을 위해 운동의 단계를 길게 설정하여야 한다. 또한 운동의 단계를 바꿀 경우라도 강도요소를 증가시키는 데는 세심한 주의가 필요하다. 즉 강도 높은 운동은 위험요인이 잠재하기 때문에 운동 빈도 또는 운동지속시간을 증가시키는 방법이 적절하다. 또한 3가지 요소를 적절히 증가시키되 전체 운동량에 커다란 변화가 주어지지 않으면서 점차적으로 이어지도록 설계한다.

② **근력 강화를 위한 저항성 운동** … 근력은 연령에 따른 근질량 감소로 인해 비례적으로 감소한다. 또한 이러한 근력의 감소는 노인들의 일상생활 또는 기능적 능력의 감소에 영향을 미친다. 저항성 운동은 노인들의 근력요인을 강화시켜 낙상과 골절을 예방하고 이동능력을 향상시켜 무력함을 억제시킬 수 있다. 성인들을 위한 저항성 운동에 대한 일반적 지침(Skinner, 2005)은 노인들에게도 적용된다.

❈ 노인을 위한 저항성 운동지침 ❈

> • 저항운동의 경우 초기에는 노인들의 특정요구와 능력에 대하여 잘 훈련된 사람에 의해서 철저하게 감독 및 관찰되어야 한다.
> • 첫 번째 8주간은 결합 조직이 잘 적응할 수 있도록 최소저항으로 실시하여야 한다.
> • 주요 근육군을 사용할 수 있도록 8 ~ 10 종류의 운동을 1세트 실시하며, 1세트의 운동은 운동자각도(RPE) 12 ~ 13 정도로 10 ~ 15회 반복할 수 있는 정도가 적당하다.
> • 트레이닝 효과가 나타나면 반복횟수를 증가시킨다.
> • 3주 이상 휴식을 취한 후에는 사전 트레이닝 강도 보다 낮거나 혹은 50% 수준으로 점차 부하를 증가시킨다.
> • 호흡법에 대한 교육을 실시하여 참여자들이 운동을 하는 동안 정상적으로 호흡을 유지하도록 지도한다.
> • 모든 운동은 운동량이 조절될 수 있어야 하며, 통증과 불편함이 없는 동작범위 내에서 운동을 수행한다.
> • 다관절을 활용하는 운동을 수행한다.
> • 운동장비는 운동기술이 적게 요구되는 것을 사용하고, 자세를 안정하게 하여 등을 보호해야 하며, 운동참여자가 동작의 운동범위를 쉽게 조절할 수 있도록 하는 것이 중요하다.
> • 가사일, 걷기 등 일상에서 수행하는 신체 활동들은 근력을 유지하는데 도움이 되기 때문에 일상적 신체 활동을 권장한다.

③ **근피로의 제거와 관절 가동범위를 키우기 위한 유연성 운동** … 노인에게서 적절한 관절가동범위는 근관절 기능, 평형성, 민첩성 등을 일정 수준으로 유지하는데 중요하다. 관절가동범위가 감소되면 운동이 제한되고 근육의 부담이 커지게 되어 근피로가 발생하게 되며, 노인들에게서 발생하기 쉬운 손상위험(예를 들어 근육강직, 요통, 낙상위험 등)이 커지게 된다. 따라서 스트레칭을 통해 모든 주요 관절의 유연성을 개선시키도록 운동 프로그램에 포함시킨다. 성인들을 위한 스트레칭 프로그램에 대한 일반적 지침은 노인들에게도 적용된다.

④ 고령자의 운동 처방 시 고려사항

고령자의 운동 처방 시 고려되어야 할 사항 및 그에 따른 운동 처방 시 수정하여 적용할 수 있는 제안은 다음과 같다.

❈ 고령자의 운동 처방 시 고려사항 및 수정 가능한 예(Skinner, 2005) ❈

특성	적용의 수정사항
고위험요인의 질병발생 증가	안전성의 관찰 증가, 제한사항 (고혈압인 경우 고강도 등척성 운동 및 무호흡 삼가)
심혈관 기능의 저하	낮은 운동 강도로 시작
고강도 운동수행능력의 부족	운동 강도의 감소 및 자신의 페이스로 수행토록 허용
운동에 대한 적응 및 회복능력 부족	장시간의 준비 및 정리운동
운동에 따른 개선의 정도 및 효율 감소	운동 빈도, 운동지속시간, 운동 강도의 점증
근육약화	적절한 근력운동
피로증가	휴식시간의 빈도 증가
골격, 관절 및 건의 기능 퇴화	신체적 접촉이 따르는 신체 활동 삼가
근육통 및 손상 발생가능성 증가	빠른 방향전환 또는 동작 삼가
유연성 부족	스트레칭의 강조
협응력 및 평형성 부족	의자이용운동, 따뜻한 물속에서 운동
시각 및 청각장해	고정식 자전거 에르고미터 운동
노인성 보행 및 발의 문제	지지대, 충격흡수용 운동화 착용

그밖에 사회학적 및 심리학적 요인으로 고령자들은 운동에 대한 동기유발 부족, 신체 활동에 대한 부정적 태도, 운동효과에 대한 가능성 인식부족, 자기 이미지에 대한 왜곡, 우울증의 증가 등이 수반될 수 있으므로 이에 따른 적절한 처방도 필요하다.

(1) 특별한 고려사항

① 아래와 같은 사항들을 포함하는 최대한의 효과적인 운동 프로그램 개발을 위해 고려해야 할 사항들이 매우 많은데, 고려사항은 다음과 같다.

② 건강이 좋지 않거나 기능적 제한이 있는 경우, 또는 신체 활동 수행능력에 영향을 미칠 수 있는 만성질환이 있는 노인일 경우 초기 운동 프로그램 참가 시 신체 활동의 강도와 시간을 가벼운 강도로 설정해야 한다.

③ 신체 활동의 점증은 운동 선호도와 적응능력에 맞춰 개별화되어야 한다. 즉, 신체적으로 제한이 있거나 건강이 좋지 않은 노인의 경우 매우 조심스러운 접근이 이루어져야 한다.

④ 근력은 특히 50세 이상에서 연령의 증가와 함께 빠르게 감소된다. 저항운동은 일생 동안 매우 중요함에도 불구하고 그다지 중요하게 여기지 않는다.

⑤ 웨이트장비를 사용하는 근력강화 운동에서 초기 운동은 노인들의 특별한 요구에 즉각적으로 대처할 수 있도록 전문가에 의해 관찰 및 관리되어야 한다.

⑥ 초기 운동 프로그램 단계에서 체력이 매우 낮은 사람일 경우 유산소 운동에 앞서 근력/근지구력 강화 활동이 필요할 수 있다. 근육감소증이 있는 노인들은 생리학적으로 유산소 트레이닝을 실시하기 전에 근력 증가가 필요하다.

⑦ 노인들이 체력 향상을 원한다면 신체 활동량을 최소 권고운동량보다 많게 점진적으로 초과시키고 프로그램을 지속시켜야 한다.

⑧ 만성질환이 최소 권고운동량을 수행하는데 제한점으로 작용한다면 좌업 생활습관을 지양하고 신체 활동에 내성을 키울 수 있도록 해야 한다.

⑨ 노인들의 경우 고강도의 신체 활동이 치료적 효과가 있기 때문에 만성질환의 관리 개선을 위해 최소 권고 운동량을 초과하는 신체 활동을 고려해 보아야 한다.

⑩ 신체 활동이 인지능력 향상에 기여하는 것으로 보고됨에 따라 인지능력이 감퇴된 노인들은 중등도의 신체 활동이 권장된다.

⑪ 심혈관질환이 있는 노인들은 정규 신체 활동 프로그램 마지막에는 반드시 적절한 정리운동을 실시해야 한다. 정리운동은 운동의 강도를 점진적으로 감소시키며, 적절한 운동방법으로는 유연성 운동이 대표적이다.

⑫ 사회적 지지, 자기효능감, 건강 선택 능력, 안전 인식과 같은 행위 전략의 융합이 규칙적인 운동 프로그램 참여를 강화시킬 수 있다.

⑬ 건강/체력 및 임상운동 전문가는 정기적으로 피드백을 제공해야 하는데, 긍정적 보강, 기타 행위 및 프로그램 전략들이 운동을 지속적으로 유지시킨다.

(2) 노인을 위한 FITT 권고

① 유산소 운동 ⋯ 노인들은 건강유지와 증진을 위해 유산소(심폐) 활동을 위한 운동처방을 받아야 한다. 만성 질환 때문에 권고하는 충분한 신체 활동을 할 수 없는 노인일 경우 능력과 건강 상태가 허용하는 범위에서 신체 활동을 수행해야 한다.

  ㉠ 빈도 : 중등도 강도의 신체 활동은 주당 5일 이상 실시 또는 격렬한 신체 활동일 경우 주당 3일 이상 또는 중등도에서 격렬한 강도의 신체 활동일 경우에는 주당 3 ~ 5일 실시한다.

  ㉡ 강도 : 0 ~ 10까지 척도의 운동자각도에서 5 ~ 6은 중등도 강도, 격렬한 운동 강도는 7 ~ 8을 기준으로 설정한다.

ⓒ 시간 : 중등도 강도로 1일 최소 30 ~ 60분(최대 효과를 위해), 한 번에 최소 10분 이상으로 주당 총 150 ~ 300분, 또는 격렬한 강도로 1일 최소 20 ~ 30분으로 주당 총 75 ~ 100분, 또는 중등도 및 격렬한 운동 강도로 위에 제시한 값에 상응하는 조합으로 실시한다.

ⓔ 형태 : 과도한 정형외과적 스트레스를 유발시키지 않는 운동, 예를 들면, 걷기는 가장 일반적인 운동 형태이다. 수중 운동이나 고정식 자전거 타기는 체중부하 활동에 제한이 있는 사람들에게 적합하다.

② 근력 및 근지구력 운동

ⓐ 빈도 : 주당 2일 이상 실시한다.

ⓑ 강도 : 중등도 강도(최대 반복횟수[1RM]의 60 ~ 70%) 저항운동을 처음 시작하는 노인의 경우 저강도 ([1RM]의 40 ~ 50%) 1RM을 측정할 수 없을 때는 운동자각도 0 ~ 10 척도에서 중등도 운동 강도(5 ~ 6) 와 격렬한 운동 강도(7 ~ 8)로 설정한다.

ⓒ 형태 : 점진적인 웨이트 트레이닝 프로그램 또는 체중부하 유연체조(대근육군을 이용하는 8 ~ 10 종류의 운동 ; 각 운동은 10 ~ 15회 반복횟수로 1세트 이상) 실시, 계단 오르기 그리고 대근육군을 사용하는 다른 근력강화 활동을 실시한다.

③ 유연성 운동

ⓐ 빈도 : 주당 2일 이상 실시한다.

ⓑ 강도 : 근육의 긴장감과 경미한 불편감이 느껴지는 정도로 신장시킨다.

ⓒ 시간 : 30 ~ 60초 동안 유지한다.

ⓓ 형태 : 느린 움직임으로 유연성을 향상시키거나 유지시키는 동작 형태로 정적 스트레칭 기법을 이용하여 각 대근육군을 위한 지속적인 신장을 통해 종료한다. 빠른 동적 움직임보다 정적 스트레칭이 적절하다.

2021년 6월 26일 시행

1 ACSM(10판)에서 권고하는 일반적인 운동처방의 FITT-VP 원리에 포함되지 않은 것은?

① 운동 습관　　　　② 운동 시간
③ 운동 유형　　　　④ 운동 강도

> **TIP** ACSM(10판)의 운동처방 원칙은 운동빈도, 운동강도, 운동시간, 운동형태(FITT)에 운동량(Volime)과 (Progress)에 대해 설명하고 있다.

2 〈보기〉의 ⊙~ⓒ에 해당하는 값을 바르게 나열한 것은?

┌───────── 보기 ─────────┐

당뇨병 진단기준(대한당뇨병학회, 미국당뇨병협회, 세계보건기구)
• 당화혈색소(HbA1C) : (⊙)% 이상
• 공복혈당(FBG) : (ⓒ)mg/dL 이상
• 경구혈당부하검사(OGTT) : (ⓒ)mg/dL 이상

└──────────────────────┘

	⊙	ⓒ	ⓒ
①	6.5	126	200
②	5.7	126	200
③	5.7	100	240
④	6.5	126	240

> **TIP** 본 기준은 각 협회 기준에 근거한 일반적 기준이므로 설명의 의미는 없다고 판단된다.
> 다만, 이러한 기준점이 조정되므로 매년 기준에 대한 점검은 필요하다.

3 ACSM(10판)에서 권고하는 건강한 성인을 위한 심폐지구력 운동의 중강도수준에 해당하지 않는 것은?

① 3.0~5.9METs　　　② 40~59%HRR
③ 40~59%VO₂R　　　④ 40~59%HRmax

> **TIP** ACSM(10판)의 기준에 근거해 심폐지구력 중강도 수준은 ①, ②, ③가 포함되며, 운동자각도(RPE) 12~13으로 제시하고 있다.

4 〈보기〉의 특성을 나타내는 대상자에게 ACSM(10판)이 권고하는 유산소 운동 강도(%HRR)로 적절한 것은?

┌───────── 보기 ─────────┐

• 나이 : 49세
• 성별 : 남성
• 신장 : 175cm
• 체중 : 65kg
• 안정 시 심박수 : 80회/분
• 최대심박수 : 180회/분
• 질환 : 뇌혈관질환 진단

└──────────────────────┘

① 90~120회/분　　　② 100~130회/분
③ 120~150회/분　　　④ 130~160회/분

> **TIP** 보기의 대상자의 뇌혈관질환의 진단을 받은 대상자로써 최대 강도의 운동을 지양해야 하므로 운동강도를 40~70% 수준으로 정의하여 공식에 대입한다.
>
> 여유심박수 = (최대심박수 − 안정 시 심박수) × 운동강도 + 안정 시 심박수

Answer 1.① 2.① 3.④ 4.③

5 ACSM(10판)에서 권고하는 1RM 근력 검사에 관한 설명으로 옳지 않은 것은?

① 매 3~5분 간격으로 4회 이내로 실시한다.
② 상체운동은 5~10%, 하체운동은 10~20%씩 무게를 증가시킨다.
③ 측정 전에 연습세션에 참여하지 않도록 주의해야 한다.
④ 최초 검사 시에는 피험자가 예측하고 있는 무게의 50~70%부터 시작한다.

> **TIP** ACSM(10판)에서는 1RM 측정 시 부상의 위험이 높기 때문에 충분한 연습에 참여하도록 권장하고 있다.

6 〈보기〉에서 ACSM(10판)이 권고하는 노인의 운동 프로그램 구성 시 고려사항으로 옳은 것을 모두 고른 것은?

─── 보기 ───
㉠ 인지능력이 감퇴된 노인들은 중강도의 신체활동이 권장된다.
㉡ 근감소증 노인은 유산소 트레이닝을 실시하기 전에 근력증가가 필요하다.
㉢ 만성질환 개선을 위해 최소 권장운동량을 초과하는 신체활동을 실시해야 한다.
㉣ 유산소성 체력의 향상과 관계없이 신체활동 수준을 높이면 건강이 개선된다.
㉤ 유연성 운동은 느린 정적 스트레칭 보다는 빠른 동적 움직임이 더 적절하다.

① ㉠, ㉡
② ㉢, ㉣, ㉤
③ ㉠, ㉡, ㉢, ㉣
④ ㉠, ㉡, ㉢, ㉣, ㉤

> **TIP** ACSM(10판)에서는 노인의 운동프로그램 구성에 있어 유연성은 빠른 동적 움직임보다 정적인 스트레칭을 적절하다고 권고하고 있다.

7 운동검사 전 안정 시 혈압측정에 관한 설명 중 옳지 않은 것은?

① 혈압측정은 선택적 평가 요소이다.
② 눕거나 선 자세에서 측정할 수 있다.
③ 커프(cuff)를 할 경우 위팔의 최소 80% 정도를 감싸야 한다.
④ 수축기 혈압은 처음 코로트코프(korotkoff)음이 들리는 시점이고, 이완기 혈압은 코로트코프음이 끝나는 시점이다.

> **TIP** 혈압측정은 운동 검사 전 필수요소이며 매우 중요한 요인으로 안정 시 혈압이 적절하지 않으면 운동검사가 이루어질 수 없다.
> 코로트코프(Korotkoff) 음은 청진기를 통한 측정 시 발생되는 특징적 소리이다.

8 〈보기〉에서 ACSM(10판)이 권고하는 저항성 운동에 관한 설명으로 옳은 것을 모두 고른 것은?

─── 보기 ───
㉠ 단일세트 저항운동은 근력 개선의 효과가 없다.
㉡ 일반적으로 단일관절운동이 다관절운동보다 효과적이다.
㉢ 1RM의 50%(15~25회 반복)의 운동은 근지구력을 개선시킨다.
㉣ 발살바조작(Valsalva maneuver)이 일어나지 않는 정확한 자세와 방법을 사용해야 한다.
㉤ 관절의 가동범위를 충분히 활용하고 주동근과 길항근 모두를 단련하는 운동을 포함한다.

① ㉠, ㉡
② ㉢, ㉣, ㉤
③ ㉠, ㉡, ㉢, ㉣
④ ㉠, ㉡, ㉢, ㉣, ㉤

Answer 5.③ 6.③ 7.① 8.②

TIP ㉠의 단일세트 저항운동의 대상자 특성(근력이 약한 참여자)에 따라 근력 개선의 효과가 나타난다. ㉡의 단일관절운동은 일반적 사항이 아니라 특수성에 입각한 대상자를 의미하며, 일반적으로는 다관절 운동이 효과적 방법이다.

9 〈보기〉에서 대상자가 일주일 동안 운동으로 소비한 총에너지가 1,470kcal라고 할 때 운동강도는?

보기

- 성별 : 남성
- 체중 : 70kg
- 운동시간 : 1시간
- 운동빈도 : 4일/주
- 운동형태 : 유산소운동
- ※ 산소소비량 1L당 5kcal의 소비를 기준으로 계산

① 3METs   ② 5METs
③ 7METs   ④ 9METs

TIP 총 에너지 소비 = METs × 3.5ml/kg/min × 총 운동시간(min) × 체중(kg)

※ 계산이 필요한 문항에서는 단위를 통일 시키는 것을 우선하며, 보기에서는 이를 위한 기준점을 제시하고 있음.
단위통일 : 1470kcal ÷ 5kcal = 294L(= 294,000ml)
294,000 = 운동강도(METs) × {3.5ml/kg/min × 60min × 70kg} × 4일
= 운동강도(METs) × {14,700} × 4일
= 운동강도(METs) × 58,800

운동강도 = 294,000 ÷ 58,800 = 5
∴ 5 METs

10 〈보기〉에서 ACSM(10판)이 권고하는 유연성 운동에 관한 설명으로 옳은 것을 모두 고른 것은?

보기

㉠ 고유수용성신경근촉진(PNF)은 최대 수의적 근수축의 20~70% 강도로 유지하다가 보조자의 도움으로 10~30초간 스트레칭할 것을 권장한다.
㉡ 고유수용성신경근촉진은 일반적으로 등척성 수축을 수행한 후에 동일근육군을 정적으로 스트레칭하는 방법이다.
㉢ 각 동작은 10~30초 동안 약간의 불편한 감이 들도록 유지하는 것이 효과적이다.
㉣ 관절주변의 가동범위(ROM)는 유연성 운동을 수행한 후 즉각적으로 개선된다.
㉤ 정적 스트레칭운동은 근파워와 근력을 일시적으로 향상시킨다.

① ㉠, ㉡
② ㉢, ㉣, ㉤
③ ㉠, ㉡, ㉢, ㉣
④ ㉠, ㉡, ㉢, ㉣, ㉤

TIP ㉤의 정적 스트레칭은 일시적으로 근파워와 근력을 감소시킨다. 관절의 불안정성이 커지는 것이 원인으로 유연성 운동 방법의 시점에 대한 연구가

Answer 9.② 10.③

11 〈보기〉에서 ACSM(10판)이 권고하는 척수손상 환자 운동처방 시 고려사항으로 옳은 것을 모두 고른 것은?

─── 보기 ───

㉠ 불완전 마비된 근육을 포함해서 저항운동을 실시한다.

㉡ 팔에서 과사용증후군이 없으면 근력 향상 목적으로 5~10RM의 강도로 증가시킬 수 있다.

㉢ 운동 시 자율신경 반사부전증(autonomic dysreflexia)으로 인해 카테콜라민 분비가 증가된다.

㉣ 휠체어를 이용하는 환자는 당기는 동작보다 미는 동작(예, 벤치 프레스)으로 구성된 상체 저항운동이 추천된다.

㉤ 제5~제6가슴신경(T5~T6) 분절 아래쪽의 완전 손상 하지마비 환자는 제6가슴신경(T6) 분절 위쪽의 완전 손상 사지마비 환자보다 더 낮은 강도에서 최대심박수와 최대산소섭취량에 도달한다.

① ㉠, ㉡

② ㉢, ㉣, ㉤

③ ㉠, ㉡, ㉢, ㉣

④ ㉠, ㉡, ㉢, ㉣, ㉤

> **TIP** ㉤에서 제시한 T6의 기준을 상대적으로 바꾸어야 한다. 제 6가슴신경 분절 위쪽의 완전 손상 사지마비환자가 아래쪽의 완전 손상 하지마비 환자보다 더 낮은 강도에서 최대심박수와 최대산소섭취량에 도달한다. (사지마비와 하지마비의 경우를 고민하면 쉽게 풀이된다)

12 〈보기〉의 특성을 나타내는 대상자에게 ACSM(10판)이 권고하는 유산소 운동강도와 산소섭취량을 적절하게 나열한 것은?

─── 보기 ───

- 나이 : 48세
- 성별 : 남성
- 신장 : 162cm
- 체중 : 74kg
- 체지방율 : 28%
- 안정 시 혈압 : 142/96mmHg
- 경구혈당부하검사(OGTT) : 136mg/dL
- 최대산소섭취량 : 32ml/kg/min

산소섭취량	운동강도
① 40~59%VO₂R	1.10~1.50L/min
② 40~59%VO₂R	1.31~1.71L/min
③ 60~79%VO₂R	1.10~1.50L/min
④ 60~79%VO₂R	1.31~1.71L/min

> **TIP** 목표여유산소섭취량
> = {(최대산소섭취량 − 안정 시 산소섭취) × 운동강도} + 안정 시 산소 섭취량
>
> 보기의 대상자는 안정 시 혈압 기준에 근거하면 혈압이 높으며 이에 따라 유산소 운동강도는 40~59%VO2R로 기준 한다.
> 40%의 여유산소섭취량 = {(32−3.5) × 0.4} + 3.5 = 14.9ml/kg/min
> ※ 계산이 필요한 문항에서는 단위를 통일 시키는 것이 중요하며, 보기에서 L/min의 단위로 나타남.
> ** 40%의 여유산소섭취량
> = 14.9 × 74kg = 1,102.6ml/min
> = 1,102.6 ÷ 1,000 = 1.1026L/min
> 정답에서 소서점 둘째자리까지 제시되어 있으므로 40% 강도에서는 1.10
> ** 동일한 방법으로 59% 계산하면 1.5022 L/min로 나타난다.

Answer 11.③ 12.①

13 ACSM(10판)에서 권고하는 고혈압 환자 운동처방 시 고려사항으로 옳은 것은?

① 알파차단제와 칼슘통로차단제를 복용하는 환자는 운동실시 후 혈압이 과도하게 상승할 수 있으므로 주의해야 한다.

② 2기 고혈압 환자는 의학적인 평가와 적절한 혈압관리를 받기 전에는 운동검사를 포함한 어떠한 형태의 운동도 참여해서는 안된다.

③ 운동 시 수축기 혈압은 220mmHg 이하 또는 이완기 혈압은 110mmHg 이하를 유지해야 한다.

④ 베타차단제는 운동검사 시 환자의 최대산소섭취량을 증가시키므로 주의해야 한다.

> **TIP** 알파수용체 활성화는 혈압이 상승하게 되지만 본 문항에서는 차단시키고 운동을 실시하였으므로 잘못된 정보이며, 베타수용체의 종류가 다양하지만 이를 모두 차단시키는 약물 복용 중이므로 운동 검사 중 최대산소섭취량이 감소하게 된다.

14 〈보기〉에서 ACSM(10판)이 권고하는 뼈엉성증(골다공증) 환자 운동처방 시 고려사항으로 적절한 것을 모두 고른 것은?

보기

ⓒ 정적 스트레칭이 추천된다.

ⓛ 높은 충격의 고강도 저항성 운동은 피해야 한다.

ⓒ 통증을 유발하거나 악화시키지 않는 중강도의 체중지지 운동이 권고된다.

ⓔ 낙상 경험이 있는 환자의 경우 평형성 개선을 위한 운동이 포함되어야 한다.

ⓜ 척추 뼈엉성증 환자에게는 심폐지구력 검사를 위해 트레드밀 대신 고정식 자전거 사용이 추천된다.

---

① ㉠, ㉡ ② ㉢, ㉣, ㉤

③ ㉠, ㉡, ㉢, ㉣ ④ ㉠, ㉡, ㉢, ㉣, ㉤

> **TIP** 보기 문항이 모두 옳은 내용을 제시하고 있어 해설 생략

15 〈보기〉의 특성을 나타내는 대상자에게 ACSM(10판)이 권고하는 저강도 운동강도로 적절한 것은?

보기

• 나이 : 68세

• 성별 : 남성

• 체중 : 60kg

• 운동경력 : 없음

• 벤치프레스를 30kg으로 최대 10회 반복 수행함

※ 1RM 추정 공식

$= W0(들어올린 중량) + W1,$

$W1 = W0 \times 0.025 \times R(반복횟수)$

---

① 11~14kg

② 15~18kg

③ 19~22kg

④ 23~26kg

> **TIP** 대상자 특성 중 병력이 없으며, 연령으로 보아 노인기로 확인된다.
> 보기의 공식에 근거하여
> * 1RM = 30 + W1
> ** W1 = 30 × 0.025 × 10 = 7.5
> * 1RM = 30 + 7.5 = 37.5kg
> 노인의 경우 저강도의 운동강도는 40~50%이므로 37.5kg × 40% = 15kg.

Answer 13.② 14.④ 15.②

16 〈보기〉에서 ACSM(10판)이 권고하는 당뇨병 환자 운동처방 시 고려사항으로 적절한 것을 모두 고른 것은?

보기

㉠ 운동 전 혈당 수준이 100mg/dL 이하인 경우 탄수화물 섭취가 필요하다.

㉡ 제1형 당뇨병 환자에게 운동 시작 전 고혈당과 케톤증이 나타나면 운동을 연기한다.

㉢ 일회성 운동 시작 전에 혈당 수준이 70mg/dL 미만일 경우 상대적 운동 금기사항에 해당한다.

㉣ 자율신경병증(autonomic neuropathy)을 동반한 경우 운동자각도를 이용하여 운동강도를 평가한다.

㉤ 심혈관질환의 증상이 없거나 낮더라도 중강도 수준의 운동을 하기 위해서는 운동검사가 필수적이다.

① ㉠, ㉡
② ㉢, ㉣, ㉤
③ ㉠, ㉡, ㉢, ㉣
④ ㉠, ㉡, ㉢, ㉣, ㉤

TIP ㉤에서의 심혈관질환 증상이 없는 경우에 중강도 수준의 운동참여로써 운동검사는 필수적이지 않다.

17 ACSM(10판)에서 권고하는 어린이와 청소년 운동 처방 시 고려사항으로 옳은 것은?

① 성인의 표준 운동검사를 적용할 수 없다.
② 운동 경험이 없더라도 중강도의 신체활동을 적용할 수 있다.
③ 다양한 저강도의 신체활동을 교차 수행하고 긴 휴식시간이 추천된다.
④ 트레드밀 보다는 자전거 에르고미터를 이용한 운동검사가 손상의 위험이 크다.

TIP 어린이와 청소년의 경우 ACSM(10판)에서는 성인 표준 운동검사를 적용할 수 있다. 현재 우리나라에서 수행되어지는 대표적 사업(국민체력100)의 기준과 다르다. 문항에서는 명확히 ACSM(10판)을 제시하고 있다.

18 〈보기〉의 ㉠~㉢에 해당하는 내용이 바르게 나열된 것은?

보기

ACSM(10판)에서는 과체중과 비만 환자를 위한 유산소 운동의 초기 강도는 (㉠), 운동빈도는 주당 (㉡) 이상, 운동시간은 30분 이상, 또는 (㉢)간의 간헐적 운동으로 나누어 수행하는 것을 권장한다.

	㉠	㉡	㉢
①	50~69%HRR	3회	10분
②	40~59%HRR	5회	5분
③	50~69%VO$_2$R	3회	5분
④	40~59%VO$_2$R	5회	10분

TIP ACSM(10판)의 기준에 대한 정의로 설명을 생략

Answer 16.③ 17.② 18.④

19 〈보기〉에서 성인과 비교할 때 운동 시 어린이의 생리적 반응에 관한 설명이 옳은 것으로만 묶인 것은?

─── 보기 ───

㉠ 수축기 혈압과 이완기 혈압이 모두 낮음
㉡ 1회 호흡량, 환기량, 호흡교환율 모두 낮음
㉢ 절대 산소섭취량과 상대 산소섭취량 모두 높음
㉣ 1회 박출량, 심박수, 심박출량 모두 낮음

① ㉠, ㉡
② ㉠, ㉣
③ ㉡, ㉢
④ ㉢, ㉣

TIP 성인과 비교하여 어린이는 모든 구조(심장, 폐)가 성인에 비해 작다. 이에 근거하면 상대적 산소섭 취량과 심박수는 성인보다 어린이가 높다.

20 임산부에 대한 절대적 운동 금기사항에 해당하는 것은?

① 심각한 빈혈(severe anemia)
② 정형외과적 제한(orthopedic limitations)
③ 극단적인 체중미달(extreme underweight)
④ 임신성 고혈압(pregnancy-induced hypertension)

TIP 상대적/절대적 금기사항은 자주 출제되는 문항이다. 명확한 정의에 대한 정리가 필수적이다. ACSM(10판)의 기준에 대한 정의로 설명을 생략

1 운동부하검사를 위한 동의서에 포함되는 내용이 아닌 것은?

① 사고에 대한 보상과 처벌
② 기대되는 이점과 질문
③ 검사의 목적과 설명
④ 참여자의 의무

TIP 운동부하검사 동의서의 내용
㉠ 검사의 목적과 설명
㉡ 위험과 불편감
㉢ 참여자의 의무
㉣ 기대되는 이점과 질문
㉤ 의학적 기록의 이용, 동의의 자유

2 〈보기〉의 괄호 안에 들어갈 최신 ACSM이 권장하는 비만자의 운동량이 바르게 나열된 것은?

─── 보기 ───

체중감량프로그램의 (㉠)에서는 중강도에서 고강도 운동을 (㉡)min · week^{-1}로, 2,000kcal · week^{-1} 이상으로 진행하여 주당 (㉢)일 정도가 권장된다.

	㉠	㉡	㉢
①	향상단계	200	5~7
②	향상단계	500	2~3
③	유지단계	250	5~7
④	유지단계	400	2~3

TIP 체중감량과 유지를 위한 유산소 운동은 중강도 에서 운동 시 주당 5회 이상을 권고한다. 이는 주당 200~300분 또는 2,000kcal 이상 에너지 소비를 하는 운동이다. 고강도에서 유산소 운동 시에는 주당 150분 이상을 실시한다.
체중감량프로그램의 유지단계에서는 중강도에서 고강도 운동을 주당 250분 이상, 주당 2,000kcal 이상으로 진행하여 주당 5~7일 정도가 권장된다.

Answer 19.① 20.④ / 1.① 2.③

3 〈보기〉의 괄호 안에 들어갈 용어가 바르게 나열된 것은?

> ─── 보기 ───
>
> ACSM에서는 고혈압환자의 (㉠)운동 참여 시 발살바 메뉴버(Valsalva Maneuver)에 의한 손상을 줄이기 위해 단축성 수축기에 (㉡)를 하고 신장성 수축기에 (㉢)를 하여 체내 압력과 혈압이 높아지지 않게 권장한다.

	㉠	㉡	㉢
①	저항성	호기(날숨)	흡기(들숨)
②	유산소	흡기(들숨)	호기(날숨)
③	유산소	호기(날숨)	흡기(들숨)
④	저항성	흡기(들숨)	호기(날숨)

> **TIP** ACSM 저항성 운동에 대한 권장사항
> ㉠ 근지구력 향상을 위해 성인에게 1RM 50% 미만의 저항성 운동을 권고한다.
> ㉡ 같은 대근육군은 최소 48시간의 간격을 두고 주 2~3일 운동을 권장한다.
> ㉢ 근력 향상을 위해 초보자는 1RM의 60~70% 강도로 운동해야 한다.
> ㉣ 대근육군을 이용하는 규칙적이고 의도적인 운동으로 지속적이고 율동적인 운동을 권장한다.
> ㉤ 골다공증 환자에게 고강도 운동은 도움이 된다.
> ㉥ 단축성 수축기에는 호기, 신장성 수축기에는 흡기를 진행하고 발살바 메뉴버를 피한다.

4 최신 ACSM이 제시한 말기신부전(ESRD)환자의 유산소운동 방법과 고려사항에 대한 지침으로 적절하지 않은 것은?

① 운동 초기에는 운동시간과 휴식시간의 비율을 1 대 1(예 : 5분 운동, 5분 휴식)로 한다.

② 목표운동강도는 운동자각도로 9~11(저강도)에서 12~13(중강도) 사이로 한다.

③ 지속적으로 30분 이상 운동이 가능하면 운동강도를 증가시킬 수 있다.

④ 투석 직전 운동은 저혈압 반응의 위험을 높인다.

> **TIP** ④ 투석 직전 운동은 저혈압 반응의 위험을 낮춘다.
> ※ 유산소운동은 혈액투석을 받고 있는 만성신부전 환자에서도 혈압 강하, 고밀도지단백(HDL) 콜레스테롤 증가, 중성지방 감소와 지질 상태개선 등의 효과를 보인다.

5 〈보기〉의 괄호 안에 들어갈 값이 바르게 나열된 것은?

> ─── 보기 ───
>
> 최신 ACSM에서는 관절당 총 60초간의 유연성 운동이 권장되며, 한 번의 유연성 운동은 (㉠)초 동안 스트레칭을 유지하는 것이 좋다. 고유수용성신경근촉진(PNF)은 최대 수의적 근수축의 약 (㉡)% 강도로 3~6초간 근수축을 유지하다가 보조자의 도움으로 (㉢)초간 스트레칭할 것을 권장한다.

	㉠	㉡	㉢
①	10~30	20~75	10~30
②	10~30	60~85	30~60
③	30~60	20~75	10~30
④	30~60	60~85	30~60

> **TIP** 유연성 운동의 양에 대한 권고사항 … 관절당 총 60초의 유연성 운동이 권장된다. 한 번의 유연성 운동은 10~30초간 당기는 듯한 느낌 또는 약간 불편한감이 들도록 하는 것이 효과적이다. 노인들은 30~60초 동안 스트레칭을 유지하는 것이 좋다. 고유수용성신경근촉진(PNF)은 최대 수의적 근수축의 20~75% 정도의 강도로 3~6초간 근수축을 유지하다가 보조자의 도움으로 10~30초간 스트레칭할 것을 권장한다. 매일 유연성 운동을 하는 것이 가장 효과가 좋지만, 주당 2~3회의 유연성 운동이 권고된다.

Answer 3.① 4.④ 5.①

6 〈보기〉에서 최신 ACSM의 건강한 성인을 위한 유산소운동 시 근거기반 권고 사항에 대한 설명으로 적절한 것을 모두 고른 것은?

——————— 보기 ———————

㉠ 빈도(F) : 중강도 주당 5일 이상 또는 고강도 주당 3일 이상
㉡ 강도(I) : 중강도 또는 고강도 운동
㉢ 시간(T) : 중강도 하루 30~60분 또는 고강도 하루 20~60분
㉣ 형태(T) : 주요 근육군을 포함하는 규칙적이고 의도적인 운동
㉤ 양(V) : 주당 300MET-min · wk^{-1} 이하의 운동량

① ㉠, ㉡, ㉢
② ㉡, ㉢, ㉣
③ ㉠, ㉡, ㉢, ㉣
④ ㉡, ㉢, ㉣, ㉤

TIP 유산소 운동 권고사항
　㉠ 빈도 : 중강도 운동은 주당 5일 이상 또는 고강도 운동은 주당 3일 이상 또는 중강도와 고강도의 운동을 병행하면서 주당 3~5일 이상 권고
　㉡ 강도 : 중강도 또는 고강도 운동은 대부분의 성인에게 권고
　㉢ 시간 : 목적을 갖는 중강도 운동을 하루 30~60분 또는 고강도 운동을 하루 20~60분 또는 하루 중강도와 고강도 운동을 병행하는 것을 대부분의 성인에게 권고
　㉣ 형태 : 대근육군들을 동원하는 규칙적이고 목적을 갖는 운동으로 지속적이면서 율동적인 활동을 권고
　㉤ 양 : 주당 500~1,000MET-min의 목표 운동량을 권고

7 〈보기〉에서 최신 ACSM이 제시한 골다공증 운동처방 및 고려사항으로 적절한 것을 모두 고른 것은?

——————— 보기 ———————

㉠ 높은 골밀도 수준을 가진 노인에게 골다공증성 골절이 발생할 수 있다.
㉡ 청소년기의 체중부하 운동은 골량의 증가와 함께 최고 골밀도 수준에 도달하게 한다.
㉢ 골다공증환자는 주당 4~5일, 일일 최대 30분, 중강도의 수영이나 자전거 운동이 권장된다.
㉣ 저항성운동은 시작단계에서 비연속적으로 주당 1~2일, 1세트 8~12회, 가능한 고강도로 수행하는 것이 권장된다.

① ㉠, ㉡
② ㉡, ㉢
③ ㉢, ㉣
④ ㉠, ㉣

TIP ㉡ 청소년기의 체중부하 운동은 골량의 증가와 함께 최고 골밀도 수준을 증가시킬 수 있다.
　㉢ 골다공증환자에게 유산소 운동은 주당 4~5일 중강도 정도로 20분에서 차츰 증가시켜 최소 30분 최대 60분 진행하며 걷기와 자전거 등을 진행한다. 트레드밀 걷기와 자전거 등 다양하고 적절한 운동을 병행한다.

Answer 6.③ 7.④

8 암 환자의 운동처방에 대한 설명 중 적절하지 않은 것으로만 연결된 것은?

─── 보기 ───

㉠ 말초신경병증의 유방암 환자는 체중부하운동보다 고정식 자전거를 권장한다.

㉡ 중심정맥관(indwelling central line)을 삽입한 환자는 수영 운동이 권장된다.

㉢ 유방암환자는 유산소운동 시 골절의 위험성을 인지해야 한다.

㉣ 림프종 환자에게 저항운동은 권장하지 않는다.

① ㉠-㉡　　　　　② ㉡-㉣
③ ㉢-㉣　　　　　④ ㉠-㉢

TIP ㉠ 말초신경병증이 있는 암경험자라면 체중부하운동보다는 고정식 자전거와 같은 운동이 더 적합할 수 있다.

㉡ 중심정맥관을 삽입한 환자는 수영 운동과 감염에 노출될 수 있는 운동은 피하고 삽관되어 있는 부위의 근육을 사용하는 저항운동은 피해야 한다.

㉢ 유방암이나 두경부암의 일부 환자에서도 수술 시행한 쪽의 상지를 과도하게 사용하는 운동들은 팔을 붓게 만들거나 염증의 가능성을 증가시킬 수 있다. 몸의 유연성을 높이는 스트레칭운동과 유산소운동이 권장되며 골절 위험에 주의해야 한다.

㉣ 림프종 환자에게는 일주일에 3번, 하루 30분 정도의 유산소운동과 저항운동을 할 것을 권장한다.

9 〈보기〉의 대상자에 대한 여유심박수(HRR)와 여유산소섭취량(VO₂R)으로 옳은 것은?

─── 보기 ───

• 나이 : 35세
• 성별 : 여성
• 신장 : 165cm
• 체중 : 60kg
• 안정 시 심박수 : 75bpm
• 최대심박수 : 175bpm
• 최대운동강도 : 13METs
• 목표 운동강도 : 50~60%의 여유심박수와 여유산소섭취량으로 설정

	HRR	VO₂R
①	130~145bpm	$24.5 \sim 30.8\,ml \cdot kg^{-1} \cdot min^{-1}$
②	125~135bpm	$24.5 \sim 28.7\,ml \cdot kg^{-1} \cdot min^{-1}$
③	130~145bpm	$26.3 \sim 28.7\,ml \cdot kg^{-1} \cdot min^{-1}$
④	125~135bpm	$26.3 \sim 30.8\,ml \cdot kg^{-1} \cdot min^{-1}$

TIP • 여유심박수
＝[운동강도×(최대심박수－안정시 심박수)]＋안정시 심박수
＝$[0.5 \times (175 - 75)] + 75 = 125\,bpm$
＝$[0.6 \times (175 - 75)] + 75 = 135\,bpm$
∴ $125 \sim 135\,bpm$

• 여유산소섭취량
＝[(최대산소섭취량－3.5)×운동강도]＋3.5
＝$[(13 \times 3.5) - 3.5 \times 0.5] + 3.5 = 24.5$
$ml \cdot kg^{-1}min^{-1}$
＝$[(13 \times 3.5) - 3.5 \times 0.6] + 3.5 = 28.7$
$ml \cdot kg^{-1}min^{-1}$
∴ $24.5 \sim 28.7\,ml \cdot kg^{-1}min^{-1}$

Answer 8.② 9.②

10 〈보기〉에서 최신 ACSM이 제시한 섬유근육통 환자의 운동처방 권고사항 중 옳은 것을 모두 고른 것은?

───── 보기 ─────

㉠ 유산소운동은 주당 5~7회 실시한다.

㉡ 유산소운동은 저강도의 달리기 또는 줄넘기를 실시한다.

㉢ 저항성운동은 최소 48시간의 간격으로 주당 2~3일 실시한다.

㉣ 유산소운동은 < 30% VO_2R 혹은 HRR로 시작해서 중강도로 점진적으로 증가시킨다.

㉤ 저항성운동은 1RM의 40~80%로 시작해서 1RM의 60~80%로 점진적으로 증가시킨다.

① ㉠, ㉡, ㉢　　　　② ㉡, ㉢, ㉣
③ ㉢, ㉣, ㉤　　　　④ ㉠, ㉣, ㉤

TIP 섬유근육통 환자 운동처방 권고사항

㉠ 유산소운동은 주 3~5일, 저항성운동은 주 2~3일 유연성 및 관절가동성운동에 역점을 두고 수행하도록 한다.

㉡ 유산소운동은 일반적인 권고사항이 적용되나 강도 수준이나 통증에 의해 제한적으로 시행하고, 저항성운동은 상대적으로 낮은 양의 부하, 최대능력의 약 10%로 시작하여 통증을 참을 수 있는 범위에서 1주일에 최대 10%씩 증가시키고, 저강도에서 중강도로 운동당 10~15회 반복한다.

㉢ 유산소운동은 3~5일 5~10분씩 짧게 시작해서 참을 수 있는 만큼 하루에 20~30분으로 증가시키고, 중강도의 신체활동을 주당 총 150분까지 증가시키는 것을 목표로 한다.

㉣ 저항성운동은 주 2~3일 운동당 10~15회 반복을 한 세트 또는 그 이상의 세트로 반복해서 수행한다.

㉤ 유산소운동은 걷기, 사이클 또는 수영 같은 관절 스트레스가 적은 활동에 참여한다.

㉥ 저항성운동은 심각한 관절 통증이 있거나 근육이 악화된 사람은 아픈 관절 주변에 최대 수의적 수축을 시작해서 동적인 트레이닝으로 진척시킨다.

11 〈보기〉에서 제시된 내용을 기반으로 대상자의 질환, 운동형태 및 운동 중 고려사항이 모두 옳은 것은?

───── 보기 ─────

• 성별 : 여성
• 나이 : 59세
• BMI : 24.2
• 허리둘레 :90cm
• 혈압 :120/90mmHg
• 골밀도 : (T-Score) : -1.5
• 당화혈색소 : 6.2%
• 중성지방 : 145mg · dL^{-1}
• 콜레스테롤 : 125mg · dL^{-1}

	질환	운동형태	고려사항
①	당뇨병-골감소증	체중부하	운동 후 저혈당 주의
②	고혈압-당뇨병	비체중부하	스타틴 복용자의 근육통 주의
③	고혈압-골감소증	체중부하	운동 후 혈압 저하 주의
④	대사증후군-골감소증	비체중부하	높은 충격의 부하운동 주의

TIP 〈보기〉를 검토해 보면

• BMI지수는 18.5~230l 정상이며, 23~25는 과체중을 나타낸다.

• 허리둘레는 여성의 경우 85cm 이상이면 복무비만을 나타낸다.

• 혈압은 120/90mmHg를 보이는데 정상인 이완기 혈압은 80mmHg이므로 1단계 고혈압에 해당한다.

• 골밀도는 -1.00l 정상이며 -1~-2.5 사이이면 골감소증에 해당한다.

• 당화혈색소는 6.5 이상일 경우 당뇨병을 의심한다.

• 중성지방은 150mg · dL-1 미만이면 정상이다.

• 콜레스테롤은 200mg · dL-1 미만이면 정상이다. 그러므로 위 여성은 고혈압-골감소증의 질환이 있음을 알 수 있으며, 과체중 및 복부비만이 염려되므로 체중부하의 운동형태가 요구된다. 또한 운동 후 혈압 저하에 주의하도록 하여야 한다.

Answer 10.③ 11.③

12 심장질환자의 재활운동 처방 시 고려 사항이 모두 옳은 것은?

	금기증 (contraindication)	적응증 (indication)	운동 중단 반응 (discontinuation)
①	안정협심증	당뇨병 고위험군	이완기혈압 ≥ 110mmHg
②	비보상심부전 (uncompensated heart failure)	불안전협심증	2도 또는 3도 방실차단
③	활동성심막염	심장동맥우회술 (CABG)	협심증
④	심장판막술	안정협심증	저칼륨혈증

TIP 심장질환자 재활운동 처방
  ㉠ 운동 중단 반응
  • 통증이 가슴 전체를 누르고, 조이듯 하며, 턱이나 목, 어깨까지 퍼져나가며 통증이 증가될 때
  • 약간의 정신혼란이나 어지러움이 있을 때
  • 심하게 숨이 많이 찰 때
  • 심하게 힘이 빠지거나 피곤해질 때
  • 심장이 불규칙하게 뛰고 가슴이 두근두근거릴 때
  ㉡ 운동요법 적응증 : 규칙적인 운동으로 인하여 효과를 볼 수 있는 질환으로 허혈성 심질환, 심부전증, 고혈압, 경피적 경혈관 심장동맥확장술, 심장동맥우회술, 심장이식, 심장판막질환, 인공심박동기삽입
  ㉢ 운동요법 금기증 : 불안한 협심증, 급성심근경색, 고혈압(> 220/110), 증상을 동반한 기립성 저혈압, 심한부정맥, 조절되지 않는 빈맥(120회/분 이상), 안정되지 않는 심부전, 관상동맥우회술 후 흉골의 불안정, 활동성심막염 및 심근염, 심한 대동맥판막협착증, 폐쇄성비후성심근증, 해리성 대동맥, 전신적 또는 폐동맥색전증, 발열(38℃ 이상), 심부정맥혈전, 조절되지 않는 당뇨, 급성 정신적 질환, 운동을 제한하는 정형외과적 문제

13 〈보기〉에서 최신 ACSM이 권장하고 있는 임산부의 운동 시 고려사항으로 적절한 것을 모두 고른 것은?

─── 보기 ───
㉠ 운동처방은 임신 동안의 증상과 운동능력에 따라 수정한다.
㉡ 운동 참여 전에 신체활동준비설문지(PAR-Q+)를 완료해야 한다.
㉢ 임산부에게는 대근육을 이용한 저항운동을 권장하지 않는다.
㉣ 산후 기간의 운동은 임신 전 체질량지수(BMI)로 돌아가는 것이 목표이다.
㉤ 일반적으로 정상 분만 후 4~6주 이후부터 운동을 시작할 수 있다.

① ㉠, ㉡, ㉢   ② ㉡, ㉢, ㉣
③ ㉢, ㉣, ㉤   ④ ㉠, ㉣, ㉤

TIP 임산부의 운동 권장사항
  ㉠ 운동참여 전에는 신체활동준비설문지를 완료해야 한다.
  ㉡ 체중변화가 발생할 때, 신체의 균형 및 조정에 영향을 미칠 수 있다. 운동프로그램은 휴식 및 편안한 느낌과는 대조적으로, 복부의 부상 및 피로의 상당한 위험이 존재하는 경우에는 수정해야 한다.
  ㉢ 체온조절은 수분 및 환경조건에 크게 좌우된다. 임산부는 운동 전, 중, 후 동안 적절한 수분섭취를 확보하고, 느슨한 옷을 착용해야 하며, 임신 초기에는 열 스트레스로부터 보호하기 위해 높은 열과 습도는 피해야 한다.
  ㉣ 임산부는 운동량을 확인하고 적절한 체중증가를 위해, 식이섭취량을 조절해야 한다. 임신이 정상적으로 진행되지 않거나, 질 출혈, 막 파열, 지속적인 통증 또는 만성적인 피로가 있을 시에는 의학적인 진단이 완료될 때까지 운동을 중단해야 한다.
  ㉤ 운동 후 30분 이상 규칙적인 진통이 발생하면 의학적인 진단을 받아야 한다.

Answer 12.③ 13.④

ⓗ 체중부하 및 비체중부하 운동은 임신 기간 동안 안전한 것으로 간주되고 있다. 무거운 역도, 긴장을 요구하는 활동은 피하는 편이 좋다. 임신 중기 및 후기에는 자전거를 타는 것을 피해야 한다.

ⓢ 임신 기간 동안 규칙적인 운동요법을 계속하는 여성의 경우 운동 강도 전의 수치를 초과하지 않아야 한다. 운동 강도는 여성이 얼마나 열심히 수행하느냐에 따라 조절되어야 한다.

ⓞ 임신 후 운동은 정상 분만 후 4~6주 이후부터 운동을 다시 시작할 수 있다.

14 〈보기〉와 같이 운동처방을 하였을 경우 일주일 동안의 에너지소비량은?

보기

- **성별** : 여성
- **체중** : 60kg
- **운동강도** : 6METs
- **운동시간** : 1시간
- **운동빈도** : 3일/주
- **운동형태** : 유산소운동

※ 산소소비량 1L당 5kcal의 소비를 기준으로 계산

① 945kcal
② 1,134kcal
③ 965kcal
④ 1,154kcal

TIP 1MET= 3.5mL/kg/min의 산소섭취량과 동일하다.
1MET=3.5mL이므로
$3.5 \times 6 \times 60 \times 60 \times 3 = 226,800$mL
이를 L로 변환하면 226.8L
1L=5kcal이므로 이를 계산하면
$226.8 \times 5 = 1,134$kcal

15 〈보기〉에서 최신 ACSM이 제시한 당뇨병 환자의 운동 시 고려사항으로 적절한 것을 모두 고른 것은?

보기

ⓐ 제1형 당뇨병 환자는 운동 시작 시 혈당 수준이 250mg · dL^{-1} 이상일 때 케톤뇨를 확인한다.

ⓑ 초기 혈당 수준이 100mg · dL^{-1} 이하인 경우 운동 전 탄수화물을 섭취할 필요가 있다.

ⓒ 망막증이 동반되는 경우 운동 중 초자체출혈 위험이 있다.

ⓓ 고혈당과 케톤증이 동반될 때 운동 강도를 낮추어 실시한다.

ⓔ 고강도 운동 시 운동 전·후 혈압 검사는 필요 없다.

① ㉠, ㉡
② ㉠, ㉡, ㉢
③ ㉠, ㉡, ㉢, ㉣
④ ㉠, ㉡, ㉢, ㉣, ㉤

TIP 당뇨병 환자 운동시 고려사항
㉠ 과민한 당뇨병 환자의 경우 저혈당과 고협압 예방을 위해 운동프로그램 전 혈당조절을 실시해야 한다.

㉡ 저혈당으로 인한 쇼크와 같은 사고를 예방하기 위하여 반드시 관리자의 감독 또는 파트너와 함께 운동을 하여야 안전하다.

㉢ 공복시 혈당이 250mg/dL 이상이고 케톤증이 나타나면 신체활동을 피해야 하며 혈당이 300mg/dL 이상이고 케톤증이 없으면 주의를 요한다. 또한 운동 전 혈당이 100mg/dL 이하이면 부가적인 탄수화물 20~30g을 섭취하여야 한다.

㉣ 운동하는 팔다리에 인슐린 투여를 피해야 하며, 복부부위에 투여를 택하는 것이 권장된다.

㉤ 환자가 저혈당 자각 증상이나 협심증을 느끼는 것이 더디다면 증상과 징후를 모니터링하여야 한다.

㉥ 비증식성 당뇨성 망막병증이 있는 당뇨환자의 경우 수축기 혈압을 상승시키는 운동을 지양하여야 하며, 말초 신경병증 환자의 경우 발의 궤양을 예방하는 보호대가 필요하며, 심각한 말초신경장애 환자들에게는 체중지지 운동을 권장하지 않는다.

Answer 14.② 15.②

16 노인의 운동처방 시 고려사항으로 옳지 않은 것은?

① 스트레칭은 근육의 긴장감과 약간의 불편감이 느껴질 정도까지 실시한다.
② 만성질환의 개선을 위해 최소 권장운동량을 초과하는 신체활동을 고려해야 한다.
③ 근감소증 노인은 근력증가 전에 유산소 트레이닝이 먼저 필요하다.
④ 인지능력이 감퇴 된 노인들은 중강도의 신체활동이 권장된다.

> **TIP** ③ 체력 수준이 낮거나 근감소증을 갖고 있는 노인의 경우 생리학적으로 유산소 트레이닝을 실시하기 전에 근력 증가가 필요하다.

17 최신 ACSM에서 제시한 대상자별 운동처방 시 고려사항으로 적절하지 않은 것은?

① 고혈압 환자는 저항성운동을 실시하지 않아야 한다.
② 천식 악화를 겪는 환자는 증상과 기도기능이 개선될 때까지 운동을 중단한다.
③ 노인운동프로그램은 신체활동의 강도와 시간을 낮은 수준으로 구성한다.
④ 어린이와 청소년은 유산소운동, 저항성운동, 뼈에 자극을 줄 수 있는 부하운동이 적합하다.

> **TIP** ① 고혈압 환자는 걷기, 조깅, 자전거, 수영, 웨이트 기구나 프리웨이드 8~10가지 저항성운동을 실시하는 것이 좋다.

18 최신 ACSM에서 제시한 생애주기별 운동처방 시 대상에 따른 강도와 형태가 적절하지 않은 것은?

대상	강도	형태
① 건강한 성인	중-고강도 가능	모든 형태의 운동 가능
② 소아청소년	고강도 가능	즐겁고 발달에 좋은 모든 운동 가능
③ 임산부	높은 체력 수준일 때 고강도 가능	하이킹 및 수영 가능
④ 노인	고강도 금지	체중부하운동 불가능

> **TIP** 노인의 경우 과도한 정형외과적 스트레스를 유발시키지 않는 운동, 예를 들면, 걷는 가장 일반적인 운동형태이다. 수중 운동이나 고정식 자전거 타기는 체중부하 활동에 제한이 있는 사람들에게 적합하다.

19 최신 ACSM에서 제시한 건강한 성인 대상 운동프로그램 구성에 대한 설명으로 적절하지 않은 것은?

① 스트레칭: 준비운동과 정리운동 시 관절가동범위(ROM) 이상의 동적 스트레칭, 최소 10분
② 준비운동: 저강도에서 중강도의 심폐 및 근지구성 운동, 최소 5~10분
③ 본 운동: 유산소운동, 저항성운동, 신경근운동 등의 신체활동, 최소 20~60분
④ 정리운동: 중강도 이하의 심폐 및 근지구성 운동, 최소 5~10분

> **TIP** 스트레칭 … 준비운동 후에 달궈진 신체의 근육, 인대 등을 늘려줘 관절의 가동범위 증가, 유연성 유지 및 향상, 상해 예방 등 긴장 완화와 회복속도 촉진에 도움을 주는 것을 말한다. 정적 스트레칭은 한 가지 자세로 오래 유지, 근육을 풀어주고 유연성 강화에 도움을 주며, 동적 스트레칭은 관절을 크게 늘려 가동범위를 늘려주는 효과를 기대할 수 있다.
> 스트레칭은 준비운동 또는 정리운동 단계 이후에 최소 10분간 실시한다.

Answer 16.③ 17.① 18.④ 19.①

20 한국인의 비만 평가로 적절하지 않은 것은?

① 소아청소년의 성장곡선그래프에서 체질량지수 90백분위수는 비만이다.

② 노인 근감소증 비만의 평가는 체질량지수와 함께 사지골격근량지수(ASMI)를 사용한다.

③ 비만의 평가는 체질량지수, 체질량지수 백분위수 등을 사용한다.

④ 성인의 허리둘레가 남자≥90cm, 여자≥85cm 이면 복부비만이다(대한비만학회 기준).

> **TIP** 성장하는 아이들은 키와 체중이 계속 변화하므로 성인과 같이 일괄적인 체질량지수 기준치를 적용하지 않고 성별, 연령별 체질량지수 백분위 곡선을 이용하여 진단한다. 성별-연령별 체질량지수 백분위수가 85백분위수 이상은 과체중, 95백분위수 이상을 비만으로 진단한다.

1 운동 초보자의 심폐체력 단련 단계에서 가장 먼저 증가시켜야 할 요소로 적절한 것은?

① 운동시간(time)

② 운동강도(intensity)

③ 운동빈도(frequency)

④ 운동형태(type)

> **TIP** 심폐체력은 운동지속시간에 대한 저항을 확인하는 것이다.

2 〈보기〉에 해당하는 대상자의 여유심박수(HRR)를 활용하여 산출한 목표심박수로 가장 적절한 것은?

보기

40세 비만 남성(체중 85kg, 체지방율 35%, 좌업생활자)의 운동 시 최대심박수는 170bpm 이며, 안정 시 심박수는 80bpm이었다. 체지방 감소를 위해 1일 30분, 주당 3회, 60~70% 운동강도의 고정식 사이클 운동프로그램을 구성하였다.

---

① 54~63bpm

② 102~119bpm

③ 134~143bpm

④ 152~161bpm

> **TIP** {(최대산소섭취량 – 안정 시 대사량) × 강도} + 안정 시 대사량
> ① [(170 – 80) × 60%] + 80 = 134
> ② [(170 – 80) × 70%] + 80 = 143
> ∴ 134~143bpm

Answer 20.① / 1.① 2.③

3 최신 ACSM이 제시한 제1형 당뇨병 환자의 운동 시 고려 사항으로 옳지 않은 것은?

① 운동 시작 시 혈당 수준이 250mg/dl 이상일 때, 케톤뇨를 확인한다.
② 유산소 운동은 췌장의 인슐린 분비를 증가시켜 혈당을 감소시킨다.
③ 혈당이 100mg/dl 미만인 경우 운동 참여 전에 탄수화물 15g을 부가적으로 섭취해야 한다.
④ 규칙적인 운동은 인슐린 주사 요구량을 낮출 수도 있다.

> **TIP** ② 선천적 당뇨의 증상으로 췌장의 기능적 특성은 대부분 나타나지 않는다.

4 건강운동관리사는 고객의 신체활동 촉진을 위해 동기부여 면담을 시행할 수 있다. 이때 주로 적용되는 고객-중심 신체활동 상담모형(5A모형)의 내용으로 볼 수 없는 것은? (5A : Assess, Advise, Agree, Assist, Arrange)

① 신체활동을 시작할 필요가 있다고 설득한다.
② 신체활동의 행동, 신념, 지식, 변화에 대한 준비도를 평가한다.
③ 신체활동의 이점과 비활동성의 건강위험에 대해 고객에게 조언한다.
④ 고객의 준비도에 근거하여 신체활동 목표에 대해 협조적으로 합의한다.

> **TIP** 신체활동의 필요성에 대해 설득보다는 권유 및 조언을 통한 자발적 참여를 위한 동기부여에 기여하는 것이 옳다.

5 최신 ACSM이 제시한 근거기반 유연성 운동에 대한 권고사항으로 옳지 않은 것은?

① 유연성 운동의 목적은 관절가동범위를 증가시키는 것이다.
② 습열 팩이나 온욕은 유연성 운동의 효과를 높일 수 있다.
③ 성인들의 유연성 운동은 동작별로 10~30초의 정적 스트레칭을 권고한다.
④ 고유수용성신경근촉진법(proprioceptive neuromuscular facilitation) 스트레칭은 노인에게 추천하지 않는다.

> **TIP** PNF 스트레칭을 통한 효과와 예방의 이로운 점으로 인해 권장되어지고 있다.

Answer 3.② 4.① 5.④

6 아래 〈표〉를 이용하여, 〈보기〉의 대상자가 최대근력(1RM)의 50~60% 운동강도로 근력운동을 하고자 할 때 가장 적절한 중량의 범위는? (소수점 반올림)

〈반복 횟수와 최대근력 백분율 표〉

최대 반복 횟수 (RM)	1	2	3	4	5
최대근력 백분율 (%)	100	95	93	90	87
최대 반복 횟수 (RM)	6	7	8	9	10
최대근력 백분율 (%)	85	83	80	77	75

─────── 보기 ───────

- 성별 : 남성
- 체중 : 70kg
- 실시한 벤치프레스 중량 : 50kg
- 최대 반복 회수 : 8회

① 약 25~31kg
② 약 32~38kg
③ 약 39~44kg
④ 약 45~50kg

> **TIP** $1RM = W_0 + W_1(W_0 \times 0.025 \times R)$
> W_0 = 실시한 중량, R = 반복횟수
> $1RM = 50kg + [50kg \times 0.025 \times 8] = 60kg$
> 최대근력(1RM)의 50~60% 운동강도라고 하였으므로 $60 \times 0.5 = 30$, $60 \times 0.6 = 36$이다.
> 본 지문에서는 동일한 답이 없었으나 문항의 근사치 값을 상징하는 "약"으로 표현되어 차이가 가장 적은 것이 답이다.

7 다운증후군인 대상자의 운동처방 시 고려사항으로 옳지 않은 것은?

① 유산소 운동의 권장 목표운동량은 주당 2,000 kcal이다.
② 유연성 운동을 처방할 때는 목의 고리중쇠관절(atlantoaxial joint) 불안정을 고려하여야 한다.
③ 유산소 운동 능력은 연령과 성별에 따라 예상되는 수준보다 낮은 경우가 대부분이다.
④ 운동에 대한 카테콜라민 반응이 항진되어 높은 최대심박수를 나타낸다.

> **TIP** 카테콜라민과의 반응이 감소되어 최대심박수가 낮아진다.
> 카테콜라민은 도파민, 에피네프린, 노르에피네프린 등을 활성화시켜 준다.

8 최신 ACSM이 제시한 입원 중인 심장질환자의 운동 시 고려사항으로 옳지 않은 것은?

① 저항운동은 격일로 주 2~3일, 8~10종류의 대근육 운동을 중강도로 실시한다.
② 안정 시 조절되지 않는 동성 빈맥(sinus tachycardia, 120bpm 초과)은 운동 참가의 금기사항이다.
③ 운동 중 이완기 혈압이 110mmHg에 도달할 경우 운동을 중단한다.
④ 유산소 운동강도는 운동자각도(RPE 6~20 척도) 13 이하에서 실시한다.

> **TIP** 입원 중인 심장질환자는 중등도 이상의 상태임을 고려하여 주 1~2회, 10~15개의 대근육 운동을 권장하고 있다.

Answer 6.② 7.④ 8.①

9 골다공증 환자의 운동처방 시 고려사항으로 옳지 않은 것은?

① 비틀기와 같은 동작을 포함하는 운동을 주로 권고한다.

② 운동은 골다공증 예방을 위해 우선적 처치로 고려할 수 있다.

③ 유연성 향상을 위해 모든 주요 관절의 정적 스트레칭을 권고한다.

④ 일반적인 지침은 통증을 유발하거나 악화시키지 않는 중강도의 체중지지 운동을 권고한다.

> **TIP** 비틀기 동작은 골다공증 환자에게 상해를 유발할 수 있는 위험한 움직임 동작으로 권고사항이 아니다.

10 최신 ACSM이 제시한 건강한 아동 및 청소년을 위한 운동 처방 시 권장사항으로 옳지 않은 것은?

① 유산소 운동은 매일 60분 이상 중강도에서 고강도 사이로 실시해야 한다.

② 저항성 운동은 주 3일 이상, 중간 정도의 피로 수준이 느껴지는 지점까지 체중 부하를 이용할 수 있다.

③ 건강한 아동일지라도 의학적 검사 후, 중강도 운동에 참여하여야 한다.

④ 중·고강도 신체 활동을 포함하며, 짧은 휴식이 번갈아 수행되는 비구조화된 활동적 놀이를 포함해야 한다.

> **TIP** 건강한 아동은 의학적 검사를 실시하지 않고도 중등도 운동에 참여해도 된다.

11 최신 ACSM이 제시한 중증 만성폐쇄성폐질환(COPD)자의 운동처방으로 옳지 않은 것은?

① 유산소성 운동강도는 여유심박수(HRR)법을 이용하는 것이 적합하다.

② 낙상 예방을 위해 하체 강화 및 균형 훈련을 고려해야 한다.

③ 상지를 포함한 일상활동을 수행하는 동안 호흡곤란을 겪을 수 있으므로, 상체 근육을 위한 저항성 운동을 포함해야 한다.

④ 중증 만성폐쇄성 폐질환자일지라도 유산소 운동 수행이 가능하다면 권장한다.

> **TIP** 만성폐쇄성폐질환자는 중등도~고강도(50~80%)수준의 운동을 통하여 폐의 기능적 활성화를 통한 자극을 권장한다.

Answer   9.① 10.③ 11.①

12 〈보기〉와 같은 운동을 실시하였을 경우, 대상자가 주당 1,100kcal의 순(net) 목표운동에너지를 소모하고자 할 때 가장 적절한 운동빈도는?

보기

- 성별 : 여성
- 연령 : 30세
- 체중 : 70kg
- 체지방율 : 30%
- 최대산소섭취량 : 11METs
- 운동강도 : 60%
- 운동시간 : 30분/일
- 1주간 운동에너지 소모 목표 : 1,100kcal

※ O_2 1L : 약 5kcal, 소수점 반올림

---

① 3일/주
② 4일/주
③ 5일/주
④ 6일/주

TIP 순(net)목표에너지 = 최대산소섭취량 − 안정 시 대사
= 11 METs − 1MET = 10METs

※ 1MET = 3.5 ml/kg/min

{(최대산소섭취량−안정 시 대사량) × 강도} + 안정 시 대사량

- 60%의 운동 강도
= {(35−3.5) × 0.6} + 3.5
= 22.4ml/kg/min
- 60% 강도에서의 분당 산소섭취량
= 22.4ml/kg/min × 70kg = 1,568ml/min
- 산소 200ml
= 약 1kcal 소모 / 1,568ml/min ÷ 200kcal
= 7.84kcal/min
- 운동시간 30분 / 7.84kcal/min × 30min
= 235.2kcal
∴ 1,100 kcal ÷ 235.2kcal
= 4.676… (소수점 반올림)
≒ 5일

13 파킨슨 환자에 대한 운동처방 시 고려사항으로 옳지 않은 것은?

① 시각적, 청각적 격려(cueing)는 운동 시 환자의 보행을 향상시키는데 도움이 된다.
② 낙상을 경험한 환자는 3개월 내 재발위험 가능성을 고려해야 한다.
③ 척추의 기동성과 축성 회진 운동(axial rotation exercise)들은 파킨슨병의 모든 단계에서 제한되어야 한다.
④ 신체활동 수준이 낮기 때문에 운동 전 심혈관계 위험을 평가하여야 한다.

TIP 파킨슨 환자는 균형감각이 부족해지고 중심이동이 용이하지 않아 균형운동을 권장하며 관절가동범위의 적절한 활동을 위해 회전 운동이 필요하다.

14 비만인의 체중 감량을 촉진하고 지속시키기 위한 생활습관 중재에 대한 설명으로 옳지 않은 것은?

① 주당 최소 2,000kcal 이상 소비되도록 중강도 또는 고강도 운동을 실시해야 한다.
② 규칙적인 운동과 함께 일상생활에서 신체활동량을 늘리도록 한다.
③ 신체활동 수준과 체중감소 사이에 양−반응(dose-response)관계가 있다.
④ 극소열량식이(very low calorie diet)는 1일 2,000kcal 정도로 설정해야 한다.

TIP 최소한의 열량식으로 체중감량을 위해서는 1일 1,000kcal를 넘지 않을 정도로 설정하여야 한다.

Answer 12.③ 13.③ 14.④

15 척수손상 환자에 대한 운동처방 시 고려사항을 〈보기〉에서 모두 고른 것은?

─── 보기 ───

㉠ 팔의 과사용증후군이 나타나지 않으면 근력 향상 목적으로 저항을 5~10RM으로 증가시킬 수 있다.

㉡ 운동 시 자율신경성 반사부전증(autonomic dysreflexia)으로 인해 카테콜라민의 분비를 증가시킨다.

㉢ 근육의 불균형과 경직이 있는 관절은 피하고, 정상 근육군 위주로 운동을 실시한다.

㉣ 가득 찬 방광이나 확장된 장에 의해 자율신경성 반사부전증이 유발될 수 있기 때문에 장과 방광 또는 소변주머니를 운동에 앞서 반드시 비워야 한다.

㉤ 지구력 운동 시 정상인보다 낮은 심부체온에서 잘 견디고, 땀 분비량이 증가되어 있다.

① ㉠, ㉡, ㉢

② ㉠, ㉡, ㉣

③ ㉡, ㉣, ㉤

④ ㉢, ㉣, ㉤

TIP ㉢ 불균형과 경직이 있으면 정상 근육군 위주의 운동보다는 기능이 부족한 영역을 우선하여 운동을 실시한다.
㉤ 정상인보다 높은 심부체온에서 잘 견디며, 땀 분비량이 줄어든다.

16 최신 ACSM의 '운동 참여 전 검사 알고리즘 기준'으로 옳지 않은 것은?

① 규칙적 운동에 참여하지 않고 심혈관, 대사 질환 및 이를 암시하는 징후를 가지고 있는 사람은 중강도 운동에 참여하고자 할 때 의사와의 상담이 필요하다.

② 현재 규칙적인 운동에 참여하고 있으며, 심혈관, 대사성, 신장 질환 및 이를 암시하는 징후가 없는 사람은 의사와의 상담 없이 중강도 운동에 참여할 수 있다.

③ 현재 규칙적 운동에 참여하지 않고, 신장질환을 판정받았으나 관련 증상이 없는 사람은 의사와의 상담 없이 저강도 운동에 참여할 수 있다.

④ 현재 규칙적인 운동에 참여하고 있으며, 대사성 질환을 가지고 있으나 관련 증상이나 징후가 없는 사람은 고강도 운동에 참여하고자 할 때 의사와의 상담이 필요하다.

TIP 신장질환을 판정받은 사람은 의사와의 상담이 절대적으로 필요하고 이후 저강도 운동부터 실시하여 참여할 수 있다.

Answer 15.② 16.③

17 임산부를 위한 운동처방 시 고려사항으로 옳지 않은 것은?

① 임신 중에는 심박수 변동성이 크게 나타날 수 있으므로, 운동강도 설정은 운동자각도(RPE)를 활용하는 것이 적절하다.

② 임신 16주경부터 장시간 누운 자세에서의 신체활동은 정맥회귀를 촉진시켜 심박출량을 증가시킬 수 있다.

③ 케겔(Kegel)운동과 골반저부 운동은 임신과 출산 후 요실금의 위험을 감소시키기 위해 권장한다.

④ 신체활동은 임신 초기에도 재개될 수 있지만, 건강상태를 고려하여 조심스럽게 점진적으로 진행되어야 한다.

> **TIP** 16주경 이후인 3분기 시기(28주~분만)에서는 정맥폐쇄를 피하기 위해 누워서 하는 운동을 하지 않는 것이 좋다.

18 최신 ACSM이 제시한 기준으로 〈보기〉의 괄호 안에 알맞은 수치와 용어를 바르게 묶은 것은?

> ──── 보기 ────
>
> 고혈압 환자의 운동 시 수축기 혈압이 (㉠) 이하, 또는 이완기 혈압은 (㉡) 이하를 유지하여야 하며, 알파차단제, 칼슘통로차단제, 혈관확장제와 같은 항고혈압제는 운동부하 후 혈압의 과도한 (㉢)를 야기할 수 있다.

	㉠	㉡	㉢
①	220mmHg	105mmHg	증가
②	220mmHg	105mmHg	감소
③	250mmHg	110mmHg	증가
④	250mmHg	110mmHg	감소

> **TIP** 고혈압 환자의 운동 시 수축기 혈압이 (220mmHg) 이하, 또는 이완기 혈압은 (105mmHg) 이하를 유지하여야 하며, 알파차단제, 칼슘통로차단제, 혈관확장제와 같은 항고혈압제는 운동부하 후 혈압의 과도한 (감소)를 야기할 수 있다.

19 최신 ACSM이 제시한 건강한 성인의 근거기반 저항운동에 대한 권고사항으로 옳지 않은 것은?

① 각 주요 근육군의 운동은 주당 2~3일 실시해야 한다.

② 근지구력 개선을 위해서는 1RM의 50%(저강도에서 중강도) 미만 운동강도를 권고한다.

③ 단일세트의 저항운동은 노인과 초보자에게 효과적일 수 있다.

④ 단일 근육군을 위한 운동 간 휴식 간격은 24시간 이하로 권고한다.

> **TIP** 저항운동에 대한 단일 근육군을 위한 운동 간 휴식 간격은 48시간 이상을 권고하고 있다.

Answer 17.② 18.② 19.④

20 등척성 운동에 관한 설명으로 옳지 않은 것은?

① 등척성 근력운동은 훈련된 관절 각도에 근력
향상이 나타난다.

② 등척성 운동은 장소에 구애받지 않고 장비
없이 실시할 수도 있다.

③ 등척성 운동은 근력손실 및 근육 위축 시 재
활운동으로 빈번히 처방된다.

④ 등척성 운동은 관절각의 변화가 일정한 속도
로 이루어지는 동적 근수축이다.

TIP 등척성 운동은 관절각의 변화가 발생하지 않는다.

Answer 20.④

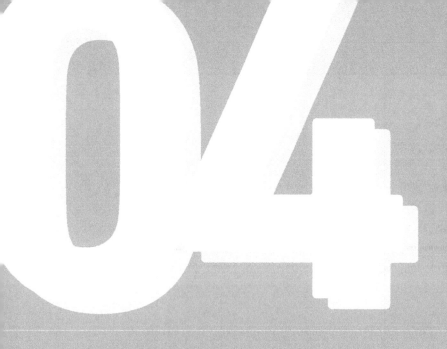

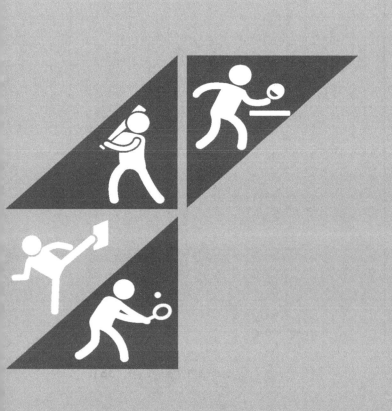

운동부하검사

01 운동부하검사의 개요

02 운동부하검사의 준비

03 운동부하검사의 수행

04 운동부하검사 결과의 해석

최근 기출문제 분석

01 운동부하검사의 개요

01 〈 운동부하검사의 이해

① 운동부하검사의 목적

(1) 진단의 목적

혈관조영술상 유의미한 심혈관질환(cardiovascular disease, CVD)을 평가하기 위한 진단적 운동검사를 결정하고자 할 때 연령, 성별 그리고 총체적 증상과 같은 변인에 의해 영향을 받는다. 증상이 없는 사람들은 30 ~ 60세 사이에 심혈관계 조영술상 심각한 심혈관질환을 가지고 있을 가능성이 매우 낮거나(5% 미만), 낮다 (10% 미만). 반면, 확실한 협심증 증상을 가지고 있는 경우에는 혈관조영술상 심혈관질환을 가지고 있는 가능성이 높지만, 이러한 가능성은 성별에 따라 다르다. 특히, 확실한 협심증 증상을 가지고 있는 남성(40 ~ 60대)의 경우 혈관조영술상 유의한 심혈관질환을 가지고 있을 가능성이 높다(90% 이상). 반면, 40 ~ 50대 여성들의 경우 중간 정도 이지만(10 ~ 90%), 60대 이후에 가능성은 높아진다. 진단적 운동검사는 혈관조영술상 유의한 심혈관질환의 가능성이 중간정도 있는 사람들에게 널리 이용된다. 그 이유는 운동검사 시 나타나는 반응이 검사 후 질병 가능성에 큰 영향을 미치기 때문이다.

> **TIP**
> 진단을 목적으로 하는 운동부하 심전도는 여성에서는 위양성 반응이 많기 때문에 정확성이 저하된다.

(2) 예후평가를 위한 목적

과거에 관상동맥성형술과 심근경색을 앓았던 환자들은 진단 목적보다는 예후와 잠재적인 심근 허혈에 대한 평가를 위해 검사를 실시한다.

심근경색 후의 운동검사는 퇴원 전 또는 퇴원 직후 환자의 예후평가, 운동 처방, 그리고 의학적인 치료나 관상동맥성형술과 같은 처치를 평가하는 목적으로 수행될 수 있다. 최대하운동검사는 현재 급성심근경색이 있은 후 4 ~ 6일 지난 뒤 퇴원 전에 실시할 수 있도록 권고된다. 낮은 강도의 운동검사는 현재의 약물치료의 효과평가(예 항고혈압제 치료에서 운동에 대한 혈역학적 반응) 및 일상생활에서의 신체 활동 능력을 평가할 수 있으며 조기 운동치료에 대한 정보를 주는데 유용하다. 증상제한 운동검사는 운동 처방이나 신체 활동 조언, 그리고 약물치료의 효율성을 평가하기 위한 목적으로 심근경색이 있은 후 퇴원 초기(14 ~ 21일)에 실시한다. 관상동맥성형술을 시행하지 않았거나 운동검사를 시행할 수 없는 환자들의 경우에는 예후가 좋지 않은 것으로 보인다.

> **TIP**
>
> **심근경색 후 좋지 않은 예후에 영향을 미치는 요인**
> ㉠ 낮은 강도에서 허혈성 ST분절 하강을 보이는 경우
> ㉡ 5METs 이하의 기능적 능력을 보이는 경우
> ㉢ 운동에 대한 저혈압 반응을 보이는 경우

(3) 기능적 능력 평가

운동검사는 기능적 능력을 결정하는 데 유용하다. 이러한 정보는 신체 활동 조언, 운동 처방, 장애 정도를 평가하는데 가치가 있으며 예후를 예측하는데 도움이 된다. 또한 운동검사는 유산소능력이 요구되는 직업을 가진 경우에는 직장복귀를 위한 평가로써도 가치가 있다.

> **TIP**
>
> • 4.4METs 이하의 낮은 체력 수준은 심혈관질환 사망률이 높은 반면, 9.2METs 이상의 높은 수준은 심혈관질환 사망률이 낮다.
> • 유산소능력이 1MET 증가할 때마다 전체 사망률은 13% 감소하는 반면 1MET 감소 시 10%씩 증가한다.

(4) 운동 처방의 목적

운동 처방 및 상담 활용을 위한 기초 자료로 이용하기 위하여 실시한다. 운동 프로그램을 진행하며 대상자들에게 동기부여를 줄 수 있고, 운동부족병의 진단과 치료에 보조적인 역할을 한다.

② 운동부하검사의 대상

증상이 없는 사람에게는 진단을 위한 운동검사를 권고하지는 않지만, 여러 위험인자를 가지고 있을 때에는 가슴 통증의 증상을 경험하지 않은 사람이라도 의미가 있을 수 있다.

설문지를 통해 위험성 및 안전성 여부를 분류하여 의사와 상담 후 진행하는 것이 안전하며, 위험요인 및 대상자에 따라 검사 진행 방법은 달라진다.

❶ 안정성 평가의 중요성

운동검사와 처방을 하기 전에 개인의 건강상태는 건강위험분류가 이루어져야 한다. 건강위험평가는 성격과 가족력, 직업, 사회석 환경을 포함하여 개인의 생활 보누를 분석하여 평균값과 비교를 함으로써 장애나 사망의 위험성을 알아볼 수 있다.

(1) 운동에 금기사항이 되는 건강상태를 갖고 있는 사람을 찾고 배제하기 위해

(2) 연령, 증상, 위험요소로 인해 위험을 가진 사람을 식별하기 위해

(3) 의학적으로 감독 하에 운동 프로그램을 받아야 하거나 심각한 질병을 가진 사람을 식별하기 위해

(4) 특별한 필요가 있는 사람의 식별을 위해

❷ 안정성 검사 측정 변인(항목)

(1) 혈압

안정 시 혈압의 측정은 운동 전 평가의 필수적인 요소이다. 혈압은 2회 이상 측정하며, 각각 앉은 자세에서 측정된 값의 평균값을 기초로 하여 결정한다.

〈성인의 혈압분류〉

혈압분류	수축기혈압	이완기 혈압
정상	< 120	그리고 < 80
고혈압 전단계	120 ~ 139	또는 80 ~ 89
고혈압1기	140 ~ 159	또는 90 ~ 99
고혈압2기	≥ 160	또는 ≥ 100

(2) 지질과 지단백 콜레스테롤

고밀도 콜레스테롤은 관상동맥질환과 역의 상관이 있다. 또한 중성지방은 관상동맥질환과 정적인 상관이 있다. 최근 연구 보고서에서는 중성지방과 저밀도 콜레스테롤이 높은 사람이 동맥경화증과 관상동맥질환에 쉽게 걸린다고 보고하였다.

〈콜레스테롤 위험분류(ACSM, 2006)〉

저밀도 지단백 콜레스테롤	
< 100	정상
100 ~ 129	거의 정상/정상 이상
130 ~ 159	높은 경계
160 ~ 189	높음
≥ 190	매우 높음
총 콜레스테롤	
< 200	바람직함
200 ~ 239	높은 경계
≥ 240	높음
고밀도 지초백 콜레스테롤	
< 40	낮음
≥ 60	높음
중성지방	
< 150	정상
150 ~ 199	높은 경계
200 ~ 499	높음
≥ 500	매우 높음

(3) 혈액분석

혈액분석은 개인의 건강상태, 운동능력 및 어떤 비정상적인 심전도를 설명하는데 유용한 정보를 줄 수 있다. 관상동맥질환을 갖고 있는 많은 환자들은 대게 이상지질혈증과 고혈압 관련 약을 복용한다. 이러한 약물들은 간과 신장에 작용하기 때문에 크레아티닌, 혈중요소질소, 그리고 BUN/크레아티닌 비율 등의 신장검사 뿐만 아니라 알라닌 전이효소(ALT,GOT), 아스파테이트 전이효소(AST, GPT)및 빌리루빈 검사 등과 같은 간기능 검사를 해야 한다.

(4) 폐기능

폐기능 검사는 비교적 간단하고 비관혈적 검사로 쉽게 이용될 수 있다. 가장 흔하게 사용되고 있는 것은 노력성 폐활량, 1초간 강제 호기량, 1초간 강제 호기량/노력성 폐활량 비율과 최대 수의적 환기량이다. 이 변인들의 수치는 건강상태 예측, 건강관리 자료 및 질병의 악화와 사망률에 유용한 정보를 제공해 준다. 또한 비정상적인 폐기능 검사 결과는 폐암, 심장발작, 뇌출혈 위험 증가를 예측할 수 있고, 금연에 대한 정보를 제공해 줄 수 있다.

❸ 안정성 평가

임상적으로 포괄적인 사전 운동검사 평가는 일반적으로 병력, 이학적 검사 및 실험실 검사를 포함한다. 이러한 사전 운동검사는 과거 및 현재의 정보를 모두 포함해야 한다.

관상동맥질환자나 질환을 유발할 위험요소를 갖고 있는 사람들의 확인 및 위험분류는 관상동맥 조영술, 운동 방사선 핵의학검사 또는 '운동 심초음파와 같은 사전 검사 결과들을 재검토함으로써 쉽게 할 수 있다. 운동 검사와 참여에 대한 어떤 종류의 지침도 모든 상황을 다 포괄할 수는 없다. 중등도에서 고강도의 운동 프로그램에 참여하기 전에 의학적인 검사와 운동검사에 진단적 운동검사가 적절하고 의사의 감독이 추천될 때 진행하도록 권고한다. 위험요인에 대해 위험요인이 몇 개에 해당하는지에 따라, 심혈관, 폐질환 및 대사성 질환을 나타내는 증상과 증후에 따라 검사 종류 및 검사 시 감독이 결정된다.

〈병력요소(ACSM, 2006)〉

• 의학적 진단 -고혈압, 비만, 이상지질혈증, 당뇨병, 그리고 대사증후군을 포함하는 심혈관질환 위험요인 -심근경색과 다른 급성 관상동맥증후군을 포함하는 심혈관계 질환 -관상동맥스턴트삽입술을 포함한 경피적경혈관관상동맥확장술, 심혈관확장술, 관상동맥우회술, 판막수술과 판막기능장애(즉, 대동맥협착/승모판질환) -좌심실동맥류 절제, 심장이식 등과 같은 심장수술 -심박조율기와 이식형 심율동전환 제세동기 -대동맥류의 존재 -부정맥 제거 시술 -말초혈관질환 -천식, 폐기종, 기관지염을 포함하는 폐질환 -뇌졸중과 일과성 허혈발작을 포함하는 뇌혈관질환 -빈혈 그리고 기타 혈액질환(예 전신홍반루푸스) -정맥염, 깊은정맥혈전증(심부정맥혈전증) 또는 색전증 -암 -임신 -골다공증 -근골격계 장애 -정서장애 -식이장애 • 이전 이학적 검사 결과 -심잡음, 클릭, 분마음, 다른 비정상적인 심음, 다른 흔치 않은 심장 및 혈관 소견 -비정상적인 폐 소견(예 천명음, 수포음, 악설음) -비정상적인 혈당, 혈중 지질 및 지단백 또는 다른 의미 있는 검사실 검사상의 비정상치 -높은 혈압 -부종	• 증상의 병력 -가슴, 턱, 목, 허리 또는 팔의 불편감(예, 압박감, 저림, 통증, 중압감, 작열감, 조이는 느낌, 쥐어짜는 느낌, 마비) -어지러움, 실신: 일시적인 시력 및 언어의 상실 -일시적 편마비감 또는 쇠약 -호흡곤란 -신체 활동, 과식, 흥분, 추위에 노출되었을 때(또는 이들 요인들이 복합적인 경우)의 빠른 심박동 및 두근거림(심계 항진) • 최근의 질환, 입원, 새로운 의학적 진단 및 외과적 수술 • 관절염, 관절부종 및 외래 통원 또는 특정 검사를 어렵게 하는 정형외과적 문제 • 투약(식이/영양 보조제 포함) 및 약물 알레르기 • 카페인, 술, 담배 및 기분전환용(불법) 약물 사용과 같은 습관 • 운동력, 신체 활동 변화를 위한 정보 및 습관적 신체 활동 수준 -운동형태, 빈도, 기간, 강도 • 직업력, 팔다리에 필요한 현재 및 기대되는 신체적 요구량에 중점을 둠 • 심장, 호흡기, 또는 대사질환, 뇌졸중, 돌연사에 대한 가족력

〈이학적 검사요소(ACSM, 2006)〉

• 체중 : 많은 사례에서 체질량지수, 허리둘레, 신체구성(체지방률)을 확인하는 것이 바람직함 • 심첨맥박수 및 리듬 • 안정 시 혈압(앉은 자세, 누운 자세, 선 자세) • 폐를 청진함으로써 모든 부위에서 들리는 호흡음이 일정한 기에 특히 주목한다(수포음, 천명음 및 다른 호흡음 여부) • 심첨맥박의 촉진과 최대박동점(PMI) • 심잡음, 분마율, 클릭, 마찰음에 주의하면서 심장 청진	• 경동맥, 복부동맥, 대퇴동맥의 촉진과 청진 • 복부의 장음, 덩어리, 장비대 및 압통 평가 • 부종과 동맥 맥박 유무 확인을 위한 다리의 촉진과 시진 • 건 황색종과 피부 황색판종의 유무 • 운동검사를 제한하는 정형외과 및 다른 의학적 상태와 관련된 추적검사 • 반사 및 인지를 포함한 신경학적 기능 검사 • 피부 시진, 특히 당뇨병 환자의 하지

〈실험실 검사(ACSM, 2006.〉

〈외견상 건강하거나(저위험) 또는 위험성이 높지만 질환은 없는 자(중위험)〉	〈질환이 있거나 예상되는 환자(고위험)〉
• 공복 시 총 혈청 콜레스테롤, LDL 콜레스테롤, HDL 콜레스테롤, 중성지방 • 공복 시 혈당, 특히 45세 이상이거나 비만(BMI ≥ 25kg · m^{-2})인 젊은 사람, 하나 이상의 위험인자를 가진 제2형 당뇨병 환자로서 부모 중에 당뇨병이 있는 사람, 고위험 인종(웹 아프리카계 미국인, 라틴계 미국인, 북미 원주민, 아시아계 미국인, 태평양 섬 인종) 408kg(9lb) 이상의 태아 출산자, 임신성 당뇨병으로 진단받은 사람, 고혈압자(성인혈압 ≥ 140/90mmHg), HDL 콜레스테롤이 40mg · dL^{-1} 이하인 사람, 중성지방 ≥ 150mg · dL^{-1} 이상인 사람, 이전의 검사 결과 손상된 혈당내성이 있었던 사람(공복 시 혈당 ≥ 100mg · dL^{-1} 이상인 사람, 습관적 신체 활동 부족, 다낭성 난소질환, 혈관질환 병력자) • 특히 이상지질혈증이 있다면 선별검사로 갑상샘기능검사 실시	• 선행검사와 더불어 적절한 이전의 심혈관 관련 검사실 검사(안정 시 12유도 심전도, 24시간 심전도검사, 관상동맥조영술, 방사성핵의학검사 및 초음파검사, 이전의 운동검사) • 경동맥(목동맥) 초음파 및 다른 말초혈관검사 • 지질단백질, C-반응성 단백질에 대한 높은 민감성, LDL 입자 크기와 수, HDL 변종에 달하는 측정치 고려(특히 조기 심혈관질환에 대한 가족력이 높은 젊은 사람과 전통적으로 관상동맥 위험인자가 없는 사람) • 흉부 X-선 울혈성 심장기능상실이 있거나 예상되는 경우 • 병력과 이학적 검사 소견에서 나타난 종합적인 혈액 화학검사와 총 혈구세포 수
	〈폐질환이 있는 환자〉 • 단순흉부방사선사진 • 폐기능검사 • 일산화탄소 확산 수용량 • 다른 특정 폐검사(웹 산소계측 및 혈액가스 분석)

❹ 운동부하검사 대상자의 위험분류

(1) 설문지

안전하고 효과적인 운동 처방을 위해, 운동검사 중 안전을 최적화하기 위해서 참여자가 갖고 있을지도 모를 잠재적인 위험요소와 혹은 다양한 심혈관계, 호흡기계, 내분비계 증상들을 검사해야 하며, 운동 중에 악화될 수 있는 임신이나 정형외과적인 손상과 같은 상태들도 검사해야 한다. 이러한 검사 전 피험자들의 분류는 2단계로 나누어 진행된다. 첫 단계는 질문지를 통해 위험성 및 안전성을 분류한다. 가장 많이 이용되는 설문지는 신체 활동 전 준비질문진(PAR-Q)로 7가지의 문항에 대해 하나 이상의 질문에서 YES가 나오면 의사와 상담 후에 운동을 하는 것이 안전하다.

〈PAR-Q-YOU 설문지〉

Physical Activity Readiness
Questionnaire - PAR-Q
(revised 2002)

PAR-Q & YOU

(15~69세를 위한 질문지)

규칙적인 신체활동은 재미있고 건강한 활동이며, 점점 더 많은 사람들이 매일 더 많은 신체활동을 하고 있습니다. 더 활동적이 된다는 것은 대부분의 사람들에게 매우 안전합니다. 그러나 일부 사람들은 신체적으로 더 활발한 활동을 하기 전에 먼저 의사와 상담을 하는 것이 좋습니다.

만일 당신이 지금보다 훨씬 더 많은 신체활동을 하고자 계획하고 있다면, 아래 상자의 일곱 가지 질문에 답을 하십시오. 당신이 15~69세 사이에 해당된다면, PAR-Q가 당신이 의사와 상담을 해야 하는지 또는 그렇지 않은지를 알려줄 것입니다. 만일 69세 이상이라면, 그리고 신체적으로 활발하지 않은 사람이라면 의사와 상담하십시오.

(아래 질문에 답할 때 상식이 가장 좋은 지침이 될 것입니다. 질문을 잘 읽고 정직하게 대답하십시오. Yes나 No에 체크하세요.)

YES NO

☐ ☐ 1. 의사가 당신에게 심장질환이 있다고 말하거나 의사가 권장한 신체활동만을 해야 한다는 말을 한 적이 있습니까?

☐ ☐ 2. 신체활동을 할 때 가슴에 통증이 있습니까?

☐ ☐ 3. 지난달에 쉬고 있는 중에도 가슴에 통증을 느낀 적이 있습니까?

☐ ☐ 4. 어지럼증으로 쓰러졌거나 의식을 잃은 적이 있습니까?

☐ ☐ 5. 신체활동에 변화가 생기면 악화될 수 있는 관절이나 뼈의 문제(예를 들면, 허리, 무릎 또는 고관절)가 있습니까?

☐ ☐ 6. 고혈압이나 심장질환으로 처방받아 복용하는 약(예를 들면, 이뇨제)이 있습니까?

☐ ☐ 7. 신체활동을 해서는 안 되는 다른 이유를 알고 있습니까?

만일 당신의 대답이

하나 이상에서 'Yes' 라면

신체활동을 증가시키기 전에 또는 체력평가를 받기 전에 먼저 의사와 상담을 하십시오. 의사에게 PAR-Q에 관해, 그리고 어떤 항목에 Yes를 했는지 말씀하십시오.

• 당신이 원하는 어떠한 활동도 다 가능할 수 있습니다. 천천히 하면서 점차적으로 늘려가거나 안전한 몇 가지 운동으로만 제한될 수도 있습니다. 의사에게 원하는 운동을 말하고 의사의 조언에 따르세요.

• 어떤 지역사회의 프로그램이 안전하고 당신에게 도움이 되는지도 알아보세요.

모든 항목에서 No 라면

만일 당신의 대답이 모든 PAR-Q에서 정직하게 No라면

• 신체적으로 더 활발해져도 됩니다. 천천히 점차적으로 늘려가세요. 이것이 가장 안전하고 쉬운 방법입니다.

• 체력평가에 참여해보세요. 당신의 기본적인 체력을 평가해 볼 수 있는 훌륭한 기회로, 활동적인 삶을 위한 최선의 방법을 계획할 수 있는 좋은 기회입니다. 또한 혈압 측정을 강력히 권장합니다. 만일 결과가 144/94mmHg 이상이라면, 신체활동을 증가시키기 전에 의사와 먼저 상담하세요.

→ 더 많은 신체활동을 하기 전에 잠시 미뤄야 하는 경우

• 만일 감기나 열로 인해 아프다면 나아질 때까지 미루세요.

• 임신이라면 먼저 의사와 상의하세요.

주의 사항: 만일 건강상태가 바뀌어서 위의 질문에 Yes라는 대답을 했다면, 체력 또는 건강 전문가와 상의하세요. 신체활동 계획을 바꾸어야 하는지도 상의하세요.

Informed Use of the PAR-Q: The Canadian Society for Exercise Physiology, Health Canada, and their agents assume no liability for persons who undertake physical activity, and if in doubt after completing this questionnaire, consult your doctor prior to physical activity.

변용금지. PAR-Q의 복사는 허용되지만 단 서식 전체는 그대로 사용한다.

NOTE: If the PAR-Q is being given to a person before he or she participates in a physical activity program or a fitness appraisal, this section may be used for legal or administrative purposes.

"본인은 이 질문지를 읽고, 이해하고 완성했습니다. 모든 질문에 만족스럽게 대답을 했습니다."

이름 _____

서명 _____   날짜 _____

부모의 서명 _____   증인 _____
or GUARDIAN (for participants under the age of majority)

주의: 이 신체활동 확인서는 작성한 날로부터 최대 12개월까지 유효하다.
하지만 만일 당신의 상태가 바뀌어서 일곱 가지 질문 중에 Yes라고 대답을 한다면 무효가 된다.

© Canadian Society for Exercise Physiology   Supported by: Health Canada Santé Canada   continued on other side...

(2) 위험군 분류

① 위험군 분류(ACSM, 2006)

　　㉠ 저위험 : 나이가 남자 45세, 여자 55세보다 적고 위험요인에서 하나 이하를 가진 경우

　　㉡ 중등도위험 : 남자 45세 이상, 여자 55세 이상이거나 두 개 이상의 위험요인을 가진 자

　　㉢ 고위험 : 하나 이상의 증상과 징후를 가진 자 또는 알려진 심혈관, 폐, 또는 대사성 질환을 갖고 있는 사람들

② 위험분류에 사용할 관상동맥질환 위험요소 역치

위험요인들	기준의 정의
나이	남자 ≥ 45세, 여자 ≥ 55세
가족력	부계나 다른 남자 직계 가족 중 55세 이전 혹은 모계나 다른 여성 직계 가족 중 65세 이전에 심근경색, 관상동맥혈관재형성술, 급사한 가족력이 있는 경우
흡연	현재 흡연 혹은 금연한 지 6개월 이내 또는 간접흡연에 노출된 경우
신체활동 부족	최소 3개월 동안 주당 3일, 1일 운동 시 30분 이상 중강도(40~60%VO2R)의 신체 활동에 참여하지 않은 경우
비만	체질량지수(BMI) ≥ 30kg · m^{-2} 또는 허리둘레가 남자 > 102cm(40인치), 여자 > 88cm(35인치)인 경우
고혈압	적어도 두 번 이상 측정 확인한 혈압이 수축기 혈압 ≥ 140mmHg, 그리고/또는 이완기 혈압 ≥ 90mmHg 혹은 항고혈압제를 복용하는 경우(둘 다 기준 이상이거나 하나가 이상인 경우)
이상지질혈증	저밀도지단백콜레스테롤 수치가 130mg · dL^{-1}(3.37mmol · L^{-1}) 이상이거나 고밀도 지단백 콜레스테롤 수치가 40mg · dL^{-1}(1.04mmol · L^{-1}) 미만일 때 또는 콜레스테롤 강하제를 섭취하고 있는 경우, 총 혈청 콜레스테롤 수치가 200mg · dL^{-1}(5.18mmol · L^{-1} 이상일 때
당뇨병	공복시혈당≥126mg · dL^{-1}(7.0mmol · L^{-1}), 경구혈당강하제 투여 2시간 후 ≥200mg · dL^{-1}(11.1mmol · L^{-1}), 당화혈색소≥6.5%

음성 위험요인	기준의 정의
고밀도지단백콜레스테롤	≥60mg · dL^{-1}(1.55mmol · L^{-1})

※ 고밀도지단백콜레스테롤(HDL-c)은 음성 위험요인으로 평가된다. 60mg · dL^{-1}(1.55mmol · L^{-1}) 이상인 사람의 경우, 양성 위험요인들의 합계에서 하나를 빼 준다.

③ 심혈관, 폐, 대사성 질환을 나타내는 증상과 징후(ACSM, 2006)

증상과 증후	분류/중요도
가슴, 목, 턱, 팔 혹은 허혈로 인해 발생하는 다른 부위의 통증, 불편감(혹은 다른 허혈성 증상)	비정상적인 피로나 정상적인 활동에서 느끼는 호흡곤란, 심장질환 특히 관상동맥질환의 주요 증상으로 허혈성 요인에 의한 주요 특징은 다음과 같다. • 특징 : 오그라들고 쥐어짜는 듯한, 타는 듯한 "중압감"이나 "무거운 느낌" • 위치 : 흉골 하, 흉곽 중앙을 가로질러 팔과 어깨 모두, 턱과 이, 전완과 손가락 어깨사이 부위 • 유발요인 : 운동과 과로, 흥분, 다른 형태의 스트레스, 추위와 식후 허혈성 요인이 아닌 경우는 다음과 같다. • 특징 : 둔한 통증, "칼로 배는 듯한", 날카롭고, 찌르는 듯한, 호흡으로 인해 악화되는 "쿡쿡 찌르는 듯한" • 위치 : 왼쪽 액와 하부, 왼쪽 흉곽 • 유발요인 : 운동 후 특정한 몸동작으로 유발
휴식 중이나 경도의 피로로 유발되는 호흡곤란	호흡곤란(호흡하기가 비정상적으로 불편함을 인식하는 상태로 정의)은 심장과 호흡기 질환의 주요 증상 중 하나이다. 호흡곤란은 건강하고 잘 훈련이 된 사람에게는 심한 운동 중에 발생하고, 건강하지만 잘 훈련되지 않은 사람에게는 중등도의 운동 중에 발생한다. 그러나 이러한 증상을 유발하리라 예상하지 못했던 수준의 운동 중에 발생했다면 비정상이다. 비정상적인 운동유발성 호흡곤란은 심장 호흡기질환의 존재를 의심하게 하며, 특히 왼쪽의 호흡기능 부전이나 만성적인 폐쇄성 폐질환을 의심할 수 있다.
어지러움이나 실신	실신(의식의 소실로 정의)은 뇌의 순환이 감소되어 가장 흔히 발생한다. 어지러움증과 특히 운동 중의 실신은 심박출의 정상적인 상승이 차단(실제적인 강하)되는 심장장애로 발생한다. 이런 장애는 생명을 위협할 수 있고 심각한 관상동맥질환, 비후성 심근증, 대동맥 협착, 심실성 부정맥이 포함된다. 비록 운동 바로 직후에 발생하는 실신이나 어지럼증이 간과되어서는 안 되는 증상이기는 하지만, 건강한 사람에게서도 심장의 정맥 회귀량이 감소되어 일어날 수 있는 증상이다.
기좌성 호흡이나 발작성 야간 호흡곤란증	기좌호흡은 횡와위에서 쉬고 있을 때 발생하는 호흡곤란으로 바로 앉거나 서면 곧바로 회복된다. 발작성 야간 호흡곤란증은 잠들기 시작한지 보통 2시간에서 5시간 후에 발생하고 침대에 기대앉거나 일어나면 회복이 된다. 이 둘 모두 왼쪽 심실장애로 인한 증상이다. 비록 야간성 호흡 곤란증이 만성 폐쇄성 호흡기 질환이 있는 환자에서도 발생하지만, 앉으면 회복이 되는 것이 아니라 분비물을 뱉어내면 회복된다는 면에서 다르다.
발목부종	밤에 주로 나타나는 양측성 발목의 부종은 심부전이나 만성 정맥 부전증의 특징적인 증상이다. 사지의 일측성 부종은 종종 정맥혈전증이나 사지의 림프관 폐쇄로 나타나기도 한다. 신증, 심각한 심부전, 간경병을 가진 환자에게서 전반적인 부종이 나타난다.

심계항진이나 빈맥	심계항진(심장이 심하게 두근거리는 것을 불쾌하게 인지하는 것으로 정의)은 심장 리듬의 다양한 장애로 유발될 수 있다. 두근거림은 빈맥이나 서맥의 갑작스러운 발생, 이소성 박동, 보상적인 일시정지, 판막의 역류로 인한 증가된 박출량이 포함된다. 심계항진은 또한 불안한 상태나 빈혈, 발열, 갑상선 중독발작증, 동맥정류, 특발성과 운동성 심증후군으로 인한 높은 심박출 상태에서도 유발된다.
간헐적 파행	간헐적 파행은 운동으로 과부하 되어 부적절한 혈액 공급으로 인해 근육에 발생하는 통증을 의미한다. 이 통증은 서있거나 앉아 있으면 발생하지 않으며, 계단 또는 언덕을 올라 갈 때 가장 심하다. 이 통증은 종종 쥐어짜는 듯한 통증으로 표현되고 운동을 멈추면 1~2분 안에 사라진다.
심잡음	비록 일부 심잡음은 정상이지만, 일부는 판막이나 심장혈관질환으로 생긴다. 안전한 운동의 관점에서 보면 이는 비후성 심근증과 대동맥 폐쇄증을 원인에서 배제하는 것이 중요하다. 이 질환들은 이보다는 과로와 관련된 갑작스러운 심장마비의 원인으로 더 지목되기 때문이다.

④ **검사 및 감독 필요성 유무** … 위와 같이 증상과 징후 및 위험요소에 대한 정보를 알았다면, ACSM에서 제시하는 위험분류에 따라 피험자의 위험정도를 분류해야 한다. 위험분류는 저위험군, 중등도 위험군, 고위험군으로 분류하며, 운동검사나 훈련을 하려는 사람은 3가지 분류 중 하나에 포함된다. 이렇게 위험분류에 포함된 사람들은 운동검사나 운동 시 위험분류에 따라 최대운동 시 운동검사를 실시할 것인지 아닌지를 결정할 수 있고, 운동검사에서 최대검사와 최대하 검사를 실시할 때 의사의 감독이 필요한지 아닌지를 결정할 수 있다.

〈위험분류에 따른 검사 필요성〉

	낮은 위험군	중등도 위험군	높은 위험군
중정도 운동	불필요	불필요	권고됨
힘든 운동	불필요	권고됨	권고됨

〈위험분류에 따른 검사 시 의사의 감독 필요성 유무〉

	낮은 위험군	중등도 위험군	높은 위험군
최대하 검사	불필요	불필요	권고됨
최대검사	불필요	권고됨	권고됨

◯ㄹ 운동부하검사의 준비

01 〈 운동부하검사 지침 및 절차

❶ 운동부하검사의 원리

운동부하검사란 계단 오르기나 자전거 타기 또는 트레드밀 걷기 같은 운동을 수행하면서 심장의 운동량을 증가시켜 운동으로 인한 비정상적인 반응, 운동부하에 따른 심전도, 부정맥, 허혈에 대한 반응을 관찰할 수 있는 검사이다.

❷ 운동부하검사 지침

(1) 일반적 지침

① 운동검사는 예상 한도 또는 최대능력보다 상당히 낮은 운동 강도에서 시작해야 한다. 따라서 환자의 체력 상태에 따라 적합한 운동부하 프로토콜을 선택해야 한다.

② 운동강도는 각 단계별 측정결과를 참고해서 점진적으로 증가시켜야 한다. 일반적으로 각 단계별로 2METs 이상, 환자의 경우 1/2METs 이하로 증가시킨다.

③ 검사에 대한 금기사항과 검사 중단에 대한 지시사항은 반드시 지켜져야 한다.

④ 검사 중에 어떤 문제가 생기면 지체 없이 검사를 중단해야 한다.

⑤ 심박수, 혈압, 환자의 상태, 운동자각도(RPE), 증세(관찰되거나 말로 표시했거나 관계없이)가 면밀히 감시되어야 한다.

⑥ 검사 후 사후관찰은 매우 중요하며, 7 ~ 8분의 회복시간 동안 관찰한다.

⑦ MET로 표시한 운동내성은 산소섭취량을 얻는 데 사용되는 트레드밀이나 에르고미터 검사방법에 의해서 산출될 수 있다.

⑧ 검사는 가능하면 온도가 22도 이하이고, 습도가 60% 이하인 장소에서 행해져야 한다.

(2) 어린이와 청소년

① 건강한 어린이는 의학적 검사 없이 중강도 운동을 시작할 수 있다.

② 임상적 적응이 필요한 아이들은 임상운동검사를 시행한다.

③ 임상적 운동검사는 일반적으로 건강에 문제가 없다면 필요하지 않다.

④ 사춘기 이전의 아이들은 골격이 성숙하지 못하기 때문에 고강도 이상의 운동은 피한다.

⑤ 운동의 초기 및 진행 과정 중 생리학적 반응은 성인과 유사하다.

⑥ 어른들보다 낮은 무산소소 능력이 나타난다.

⑦ 운동검사 프로토콜은 어린이의 기능적 활동수행능력을 기반으로 선택한다.

⑧ 정신적 및 심리적으로 미성숙하기 때문에 동기부여와 격려가 필요하다.

(3) 노인

① 건강상태를 수치적인 나이보다 오히려 신체 활동에 참여하는 능력으로 판단하는 것이 좋다.

② 낮은 운동능력이 예상되는 사람들은 초기 강도가 낮아야 하고(3MET미만) 운동 강도 증가량도 작아야 한다 (0.5 ~ 1.0MET). 노턴(Naughton) 트레드밀 프로토콜은 이러한 프로토콜의 좋은 예이다.

③ 운동 프로토콜에 적응하기 어려운 사람인 경우 최초단계 검사시간을 길게 잡고 검사를 다시 시작하거나 재 검사할 필요가 있다. 이런 경우에는 간헐적 프로토콜 적용을 고려할 수 있다.

④ 평형성과 근력이 낮고, 신경근 협응력이 저조하며 검사에 대한 두려움이 있다면, 트레드밀의 양측 손잡이 를 잡고 검사를 실시할 필요가 있다. 그러나 이러한 처치는 운동지속시간 또는 달성한 고운동강도를 근거 로 MET 능력을 예측하는데 그 정확성을 감소시킨다.

⑤ 트레드밀 운동 강도는 보행능력에 따라 속도보다는 경사도를 적절하게 증가시키는 것이 강도조절의 적합한 방법이 될 수 있다.

❸ 운동부하검사 절차

(1) 동의서 작성

① 검사의 목적과 설명이 포함되어야 한다.

② 검사시 불편하거나 종료를 원하면 즉시 검사를 종료할 것을 명시하고 설명해야 한다.

③ 검사에 기대되는 이점, 위험과 불편함을 명시해야 한다.

④ 본인이 직접 동의하고 사인할 수 있는 서명란이 있어야 한다.

⑤ 검사의 목적과 순서를 자세히 설명해야 한다.

⑥ 트레드밀에서 걷는 방법 설명, 시범을 보인다.

〈일반적 운동검사 동의서〉

1. 검사의 목적과 설명

당신은 자전거나 모터로 작동되는 트레드밀을 이용하여 운동검사를 수행합니다. 운동강도는 낮은 강도에서 시작할 것이며, 당신의 체력수준에 따라 증가하게 될 것입니다. 우리는 심박수, 심전도, 혈압 및 자각인지도와 같은 증상을 지속적으로 체크할 것이며, 당신이 경험할 수 있는 경우에는 검사를 종료할 것입니다. 당신은 피로감이나 다른 불편함으로 인해 검사를 당신 스스로 중단시킬 수 있다는 것을 주지하야야 합니다.

2. 수반하는 위험과 불편감

검사 중에는 어떤 변화가 초래될 가능성이 있습니다. 이들에는 비정상적인 혈압, 실신, 부정맥 등이 나타날 수 있으며, 드물게는 심장마비, 뇌졸중 혹은 사망이 포함됩니다. 당신의 건강이나 체력과 관련된 사전정보를 평가하고, 검사 중 조심스러운 관찰을 통하여 이러한 위험을 최소화하도록 모든 노력을 기울일 것입니다. 흔하지 않은 상황이 발생하더라도 이에 대처할 수 있는 응급장비와 훈련된 사람이 있습니다.

3. 참여자의 의무

당신은 당신의 건강상태 혹은 신체 활동 시 건강과 관련된 증상들에 대해서 당신이 느끼거나 갖고 있는 정보들이 운동검사의 안정성에 영향을 줄 수 있습니다. 운동검사 동안에 초래되는 이러한 증상들과 기타 다른 흔치 않은 느낌들에 대해 신속하게 말해 준다는 것은 그 자체가 매우 중요합니다. 당신은 검사 중 초래될 수 있는 증상과 마찬가지로 당신의 병력을 전부 밝혀야 하는 책임이 있습니다. 당신은 검사요원에게 최근, 특히 오늘 복용한 약을 포함한 모든 복용약에 대해 말해야 합니다.

4. 기대되는 이점

운동검사로부터 얻는 결과들은 당신이 갖고 있는 질환의 진단, 복용하는 약물효과의 평가, 혹은 어떤 유형의 신체 활동이 당신에게 위험도가 낮은가를 평가하는데 도움을 줄 수 있습니다.

5. 질의

운동검사에 이용되는 절차 혹은 당신의 검사 결과에 대해서 어떤 질문도 서슴지 말고 해 주시기 바랍니다. 만약 당신이 어떤 걱정이나 문제를 가지고 있다면 상세한 설명을 요청할 수 있습니다.

6. 의학적 기록의 이용

운동검사 중 얻어진 정보들은 특별히, 그리고 비밀로 취급될 것입니다. 당신의 문서화된 동의 없이는 당신의 주치의를 제외한 그 어떠한 사람에게도 공개하거나 누설하지 않겠습니다. 그러나 얻어진 정보는 당신의 객관적인 사생활의 권리를 보장하면서 통계분석 및 과학적인 목적을 위하여 이용될 수 있습니다.

7. 동의의 자유

이 문서에 의하여, 나는 운동능력과 심혈관계 건강상태를 평가하는 운동검사에 자발적으로 참여하는 것에 동의합니다. 본 운동검사를 수행하는 것은 나의 자발적인 의지에 의한 것입니다. 나는 내가 원한다면, 검사 중 어느 시점에서라도 중단할 수 있다는 것을 이해합니다. 나는 동의서를 읽었으며, 내가 수행해야 할 검사절차와 수반되는 위험과 불편감을 이해하였습니다. 나는 본 검사에 참여할 것에 동의합니다.

일시	환자서명
일시	증인서명
일시	의사및 검사자 서명

(2) 사전설명

사전검사를 통해 피험자의 위험수준 및 위험군이 분류되면 기초체력검사 및 운동부하검사 방법을 적절하게 결정한다. 검사자는 검사를 진행하기에 앞서 다시 한번 검사에 따른 유의사항을 설명하여 피험자가 검사에 대한 준비를 잘하도록 한다.

① 피험자는 검사를 받기 전 최소한 3시간 전에 담배 및 음식물, 술, 카페인 섭취를 삼가도록 한다.

② 운동 시 준비사항으로 여자는 수매가 짧고, 앞에 단추가 달린 느슨한 블라우스를 입히고 브레지어는 니일론 제품보다 부드러운 면소재로 만든 것을 착용하도록 한다.

③ 복장과 운동화는 운동하는데 지장이 없어야 한다.

④ 운동부하검사 방법과 운동부하검사에 사용되는 고정식 자전거 또는 트레드밀 장비에 대해서 설명하고 피로의 증후가 나타나거나 불안감 등으로 검사를 그만두고자 할 때는 언제든지 중단할 수 있다는 것을 알려준다.

⑤ 검사의 목적과 순서를 자세히 설명해야 한다.

⑥ 많은 환자들이 운동부하검사 전에 크게 근심을 하고 있기 때문에 경직된 걸음걸이나 난간을 지나치게 꽉 잡는 등 부자연스러운 동작으로 운동을 수행하기 쉽다. 이와 같은 피험자의 불안은 자세하고 주의 깊은 설명을 통해 줄여줄 수 있다.

⑦ 사전 설명내용에 포함되어야 할 사항은 트레드밀에서 어떻게 걸어야 하는가를 설명하고 시범을 보이며 경우에 따라서는 적응할 수 있도록 사전에 연습해 보도록 지도한다.

④ 검사장비 준비의 일반적인 원칙

(1) 통상적으로 트레드밀이나 고정식 자전거 에르고미터를 이용하여 점증적 운동부하검사를 실시한다. 사용하기 전에 모든 장비의 보정이 이루어져야 한다.

(2) 호흡가스분석기

① 한 시간 정도의 워밍업

② 산소와 이산화탄소 농도와 호기량 분석기의 영점 조절

③ 신장자료 입력

④ 검사방법과 프로토콜 선택

⑤ 마스크와 호스 연결 철저히 하여 공기가 마스크에서 새지 않도록 하고, 마우스피스를 사용시 노우즈 크립을 이용하여 코를 막아준다.

(3) 심박수와 심전도 모니터

표준 12유도 심전도 또는 단일유도 심전도 부착, 전극은 운동 중에 땀과 진동으로 떨어질 우려가 있으므로 알코올로 잘 닦아내고 정확한 위치에 부착하고 전극 위에 테이프를 붙여 보강할 필요가 있다.

(4) 혈압측정기

자동혈압측정계 이용, 안정된 상태에서 혈압 측정이 잘 이루어지는지 확인한다.

(5) 자각인지도 차트

피검자 스스로 느끼는 주관적 판단이 큰 의미를 가질 수 있다. 피검자가 자신의 운동지속 여부를 판단하는데 사용되는 척도가 자각인지도이다. 운동부하검사 전에 충분히 설명하고 운동을 중단시켜야 할 순간을 판단할 수 있는 주관적 척도로 사용한다.

02 운동부하검사 방법과 형태

❶ 최대하 운동부하검사

최대하 운동검사는 심근경색 후 4 ~ 7일이 지나 안정상태에 있는 환자에게 퇴원 전에 다른 임상 징후로 의학적 치료의 효용성을 평가하기 위하여 권고한다. 건강/체력시설에서 최대하 운동검사의 기본 목표는 하나 이상의 운동량에 대하여 심박수 반응을 구하고 예측된 최대산소섭취량에 대한 결과를 이용하는 것이다. 검사의 근본적인 목적은 심박수-운동량관계에서 최대산소섭취량을 예측하는 것이지만, 운동에 대한 검사 대상자의 부가적인 반응 지수를 구하는 것이 중요하다. 의사들은 다양한 최대하 검사를 실시하여 운동의 기능적 반응에 관한 중요한 정보가 되는 심박수, 혈압, 운동량, 운동자각도와 다른 주관적인 지표 등을 살펴보아야 한다. 이러한 정보는 통제된 환경에서 일정기간 최대하 운동반응을 평가하고 적절한 운동 처방을 내리는데 유용하다.

전형적으로 최대하 운동검사에는 자전거 에르고미터가 기본 운동 방식이지만 트레드밀은 다양한 환경에서 사용되고 있다. 검사 단계는 각 단계별 항정상태를 유지하는 심박수 반응을 살펴보기 위해 3분 이상으로 하고 종료시점(연령으로 예측한 최대심박수의 85%나 여유심박수의 70%)을 동일하게 한다.

> **》TIP**
>
> 최대산소섭취량은 다음의 가정과 일치할 때, 최대하 운동검사에서 얻은 심박수 반응을 통해 가장 정확하게 예측할 수 있다.
> ① 항정상태 심박수는 각 운동부하량을 통해 얻어진다.
> ② 심박수와 운동량은 선형적인 상관관계를 갖는다.
> ③ 최대심박수의 실측치와 예측치 간의 차이를 최소화한다.
> ④ 기계적 효율(즉, 주어진 운동량에 대한 산소섭취량)은 모든 사람이 동일하다.
> ⑤ 심박수를 변화시키는 약물 복용, 다량의 카페인 복용, 상당한 스트레스 상태, 질병, 고온 환경에서는 실시하지 않는다.

❷ 최대 운동부하검사

최대검사는 운동에 참가하는 사람이 피로점까지 도달해야 하기 때문에 의사 감독하에 실시하고 응급장비가 구비되어야 한다. 하지만, 최대운동검사는 증상이 없는 심혈관질환을 진단할 때 민감도가 높으며 최대산소섭취량 예측값이 훨씬 높다. 그뿐만 아니라 최대운동검사 동안 개방순환 폐활량 측정법은 무산소성 역치, 최대산소섭취량 측정을 정확하게 할 수 있다.

❸ 운동부하검사 장비 선택 방법 및 지침

(1) 장비 선택 방법

① 검사자의 신체적 한계와 검사의 목적을 파악해야 한다.

② 심폐계가 적절하게 스트레스(자극)받도록 해야 한다.

③ 무릎관절염이 심한 경우는 트레드밀 같이 체중 부하 받는 방법을 피하는 것이 좋다.

④ 신경근질환이나 마비, 뇌졸중이 있는 경우도 트레드밀 검사방법은 피한다.

⑤ 고정식 자전거는 국부적인 근피로로 인해 심폐계의 최대 운동량에 도달하기 전에 검사를 종료할 수 있기 때문에 참가자의 능력에 따라 최대산소섭취량이 5 ~ 25% 낮다.

⑥ 암에르고미터를 이용한 운동검사시 최대산소섭취량은 트레드밀 검사보다 20 ~ 30%가 낮다.

⑦ 암에르고미터 장비는 척수 손상 장애 환자나 상체 작업을 수행하는 사람에게 유용하다.

(2) 지침

① 운동부하검사에 사용되는 시설 및 장비는 운동검사 전에는 물론 평소에도 철저한 정비와 점검을 필요로 한다.

② 실험실을 운동부하검사 환경에 적합하도록 구성하고 운동부하검사 목적에 맞는 장비들을 구비하여 장비와 시설을 정기적으로 점검하는 것이 중요하다.

③ 대부분의 장비들은 최소한 1개월 1회는 영점조정을 해야 한다.

④ 트레드밀은 속도 및 경사 부하의 영점조정, 고정식자전거와 암에르고미터는 저항 부하의 영점조정이 정기적으로 이루어져야 한다.

⑤ 검사 당일에는 시작 한 시간 전에 전원을 켜는 등 사전에 철저한 점검이 수행되어야 한다.

☐∃ 운동부하검사의 수행

01 〈 운동부하검사 측정 변인

운동부하검사는 정상인들뿐만 아니라 심폐질환자들 대다수의 운동 능력 및 업무 복귀상태에 대한 정보를 제공해 줄 수 있다. 이러한 검사는 검사받는 피험자들의 다양한 반응을 나타낼 수 있고 경우에 따라서는 비정상적인 반응을 보이기도 한다. 따라서 검사자는 검사 시 나타날 수 있는 다양한 반응들에 대한 정상 기준과 비정상 기준을 정확히 알고 있어야 하고, 비정상적인 반응 시 적절하게 대처할 수 있어야 한다.

일반적인 검사 중의 관찰 변인은 증상과 징후뿐만 아니라 심박수, 혈압, 심전도 변화, 자각인지도를 임상운동검사 시 포함하여 평가할 수 있다. 호기가스와 환기반응은 심부전과 호흡질환자와 같이 특별한 환자군에서 운동검사 시 일반적으로 평가할 수 있다.

❶ 운동부하검사 측정 변인(항목)

(1) 심박수와 혈압

① 심박수와 혈압은 운동부하검사에서 가장 기본적인 지표로 사용되며 운동검사 전, 중, 후에 측정한다.

② 심박수는 운동검사 시 심전도 평가를 할 때 측정되는 심전도를 바탕으로 측정된다. 대부분의 운동부하검사를 실시할 때 혈압 측정은 자동혈압측정기를 통해 측정되지만, 가장 정확한 측정은 수은혈압계를 이용한 방법이다. 수은혈압계를 이용할 때에는 청진기음을 이용하여 수축기 혈압과 이완기 혈압을 측정한다.

③ 검사 중에는 프로토콜의 각 단계마다 혈압을 측정하여 운동 중의 혈압 반응을 점검해야 한다.

④ 운동부하검사 중에 혈압의 급작스러운 변화가 발생할 시에는 재측정을 실시하고, 재측정 시에도 두드러진 변화가 발생한다면 검사중단을 고려해야 한다.

⑤ 상완에 힘이 들어가지 않도록 팔에 힘을 빼고 늘어뜨린 상태에서 측정해야 한다.

(2) 운동자각인지도

borg에 의해 처음 소개되었던 자각인지도는 6 ~ 20에 이르는 수치로 피험자가 현재 수행하고 있는 운동이 얼마나 힘든지를 나타내는 것이다. 이 6 ~ 20이란 수치는 휴식에서부터 최대 운동시의 심박수인 60 ~ 200bpm을 나타낸 것이다. 이러한 자각인지도의 측정은 유용한 임상적 정보를 제공해 준다. 운동 검사 시 흉통 및 타는 듯한 느낌 등 가슴의 불편감은 관상동맥질환에 대한 강력한 징후가 된다.

피험자들은 매 운동검사에서 이와 같은 자각인지도가 평가되어야 한다. 또한, 매 운동 단계의 마지막 15초마다 운동자각도를 숫자로 말하게 하고 마우스피스나 안면마스크를 착용하고 있다면 숫자를 지적하게 할 수 있다. 정확한 운동자각도를 확실히 하기 위하여 숫자를 복창해 알려줘야 한다.

〈운동자각인지도 챠트〉

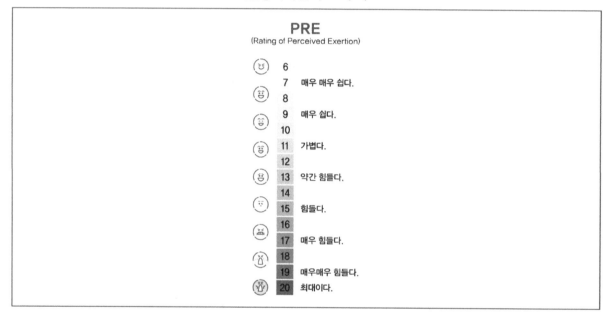

〈협심증, 파행, 호흡곤란에 사용되는 척도〉

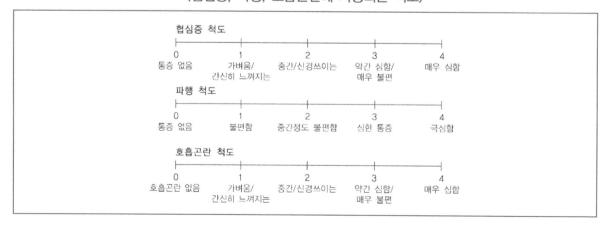

(3) 호흡가스 변인

운동검사 중의 호흡가스 변인은 운동 처방에서 운동 강도를 결정하거나 임상적 위험상태를 확인하기 위해서 필요하다. 이러한 호흡가스는 직접 측정법과 간접 추정법이 있는데, 간접 추정법의 불확실성 때문에 직접 호기가스를 측정한다. 이렇게 직접 측정된 산소섭취량은 트레드밀이나 자전거를 통해 예측한 값보다 더 신뢰할 만하며, 운동 능력의 가장 정확한 수치이고, 포괄적인 심폐 건강지수로써 유용하다. 최근에 사용되는 장비는 자동호흡가스 분석기로 breath-by-breath 방식으로 호흡할 때마다 값이 나온다. 호흡가스에서 측정되는 변인들은 주로 절대적 산소섭취량, 상대적 산소섭취량, 환기량, 호흡교환률, 대사지수, 무산소성 역치 등이다. 이러한 변인들은 피험자의 심폐기능 또는 최대운동수행능력을 평가할 수 있는 자료로 이용된다.

(4) 심전도

운동부하검사 시 심전도 결과는 운동검사에서 매우 중요하다. 심전도는 표준 12유도 심전도를 기준으로 하지만, 최소 3부위(하부, 전부, 측부)의 정보가 제공되어야 한다. 운동검사 중 심전도는 협심증, 심근경색, 부정맥 등의 정보를 제공해 줄 수 있다. 운동검사 중에 심전도의 이상이 있을 때를 대비해서 반드시 안정 시 심전도를 측정해야 한다. 심전도는 각 단계의 마지막에 측정하고, ST분절의 상승 또는 하강, 심실 빈맥, 잦은 조기심실수축 등의 현상들이 나타나는지를 주의 깊게 살펴야 한다. 만약, 이러한 현상이 검사 중에 나타난다면, 다른 어떤 변인보다도 우선해서 적용하고 대처해야 한다.

❷ 운동부하검사 장비

(1) 고정식 자전거

① 공간활용과 이동이 용이하다.

② 장비가격이 상대적으로 저렴하다.

③ 노인 검사시 용이하다.

④ 정형외과적 질환자 검사에 용이하다.

⑤ 심전도 잡파가 적고 혈압 측정이 용이하다.

⑥ 하지 근피로에 의해 조기 검사 종료상황이 올 수 있다.

⑦ 비만이나 정형외과적 제한 또는 말초혈관 및 신경계 제한이 있는 경우 사용할 수 있다.

(2) 트레드밀

① 최대산소섭취량을 측정하기에 적당하다.

② 운동강도 조절이 용이하다.

③ 검사 도중 사고 발생 가능성이 높다.

④ 넓은 공간을 요구한다.

⑤ 자전거보다 심박수와 산소섭취량이 높다.

⑥ 장비가격이 상대적으로 비싸다.

⑦ 속도와 경사도 조절이 가능하다.

⑧ 손잡이를 잡고 할 경우 결과의 정확도가 감소된다.

(3) 상체 자전거

① 작은 근육을 사용한다.

② 초기 부하가 낮다.

③ 단계당 낮은 부하를 올린다.

〈트레드밀과 사이클의 장·단점〉

	트레드밀	사이클
장점	-전신의 많은 근육이 참여하여 최대산소섭취량을 얻을 수 있다. -어린이 측정 시 적합하다	-정밀한 운동량 측정이 가능하다. -가격이 상대적으로 저렴하다. -이동이 간편, 전원 장치가 자유 롭다.
단점	-동일한 속도에서 달리기와 걷기시 에너지 소비량 차이가 있다. -장비가 고가이며, 장소 이동이 불편하다.	-최대산소섭취량이 낮다. -국부적인 피로에 의해 중단 가능성이 높다. -페달링을 스스로 조절해야 한다.

❸ 검사 프로토콜

적절한 운동검사를 선택하기 위해서는 운동 방법과 운동 프로토콜을 선정하는 것이 중요하다. 신중한 태도로 피험자의 신체적 한계와 검사의 이유를 파악해야 한다. 심폐계가 적절하게 스트레스 받을 수 있도록 운동방법을 선택해야 한다. 어떤 경우에는 개인의 업무와 관련하여 운동방법을 선택해야 한다.

피험자가 신체적으로 명백한 문제가 있다면 운동부하검사 프로토콜을 선정하는 것은 쉬운 일이다. 예를 들어, 무릎의 관절염이 심하다면 트레드밀이나 자전거를 이용한 하지 운동방법은 피하는 것이 좋다. 또한 자전거는 국부 근피로를 경험하게 되고 심폐계에 적절한 스트레스가 되는 운동량에 도달하기 이전에 검사를 종료할 수 있다.

일반적으로, 운동량 증가율이 높은 프로토콜(브루스, 엘리스타드 프로토콜)은 젊거나 신체적으로 활동적인 사람들에게 적합한 검사 프로토콜인 반면에 노튼이나 발케-웨어(단계당 1MET 이하)같은 낮은 운동량 증가율을 나타내는 프로토콜은 만성질환을 가진 환자들과 운동이 부족한 개인이나 노인에게 보다 적합하다. 만약 연속적인 검사가 이루어질 경우, 운동검사 형태나 프로토콜은 전 검사를 통해 동일하게 적용되어야 한다.

(1) 트레드밀

① **브루스 프로토콜**… 트레드밀 프로토콜 중에서 가장 널리 사용된다. 이 프로토콜은 트레드밀 속도와 경사도를 3분마다 증가시킨다. 이 프로토콜의 장점은 검사 시간이 상대적으로 짧다는 것이다. 그러나 각 단계별 점증적인 부하가 3METs로 크기 때문에 낮은 심폐기능을 가진 사람에게는 권장되지 않는다. 따라서 만성적인 질환을 가진 사람은 수정된 Bruce 프로토콜을 이용하여 검사할 수 있다.

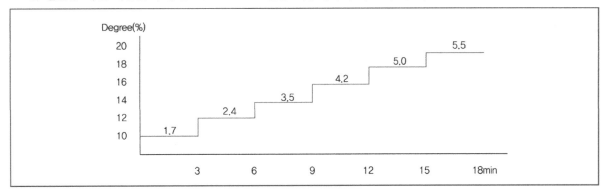

② **수정된 브루스 트레드밀 프로토콜**… 노인이나 건강이 좋지 못한 사람, 그리고 관상동맥질환자에 대한 검사는 수정된 Bruce 프로토콜이 사용된다. 수정된 Bruce 프로토콜은 기존의 Bruce 프로토콜이 최초 부하나 단계별 증가 폭이 지나치게 높아 생활습관병이나 고위험 요인이 있는 사람들에게 부담이 많기 때문에 이를 수정하여 증가 폭을 적게 한 것이 특징이다.

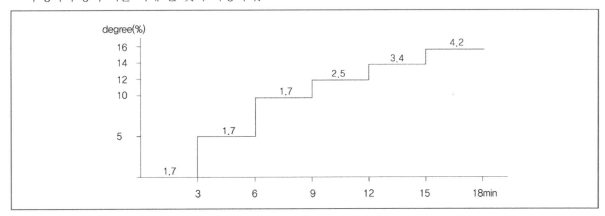

③ Balke 프로토콜 ··· 여성에게 적합한 프로토콜로 최초 운동 시작의 부하를 경사도 0%에서 3.4mph로 1분 동안 실시하며 이때의 에너지소비량은 4METs이다. 이후 단계별 증가 폭은 속도를 고정한 상태로 경사도 2%씩 1분마다 증가하는데 이때 소비량이 1MET씩 증가하는 것이 된다.

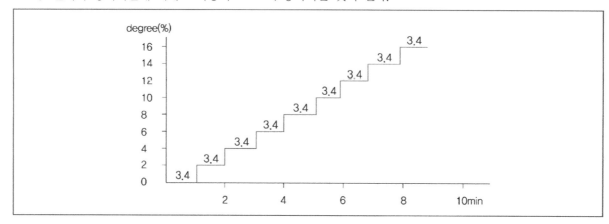

④ Ramp 프로토콜 ··· 전통적인 운동부하검사 프로토콜에서는 부하의 증가 단계가 2 ~ 3분마다 증가하게 되는데, 이러한 방법은 체력이 약하거나 다음 단계보다는 약하지만, 현 단계보다는 좋은 체력을 가진 사람들에게는 최대의 능력을 이끌어내기 어렵다. 따라서 단계별 시간을 짧게 하고, 속도와 경사도 증가량을 감소시킴으로써 점증적으로 부하를 증가시키는 것이 램프 프로토콜이다. 여러 Ramp 프로토콜 중에서 BSU/Bruce Ramp 프로토콜은 20초마다 속도 또는 경사도를 조금씩 증가시키는 방법이다.

⑤ 노턴 프로토콜 ··· 최초 부하 1.0mph, 경사도 0%에서 시작하여 4분째부터 경사도 3.5%, 속도 2.0mph로 고정하여 2분마다 경사도만 3.5%씩 올리는 프로토콜이다. 심장질환자 및 고위험자에게 적합한 프로토콜이다.

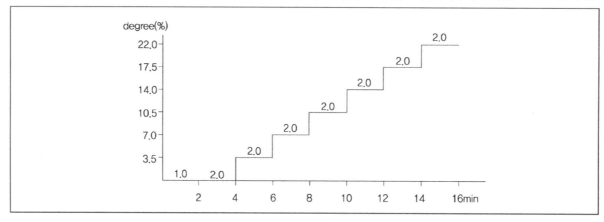

⑥ KSSI(구, 한국체육과학연구원) **프로토콜** … 정상인 또는 고훈련자에게 적합한 프로토콜로 80m/min 의 속도로 정상인의 경우 경사도 3%, 고훈련자 5 ~ 6%로 시작하여 2분마다 속도를 올리는 프로토콜이다.

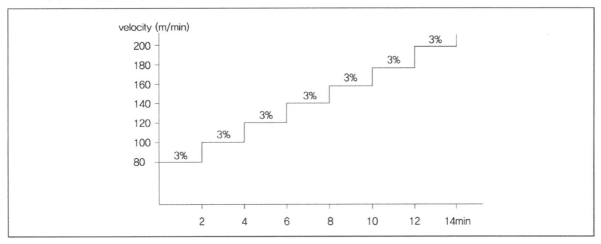

(2) 자전거 에르고미터 프로토콜

① **Astrand 사이클 지속부하법** … 이 검사는 정상인에게 적합한 검사이며 구체적으로 최초 시작 운동부하가 남자는 600kg · m/min이고 여자는 300kg · m/min하여 점증적인 증가부하는 남자가 2분마다 300kg · m/min(50W)씩 여자는 2분마다 150kg · m/min(25W)씩 증가하여 더 이상 할 수 없을 때까지 실시하도록 하는 방법이다.

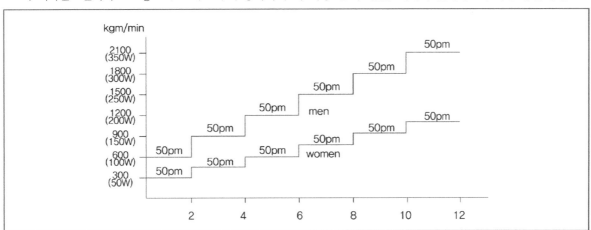

② **McArdle 사이클 지속부하법** ··· 정상인을 대상으로 하는 지속운동부하 방법으로 널리 이용되고 있으며 처음 시작하는 운동 부하가 남녀 모두 900kg·m/min(150W)로 하여 2분간 실시하며 이후 2분마다 180kg·m/min(30W) 증가하여 all-out에 이르게 하는 방법이다.

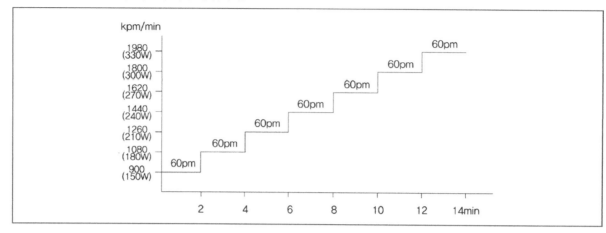

③ **Fox 사이클 단속부하법** ··· Fox(1973)가 정상인을 대상으로 하여 운동과 휴식을 혼합하여 실시하는 간헐적 방법으로 개발하였는데 60rpm으로 고정하여 처음과 시작 운동부하가 남자의 경우 750kg·m/min으로 하여 5분간 실시한다. 이후 10분간 휴식을 취한 다음 다시 남자는 180kg·m/min 여자는 120kg·m/min을 증가시켜 동일한 방법의 시간대로 운동하고 휴식을 취한다. 이러한 방법으로 계속해서 진행하도록 한다.

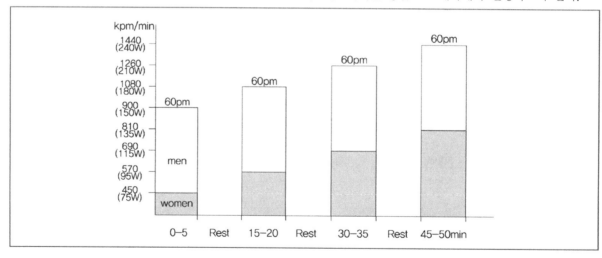

(3) 암 에르고미터 프로토콜

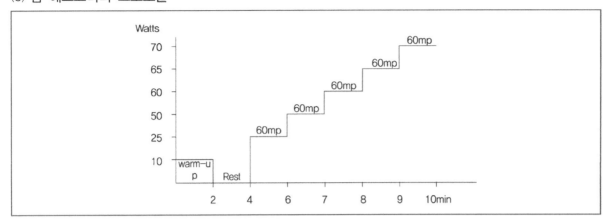

암 에르고미터는 하지의 마비나 근관절손상이 있어 트레드밀이나 자전거 에르고미터 운동을 수행하기 곤란한 피검자에게 사용되며 때에 따라서는 상지를 이용한 운동능력을 평가하고자 할 때 유용하게 사용된다. 암 에르고미터를 사용한 운동검사에 이용되는 기본원리는 하지 운동 평가와 유사하지만 운동검사에 의한 생리적 반응은 하지 운동 시와 유사하거나 다른 결과를 초래하기도 한다. 팔운동은 다리운동에 비해 동원되는 근육량이 적고 팔 근육은 다리 근육에 비해 유산소성 효소농도가 부족하기 때문에 최대산소섭취량이 다리 운동시의 60~70% 수준에 불과하다.

이러한 암 에르고미터의 검사방법은 지속적인 방법과 단속적인 방법이 이용되는데 지속적인 방법은 시간적인 절약을 가져올 수 있다는 장점이 있는 반면 단속적인 방법은 휴식 시의 상태를 알아볼 수 있다. 지속적인 운동검사 방법은 운동강도를 0kpm부터 600kpm(100W)까지 25W(150kpm) 또는 125W(75kpm)씩 1~2분마다 지속적으로 증가시켜 실시하며, 단속적인 운동검사 방법은 운동 강도의 변화 사이에 1분에서 20분까지의 휴식시간을 두어 불연속적으로 실시한다. 정상인을 대상으로 실시하는 프로토콜은 매 분 75kpm씩 부하를 증가시킨다.

02 〈 운동부하검사의 금기 사항 및 중단 시점

❶ 운동부하검사 금기 사항

어떤 사람들에게는 운동검사의 위험성이 잠재적 이점보다 더 크다. 이런 사람들에게는 운동검사 실시 여부를 결정할 때, 위험요소와 효과에 대한 주의 깊은 평가가 중요하다. 절대적 금기 사항에 해당되는 환자는 상태가 안정되거나 적절한 치료가 되기 전까지는 운동검사를 실시해서는 안 된다. 상대적 금기 사항에 해당되는 환자는 위험성과 효과에 대한 주의 깊은 평가를 한 후 검사를 실시할 수 있다.

(1) 절대적 금기 사항

① 심각한 허혈 및 최근(2일 이내)의 심근경색 혹은 다른 급성 심장질환을 암시하는 최근의 안정 시 심전도의 유의미한 변화

② 불안정협심증

③ 증상 또는 혈류역학적 손상을 야기하는 조절되지 않는 심장리듬장애

④ 심한 증상을 동반한 대동맥협착증

⑤ 조절되지 않는 증상을 동반한 심장기능상실

⑥ 급성 폐색전증 또는 폐경색

⑦ 급성 심근염 또는 심장막염

⑧ 의심되거나 또는 진단된 박리동맥류

⑨ 열, 몸살 또는 림프샘이 붓는 급성 전신감염

(2) 상대적 금기 사항

① 왼쪽의 주요 관상동맥협착증

② 중증도의 협착성 판막심장질환

③ 전해질이상(예 저칼륨혈증, 또는 저마그네슘혈증)

④ 안정 시 심한 동맥고혈압(예 수축기 혈압 > 200mmHg 그리고/또는 이완기 혈압 > 110mmHg)

⑤ 빈맥성 부정맥 또는 서맥성 부정맥

⑥ 비대심장근육병과 다른 형태의 유출로 폐쇄

⑦ 운동으로 악화되는 신경근, 근골격 또는 류마티스 장애

⑧ 심한 방실차단

⑨ 심실류

⑩ 조절되지 않는 대사질환(예 당뇨병, 갑상샘기능항진증 및 점액부종)

⑪ 만성 감염질환(예 사람면역결핍바이러스)

⑫ 적절한 수준의 운동을 할 수 없는 정신적 또는 신체적 장애

❷ 운동부하검사 중단 시점

운동검사 종료 지침은 절대적인 종료 지침과 상대적인 종료 지침이 있다. 이러한 두 가지 지침은 운동검사를 종료하는 것이 무조건적으로 필요할 경우(절대적인 종료)와 경우에 따라 운동검사를 진행하는 것이 종료하는 것보다 더 이득적일 때(상대적인 종료)로 나눈 것이다. 또한 운동부하검사 중에 비정상적인 반응이 나타난다면, 최대운동능력에 도달하기 전에 검사를 중단해야 하는 일이 생길 수 있다.

(1) 절대적 종료 지침

① 운동부하 증가에도 불구하고 운동 중 혈압이 10mmhg 이상 낮아지며, 허혈성 심질환의 다른 징후가 동반 될 때

② 중등도 강도에서 심한 협심증상

③ 신경계 증상의 증가(운동실조, 현기증, 졸도에 가까움)

④ 관류 부족의 증상(청색증 또는 창백)

⑤ 심전도 혹은 수축기 혈압 감시장치의 기술적 어려움

⑥ 피검사자의 중단요청

⑦ 지속되는 심실성 빈맥

⑧ Q파(aVR)의 진단 없이 유도에서 ST분절의 상승(+1.0mm)

(2) 상대적 종료 지침

① 운동부하가 증가함에도 불구하고 안정 시 보다 수축기 혈압이 10mmhg 이상 낮아지며, 허혈성 심질환의 다른 징후가 동반되지 않을때.

② 과도한 ST분절 하강(2mm 이상 수평 또는 하향 ST분절 하강) 혹은 현저한 축 이동 같은 ST분절이나 QRS 파의 변화

③ 다변성의 심실기외 수축, 삼중 심실기외 수축, 상심실성 빈맥, 심장차단, 서맥성 부정맥을 포함하는 지속적인 심실성 빈맥과는 다른 부정맥

④ 피로, 호흡곤란, 천명, 하지 경련 혹은 파행

⑤ 좌심실 빈맥으로부터 구분될 수 없는 좌각차단이나 심실 내 전도 지연의 발생

⑥ 흉통의 증가

⑦ 고혈압 반응(250mmHg 이상의 수축기 혈압/또는 115mmHg 이상의 이완기 혈압)

운동부하 검사 직후의 관찰 변인은 운동부하검사 중의 연장선상에서 이루어지기 때문에 운동부하검사 중의 관찰 변인처럼 혈압과 심박수, 산소섭취량을 비롯하여 호흡가스 변인, 그리고 심전도 기록에 특히 유념해야 한다. 검사 직후의 회복방법은 침대에 눕거나 의자에 앉아서 정적 휴식을 취하는 것보다 가벼운 걷기(30 ~ 40m/min)와 같은 동적 휴식이 효과적이다. 이때 서 있거나 앉아서 정적 휴식을 취하면 심전도 기록에 좋은 결과를 얻을 수 있을지라도 정리운동과 같이 걷기 운동을 하는 것이 저혈압의 위험성과 ST분절 하강의 폭을 줄일 수 있다. 운동검사 직후 회복운동을 할 때 트레드밀의 경우는 경사도 없이 걷기 운동을 하고 자전거 에르고미터의 경우는 부하 없이 페달을 천천히 돌려주는 것이 좋으며 회복운동시간은 2 ~ 3분 정도 수행하되 이후에는 의자에 편히 앉아 4~5분간 휴식을 취하도록 하여 운동검사 중의 관찰 변인인 호흡가스 변인, 심전도 기록을 계속해서 동시에 관찰하도록 한다. 특히 심전도 기록은 안정시 수준으로 회복될 때까지 유지한다. 운동부하검사 직후 회복운동시간은 약 6 ~ 9분 정도를 피검자의 혈압과 심박수가 안정 시 수준으로 회복될 때까지 지속하는 것이 좋다. 단, 호흡곤란한 피검자는 누운 자세는 상태를 악화시킬 수 있으므로 앉아 있는 자세가 보다 효과적이다. 운동검사 직후의 심전도는 주로 ST분절의 하강 또는 상승, 부정맥, 심장의 전도장애, 그리고 심근 허혈성이 관찰된다.

〈운동부하 검사 전, 중, 후 검사변인 측정 시기(ACSM, 2006)〉

변수	운동검사 전	운동검사 중	운동검사 후
심전도	지속적 모니터 누운 자세와 운동 자세에서 기록	지속적 모니터 매 마지막 15초 동안	지속적 모니터 운동 직후 기록, 회복기 첫 1분 동안 마지막 15초에 기록, 그 이후 2분마다 기록
심박수	지속적모니터 누운 자세와 운동 자세에서 기록	지속적 모니터 매 분 마지막 5초 동안 기록	지속적 모니터 매 분 마지막 5초 동안 기록
혈압	누운 자세와 운동 자세에서 측정하고 기록	매 단계의 마지막 45초 동안 기록	운동 직후 그리고 그후 2분마다 측정하고 기록
증상/징후	지속적 모니터 관찰한 대로 기록	지속적 모니터 관찰한 대로 기록	지속적 모니터 관찰한 대로 기록
자각인지도	척도 설명	매 운동단계 마지막 5초 동안 기록	회복기에는 측정하지 않으며 최고 운동 시에 기록
가스교환	적절한 기계작동 상태에 따라 확신할 수 있는 수치를 기준으로 함	지속적으로 측정함	일반적으로 회복기에는 요구되지 않음

04 운동부하검사 결과의 해석

01 〈 운동부하검사 결과

❶ 운동능력의 평가

최대운동검사 결과 및 최대하운동검사를 통해 추정된 결과는 각종 생활습관병과 심혈관계질환을 진단하는데 중요한 정보를 제공한다. 이후 반복적인 검사를 통해 운동효과 및 폐기능 향상 정도를 비교할 수 있고, 기능적인 능력의 한계 지점을 알 수 있다. 또한 보다 정확한 운동 처방 정보제공 목적으로 사용된다.

❷ 심혈관계 기능적 능력평가(관상동맥질환 선별검사 포함)

〈운동부하검사 시 심전도, 심폐 및 혈역학적 반응과 임상적 의의. 운동검사. 운동 처방지침 9판〉

수축기 혈압	운동 강도가 증가함에 따라 수축기 혈압이 증가하는 것은 정상적인 반응이며, 그 증가율은 10 ± 2mmHg/MET이다. 최대운동수준에서는 상하 변동 없이 안정상태에 이르게 된다. 운동검사 중 수축기 혈압이 250mmHg 이상 증가하면 검사를 중단한다. 운동성 저혈압(혈압 증가가 없거나 10mmHg 이상 하강하는 경우)은 심근허혈 또는 좌심실부전과 관련이 있다. 최대 수축기 혈압이 140mmHg 이하이면 좋지 않은 예후이다.
이완기 혈압	운동에 대한 이완기 혈압의 정상적인 반응은 변화가 전혀 없거나 혹은 감소되는 것이다. 이완기 혈압이 115mmHg를 초과하면, 운동검사의 종료 시점으로 간주한다.
협심증 증상	협심증 척도는 1~4단계까지로 구성된다. 경도, 중증도, 약간 심함, 매우 심함으로 나뉜다. 3단계라면 운동검사를 종료한다.
심폐체력	좌업생활을 하는 건강한 남녀의 평균 VO_2max 예측치를 MET 단위로 구하려면 회귀방정식을 이용하면 된다. 최근 메타분석은 유산소능력이 1MET 증가할 때마다 전체사망률, 심혈관 사고에서 각각 13%, 15% 감소한다고 제안한다.
환기 효율	정상적인 VE, VCO_2 기울기 값은 30 미만이다. 상승된 값은 심장기능상실 환자에서 강한 예후인자이고 폐동맥 고혈압 환자에서는 잠재적인 예후인자이다. 45 이하 또는 그 이상은 심장기능상실 환자에서 특히 불량한 예후를 암시한다. 상승된 값은 심장기능상실 및 폐동맥 고혈압 인구에서 악화되는 환기관류 이상을 분명하게 나타난다.

❶ 심폐지구력 능력평가

산소를 섭취하는 능력은 체내 세포의 대사적 기능을 유지시킴에 있어 중요하게 작용한다. 세포가 활동에 필요한 에너지를 주로 유산소성 대사를 통해 생성되는 아데노신 3인산(ATP)으로 유도해낸다는 점에서 세포활동은 산소의 공급과 이용에 좌우된다고 할 수 있다. 최대산소섭취량은 체내 세포가 산소를 추출해 사용할 수 있는 능력뿐 아니라 심혈관계와 호흡계가 산소를 세포로 전달하는 능력에도 좌우된다.

최대산소섭취량(VO_2max) 테스트를 측정하는 목적은 유산소성 신체적성을 측정하기 위함이다. 유산소성 신체적성은 유산소성 파워, 유산소성 능력, 심혈관 지구력, 순환호흡 지구력, 심폐지구력 등의 용어로 사용될 수 있다. 최대산소섭취량에 의해 평가될 수 있는 심혈관계의 신체적성은 관상동맥 질환의 발병과 사망과 관련된 모든 원인들과 부적인 상관을 나타낸다. 최대산소섭취량과 비슷한 용어로 최고산소섭취량(VO_2peak)이 있다. 최고산소섭취량은 특정 테스트를 수행 중 가장 높은 산소섭취량으로 나타난 값을 의미한다. 이 수치는 정상인의 경우 최대산소섭취량과 같은 값을 가지지만, 질병이 있거나 기타 최대운동수행을 방해하는 증상이나 징후가 있는 사람 또는 환자의 경우에는 다른 값을 가진다. 이러한 최고산소섭취량은 운동의 형태, 신체적 증상, 또는 동기유발의 부족 등으로 인해 비슷한 나이대의 정상적인 최대산소섭취량보다 낮은 수치를 나타낼 수 있다.

> **）TIP**
>
> **최대노력을 평가하는 생리적 기준**
> ① 운동강도가 증가하는데도 산소섭취량의 증가 없이 고원상태를 보일 때
> ② 운동강도 증가하는데도 심박수의 증가 없이 예측 최대심박수의 95% 수준일 때
> ③ 호흡교환율이 1.15 이상일 때
> ④ 혈중 젖산농도가 8mmol/ℓ 이상일 때
> ⑤ 자각인지도가 17 이상일 때
> ※ 정상인이나 운동을 규칙적으로 수행하는 피험자는 이러한 도달기준을 충족할 수 있지만, 허약자나 고령자 또는 심혈관 질환자 등은 이러한 도달기준을 충족하지 못할 수 있기 때문에 이들의 경우에는 최대산소섭취량을 추정식을 이용하여 측정해야 한다.

❷ 심박수 반응

최대 심박수는 연령을 이용한 공식을 통해 예측할 수 있다. 많은 피험자들을 대상으로 한 경우 연령과 최대 심박수 간의 상관관계가 높지만 개인에 따라 차이를 보이기도 한다. 따라서 연령을 통한 최대심박수를 최대 하 검사에 이용하면 상당한 오류의 가능성이 있다. 유산소 능력, 신장, 체중, 신체조성과 같은 인체계측 변인 들은 최대심박수에 독립적인 영향을 주지 않는다. 증상 제한적 최대운동검사에서 운동 직후 심박수의 감소가 잘 이루어지지 않는 경우 전반적인 사망률을 예측하는 강력한 척도이기도 하다.

특히, 운동에 따른 심박수의 증가 부전은 운동 중에 심박수를 적절하게 증가시키지 못하는 것으로 심장질환 이 있거나 예후가 좋지 않다는 것을 의미한다. 이와 같은 심박수 증가 부전은 최대 심박수가 예측치보다 20 회/분 이상 낮게 나타나고, 심박수 증가 부전지수(임의의 운동강도에서 여유 대사량의 비율에 대한 예비 심 박수의 비율)가 0.8보다 낮을 때로 판단된다.

❸ 혈압 반응

점증적인 운동부하검사를 할 때 정상적인 수축기 혈압의 반응은 운동강도가 증가함에 따라 점진적으로 증가 하고, 이완기 혈압은 비슷하거나 약간 감소된다. 운동강도가 증가하는데도 수축기 혈압이 감소하거나(안정시보 다 10mmHg 이상), 증가하지 않으면 비정상적인 반응으로 판단된다. 운동에 의한 수축기 혈압의 감소는 관상 동맥질환, 판막성 심장질환, 심근염, 그리고 심한 부정맥을 지닌 환자에게서 나타날 수 있다. 환자들 중에는 질환의 정도가 심하지 않음에도 불구하고 가끔 운동성 저혈압이 나타나는 사람이 있는데 이것은 항고혈압제 복용 또는 무리한 운동 등으로 나타난다. 그러나 운동성 저혈압, 심근허혈, 좌심실 기능부전과 차후의 심장 관 련 사고의 위험증가와 정적인 상관이 있는 것으로 보인다. 운동 후 정상적인 반응은 점진적으로 수축기 혈압 이 감소하는 것이다. 갑작스러운 운동 종료로 인한 말초저류로 인해 혈압이 갑작스럽게 감소할 수 있다.

트레드밀 최대운동검사에서 최대 심박수는 남녀 간의 차이가 없지만 수축기 혈압은 남자가 약 20±5mmHg 정도 높게 나타난다. 그러나 70대에 이르러서는 이러한 남녀 간의 차이가 없어진다. 최대 운동 시에 수축기 혈압 250mmHg 이상, 이완기 혈압 115mmHg 이상이면 운동검사가 중단된다.

혈관 확장제, 칼슘채널차단제, 엔지오텐신-전환효소 억제제, 그리고 α, β 아드레날린성 차단제를 처방받은 환자들의 경우, 운동에 대한 혈압반응은 일정치 않게 감소될 수 있다. 또한 심근산소소비량은 수축기 혈압과 심박수의 곱으로 구할 수 있다. 허혈 징후와 증상들은 일반적으로 항상 일정 수준의 심부담지수로 나타날 수 있다.

❹ 증상과 증후

비록 운동으로 인한 ST-분절 하강은 의미 있는 징후가 아니라고 해도, 만일 협심증이 동반되는 경우는 ECG의 변화가 심혈관질환에 기인할 가능성이 유의하게 증가한다. 그뿐만 아니라, 허혈성 심전도상 변화 없이 나타나는 협심증은 ST분절만의 변화와 동일하게 심혈관질환의 예측 척도로 고려될 수 있다. 협심증과 ST분절 변화는 차후 관상동맥질환에 직면할 위험이 높은 환자를 구분할 수 있는 변인들이다. 중증도에서 심한 정도의 협심증이 나타나면 운동검사를 즉시 중단해야 한다. 심혈관질환 평가를 위한 운동검사를 수행하는 사람들 중에 운동으로 호흡곤란을 느낀다면 협심증이나 운동 증상이 없는 경우보다는 예측 결과가 좋지 않을 것이다. 마지막으로 운동검사 종료 시 하지피로는 호흡곤란 다음으로 심장병 유무 판정에 있어서 예측 결과가 좋지 않을 수도 있다.

좋지 않은 증상과 징후가 없는 한 운동검사 중에 피검사자가 최대 능력에 도달하도록 격려하는 것이 중요하다. 그러나 검사 결과를 해석하는 것도 중요하지만 최대의 노력이 얼마 정도인지 결정하는 것도 어려울 수 있다.

❺ 심전도

심전도에서 얻은 정보는 운동검사 중 측정된 모든 변인 중에서 가장 논의할 만하다. 운동검사에서 양성 또는 음성으로 판정되는 것은 심전도의 파형 분석에 크게 의존한다. 운동을 하는 동안이나 후에 심근허혈이 있다면 심전도에서 결정될 수 있으며, 운동 중 심전도는 검사 동안 발생하는 리듬 장애와 전도 장애와 같은 문제를 분석하는데 사용된다. 이와 같이 운동검사를 하는 사람은 안정 시와 운동 중 심전도를 분명하게 해석할 수 있어야 한다.

운동 심전도의 주된 목적은 허혈성 심장질환을 찾아내는 데 있다. 운동은 심전도의 정상적인 변화를 유발한다. 예를 들면, PR간격의 단축과 QRS군의 단축, QT간격의 점차적인 단축, 그리고 J-point 하강, P파 모양의 미세한 변화, 연속적인 심박동시 P파와 T파의 겹침, 중격 Q파의 진폭 증가, R파의 진폭 약간 감소, T파 진폭 증가 등이 있다. 심전도상의 중요한 허혈반응은 ST분절의 변화이다. 즉, ST분절 하강, ST분절 상승, T파의 급성 변화 및 수평화와 역위 등이다. ST분절은 좌, 우각 차단과 좌심실비대가 있을 때, 그리고 강심제에 의해서도 변한다. 정상인의 경우 고강도 운동 중 또는 회복기에 J-point가 하강하거나 커다란 T파가 나타나기도 한다. J-point가 하강하면서 ST분절이 상방으로 경사를 이루는 현상은 허혈에 의한 것이라기보다는 지연된 탈분극과 정상적인 재분극 사이의 충돌에 의한 것으로 보아야 한다.

① 심전도의 기록
   ㉠ P파 : 심방의 탈분극
   ㉡ QRS군 : 심실의 탈분극
   ㉢ T파 : 심실의 재분극

② 심전도 유도

유도		전극위치
표준유도	Lead Ⅰ	왼쪽팔(+), 오른쪽팔(−)
	Lead Ⅱ	왼쪽다리(+), 오른쪽팔(−)
	lead Ⅲ	왼쪽다리(+), 왼쪽 팔(−)
사지유도	aVR	오른쪽 팔(+)
	aVL	왼쪽 팔(+)
	aVF	왼쪽 다리 (+)
흉부유도	V_1	제4늑간, 흉골우연
	V_2	제4늑간, 흉골좌연
	V_3	V_2와 V_4 중간
	V_4	제5늑간, 쇄골중앙선
	V_5	V_4의 높이의 전액와선
	V_6	V_4의 높이의 중액와선

③ ST분절 상승 및 하강

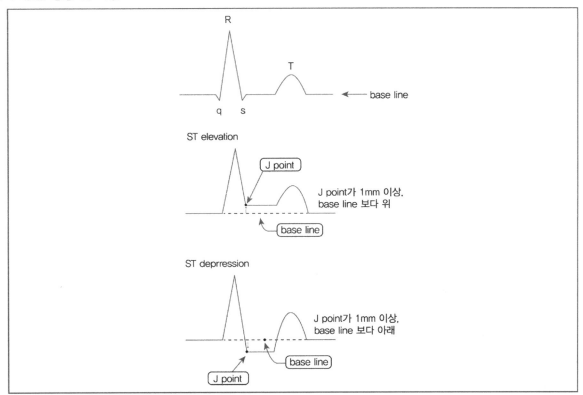

④ 심전도, 심폐 및 혈역학적 반응과 임상적 의의

ST-분절 하강	J지점을 지나 지점의 ST-분절이 수평으로 1mm 아래쪽 경사의 형태로 60 ~ 80msec 하강하면 비정상적인 심전도반응이며 심근허혈을 의심한다.
ST-분절 상승	예전의 Q파 심근경색을 보이는 유도에서 ST-분절이 상승하면 대개 심실류나 심벽 운동이상을 의심할 수 있다. 의미있는 Q파가 없는 상태에서 운동 중 ST-분절이 상승하면 관상동맥이 상당 부분 협착되었음을 의미한다.
상심실부정맥	독립적인 심방 이소성 수축 또는 짧은 순간 나타나는 상심실 빈맥은 운동검사 중 흔히 나타나는 현상이며, 이를 가지고 관상동맥질환의 진단과 예후를 평가하기는 어렵다.
심실부정맥	안정시에 나타난 심실부정맥이 운동 중에 나타나지 않았다고 해도 잠재적인 관상동맥질환의 존재를 배제하면 안 된다. 반대로 운동 중에 심실조기수축의 빈도가 증가한다고 해서 잠재적인 허혈성 심장질환이 있다고 하기는 힘들다. 다원성심실조기수축, 심실빈맥과 같은 복잡한 심실이소성수축이 심근허혈증상과 함께 나타나거나 급성 심장사 경험이 있는 환자, 심근증환자, 판막질환자에게 이런 현상이 나타나면 심각한 관상동맥질환이 있거나 예후가 좋지 않다는 것을 의미한다. 운동 중에만 나타난 이소성심실수축보다 회복기에 자주 나타나는 이소성심실수축은 사망률의 예측척도로써 더 큰 의미를 갖는다.
심박수 (HR)	운동강도가 증가함에 따라 심박수가 직선적으로 증가하면 정상적인 심박수 반응이며 비활동적인 사람의 경우 그 증가율은 10±2회/MET1이다. 심박수 변동부전(chronotropicincompetence)은 다음의 기준에 따라 판단된다. 1. 최대심박수가 연령으로 예견한 최대심박수 예측값보다 2SD(20회/분) 이상 낮게 나타난다. 최대심박수는 최대운동수준에서 측정된 것으로 베타차단제를 복용하지 않은 상태여야 한다. 2. 심박변동지수(CI) < 0.8(35. ; CI는 임의의 운동강도에서 여유 대사량의 백분율에 대한 여유심박수의 백분율의 비로 계산한다.
심박수 회복	비정상적(느린) 심박수 회복은 불량한 예후와 관련이 있다. 심박수 회복은 흔히 1분간 < 12회/분 (회복기시 : 걷기) 또는 2분간 < 22회/분(회복기시 : 누운 자세)로 정의된다.

03 〈 운동부하검사의 응용

1 진단예측(민감도 / 특이도)

운동검사의 결과 예측값을 결정하는 요인으로 검사 과정의 민감도와 특이도 및 피검사자의 심혈관질환 유병률을 들 수 있다. 민감도와 특이도는 질병이 있는 사람과 없는 사람 각각에 대해 정확한 진단을 하는데, 검사가 질병 유무를 검진하는데 얼마나 효과적인지를 결정한다. 질병 유병률 역시 검사의 진단적 가치를 결정하는 요인이다. 심전도 이외의 척도들도 전반적으로 운동검사 결과를 해석하는데 고려해야 할 사항이다.

공식
• 민감도=TP/(TP+FN)=관상동맥질환 환자가 양성 검사 결과를 얻을 백분율
• 특이도=TN/(TN+FP)=관상동맥질환 증상이 없는 환자가 음성 검사 결과를 얻을 백분율

(1) 민감도

민감도는 심혈관질환이 있는 환자 중에서 현저한 ST-분절의 변화(양성결과)를 보이는 환자의 백분율을 뜻한다. 심혈관질환을 검진하는데 이용되는 운동 심전도의 민감도는 대개 운동 심전도검사 이후 혈관조영술을 통해 최소 1개의 혈관에서 70% 혹은 그 이상의 관상동맥협착이 확인된다. ST-분절이 1.0mm 이상 수평적으로 또는 내리막으로 하강하는 진양성 운동검사는 피검사자가 분명히 관상동맥질환을 앓고 있다는 것을 말해준다. 거짓음성검사 결과에서는 분명히 문제가 있음에도 불구하고 심전도상 변화가 없거나 임상적 의미가 없는 변화만 보이므로 관상동맥질환자를 확인하는데 도움을 주지 못한다. 검사의 민감도를 감소시키는 원인으로는 심근에 주어지는 부적절한 스트레스, 운동 중 심근운동량이나 심근허혈을 감소시키는 약물(예 베타차단제, 질산염, 칼슘통로차단제 등), 그리고 충분하지 못한 심전도 감시 등을 들 수 있다. 좌심실비대, 좌각차단 혹은 조기흥분증후군 등이 존재하면 ST-분절변화로 허혈성 질환을 판단하는데 어려움이 있다. 운동검사는 ST분절 변화와 여러 운동검사반응 외에도 사전검사 위험요소들과 같은 타당한 여러 가지의 수치들을 적용함으로써 보다 정확하게 심혈관질환을 판단할 수 있다.

(2) 특이도

운동검사의 특이도는 심혈관질환이 없는 피검사자가 음성 검사 결과를 보이는 백분율을 의미한다. 진음성이란 심혈관질환이 없는 사람들을 정확하게 음성으로 확인하는 것이다. 비록 관상동맥이 심각하게 폐쇄되지 않았더라도 여러 가지 조건으로 비정상적인 운동 ECG반응을 보일 수 있다.

운동 심전도검사의 특이도와 민감도는 환자선택, 검사 프로토콜, 양성 검사의 기준치와 관상동맥질환의 혈관조영술의 명료도 면에서는 차이를 보이기 때문에 다양하게 보고되고 있다. 이 변인들을 모두 통제한 연구 결과 68%의 민감도와 77%의 특이도를 보여주고 있다. 그러나 검사에 대한 선입견을 제거한다면 민감도는 약간 낮고 특이도는 높게 나타난다.

❷ 예후검사

(1) 개요

위험도 또는 예후를 평가하는 일은 환자를 관리하는데 기본이 된다. 관상동맥질환 환자의 예후는 주로 증상의 정도와 안정성, 좌심실기능, 심혈관조영술로 확인된 관상동맥질환의 범위와 정도, 심근의 전기적 안정성, 그리고 다른 합병증의 유무를 토대로 평가한다. 당장 카테터 삽입법이나 혈관재형성술을 해야 하는 상황이 아니라면, 관상동맥질환 환자 또는 의심 가는 사람들에게 운동검사는 미래의 심질환 위험을 평가하고 부수적인 관리 방법을 결정하는데 도움을 줄 수 있다. 최근에 급성 심근경색으로 고통을 받았거나, 혈전 치료, 관상동맥재개통술을 받은 환자들은 대게 심장질환 발병률이 낮다. 운동검사는 이들 집단에서도 예후성 정보를 제공해줄 뿐만 아니라 신체 활동에 대한 상담과 운동 처방을 하는데 도움을 줄 수 있다.

(2) Duke 노모그램 5단계 방법을 이용하여 심장질환의 예후를 추정하는 방법

첫째, ST-분절 하강 수치를 ST-분절 선상의 눈금에 표시한다.

둘째, 협심증의 정도를 협심증 선상의 눈금에 표시한다.

셋째, 이 두 점을 이어서 허혈선과 만나는 지점을 표시한다.

넷째, 운동검사에서 기록한 운동능력(MET)을 운동능력 선상에 표시한다.

마지막으로 허혈선에 표시된 점과 운동능력 선에 표시된 점을 이어서 예후선과 만나는 점을 읽는다. 5년간 생존율과 1년 평균 사망률의 예측치를 얻을 수 있다.

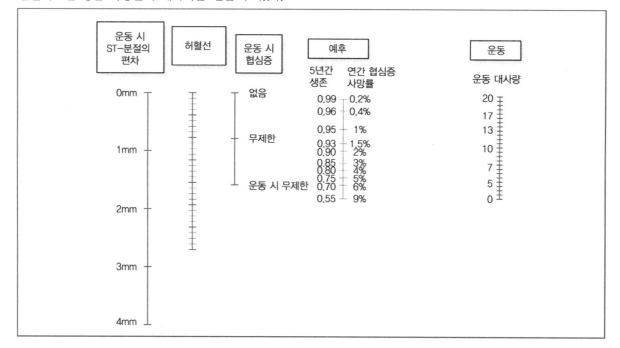

최근 기출문제 분석

1 운동부하검사의 안전에 관한 설명으로 옳지 않은 것은?

① 훈련된 전문가가 수행하는 것이 안전하다.
② 혈역학적 반응을 제한하는 약물을 복용하면 검사의 민감도가 증가할 수 있다.
③ 검사 동안과 회복기에 협심증이 발생한 시간대, 특성, 정도 등을 기록해야 한다.
④ 허혈성 심장질환자를 검사할 경우 의사가 베타차단제 복용을 중단하도록 할 수 있다.

> **TIP** 혈역학전 반응을 제한하는 약물을 복용하면 검사의 민감도는 감소 할 수 있다.

2 운동부하검사 참여 시 대상자의 유의사항에 관한 설명으로 옳은 것은?

① 최소 검사 3시간 전부터는 카페인 섭취나 흡연을 해서는 안 된다.
② 측정자에게 복용 약물의 약품명과 복용량을 알려줄 필요는 없다.
③ 진단의 목적이라면 평상시 일정대로 약물 복용을 한다.
④ 운동검사로 피로해질 수 있으므로 당일 입원 수속을 한다.

> **TIP** 측정자에게 약품명을 알려줄 의무가 있으며 진단의 목적은 의사가 결정한다. 운동검사를 한다고 당일 입원 수속을 해야 하는 것은 아니다.

3 운동부하검사의 측정 변인에 관한 설명으로 옳은 것은?

① 심박수는 매 단계별 시작 시 5~10초 동안 측정하고 기록한다.
② 수축기와 이완기 혈압 수치는 운동검사를 종료하는 기준으로 사용된다.
③ 운동자각도는 주관적인 피로 정도를 측정하기 때문에 신뢰하기 어렵다.
④ 혈압은 트레드밀이나 자전거 에르고미터 손잡이를 가볍게 잡은 상태에서 측정한다.

> **TIP** 심박수와 혈압은 운동부하검사에서 가장 기본적인 지표로 사용되며 운동검사 전, 중, 후에 측정한다. 운동자각도는 측정자의 안전과도 관련되어 있으므로 신뢰를 해야한다. 혈압측정시 손잡이를 잡으면 과소평가가 될 수 있다. 물론 측정자가 불안정한 상황에서는 손잡이를 잡아야한다.

4 ACSM(10판)에서 권장하는 최대운동부하검사 시 최대운동수행 종료시점을 판단하는 기준으로 옳지 않은 것은?

① 호흡교환율이 ≥1.00일 때
② 운동량 증가에도 최대산소섭취량이 더 이상 증가하지 않을 때
③ 정맥 젖산 농도가 >8.0mmol/L일 때
④ 운동자각도 0~10 척도에서 >7일 때

> **TIP** 호흡교환율이 ≥1.10일 때 최대운동수행 종료시점 판단기준이다.

Answer 1.② 2.① 3.② 4.①

5 만성 질환자를 대상으로 운동부하검사를 실시할 때 옳지 않은 것은?

① 좌업생활을 해온 당뇨병 환자는 심전도 스트레스 검사를 받는 것이 바람직하다.
② 이상지질혈증 환자는 검사 중 심혈관질환이 잘 감지되지 않기 때문에 주의해야 한다.
③ 하지 정형외과적 문제가 있는 비만 환자는 상체자전거를 사용할 필요가 있다.
④ 천식 환자는 검사 중 동맥혈산소포화도(SpO2)가 80% 이하가 되면 대상자의 상태와 상관없이 검사를 중단한다.

> **TIP** 동맥혈산소포화도(SpO2)가 80% 이하가 되면 대상자의 상태에 따라 검사를 중단하거나 계속 실행 할 수 있다.

6 대상별 운동부하검사에 관한 설명으로 옳지 않은 것은?

① 임산부는 의학적으로 필요한 경우를 제외하고 최대운동검사를 시행하면 안된다.
② 파킨슨병 환자는 증상을 치료하는 약물이 최고의 효과를 보일 때 검사를 수행한다.
③ 말초동맥질환자는 경사도를 고정하고 속도는 점진적으로 높여 가며 검사한다.
④ 운동유발성 기관지 수축 환자에게는 심폐능력의 최적 평가를 위하여 검사 전 흡입성 기관지 확장제를 투여한다.

> **TIP** 말초동맥질환자는 점진적으로 경사도를 높여가며 검사를 한다.

7 〈보기〉에서 운동부하검사 동의서에 관한 설명으로 옳은 것을 모두 고른 것은?

───── 보기 ─────
ⓘ 충분한 정보가 포함된 서면 동의서로 이루어지며 반드시 구두로 설명한다.
ⓛ 검사의 목적과 위험요인에 대하여 잘 알고 이해할 수 있도록 충분한 정부를 제공한다.
ⓒ 검사 대상자가 동의서에 서명을 하면 검사 중 피로감이나 불편감을 느끼더라도 스스로 중단할 수 없다.
ⓔ 검사 중에 검사 대상자의 느낌을 신속하게 보고해야 하는 의무가 포함되어 있다.

① ⊙, ⓛ, ⓒ
② ⊙, ⓛ, ⓔ
③ ⓒ, ⓔ
④ ⊙, ⓛ, ⓒ, ⓔ

> **TIP** 검사 대상자는 스스로 중단할 수 있다. 일반적인 동의서에는 "나는 운동능력과 심혈관계 건강상태를 평가하는 운동검사에 자발적으로 참여하는 것에 동의합니다. 본 운동검사를 수행하는 것은 나의 자발적인 의지에 의한 것입니다. 나는 내가 원한다면, 검사 중 어느 시점에서라도 중단할 수 있다는 것을 이해합니다. 나는 동의서를 읽었으며, 내가 수행해야 할 검사절차와 수반되는 위험과 불편감을 이해하였습니다. 나는 본 검사에 참여할 것에 동의합니다."를 확인시키고 동의를 받는다.

Answer 5.④ 6.③ 7.②

8 〈보기〉에서 운동부하검사의 종료 기준으로 옳은 것을 모두 고른 것은?

```
─────────── 보기 ───────────
㉠ 운동실조
㉡ 수축기 혈압 > 220mmHg 또는 이완기 혈압
  > 115mmHg
㉢ 운동강도가 증가하더라도 수축기 혈압이
  5mmHg 이상 감소
㉣ 경미한 두통
㉤ 불충분한 관류 징후로 인한 냉습한 피부
```

① ㉠, ㉡, ㉢
② ㉠, ㉣, ㉤
③ ㉠, ㉡, ㉢, ㉣
④ ㉡, ㉢, ㉣, ㉤

TIP 운동검사 종료 지침은 절대적인 종료 지침과 상대적인 종료 지침이 있다. 이러한 두 가지 지침은 운동검사를 종료하는 것이 무조건적으로 필요할 경우(절대적인 종료)와 경우에 따라 운동검사를 진행하는 것이 종료하는 것보다 더 이득적일 때(상대적인 종료)로 나눈 것이다. 또한 운동부하검사 중에 비정상적인 반응이 나타난다면, 최대운동능력에 도달하기 전에 검사를 중단해야 하는 일이 생길 수 있다. 보기 ㉡은 250mmHg 이상의 수축기 혈압으로 표시되야 하고 보기 ㉢은 5mmHg가 아닌 10mmHg이다.

9 운동부하검사에 관한 설명으로 옳은 것은?

① 말초동맥질환자는 검사 후 누운 자세에서의 회복이 권장된다.
② 심장허혈 평가 이외의 목적이라면 안정 시 심전도 검사를 할 필요가 없다.
③ 허혈성 심장질환 진단에는 유용하지만 예후를 예견하는 데는 유용하지 않다.
④ 심장이식을 고려하는 고위험 만성 심부전증 환자에게는 호흡가스 측정을 포함한 최대운동검사가 적절하다.

TIP 보기 ①번은 누운 자세보다는 앉은 자세가 권장되고 보기 2번은 안정시 심전도 검사가 필요하다. 보기 3번은 예후를 예견하는데 유용하다.

10 ACSM(10판)에서 권고하는 질환별 운동검사에 관한 권장사항으로 옳은 것은?

	질환	권장사항
①	다발성 경화증	운동강도 설정 시 심박수와 혈압 반응을 활용하는 것이 적절하다.
②	관절염	급성 염증단계에서는 운동검사를 위해 수정된 브루스(modified Bruce) 프로토콜 사용을 권장한다.
③	만성 폐쇄성 폐질환	경증에서 중등도 질환자는 5~9분의 검사시간이 소요되는 프로토콜 사용을 권장한다.
④	심부전	정상인에 비해 운동능력이 30~40% 정도 낮기 때문에 노튼(Naughton) 프로토콜을 권장한다.

① ㉠, ㉡, ㉢
② ㉠, ㉡, ㉣
③ ㉢, ㉣
④ ㉠, ㉡, ㉢, ㉣

TIP 보기 ①번 질환자는 운동자각도를 사용한다. 보기 ②번은 관절염이 있는 염증단계 환자는 수정된 브루스 프로토콜 같은 강도의 검사는 금지되며 보기 ③번은 중증 질환자가 5~9분이며 경증은 8~12분 정도 소요된다.

Answer 8.② 9.④ 10.④

11 미국심장협회(AHA)가 제시한 증상 제한 최대운동검사의 상대적 금기사항과 상대적 종료기준이 옳은 것으로만 묶인 것은?

	상대적 금기사항	상대적 종료기준
㉠	증상이 불명확한 중증 이상의 심각한 대동맥협착	2mm 이상 수평이나 하향 형태의 ST 분절 하강
㉡	심내막염	가슴 통증의 증가
㉢	급성 대동맥 박리	산소포화도 80% 이하
㉣	완전 심장차단	심실빈맥과는 분별하기 어려운 각 차단 발생
㉤	조절되지 않는 빈맥	운동실조 등의 신경계 증상의 증가

① ㉠, ㉡, ㉢   ② ㉠, ㉡, ㉣
③ ㉢, ㉣   ④ ㉠, ㉡, ㉢, ㉣

TIP 상대적 금기 사항
① 왼쪽의 주요 관상동맥협착증
② 중증도의 협착성 판막심장질환
③ 전해질이상(저칼륨혈증, 또는 저마그네슘혈증)
④ 안정 시 심한 동맥고혈압(수축기 혈압>200mmHg 그리고/또는 이완기 혈압>110mmHg)
⑤ 빈맥성 부정맥 또는 서맥성 부정맥
⑥ 비대심장근육병과 다른 형태의 유출로 폐쇄
⑦ 운동으로 악화되는 신경근, 근골격 또는 류마티스 장애
⑧ 심한 방실차단
⑨ 심실류
⑩ 조절되지 않는 대사질환(당뇨병, 갑상샘기 항진증 및 점액부종)
⑪ 만성 감염질환(사람면역결핍바이러스)
⑫ 적절한 수준의 운동을 할 수 없는 정신적 또는 신체적 장애
※ 상대적 종료 지침
　㉠ 운동부하가 증가함에도 불구하고 안정 시보다 수축기 혈압이 10mmhg 이상 낮아지며, 허혈성 심질환의 다른 징후가 동반되지 않을 때.
　㉡ 과도한 ST분절 하강(2mm 이상 수평 또는 하향 ST분절 하강) 혹은 현저한 축 이동 같은 ST분절이나 QRS파의 변화
　㉢ 다변성의 심실기외 수축, 삼중 심실기외 수축, 상심실성 빈맥, 심장차단, 서맥성 부정맥을 포함하는 지속적인 심실성 빈맥과는 다른 부정맥
　㉣ 피로, 호흡곤란, 천명, 하지 경련 혹은 파행
　㉤ 좌심실 빈맥으로부터 구분될 수 없는 좌각차단이나 심실 내 전도 지연의 발생
　㉥ 흉통의 증가
　㉦ 고혈압 반응(250mmHg 이상이 수축기 혈압/또는 115mmHg 이상의 이완기 혈압)

12 〈보기〉에서 최대하 운동부하검사에 관한 설명으로 옳은 것을 모두 고른 것은?

─ 보기 ─
㉠ Astrand-Ryhming 자전거 에르고미터 검사는 6분 동안 지속하는 단일단계법이다.
㉡ 다양한 검사방법으로 심박수, 혈압, 심전도, 운동능력 외에 주관적인 지표를 살펴볼 수 있다.
㉢ 자전거 에르고미터를 이용한 최대하 운동부하검사 후 회복기 단계에서는 심박수와 혈압이 운동 전 수준이 될 때까지 검사를 지속해야 한다.
㉣ 자전거 에르고미터 검사 시 최대산소섭취량은 트레드밀 검사보다 낮게 산출되므로 종료 기준을 트레드밀 검사보다 낮게 설정한다.
㉤ 심박수와 운동량의 선형관계를 통해 최대산소섭취량을 예측하면서 부가적인 반응지표를 구하는 것이 중요하다.

① ㉠, ㉡, ㉢   ② ㉠, ㉡, ㉤
③ ㉡, ㉢, ㉤   ④ ㉠, ㉢, ㉣, ㉤

TIP 자전거 에르고미터는 검사 후 안정시 심박까지 지속하면 되며, 트레드밀본 최대산소섭취량이 낮게 산출되지만 종료 기준을 트레드밀 보다 낮게 설정할 필요는 없다. 검사자의 개인차에 따라 다르다.

Answer 11.③ 12.②

13 심전도를 이용한 운동부하검사의 민감도가 68%, 특이도가 77%일 때, 총 검사자 1,000명 중 10%가 심장질환자라면 가양성(false positive) 결과는?

① 68명   ② 77명
③ 207명   ④ 693명

> **TIP** 가양성은 질환은 없지만 검사에서 양성을 뜻하는데 심장질환자는 100명, 민감도는 양성환자를 뜻하므로 100명 68%인 68명이다. 특이도는 질환이 없는 대상이므로 900명중 77%인 693명이 진음성이다. 그렇다면 나머지 23%가 가양성인데 900에 23%는 207명이 된다.

14 운동부하검사의 측정 변인에 관한 설명으로 옳은 것을 모두 고른 것은?

┌─────── 보기 ───────┐
- ㉠ 맥박산소포화도는 손가락에서 귓불이나 이마로 변경하여 측정하는 것도 유용하다.
- ㉡ 폐질환자의 동맥혈산소포화도(SpO_2)가 5% 이상 감소하는 것은 운동 유발성 저산소혈증으로 비정상적인 반응이다.
- ㉢ 심근산소요구량(RPP)은 운동량보다는 허혈 역치를 가늠하는 지표이다.
- ㉣ 허혈 증상이 동반되면서 수축기 혈압이 10mmHg 이상 떨어지면 대상자의 상태에 따라 검사 중단을 결정한다.
└────────────────┘

① ㉠, ㉡, ㉢
② ㉠, ㉢, ㉣
③ ㉡, ㉣
④ ㉢, ㉣

> **TIP** 보기 ㉣은 허혈 증상이 동반되면서 수축기 혈압이 10mmHg 이상 떨어지면 바로 검사 중단을 한다.(절대적)

15 〈보기〉에서 운동부하검사 직후 회복기에 관한 설명으로 옳은 것을 모두 고른 것은?

┌─────── 보기 ───────┐
- ㉠ 운동종료 시점과 비교하여 정맥회귀량의 증가로 혈압이 상승한다.
- ㉡ 낮은 강도의 활동적 회복은 혈역학적 안정성과 정맥회귀를 돕는다.
- ㉢ 심박수가 운동 종료 1분 후 22회 이상 감소하지 않으면 허혈성 심장질환자의 사망 위험이 높아질 수 있다.
- ㉣ 허혈성 심장질환의 진단에 대한 민감도를 극대화하기 위해서는 운동 직후 앉거나 누운 자세를 취해야 한다.
└────────────────┘

① ㉠, ㉡, ㉢   ② ㉡, ㉣
③ ㉡, ㉢   ④ ㉠, ㉡, ㉢, ㉣

> **TIP** ㉠은 정맥회귀량의 증가로 저혈압이 초래될 수 있다. ㉢은 1분 후 12회 2분 후 22회 이상 감소하지 않으면 허혈성 심장질환자의 사망 위험이 높아질 수 있다.

16 다음 심전도의 분당 심박수는?

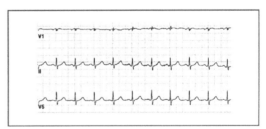

① 100회   ② 90회
③ 80회   ④ 70회

> **TIP** 분당 심박수 $= \dfrac{300}{n}$, 여기서 n은 큰 눈금을 의미하는데, 큰 눈금은 5mm이다. RR간격을 보면 눈금이 3개씩이니 $\dfrac{300}{3} = 100$회가 된다.

Answer   13.③   14.①   15.③   16.①

17 운동부하검사의 방법(mode)에 관한 설명으로 옳지 않은 것은?

① 전동식 트레드밀 장비에 익숙하지 않은 사람은 연습을 통해 장비에 적응할 필요가 있다.

② 필드검사에서는 정해진 시간 또는 거리를 걷거나 달리는 검사를 통해 최대산소섭취량을 산출할 수 있다.

③ 일부 스텝검사는 7~9METs 이상의 에너지가 요구되므로 검사 대상자들의 체력수준을 고려하여 적용한다.

④ 자전거 에르고미터 검사를 위한 최적의 안장 높이는 페달이 최저점일 때 무릎을 약 $10°$ 굽힌 정도이다.

> **TIP** 자전거 에르고미터 검사를 위한 최적의 안장 높이는 페달이 최저점일 때 무릎을 약 25° 굽힌 정도이다.

18 운동부하검사로 측정된 만성질환자의 최고산소섭취량(VO2peak)에 관한 설명으로 옳지 않은 것은?

① 건강상태를 파악하기 위해 측정된다.

② 최대심박출량과 동·정맥 산소차에 영향을 받는다.

③ 실제로 생리적인 한계에 도달함을 의미한다.

④ 국소 근피로로 최대 수행력이 제한될 때 사용한다.

> **TIP** 최대한 할 수 있는 한도에서 이루어지는 것이며 생리적인 한계에 도달함을 의미하는 것은 아니다. 생리적인 한계는 주로 Vo2max 측정시 사용된다.

19 운동부하검사를 수행하는 과정에 관한 설명으로 옳은 것은?

① 검사 방법(mode) 선정 시 환자의 선호도는 고려하지 않는다.

② 검사 전에 위험한 상황에 대한 설명은 불안정한 심리상태를 유발시킬 수 있으므로 하지 않는 것이 바람직하다.

③ 폐질환을 위한 평가는 추가적으로 핵의학영상과 초음파영상과 같은 부가적인 영상검사가 필수적이다.

④ 운동유발성 심근허혈을 발견하기 위해서 안정 시에 심전도의 재분극 변화를 관찰한다.

> **TIP** 보기 ①, ②번은 반대로 설명되었으며 보기 3번은 의사의 판단에 따라 진행한다.

20 운동부하검사 중 혈압 반응에 관한 설명으로 옳지 않은 것은?

① 트레드밀 최대운동검사 시 남녀 간 수축기와 이완기의 혈압 차이는 없다.

② 운동량이 증가할수록 수축기 혈압은 1 MET 당 10mmHg 정도 올라간다.

③ 수축기 혈압은 운동 후 회복기 6분 이내에 운동 전 수준으로 낮아진다.

④ 이완기 혈압은 운동강도가 증가해도 크게 변화하지 않는다.

> **TIP** 남성은 210 이상, 여성은 190 이상 수축기 혈압을 극심한 반응으로 보기에 남녀 혈압차이는 있다.

Answer 17.④ 18.③ 19.④ 20.①

2020년 10월 17일 시행

1 운동부하검사에 대한 설명으로 적절하지 않은 것은?

① 질병이나 비정상적인 생리적 반응을 진단한다.
② 일정한 운동량 증가에 대한 생리적 반응을 평가한다.
③ 심장질환자와 폐질환자의 예후는 진단 및 평가하지 않는다.
④ 심장발작 후 직장으로의 복귀시점과 운동처방 권고에 사용된다.

> **TIP** 운동부하검사란 질환을 발견할 목적으로 안정시의 심전도에서는 명확한 변화를 알 수 없는 경우에 시행하는 검사이다. 심장에 일정한 부담을 주어 안정 시에는 나타나지 않는 관상동맥 질환의 유무, 진단과 치료 효과를 판정하고 급성 심근경색증 회복기에 심실성 부정맥이 나타나는지를 확인하여 심근경색의 재활에 따른 명확한 변화와 치료 효과를 파악한 뒤 안정 운동 범위를 결정하기 위한 중요한 진단 정보를 얻을 수 있다. 운동중의 심전도 이상이나 호흡 혈압의 변화가 계속 관찰되어지며 그 결과의 평가를 통해서 흉통의 원인과 운동 수준 등을 확인하여 정확하고 적절한 치료와 중재가 이루어지게 된다.
> 운동부하검사의 목적은 운동처방과 관련하여 진단, 예후, 치료적 목적을 위하여 실시한다. 허혈성 심장질환은 진단 및 평가하여야 하며, 심장이식환자, 만성폐쇄성폐질환자 등의 운동검사 항목이 포함되어 있다. 심장질환자와 폐질환자의 예후는 진단 및 평가하여야 한다.

2 운동부하검사의 운동 프로토콜에 대한 설명으로 적절하지 않은 것은?

① 프로토콜 선정은 환자의 의료기록과 신체활동 습관 등을 고려하여 선택한다.
② 운동부하검사 전, 중, 후에 나타나는 증상과 징후는 지속해서 관찰하고 기록한다.
③ 자전거 에르고미터 검사는 트레드밀 검사에 비해 최고운동능력이 약 5~20% 높게 나타난다.
④ 증상 및 징후가 제한된 사람의 최대운동검사 시간은 6~12분 정도인 프로토콜 선택이 권고된다.

> **TIP** 자전거 에르고미터 검사는 트레드밀 검사에 비해 소음이 적고, 공간을 적게 차지하고 저렴하며 정형외과적 제한이 있는 사람들에게 대안이 될 수 있다. 그러나 트레드밀 검사에 비해 최대산소섭취량이 5~25% 낮게 나오는 경우도 있다.

3 혈압 측정 시 오차를 유발하는 요인으로 옳지 않은 것은?

① 피검자의 체온
② 측정기구의 결함
③ 주변의 소음
④ 청진 위치와 압력

> **TIP** 혈압 측정 시 오차
> ㉠ 부적당한 커프 크기
> ㉡ 측정자의 예민한 청각
> ㉢ 커프 압력의 팽창과 수축비율
> ㉣ 측정기구의 결함
> ㉤ 부정확한 청진 위치
> ㉥ 커프를 심장 높이에 맞추지 않음
> ㉦ 생리적 이상
> ◎ 주변 소음

Answer 1.③ 2.③ 3.①

4 〈보기〉의 심근산소요구량(RPP)에 대한 설명 중 옳은 것을 모두 고른 것은?

보기

㉠ 심근산소요구량은 심박수와 수축기 혈압 수치를 곱하여 계산한다.

㉡ 관상동맥 혈류 공급이 충분치 않으면 심근 허혈 증상과 징후가 나타난다.

㉢ 최대 심근산소요구량의 정상범위는 25,000 ~40,000mmHg · beats · min^{-1}이다.

㉣ 관상동맥의 혈류 증가는 심박수 증가와 심근 수축에 따른 산소요구량 증가 때문이다.

---

① ㉠, ㉡
② ㉠, ㉢, ㉣
③ ㉡, ㉢, ㉣
④ ㉠, ㉡, ㉢, ㉣

> **TIP** 운동 중 심장에 부과되는 대사적 요구는 심근산소요구량으로 예측할 수 있으며 심근산소요구량은 심박수와 수축기혈압의 곱으로 구한다.
> 운동으로 활동력이 증가되고 운동에 따른 심근산소요구량이 감소되어 심근 허혈과 협심증의 발작을 감소시키는데 도움이 된다. 유산소 운동으로 체중 감량, 혈압강하, 혈중 중성지방 강하 및 HDL 콜레스테롤의 상승을 유도할 수 있고 식이요법을 아울러 실시하면 LDL 콜레스테롤도 강하시킬 수 있다. 심근경색 후 안정된 상태에서 시행한 운동부하검사 결과를 근거로 운동량을 처방하여 횟수, 강도와 기간을 정하여 규칙적으로 유산소운동을 해야 한다. 심근산소요구량은 일반적으로 25,000~40,000mmHg · beats · min^{-1}이다.

5 〈표〉에서 미국심장협회(AHA)가 제시한 최대운동 검사의 상대적 금기사항과 절대적 종료기준이 옳은 것을 모두 고른 것은?

구분	최대운동검사의 상대적 금기사항	최대운동검사의 절대적 종료기준
㉠	최근 뇌졸중	피검자의 중단요구
㉡	심부정맥혈전증	심실빈맥과는 분별하기 어려운 각차단의 발생
㉢	조절되지 않는 빈맥	가슴통증 증가
㉣	심각하거나 완전 심장차단	중등도의 심한 협심증
㉤	증상이 불명확한 중증 이상의 심각한 대동맥 협착	운동강도의 증가에도 허혈성 증상과 수축기 혈압 10mmHg 이상 저하

① ㉠, ㉡
② ㉡, ㉢
③ ㉠, ㉣, ㉤
④ ㉢, ㉣, ㉤

> **TIP** 최대운동검사의 상대적 금기사항과 절대적 종료기준
> ㉠ 상대적 금기사항
> • 증상이 불명확한 중등도 · 심각한 대동맥협착
> • 조절되지 않는 빈맥
> • 심각하거나 완전 심장차단
> • 최근 뇌졸중
> • 정신장애
> • 조절되지 않은 심각한 빈혈
> • 조절되지 않은 갑상선 기능 저하증
> • 좌 주간부 관상동맥협착
> • 안정시 수축기혈압 200mmHg 혹은 이완기 110mmHg를 초과하는 경우
> • 조절되지 않은 전해질 불균형
> ㉡ 절대적 종료기준
> • 피검자가 운동 중지를 요구할 때
> • 검사기구가 고장났을 때
> • 점진적으로 협심증 증상이 진행되고 있을 때
> • ST분절이 편평해지거나 2mm 이상의 상승 또는 하강이 일어났을 때
> • 지속적인 상심실성 빈맥이 발생했을 때

Answer 4.④ 5.③

- 심실 빈맥이 발생되었을 때
- 운동으로 인한 좌, 우 섬유가지가 차단되었을 때
- 운동 중 수축기 혈압이 현저하게 떨어지거나 초기 운동 적응 기간 이후 운동 강도의 증가에 따라 혈압이 상승하지 않는 경우
- 운동부하검사로 인한 현기증, 착란, 실조, 창백, 실신, 구토 및 말초순환 부전과 같은 증상이 나타났을 때
- 비정상적인 서맥인 경우
- 운동으로 인한 2도 또는 3도 심장 차단이 있는 경우
- 심실 조기 수축이 다발적으로 나타나는 경우
- 심전도상에 심실전위 현상이 나타나는 경우

6 운동부하검사 모니터링에 대한 설명 중 적절하지 않은 것은?

① 운동 후 회복기에는 최소 6분 동안 심박수, 혈압, 심전도를 측정한다.
② 운동강도 증가에도 불구하고 혈압이 변하지 않을 때 수축기혈압은 재측정하지 않는다.
③ 운동 중 비정상적인 심전도 변화가 나타나면 심박수와 혈압을 추가적으로 측정한다.
④ 운동 중 각 단계 또는 2~3분마다 심박수, 혈압, 심전도를 규칙적으로 기록한다.

> **TIP** 운동 중 정상적인 혈압 반응은 운동강도가 증가됨에 따라 수축기 혈압은 증가하고, 이완기 혈압은 유지되거나 약간 감소하여야 한다. 운동 중 비정상적인 혈압 반응은 남자의 경우 수축기 혈압 210mmHg, 여성이 190mmHg이며, 이완기 혈압의 경우 90mmHg이거나, 안정 시 혈압에서 10mmHg 증가하였을 경우를 비정상적인 반응이라고 한다.
> 운동강도 증가에도 불구하고 혈압이 변하지 않으면 수축기혈압을 재측정하여야 한다.

7 심전도 기록지의 이동속도가 25mm · sec^{-1}이고, 4개의 심장박동 사이의 간격이(R-R interval) 60mm로 나타났을 때 분당 심박수로 옳은 것은?

① 60beats · min^{-1}
② 80beats · min^{-1}
③ 100beats · min^{-1}
④ 120beats · min^{-1}

> **TIP** 분당 심박수 = $\dfrac{300}{n}$, 여기서 n은 큰 눈금을 의미
> 심전도 기록지를 보면 큰 눈금은 5mm이다.
> 문제에서 보면 4개의 심장박동 사이의 간격이 60mm라고 했으므로 $\dfrac{60}{4} = 15mm$
> 큰 눈금 한 칸이 5mm이므로 15mm는 3눈금이 된다.
> 분당 심박수를 공식에 적용하면,
> $\dfrac{300}{3} = 100beats · min^{-1}$

8 심전도 파형에 관한 설명으로 적절하지 않은 것은?

① P파는 심방의 탈분극을 의미하며 방실결절(atrioventricular node)에서 시작된다.
② PR간격은 심방탈분극에서 심실탈분극까지의 시간을 의미한다.
③ QRS 복합체는 심실탈분극과 수축동안 발생하는 전류에 의해 발생한다.
④ T파는 심실재분극을 의미한다.

> **TIP** P파는 SA node에서 전달된 자극이 심방을 탈분극 시키면서 나타나는 파형이다. 심방의 탈분극은 동방결절 부근에서 시작되며, 심방을 가로질러 오른쪽에서 왼쪽으로 진행된다. P파의 첫부분은 우심방의 탈분극을 나타내며, P파의 뒷부분은 좌심방의 탈분극을 나타낸다. P파는 심실 이완기 동안에 일어난다.

Answer 6.② 7.③ 8.①

9 〈보기〉의 괄호 안에 들어갈 용어가 바르게 나열된 것은?

― 보기 ―

최대하 운동부하검사의 이론적 가정은 모든 검사자의 기계적 효율이 동일하다는 것이다. 그러나 실제로 자전거 에르고미터 검사 시 역학적 효율성이 낮은 검사자의 경우에는 주어진 운동부하에서 최대하 심박수가 (㉠), 최대산소섭취량은 (㉡) 평가된다. 따라서 최대하 검사로 예측된 최대산소섭취량은 평소 규칙적 운동 습관을 지닌 사람들에게는 (㉢) 평가되는 반면, 좌식생활 습관을 하는 사람들에게는 (㉣) 평가되는 경향을 보인다.

	㉠	㉡	㉢	㉣
①	높고	낮게	과대	과소
②	낮고	높게	과소	과대
③	높고	낮게	과소	과대
④	낮고	높게	과대	과소

TIP 최대하 운동부하검사의 이론적 가정은 모든 검사자의 기계적 효율(주어진 운동량에 대한 산소섭취량)이 동일하다는 것이다. 그러나 실제로 자전거 에르고미터 검사 시 역학적 효율성이 낮은 검사자의 경우에는 주어진 운동부하에서 최대하 심박수가 높고, 최대산소섭취량은 낮게 평가된다. 심박수와 운동량은 선형적인 상관관계를 갖는다. 따라서 최대하 검사로 예측된 최대산소섭취량은 평소 규칙적인 운동습관을 지닌 사람들에게는 과대 평가되는 반면, 좌식생활 습관을 하는 사람들에게는 과소 평가되는 경향을 보인다.

10 노인의 운동부하 검사에 대한 설명으로 적절하지 않은 것은?

① 트레드밀 검사 시 속도보다는 경사도를 증가시킨다.
② 심전도 판독 시 민감도는 낮고 특이도는 높다.
③ 여러 임상적 문제로 인하여 조기종료 가능성이 높다.
④ 운동부하 중 심전도의 좌심실 비대 파형이 빈번하게 관찰된다.

TIP ② 노인들은 젊은 사람들에 비해 높은 민감도와 낮은 특이도를 보인다.
※ 민감도와 특이도
  ㉠ 민감도 : 관상동맥질환 환자가 양성 검사 결과를 얻을 백분율
  ㉡ 특이도 : 관상동맥질환 증상이 없는 환자가 음성 검사 결과를 얻을 백분율

11 벤치 스텝 운동검사에 대한 설명 중 옳지 않은 것은? (※ 운동량 = 일량)

① 목표 운동량 도달을 위한 스텝 빈도(step · min⁻¹)는 목표 운동량을 체중(kg)과 스텝의 곱으로 나눈 값이다.
② 체중 55kg의 여성이 30cm 높이 벤치에서 분당 24회의 스텝빈도로 운동했다면, 총운동량은 687.5kgm · min⁻¹이다.
③ 위 여성이 총 300kgm · min⁻¹의 운동량을 분당 20step · min⁻¹으로 실시하려면 스텝 높이는 약 27cm이어야 한다.
④ 스텝운동 동안에는 양성(단계상승), 음성(단계감소) 동작이 모두 수행되며 양성 동작에 비해 음성 동작의 에너지 소비가 낮다.

TIP 벤치 스텝 운동검사 시 운동량의 계산은 몸무게×거리/스텝×스텝/분으로 구한다.
$55 \times 0.3 \times 24 = 396 \text{kgm} \cdot \text{min}^{-1}$

Answer 9.① 10.② 11.②

12 심장재활환자를 위한 운동검사 설명 중 적절하지 않은 것은?

① 운동강도 증가에도 불구하고 수축기 혈압≥ 10mmHg 감소하면 검사를 중단한다.

② 박출률 감소심부전(HFrEF) 환자는 운동 시 건강한 사람에 비해 최대 심박출량은 낮고 최대 심박수는 높다.

③ 심장재활을 받는 관상동맥성형술 환자는 주기적으로 운동검사를 시행한다.

④ 베타차단제 복용은 심박수 반응에 영향을 줄 수 있다.

TIP 심장재활환자의 운동검사

  ㉠ 이완기 혈압 > 110mmHg, 운동량 증가에도 수축기 혈압이 > 10mmHg 감소하면 검사를 중단한다.

  ㉡ 운동강도는 허혈역치보다 낮게 처방되어야 한다.

  ㉢ 베타차단제를 복용하는 환자는 운동 중 심박수의 반응이 약하게 나타날 수 있으므로 최대운동능력이 높거나 낮게 측정될 수 있다.

  ㉣ 관상동맥성형술을 받은 환자는 재검사가 필요할 수 있으며 주기적으로 운동검사를 시행하여야 한다.

13 〈보기〉의 괄호 안에 들어갈 대상자가 바르게 나열된 것은?

── 보기 ──

• (㉠)의 운동검사 시 최적의 심폐 능력 평가를 위해 검사 전 흡입성 기관지 확장제를 투여할 수도 있다.

• (㉡)의 전동 트레드밀 검사는 통증 없이 수행 가능한 최대 보행시간 측정을 위해 느린 속도로 시작하여 점진적으로 경사를 높여야 한다.

• (㉢)의 경우 최대운동검사 시 연령으로 예측된 최대심박수(HRmax)로 검사 종료 기준을 설정하더라도 검사 동안 이를 초과할 수 있으므로 주의한다.

	㉠	㉡	㉢
①	운동유발성 기관지 수축환자 (exercise-induced bronchoconstriction)	말초동맥질환자 (peripheral artery disease)	노인
②	폐기종질환자 (emphysema)	뇌혈관질환자	임산부
③	운동유발성 기관지 수축환자	뇌혈관질환자	노인
④	폐기종질환자	말초동맥질환자	임산부

TIP • 운동유발성 기관지 수축환자의 운동검사 시 최적의 심폐능력평가 결과를 도출하기 위하여 검사 전 흡입성 기관지 확장제(베타2 작용제)를 투여할 수도 있다.

• 말초동맥질환에 대한 비침습적인 검사로 ABI를 측정하거나 이중초음파검사(duplex sonography)를 할 수 있으며, 트레드밀 전 후 ABI를 측정하거나 통증 없이 걸을 수 있는 거리 등도 측정하여 평가에 이용할 수 있다. 하지의 말초혈관질환이나 파행이 있는 환자의 운동부하검사는 관상동맥질환이 있는 사람에서 이용되는 프로토콜보다 강도가 약한 트레드밀(treadmill) 프로그램을 이용한다. 운동부하검사에서 증상의 시작 시간, 관여된 근육, 동반된 관상동맥 허혈 증상, 총 운동시간 등을 측정한다. 말초동맥질환자의 경우 환자의 운동능력이 향상됨에 따라 트레드밀의 강도와 속도를 조절하며 운동부하를 증가시켜야 한다.

• 노인의 경우 연령을 이용한 공식으로 최대심박수 예측이 가능하나 최대하검사에 이용 시 오류의 가능성이 높다. 그러므로 최대운동검사 시 연령으로 예측된 최대심박수로 검사 종료 기준을 설정하더라도 검사 동안 이를 초과할 수 있으므로 주의하여야 한다.

Answer 12.② 13.①

14 운동부하검사 결과 해석에 관한 설명 중 적절하지 않은 것은?

① 회복시 심박수가 감소하지 않으면 부교감신경계의 문제로 고려할 수 있다.

② 조기전도장애(Wolf-Parkins-White)는 허혈성 심장질환으로 진단한다.

③ 운동검사 중 이완기혈압이 운동 전보다 10mmHg 높아지면 비정상 반응이다.

④ 베타차단제, 질산염, 칼슘통로차단제는 허혈성 심장질환 진단의 민감도를 낮춘다.

> **TIP** 조기전도장애는 심전도에서 조기흥분을 보이며 빈맥 증상이 있는 경우를 말한다. 이는 선천적인 질환으로 심방과 심실 사이에 정상적으로 심장 전기가 전달되는 길 이외에 다른 곳에 우회로가 만들어져서 발작적으로 빈맥을 유발한다. 조기전도장애는 부정맥질환으로 진단한다.

15 아래 표의 괄호 안에 들어갈 값이 바르게 나열된 것은?

METs	자전거 에르고미터	트레드밀 프로토콜					METs
		수정된 브루스 매 3분마다		브루스 매 3분마다		노튼 매 (ⓒ)분 마다	
	1 WATT=6.1 Kpm/min	속도(MPH)	경사도(%)	속도(MPH)	경사도(%)		
		6.0	22	6.0	22		
		5.5	20	5.5	20		
	FOR 70KG WEIGHT Kpm/min	5.0	18	5.0	18		
16							16
15							15
14	1500						14
13		4.2	16	4.2	16		13
12	1350						12
11	1200	3.4	14	3.4	14		11
10	1050					속도(MPH) 경사도(%)	10
9	900					2 / 17.5	9
8	750	2.5	12	2.5	12	2 / 14.0	8
7							7
6	600					2 / 10.5	6
5	450	1.7	10	1.7	10	2 / 7.0	5
4	300					2 / 3.5	4
3	150	1.7	ⓛ			2 / 0	3
2		㉠	0			㉣ / 0	2
1							1

	㉠	ⓛ	ⓒ	㉣
①	1.2	5	2	1
②	1.2	8	3	2
③	1.7	5	2	1
④	1.7	8	3	2

> **TIP**
> • 수정된 브루스 프로토콜은 증가폭이 적은 것이 특징으로 ㉠은 1.70이다.
> • 수정된 브루스 프로토콜의 경사도는 3분마다 증가하므로 ⓛ은 5이다.
> • 노튼 프로토콜은 최초 부하 1.0, 경사도 0%에서 시작하여 4분 째부터 경사도 3.5%, 속도 2로 고정하여 2분마다 경사도만 3.5%씩 올린다. ⓒ은 2, ㉣은 1이다.

16 건강한 체중 56kg 여성이 하체 에르고미터를 이용하여 840kgm · min⁻¹의 운동량으로 운동하였다. ACSM 방정식을 사용하여 추정된 산소섭취량으로 옳은 것은?

① $15.0mL \cdot kg^{-1} \cdot min^{-1}$

② $27.0mL \cdot kg^{-1} \cdot min^{-1}$

③ $30.5mL \cdot kg^{-1} \cdot min^{-1}$

④ $34.0mL \cdot kg^{-1} \cdot min^{-1}$

> **TIP** 대사량 공식

아래 요소들의 합			
활동	안정시 요소	수평요소	수직요소/저항요소
걷기	3.5	0.1×속도	1.8×속도×경사도
달리기	3.5	0.2×속도	0.9×속도×경사도
스텝 운동	3.5	0.2×분당 스텝 수	1.33×(1.8×스텝높이×분당 스텝수)
사이클링(다리)	3.5	3.5	(1.8×운동부하)/체중
사이클링(팔)	3.5		(3×운동부하)/체중

산소섭취량

$$= 3.5 + 3.5 + \frac{1.8 \times 840}{56} = 34mL \cdot kg^{-1} \cdot min^{-1}$$

Answer 14.② 15.③ 16.④

17 〈보기〉에서 대상별 운동부하검사에 대한 설명 중 적절한 것을 모두 고른 것은?

———— 보기 ————
㉠ 심부전환자 : 운동 시작 강도와 증가폭이 낮은 강도의 프로토콜을 사용한다.
㉡ 뇌졸중환자 : 동일한 강도에서 일반인보다 최대하 산소 섭취량이 높다.
㉢ 만성신장질환자 : 의학적 허가 없이 실시 가능하다.
㉣ 만성폐쇄성폐질환자 : 동맥산소헤모글로빈 불포화($SaO_2 \leq 80\%$)시 검사종료가 가능하다.

① ㉠, ㉡, ㉢
② ㉡, ㉢, ㉣
③ ㉠, ㉡, ㉣
④ ㉠, ㉢, ㉣

TIP ㉢ 운동부하검사는 지난 수십 년간 만성심장질환자의 진단과 기능적 평가에 널리 시행되어 온 잘 정립된 검사로써 비교적 안전하다. 그러나 드물게는 검사 도중 급성 심근경색증이나 사망사고가 발생할 수 있다. 따라서, 의사는 운동부하검사의 적응증과 금기증 및 합병증을 잘 알고 있어야 한다. 운동에 따른 정상, 비정상 반응들에 익숙한 의료기사와 의사만이 예상치 못한 사고를 빨리 인지하고 대응할 수 있기 때문에, 운동부하검사는 반드시 잘 훈련된 의료진에 의해서 실시되어야 한다.

18 〈보기〉에서 운동부하검사 시 심전도 변화에 대한 설명 중 옳은 것을 모두 고른 것은?

———— 보기 ————
㉠ ST분절의 해석은 안정시 심전도와 디지털리스 복용에 영향을 받는다.
㉡ 낮은 운동량 또는 낮은 심근산소요구량(RPP)에서 ST분절 하강은 나쁜 징후나 다혈관질환의 위험성 증가를 의미한다.
㉢ 지속되는 심실성 빈맥이 나타나면 대상자의 반응을 관찰하면서 검사 종료를 결정한다.
㉣ 동일 리드(lead)에서 최소 3개 이상 ST분절의 변화는 임상적 의미가 있다.

① ㉠, ㉡, ㉢
② ㉠, ㉢, ㉣
③ ㉠, ㉡, ㉣
④ ㉡, ㉢, ㉣

TIP ㉢ 지속되는 심실성 빈맥이 나타나는 것은 운동부하검사의 절대적 중단 기준이다.

19 〈보기〉에서 운동부하검사의 특징으로 적절한 것을 모두 고른 것은?

― 보기 ―

㉠ 12분 달리기, 1마일 달리기와 같은 필드검 사의 경우 심폐체력 수준이 낮은 사람에게 는 거의 최대 또는 최대 검사가 될 수 있다.
㉡ 트레드밀 검사로 산소섭취량을 정확하게 측 정하기 위해서는 손잡이를 잡아서는 안 된다.
㉢ 스텝검사 중 혈압은 모니터링하지 않는다.
㉣ 단일 단계 스텝검사는 7~9METs 이상의 에 너지 소비가 요구되어 검사 대상자의 최대 운동능력을 초과할 수 있다.

① ㉠, ㉡

② ㉡, ㉢, ㉣

③ ㉠, ㉢, ㉣

④ ㉠, ㉡, ㉢, ㉣

> **TIP** 보기 모두 운동부하검사의 특징에 해당한다.
> ※ 운동부하검사의 종류
> ㉠ 트레드밀
> • 일반적인 형태로 고정식 자전거보다 최고 심박수와 약간 높은 산소섭취량을 얻는다.
> • 손잡이를 잡으면 심전도 기록의 질과 운 동능력 평가의 정확성이 감소된다.
> • 보행 및 밸런스 능력이 떨어지는 대상자 는 피해야 한다.
> ㉡ 필드검사 : 12분 달리기, 1마일 달리기와 같 은 검사의 경우 체력이 약한 사람의 경우 달리기를 끝까지 완주하지 못하는 상황이 발생하기도 하고 측정과정 중 안전사고의 발생 위험이 높다.
> ㉢ 스텝검사
> • 유산소성 운동능력을 추정하는 가장 간편 한 측정방법으로 개인별, 성별 등에 따라 속도 및 스텝높이를 조절하여 실시한다.
> • 건강 관련 체력이나 심폐기능을 측정하는 간접수단으로 활용되며 1분 동안의 심박수 를 이용하여 대상자의 VO_{2max}를 추정한다.

20 〈보기〉의 괄호 안에 들어갈 공식으로 옳은 것은?

― 보기 ―

허혈성 심장 질환을 정확하게 판단하는(진양 성) 양성 예측치는 [㉠ / (㉡ + ㉢)]×100으로 계 산한다.

	㉠	㉡	㉢
①	진양성 (true positive)	진양성	가양성 (false positive)
②	진양성	진양성	가음성 (false negative)
③	진음성 (true negative)	진음성	가양성
④	진음성	진음성	가음성

> **TIP** • 민감도＝[진양성/(진양성＋가음성)]×100
> • 특이도＝[진음성/(가양성＋진음성)]×100
> • 양성 예측치＝[진양성/(진양성＋가양성)]×100
> • 음성 예측치＝[진음성/(진음성＋가음성)]×100

Answer 19.④ 20.①

2019년 6월 22일 시행

1 운동부하검사(graded exercise test)의 일반적인 목적으로 옳은 것은?

① 신장질환(콩팥병)의 진단 및 평가
② 허혈성심장질환의 진단 및 평가
③ 뇌혈관질환의 진단 및 평가
④ 대사성질환의 진단 및 평가

> **TIP** 운동부하검사는 심혈관질환, 심폐의 기능을 진단 및 평가하고 예후를 알기 위한 검사이다.

2 심폐운동부하검사(cardiopulmonary exercise test) 중 주요 측정변인을 〈보기〉에서 모두 고른 것은?

─── 보기 ───
㉠ 체온
㉡ 혈압
㉢ 산소섭취량
㉣ 근전도
㉤ 심전도

① ㉠, ㉡, ㉢
② ㉠, ㉢, ㉣
③ ㉡, ㉢, ㉣
④ ㉡, ㉢, ㉤

> **TIP** 측정변인(항목)은 심박수, 혈압, 운동자각인지도, 호흡가스, 심전도이다.

3 건강한 성인 남성의 운동부하검사에 대한 혈압 반응으로 옳은 것은?

① 운동량이 증가할수록 수축기 혈압과 이완기 혈압은 모두 증가한다.
② 맥압(pulse pressure)은 운동량이 증가할수록 점차 증가한다.
③ 수축기 혈압이 200mmHg 이상으로 증가하면 운동 중단의 절대적 사유가 된다.
④ 운동강도가 1MET 증가할수록 수축기 혈압은 약 30±2mmHg 정도 증가한다.

> **TIP** 운동에 대한 이완기 혈압의 정상적인 반응은 변화가 전혀 없거나 혹은 감소되는 것이다. 이완기 혈압이 115mmHg를 초과하면, 운동검사의 종료 시점으로 간주한다. 최대 운동 시에 수축기 혈압 250mmHg 이상, 이완기 혈압 115mmHg 이상이면 운동검사가 중단된다. 운동 강도가 증가함에 따라 수축기 혈압이 증가하는 것은 정상적인 반응이며, 그 증가율은 10±2mmHg/MET이다.

4 허혈성심장질환 진단을 위한 운동부하검사에서 가양성(false positive)의 원인이 되는 것은?

① 좌심실 비대(left ventricular hypertrophy)가 있는 경우
② 운동강도가 허혈 역치(ischemic threshold) 수준에 도달하지 못한 경우
③ 심전도 이외의 심혈관질환과 관련이 있는 징후와 증상을 인지하지 못한 경우
④ 심근허혈 변화를 감지하기에 충분하지 못한 심전도 유도(ECG leads)를 사용한 경우

> **TIP** ②③④ 가음성의 원인이다.

Answer 1.② 2.④ 3.② 4.①

5 정상 및 심장질환자의 환기반응 기울기(VE/VCO₂ slope) 그래프에 대한 설명으로 옳은 것은?

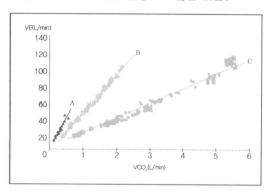

① ACSM(9th)에 따르면 환기반응 기울기가 30 이상부터 정상으로 간주한다.
② C는 B에 비해 예후가 좋지 않을 수 있다.
③ C는 환기반응의 효율이 가장 낮다.
④ A는 심부전 환자들에게 주로 나타날 수 있다.

> **TIP** 정상인과 비교할 때 심부전 환자의 운동능력은 약30~45% 정도 감소한다. 혈류 지속 좌심실 보조장치를 부착하거나 심장이식과 같이 전문적인 치료를 위해 환자를 평가하고자 할 때는 환자의 예후와 관련이 있는 VO₂peak와 분당환기량/이산화탄소(VE/VO₂ slope)를 사용한다.

6 운동부하검사 중 최대 운동 수행능력에 도달한 기준으로 옳지 않은 것은?

① 운동부하가 증가해도 심박수가 더 이상 증가하지 않는 경우
② 자각인지도(RPE)가 6~20 척도에서 17 이상 또는 0~10 척도에서 7 이상인 경우
③ 정맥의 젖산 농도가 4.0mmol · L^{-1}에 도달한 경우
④ 호흡교환율(RER)이 1.10 이상인 경우

> **TIP** ③ 혈중 젖산 농도가 8mmol · L^{-1} 이상일 경우이다.

7 운동부하검사 시 심전도 ST 분절 변화에 대한 설명으로 옳지 않은 것은?

① ST 분절 해석은 디지털리스(digitalis) 복용에 의해 영향을 받는다.
② 낮은 운동강도에서 ST 분절 하강(depression)은 심근허혈과 관련이 있다.
③ 운동검사 직후 회복기에 발생하는 ST 분절 하강은 심근허혈과 관련이 있다.
④ ST 분절 하강 정도가 비슷하더라도 기울기 상향(upsloping)은 수평(horizontal)이나 하향(downsloping) 하강보다 심근허혈을 더 의심할 수 있다.

> **TIP** J-point가 하강하면서 ST 분절이 상방으로 경사를 이루는 현상은 허혈에 의한 것이라기보다는 지연된 탈분극과 정상적인 재분극 사이의 충돌에 의한 것으로 보아야 한다.

8 심장이식 환자의 운동부하검사 반응을 〈보기〉에서 모두 고른 것은?

보기

㉠ 심장이식 후 최대 심박출량은 20~35% 정도 감소한다.
㉡ 심장이식 후 운동 시 최고심박수는 증가한다.
㉢ 일반적으로 심장이식 후에는 동일 성별 및 연령대에 비해 운동능력이 감소한다.
㉣ 일반적으로 심장이식 후 안정 시 심박수는 높아진다.
㉤ 심장에 직접적인 신경지배가 없어지면서 심장에 작용하는 카테콜라민은 주로 신경 종말에서 분비된다.

① ㉠, ㉡, ㉢
② ㉠, ㉢, ㉣
③ ㉡, ㉣, ㉤
④ ㉢, ㉣, ㉤

> **TIP** 심장이식 후 안정시 심박수는 증가한 반면 1회성 운동 시 심박수 반응은 느려지고 최고심박수도 낮아진다.

Answer 5.④ 6.③ 7.④ 8.②

9 운동 중 수축기 혈압 상승을 완화시키는 약물을 〈보기〉에서 모두 고른 것은?

보기

㉠ 항부정맥제 Class Ⅲ
   (antiarrhythmic agents Class Ⅲ)
㉡ 항콜린제(anticholinergics)
㉢ 안지오텐신전환효소억제제(ACE inhibitor)
㉣ 알파차단제(α-blocker)
㉤ 베타차단제(β-blocker)

① ㉠, ㉡, ㉢   ② ㉠, ㉢, ㉣
③ ㉡, ㉣, ㉤   ④ ㉢, ㉣, ㉤

> **TIP** ㉠ 항부정맥제는 심장의 불규칙한 박동인 부정맥을 치료하고 재발을 방지하는 약물로 심장에 작용하여 심장의 수축 간격을 연장하고 심장 박동수를 감소시킨다.
> ㉡ 항콜린제는 혈압이 떨어지고 심장박동이 느린 환자의 경우 정맥을 통해 응급으로 투여하면 심장박동수를 빠르게 하고 혈압을 올려준다.

10 운동부하검사 직후 회복기에 대한 설명으로 옳지 않은 것은?

① 갑작스런 운동 중단은 정맥회귀의 일시적 감소로 인해 저혈압을 초래할 수도 있다.
② 운동 후 느린 회복기 심박수(1분 ≤ 12회 또는 2분 ≤ 22회)는 허혈성 심장질환 환자의 사망률 증가의 위험과 관련이 있다.
③ 최대운동에서 허혈성심장질환이나 심전도 변화가 의심된다면 진단의 민감도를 올리기 위해 누운회복(supine recovery)보다 동적회복(active recovery)을 고려해야 한다.
④ 운동 중 상승하였던 수축기 혈압은 일반적으로 회복기 6분 이내에 안정 시 수준으로 회복된다.

> **TIP** IHD 진단의 운동검사 민감도는 환자가 운동 직후 앉거나 누운 자세를 취하면 극대화될 수 있다. 그러므로 최고 운동에서 IHD나 심전도 변화가 의심된다면 활동적인 회복 없이 즉각적인 누운회복이 고려되어야 한다.

11 운동부하검사 종류에 대한 설명으로 옳지 않은 것은?

① 자전거 에르고미터의 최고산소섭취량(VO_{2peak})은 국소근피로 때문에 트레드밀에 비해 낮다.
② 자전거 에르고미터는 트레드밀에 비해 심전도와 혈압측정이 용이하다.
③ 균형감각에 문제가 있는 환자에게 팔에르고미터 운동부하검사가 고려될 수 있다.
④ 환자의 반응을 시간 경과에 따라 평가하기 위해 매번 다른 종류의 운동부하검사를 실시한다.

> **TIP** ④ 매번 다른 검사는 신뢰도를 떨어뜨린다.

12 최대산소섭취량(VO_2max)에 대한 설명으로 옳지 않은 것은?

① 최대환기량과 반비례한다.
② 상대값의 단위는 ml/kg/min이다.
③ 최대심박출량과 동-정맥 산소차로 산출된다.
④ 심혈관질환자의 예후(prognosis)를 알 수 있는 지표에 포함된다.

> **TIP** 최대환기량은 폐기능을 판단하는 방법의 하나로 최대한의 깊은 호흡을 가능한 한 빨리 했을 때의 환기량을 1분간의 수치로 환산하여 나타낸 것이다. 최대환기량은 일반적으로 신체의 크기에 비례한다.

Answer 9.④ 10.③ 11.④ 12.①

13 운동부하검사를 실시하려고 한다. 심전도 유도 중 V_4 전극의 부착 위치로 옳은 것은?

① 복장뼈(sternum) 오른쪽 가장자리 세 번째 갈비뼈 사이 공간
② 복장뼈 왼쪽 가장자리 세 번째 갈비뼈 사이 공간
③ 왼쪽 다섯 번째 갈비뼈 사이 공간과 빗장뼈 (clavicle) 중앙선의 교차점
④ 왼쪽 다섯 번째 갈비뼈 사이 공간과 앞 겨드랑이선(anterior axillary line)

TIP		
V_1	제4갈비뼈 사이 공간과 복장뼈 오른쪽
V_2	제4갈비뼈 사이 공간과 복장뼈 왼쪽
V_3	왼쪽 V_2와 V_4 중간
V_4	제5갈비뼈 사이 공간과 빗장뼈 중앙선의 교차점
V_5	V_4의 높이의 앞 겨드랑이선
V_6	V_4의 높이의 중앙 겨드랑이선

14 〈보기〉에서 운동부하검사의 금기사항과 그 유형이 바르게 짝지어진 것은?

보기

㉠ 절대적 금기사항 – 2일 이내의 급성심근경색증
㉡ 상대적 금기사항 – 심내막염
㉢ 절대적 금기사항 – 조절되지 않는 심장부정맥
㉣ 상대적 금기사항 – 급성폐경색증
㉤ 상대적 금기사항 – 최근 뇌졸중
---

① ㉠, ㉡, ㉢   ② ㉠, ㉢, ㉤
③ ㉡, ㉢, ㉣   ④ ㉡, ㉣, ㉤

TIP 심내막염, 급성폐경색증 - 절대적 금기사항

15 최신 ACSM 운동부하검사 프로토콜에 대한 설명으로 옳지 않은 것은?

① 신체적으로 활동적인 사람은 3분마다 속도와 경사도가 증가하는 브루스(Bruce) 프로토콜을 사용한다.
② 수정된 브루스(modified Bruce) 프로토콜은 경사도 0%, 속도 1.7MPH로 시작된다.
③ 만성질환자와 노인에게는 노튼(Naughton)이나 발케-웨어(Balke-Ware) 프로토콜이 적합하다.
④ 트레드밀을 이용한 램프(ramp) 프로토콜은 단계별 속도 증가없이 경사도만 3분마다 증가한다.

TIP 램프 프로토콜은 20초마다 경사도는 1.2% 정도씩, 속도는 0.1mph씩 증가시킨다.

16 운동부하검사 시 중단기준에 대한 설명으로 옳은 것은?

① 지속되는 심실성빈맥(ventricular tachycardia)은 상대적 중단기준이다.
② 관류부족에 의해 나타나는 청색증 또는 창백은 상대적 중단기준이다.
③ 과도한 ST분절 하강(≥ 2mm 수평이나 하향)은 상대적 중단기준이다.
④ 허혈성 증상은 없지만 운동강도가 증가함에도 불구하고 10mmHg 이상의 수축기혈압 저하는 절대적 중단기준이다.

TIP ①② 절대적 기준
④ 상대적 기준

Answer 13.③ 14.② 15.④ 16.③

17 만성폐쇄성폐질환의 운동검사에 대한 설명으로 옳지 않은 것은?

① 환자의 상태에 따라 최대하운동검사를 사용할 수 있다.

② 운동 전, 중, 후 호흡곤란을 측정하기 위해 수정된 Borg CR10 척도를 사용한다.

③ 심한 동맥 산소 헤모글로빈 불포화($SaO_2 \leq$ 80%)로 인해 검사가 종료될 수 있다.

④ 6분 걷기 및 셔틀 보행 검사는 만성폐쇄성폐질환 환자에게 사용할 수 없다.

> **TIP** 6분 걷기 및 셔틀 보행 검사는 노인이나 폐질환자에게 적합한 검사 방법이다.

18 운동부하검사의 특이도와 민감도에 대한 설명으로 옳은 것은?

① 민감도는 정상인이 양성판정을 받는 비율을 의미한다.

② 민감도 예측치는 [진양성(TP)/(진양성(TP)+가음성(FN))]×100이다.

③ 특이도는 허혈성심장질환자가 양성이라고 판정을 받는 비율을 의미한다.

④ 특이도 예측치는 [진음성(TN)/(가양성(FP)+진양성(TP))]×100이다.

※ TP : true positive, FP : false positive, TN : true negative, FN : false negative

> **TIP** • 민감도 = TP/(TP + FN) = 관상동맥질환 환자가 양성 검사 결과를 얻을 백분율
> • 특이도 = TN/(TN + FP) = 관상동맥질환 증상이 없는 환자가 음성 검사 결과를 얻을 백분율

19 미국심폐재활협회(AACVPR)에서 권고하는 심장재활을 위한 위험 분류 기준 중 고위험군에 속한 환자의 특성에 대한 옳은 설명을 〈보기〉에서 모두 고른 것은?

> ── 보기 ──
> ㉠ 운동검사 또는 회복기 중 복합성 심실부정맥이 나타남
> ㉡ 임상적 우울증을 보임
> ㉢ 증상없이 기능적 능력이 5METs 미만임
> ㉣ 안정 시 박출률(EF)이 40~49% 사이로 나타남

① ㉠, ㉡   ② ㉡, ㉢

③ ㉢, ㉣   ④ ㉠, ㉣

> **TIP** • 고위험 : 협심증 또는 다른 심각한 증상이 있고 기능적 능력이 5METs 미만
> • 중위험 : 안정시 박출률이 40~49% 사이

20 운동부하검사 중 갑작스럽게 다음과 같은 심전도 파형이 나타났다. 이 파형이 의미하는 것은?

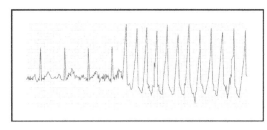

① 심방조기수축(atrial premature contraction)

② 심실조동(ventricular flutter)

③ 심방세동(atrial fibrillation)

④ 심실빈맥(ventricular tachycardia)

> **TIP** 심박동수가 150회 이상이며 P파가 보이지 않고 QRS파는 0.12초 이상 넓어지는 비정상으로 심실빈맥에 속한다.

Answer 17.④ 18.② 19.① 20.④

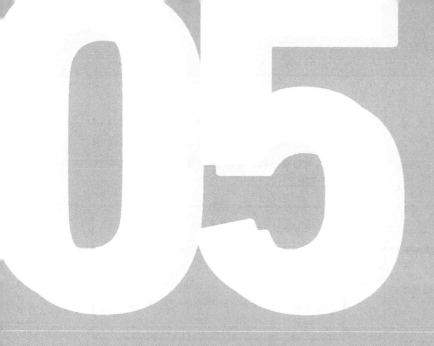

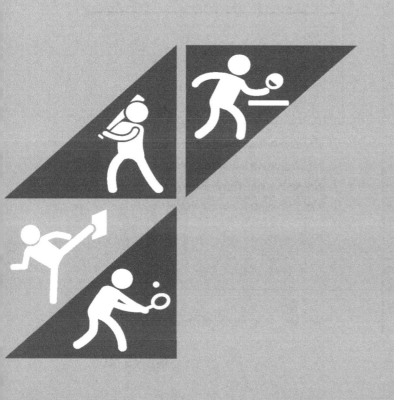

운동상해

01 스포츠 손상의 예방

02 스포츠 손상의 위험 관리

03 스포츠 손상의 기전

04 스포츠 손상의 관리 기술

05 스포츠 손상의 일반적인 의학적 상태

06 스포츠 손상의 재활운동

최근 기출문제 분석

01 스포츠 손상의 예방

01 스포츠 손상의 예방 대책

❶ 경기참가 전 신체검사

선수의 시합참여 여부는 팀닥터가 하는 것이 원칙이며 시합참여검사 결과를 트레이너와 코치 등 스포츠 의학 팀과 공유하여 시합참여 여부를 결정한다.

(1) 신체검사에 포함되는 8가지 큰 영역

① 병력

② 측정

③ 의학적 검사

④ 정형외과적 검사

⑤ 시력 검사

⑥ 치아 검사

⑦ 생화학적 검사

⑧ 팀닥터에 의한 신체검사 검토

(2) 신체검사 시 고려할 사항

자세, 유연성, 피부두겁 두께, 근력, 성장

(3) 정상적인 수동적 가동범위의 끝 느낌(end-feel)

① 부드러운(soft end-feel) → 연부조직이 만났을 때의 느낌(elbow flexion 시)

② 단단한(firm end-feel) → 인대가 늘어나는 느낌(knee extension 시)

③ 딱딱한(hard end-feel) → 뼈와 뼈가 부딪치는 느낌(elbow extension 시)

④ 텅 빈(empty end-feel) → 움직임이 해부학적 제한 범위 이상(인대의 완전파열)

❷ 주요 운동 종목별 스포츠 상해 예방법

(1) 스포츠 손상의 위험요인

① 외재성 요인 … 장비, 환경, 운동종류

② 내재성 요인 … 연령, 성별, 신체 크기, 병력, 체력, 근력, 근육의 불균형, 인대의 느슨함, 기술, 심리적 상태 등

(2) 주요 운동 종목별 스포츠 상해 예방법

① 접촉형 단체종목(축구, 핸드볼, 농구 등)
  ㉠ 안전모나 마우스 가드와 같은 보호 장비를 착용하고 적절한 준비운동과 정리운동, 그리고 경기에 특화된 프로그램을 진행한다.
  ㉡ 무산소성 파워 능력검사(윈게이트 검사) 실시 후 지속적인 무산소성 훈련을 실시한다.

② 네트형 종목(농구, 배구 등)
  ㉠ 빠른 가속과 감속 때문에 근육 좌상이 발생되기도 하지만 점프와 착지 시 부상의 원인이 된다.
  ㉡ 발목과 무릎을 안정화하여 관절이 받는 스트레스를 줄여 줄 필요가 있다.
  ㉢ 발과 무릎을 잘 지탱해 줄 수 있는 신발을 신는 것이 도움이 된다.

③ 배트형(야구, 골프 등)
  ㉠ 심혈관계의 건강이 모든 스포츠에서 부상 예방의 기초가 되며 올바른 자세와 정렬이 중요하다.
  ㉡ 어깨 손상을 예방하기 위해 돌림근띠(회전근개, Rotator cuff muscle)의 강화와 어깨뼈 정렬을 위해 어깨 뼈를 비롯한 어깨 주변 근육 강화 훈련을 실시한다.
  ㉢ 컨디셔닝 프로그램을 1년 단위로 재평가하고 관리한다.

④ 라켓 스포츠(테니스, 배드민턴 등)
  ㉠ 라켓형 스포츠는 빠르게 방향 전환을 해야 하고 어려운 샷을 쳐내야 하기 때문에 하체의 안정성이 중요하다.
  ㉡ 기본적으로 몸 중심부의 안정성이 요구된다.

(3) 사전검사의 목적

① 일차적 목적
  ㉠ 선수가 특정 스포츠에서 위험에 처하거나 또는 그 상해의 기회가 증가될 수 있는 어떤 결점이나 상태가 있는지를 결정하기 위함이다.
  ㉡ 특정 선수 활동을 시작하기 전에 어떤 약점이나 불균형이 고쳐지도록 선수가 주의를 기울이도록 하기 위함이다.

ⓒ 눈에 띄는 문제를 갖고 있음에도 불구하고 선수가 안전하게 경기에 참가할 수 있는지를 결정하기 위함이다.

② 이차적 목적
  ㉠ 건강을 해칠 수 있는 생활습관을 평가하고, 상담하기 위함이다.
  ㉡ 체력 수준과 운동수행 능력을 평가하기 위함이다.

02 스포츠 의학팀의 역할과 기능

❶ 스포츠 의학팀의 구성

(1) 팀 구성원

선수, 감독, 코치 또는 코칭 스태프, 트레이너, 팀 주치의

(2) 스포츠선수를 보조하는 시스템

팀 동료, 가족, 친구 및 후원자, 코치 및 감독, 팀 주치의, 선수 트레이너

(3) 감독 및 코치를 보조하는 시스템

학교 또는 팀 당국과 감독, 코칭 스태프, 선수 트레이너 및 장비관리자

(4) 팀 주치의를 보조하는 시스템

(5) 임상적 보조

스포츠 상해 관련 각 분야의 전문의, 선수 트레이너, 족부전문의, 스포츠심리상담사, 정신과 의사, 치과의사, 물리치료사, 영양사, 스포츠 장비관리자, 건강 및 위생 교육자

(6) 연구보조

의학 연구자, 운동생리학자, 운동심리학자, 운동역학자, 운동사회학자, 영양사, 체육교사, 기구산업 관련자

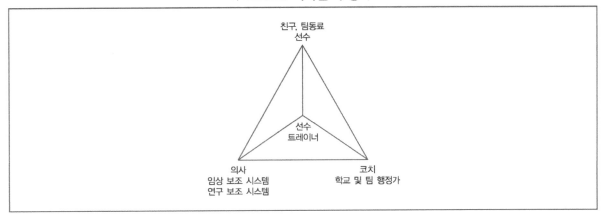

❀ 스포츠 의학팀 구성 ❀

친구, 팀동료
선수

선수
트레이너

의사
임상 보조 시스템
연구 보조 시스템

코치
학교 및 팀 행정가

❷ 구성인원의 역할 및 선수훈련 프로그램 운영을 위한 고려사항

(1) 선수 트레이너의 역할

① 선수의 치료자 겸 상담자 역할

② 코치의 상담자 겸 동료 역할

③ 선별검사, 체력단련, 치료 및 재활치료의 감독, 지속적인 선수의 기능적 평가와 관련하여 팀 주치의의 눈과 귀가 되는 역할을 담당

④ 운동 손상 예방, 손상의 인지, 평가, 사정, 손상의 응급조치, 손상 치유 관리, 전문적인 재활단계와 책임감, 운동손상의 치료, 재활, 재조정

⑤ 스포츠 의학팀은 재활선수를 평가하고 치료를 선택하며, 재활 및 기능 운동을 실시해서 완전한 스포츠 상황으로 복귀시키는 역할을 담당

(2) 선수훈련 프로그램의 운영을 위한 고려사항

① 부상예방 프로그램 구축

② 병원과의 연계

③ 선수와의 유대관계 형성

④ 적절한 시설 및 장비 구축

⑤ 선수의 차트 작성 및 보관

⑥ 재발 방지를 위한 재활 프로그램 구축 등

○2 스포츠 손상의 위험 관리

01 〈 환경적 고려

❶ 열손상

(1) 열손실

① **전도** ⋯ 전도체나 전도 매체를 통하여 전자, 이온, 열이나 음파 이동

② **대류** ⋯ 액체나 기체의 흐름을 통해 열을 전달

③ **복사** ⋯ 열원과 직접 접촉하거나 매개물질을 거치지 않는 열 전달 방법

④ **증발** ⋯ 액체가 기체상태로 변하는 것

⑤ **호흡**
ㄱ 살아 있는 생물체와 그 환경 사이의 기체교환이다.
ㄴ 열손실 중 호흡에 의한 신체의 열손실이 대부분을 차지한다.

(2) 열부종

① 열기에 노출된 후 수 일 안에 팔다리와 손발에 부종이 나타난다.

② 알도스테론과 항이뇨 호르몬의 분비증가와 관련 있다.

③ 추운 지역에서 살던 사람이 열기에 대한 순응이 안 된 상태에서 열기에 노출되었을 때 발생한다.

④ 수 일 내지 수 주 안에 저절로 호전된다.

⑤ 이뇨제 사용을 금지해야 한다.

(3) 열경련

① 체액과 전해질 농도의 불균형으로 일어나기 쉽다.

② 큰 근골격근에서 일어나는 고통스럽고 심한 경련이 해당한다.

③ 운동하는 동안 가장 많이 사용된 근육에서 주로 발생한다.

④ 땀을 많이 흘릴 때 일어나며 나트륨의 상실과 탈수현상으로 초래된다.

⑤ 운동 중 음료수에 염분이 포함된 것을 섭취하는 것이 도움이 된다.

⑥ 단, 소금 정제를 직접적으로 섭취하는 것은 금지된다.

(4) 열강직

① 열기 축적에 반응하여 호흡을 과도하게 하면서 생긴 '과다호흡증후군'에 의해서 생긴다.

② 열경련과 차이점은 통증이 거의 동반되지 않으며, 과다호흡증후군에서 나타나는 저칼슘혈증 증상인 얼굴, 입주변 감각 이상과 팔다리 및 전신 피부 감각 이상이 두드러진다.

③ 환자를 안심시키고 호흡의 횟수와 용적을 줄이도록 도와주고 열기 축적을 해소해주는 처지가 도움이 된다.

(5) 열탈진

① 극도의 피로, 동공확장, 현기증, 메스꺼움, 구토, 졸도와 약하거나 빠른 맥박증상 수반, 간 기능검사 정상

② 땀을 흘려 체액을 과도하게 상실하여 혈장량이 감소하면서 일어난다.

③ 그러나 체온이 40도 이상의 위험한 수준까지 상승되지는 않는다.(정상 체온일 수도 있음)

④ 시원한 곳으로 옮겨 다리를 높게 올려주고 의식이 있을 시 염분이 있는 음료 섭취가 도움이 된다.

⑤ 의식이 없는 경우 의료인에 의한 식염수 정맥주사 요법이 도움이 된다.

(6) 일사병

① 열손상 중 가장 흔히 발생하는 질병이다.

② 무더운 환경에서 심한 운동이나 활동 후 발생한다.

③ 증상은 무력감, 현기증, 두통, 몽롱함, 식욕부진, 오심, 얼굴 창백, 피부는 차갑고 축축해지는 등의 증상이 나타난다.

④ 체온은 정상이거나 약간 상승한다.

⑤ 열사병과의 차이점은 열사병 발생 이전에 일사병이 먼저 발생하는 점이다.

⑥ 열사병은 빈도는 적지만 치명적인데 반해 일사병은 빈도는 많지만 치명적이진 않다.

(7) 열사병

① 건조한 피부, 동공수축, 느려진 대광반사, 의식 수준 저하, 간 기능 검사치 상승 등의 증세가 나타난다.

② 즉각적인 치료를 요하는 생명을 위협하는 열질환이다.

③ 인체 체온조절기전의 기능 상실에서 발생한다.

④ 주요 증상
ㄱ 40도까지의 심부온도 상승, 의식장애, 방향감각 상실
ㄴ 과도한 수분손실로 인한 두통, 오심, 오한, 어지럼증
ㄷ 맥박이 빠르고 약함, 혈압의 급속하강, 혈관수축

⑤ 방치하게 되면 심부의 온도가 계속 올라가 혼수상태로 진행되고 사망할 수도 있다.

⑥ 뇌와 간의 ATP를 소모하여 뇌 기능 이상이 먼저 나타난다.(특히 열기에 민감한 소뇌)

⑦ 정맥주사, 포도당 치료, 체온 감소가 도움이 된다.

⑧ 고농도 산소공급, 증발법(환자를 완전히 탈의한 후 피부에 미지근하거나 따뜻한 물을 끼얹고 선풍기나 부채를 사용하여 바람을 쐬어 주는 방식) 등의 조치를 취한다.

❷ 한랭손상

(1) 저체온증

① 저온 자체가 문제를 야기할 수도 있으나 바람이 부는 경우 체감온도는 더 낮아질 수 있다.

② 약간의 체온감소는 떨림을 유발하고 신경근의 협응성에 영향을 끼친다.

③ 35도 이하로 내려가면 혈압의 저하 등 신체 기능이 저하된다.

④ 33도 이하로 내려가면 말이 느려지고 손의 움직임이 부정확해지며 정신기능의 혼란 발생한다.

⑤ 저체온 상태가 심해지면 병원으로 즉시 이송해야 한다.

(2) 동상

① 얼음박힘
ㄱ 피부는 붉게 변하고 부으며 간질간질한 느낌으로 손가락과 발가락에 통증이 오기 시작한다.
ㄴ 말초순환에 문제가 발생한 것으로 더 이상의 노출을 피함으로써 방지가 가능하다.

② 피부동상
ㄱ 피부와 피하조직에 국한되며 피부는 창백해지고 단단해지며 차가워져 매끈하게 보인다.
ㄴ 따뜻한 물에 환부를 담그고 해당 부위를 문지르지 않도록 하며 직접적인 열을 피해야 한다.

③ 심부동상
ㄱ 조직이 얼어버린 심각한 손상으로 즉각 입원이 필요하다.
ㄴ 빠른 재온화를 해주지 않으면 손상부위의 괴사와 조직의 손실을 가져올 수 있다.

❸ 고지손상

(1) 급성 고산병

① 해발 2,400m 이상의 고지대로 빠르게 이동할 때 나타난다.

② 고지에 대한 신체의 불순화 증후군

③ 두통, 식욕부진, 구토, 불면, 판단력 저하, 호흡곤란 등이 3일간 지속된다.

④ 고탄수화물을 섭취 시 증상이 완화된다.

(2) 고지 폐수종

① 호흡기 장애로 2,500m 이상 고지에 도달 후 1 ~ 2일 후 발생한다.

② 기침, 호흡곤란, 두통 등의 증상이 발생한다.

③ 저지대로 옮겨 산소를 공급해 주면 증상이 호전된다.

(3) 고지 뇌부종

① 저산소성 뇌기능 장애로 두통, 현기증, 보행장애, 혼수 등의 증상이 나타난다.

② 저지대로 옮겨 산소를 공급해 주면 증상이 호전된다.

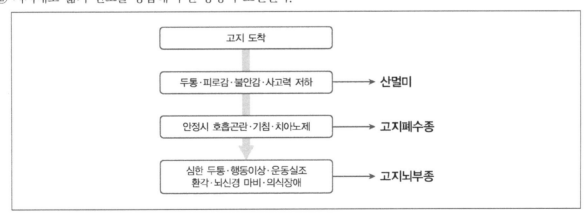

④ 수중손상

- 수중의 압력은 해수면의 압력과 차이가 있다.
- 해수면에서 물속으로 내려감에 따라 기압은 증가한다.
- 수중의 증가된 기압은 체내의 기체 부피를 감소시킨다.
- 잠수 깊이가 증가하면 혈중에 산소와 질소가 많이 용해된다.

(1) 산소 중독

① 조직 내에 산소와 이산화탄소가 과다하게 있는 상태이다.

② 대뇌 혈관이 수축되어 감각 이상, 환각, 환청, 근육 경련, 호흡곤란, 현기증 등의 이상현상이 발생한다.

(2) 잠수병

① 잠수시간이 길고 잠수 깊이가 깊을수록 주변 압력이 커져서 더 많은 기체가 잠수부의 혈액에 용해가 된다.

② 잠수부가 너무 빨리 상승하면 압력이 갑자기 낮아져 마치 탄산음료의 병마개를 열었을 때처럼 질소는 기포가 되어 혈관을 막아 순환 장애를 일으켜 조직에 손상을 줄 수 있다.

③ 고압치료가 도움이 된다.

(3) 공기 색전

① 잠수부가 수심 10m에서 공기를 들이마신 다음, 숨을 내쉬는 것을 참고 해수면으로 올라온다면 압력이 낮아져 기체용적은 2배로 팽창하여 폐 내의 폐포가 파열된다.

② 의식혼미, 피로, 시력혼탁 등의 증상이 발생한다.

(4) 질소 중독

① 깊이 잠수해서 고압의 공기를 들이마셨을 때 몸 안에 용해되는 질소량이 증가해서 마취상태와 같아지는 것이다.

② 집중력 감퇴, 현기증, 도취감, 환각과 같은 중추신경계의 마취 증세가 나타난다.

(5) 기흉

① 폐조직이 심하게 파열되면 흉막강 내로 공기가 유입되어 폐의 모양이 찌그러진 상태이다.

② 호흡장애, 심장의 압박, 심부전 등을 유발할 가능성이 있다.

(6) 수심에 따른 기압과 체내 기체 부피의 변화

① 해수면 1기압→공기량 6L

② 10m   2기압→1/2공기량 3L

③ 20m   3기압→1/3공기량 2L

④ 30m   4기압→1/4공기량 1.5L

⑤ 40m   5기압→1/5공기량 1.2L

⑤ 인조잔디

① 견고하고 일관성을 유지하며 유지에 간편하며 어떤 날씨에도 시합이 가능하다는 장점이 있다.

② 찰과상과 터프 토우(turf toe : 엄지발가락의 과신전)가 가장 빈번하게 발생한다.

③ 천연잔디보다 빠른 속력이 나기 때문에 충돌 시 잠재적으로 더 큰 손상을 유발할 수 있다.

02 보호용 스포츠 장비

① 스포츠 장비에 대한 안전기준 및 수리

(1) 보호용 스포츠 장비의 안전기준은 특히 재료의 내구성 기준과 관련 있다.

(2) 기준들은 보호 장비의 유지, 보수와 교체를 포함하여야 하며 장비의 외양보다는 성능에 더 많은 관심을 보여야 한다.

(3) 각각의 스포츠 장비들은 사용용도에 따라 많은 시즌 동안 성능 평가 기준에 의해서 규칙적으로 재조정과 인증 과정 필요하다.

❷ 부위별 보호 및 보조장비

(1) 부위별 보호장비

① 머리를 보호하는 헬멧, 안면 보호대, 목의 보호대, 구강 보호를 위한 마우스피스, 귀 보호대, 눈 보호 안
경, 몸통과 가슴 보호대, 어깨 보호를 위한 패드, 엉덩이와 둔부 보호대, 서해부와 생식기 보호대, 정강이
보호대, 무릎 브레이스, 발목 보호대, 팔꿈치 패드와 손목 보호대, 손 보호용 장갑, 오소틱 등이 있다.

② 보호장비는 충격을 흡수하고 분산함으로써 손상을 예방하는 기능을 가진다.

(2) 보조장비

① 스포츠 브레지어
  ㉠ 달리기와 점프 동작에서 발생하는 가슴의 과도한 수직적 움직임 최소화
  ㉡ 달리기와 점프 동작에서 발생하는 가슴의 과도한 수평적 움직임 최소화
  ㉢ 쿠퍼 인대(Cooper's ligament)의 신장에 의한 유방의 처짐 방지
  ㉣ 젖꼭지나 피부의 문질러짐이나 쓸림에 의한 손상 예방

② 보조장비의 사용 목적
  ㉠ 불안정한 관절의 인대, 관절 주머니를 보조
  ㉡ 팔다리와 관절로부터 고유수용성 감각적 피드백을 증가시키기 위해
  ㉢ 비정상적인 해부학적 구조를 압박 및 제한

03 〈 붕대 감기와 테이핑

❶ 붕대 감기

(1) 손상 초기 부종을 최소화하기 위해

(2) 손상의 예방적 목적

(3) 손상 부위의 관절가동범위 제한

(4) 부종을 최소화시키기 위한 압박

(5) 붕대는 최소 1/2 정도가 겹치게 적용

(6) 붕대 감기 후 혈액순환에 문제가 있는지 확인

(7) 조금씩 견고하게 감기보다는 보통의 압박력으로 많이 감는 게 효과적

❷ 비신축성과 신축성 접착 테이핑

(1) 비신축성 접착 테이핑
① 발목염좌 시 과도한 내번(inversion)을 방지하기 위해 사용(안에서 밖으로 고정)
② 스포츠 손상 직후의 응급조치
③ 위험한 운동에 대한 예방 목적
④ 치유기나 재활기에 보호 역할
⑤ 운동 중의 불안정성 해소
⑥ 압박하여 부상 시 동반되는 부종을 조절

(2) 테이핑 실시 전 고려사항
① 테이핑 적용할 부위의 털을 제거
② 피부를 씻고 건조
③ 테이핑 실시 전 피부에 오일을 바르거나 열, 냉, 연고 등 적용금지
④ 베었거나 물집이 잡혔거나 피부 자극이 있는지 체크
⑤ 피부 알러지가 있으면 언더랩을 적용
⑥ 민감성 피부 타입일수록 특별한 주의 필요

(3) 신축성 접착 테이핑

① 근육을 스트레칭한 상태에서 적용

② 피부가 들어 올려지는 효과 발생

③ 그 밑에 고여 있던 혈액과 임파액의 흐름이 원활하게 되어 통증 경감

④ 근육의 기능을 정확하게 회복

⑤ 관절의 이탈 고정

⑥ 쉽게 제거할 수 있고 부작용이 없음

❸ 테이핑의 일반적인 절차

(1) 테이핑의 일반적인 절차

① 테이핑 목적을 적용할지를 결정, 운동 손상기전 파악

② 목적에 적합한 테이프의 종류와 크기 결정

③ 테이핑을 위한 도구를 준비, 테이핑 부위의 피부상태를 점검

④ 테이핑을 받는 사람에게 테이핑 절차, 주의사항을 설명

⑤ 테이핑 후에는 혈액순환의 방해가 있는지를 확인

(2) 비신축성 접착 테이핑

① 가장 tension을 덜 받는 위치에 오도록 함

② 적용부위를 지지시켜 주어 선수가 이완되고 편안한 자세를 취할 수 있게 함

③ 환부에 스프레이 등을 뿌림

④ 경우에 따라 보조 패드 등을 고정

⑤ 환부에 언더랩 적용

⑥ 테이핑 적용

(3) 신축성 접착 테이핑

① 몸에 통증이 명확하면 통증부위에 따라 붙임

② 먼저 붙이고자 하는 근육의 크기로 재고 나서 적당히 테이프를 자른 후 테이프 모퉁이의 말림을 방지하기 위해 모퉁이를 둥글게 잘라서 사용한다.

③ 근육을 최대한 늘린 상태에서 테이프를 잡아당기지 말고 붙임

④ 테이핑 후 위화감이 느껴지거나 불편하면 다시 붙임

⑤ 테이핑 후 신체 활동에 참여하고자 한다면, 활동 20분 ~ 1시간 전에 적용하는 것이 좋다.

⑥ 테이프 적용 후 열에 민감한 접착제의 활성화를 위해서 테이프를 문질러야 한다.

○∃ 스포츠 손상의 기전

01 〉 손상에 대한 조직 반응

❶ 치유과정

(1) 염증반응 단계

① 일단 조직은 손상을 받으면 치유과정은 바로 시작한다.

② 세포손상은 대사를 변화시켜 염증반응을 일으키는 화학물질을 분비하게 되고 특징적인 증상은 통증, 종창, 발열, 기능소실이 일어남과 동시에 국소혈관의 수축이 일어나며, 이어서 혈관이 확장된다.

③ 염증반응이 예정대로 완료되지 않거나 누그러지지 않는다면 정상치유는 일어나지 못한다.

(2) 섬유모세포(섬유아세포) 회복 단계

① 손상조직에 반흔조직과 회복이 이루어지는 단계(4 ~ 6주 동안 지속)이다.

② 반흔조직 형성 후 점차 통증이 감소한다.

③ 혈류량 증가와 함께 손상 부위로 전달되는 산소의 양도 증가한다.

④ 섬유아세포는 상처난 지 3 ~ 5일 후 많은 수가 관찰되는데 이러한 증가된 수는 상처가 염증에서 증식으로 전이하고 있다는 것을 의미한다.

⑤ 육아조직 … 섬세한 결합조직의 육아조직 형성(섬유아세포, 콜라겐, 모세혈관으로 구성)

(3) 성숙-재형성 단계

① 치유의 성숙-재형성 단계는 비교적 긴 시간을 필요로 한다.

② 조직은 점차 정상적인 외관과 기능을 갖추게 되고 거의 3주가 지나면 단단하고 강한, 그리고 질긴 상처조직이 남게 된다.

③ 재형성 단계가 시작되면 ROM 및 근력운동이 활발하게 늘어나야 조직 재형성과 재배열이 이루어진다.

④ 이때 통증은 진행률을 나타내는 척도가 될 수 있다.

⑤ 이 단계의 궁극적 목표는 손상 전 신체 활동으로 복귀하는 것이다.

❷ 연부 조직의 치료

(1) 연골의 치유(24주)

① 연골은 비교적 치유가 잘 안 된다.

② 연골만 손상을 입게 될 경우엔 응고가 잘 안되거나 세포반응을 나타내기 어렵다.

③ 연골과 뼈가 같이 다쳤다면 염증세포가 상처부위로 들어가 육아조직을 만들게 돼서 이 경우는 치유가 잘 진행되어 육아세포가 2주 이내 연골세포 사이에 생기게 된다.

④ 2개월 정도 지나면 정상적으로 콜라겐이 형성되어 치유가 완료된다.

(2) 인대의 치유(6 ~ 40주)

① 손상 직후와 72시간이 경과한 후 손상된 혈관에서 혈액이 빠져나오고 염증세포가 모여들게 된다.

② 관절 밖 인대가 염좌되면 피하에 출혈이 생기게 되고, 관절 안에 있는 인대가 염좌되면 출혈은 관절낭 안에 생기는데 응고가 일어나거나 충분히 압력을 줘야 멈추게 된다.

(3) 근육의 치유(6 ~ 24주)

① 손상 초기 출혈과 부종이 나타나고 찌꺼기를 제거하는 식작용이 일어난다.

② 며칠 내로 기질들이 증식되고 섬유아세포들이 젤과 같은 복합체를 만들어 결합조직을 둘러싸고 섬유가 형성되어 반흔조직이 만들어지게 된다.

③ 동시에 상처부위에 근육아세포가 생성되어 새로운 근세사를 재생하게 된다.

(4) 힘줄의 치유(12주)

① 다른 연부조직과는 달리 건 손상은 까다롭다.

② 전형적인 힘줄 치유에 걸리는 기간은 초기 2주 동안인데 이 기간 동안 한 묶음을 만들기 위해 치유 힘줄은 주위조직에 부착하게 된다.

③ 3주차에 힘줄은 주위조직으로부터 다양한 각도로 분리된다.

④ 4 ~ 5주 경과되어도 인장강도가 힘줄을 당겨도 될 만큼 충분하지 않기 때문에 자칫 지나치게 당겨 분리되지 않도록 조심해야 된다.

(5) 신경의 치유

① 특별한 세포인 신경세포는 대부분 죽으면 재생되지 않는다.(예 뇌신경세포)

② 하지만 말초신경 손상의 경우 세포체만 다치지 않았다면 잘 재생된다.

❸ 통증

(1) 통증의 발생부위

근육, 피부, 인대, 힘줄, 관절주머니, 뼈, 골막, 내장기관 등

(2) 통증의 종류

① 급성 ⋯ 손상 후 수일 내에 발생되는 통증

② 아급성 ⋯ 1 ~ 3개월 동안 반복적으로 발생하는 통증

③ 만성 ⋯ 6개월 이상 지속되는 통증

④ 연관통

　㉠ 문제가 있는 부위에서 다소 떨어진 지점에 나타나는 통증

　㉡ 각각의 방사통 부위는 사람마다 다른데 증상증후 또한 영향을 받은 신경섬유에 따라 다르다.

⑤ 통증유발점

　㉠ 근육이나 인대 등을 싸고 있는 막에 존재하는 통증

　㉡ 근육세포의 손상으로 근막내부의 압력이 높아져 통증이 발생한다.

⑥ 근막 발통점

　㉠ 잠재성 발통점은 움직임을 제한하거나 근육 약화를 초래한다.

　㉡ 활동성 발통점은 휴식 시에도 통증이 나타난다.

　㉢ 발통점은 큰 힘을 발휘하는 근육보다 자세를 지지하는 근육에서 흔히 발견된다.

　㉣ 근성 외상이나 반복적인 미세외상은 발통점을 형성한다.

(3) 관문조절이론

침, 테이핑, 냉요법, 온열요법 등 촉각, 압각을 자극하는 치료가 왜 진통효과를 나타내는지 설명해주는 하나의 이론을 말한다.

척수후각에는 통증의 문지기로 관문을 지키는 교양질 세포(subsatantia gelatinosa, SG세포)와 중추에 정보를 전달하는 전달세포(T세포)가 있다. 통증을 전달하는 알파, 베타 섬유나 C섬유 등의 얇은 신경섬유가 흥분하면 문지기인 SG세포가 억제되어 관문이 열려서 T세포를 통해 통증이 뇌로 전달되게 된다. 그러나 초각 등을 전달하는 굵은 신경섬유(α, β)가 흥분하면 문지기인 SG세포를 흥분시켜 관문을 닫게 만들고, 이로 인해 T세포에는 정보전달이 안되어 통증이 뇌로 전달되지 않게 된다.

> **TIP**
>
> **통증의 종류**
> - 이빨이 썩었을 때 시큰한 통증 - δ 섬유
> - 살이 찢겨졌을 때의 통증 - α 섬유
> - 소화가 안돼서 속이 쓰릴 때의 통증 - β 섬유
> - 만성요통의 묵직한 통증 - C 섬유

02 손상의 구조와 특성

❶ 기계적 손상

(1) 정의

일반적으로는 외력이 가해져서 생기는 피부나 점막, 장기의 손상을 말한다. 크게 개방성 손상과 비개방성 손상으로 나눌 수 있다.

① 개방성 손상
  ㉠ 단순한 창상으로도 불리고 보통 체외를 향해서 개방되고 있는 것을 말한다.
  ㉡ 절상, 자상, 좌상, 찰과상, 교상, 총상 등이 있다.

② 비개방성 손상
  ㉠ 여러 가지의 둔탁한 외력에 의해서 피부나 점막에 상처를 내지 않고 심부의 조직에 손상이 미친 것을 말한다.
  ㉡ 표재성의 피하출혈에서부터 심부의 근, 뼈, 내장, 혈관 등의 손상이 있다.

(2) 조직의 부하

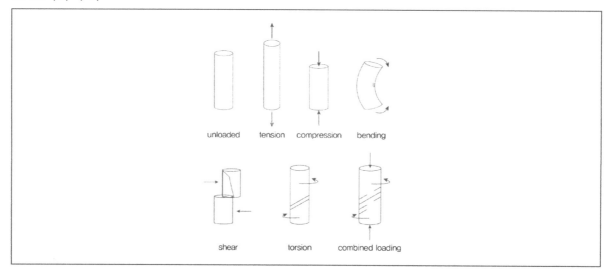

① **압축력**(Compression) ··· 힘이 작용하는 방향으로 신체에 압박을 주는 힘
  ㉠ 구조를 짧게 변화시킨다.
  ㉡ 수용할 수 있는 힘의 크기를 초과했을 때 관절염, 골절 및 타박상이 발생한다.

② **장력**(Tension) ··· 양쪽 방향으로 조직을 당기거나 신전시키는 힘
  ㉠ 근육이나 인대에 염좌가 발생할 수 있다.
  ㉡ 특히 아킬레스건은 장력에 의해 손상이 자주 일어난다.

③ **전단력**(Shear) ··· 크기는 같지만 평행하게 반대 방향으로 작용하는 힘
  ㉠ 피부손상, 찰과상, 디스크손상을 발생시킨다.
  ㉡ 걷기, 스쿼트, 달리기, 등과 같은 운동을 했을 때 경골과 대퇴골 사이에서 일어나는 전단력으로 인해 전
    십자 인대의 손상이 일어난다.

④ **굽힘력**(Bending Force) ··· 긴 구조물의 한쪽 끝이 고정되어 축으로 작용하고, 반대쪽 끝은 고정되지 않은
    상태에서 부하가 가해지는 경우
  ㉠ 구조물의 양쪽 끝에 두 개의 힘이 가해지고 중간부위에 다른 방향의 힘이 적용되고 있는 경우
  ㉡ 골절의 발생

⑤ **비틀림**(Torsion) ··· 일정거리를 가진 두 개의 회선력이 크기는 같고 방향이 서로 반대로 짝을 이루는 경우
  ㉠ 왼손 방향과 오른손 방향으로 나뉜다.
  ㉡ 무릎인대 손상의 주요 원인이다.
  ㉢ 나선형 골절이 발생한다.

❷ 근육건 단위 손상

(1) 근육의 상해

가장 흔하면서도 부적절하게 치료되어 온 상해

① 근육 좌상(strain)
- ㉠ 불충분한 준비운동
- ㉡ 불충분한 유연성
- ㉢ 과다한 근육경직
- ㉣ 피로, 과사용, 불충분한 회복
- ㉤ 근력 불균형
- ㉥ 과거의 부상
- ㉦ 잘못된 기술, 생역학 척추의 기능 이상
- ㉧ 출혈과 부종, 염증의 최소화를 위해 응급처치 필요
- ㉨ 전기 치료, 연부조직의 마사지, 스트레칭 등으로 반흔 형성의 효과적 촉진
- ㉩ 점진적인 근육 강화는 완전한 기능적 근력 회복을 위해 필요

② 근육경련(spasm)
- ㉠ 갑작스러운 불수의적 통증성 수축으로 일시적으로 꼼짝 못하는 현상
- ㉡ 스포츠에서 가장 흔한 현상으로, 장딴지 근육 부위에서 가장 흔하다.
- ㉢ 원인 : 탈수, 저칼륨, 저나트륨, 불충분한 탄수화물, 과하게 굳은 근육
- ㉣ 충분한 준비운동으로 근육의 긴장을 풀어주며, 훈련 후 충분한 휴식을 취한다.
- ㉤ 탄수화물 음식을 운동 2~3시간 전에 먹고, 운동 시 충분한 수분과 탄수화물을 섭취한다.
- ㉥ 경련 발생시 근육을 마사지하고 스트레칭한다.

③ 근육파열(rupture)
- ㉠ 심한 수축, 무리한 스트레칭 또는 상승작용에 대한 균형감각을 잃어 근육 또는 건이 손상되는 경우
- ㉡ 주로 주동근에 저항하는 길항근에 일어난다.
- ㉢ 1단계 : 스트레칭과 같은 충격에 의해 손상
- ㉣ 2단계 : 근육 또는 건이 10~15%가 손상, 협동근의 역할 및 주 기능 상실
- ㉤ 3단계 : 100% 손상된 완전한 근육 파열, 뼈의 일부분도 파괴될 수 있으며 통증이 매우 심하다.

(2) 건의 상해

① 건염
　　㉠ 건에 반복되는 스트레스
　　㉡ 능동적, 수동적 움직임에서 모두 통증
　　㉢ 아킬레스건 부착부 건염의 경우 : 광택이 없어지며 힘줄의 결이 없어지고 두꺼워진다.

② 건단열
　　㉠ 강한 근수축에 의한 경우 뼈의 분리골절, 근육 스트레인 동반
　　㉡ 아킬레스건, 상완이두근건, 수지신근건

③ 근막동통증후군
　　㉠ 근육에 과도한 스트레스가 발생하면서 조직이 손상되고 근육세포 내의 칼슘 농도 조절에 이상이 생기면서 발생한다.
　　㉡ 근육이 수축하면서 그 부위에 대사산물이 증가하여 축적되고 주위 혈관이 압박되어 혈류도 감소한다.
　　㉢ 대표적인 증상은 심한 압통이 나타나는 팽팽한 띠 또는 매듭이 만져지는 것이다.
　　㉣ 통증 유발점은 뒷목, 등, 허리, 어깨 부위에 자주 발생한다.
　　㉤ 근막이나 근육에 통증 유발점이 있으며, 해당 근육의 통증과 이와 동반된 연관통 등의 여러 증상이 발생한다.

④ 섬유근통증후군
　　㉠ 전신 동통, 여러 곳의 압통, 오전 중의 경직, 피로 및 수면장애를 일으키는 증후군이다.
　　㉡ 특징적으로 인체의 한 부분에서 시작해서 만성적인 근육통과 피로증상이 나타난다.
　　㉢ 수면 장애, 우울증, 두통, 어지럼증 등이 발생할 수 있다.
　　㉣ 적어도 3개월 이상 지속되는 광범위한 통증과 11곳 이상의 발통점이 확인된다.

⑤ 지연성 근통증
　　㉠ 운동 후 24 ~ 48시간 후 나타나는 근육통이다.
　　㉡ 운동 후 24 ~ 48시간 후에 근육에 통증이 발생하고 움직이면 아프고 무겁게 느껴지기도 한다.
　　㉢ 신장성 운동, 익숙하지 않은 운동 후에 많이 발생한다.

❸ 관절 손상

(1) 탈구

① 인대 손상에 의한 관절면의 완전한 전위

② 관절을 구성하는 관절낭과 주위 인대의 손상

③ ROM 장애

④ 수지관절, 견관절, 주관절, 고관절, 족관절

⑤ 원위부 혈관 및 신경의 손상이 동반될 수 있다.

(2) 염좌(sprain)

① 인대가 견딜 수 있는 한계능력 이상의 비정상적 힘이 가해진 동작 시 극심한 고통, 기능상실, 경련이나 경
   직화

② PRICE 요법 처치

③ 인대는 근육처럼 탄력있지 않으므로 정상기능을 위해서 스트레칭이나 강화운동

(3) 야구투수의

던지기 동작 분석

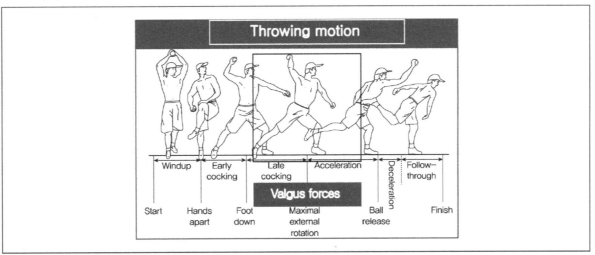

❹ 뼈 손상

(1) 골절

① 타박, 충돌, 정도 등의 외력이나 근수축력에 의해 골조직의 결합력이 끊어진 상태

② 단순골절, 개방성 골절, 병발성 골절(원위부의 신경, 혈관 손상 동반)이 있다.

(2) 피로 골절, 스트레스 골절

① 선수에게 가장 흔한 부상

② 반복적으로 가해지는 경미한 외력과 과도한 사용에 의한 미세한 골절로 흔히, 경골이나 중족골 등에 많이 발생한다. (bone scan을 이용해 조기발견 가능)

③ 임상적인 판단이 힘들지만 안정만으로 회복 가능. 즉 부위에 스트레스가 가해지는 동작이나 운동을 피하는 정도

④ 주 증상은 갑작스러운 통증과 부종

❺ 신경 손상

(1) 외상이나 과사용

(2) 근육이나 뼈 등의 압박에 의한 손상 가능(좌골신경통, 흉곽출구증후군 등)

(3) 대부분의 신경세포는 한 번 죽으면 재생이 불가

(4) 말초 신경에서 세포체에 영향을 주지 않을 경우 재생 가능

(5) 재생은 하루에 약 3 ~ 4mm 비율로 느리게 진행

※ Seddon에 의한 신경 손상 분류 ※

손상등급	증상, 징후
신경압박증	통증, 신경압박증, 근약증, 무딘저린감, 고유수용성 감각 손상 회복시간 ; 수분에서 며칠
축삭절단증 (신경외막손상)	통증, 근외막, 운동·감각·교감신경 기능이상, 축삭은 1개월에 1inch 또는 1일에 1mm씩 재생된다. 보통 손상시 수개월 소요되며 감각이 순동신경기능보다 먼저 재생됨
신경절단증	통증×, 근쇠약, 운동·감각·교감신경 완전상실, 회복기간은 수개월이며 수술이 필수

05

운동상해

04 스포츠 손상의 관리 기술

01 〈 스포츠 손상과 질병의 심리적 중재

❶ 손상에 대한 선수의 반응과 대응

(1) 손상에 대한 선수의 반응

① 좌절감, 우울, 불안, 분노, 슬픔, 두려움 등의 반응 형태를 보인다.

② 선수의 심리적 상태나 상황에 따라 다양한 반응이 나타난다.

(2) 손상에 대한 대응

① 심리적 안정과 운동 수행능력 증진을 위한 전문적 심리치료 적용

② 각 개인에 맞는 재활치료를 위한 다양한 재활치료 습득

③ 환자의 평가, 치료, 복귀를 위한 유기적인 협력관계 하 진행

④ 회복 촉진을 위해 선수가 편안함을 느끼는 장소에서 치료

❄ 손상의 심각성과 재활 기간에 따른 선수의 점진적 반응 ❄

재활기간	손상에 대한 반응	재활에 대한 반응	복귀에 대한 반응
단기(< 4주)	쇼크 구원	초조 낙관	열망 예상
장기(> 4주)	두려움 분노	활력 상실 비합리적 사고	감사
만성(재발)	분노 좌절	의존 혹은 자립 걱정	자신감 혹은 회의적
종결(은퇴)	고립 슬픔	운동선수로의 정체성 상실	종결 또는 새롭게 시작하기

❷ 재활 과정에서의 심리적 요인

(1) 손상의 형태

(2) 손상의 환경

(3) 외적인 압력

(4) 통증내성

(5) 선수의 심리적인 속성

(6) 선수와 선수 그리고 감독과 선수 간의 지원체계

(7) 자부심이 강하고 집중력이 좋은 선수는 자신들의 좌절을 잘 조절

❸ 심리적 재활 프로그램

(1) 심각한 손상 및 질병 치료와 재활 과정의 선수들에게 효과적이다.

(2) 선수들이 자신들의 손상에 긍정적으로 반응하는데 도움이 된다.

(3) 심각한 정서불안을 보이는 선수는 전문 심리학자에게 위탁한다.

(4) 경기 복귀 전 심리 훈련과 신체가 완벽하게 수행되면 경기에 복귀시킬 수 있다.

(5) 명상, 이완기법, 그룹운동 등이 도움이 된다.

02 〈 경기장에서의 급성치료와 응급처치

① 응급처치 계획

(1) 최우선 관심시는 심혈관계 기능을 유지하고 중추신경계의 기능을 유지하는 것이다.

(2) 진단은 빠르고 정확하게 이루어져야 한다.

② 경기장에서의 손상진단의 원칙

(1) 응급상황을 대비해 응급구조 계획 수립

(2) 적절한 응급구조장비 구비

(3) 손상환자 발생 시 즉각적인 처치 및 이송

(4) 경기재개 유무를 트레이너는 2분 이내로 판단

③ 일차적 검사와 이차적 검사

(1) 일차적 검사
① 의식 유무 확인(의식이 없을 시 즉각 119 신고 후 심폐소생술)
② 목뼈 이상 유무(만약 이상 시 목뼈를 움직이지 못하게 고정)
③ 환자가 엎드려 있을 시 바로 눕힘(목뼈에 이상 있을 시 제외)

(2) 이차적 검사
① 심박수, 호흡, 혈압 등을 체크
② 선수 안정
③ 근골격계 검사

④ 응급처치법(PRICE법과 하임리히 수기법)

(1) 응급처치(심폐소생술)

① 심장과 뇌, 그 외 장기에 산소공급이 목적이다.

② 의식을 확인하고 및 119에 신고한다.

③ 양쪽 젖꼭지 부위를 잇는 선의 정중앙에 손바닥을 위치시킨다.

④ 양쪽 어깨 힘을 이용하여 분당 100회 이상의 속도로 4 ~ 5cm 이상 깊이로 강하고 빠르게 30회 눌러준다.

⑤ 어떤 경우에도 15초 이상 중단해서는 안 된다.

⑥ 턱을 들어 기도를 확보하고 2회의 불어넣기를 실시한다.

⑦ 응급구조사가 올 때까지 계속 반복한다.

(2) PRICE 기법

① **보호**(protection) … 손상받은 부위를 적절한 지지대, 보조기, 패드 등 움직임 방지기구를 통하여 추가 손상으로부터 보호한다.

② **휴식**(rest)
  ⊙ 특정 부위에 손상을 입게 되면 곧바로 치유(healing process)하기 시작한다.
  ⓒ 손상 부위에 스트레스나 무리한 긴장은 회복을 지연시킨다.
  ⓒ 휴식 시 완전히 고정시키는 것보다 부분적으로 조절한 가동운동을 하는 것이 좋다.

③ **냉찜질**(ice)
  ⊙ 손상 후 통증을 감소시키고, 국소적인 혈관수축을 촉진시켜 출혈과 삼출을 조절하기 위해 사용한다.
  ⓒ 손상된 조직의 대사량을 감소, 조직의 산소요구량을 감소, 반사적 근수축과 통증을 동반한 근 경직상태를 감소시킨다.
  ⓒ 20 ~ 30분 동안 치료한다.
  ⓔ 부상 후 72시간 동안 사용한다.

④ **압박**(compression)
  ⊙ 손상 부위 주위에 압력을 주어 부종이 일어날 공간의 양을 감소시킨다.
  ⓒ 탄력붕대 혹은 비닐 랩을 사용한다.
  ⓒ 부상 후 72시간 사용한다.

⑤ **거상**(elevation) … 사지부위는 중력에 의해 울혈되는 현상을 막기 위해 초기 72시간 동안 가능한 많이 높이 올려야 한다.

(3) 하임리히 수기법

① 의식이 있는 영아를 제외한 모든 환자에게 처치 가능하다.

② 환자 뒤로 서서 배꼽과 흉골 끝의 중앙지점에 손을 위치한다.

③ 후상방으로 재빨리 5회 압박한다.

④ 이물이 제거될 때까지 반복한다.

❺ 손상을 입은 선수의 이동과 수송

(1) 적절한 교육을 받은 전문가에게 일임하는 것이 안전하다.

(2) 이동 시 참여 인원은 보드의 위치에 따라 부상선수의 신체부위를 각각 책임진다.

(3) 신체를 긴축으로 머리와 목을 일직선이 되도록 유지하여 이동한다.

(4) 환자가 엎드린 자세를 취하고 있는 경우 환자의 위치를 바꾸고 이동시킨다(이때 목을 고정).

03 〈 경기장 밖에서의 손상평가와 처치

❶ 손상평가

(1) 시합 전 검사
(2) 경기장에서 초기 손상평가
(3) 치유과정 평가

❷ 임상적인 검사와 진단(HOPS)

(1) 문진(history)

(2) 관찰(observation)

(3) 촉진(palpation)]

(4) 특수 검사(special test)

❸ 손상평가 정보기록하기(SOAP)

(1) 주관적 증상(subjective) – 환자의 주관적으로 분류되는 모든 사항을 기록

(2) 객관적 증후(objective) – 객관적인 모든 정보를 기록

(3) 평가(Assessment) – 치료문제 목록을 작성하고 장기 목표와 단기 목표를 설정

(4) 계획(Plan) – 추가 검진이나 재검진, 치료계획 등 치료와 관련된 소견을 기록

❹ 고정술

(1) 골절 발생 시 그 자리에서 즉시 부목을 실시한다.

(2) 엉덩이 골절의 경우 하지의 모든 관절과 몸통에 부목을 실시한다.

(3) 견갑대 주위의 골절의 경우 상지를 몸에 밀착시켜 고정한다.

(4) 상지와 팔꿈치 골절은 팔을 편 상태에서 부목을 대어 고정한다.

(5) 하퇴의 골절 시 발에서 넓적다리까지 고정한다.

(6) 대퇴 골절 시 발에서 허리까지 고정한다.

(7) 상박 골절 시 손목에서 어깨 아래까지 고정한다.

❺ 목발 혹은 지팡이의 적절한 맞춤과 이용

(1) 목발의 끝은 신발 바깥 가장자리에서 15cm, 신발 앞에서 5cm 떨어진 곳에 위치한다.

(2) 하나의 목다리로 걸을 때 선수는 손상을 입은 쪽의 손으로 목다리를 짚고 체중을 이동한다.

(3) 목다리의 손 버팀대는 팔꿈치를 약 30도 정도 굽혔을 때, 선수의 손과 같은 높이에 위치한다.

(4) 목다리의 윗부분인 겨드랑이에 체중을 무리하게 지탱하면 안 된다.

(5) 계단을 올라갈 때 목다리 먼저 한 계단 위에 올려놓고 건측발이 따라가고 마지막에 환측발이 이동한다.

04 치료기기의 사용

❶ 치료기기의 종류

(1) 초음파 치료
① 높은 주파수 영역을 가지고 에너지를 만들어 내며, 분자의 충돌을 일으켜 에너지를 전달한다.
② 밀도 높은 조직에 진동파를 전달하는 능력이 좋으며, 열을 발생시켜 세포막의 투과성 변화를 통해 손상조직 치유에 도움을 준다.

(2) 적외선 치료
① 빛과 열을 발생시키는 광선치료의 하나이며 열 치료 중 조사열의 대표적인 치료이다.
② 통증 감소, 근 이완, 혈액 순환, 항균 작용 및 노폐물 제거효과 등이 있다.

(3) 고주파 치료
① 열을 피부에서 심부로 전달시킬 목적으로 사용한다.
② 혈류를 증가시키고 산소확산 및 대사 개선을 촉진시켜 염증을 치료하는 데 도움이 된다.
③ 건과 관절의 손상으로 나타나는 통증, 경직이 있는 근육에 도움이 된다.

(4) 레이저 치료

① 빛을 이용한 광화학적 전기치료로 모세혈관을 확장, 산소와 영양분을 증가, 대사산물을 제거시켜 항부종 효과, 영양효과, 항염효과, 진통효과가 있다.

② 수술 후 치료과정을 촉진하고 치료 시 섬유세포 자극으로 석회화를 제거시키는 데 도움이 된다.

(5) 전기 치료

① 경피신경 전기자극 치료(TENS)
  ㉠ 경피신경, 근육에 전기자극을 하여 근육 수축을 촉진한다.
  ㉡ 근 위축 방지, 운동기능의 회복, 근력 증강, 근육마비 완화, 관절움직임 개선, 피부개선의 효과가 있다.

② 전기자극 치료(EST)
  ㉠ 신경마비 환자의 변성된 근육이나 신경을 정기적으로 자극하여 근육조직의 섬유질화를 방지한다.
  ㉡ 근육조직의 재생과 회복을 촉진한다.

❷ 치료 장비 사용의 안정성

(1) 치료 장비의 안내서와 권고사항 숙지

(2) 장비 사용법 및 안전사고 시 대처방법 숙지

05 스포츠 손상의 일반적인 의학적 상태

01 주요 부분 상해

❶ 두부 상해

(1) 뇌

① 대뇌
  ㉠ 뇌에서 가장 넓은 부분 차지
  ㉡ 근수축 조절에 필요한 운동기능 조절
  ㉢ 인지기능을 담당

② **소뇌** … 소근육 움직임 조절, 균형 감각 담당

③ **간뇌** … 교감신경계와 부교감신경계를 조절, 체내 항상성 조절의 중추

④ **뇌간** … 중뇌, 교뇌와 연수로 구성
  ㉠ **중뇌** : 안구운동, 동공반사
  ㉡ **교뇌** : 소뇌와 대뇌 연결
  ㉢ **연수** : 기침, 재채기, 하품 등 생리적 반사

(2) 두부 상해의 종류

✻ 경막의 위치 ✻

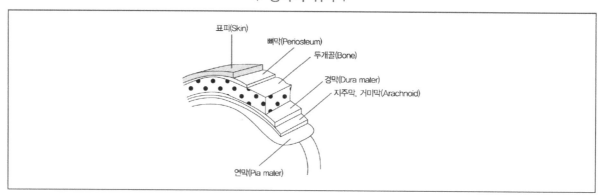

① 두피 혈종

    ㉠ 두피 혈종은 두개골 표층과 두피 사이에 혈액이 고인다.

    ㉡ 두피에 열상이 없으면 냉찜질로 증상을 완화시킨다.

    ㉢ 두개골 골절이 조금이라도 의심이 되면 X-선 검사를 반드시 해야 한다.

② 두개 골절

    ㉠ 두개 골절은 매우 강력한 상해가 발생했다는 것을 의미한다.

    ㉡ 뇌손상과 주위조직의 상해가 있었는지 조심스럽게 확인한다.

    ㉢ 그러나 심각하고 치명적인 두개내 상해가 골절 없이도 발생할 수도 있다.

③ 뇌부종

    ㉠ 두부 타박에서 매우 흔하고 또한 심각한 합병증은 뇌부종으로의 진전이다.

    ㉡ 이러한 상태에서는 뇌척수액의 증가와 두개내 출혈의 발생에 기인한 두개내 압력의 증가가 있다.

④ 두개내 출혈

    ㉠ 경막외 출혈

        ⓐ 중경막동맥이 손상을 받으면 출혈은 두개골과 경막 사이에서 발생

        ⓑ 전형적인 병력은 두부 타박 후에 일어나는 일시적인 의식소실

        ⓒ 운동선수는 회복해서 정상을 나타내며, 이 시기는 종종 '명료기(lucid interval)'라 불린다.

        ⓓ 이러한 명료기는 몇 분에서 한두 시간 지속되기도 하다가 곧 혼수상태가 되어 의식불명에 빠진다.

    ㉡ 경막내 출혈

        ⓐ 뇌피질에서 경막동을 지나는 뇌정맥교락(bridging)의 파열 때문에 경막하 강에서 출혈이 발생한다.

        ⓑ 급성 경막하 출혈에서 운동선수는 쓰러져 의식을 거의 회복하지 못 한다.

        ⓒ 아급성 경막하 출혈에서는 의식의 손실이 있을 수도 없을 수도 있다.

        ⓓ 이러한 상해가 발생하는 전조는 수 시간 혹은 하루 동안 없을 수 있다.

    ㉢ 지주막하 출혈

        ⓐ 운동선수에 있어서 지주막하 출혈은 대개 선천적인 동맥류 파열에 기인한다.

        ⓑ 이 질환은 젊은 사람의 급사의 흔한 원인이다.

        ⓒ 이러한 증상이 운동 중에 나타나기도 하나 대개는 운동과는 관련이 없다.

(3) 증상, 징후 및 검사법

① **증상 및 징후** … 두통, 오심, 구토, 건망증, 뇌척수액의 누출, 감정조절 소실, 혈압(수축기 혈압은 상승하고 반면에 확장기 혈압은 감소, 호흡곤란, 평균보다 낮은 서맥)

② **검사법** … 100 마이너스 7검사, 동공, 안구운동(안구진탕, 안진), 손가락, 코 협동 검사, 롬베르그 검사(양다리를 모아 발끝을 붙인 상태에서 몸의 안정성 테스트), Glasgow coma scale 8점 이하 일 때는 혼수상태로 정의

❷ 어깨와 상지 상해

(1) 충돌증후군

① 회전근개가 어깨의 바깥쪽에 있는 뼈인 견봉(Acromion)에 부딪히며 염증을 유발하는 질환이다.

② 반복적으로 손을 머리 위로 들어 올리는 운동에서 흔하게 발생한다.

③ 대개 극상건이 좁은 견봉하 공간에서 눌리게 된다.

④ 점액낭과 건에 염증이 시작되면 견봉하 공간이 좁아져서 운동 시 더욱 염증이 악화되는 악순환이 일어난다.

⑤ 심할 경우 회전근개가 완전히 파열되어 어깨를 들 수 없는 경우가 발생한다.

⑥ 보통 간헐적이며 둔한 통증을 호소하다 완전파열로 진행한다.

⑦ 손상이 가벼운 경우 4~6주 이내에 치유 가능하다.

⑧ 그 후 점진적으로 스트레칭과 근력강화운동을 시행한다.

⑨ 소염진통제와 얼음찜질도 도움이 된다.

(2) 석회화 건염

① 부상이나 과사용 또는 단순히 나이가 들어감에 따라 극상건이나 견봉하 점액낭에 칼슘 침착으로 발생한다.

② 통증은 주로 어깨 위쪽과 앞쪽에 있으며 팔을 안으로 모아야 통증이 호전된다.

③ 국소 마취제나 스테로이드 주사로 급성통증을 호전. 소염진통제도 도움이 된다.

④ 수술이 필요할 수도 있으며 재발방지를 위해 스트레칭과 근력강화운동이 필요하다.

(3) 견관절 탈구 및 아탈구

① 팔을 벌린 상태에서 어깨에 충격을 받는다면 관절낭이나 관절와 상완인대가 손상되며 상완골이 관절와에서 빠져 나올 수 있다.

② 아탈구는 주로 반복적인 외상에 의해 관절낭이나 인대가 늘어난 경우에 발생한다.

③ 아탈구의 경우 대부분 어깨 주위의 근육과 회전근개에 대한 근육강화운동으로 호전된다.

④ 인대가 적절히 치유되지 않는다면 재발할 수 있다.

⑤ 젊은 사람의 경우 재발성 탈구로 진행하는 경향이 많다.

(4) 쇄골골절

① 어깨로 추락하거나 팔을 뻗은 채로 떨어지면서 발생한다.

② 의심될 경우 즉시 응급실을 방문하여 적절한 치료가 필요하다.

③ 비수술적인 방법으로 치료하며 8자 모양으로 생긴 붕대를 약 6 ~ 8주간 착용해야 한다.

(5) 동결견(오십견)

① 어깨의 관절낭과 인대에 상처가 생기며 수축하는 질환(동결견 혹은 유착성 관절낭염)이다.

② 부상이나 수술 후의 장기간의 고정으로 유착이 생기고 관절낭이 수축하게 되면 운동제한 및 통증을 유발한다.

③ 물리치료 및 스트레칭을 통하여 관절운동을 점진적으로 개선한다.

④ 그 외에 소염진통제, 초음파, 스테로이드 주사도 도움이 된다.

(6) 어깨와 상지의 특수검사

① 경추 특수검사

　　㉠ Cervical Compression Test

　　　　ⓐ 검사 목적
　　　　　• 추간공 잠식/경추 신경근병증
　　　　　• 경추부 염좌
　　　　　• 경추부 후관절 잠김, 경추 관절손상
　　　　　• 경추반월판 잠식

　　　　ⓑ 검사 방법
　　　　　• 검사는 앉은 자세에서 진행한다.
　　　　　• 검사자는 환자의 머리를 잡고 부드럽게 하방으로 압박한다. (이 때 어떤 회전이나 굴곡도 존재하지 않는다)

　　　　ⓒ 검사 결과 양성이라면
　　　　　• 팔(말초 부위, peripheral)의 통증이 증가한다면 추간공 잠식/경추 신경근병증을 의심할 수 있다.
　　　　　• 국소적인 경추부 통증이 증가한다면 경추부 염좌, 경추부 반월판 잠식, 경추부 관절 손상, 경추부 후관절 잠김을 의심할 수 있다.

 TIP

경추를 신전하거나 회전한 상태에서 압박한다면 더 강력하게 자극할 수 있다.(민감도 상승)

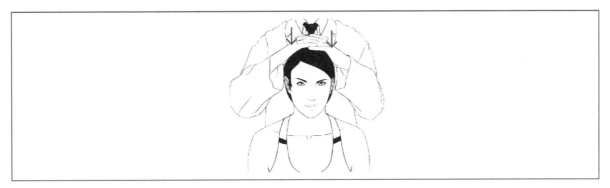

ⓛ Cervical Distraction Test

　ⓐ 검사 목적

　　• 추간공 잠식/경추 신경근병증
　　• 후관절충돌
　　• 경추부 염좌/좌상

　ⓑ 검사 방법

　　• 검사는 앉은 자세에서 진행한다.
　　• 검사자는 환자의 머리를 잡고 부드럽게 위로 들어 올린다. (이 때 어떤 회전이나 굴곡도 존재하지 않는다)

　ⓒ 검사 결과 양성이라면

　　• 팔(말초 부위, peripheral)의 통증이 완화된다면 추간공 잠식/경추 신경근병증을 의심할 수 있다.
　　• 국소적인 경추부 통증이 완화된다면 후관절충돌을 의심할 수 있다.
　　• 국소적인 경추부 통증이 증가한다면 경추부 염좌/좌상을 의심할 수 있다.

❭TIP ～～～～～～～～～～～～～～

이 검사를 했을 때 통증이 완화된다면, 견인 치료는 환자에게 효과적일 수 있다.

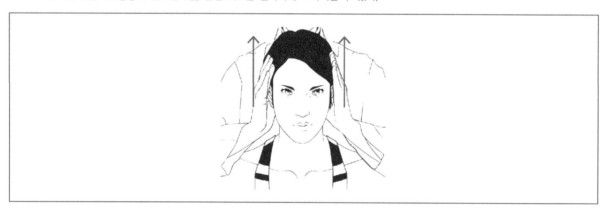

ⓒ Foraminal Compression Test

　ⓐ 검사 목적

　　• 경추부 염좌/좌상
　　• 추간공 잠식(encroachment)
　　• 경추 신경근병증

　ⓑ 검사 방법

　　• 검사는 앉아서 진행한다.
　　• 검사자는 환자의 뒤에 서서 환자의 머리를 중립자세를 유지한 채로 하방으로 압박한다.
　　• 그다음 환자는 약간 경추신전을 한 상태를 유지한다
　　• 검사자는 환자의 자세를 유지한 채로 하방으로 압박한다.
　　• 그다음 환자는 약간 경추신전, 회전한 상태를 유지한다.
　　• 검사자는 환자의 자세를 유지한 채로 하방으로 압박한다.

ⓒ 검사 결과 양성이라면
- 팔에서 통증이 나타나면 주간공 잠식 혹은 경추 신경근병증을 의심할 수 있다.
- 경추부에서 국소적인 통증이 나타난다면 경추부 염좌/좌상을 의심할 수 있다.

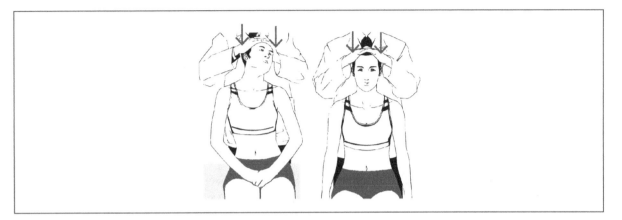

ⓔ Jackson Compression Test
　ⓐ 검사 목적
　- 경추 관절 손상
　- 경추 신경병증
　- 경추 관절반월의 손상
　ⓑ 검사 방법
　- 검사는 앉아서 진행한다.
　- 검사자는 환자의 목을 측굴시킨 채 머리를 하방으로 압박한다.
　ⓒ 검사 결과 양성이라면
　- 국소적인 통증이 나타난다면 경추 관절통, 경추 관절반월의 손상 혹은 근육통을 의심할 수 있다.
　- 신경학적 증상이 나타난다면 경추 신경병증을 의심할 수 있다. (추간공 압박)

> TIP
이 검사는 추골동맥도 압박할 수 있기 때문에 어지럼증이나 현기증이 나타날 수도 있다.

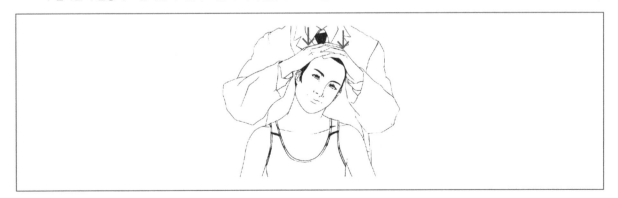

ⓜ Maximal Cervical Compression

ⓐ 검사 목적

- 경추 관절 손상
- 경추 신경병증
- 경추 관절반월의 손상

ⓑ 검사 방법

- 검사는 앉아서 진행한다.
- 환자는 경추 회전, 측굴, 신전한다.
  (검사자는 환자가 올바른 자세를 취할 수 있도록 보조한다.)
- 검사자는 환자의 머리 꼭대기에서 하방으로 압박을 가한다.

ⓒ 검사 결과 양성이라면

- 국소적인 통증이 나타난다면 경추 관절통, 경추 관절반월의 손상 혹은 근육통을 의심할 수 있다.
- 신경학적 증상이 나타난다면 경추 신경병증을 의심할 수 있다.(추간공 압박)

> TIP
이 검사는 추골동맥도 압박할 수 있기 때문에 어지럼증이나 현기증이 나타날 수도 있다.

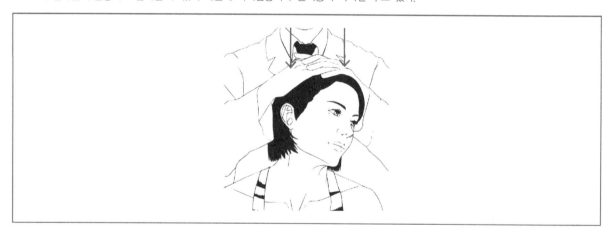

ⓗ Naffzinger's Test

ⓐ 검사 목적

- 경추 주변에서의 상완신경총 압박

ⓑ 검사 방법

- 검사는 앉아서 진행한다.
- 검사자는 환자의 바로 뒤에 서서 양쪽 경정맥을 30초 동안 압박한다.

ⓒ 검사 결과 양성이라면

- 경정맥을 압박했을 때 신경학적인 증상이 나타난다면 경추 주변에서의 상완신경총 압박을 의심할 수 있다.

> **TIP**
>
> 이 검사는 나이가 많고 죽상경화증이 있는 대상자에게 금기증이다.

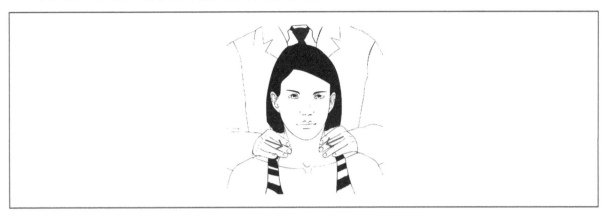

Ⓐ Shoulder Depression Test

ⓐ 검사 목적
- 경추 신경근병증
- 경추 염좌
- 경추 좌상

ⓑ 검사 방법
- 검사는 앉거나 서서 진행한다.
- 환자는 경추를 측굴하고, 검사자는 환자가 정확한 자세로 측굴할 수 있도록 도와준다.
- 검사자는 경추 측굴 반대방향에 있는 어깨를 하방으로 압박한다.

ⓒ 검사 결과 양성이라면
- 팔에서 통증이 나타난다면 경추신경병증을 의심할 수 있다.
- 경추에서 국소적인 통증이 나타난다면 통증 부위의 경추염좌나 경추좌상을 의심할 수 있다.

> **TIP**
>
> 검사자는 환자의 경추가 안정적으로 측굴할 수 있도록 잘 보조해야 한다.

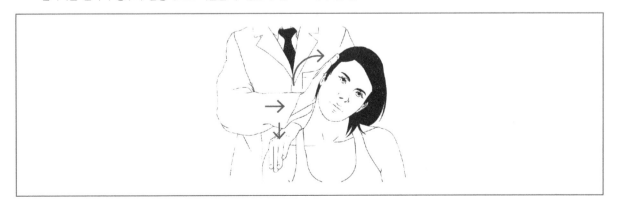

◎ Soto-Hall Test

ⓐ 검사 목적

• 경추 신경근 긴장
• 경추부 염좌/좌상
• 경추 관절병변
• 늑골 기능장애

ⓑ 검사 방법

• 검사는 바로 누운 자세에서 진행한다.
• 검사자는 한 손으로는 수동적으로 환자의 경추를 굴곡시키고, 나머지 한 손으로는 환자의 흉골을 압박한다.

ⓒ 검사 결과 양성이라면

• 방사통이 나타난다면 경추 신경근 긴장을 의심할 수 있다.
• 국소적인 경추부 통증이 나타난다면 경추부 염좌/좌상, 경추 관절병변, 늑골 기능장애를 의심할 수 있다.

> TIP

경추를 굴곡시킬 때 무릎도 들어 올려진다면 뇌수막염을 의심할 수 있다.(Brudzinski's sign)

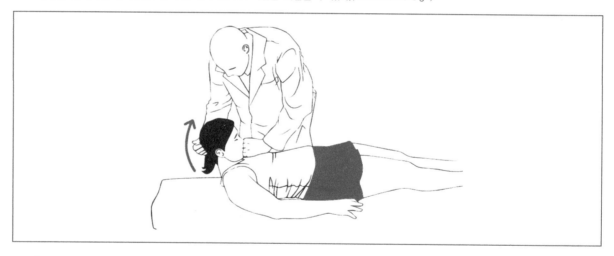

ⓩ Tinel's Neck Test

ⓐ 검사 목적

• 경추 신경근 압박
• 흉곽출구증후군
• SOL(공간점유성병변)
• 신경종

ⓑ 검사 방법

• 검사는 앉아서 진행한다.
• 환자는 10° 정도 경추 측굴한다.
• 검사자는 환자 뒤에 서서 환자가 측굴한 반대방향에 위치한 상완신경총 부위를 손가락으로 두드린다.

ⓒ 검사 결과 양성이라면
- 저리거나 찌릿찌릿한 신경학적인 증상이 나타난다면 경추 신경근 압박, 흉곽출구증후군, SOL(공간점유성 병변), 신경종을 의심할 수 있다.

> **TIP**
신경학적 증상이 나타나는 부위를 통해서 어떤 말초신경이 손상됐는지 알 수 있다.

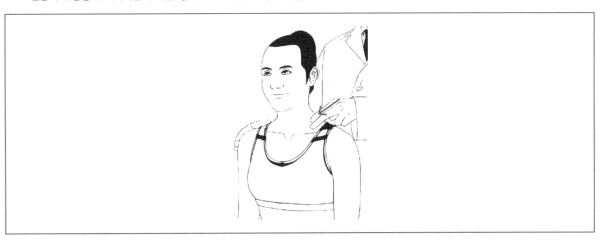

ⓩ Upper Limb Tension Test
ⓐ 검사 목적
- 신경근병증
- 경추 공간점유성병변
- 경추 추간공 잠식
ⓑ 검사 방법
- 검사는 바로 누운 자세에서 시작한다. 또한 검사 내내 환자의 어깨는 하강한 채로 유지해야 한다.
- 검사자는 부드럽게 환자의 팔을 신경학적, 혹은 근골격계 이상 징후가 나타나기 직전까지만 움직여준다.
- 팔꿈치를 펴면 요골신경과 정중신경의 압력이 심해지고, 팔꿈치를 구부리면 척골신경의 압력이 심해지므로 팔꿈치를 펴거나 구부리는 것은 동작의 마지막에 시행한다.
  -(ULTT), 정중신경 검사 Upper Limb Tension Test
  어깨를 하강, 110° 외전시킨 상태에서 팔꿈치, 손목, 손가락을 신전시킨다. (전완은 회외)
  -(ULTT), 정중신경, 근피신경, 액와신경 검사
  어깨를 하강, 10° 외전, 외회전시킨 상태에서 팔꿈치, 손목, 손가락을 신전시킨다. (전완은 회외)
  -(ULTT), 요골신경 검사
  어깨를 하강, 10° 외전, 내회전시킨 상태에서 팔꿈치는 신전, 전완은 회내, 손목은 굴곡+자측편위, 손가락은 굴곡시킨다.
  -(ULTT), 척골신경 검사
  어깨를 하강, 90° 외전, 외회전시킨 상태에서 팔꿈치는 굴곡, 전완은 회외, 손목은 신전+요측편위, 손가락은 신전시킨다.

ⓒ 검사 결과 양성이라면
- 해당 신경의 신경근병증 혹은 경추 공간점유성병변 혹은 경추 추간공 잠식을 의심할 수 있다.

)TIP
신경의 자극을 늘리기 위해서 경추를 환측의 반대방향으로 회전, 굴곡한 상태에서 깊게 숨을 내쉴 수 있다.

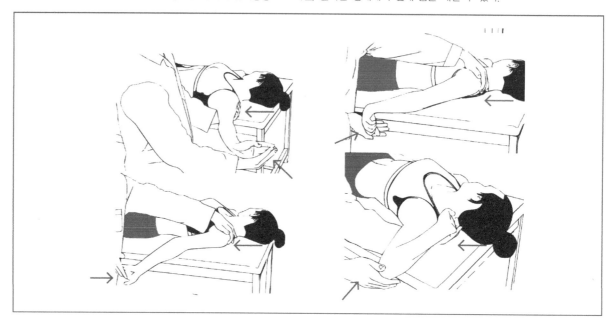

㉠ Valsalva Maneuver

ⓐ 검사 목적
- 공간점유성 병변(경추 추간판탈출증, 종양, 추간공 잠식)

ⓑ 검사 방법
- 검사는 앉거나 선 자세에서 진행한다.
- 검사자는 환자에게 숨을 깊게 들이쉰 다음 숨을 참으면서 배에 힘을 강하게 주라고 지시한다.

ⓒ 검사 결과 양성이라면
- 방사통이 나타난다면 공간점유성 병변(경추 추간판탈출증, 종양, 추간공 잠식)을 의심할 수 있다.

)TIP
일부 환자들은 검사 도중 기절하거나 현기증을 느낄 수도 있다. (복압이 증가하기 때문)

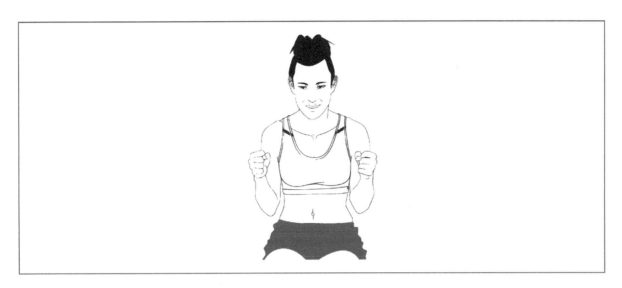

② 어깨 특수검사

   ㉠ Back Rub Test

      ⓐ 검사 목적

        • 견갑대 기능장애

        • 회전근개 기능장애

      ⓑ 검사 방법

        • 검사는 앉거나 서서 진행한다.

        • 환자는 손을 허리 뒤에 놓고 반대쪽으로 수평하게 움직인다.

        • 검사자는 환자의 이두근 고랑을 촉진하면서 환자의 동작을 억제한다.

      ⓒ 검사 결과 양성이라면

        • 통증이나 불안정성이 나타난다면 회전근개의 병변 혹은 관절와순의 병변, 환측의 오훼완근의 통증유발점 (MFTPs, Myofascial trigger point syndrome)을 의심할 수 있다.

▶ TIP

환자의 팔은 허리에 붙은 상태로 미끄러지는 것이다.

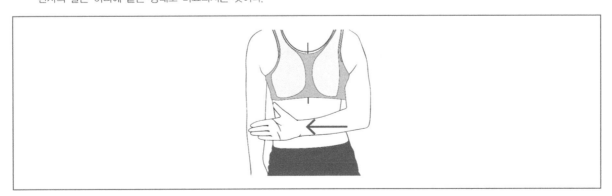

ⓛ Scapular Winging

　　ⓐ 검사 목적

　　　• 견갑골 익상

　　ⓑ 검사 방법

　　　• 검사는 서서 진행한다.

　　　• 환자는 Wall push up을 진행하고, 검사자는 환자 뒤에서 견갑골을 관찰한다.

　　ⓒ 검사 결과 양성이라면

　　　• 후내측부의 익상이 나타난다면 전거근 혹은 장흉신경의 병변을 의심할 수 있다.

　　　• 후외측부의 익상이 나타난다면 승모근 혹은 11번뇌신경의 병변을 의심할 수 있다.

》TIP

양성반응이 나타났다면 견갑상완리듬 또한 확인하는 게 좋다. 어깨를 굴곡했을 때 익상이 나타난다면 전거근의 병변을 의심할 수 있으며, 어깨를 외전했을 때 익상이 나타난다면 승모근의 병변을 의심할 수 있다.

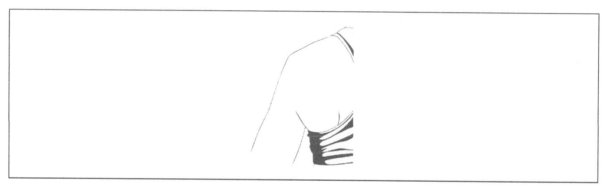

ⓒ Shoulder Hiking

　　ⓐ 검사 목적

　　　• 견갑골 기능장애

　　ⓑ 검사 방법

　　　• 검사는 앉거나 서서 진행한다.

　　　• 환자는 양 어깨를 동시에 외전한다.

　　　• 검사자는 환자의 견갑상완리듬을 관찰한다.

　　ⓒ 검사 결과 양성이라면

　　　• 한 쪽 어깨만 올라가거나, 허리를 측굴 하는 보상패턴이 나타난다면 견갑골 기능장애를 의심할 수 있다.

》TIP

증상이 심하지 않다면 이는 상부승모근의 과활성화 혹은 능형근, 하부승모근, 회전근개의 약화에 의해서 발생한 것 일수도 있다.

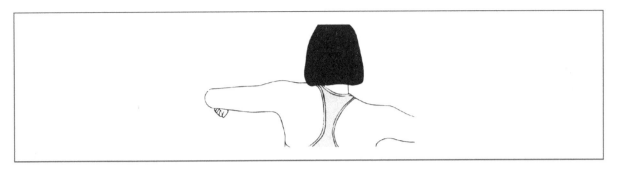

ⓒ Bryan's Sign

 ⓐ 검사 목적

  • 어깨 전방탈구

  • SLAP병변

 ⓑ 검사 방법

  • 검사는 앉아서 진행한다.

  • 검사자는 환자의 겨드랑이 접힘 부위의 높이를 확인한다. (전방, 후방 둘 다 확인)

 ⓒ 검사 결과 양성이라면

  • 한 쪽 겨드랑이 접힘 부위의 높이가 낮다면 어깨의 탈구를 의심할 수 있다.

> **TIP**

이 징후 외에도 환자의 병력을 청취해서 확진하도록 한다.

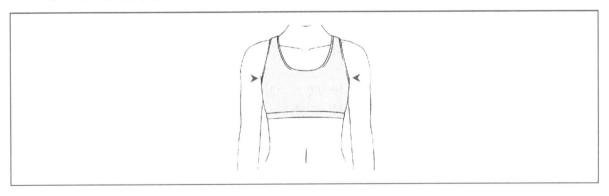

ⓜ Compression-Rotation Test

 ⓐ 검사 목적

  • SLAP병변

 ⓑ 검사 방법

  • 검사는 옆으로 누운 자세에서 진행한다.

  • 검사자는 환자의 어깨를 20° 외전, 팔꿈치를 90° 굴곡시킨다.

  • 다음 한 손으로는 환자의 어깨를 잡고 나머지 한 손으로는 환자의 팔꿈치를 잡고 내.외회전을 시키면서 장축으로 압박한다.

ⓒ 검사 결과 양성이라면
- 통증이나 연발음(crepitus)가 나타난다면 SLAP 혹은 어깨 퇴행성관절염을 의심할 수 있다.

》TIP

딸깍 혹은 덜컹거리는 소리가 난다면 어깨의 아탈구를 의심할 수 있다.

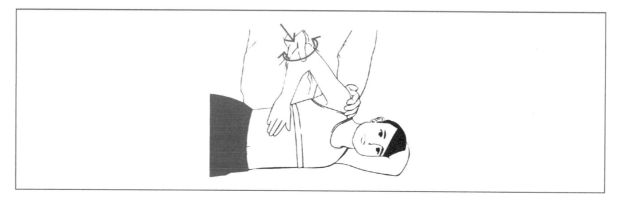

ⓗ O'Brien's test
　ⓐ 검사 목적
　　- SLAP
　　- AC joint 병변
　ⓑ 검사 방법
　　- 검사는 서서 진행한다.
　　- 환자는 어깨 90° 굴곡, 10° 수평내전한 상태에서 엄지손가락이 바닥을 향하도록 어깨를 내회전한다.
　　- 검사자는 환자의 전완을 잡아서 하방으로 압박하고 환자는 저항에 버틴다.
　ⓒ 검사 결과 양성이라면
　　- 통증과 딸깍거리는 소리가 나타난다면 SLAP 병변을 의심할 수 있다.
　　- 통증만 나타난다면 AC 관절의 병변을 의심할 수 있다.

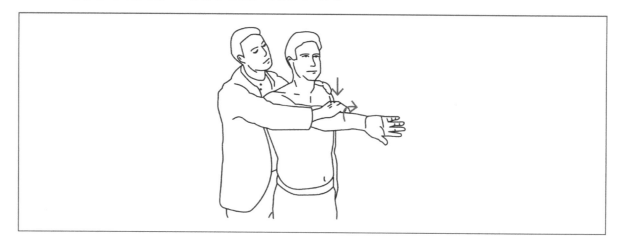

Ⓐ Crank test
　　ⓐ 검사 목적
　　　• 관절와순의 병변
　　ⓑ 검사 방법
　　　• 검사는 앉아서 진행한다.
　　　• 환자는 팔꿈치는 90°, 어깨는 180° 외전을 한 상태로 앉는다
　　　• 검사자는 환자의 팔꿈치를 잡고 어깨를 내·외회전 시키면서 장축으로 압력을 가한다.
　　ⓒ 검사 결과 양성이라면
　　　• 어깨에서 통증이나 연발음(crepitus)이 나타난다면 관절와순의 병변을 의심할 수 있다.

▶ TIP
이 검사의 민감도는 90%가 넘는다. 즉 이 검사에서 양성반응이 나타난다면 관절와순의 병변이 있을 가능성이 매우 높다.

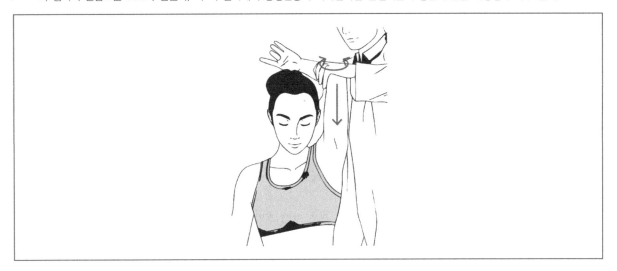

◎ Fulcrum Test
　　ⓐ 검사 목적
　　　• 어깨 전방불안정성
　　　• 회전근개 염좌/좌상
　　ⓑ 검사 방법
　　　• 검사는 바로 누운 자세에서 진행한다.
　　　• 환자는 바로 누운 자세에서 어깨 90° 외전, 팔꿈치 90° 굴곡한다.
　　　• 검사자는 한 손은 환자의 GH관절 밑에 놓고 나머지 한 손은 환자의 전완을 잡고 외회전 시킨다.
　　ⓒ 검사 결과 양성이라면
　　　• 불안함 혹은 불안정성이 나타난다면 어깨 전방불안정성을 의심할 수 있다.
　　　• 국소적인 통증이 나타난다면 회전근개 염좌/좌상을 의심할 수 있다.

》TIP

딸깍 혹은 덜컹 거리는 소리는 어깨가 탈구되면서 나타나는 소리일 수 있다.

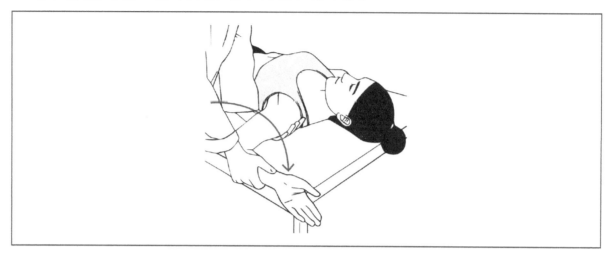

ⓩ Anterior apprehension test

ⓐ 검사 목적

• 어깨 전방불안정성

ⓑ 검사 방법

• 검사는 바로 눕거나 서있는 상태에서 진행한다.

• 환자의 견관절을 외전 90도, 외회전 90도 자세에 놓은 후 상완골두를 후방에서 전방으로 누른다.

ⓒ 검사 결과 양성이라면

• 환자가 탈구감이나 불안감, 통증을 호소하는 경우 어깨 전방불안정성을 의심할 수 있다.

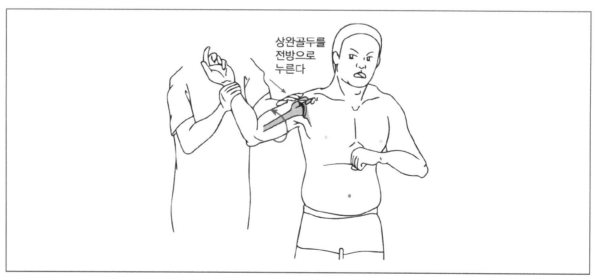

상완골두를
전방으로
누른다

ⓩ Protzman Test

ⓐ 검사 목적
- 어깨 전방불안정성

ⓑ 검사 방법
- 검사는 앉아서 진행한다.
- 검사자는 환자의 어깨를 90° 외전하고 검사자의 다리를 이용해서 환자의 팔을 받친다.
- 검사자는 환자의 GH관절의 앞뒤를 촉진한 상태에서 GH관절의 뒤쪽에 있는 손을 이용해서 전방으로 압박한다.

ⓒ 검사 결과 양성이라면
- 불안함 혹은 불안정성이 나타난다면 어깨 전방불안정성을 의심할 수 있다.

》TIP
뒤에서 잡는 손은 GH관절을 촉진만 할 뿐 압박하는 게 아니다.

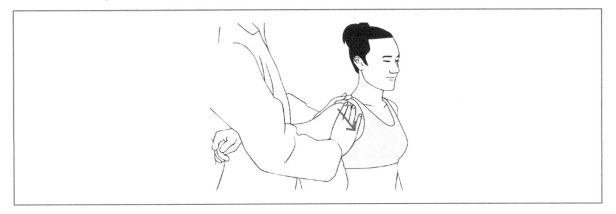

㉠ Rockwood Test

ⓐ 검사 목적
- 어깨의 전방불안정성

ⓑ 검사 방법
- 검사는 앉아서 진행한다.
- 환자는 어깨 외회전을 유지한다.
- 검사자는 환자의 뒤에 서서 한 손으로는 환자의 어깨 뒤를 잡고 전방으로 압박하면서 나머지 한 손으로는 환자의 어깨를 수동적으로 45°~120°까지 외전시킨다.

ⓒ 검사 결과 양성이라면
- 불안함 혹은 불안정성이 나타난다면 어깨 전방 불안정성을 의심할 수 있다.
- 통증이 나타난다면 어깨충돌증후군, 회전근개건염을 의심할 수 있다.

》TIP
어깨 외전은 반드시 환자의 힘이 아닌 검사자의 힘으로 해야 한다.

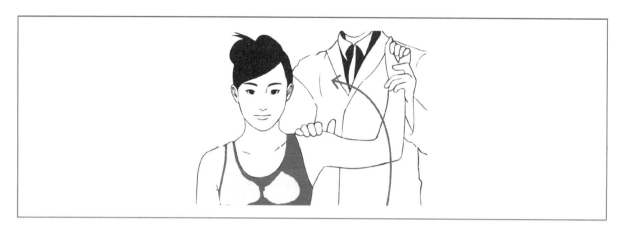

ⓔ Rowe Test

　ⓐ 검사 목적

　　• 어깨 전방불안정성

　ⓑ 검사 방법

　• 검사는 앉아서 진행한다.

　• 환자는 어깨 90˚ 외전, 팔꿈치 완전굴곡, 전완 회내해서 환측 손으로 뒤통수를 잡는다.

　• 검사자는 한 손으로는 환자의 팔꿈치를 잡아서 당기고, 나머지 한 손으로는 환자의 상완골두를 전방으로 압박한다.

　ⓒ 검사 결과 양성이라면

　• 불안함 혹은 불안정성을 느낀다면 어깨 전방불안정성을 의심할 수 있다.

　• 국소적인 통증이 나타난다면 회전근개염좌 혹은 열상을 의심할 수 있다.

> **TIP**

딸깍 혹은 덜컹거리는 소리가 난다면 어깨의 아탈구를 의심할 수 있다.

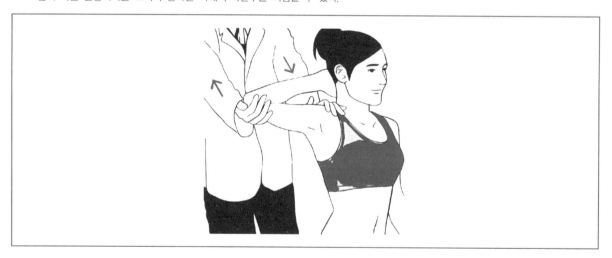

ⓟ Norwood' Stress Test

　ⓐ 검사 목적

　　• 어깨 후방 불안정성

　ⓑ 검사 방법

　　• 환자는 이깨는 90° 외전·내회전, 팔꿈치는 90° 굴곡한 상대로 바로 눕는다.

　　• 검사자는 환자의 견갑골을 잡아서 고정하고 상완골두 후방을 촉진한다.

　　• 그다음 환자의 어깨를 수평내전 시킨다.

　ⓒ 검사 결과 양성이라면

　　• 어깨에서 국소통증이 나타난다면 회전근개 병변을 의심할 수 있다.

　　• 후방불안정성이 나타난다면 어깨 후방 불안정성을 의심할 수 있다.

 TIP

덜컹 혹은 딸깍 소리가 났다면, 관절와에서 상완골이 탈구됐을 가능성이 있다.

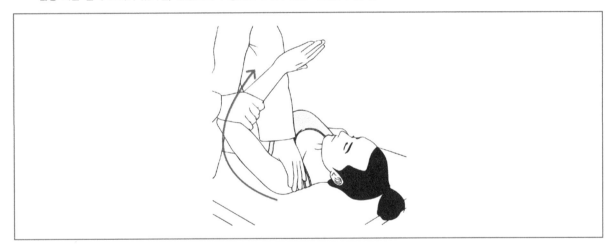

ⓗ Posterior Apprehension Test

　ⓐ 검사 목적

　　• 어깨 후방불안정성

　ⓑ 검사 방법

　　• 검사는 앉아서 진행한다.

　　• 환자는 어깨 90° 굴곡, 내회전, 팔꿈치 90° 굴곡한 상태로 앉는다.

　　• 검사자는 환자의 뒤에서 한 손은 GH관절을 촉진하고, 나머지 한 손은 팔꿈치를 잡은 상태에서 후방으로 압박한다.

　ⓒ 검사 결과 양성이라면

　　• 불안함 혹은 불안정성이 나타난다면 어깨 후방불안정성을 의심할 수 있다.

　　• 국소적인 통증이 나타난다면 회전근개염좌 혹은 좌상을 의심할 수 있다.

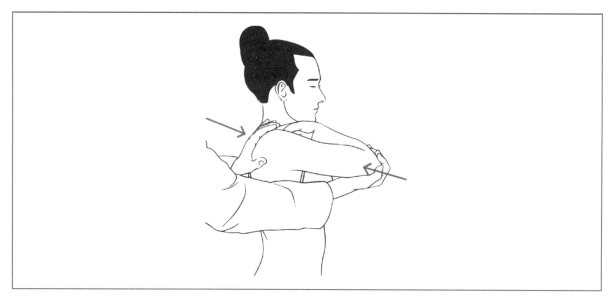

㉮ Push-Pull Test

ⓐ 검사 목적

• 어깨의 후방불안정성

ⓑ 검사 방법

• 검사는 바로 누운 자세에서 진행한다.

• 환자는 바로 누운 자세에서 어깨 90° 외전, 팔꿈치 90° 굴곡한다.

• 검사자는 한 손으로는 환자의 팔을 잡아당기고, 나머지 한 손으로는 환자의 상완골두를 잡고 하방으로 압박한다.

ⓒ 검사 결과 양성이라면

• 불안함 혹은 불안정성이 나타난다면 어깨 후방불안정성을 의심할 수 있다.

• 국소적인 통증이 나타난다면 회전근개 염좌 혹은 좌상을 의심할 수 있다.

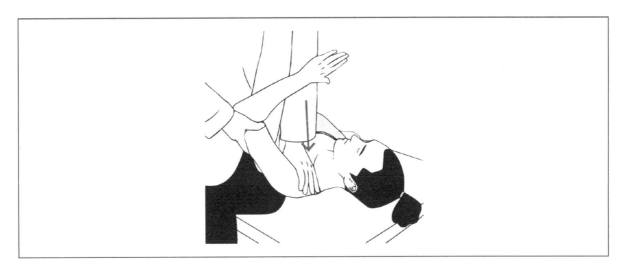

㉯ Relocation Test

ⓐ **검사 목적**
- 어깨의 후방불안정성

ⓑ **검사 방법**
- 검사는 누워서 진행한다.
- 환자는 바로 누운 자세에서 어깨 90° 외전, 팔꿈치 90° 굴곡한다.
- 검사자는 한 손으로는 환자의 전완을 잡고, 나머지 한 손으로는 환자의 상완골두를 하방으로 압박한다.

ⓒ **검사 결과 양성이라면**
- 불안함 혹은 불안정성이 나타난다면 어깨 후방불안정성 혹은 전방 관절와순의 병변을 의심할 수 있다.

▶ TIP ﹏﹏﹏﹏﹏﹏﹏﹏﹏

검사 중 통증이 감소한다면 그것은 상완골두가 원래 자리로 돌아가면서 생기는 자연스러운 현상이다.

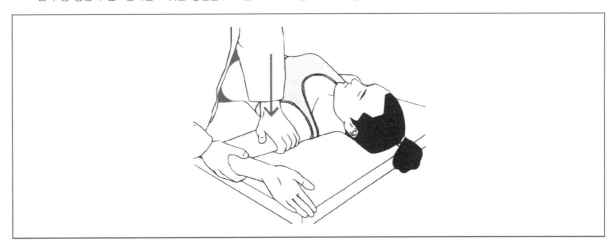

㉔ Faegan's Test

ⓐ 검사 목적
- 어깨 하방불안정성
- 어깨 복합불안정성
- 회전근개 염좌/좌상

ⓑ 검사 방법
- 검사는 앉아서 진행한다.
- 검사자는 환자의 어깨를 90° 외전시키고 검사자의 어깨로 받친다. 이 때 환자의 손바닥은 바닥을 향한다.
- 검사자는 상완골두를 잡고 환자의 어깨를 하방으로 당겨준다.

ⓒ 검사 결과 양성이라면
- '덜컹'소리가 들리거나 과도한 하방움직임이 나타난다면 어깨 하방불안정성 혹은 어깨 복합불안정성을 의심할 수 있다.
- 국소적인 통증이 나타난다면 회전근개 염좌/좌상을 의심할 수 있다.

 TIP

딸깍 혹은 덜컹 거리는 소리는 어깨가 탈구되면서 나타나는 소리일 수 있다.

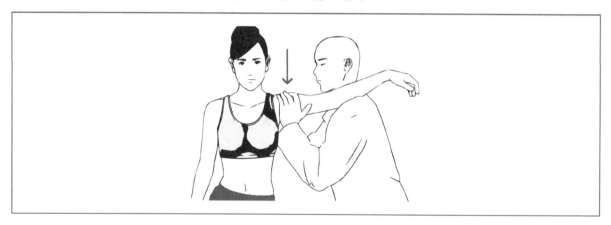

㉕ Sulcus test

ⓐ 검사 목적
- 어깨 하방불안정성

ⓑ 검사 방법
- 검사는 앉거나 서서 진행한다.
- 검사자는 환자의 상완을 잡고 아랫방향으로 당긴다.

ⓒ 검사 결과 양성이라면
- 견봉과 상완골두 사이에 함몰이 확인되는 경우 어깨 하방불안정성 혹은 액와신경 마비를 의심해볼 수 있다.

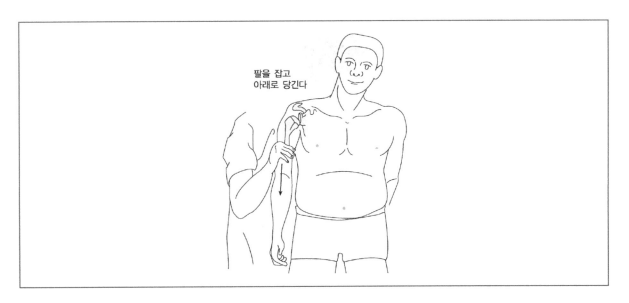

팔을 잡고
아래로 당긴다

ⓜ Load and Shift Test

ⓐ 검사 목적
- 어깨 불안정성
- 회전근개염좌/좌상

ⓑ 검사 방법
- 검사는 앉아서 진행한다.
- 검사자는 환자의 어깨를 잡아서 완전히 고정시킨다.
- 그다음 환자의 어깨를 잡고 앞뒤로 움직인다.

ⓒ 검사 결과 양성이라면
- 정상적인 앞뒤 움직임(앞은 25%, 뒤 50%)을 넘어선 과도한 움직임이 나타난다면 어깨 불안정성을 의심할 수 있다.
- 국소적인 통증이 나타난다면 회전근개염좌/좌상을 의심할 수 있다.

▶ TIP

딸깍 혹은 덜컹 거리는 소리는 어깨가 탈구되면서 나타나는 소리일 수 있다.

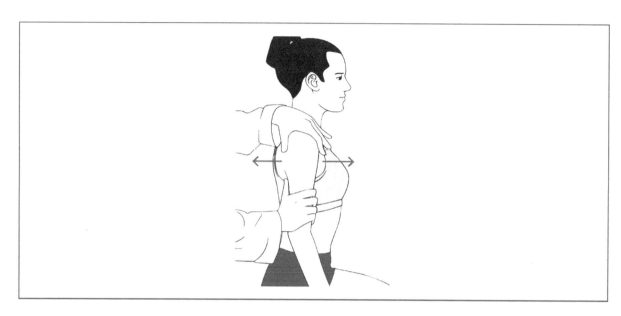

ⓑ Hawkins–Kennedy Test

  ⓐ 검사 목적

　•극상근 부위에서 나타나는 어깨충돌증후군

  ⓑ 검사 방법

　•검사는 앉아서 진행한다.

　•환자는 어깨 90° 외전, 팔꿈치 90° 굴곡한다.

　•검사자는 환자의 어깨를 수평내전, 내회전 시켜 상완골 대전자가 견봉과 충돌하도록 유도한다.

  ⓒ 검사 결과 양성이라면

　•어깨 전방외측 부위에서 통증이 나타난다면 극상근 부위에서 나타나는 어깨충돌증후군을 의심할 수 있다.

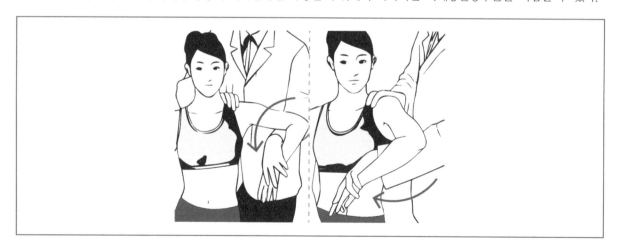

㉔ Impingement Sign

ⓐ 검사 목적

• 어깨충돌증후군

ⓑ 검사 방법

• 검사는 앉거나 서서 진행한다.
• 환자는 능동적으로 어깨를 외회전한 상태에서 굴곡한다.
• 그다음 환자는 어깨를 내회전한 상태로 굴곡한다.

ⓒ 검사 결과 양성이라면

• 어깨를 굴곡하는 동안 통증이 나타난다면 어깨충돌증후군을 의심할 수 있다.
• 어깨를 내회전할 때 통증이 나타난다면 극상근부위에서 나타나는 어깨충돌증후군을 의심할 수 있다.
• 어깨를 외회전할 때 통증이 나타난다면 상완이두근의 장두에 의한 어깨충돌증후군을 의심할 수 있다.

》TIP

이 검사에서 양성반응이 나타난다면 Neer's test또한 진행하는 게 좋다.(수동적인 어깨 굴곡 검사)

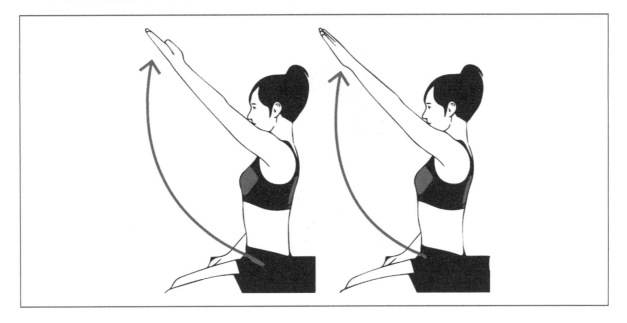

ⓐ Neer's Test

ⓐ 검사 목적

• 견봉하 부위에서 나타나는 어깨충돌증후군

ⓑ 검사 방법

• 검사는 앉아서 진행한다.

• 검사자는 환자의 어깨를 외회전시킨 상태에서(손바닥이 천장을 향하도록) 완전한 가동범위로 굴곡시킨다.

• 그다음 똑같은 자세를 내회전시킨 상태에서(손바닥이 바닥을 향하도록) 완전한 가동범위로 굴곡시킨다.

ⓒ 검사 결과 양성이라면

• 내회전시킨 상태에서 통증이 나타난다면 견봉하 부위에서 나타나는 어깨충돌증후군을 의심할 수 있다.

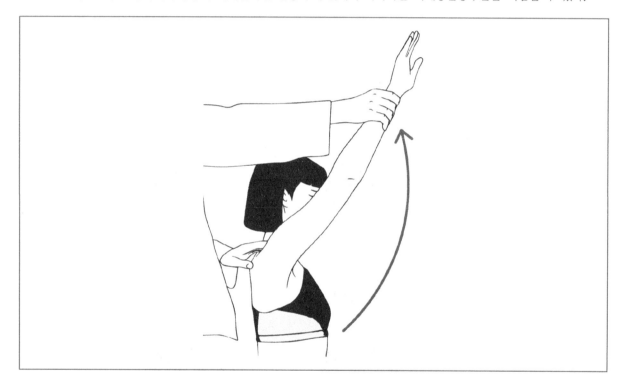

㉣ Reverse Impingement Test

ⓐ 검사 목적
- 어깨충돌증후군

ⓑ 검사 방법
- 환자는 바로 누운 자세에서 어깨를 95° 이상 외전, 외회전한다.
- 검사자는 한 손으로는 환자의 어깨를 부드럽게 외회전시키고 나머지 한 손으로는 상완골두를 잡고 하방으로 압력을 가한다.

ⓒ 검사 결과 양성이라면
- 통증이 줄어들거나 사라진다면 견봉하 기계적인 충돌(Mechanical Impingement)을 의심할 수 있다.
- Mechanical Impingement : 물리적인 압박에 의한 충돌

 TIP

어깨의 습관성 탈구 혹은 불안정성이 있다면 매우 조심스럽게 시행해야 한다.

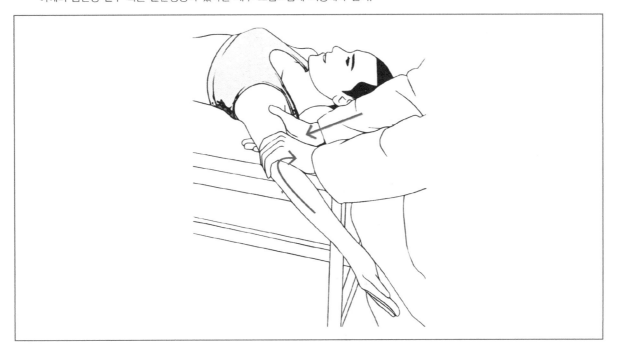

05

운동상해

ⓧ Speed's Test

　　ⓐ 검사 목적

　　　• 이두근 건염

　　ⓑ 검사 방법

　　　• 검사는 앉아서 진행한다.

　　　• 환자는 팔꿈치 신전, 전완 회외한 상태로 어깨를 120° 굴곡한다.

　　　• 검사자는 환자의 이두근 고랑을 촉진하면서 환자의 동작을 억제한다.

　　ⓒ 검사 결과 양성이라면

　　　• 통증이 나타난다면 이두근 건염을 의심할 수 있다.

》TIP

이 검사에서 양성반응이 나타난다면 SLAP병변을 의심할 수도 있다.

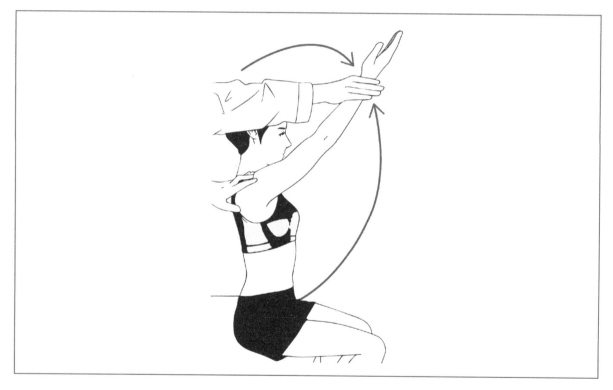

㉮ Yergason's test

ⓐ 검사 목적

• 이두근 병변

ⓑ 검사 방법

• 검사는 앉아서 진행한다.

• 환자는 팔꿈치를 90° 굴곡, 전완은 회내한 채로 앉는다.

• 검사자는 한 손은 환자의 전완을 잡고, 나머지 한 손은 환자의 이두근건을 촉진한다.

• 환자는 전완을 회외하면서 어깨 외회전하는 방향으로 힘을 주고 검사자는 반대방향으로 힘을 줘서 동작을 억제한다.

ⓒ 검사 결과 양성이라면

• 통증이나 근력약화가 나타난다면 이두근의 염좌 혹은 이두근염을 의심할 수 있다.

• 이두근건 장두를 촉진한 손에서 이두근건이 튀어나가는 게 느껴진다면 상완횡인대의 손상에 의한 이두근건 불안정성을 의미한다.

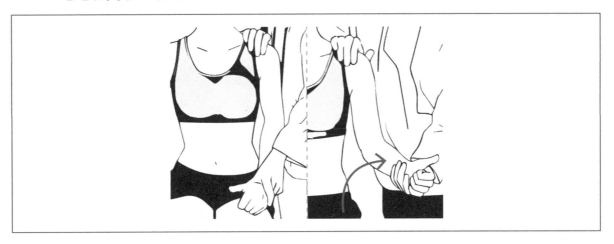

㉯ Gilchrest's Test

ⓐ 검사 목적

• 이두근 건염

• 이두근 건의 탈구

• 상완횡인대 파열

ⓑ 검사 방법

• 검사는 선 자세에서 진행한다.

• 환자는 어깨를 완전히 외회전한 상태에서 2파운드의 물건을 들고 90°~100° 수평외전한다.

ⓒ 검사 결과 양성이라면

• 통증이 나타난다면 이두근 건염을 의심할 수 있다

• 불안감이 나타난다면 이두근 건의 탈구 혹은 아탈구, 상완골 횡인대 파열을 의심할 수 있다.

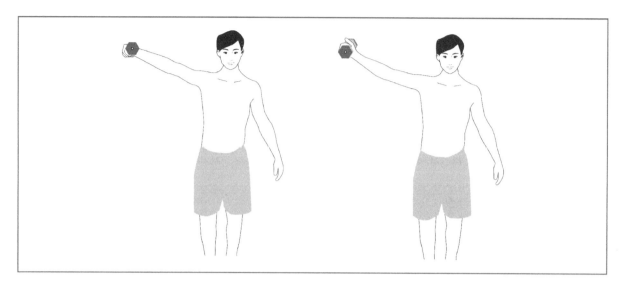

ⓟ Lippman's Test

   ⓐ 검사 목적
- 이두근 불안정성
- 상완횡인대 손상

   ⓑ 검사 방법
- 환자는 팔꿈치를 90° 굴곡한 상태로 앉는다.
- 검사자는 한 손은 환자의 전완을 잡고 나머지 한 손은 환자의 이두근 고랑을 잡은 다음 어깨를 내.외회전 시킨다.

   ⓒ 검사 결과 양성이라면
- 이두근이 고랑에서 튀어나오는 느낌이 든다면 이두근 불안정성 혹은 상완횡인대 손상을 의심할 수 있다.

▶TIP
이 검사에서 양성반응이 나타난다면 이두근 장두의 아탈구도 나타날 수 있다.

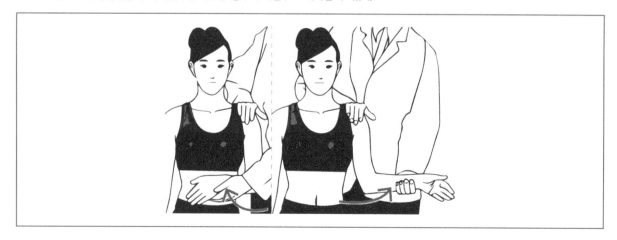

ⓗ Ludington's Test

　ⓐ 검사 목적

　　• 이두근 건의 파열

　ⓑ 검사 방법

　• 검사는 앉아서 진행한다.

　• 환자는 양손에 깍지를 껴서 뒤통수를 잡고 이두근이 늘어나도록 팔을 벌린다.

　• 검사자는 환자의 이두근을 촉진하고 이상징후를 관찰한다.

　ⓒ 검사 결과 양성이라면

　• 이두근에서 어떤 수축도 느껴지지 않는다면 이두근의 파열 혹은 근피신경의 마비를 의심할 수 있다.

▶**TIP**

이두근 파열이 있다면 이두근이 공처럼 튀어나오는 것을 관찰할 수 있다.

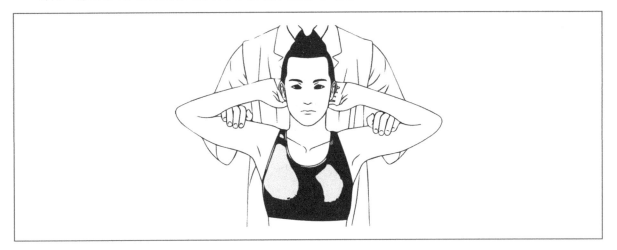

Ⓐ Empty can test

　ⓐ 검사 목적

　　• 회전근개 병변

　ⓑ 검사 방법

　• 검사는 앉거나 서서 진행한다.

　• 환자는 어깨 90° 굴곡, 30° 수평내전한 상태에서 엄지손가락이 바닥을 향하도록 어깨를 내회전한다.

　• 검사자는 환자의 전완을 잡아서 하방으로 압박하고 환자는 저항에 버틴다.

　ⓒ 검사 결과 양성이라면

　• 통증이나 근력약화가 나타난다면 회전근개병변을 의심할 수 있다.

▶**TIP**

커다란 캔을 들어 올린다고 상상하면 이해하기 쉽다.

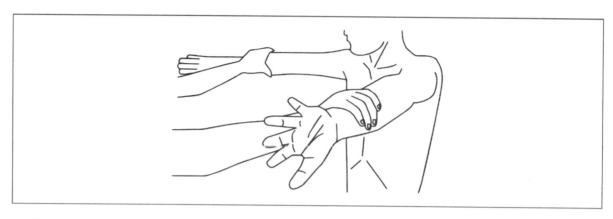

Ⓑ Lift-off Test

  ⓐ 검사 목적
- 견갑하근의 병변
- 회전근개의 병변

  ⓑ 검사 방법
- 검사는 앉거나 서서 진행한다.
- 환자는 손을 천골 뒤에 놓고 손을 천골로부터 떨어뜨리려고 노력한다.
- 검사자는 환자의 동작에 부드러운 저항을 주거나, 가만히 관찰한다.

  ⓒ 검사 결과 양성이라면
- 손을 천골로부터 떨어뜨릴 수 없다면 견갑하근의 완벽한 파열 혹은 마비 혹은 회전근개의 손상 혹은 견갑하근의 통증유발점을 의심할 수 있다.

▶ TIP ～～～～～～～～～～～～～～～

견갑하근의 근력은 어깨 90° 외전, 팔꿈치 90° 굴곡한 상태에서 어깨를 받치고 내회전 근력을 검사하는 방식으로도 확인할 수 있다.

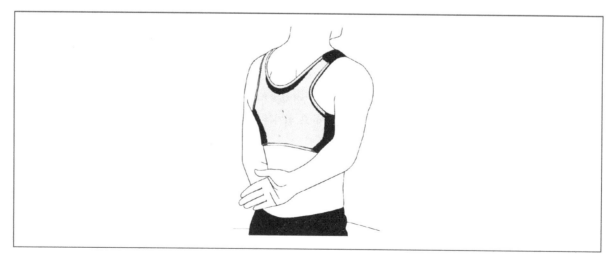

ⓒ Painful arc test

　ⓐ 검사 목적

　　• 극상근건, 극하근건의 손상 유무

　ⓑ 검사 방법

　　• 검사는 앉거나 서서 진행한다.

　　• 환자는 환측의 어깨를 천천히 외전 시킨다.

　ⓒ 검사 결과 양성이라면

　　• 외전 60~120도 사이에서 통증이 증가하고 그 이외의 범위에서는 통증이 감소한다면 회전근개파열, 회전근개염, 견봉하 점액낭염을 의심해 볼 수 있다.

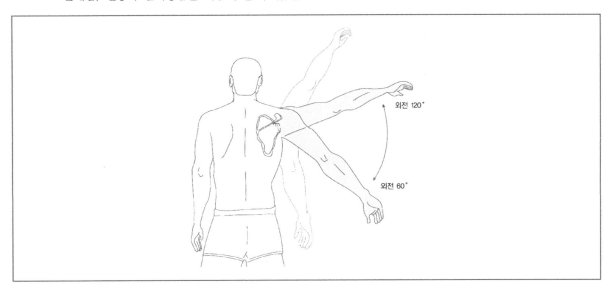

ⓓ Drop arm test

　ⓐ 검사 목적

　　• 극상근건, 극하근건의 손상 유무

　ⓑ 검사 방법

　　• 검사는 앉거나 서서 진행한다.

　　• 검사자는 환자의 어깨를 외전시킨 후 외전 90도 부근에서 손을 놓는다.

　ⓒ 검사 결과 양성이라면

　　• 환자가 어깨를 그대로 유지하지 못하고 내리는 경우, 극상근건을 중심으로 한 회전근개 파열의 급성기를 의심해 볼 수 있다.

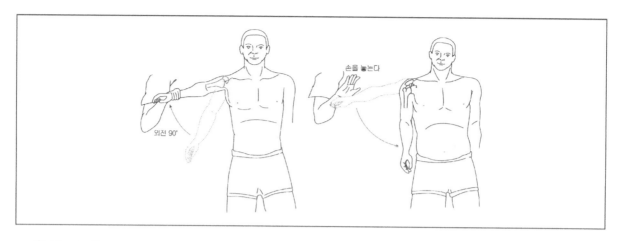

Ⓔ Mouth Wrap-around Test

　ⓐ 검사 목적

　　• 극하근/소원근의 약화

　　• 오십견

　　• 어깨 충돌증후군

　ⓑ 검사 방법

　　• 검사는 앉거나 서서 진행한다.

　　• 환자는 어깨를 외전시켜 머리뒤로 손을 뻗어 반대쪽 입꼬리까지 손을 가져가도록 한다.

　ⓒ 검사 결과 양성이라면

　　• 만약 손이 반대쪽 입에 닿지 않는다면 극하근/소원근의 약화 혹은 오십견 혹은 어깨 충돌증후군을 의심할
　　　수 있다.

》TIP

　선천적으로 팔이 짧거나, 근육량이 많거나, 비만인 사람들은 잘못된 양성반응이 나타날 수 있다.

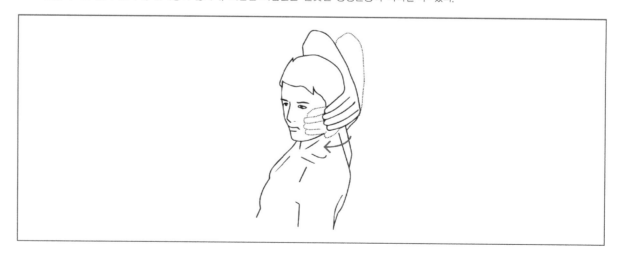

Ⓕ Supraspinatus Press Test

   ⓐ 검사 목적

     • 극상근병변

   ⓑ 검사 방법

     • 환자는 앉아서 어깨 90° 외전, 30° 굴곡(scaption plane) 자세를 취한다.

     • 검사자는 환자를 관찰하면서 부드럽게 하방으로 어깨를 누른다.

   ⓒ 검사 결과 양성이라면

     • 통증이나 근력약화가 나타난다면 극상근의 좌상이나 열상을 의심할 수 있다.

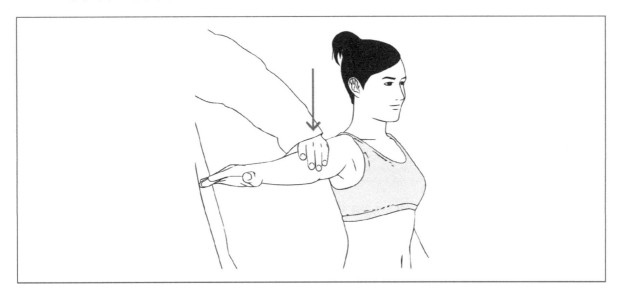

Ⓖ Roo's Test

   ⓐ 검사 목적

     • 흉곽출구증후군

   ⓑ 검사 방법

     • 검사는 앉아서 진행한다.

     • 환자는 어깨 90° 외전, 팔꿈치 90° 굴곡한다.

     • 검사자는 환자에게 주먹을 쥐었다 폈다를 3분 동안 반복하라고 지시한다.

   ⓒ 검사 결과 양성이라면

     • 자세를 유지할 수 없거나 신경학적인 증상이 나타난다면 흉곽출구증후군을 의심할 수 있다.

▶TIP

어깨 외전을 할 때 통증이 나타난다면 다른 흉곽출구증후군 검사를 진행하도록 한다.

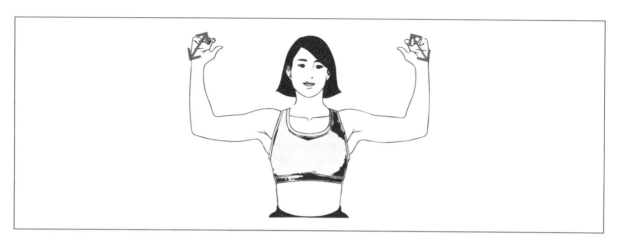

Ⓗ Scalene Cramp Test

ⓐ 검사 목적
- 사각근 단축
- 흉곽출구증후군

ⓑ 검사 방법
- 검사는 앉아서 진행한다.
- 환자는 환측으로 목을 돌리고, 쇄골상와를 향해 턱을 당긴다.

ⓒ 검사 결과 양성이라면
- 국소적인 통증이 증가한다면 사각근의 통증유발점(Trigger point)을 의심할 수 있다.
- 신경학적인 증상이 나타난다면 TOS(흉곽출구증후군)을 의심할 수 있다.

〉TIP
사각근에 통증유발점이 있다면 그 통증은 어깨와 팔로 방사될 수 있다.

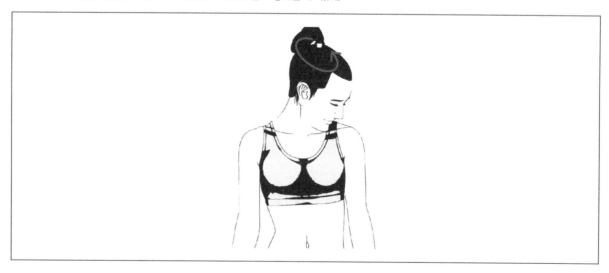

Ⓘ Adson's test

  ⓐ 검사 목적

  • 흉곽출구증후군

  ⓑ 검사 방법

  • 검사는 앉아서 진행한다.

  • 환자는 어깨를 피고 가쪽 돌림을 한 후 같은 방향으로 목을 젖히고 회전시킨다. 이때 검사자는 환자의 요
    골동맥의 맥박을 확인한다.

  ⓒ 검사 결과 양성이라면

  • 요골동맥에서 맥박을 확인해 맥박이 없거나 감소한다면 흉곽출구증후군을 의심할 수 있다.

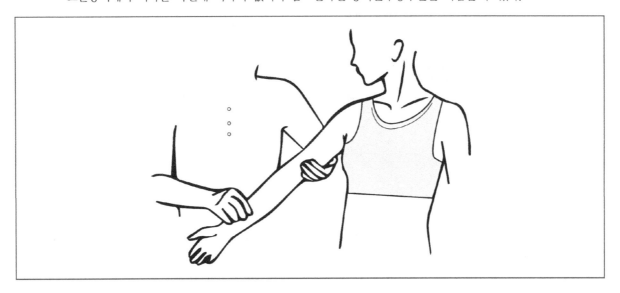

Ⓙ Shoulder Girdle Passive Elevation

  ⓐ 검사 목적

  • 흉곽출구증후군

  • 정맥압박

  • 동맥압박

  ⓑ 검사 방법

  • 검사는 앉아서 진행한다.

  • 환자는 양손을 교차해서 몸을 감싸준다.

  • 검사자는 환자의 바로 뒤에서 환자의 팔꿈치를 잡고 팔을 들어 올린다.

  ⓒ 검사 결과 양성이라면

  • 저리거나 찌릿찌릿한 신경학적인 증상이 완화된다면 흉곽출구증후군을 의심할 수 있다.

  • 청색증 혹은 정맥출혈이 완화된다면 정맥압박을 의심할 수 있다.

  • 손이 따듯해지거나, 맥박이 강해지거나, 손의 피부색이 변한다면 동맥압박을 의심할 수 있다.

》TIP

흉곽출구증후군 환자 중 신경학적 증상이 나타나는 사람은 97%, 정맥압박 증상이 나타나는 사람은 2%, 동맥압박 증상이 나타나는 사람은 1%이다.

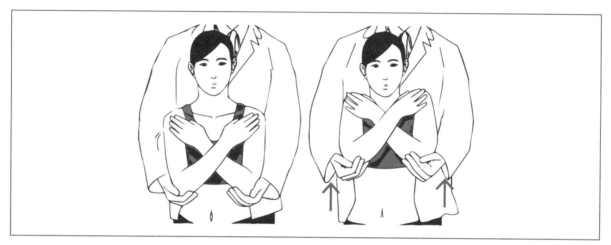

Ⓚ Wright's Test

   ⓐ 검사 목적

    • 흉곽출구증후군(TOS)

   ⓑ 검사 방법

    • 검사는 앉아서 진행한다.

    • 검사자는 환자의 요골동맥을 촉진하고 환자의 팔을 수평외전 시킨다.

   ⓒ 검사 결과 양성이라면

    • 팔을 수평외전 시켰을 때 맥박이 약해진다면 흉곽출구증후군을 의심할 수 있다.

》TIP

이 검사의 정확도는 다소 낮은 편이므로 다른 검사를 추가적으로 시행 하는 게 좋다.

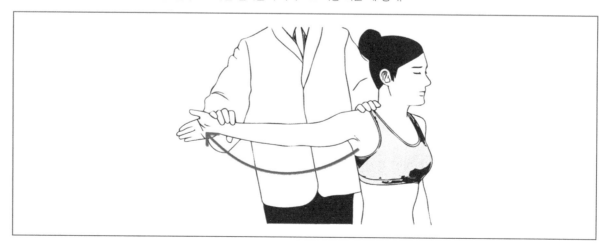

③ 팔꿈치 특수검사

㉠ Reverse cozen's test

ⓐ 검사 목적

• 골프엘보

ⓑ 검사 방법

• 검사는 앉아서 진행한다.

• 환자는 팔꿈치는 120° 굴곡, 전완은 회외, 손목은 약간 척측굴곡한 상태로 앉는다.

• 검사자는 한 손으로는 손바닥을 누르고 나머지 한 손으로는 팔꿈치 내측부를 잡고 고정해서 내측측부인대가 신장되도록 한다.

• 검사자는 검사 과정에서 나타나는 환자의 반응을 관찰한다.

ⓒ 검사 결과 양성이라면

• 내측상과, 총굴곡건(common flexor tendon)에 국소적인 통증이나 불편함이 나타난다면, 골프엘보를 의심할 수 있다.

> TIP

이 검사의 주 목적은 총굴곡건(common flexor tendon)을 최대한 신장하는 것이다.

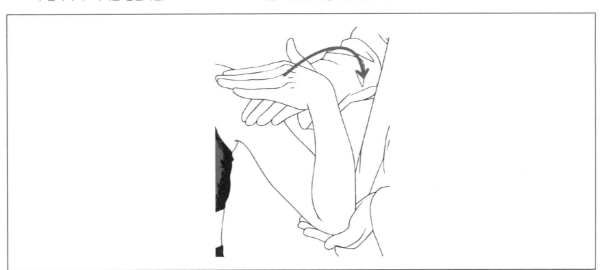

㉡ Reverse Mill's test

ⓐ 검사 목적

• 골프엘보

ⓑ 검사 방법

• 검사는 앉아서 진행한다.

• 검사자는 환자의 팔꿈치, 손목, 손가락을 신전시키고, 내측측부인대에 있는 총굴곡건(common flexor tendon)들을 신장하려고 노력한다.

• 검사자는 이 때 환자의 반응을 확인한다.

ⓒ 검사 결과 양성이라면
- 내측상과, 총굴곡건(common flexor tendon)에 국소적인 통증이나 불편함이 나타난다면, 골프엘보를 의심할 수 있다.

▶TIP
이 검사의 주 목적은 총굴곡건(common flexor tendon)을 최대한 신장하는 것이다.

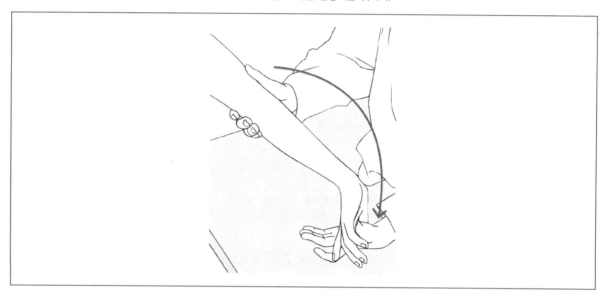

ⓒ Valgus elbow stress test
ⓐ 검사 목적
- 내측측부인대 염좌
ⓑ 검사 방법
- 검사는 앉아서 진행한다.
- 검사자는 환자의 팔꿈치를 완전히 편 상태에서 외반력을 가한다.
- 그다음 팔꿈치를 30° 굴곡하고 전완은 회외한 상태에서 외반력을 가한다.
- 각각의 검사에서 통증이나 과도한 가동범위가 나타나는지 확인한다.
ⓒ 검사 결과 양성이라면
- 통증이나 과도한 ROM이 나타난다면 내측측부인대의 염좌나 불안정성을 의심할 수 있다.

▶TIP
팔꿈치는 인체에서 가장 역동적인 관절에 속하며, 팔꿈치의 측부인대가 멀쩡한지 확인하기 위해서는 반드시 두 검사를 동시에 진행해서 확인해야 한다. 둘 중 하나라도 반응이 나타난다면 양성이다.

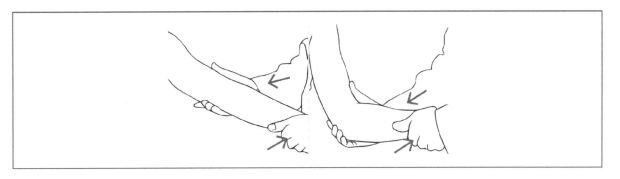

ⓛ Elbow flexion test

ⓐ 검사 목적

• 주관절터널증후군

ⓑ 검사 방법

• 환자는 팔꿈치를 완전히 굴곡한 상태로 앉는다.

• 검사자는 환자에게 3분 동안 자세를 유지하라고 지시한다.

• 검사자는 환자가 자세를 유지하는 동안 손으로 팔꿈치를 눌러서 더욱 굴곡시킬 수도 있다. (검사 민감성 증가)

ⓒ 검사 결과 양성이라면

• 척골신경 영역에서 저리거나, 찌릿찌릿하거나, 이상감각이 나타난다면, 주관절터널증후군을 의심할 수 있다.

▶TIP
이 검사는 원회내근 또한 압박할 수 있기 때문에 이 검사에 의해서 손목터널증후군의 증상도 나타날 수 있다.

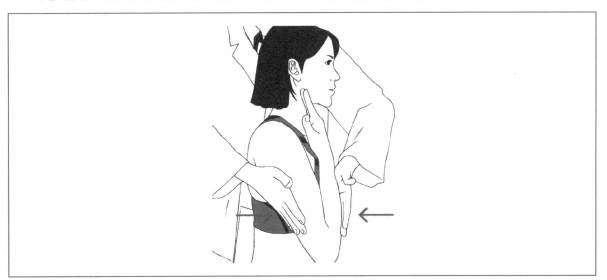

ⓜ Tinel's sign at elbow

ⓐ 검사 목적
- 척골신경의 병변

ⓑ 검사 방법
- 검사는 앉아서 진행한다.
- 검사자는 주관절터널 부위를 짚는다.
- 손가락으로 주관절터널을 두드린다.
- 이 때 환자가 찌릿찌릿한 느낌이나 저리는 느낌 혹은 통증을 나타내는지 확인한다.

ⓒ 검사 결과 양성이라면
- 찌릿찌릿한 느낌이나 저리는 느낌 혹은 통증이 나타난다면 척골신경의 병변을 의심할 수 있다.

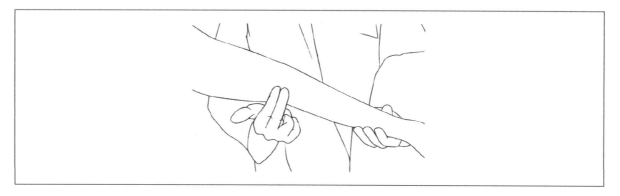

ⓗ Cozen's test

ⓐ 검사 목적
- 테니스엘보

ⓑ 검사 방법
- 검사는 앉아서 진행한다.
- 검사자는 환자에게 전완은 회내, 손목은 신전, 팔꿈치는 완전히 굴곡한 채로 유지하라고 지시한다.(웨이터 자세)
- 검사자는 한 손은 손목 굴곡과 팔꿈치 신전이 되는 방향으로 힘을 가하고, 한 손은 환자의 팔꿈치를 잡고 고정한다.(환자는 버티려고 하고, 검사자는 압박을 가하는 것이다)
- 검사자는 환자에게서 나타나는 증상을 확인한다.

ⓒ 검사 결과 양성이라면
- 검사 결과 환자에게서 통증이나 근력약화가 나타난다면, 외측측부인대 즉 테니스엘보를 의심할 수 있다.

>TIP

검사에서 나타나는 통증은 날카로운 통증이다.

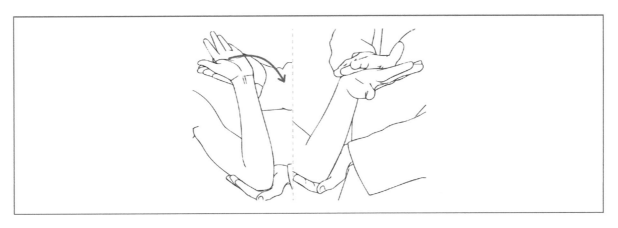

ⓐ Mill's test

ⓐ **검사 목적**

• 테니스엘보

ⓑ **검사 방법**

• 검사는 앉아서 진행한다.

• 검사자는 환자의 팔꿈치를 회내, 신전시키고 손목은 굴곡시켜 총신전건(common extensor tendon)을 신
장시킨다.

ⓒ **검사 결과 양성이라면**

• 외측상과에서 통증이 나타난다면 테니스엘보를 의심할 수 있다.

❱ **TIP**

• 손가락도 굴곡하면 더욱 검사의 민감성을 높일 수 있다.

• 이 검사는 테니스 엘보의 치료 목적으로도 사용할 수 있다. (총신전건 스트레칭)

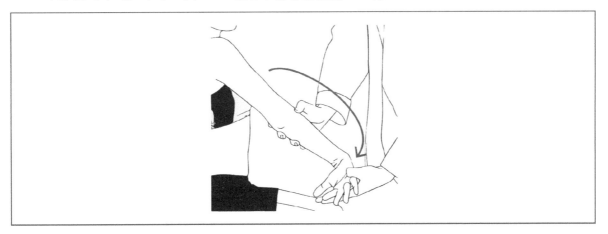

ⓞ Varus elbow stress test

　ⓐ 검사 목적

　　• 외측측부인대 염좌

　ⓑ 검사 방법

　　• 검사는 앉아서 진행한다.

　　• 첫 번째로 팔꿈치를 완전히 편 상태에서 내반력을 가한다.

　　• 두 번째로 팔꿈치를 30° 굴곡하고 전완은 회외한 상태에서 내반력을 가한다.

　　• 각각의 검사에서 통증이나 과도한 가동범위가 나타나는지 확인한다.

　ⓒ 검사 결과 양성이라면

　　• 통증이나 과도한 ROM이 나타난다면 외측측부인대의 염좌나 불안정성을 의심할 수 있다.

> **TIP** ~~~~~~

팔꿈치는 인체에서 가장 역동적인 관절에 속하며, 팔꿈치의 측부인대가 멀쩡한지 확인하기 위해서는 반드시 두 검사를 동시에 진행해서 확인해야 한다. 둘 중 하나라도 반응이 나타난다면 양성이다.

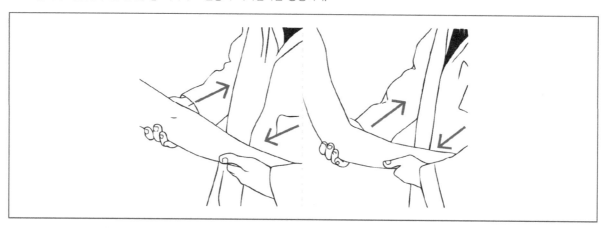

④ 손목 특수검사

　㉠ Finklestein's test

　　ⓐ 검사 목적

　　　• 드퀘르뱅 병 (deQuervain's disease)

　　　• 장무지외전근의 건초염

　　　• 단무지신근의 건초염

　　ⓑ 검사 방법

　　　• 검사는 앉아서 진행한다.

　　　• 엄지손가락을 꽉 접은 상태에서 손목을 아래로 꺾는다(척측 편위)

　　　• 통증이 나타나는지 확인한다.

　　ⓒ 검사 결과 양성이라면

　　　• 통증이 나타난다면 드퀘르뱅병 혹은 장무지외전근의 건초염 혹은 단무지신근의 건초염을 의심할 수 있다.

>**TIP**
검사의 양성반응이 나타난다면 그 통증은 날카롭고 국소적인 통증이다.

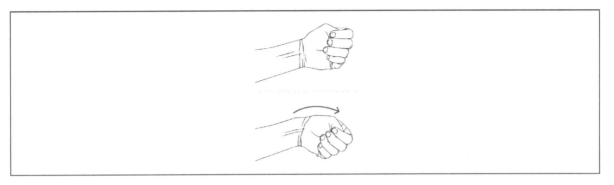

ⓛ Bunnel littler test

ⓐ 검사 목적
- PIP 골관절염
- PIP 관절낭의 유착
- 충양근(Lumbricale muscle) 단축

ⓑ 검사 방법
- 검사는 앉아서 진행한다.
- MCP는 신전, PIP는 굴곡한 상태에서 PIP의 ROM을 확인한다.
- 똑같이 반복하는데 이번엔 MCP관절도 굴곡한다.

ⓒ 검사 결과 양성이라면
- ROM의 감소는 PIP관절낭의 유착이나 PIP골관절염을 의심할 수 있다.
- 두 검사에서 ROM의 차이가 없다면 PIP관절낭의 제한을 의심할 수 있다.
- MCP관절을 굴곡했을 때 ROM이 증가한다면, 충양근의 약화를 의심할 수 있다.

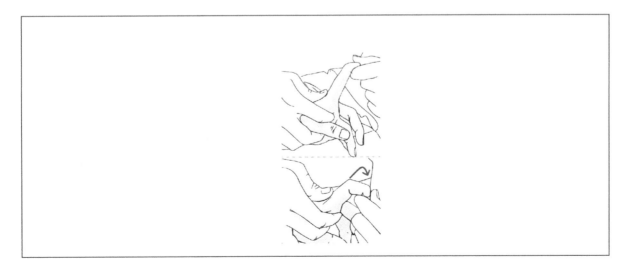

ⓒ Thumb grind test

ⓐ 검사 목적
- 능형중수관절염
- 능형중수관절의 퇴행성관절염

ⓑ 검사 방법
- 검사는 앉아서 진행한다.
- 검사자는 환자의 손목과 엄지손가락을 잡아서 고정한다.
- 엄지손가락을 돌리면서 장축으로 압박을 가한다.
- 검사자는 환자가 통증을 호소하거나 연발음(crepitus)가 나타나는지 확인한다.

ⓒ 검사 결과 양성이라면
- 통증을 호소하거나 연발음이 나타난다면 능형중수관절염 혹은 능형중수관절의 퇴행성관절염을 의심할 수 있다.

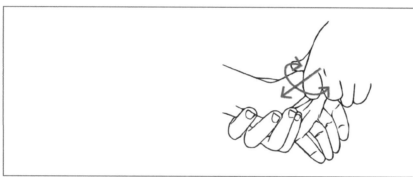

ⓔ Allen's test

ⓐ 검사 목적
- 척골동맥 병변
- 요골동맥 병변

ⓑ 검사 방법
- 손바닥이 천장을 향하도록 놓는다.
- 요골동맥의 맥박과 척골동맥의 맥박을 찾는다.
- 손으로 요골동맥과 척골동맥을 강하게 압박한다.
- 환자에게 주먹을 쥐었다 폈다를 10번 반복하라고 지시한다.(주먹을 쥐었다 폈다를 반복하면 점점 손바닥이 창백해진다.)
- 요골동맥과 척골동맥을 압박하던 손가락을 풀고 손바닥이 다시 원래대로 돌아오는데 걸리는 시간을 측정한다.

ⓒ 검사 결과 양성이라면
- 일반적으로 3~5초 안에 손바닥 색이 돌아오지만, 그 이상 시간이 소요된다면 동맥의 병변을 의심할 수 있다.

> **TIP**

둘 다 동시에 풀지 않고 요골 동맥이나 척골 동맥 둘 중 하나만 풀면 어느 동맥이 병변이 심한지도 확인할 수 있다.

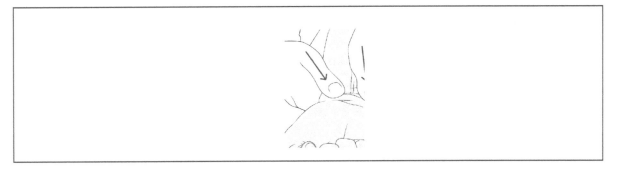

ⓜ Bracelet test

 ⓐ **검사 목적**

  • 류마티스 관절염

  • 손목 인대 불안정성

 ⓑ **검사 방법**

  • 검사는 앉거나 서서 진행한다.

  • 원위 요골과 척골을 잡는다.(팔찌가 착용되는 부위)

  • 잡은 부위를 엄지와 검지를 이용해서 압박한다.

  • 손이나 손목 혹은 전완에 통증이 나타나는지 확인한다.

 ⓒ **검사 결과 양성이라면**

  • 손이나 손목 혹은 전완에 통증이 나타난다면 류마티스 관절염을 의심할 수 있다.

  • 비정상적인 가동범위(느슨함)이 나타난다면 손목 인대의 불안정성을 의심할 수 있다.

> **TIP**

압박을 하는 부위는 관절부위로 혈관이나 신경을 압박하지 않도록 주의해야 한다.

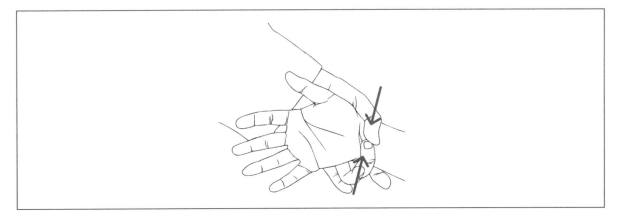

ⓗ Modified Phalen's test

  ⓐ 검사 목적

  • 손목터널증후군

  ⓑ 검사 방법

  • 검사는 앉거나 서서 진행한다.

  • 환자는 팔꿈치를 0 ~ 30° 굴곡한 상태에서, 전완은 회내한다.

  • 검사자는 한 손은 검지손가락과 가운데 손가락이 손목터널부위를 압박할 수 있도록, 나머지 한 손으 환자
    의 손목이 굴곡된 상태를 유지할 수 있도록 만들어 준다.

  • 이 상태를 최소한 60초 이상 유지한다.

  • 이 때 검사자는 환자에게 어떤 느낌이 드는지, 혹은 손목에 통증이 느껴지는 지 질문한다.

  ⓒ 검사 결과 양성이라면

  • 손에서 찌릿찌릿한 느낌이나 저리는 느낌 혹은 통증을 호소한다면, 손목터널증후군을 의심할 수 있다.

▶TIP

이 검사는 일반적인 손목터널증후군보다 훨씬 자극적인 검사로, 정밀도는 높지만 강도조절을 잘못하면 증상을 악화시기 쉽습니다.

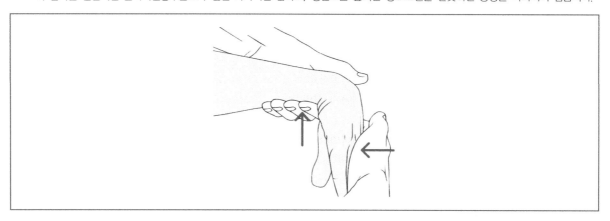

ⓢ Phalen's test

  ⓐ 검사 목적

  • 손목터널증후군

  ⓑ 검사 방법

  • 검사는 앉거나 서서 진행한다.

  • 환자는 양 손등이 서로 맞닿은 상태에서 몸 앞쪽에 위치하도록 한다.

  • 양 손목은 완전히 굴곡된 상태여야 하며, 이 자세를 최소한 1분 이상 유지해야 한다.

  • 검사자는 환자가 손이나 손목에 통증이나 불편함을 호소하는지 확인한다.

  ⓒ 검사 결과 양성이라면

  • 손에서 찌릿찌릿한 느낌이나 저리는 느낌 혹은 통증을 호소한다면, 손목터널증후군을 의심할 수 있다.

좀 더 정밀한 확인을 위해서 한 쪽 손으로도 진행할 수 있다. 이 때 환자는 손가락을 모은 채로 손목을 신전하려고 하고, 검사자는 손목 신전을 하지 못하도록 막는다.

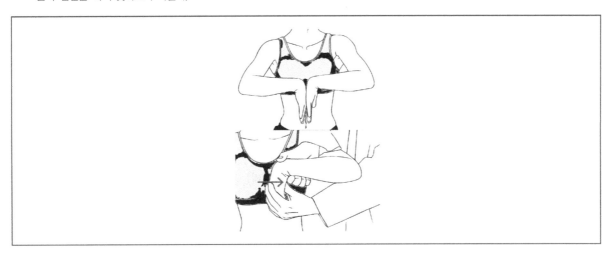

◎ Tinel's test

ⓐ 검사 목적

• 손목터널증후군

ⓑ 검사 방법

• 검사는 앉아서 진행한다.
• 검사자는 손끝으로 손목터널이나, 척골터널을 두드린다.
• 검사자는 환자가 찌릿찌릿한 느낌이나 저리는 느낌 혹은 통증을 느끼는지 체크한다.

ⓒ 검사 결과 양성이라면

• 손목터널을 두드렸을 때 증상이 나타난다면 정중신경의 문제를 의심할 수 있고,
• 척골터널을 두드렸을 때 증상이 나타난다면 척골신경의 문제를 의심할 수 있다.

이 검사는 말초신경부위가 지나가는 어느 부위이든 응용할 수 있다. 신경을 두드렸을 때 증상이 나타난다면 해당 말초신경병변을 의심할 수 있다.

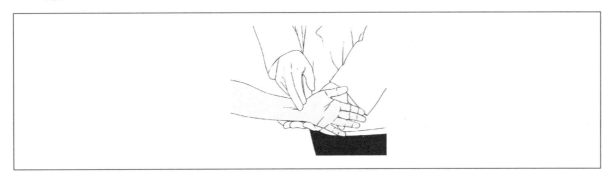

ⓩ Wringing test

ⓐ 검사 목적
- 손목터널증후군
- 테니스엘보
- 골프엘보
- 염좌나 좌상에 의한 관절증
-염좌(관절 주변의 관절낭이나 인대의 손상)
-좌상(근육이나 힘줄의 손상)

ⓑ 검사 방법
- 검사는 서서 진행한다.
- 환자는 수건의 양끝을 잡고 비틀어준다.(비트는 방향은 서로 반대방향)
- 검사자는 환자가 손이나 팔꿈치에 찌릿찌릿한 느낌이나 저리는 느낌 혹은 통증은 없는지 체크한다.

ⓒ 검사 결과 양성이라면
- 감각 이상 : 찌릿찌릿한 느낌이나 저리는 느낌은 손목터널증후군을 의심할 수 있다.
- 팔꿈치 통증 : 테니스엘보, 골프엘보, 혹은 팔꿈치 염좌나 좌상을 의심할 수 있다.
- 손목 통증 : 손목 관절증이나, 손목 염좌나 좌상을 의심할 수 있다.

> TIP

이 검사는 전반적인 상태를 확인하기 위한 검사이며, 정확한 병변위치를 찾기 위해서는 추가적인 검사를 하는 게 좋다.

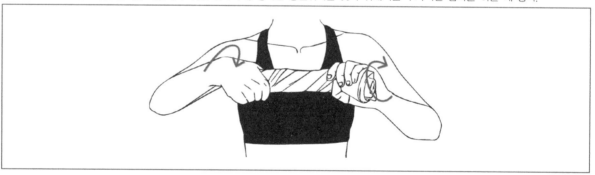

❸ 척추와 골반 상해

(1) 후관절 증후군

① 척추 퇴행 상태에서 초기에 발생한다.

② 후관절에 부담이 많이 가는 동작을 하여 퇴행성 변화, 외상으로 인한 파열, 관절염이 후관절에 분포한 신경을 자극하여 통증을 유발한다.

③ 복근이나 엉덩이 근육이 약해서 허리가 앞으로 나오는 환자들에게 자주 발생한다.

④ 장기간 활동하지 않을 때 통증이 있으며 활동을 증가시키면 호전된다.

⑤ 갑작스런 운동으로 일시적인 심한 통증이 발생 가능하다.

(2) 척추협착증

① 추간공이 좁아진 것이다.

② 서거나 걸을 때 증상이 있고 앉게 되면 즉시 증상들이 감소한다.

③ 척추에 부과되는 무게를 줄이고 지지물에 기대면 증상들이 최소화되고 서거나 걸을 수 있다.

④ 보행 시 다리통증을 호소한다.

(3) 척추전방전위증

① 하나의 척추가 다른 것보다 앞쪽으로 미끄러진 것이다.

② 한 자세를 유지할 때 요통이 있고, 자세를 바꿀 때 일시적인 통증이 있다.

③ 하지 방사통, 근력 약화, 감각 둔화, 보행이상, 자세 변화 등의 다양한 증상이 발생한다.

(4) 퇴행성 추간판 질환

① 섬유륜 파열, 상해, 퇴화로 둔부통증, 운동제한이 일어난다.

② 수핵 속의 수분손실이 되면서 얇아지고 굳어진다.

③ 아침에 일어날 때 통증은 더 심해지고 하지 쪽으로 방사될 수 있다.

(5) 추간판 탈출증

① 25 ~ 50세 사이의 환자에서 여자보다 남자에서 자주 발생한다.

② 추간판 탈출의 약 90%는 L5 신경근이 있는 L4 ~ L5 또는 S1 신경근이 있는 L5 ~ S1에서 발생한다.

③ L5 ~ S1에서 회전운동이 가장 크기 때문에 과도한 회전에 더 쉽게 손상 받을 수 있다.

(6) 서혜부 좌상

① 고관절 과신전, 외회전, 굴곡, 내회전 시 발생한다.

② 봉공근, 대퇴직근, 내전근, 장요근에서 손상 발생한다.

③ 장내전근에서 자주 발생한다.

(7) 척추와 골반의 특수 검사

① Thomas test

　㉠ 고관절의 굴곡구축을 조사하는 테스트

　㉡ 고관절에 굴곡구축이 있어도 환자는 요추를 전만시켜 마치 고관절이 신정하고 있는 듯한 체위를 취할 수 있다.

　㉢ 비검사 측의 고관절을 굴곡시켜 요추전만을 제거해 놓으면 굴곡구축이 있는 경우 검사 측 대퇴부가 들린다.

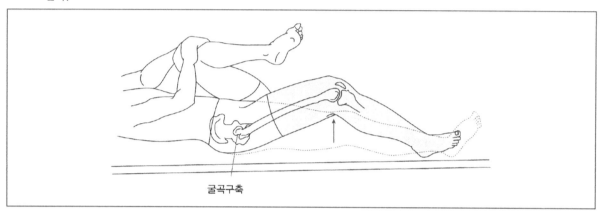

굴곡구축

② Elley test

　㉠ 대퇴직근의 단축을 조사하는 테스트

　㉡ 환자를 반듯이 눕힌 상태에서 배드 끝에 엉덩이가 오게 하여 다리를 배드 밑으로 내리게 한다. 이때 비검사 측 고관절을 굴곡시키면 골반이 뒤로 경사지기 때문에 대퇴직근이 당겨진다.

　㉢ 대퇴직근에 단축이 있을 시 검사 측의 무릎이 신전된다.

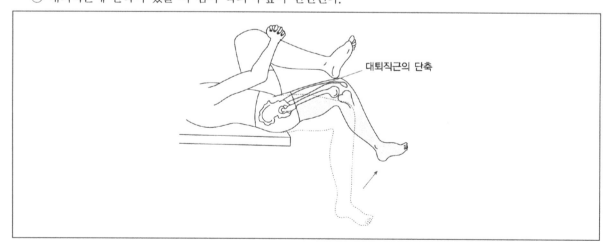

대퇴직근의 단축

③ Ober's test

　㉠ 장경인대의 단축을 조사하는 테스트

　㉡ 환자는 비검사 측을 밑으로 한 측와위 자세에서 비검사 측의 고관절과 슬관절을 굴곡한다.

　㉢ 검사자는 환자의 등 뒤에 서서 검사 측의 하지를 들어 올려 슬관절을 굴곡, 고관절을 신전시킨다.

　㉣ 이후 고관절을 내전시키는데, 장경인대에 단축이 있는 경우 무릎이 진찰대 쪽으로 내려가지 않는다.

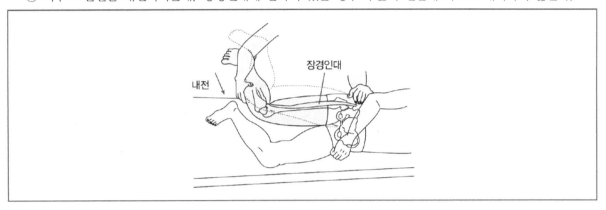

④ Trendelenburg test

　㉠ 중둔근의 근력을 조사하는 테스트

　㉡ 양쪽 다리를 수평으로 유지한 상태에서 한 다리를 들어 올렸을 때 들어 올린 쪽 다리의 중둔근이 내려가면 들어 올린 쪽 반대 중둔근의 근력약화 양성

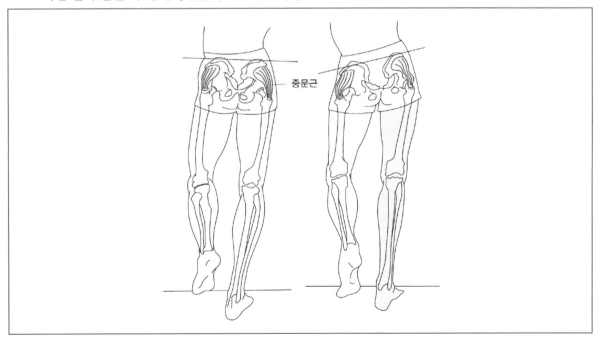

⑤ Patrick test(Faber test)

　　㉠ 고관절과 천장관절의 병변을 조사하는 테스트

　　㉡ 환자를 반듯이 눕힌 후 검사 측 다리를 반대측 무릎 위에 얹고 고관절을 굴곡, 외전, 외회전시켜 나간다.

　　㉢ 이때 환자가 서혜부 주변에 통증을 호소하면 고관절 또는 그 주변근에 병변 양성

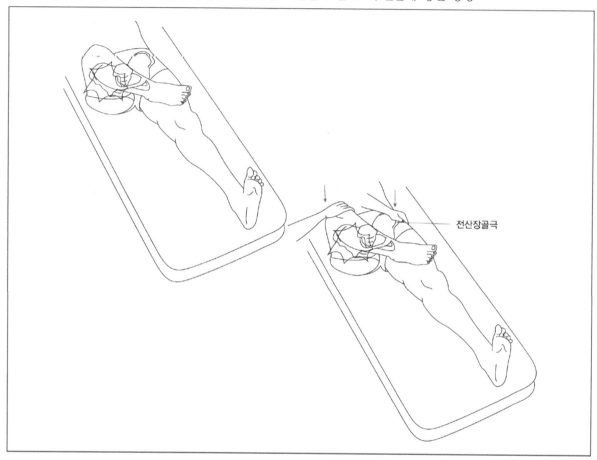

전산장골극

⑥ Piriformis test

　　㉠ 이상근에 의한 좌골신경의 포착을 조사하는 테스트

　　㉡ 환자는 고관절과 슬관절을 굴곡시킨 자세로 반듯이 누워있는 자세를 취하고 검사자는 대퇴와 무릎 내전
　　　방향으로 누르면서 환자에게 검사자의 가슴방향으로 밀어내게 한다.

　　㉢ 통증이 유발되면 좌골신경 포착 양성

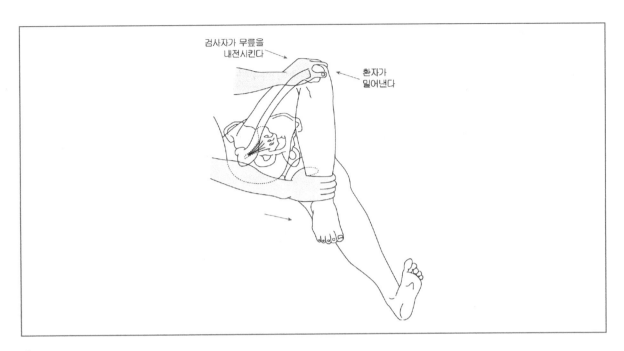

검사자가 무릎을
내전시킨다

환자가
밀어낸다

⑦ Spinal percussion test

ⓐ 척추압박골절, 추간판 장애를 조사하는 테스트

ⓑ 환자는 흉추부를 전굴시킨 자세로 앉히고 동통이 있는 곳을 타진한다.

ⓒ 국한된 동통이라면 그 레벨에서 압박골절을 의심하고 방사통이라면 추간판장해를 의심한다.

ⓓ 살이 많은 사람은 두드려도 동통을 느끼지 못하는 경우가 있으므로 타진을 할 때는 점차적으로 강화시
켜 나가고 급성기의 경우에는 전굴위 자세를 취하기 어렵기 때문에 측와위 자세에서 실시한다.

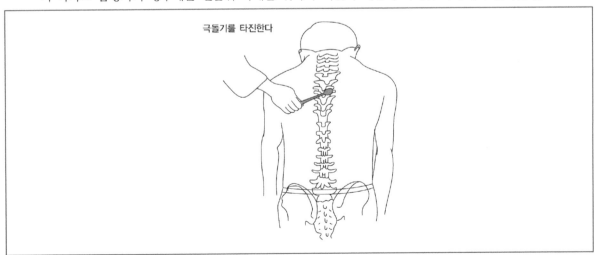

극돌기를 타진한다

⑧ Forestier bowstring sign

　　㉠ 강직성 척추염의 가능성을 조사하는 테스트

　　㉡ 환자를 세운 후 척추주위근의 긴장이나 비대칭, 근위축의 유무를 관찰

　　㉢ 흉추부에서 측굴을 시켜 변화를 관찰

　　㉣ 좌우를 비교하여 근긴장이 항진되고 있거나 구축이 있으면 양성

　　㉤ 천장관절에서 처음 발병하는 경우가 많고 측굴 제한이 전후굴 제한보다 선행한다는 점에 주의하여 관찰

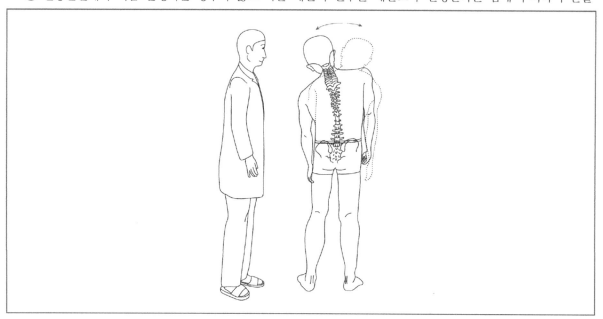

⑨ Amoss' Sign

　　㉠ 검사 목적

　　　　ⓐ 강직성 척추염

　　　　ⓑ 추간판 증후군

　　㉡ 검사 방법

　　　　ⓐ 검사는 옆으로 누운 자세에서 시작한다.

　　　　ⓑ 환자의 한 손은 환자의 머리를 받치고, 한 손은 몸을 교차해서 바닥을 짚는다.

　　　　ⓒ 검사자는 환자에게 앉는 자세로 변경하라고 지시한다.

　　　　ⓓ 검사자는 환자의 앉은 자세를 평가한다.(가장 편한 자세로 앉았을 때의 자세, 혹은 자세를 바꿀 때 불편함이나 통증이 있는지 확인)

　　㉢ 검사 결과 양성이라면

　　　　ⓐ 만약 환자가 자세를 바꿀 때 흉추나 흉요추 접합부에서 심각한 통증을 느낀다면 강직성 척추염이나 추간판 증후군을 의심할 수 있다.

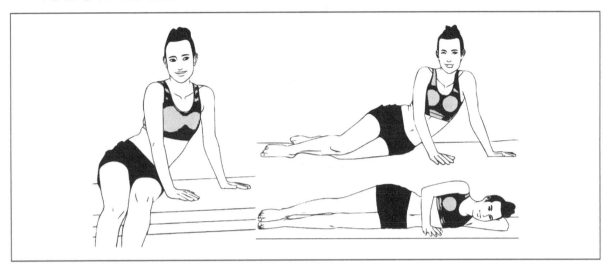

⑩ Chest Expansion Test

ㄱ 검사 목적

ⓐ 늑골 움직임의 제한

ⓑ 강직성 척추염

▶흉부 확장의 제한이 있는 호흡기 병태

ㄴ 검사 방법

ⓐ 검사는 앉거나 서서 진행한다.

ⓑ 환자는 숨을 깊게 들이쉬고 마쉰다.

ⓒ 검사자는 환자의 6번 늑골에서 흉부 확장의 정도를 측정한다.(최대한 숨을 내쉴 때 – 최대한 숨을 들이쉴 때)

ⓓ 검사자는 비정상적인 관절의 움직임이 있는지 확인한다.

ㄷ 검사 결과 양성이라면

ⓐ 늑골 움직임의 차이가 2.5cm 미만이라면 강직성 척추염 혹은 흉부 확장의 제한이 있는 호흡기 병태를 의심할 수 있다.

> TIP

이정상적인 늑골 움직임의 차이는 5.8~7.6cm이며 비정상적인 늑골 움직임은 남자는 2.5cm 미만, 여자는 1.9cm 미만이다.

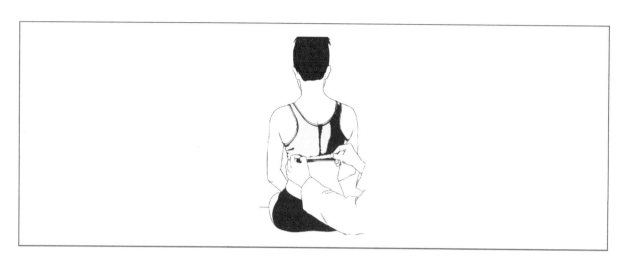

⑪ Adam's Sign

　㉠ 검사 목적

　　ⓐ 척추측만증

　㉡ 검사 방법

　　ⓐ 검사는 선 자세에서 진행한다.

　　ⓑ 환자는 허리가 수평이 될 때까지 허리를 앞으로 구부린다.(이 때 환자의 양발은 반드시 붙어있어야
　　　하며, 무릎은 펴져 있어야 한다.)

　　ⓒ 검사자는 환자의 등을 관찰하면서 혹처럼 튀어나온 부위가 있는지 확인한다.

　㉢ 검사 결과 양성이라면

　　ⓐ 갈비뼈 한 쪽이 튀어나와 있다면 척추측만증을 의심할 수 있다.

▶ TIP

　이 검사는 대표적인 척추측만증 검사로, 이 검사를 통해서 척추측만증의 각도를 측정할 수 있다

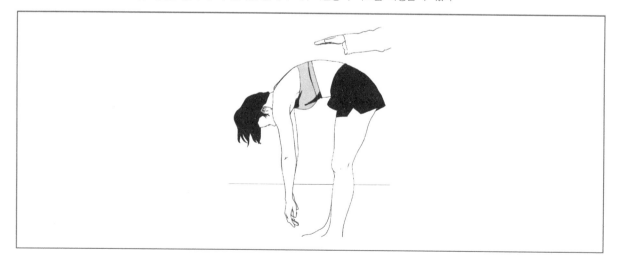

❹ 무릎 상해

(1) 슬개건염

① 슬개골 위쪽(대퇴사두근 건염), 경골결절, 슬개골 원위 부위 등에 만성적 염증이 생김을 의미한다.

② Jumper's knee라고도 불린다.

③ 반복적 점프 후 달리기 시 통증을 호소한다.

④ 휴식 시 통증 감소, 활동 시 다시 증가한다.

⑤ 통증은 점진적으로 증가, 계단 오를 때 "주저앉음(giving way)의 느낌"

(2) 내측측부인대 염좌

① 가장 흔하게 손상 받는 조직 중의 하나이다.

② 대퇴 쪽 손상은 경골 쪽 손상보다 불안전성이 낮다.

③ 1, 2도 정도의 내측측부인대 염좌발생 시 내측반월상연골이 동반 손상된다. (3도 염좌는 ×)

④ 이학적 검사로 진단 가능하다.

⑤ 인대 손상의 정도는 관절의 불안전성에 따라 매겨진다.

⑥ 1도 염좌… 동통은 크지만 불안정성 증가 없고 관절 가동범위 끝 느낌 견고

⑦ 2도 염좌
　　㉠ 불완전한 찢어짐, 30도 굴곡 시 외반력에 의해 불안전성이 다소 증가
　　㉡ 최저 불안전성(완전 신전 시), 관절 가동범위 끝 느낌 여전히 견고
　　㉢ 압통과 출혈(촉진 시) 통증(외반 압력 검사상)

⑧ 3도 염좌… 완전히 찢어진 상태, 완전 신전 시 현저한 불안전성

⑨ 발이 지면에 고정된 상태에서 인대의 장력을 유발하는 외측 외반력 가해질 때 일어난다.(3도 손상)

⑩ 접촉 없이 내측측부인대만 찢어지는 경우 무릎이 외반 시 발생하는 간접 회전력에 의한다.(2도 손상의 대부분)

⑪ 무릎 내측부의 즉각적인 통증 "찢어지는", "당겨지는" 느낌

⑫ 즉각적인 부종과 3일 내에 손상부위 반상출혈

(3) 전방십자인대 염좌

① 무릎에서 가장 잘 손상 받는 부분 중 하나

② 대퇴골이 고정되어 있을 때 경골이 앞쪽으로 전이되는 것을 막는다.

③ 발이 지면에 고정된 상태에서 경골이 고정되며 대퇴골이 뒤로 전이되는 것을 막아 준다.

④ 무릎이 외반/내반력에 의해 외회전/내회전되는 것을 막아 준다.

⑤ 후방 십자인대와 함께 무릎이 운동하는 동안 과신전이 되지 않도록 대퇴골에서 경골이 미끄러지거나 구르는 것을 조절한다.

⑥ 여성이 남성보다 손상될 확률이 크다.

(4) 반월상 연골 손상

① 무릎 바깥쪽이나 안쪽에 즉각적인 통증

② 48 ~ 72시간 내 삼출 증가

③ "터지는 느낌"(최초 통증)

④ "끼어있는 느낌"(무릎 완전 신전 시)

⑤ 10 ~ 30도 굴곡 시 끼는 느낌(내측 반월상 연골판 찢어짐)

⑥ 70도 이상에서 끼는 느낌(외측 반월상 연골판 찢어짐)

⑦ McMurray 검사 시 양성반응

⑧ **가장 흔한 손상 기전** ··· 무릎 굴곡 또는 신전한 상태로 내/외회전이 동반되어 체중을 지지할 때 발생

⑨ 커팅 동작이나 점프 후 착지 동작(내측 반월상 연골판 손상 대다수 차지)

(5) 슬개골 연골 연화증

① 슬개 ··· 대퇴 관절에 스트레스를 받거나 직접적인 슬개골의 충격으로 야기된다.

② 슬개골 뒤쪽의 관절 연골이 부드러워지거나 퇴행하여 발생한다.

③ 부종, 관절연골의 연화, 부드러워진 관절연골의 쪼개짐, 분열로 인한 관절연골 표면의 변형

④ 슬개골의 비정상적인 움직임

⑤ 걷거나 달리거나 계단을 오르내리거나 쪼그려 앉을 때 무릎 앞쪽 통증

⑥ 부종이 잘 생기고 무릎 굴곡과 신전 시 삐걱거리는 감각

⑦ 슬개골 미끄러짐 검사 시 염발음/통증

⑧ 슬개골 하면 촉진-통증

⑨ 수동적 굴곡/신전 시 대퇴구에서 압박감

⑩ 퇴행성 관절염 야기

(6) 장경인대 마찰 증후군

① 장경인대는 대둔근과 대퇴근막장근의 근위부 근막과 건의 연장

② 무릎의 굴곡과 신전 시 건은 외측 대퇴과 앞뒤로 활주 → 반복적 동작 시 건에 염증 유발(육상선수)

③ 무릎 30도 굴곡 시 외측 대퇴과 위로 관절선 2cm 위치에서 통증 발생-계속적인 달리기 시 악화

④ 양쪽 다리 길이 차이, 대퇴근막장근과 대둔근의 **뻣뻣함**, 내반슬, 과도한 회내에 의한 경골의 내회전 증가, **뻣뻣한 아킬레스건**, 불규칙한 지면 달리기, 내리막길 달리기, 점진적인 원거리 달리기, 트레이닝 기법의 부족, 운동 전 부족한 스트레칭

(7) 무릎 특수검사

① Anterior drawer test

　㉠ 전방십자인대 손상을 조사하는 테스트

　㉡ 환자를 바르게 눕힌 상태에서 무릎 90도 굴곡위 자세를 취하게 한 후 환자의 발끝에 앉는다.

　㉢ 검사자는 양쪽 인지손가락을 환자의 무릎 내외측에서 슬와부에 넣어 햄스트링이 충분히 이완되어 있는지를 확인한다.

　㉣ 양쪽 엄지를 경골조면에서 슬개건 부근에 대고 경골을 잡고 전방으로 잡아당긴다.

　㉤ 건측도 같은 방법으로 실시하여 비교한다.

　㉥ 전방십자인대의 손상 시 경골의 전방이동이 크다.

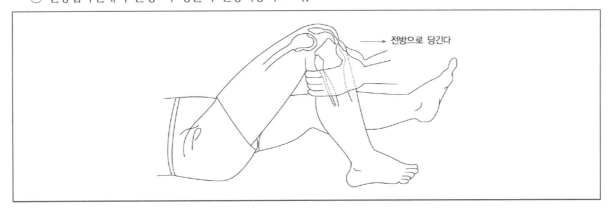

→ 전방으로 당긴다

② Lachman test

    ㉠ 전방십자인대 손상을 조사하는 테스트

    ㉡ 환자에게 반듯이 눕히고 무릎을 경도로(10 ~ 20도) 굽힌 자세를 취하게 한 후 오른쪽 무릎인 경우 환자의 우측에 서서 검사자의 왼손으로 대퇴 원위를 오른손으로는 하퇴 근위를 잡고 오른손을 전방으로 잡아당긴다.

    ㉢ 환자의 고관절을 살짝 외선위하면 탈력을 얻기 쉽다.

    ㉣ 왼쪽 무릎의 경우에는 서는 위치와 잡는 손을 오른쪽의 경우와 반대로 하면 된다.

    ㉤ 통증이나 관절혈종 등의 굴곡에 제한이 있는 경우에도 실시한다.

    ㉥ 전방십자인대 손상이 있는 경우에는 경골을 전방으로 잡아당길 수 있다.

    ㉦ 건강한 측도 같은 방법으로 실시하여 비교한다.

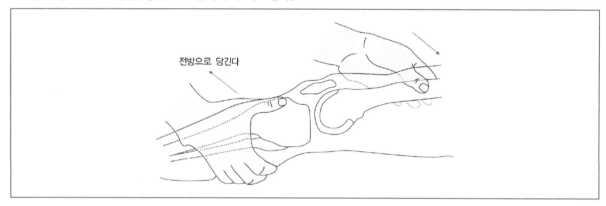

③ Pivot shift test

    ㉠ 전방십자인대 손상을 조사하는 테스트

    ㉡ 무릎을 완전히 신전 한 상태에서 내회전 시켜놓고 하퇴 근위부를 외측에서 잡고 외반 스트레스를 주면서 서서히 굴곡을 시킨다.

    ㉢ 무릎 5 ~ 10도 굴곡위에서 서서히 굴곡시키다 보면 30도 부근에서 '뚝' 하는 감각이 느껴진다.

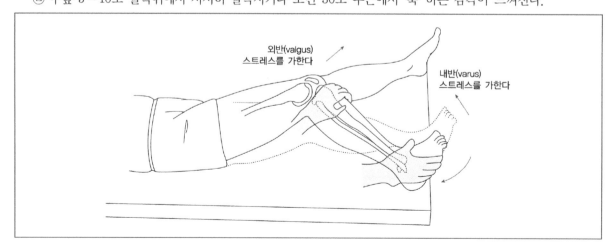

④ Jerk test

　　㉠ 전방십자인대 손상을 조사하는 테스트

　　㉡ 슬관절을 90도 굴곡시키고 하퇴를 내회전시킨 상태에서 서서히 슬관절을 신전시킨다. 굴곡 30～10도 부근에서 경골이 아탈구한다.

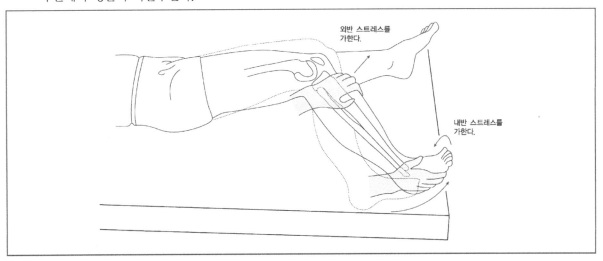

외반 스트레스를 가한다.

내반 스트레스를 가한다.

⑤ Posterior sagging test

　　㉠ 후방십자인대 손상을 조사하는 테스트

　　㉡ 환자를 앙와위 자세로 한 후 양 무릎을 90도로 굴곡시켜 경골 상단 후방으로의 sagging을 조사한다.

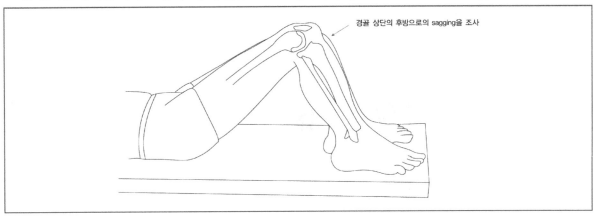

경골 상단의 후방으로의 sagging을 조사

⑥ Posterior drawer test

　　㉠ 후방십자인대 손상을 조사하는 테스트

　　㉡ 후방 밀기 검사

　　㉢ 전방 당기기 테스트와 동일한 체위에서 경골을 후방으로 밀어 넣기

　　㉣ 후방십자인대 손상의 경우에는 건강한 측보다 경골의 이동거리가 크다.

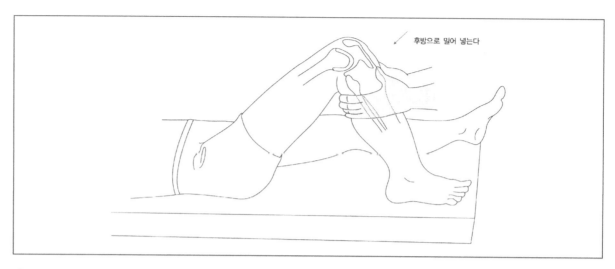

후방으로 밀어 넣는다

⑦ Reverse Lachman's Test

    ㉠ 검사 목적

        ⓐ 후방십자인대의 파열

    ㉡ 검사 방법

        ⓐ 검사는 엎드린 자세에서 무릎을 30° 굴곡한 상태로 진행한다.

        ⓑ 검사자는 환자의 후방 대퇴 원위부를 고정한다.(이 때 햄스트링이 긴장하고 있어선 안 된다.)

        ⓒ 그다음 검사자는 경골 원위부를 잡고 상방으로 압박한다.

    ㉢ 검사 결과 양성이라면

        ⓐ 통증 혹은 과도한 전위가 나타난다면 후방십자인대의 파열을 의심할 수 있다.

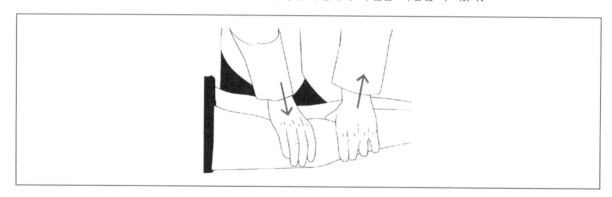

⑧ Varus stress test

　㉠ 외측측부인대 손상을 조사하는 테스트

　㉡ 환자의 발측에서 조금 안쪽에 서서 오른쪽 무릎의 경우에는 왼손으로 족관절부를 잡고 오른손을 무릎 내측에 대고 내반 스트레스를 실시한다.

　㉢ 슬굴곡 0도와 30도에서도 상기와 동일하게 조사함 30도의 경우에는 무릎을 침대 밖으로 내밀게 하면 쉽게 관찰 가능하다.

　㉣ 근육의 긴장이 강한 경우에는 하퇴 원위를 검사자의 겨드랑이에 끼고 들어 올려 관찰하기도 한다.

　㉤ 굴곡 30도에서 불안정성이 있는 경우에는 외측측부인대의 단독손상, 0도에서 불안정성이 있는 경우에는 다른 합병손상을 의미한다.

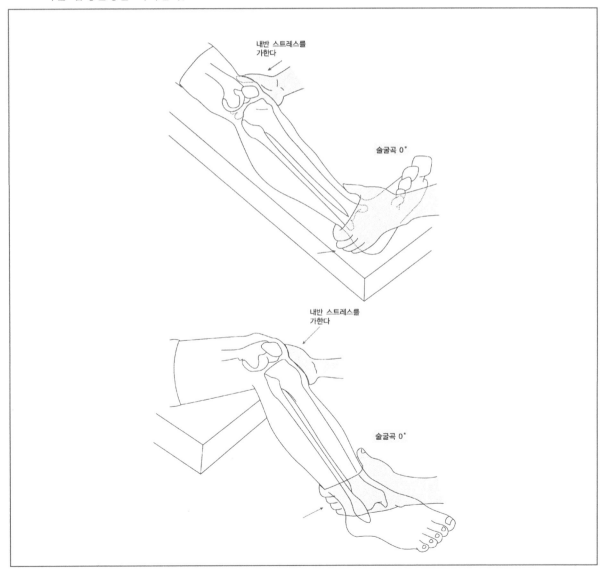

⑨ Valgus stress test

    ㉠ 내측측부인대 손상을 조사하는 테스트

    ㉡ 환자의 발측에서 조금 바깥쪽에서 서서 오른쪽 무릎의 경우에는 오른손으로 족관절부를 잡고 왼손을 무릎 외측에 대고 외반 스트레스를 가한다.

    ㉢ 슬굴곡 0도와 30도에서도 동일한 방법으로 조사하는데, 굴곡 30도에서 불안정성이 있는 경우에는 내측측부인대의 단독손상 0도에서도 불안정성이 있는 경우에는 다른 합병손상을 의심할 수 있다.

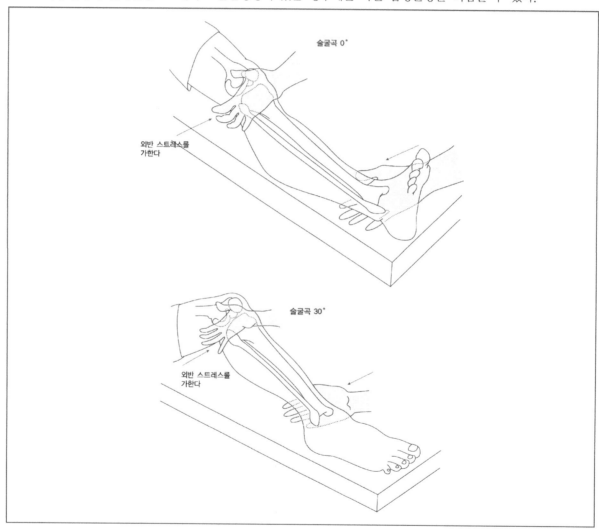

⑩ Bohler's Sign

　　㉠ 검사 목적 : 외측측부인대/내측측부인대 병변

　　㉡ 검사 방법

　　　　ⓐ 검사는 무릎을 편 상태로 바로 누운 자세에서 진행한다.

　　　　ⓑ 검사자는 한 손으로는 환자의 내측 대퇴부를 안정화시키고 나머지 한 손으로는 다리의 외측에 외반력을 가한다.

　　　　ⓒ 그다음 검사자는 한 손으로는 환자의 외측 대퇴부를 안정화시키고 나머지 한 손으로는 다리의 내측에 내반력을 가한다.

　　㉢ 검사 결과 양성이라면

　　　　ⓐ 외반력을 가할 때 통증이나 과도한 ROM이 나타난다면 내측측부인대의 손상을 의심할 수 있다.

　　　　ⓑ 내반력을 가할 때 통증이나 과도한 ROM이 나타난다면 외측측부인대의 손상을 의심할 수 있다.

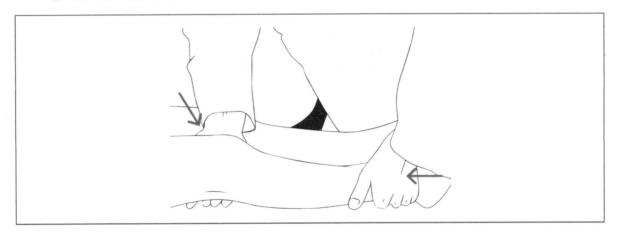

⑪ Apley's compression Test

　　㉠ 검사 목적 : 반월판 손상

　　㉡ 검사 방법

　　　　ⓐ 검사는 엎드린 자세에서 진행한다.

　　　　ⓑ 환자는 무릎을 90° 굴곡한다.

　　　　ⓒ 검사자는 환자의 발을 잡고 하방으로 압박하면서 내/외회전시킨다.

　　㉢ 검사 결과 양성이라면 : 압박 혹은 회전할 때 통증이나 연발음이 나타나고, 압박을 풀 때 통증이 완화된다면 반월판 손상을 의심할 수 있다.

반월판 손상이 있다면 3가지 특징이 나타날 수 있다.
• 무릎 관절선 통증
• 무릎을 움직일 때 연발음 발생
• 무릎의 신전 제한

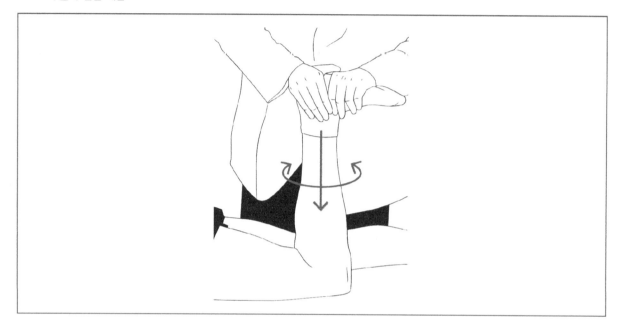

⑫ Apley's Distraction Test

　㉠ 검사 목적

　　ⓐ 반월판 손상

　　ⓑ 측부인대 손상/관절낭 병변

　㉡ 검사 방법

　　ⓐ 검사는 무릎을 90° 굴곡한 상태로 엎드린 자세에서 진행한다.

　　ⓑ 검사자는 검사자의 무릎으로 환자의 대퇴부를 고정시키고, 양 손으로 발목을 잡아서 발을 내/외회전 시키면서 견인시킨다.

　㉢ 검사 결과 양성이라면

　　ⓐ 견인할 때 통증이 나타난다면 무릎 관절낭/인대의 병변을 의심할 수 있다.

　　ⓑ 견인할 때 통증이 감소한다면 반월판 손상을 의심할 수 있다.

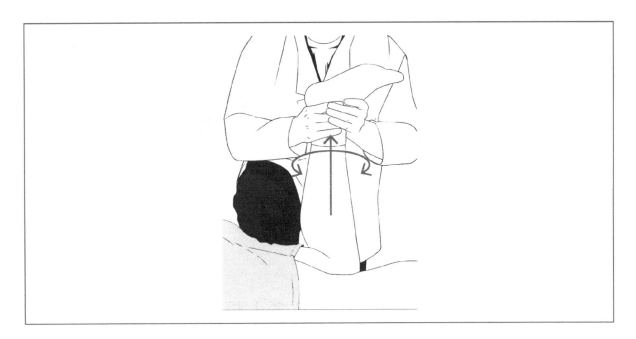

⑬ Bounce Home Test

　㉠ 검사 목적

　　ⓐ 반월판 손상

　　ⓑ 무릎 부종

　　ⓒ 무릎 관절내 병변

　㉡ 검사 방법

　　ⓐ 검사는 바로 누운 자세에서 진행한다.

　　ⓑ 검사자는 환자의 다리를 들어 올린다. (이 때 환자의 무릎은 약 20° 굴곡한 상태) 검사자의 한 손
은 환자의 슬와부를 지지해야 하며, 손바닥은 천장을 향하도록 한다.

　　ⓒ 그다음 검사자는 슬와부를 지지하던 손을 빼서 환자의 무릎이 수동적으로 신전되도록 유도한다.

　㉢ 검사 결과 양성이라면

　　ⓐ 관절선을 따라 통증이 나타난다면 반월판의 열상을 의심할 수 있다.

　　ⓑ 만약 무릎이 완전히 신전되지 않는다면 3가지 경우의 수가 있다.

　　　• 스폰지같은 end feel이 느껴진다면 무릎 부종을 의미한다.

　　　• 고무같은 end feel이 느껴진다면 반월판 열상을 의미한다.

　　　• 딱딱한 end feel이 느껴진다면 무릎 관절내 병변을 의미한다.

▶ TIP

검사자가 슬와부를 지지하던 손을 뺄 때, 완전히 놔버리는 게 아니라 무릎이 신전되는 위치에 놓는 것이다. 즉 무릎 지지만 없앤다
고 이해하면 편하다.

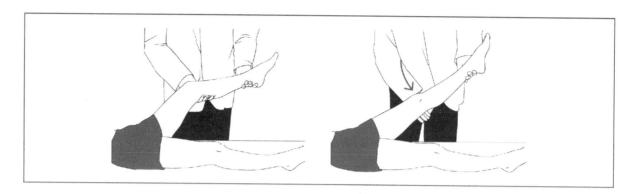

⑭ Cabot's Popliteal Sign

　　㉠ **검사 목적** : 반월판 손상

　　㉡ **검사 방법**

　　　　ⓐ 검사는 바로 누운 자세에서 진행한다.

　　　　ⓑ 환자는 고관절/무릎을 110° 굴곡하고 발은 반대 쪽 허벅지 위에 위치시킨다.

　　　　ⓒ 그다음 검사자는 한 손으로는 발목을 잡아서 무릎을 굴곡시키고 나머지 한 손으로는 엄지와 검지로 관절선을 촉지한다

　　　　ⓓ 그다음 검사자는 환자에게 무릎 신전을 지시하고 검사자는 이를 제한해서 등척성 운동을 유도한다.

　　㉢ **검사 결과 양성이라면** : 관절선을 따라 통증이 나타난다면 반월판의 손상을 의심할 수 있다.

▶TIP

이 검사에 의해서 반월판 손상의 정도가 더 심해질 수 있으므로 너무 강하게 힘을 주지는 않도록 환자에게 주의를 주도록 한다.

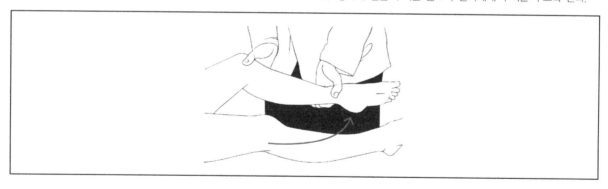

⑮ Childress Duck Waddle Test

　　㉠ 검사 목적 : 반월판 손상

　　㉡ 검사 방법

　　　　ⓐ 검사는 발 간격을 1m 떨어뜨린 상태로 선 자세에서 진행한다.

　　　　ⓑ 환자는 다리를 최대한 내회전 시켜서 풀스쿼트를 시도한다.

　　　　ⓒ 그다음 환자는 다리를 최대한 외회전 시켜서 풀스쿼트를 시도한다.

　　㉢ 검사 결과 양성이라면

　　　　ⓐ 통증 혹은 불안정성 혹은 연발음이 나타난다면 양성 반응이다.

　　　　ⓑ 내회전시킨 상태에서 통증이 나타난다면 외측 반월판 손상을 의심할 수 있다.

　　　　ⓒ 외회전시킨 상태에서 통증이 나타난다면 내측 반월판 손상을 의심할 수 있다.

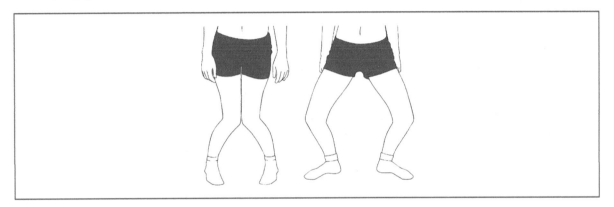

⑯ Hyperflexion Compression Test

　　㉠ 검사 목적 : 반월판 손상

　　㉡ 검사 방법

　　　　ⓐ 검사는 엎드린 자세에서 진행한다.

　　　　ⓑ 환자는 엎드린 자세에서 무릎을 $130°\sim150°$ 굴곡한다.

　　　　ⓒ 검사자는 환자의 발을 잡고 하방으로 압박하면서 내/외회전시킨다.

　　㉢ 검사 결과 양성이라면 : 통증 혹은 연발음이 나타난다면 반월판 손상을 의심할 수 있다.

▶ TIP

Apley's compression test.검사를 하고 나서 추가적인 확진을 위해 이 검사를 하면 좋다.

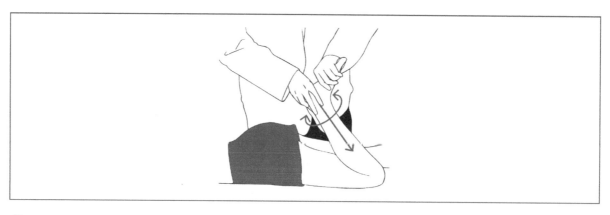

⑰ McMurray's Test

　㉠ **검사 목적** : 반월판 손상

　㉡ **검사 방법**

　　ⓐ 검사는 바로 누운 자세 혹은 옆으로 누운 자세에서 진행한다.

　　ⓑ 검사자는 한 손으로는 환자의 발 뒤꿈치를 잡고 고관절과 슬관절을 90° 굴곡시키고 나머지 한 손으로는 원위대퇴부를 잡아서 무릎을 고정한다.

　　ⓒ 내측 반월판 검사를 위해 다리를 외회전시키면서 무릎을 신전시킨다.

　　ⓓ 외측 반월판 검사를 위해 다리를 내회전시키면서 무릎을 신전시킨다.

　㉢ **검사 결과 양성이라면** : 무릎을 신전시킬 때 통증을 호소하거나 무릎에서 딸깍하는 소리가 난다면 반월판 손상을 의심할 수 있다.

> **TIP**
>
> 이 검사의 양성 예측도는 83%로 이 검사에서 양성 반응이 나타났다고 해서 반드시 반월판 손상을 의미하는 것은 아니다.

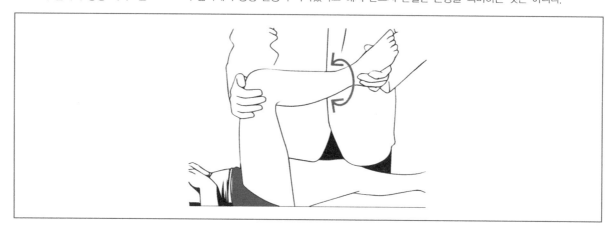

⑱ Payr's Test

　㉠ **검사 목적** : 후방 내측부 반월판 손상

　㉡ **검사 방법**

　　ⓐ 검사는 양반다리 자세에서 진행한다.

　　ⓑ 검사자는 환자의 무릎을 잡고 하방으로 압박한다.

　㉢ **검사 결과 양성이라면** : 무릎 내측에서 통증이 나타난다면 후방 내측부 반월판의 손상을 의심할 수 있다.

 TIP

과도한 압박은 병변의 악화를 유발할 수 있다.

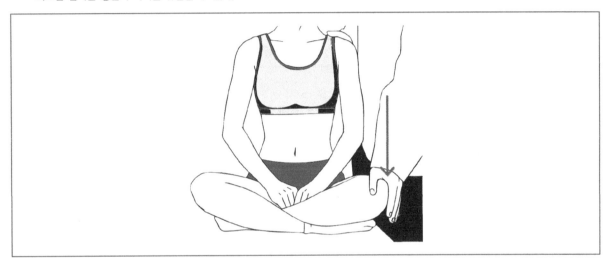

⑲ Retreating Meniscus Test

　㉠ **검사 목적** : 반월판 손상

　㉡ **검사 방법**

　　ⓐ 검사는 바로 누운 자세에서 진행한다.

　　ⓑ 환자는 고관절, 무릎을 90°굴곡한다.

　　ⓒ 검사자는 한 손으로는 환자의 발목을 잡고 슬관절 내/외회전시키고, 다른 손으로는 환자의 전방 내측관절선부터 내측측부인대까지 촉진한다.

　㉢ **검사 결과 양성이라면** : 반월판이 느껴지지 않는다면 반월판 손상을 의심할 수 있다.

TIP

일반적으로 무릎을 90° 굴곡한 상태에서 내/외회전하면 반월판이 더 튀어나오거나 더 들어가게 된다.

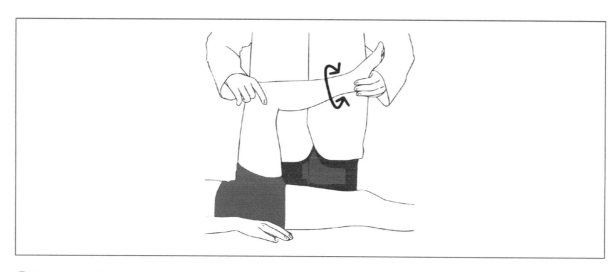

⑳ Single Leg Twist

  ㉠ **검사 목적** : 무릎 병변(관절염/반월판 손상/인대 염좌/내부병변)

  ㉡ **검사 방법**

    ⓐ 검사는 선 자세에서 진행한다.

    ⓑ 환자는 한 다리로 서서 몸을 좌우로 비튼다.

  ㉢ **검사 결과 양성이라면** : 통증 혹은 동작 불가능, 딸깍 거리는 소리나 연발음이 나타난다면 무릎 병변을 의심할 수 있다.

> **TIP**
>
> 환자가 중심을 잃지 않도록 보조해 주는 게 좋다.

㉑ Standing Heel-to-Buttock

  ㉠ **검사 목적** : 무릎 병변(무릎 관절염, 반월판 손상, 인대 염좌, 내부 병변)

  ㉡ **검사 방법** : 검사는 선 자세에서 진행한다.

    ⓐ 환자는 한 쪽 무릎을 구부려서 발꿈치가 엉덩이를 터치하도록 한다.

    ⓑ 반대쪽도 반복한다.

  ㉢ **검사 결과 양성이라면** : 엉덩이를 터치할 수 없거나, 통증이 나타나거나, 덜컹/딸깍 거리는 소리가 나타난다면 무릎의 병변을 의심할 수 있다.

> **TIP**
>
> 검사 전에 대퇴사두근이 단축되거나 햄스트링이 비대해지진 않았는지 확인한다. 이 경우 근육에 의해 양성 반응이 나타날 수 있다.

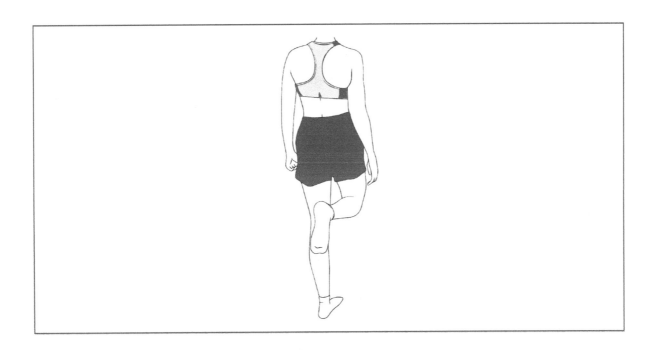

5 발목과 발의 상해

(1) 족관절 염좌

① 스포츠 현장에서 발생하는 가장 흔한 손상 중 하나로 뼈에는 이상이 없고 인대가 손상된 상태

② 압박과 거상을 12 ~ 24시간 동안 하며, 시간당 20분씩 얼음을 대 준다.

③ 아킬레스건, 가자미근의 경련, 강직 발생 제거를 위해 24시간 후에 스트레칭과 외반운동을 시작한다.

④ 보행 중 통증이 있을 시 목발을 사용한다.

(2) 족저근막염

① 발바닥 전장에 걸쳐있는 밀집된 결체조직의 넓은 띠로서 발의 안정성 유지와 종아리를 단단히 잡아주는 역할을 한다.

② 달리기 선수들이 잘 구부러지는 체조 슬리퍼나 트랙용 신발로 바꿔 신을 때 근막이 쉽게 손상을 입는다.

③ 척추전만이 있는 자세로 뛸 때도 손상이 발생한다.

(3) 무지외반증

① 제1중족 골두의 변형으로 엄지가 외전되는 증세이다.

② 뾰족하고 좁고 짧은 신발과 굽이 높은 신발이 원인이 된다.

(4) 발목과 발의 특수검사

① Talar Tilt
 ㉠ 검사 목적
  ⓐ 목 외측부 염좌
  ⓑ 목 내측부 염좌
 ㉡ 검사 방법
  ⓐ 검사는 앉은 자세 혹은 바로 누운 자세에서 진행한다.
  ⓑ 검사자는 환자의 경골과 비골을 고정시킨 채로 발목을 내번, 외번한다.
  ⓒ 검사자는 관절가동범위, 관절놀이를 확인한다.
 ㉢ 검사 결과 양성이라면
  ⓐ 발목을 내번했을 때 통증이나 과도한 ROM이 나타난다면 발목 외측부 염좌를 의심할 수 있다.
  ⓑ 발목을 외번했을 때 통증이나 과도한 ROM이 나타난다면 발목 내측부 염좌를 의심할 수 있다.

환자가 과거에 발목이 자주 꺾인 적이 있다면 인대 염좌가 아니더라도 ROM이 과도하게 나타날 수 있다.

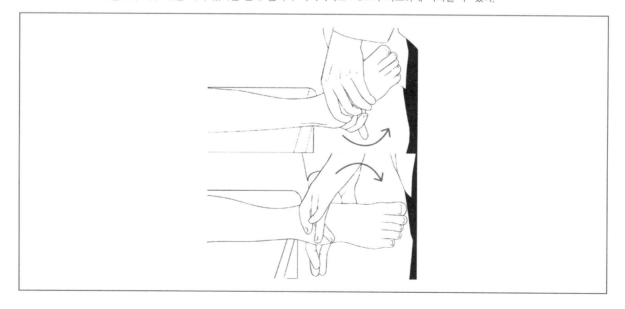

② Ankle Drawer Test

   ㉠ 검사 목적

      ⓐ 전거비인대 손상

      ⓑ 발목의 후방인대 병변

   ㉡ 검사 방법

      ⓐ 검사는 앉은 자세 혹은 바로 누운 자세에서 진행한다.

      ⓑ Anterior drawer

       • 검사자는 한 손으로는 경골의 앞부분을 잡고 나머지 한 손으로는 종골의 뒷부분을 잡은 상태에서 발을 앞쪽으로 당긴다.

       • 처음에는 발목의 중립 자세(90° 굴곡)에서 당기고, 그다음 발목을 저측굴곡한 상태에서 당긴다.

      ⓒ Posterior drawer : 검사자는 한 손으로는 경골의 뒷부분을 잡고 나머지 한 손으로는 발꿈치의 바닥을 잡아서 후방으로 민다.

   ㉢ 검사 결과 양성이라면

      ⓐ Anterior drawer에서 과도한 ROM이 나타난다면 전거비인대 손상을 의심할 수 있다.

      ⓑ Posterior drawer에서 과도한 ROM이 나타난다면 발목의 후방인대 병변을 의심할 수 있다.

 TIP

건측부터 검사를 진행해서 환측의 ROM과 비교한다.

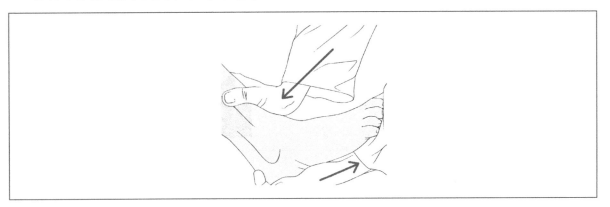

③ Rotational Stress Test

    ㉠ 검사 목적

        ⓐ 발목 인대 느슨함

        ⓑ 발목 불안정성

        ⓒ 발목 염좌

    ㉡ 검사 방법

        ⓐ 검사는 앉은 자세 혹은 바로 누운 자세에서 진행한다.

        ⓑ 검사자는 한 손으로는 환자의 원위비골과 원위경골을 잡고 나머지 한 손으로는 발목을 내/외회전시킨다.

    ㉢ 검사 결과 양성이라면 : 통증이나 과도한 ROM이 나타난다면 발목 인대 느슨함, 발목 불안정성, 발목 염좌을 의심할 수 있다.

> **TIP**
>
> 환측 발목을 검사하기 전에 정상 다리를 먼저 검사하는 게 좋다.

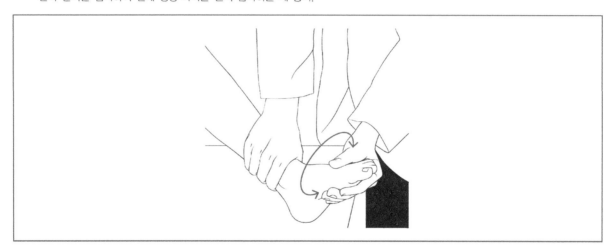

④ Achilles Squeeze Test

    ㉠ 검사 목적 : 아킬레스건의 병변

    ㉡ 검사 방법

        ⓐ 검사는 엎드린 자세에서 진행한다.

        ⓑ 환자는 발목에 힘이 완전히 빠질 수 있도록 침대 끝에 정강이가 닿게 엎드린다.

        ⓒ 검사자는 손으로 비복근을 쥐어짠다.

    ㉢ 검사 결과 양성이라면

        ⓐ 비복근을 쥐어짤 때 아무런 움직임이 나타나지 않는다면 아킬레스건의 파열을 의심할 수 있다.

        ⓑ 비복근을 쥐어짤 때 발목 저측굴곡이 나타난다면 아킬레스건은 여전히 붙어 있는 것이다.

        ⓒ 만약 아킬레스건 부분파열이 있다면 이 검사에서 음성반응이 나타날 것이다.

> **TIP**
> 이 검사는 적절한 힘 조절이 필요하다. 너무 강하게 하면 통증이나 불편함을 야기할 수 있다.

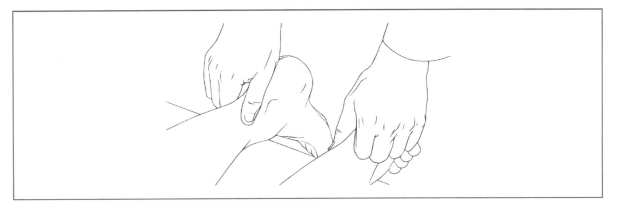

⑤ Achilles Tap Test

 ㉠ **검사 목적** : 아킬레스건의 병변

 ㉡ **검사 방법**

  ⓐ 검사는 엎드린 자세에서 진행한다.

  ⓑ 환자는 발목에 힘이 완전히 빠질 수 있도록 침대 끝에 정강이가 닿게 엎드린다.

  ⓒ 검사자는 반사망치로 환자의 아킬레스건을 두드린다.

 ㉢ **검사 결과 양성이라면** : 발목 저측굴곡이 안 나타나거나, 아킬레스건에서 통증이 나타난다면 아킬레스건염 혹은 아킬레스건의 파열을 의심할 수 있다.

> **TIP**
> 이 검사는 적절한 힘 조절이 필요하다. 너무 강하게 하면 통증이나 불편함을 야기할 수 있다.

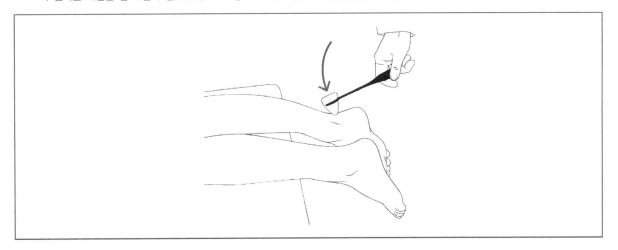

⑥ Hoffa's Test

　　㉠ 검사 목적

　　　　ⓐ 종골의 골절

　　　　ⓑ 후종골점액낭염

　　　　ⓒ 아킬레스건의 심각하지 않은 염좌

　　　　ⓓ 아킬레스건 파열

　　㉡ 검사 방법

　　　　ⓐ 검사는 엎드린 자세에서 진행한다.

　　　　ⓑ 환자의 발목이 침대 끝에 위치하도록 엎드린다.

　　　　ⓒ 검사자는 환자의 아킬레스건을 촉진한 상태에서 환자에게 발목 족배굴곡을 지시한다.

　　㉢ 검사 결과 양성이라면 : 통증이 나타나거나, 거부반응이 나타난다면 (몸을 움츠리는) 종골의 골절, 후종골
　　　점액낭염, 아킬레스건의 심각하지 않은 염좌, 아킬레스건 파열을 의심할 수 있다.

> **TIP**

　　검사에서 양성반응이 나타난 발은 약간 배측굴곡 돼 있을 수 있습니다.

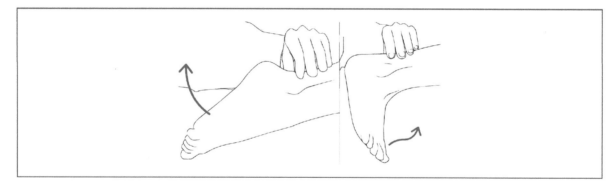

⑦ Thomson test

　　㉠ 검사 목적 : 아킬레스건의 병변

　　㉡ 검사 방법

　　　　ⓐ 검사는 엎드린 자세에서 진행한다.

　　　　ⓑ 환자는 발목에 힘이 완전히 빠질 수 있도록 침대 끝에 정강이가 닿게 엎드린다.

　　　　ⓒ 검사자는 손으로 비복근을 쥐어짠다.

　　㉢ 검사 결과 양성이라면

　　　　ⓐ 비복근을 쥐어짤 때 아무런 움직임이 나타나지 않는다면 아킬레스건의 파열을 의심할 수 있다.

　　　　ⓑ 비복근을 쥐어짤 때 발의 움직임이 건측에 비해 덜 나타난다면 아킬레스건의 병변을 의심할 수 있다.

> **TIP**

　　이 검사는 적절한 힘 조절이 필요하다. 너무 강하게 하면 통증이나 불편함을 야기할 수 있다.

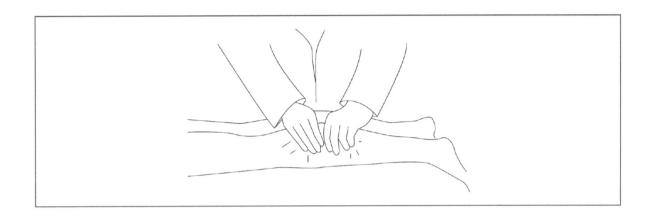

02 〈 부가적인 의학적 상태

1 뇌진탕

(1) 머리에 강한 충격을 받은 후 일시적으로 의식이 없어지는 상태로 뇌출혈이나 뇌부종을 수반하지 않는 뇌의 단순한 기능적 장애 주요 증상은 의식의 혼미와 외상 후 기억상실 등이 있다.

(2) 뇌진탕의 종류로는 경도뇌진탕과 고전뇌진탕이 있는데 경도뇌진탕은 일시적인 혼동 및 지남력장애 혹은 다치기 전 수분간 일을 기억 못하는 것이며 고전뇌진탕은 기억상실을 일으키는 대뇌자체의 이상과 의식 상실을 일으키는 기능 이상을 동반한다.

(3) 증상으로 방향감각 장애, 기억력 감퇴, 의식불명, 인지능력 상실 등이 있다.

(4) 두부 손상 시 기도 확보와 호흡과 혈액순환을 원활하게 만든 후, 정확한 신경학적 검사를 시행한다.

(5) 대표적인 신경학적 검사는 글라스고우 코마 스케일(산출방법 – 개안반응, 언어반응, 운동반응)을 점수화하여 각 해당 항목의 점수를 합산한 값이 8점 이하인 경우는 혼수상태로 정의한다.

❷ 코피

(1) 직접적인 외상, 높은 습도, 머리 손상, 알레르기 등에 의해서 발생한다.

(2) 출혈 시 해당 부위를 5분 이상 눌러서 지혈한다.

(3) 코와 눈측 목 동맥을 냉찜질해 준다.

(4) 윗입술과 윗잇몸 사이에 말은 거즈를 넣어 코점막에 분포된 동맥을 압박한다.

(5) 출혈이 5분 이상 눌러도 멈추지 않는다면 출혈부위에 수렴제, 타닌산, 아드레날린제 같은 지혈제를 바르거나 거즈나 솜 마개로 콧구멍을 막아 응고를 촉진시킨다.

❸ 피부 손상

(1) 피부 손상 시 알코올 솜이나 멸균거즈를 이용해 상처 부위를 닦는다.

(2) 자외선에 의한 피부 손상을 막기 위해 차단제 30 이상을 도포한다.

(3) 무좀의 초기증상 시 비누를 이용해 깨끗이 씻고 건조시킨다.

(4) 물집을 예방하기 위해 발에 맞는 신발을 착용

❹ 간질

(1) 환자가 넘어질 시 쿠션을 이용해 받쳐 준다.

(2) 치아 사이에 부드러운 옷을 끼워서 혀나 입을 무는 걸 방지한다.

(3) 부상의 위험으로부터 환자를 격리한다.

(4) 꽉 죄는 옷은 느슨하게 풀어 준다.

(5) 발작 후 정상적으로 깨어나도록 한다.

(6) 발작을 하는 동안 제지하지 않는다.

06 스포츠 손상의 재활운동

01 재활운동의 원리

❶ 재활운동 프로그램의 목표

(1) 단기 목표

① 손상 후 부종 및 통증 감소

② 근력, 지구력 회복

③ 관절 가동범위의 회복

④ 신경근 조절능력 증진

  ㉠ 고유수용기와 운동감각적 인식

  ㉡ 동적 안정성

  ㉢ 준비적 반사적 근육 특성

  ㉣ 의식적인 그리고 무의식적인 기능적 동작 패턴

    ⓐ 균형감각의 향상

    ⓑ 심폐지구력 유지

    ⓒ 기능적 능력 회복

(2) 장기 목표

① 선수의 가능한 빠른 팀 복귀

② 손상 부위의 재발 예방

❷ 재활운동 프로그램의 구성요소 및 고려사항

(1) 재활운동 프로그램의 구성

① 운동의 형태
    ㉠ 초기 : 손상 부위에 직접적인 자극이 없는 운동
    ㉡ 말기 : 손상 부위에 직접 자극을 주는 운동

② 운동의 다양화 … 단순 활동에서 좀 더 복잡한 운동으로 진행(例 일직선 드리블 : 속도 증가, 회전)

③ 운동의 기간 … 매우 점진적으로 운동 시간을 증가

④ 운동의 강도 … 재활 프로그램 진행에 따라 운동 강도 증가

⑤ 운동의 빈도 … 운동의 부하에 조직이 적응하도록 증가

(2) 재활운동 프로그램의 과정

① 부종과 통증조절

② 관절 가동범위 회복

③ 근력 회복 및 유연성 확보

④ 신경근 조절기능 및 기능적 운동 향상

⑤ 심폐지구력 향상

⑥ 스포츠로의 복귀

(3) 재활운동 프로그램의 고려사항

① 일반인의 회복목적과는 다르게 고려

② 가능한 짧은 시간에 가장 최고의 수준으로 기능 회복

③ 부상 부위의 치료와 동시에 재활 프로그램 진행

④ 부상 선수 개개인에 맞는 개별적 재활 프로그램 필수

⑤ 상해의 정도

⑥ 조직치유의 단계

⑦ 치료의 형태

⑧ 관절운동 시 동통

⑨ 관절운동 범위

⑩ 관절의 종창

⑪ 관절 내의 다른 조건들

❸ 재활운동 프로그램의 단계별 원리

(1) 급성 재활 단계

① 부상을 최소화

② 손상된 조직의 치유과정 증진

③ 선수의 심혈관계 및 건강 수준을 유지

④ **응급처치** … 부상 감소, 치유과정 단축

⑤ **빠르고 적절한 치료** … 염증단계를 3 ~ 5일 감소

(2) 회복 재활 단계

손상 부위를 적절하게 치료하고 운동선수의 완전한 기능 회복을 통해 스포츠 현장으로의 복귀 결정

① 부종의 조절

② 통증 조절

(3) 관절 가동범위의 증진

(4) 근력의 증진

① 정상 근력의 75% 정도 회복된 경우 시작한다.

② 가동범위 운동과 근력강화를 동시에 시행 가능하다.

③ **구심성 수축**(concentric contraction) … 근력강화 훈련에 주로 사용한다.

④ **원심성 수축**(eccentric contraction) … 근육인대의 길이를 늘이는 데 도움 운동선수들의 훈련 및 일반 환자의 재활에 중요하다.

(5) 근력강화운동 – 점진적 저항운동으로 최소한 1주일에 3번은 실시

① 등척성 운동(isometric exercise)
ㄱ 근력강화 프로그램 초기에 시행한다.
ㄴ 통증 없는 각도 내에서만 시행한다.
ㄷ 5 ~ 6초간 수축 / 10초간 이완 : 근육 내 적당한 혈액공급
ㄹ 근수축으로 인한 노폐물 제거
ㅁ 한 번에 10 ~ 12회 반복하는 것이 바람직하다.
ㅂ 점진적으로 등장성, 등속성 운동 프로그램으로 전환한다.

② 등장성 운동(isotonic exercise)
ㄱ 타 근육과 분리시켜 한 근육을 따로 발달시킬 수 있다.
ㄴ 근력유지 프로그램은 운동선수에게 꼭 필요하다.
ㄷ **탄력밴드** : 발목, 무릎, 견관절의 유연성, 저항운동에 효과적이다.
ㄹ **수중걷기** : 근력강화 초기에 하지나 허리 부상환자에 적용한다.

③ 등속성 운동(isokinetic exercise)
ㄱ 운동 프로그램 시 목표에 빨리 도달
ㄴ 운동 후 나타나는 근육통이 더 적다.
ㄷ 등속성 기구를 사용할 때, 초기 – 느린 속도 운동, 점진적으로 속도 증가

④ 플라이오메트릭 운동(plyometric exercise)
ㄱ 구심성 스트레칭 후 강한 원심성 수축을 용이하게 하는 운동
ㄴ 재활 후기에 주로 사용한다.
ㄷ 스포츠 활동을 성공적으로 수행하는데 중요한 힘 생성능력을 향상시키는데 중요하다.

⑤ **열린 역학적 사슬운동과 닫힌 역학적 사슬운동**(open and closed kinetic chain exercise)
ㄱ **열린 역학적 사슬운동** : 손과 발이 땅이나 다른 면에 접촉되어 있지 않은 상태의 운동
ㄴ **닫힌 역학적 사슬운동** : 손과 발이 체중부하를 받고 있는 운동

(6) 근지구력 증진

① 중등도 무게 **빠른** 반복운동(상지 지구력 : 수영) → 피로할 때까지 낮은 저항 **빠른** 반복 운동(하지 지구력 : 고정식 자전거타기) → 마지막 1분간 등척성 운동

② 근지구력의 지속적 유지는 스포츠 손상 예방에 매우 중요하다.

(7) 심폐기능 유지

① 재활기간 동안에 운동선수가 부상 전의 심폐기능을 유지할 수 있도록 심폐지구력운동을 지속해야 한다.

② 장기간 침상 안정으로 인해
  ㉠ 기립성 저혈압
  ㉡ 혈장 용적의 감소
  ㉢ 심혈관계수행 능력의 감소
  ㉣ 혈전색전 현상
  ㉤ 심혈관계기능의 악화
  ㉥ **심폐기능 증진** : 운동 프로그램, 빈도, 강도 및 기간에 따라 좌우된다.

(8) 스포츠기술 특화 훈련
스포츠 동작과 유사한 형태에서 점차적으로 실제 스포츠에 필요한 기술을 습득하는 형태의 운동이다.

02 〈 재활운동 프로그램 과정

❶ 프로그램 과정

(1) 초기 단계

① 통증 없이 거의 완전한 관절운동이 가능한 시점

② 유연성과 가동성증진 운동 … 신장성과 ROM 증진

③ 부드러운 관절운동 시작 … 통증이 초래되지 않는 범위 내, 가능한 자주 실시

④ 온 · 냉 요법과 전기 치료 … 운동 시작 전 · 후 적용

⑤ 수동적 관절가동 운동 … 통증 완화 및 가동성 향상

⑥ 근력강화운동

⑦ 보행 재교육 … 고유수용성감각 촉진

(2) 중간 단계

① 환자가 일상생활의 활동을 할 수 있고 정상 ROM과 적정 근력이 있을 때 시작

② 손상 부위와 인접부위 유연성 운동 … 규칙적으로 수행, 손상으로 굳어진 조직 스트레칭

③ 근력강화운동 … 과부하 원리에 따라 진행

④ 스포츠 동작에 비슷한 기능적 운동으로 서서히 진행 … 완전한 기능 회복, 적절한 신경패턴 회복, 발달

⑤ **기능적 운동** … 닫힌 사슬 운동→레그프레스, 계단오르기 등

　　고유감각 운동→호핑, 점핑 동작이나 흔들판 등 장비 사용

⑥ 기능적 운동은 부상부위가 잘 적응하도록 부하를 점차 증가시키는 과정에 유의해서 실시

⑦ 부상부위를 사용하지 않는 스포츠 고유활동 실시

(3) 진행된 단계

① 완전한 유연성과 운동범위와 함께 좋은 근력과 지구력

② 일상생활 시 증상이 거의 나타나지 않음

③ 고유감각, 민첩성, 기능적 운동의 부작용 없는 수행

④ 전반적인 심혈관계의 상태 계속 유지

⑤ 스포츠에 필요한 기능적 활동을 점진적으로 증가시키면서 복귀를 위한 단계적 운동 준비

⑥ **근육 컨디셔닝** … 해당 스포츠 활동에 특화(단거리 선수 : 근력 강조, 장거리 선수 : 지구력 강조)

⑦ **지구력 강화** … 낮은 부하로 여러 차례 반복 운동 실시

⑧ **근력 강화** … 높은 부하로 적은 횟수의 운동 실시

⑨ **근 파워 증진** … 빠른 속도의 등속성과 등장성 운동, 플라이오메트릭 운동 촉진

⑩ **감독과 치료사** … 선수의 생체역학에 관심, 나쁜 운동기술이 부상 원인일 경우 올바른 재교육 실시

(4) 스포츠로의 복귀

① 재활 진행 단계의 후반까지 정상훈련 부하의 70 ~ 90%의 운동 참여

② 필요한 근육 컨디셔닝, 유연성과 기능 회복

③ **선수** … 신체적 건강뿐만 아니라 스포츠 복귀에 대한 자신감 필요

④ 선수가 복귀하는 날에도 중단하지 말아야 한다.

⑤ 손상 후 성공적으로 전 시즌을 완료했을 때 성공적인 재활치료로 간주

⑥ **재활 전문가** … 주관적, 객관적으로 환자의 진행 과정과 기능적인 활동, 수행 능력을 지속적으로 관찰

❷ 주의사항

(1) 스포츠 활동 복귀의 참고 기준

① 연부조직 치유에 필요한 충분한 시간

② 통증 없는 완전한 관절 운동범위

③ 지속적인 종창이 없음

④ 적절한 근력, 지구력

⑤ 좋은 유연성

⑥ 좋은 고유감각

⑦ 적절한 심혈관계 유지

⑧ 숙련도 회복

⑨ 지속적인 생체역학적 이상이 없음

⑩ 심리적 안정

(2) 스포츠 경기 복귀 불가 사항

① 지속적으로 재발되는 종창이 있는 경우

② 관절이 불안정한 경우

③ 관절 운동 범위가 상실된 경우

④ 근력이 완전히 회복되지 않은 경우

2021년 6월 26일 시행

1 〈보기〉에서 손상조직의 치유과정 중 염증반응 단계(inflammatory response phase)의 내용으로 옳은 것을 모두 고른 것은?

─── 보기 ───
㉠ 포식작용(phagocytosis)
㉡ 육아조직(granulation tissue) 생성과 혈관생성
㉢ 혈관 수축과 혈관 확장
㉣ 섬유아세포(fibroblast)와 상처 크기 감소

① ㉠, ㉡
② ㉠, ㉢
③ ㉡, ㉣
④ ㉢, ㉣

> **TIP** ㉡, ㉣은 염증반응이 단계 이후의 형성된 세포 재배열이 이루어지며 세포 간 교차결합이 증가하게 된다.

2 쇼크(shock) 발생 시 주요 증상과 대처 방법에 관한 설명으로 옳지 않은 것은?

① 혈액 상실이 있는 저혈량성 쇼크(hypovolemic shock)가 발생하면 즉시 병원으로 이송해야 한다.
② 갈증을 호소하는 경우 무기질 상실을 막기 위하여 즉시 물을 섭취 하도록 도와준다.
③ 창백한 피부는 불충분한 순환, 출혈 또는 인슐린 쇼크를 의미한다.
④ 쇼크 발생 시 중요한 생체신호로써 맥박, 호흡, 혈압을 체크한다.

> **TIP** 쇼크 발생 시 갈증을 호소하여도 기도 부종 등의 사유로 호흡이 원활하지 않을 수 있으며, 의식 저하가 생길 수 있으므로 즉시 물을 섭취하는 것은 위험하다.

3 머리 및 목뼈(cervical vertebra) 손상을 입은 환자에 관한 설명으로 옳지 않은 것은?

① 목뼈 골절(fracture)이 의심되는 환자는 지속적으로 머리와 목을 고정시킨다.
② 맥박저하, 혈압상승 또는 불규칙한 호흡은 머리안(cranial cavity)내 압력이 증가된 것을 의미한다.
③ 안면보호대가 있는 헬맷을 착용하고 있다면, 척추보드로 옮기기 전에 기도평가를 위해 안면보호대를 제거해야 한다.
④ 바빈스키 반사(Babinski's reflex)검사 시 발가락의 굴곡과 내전은 양성반응을 의미한다.

> **TIP** 바빈스키 반사 양성 반응은 엄지발가락이 발등쪽으로 굽어지는(dorsiflexion)현상이다.

Answer 1.② 2.② 3.④

4 〈보기〉에서 설명하고 있는 손상으로 옳은 것은?

─── 보기 ───
긴엄지벌림힘줄(abductor pollicis longus tendon)과 짧은엄지폄힘줄(extensor pollicis brevis tendon)이 마찰되어 손목지지띠와 손목 힘줄에 문제가 나타난다.

① 드퀘베인 증후군(de Quervain's syndrome)
② 삼각 섬유연골 복합체 손상(triangular fibro-cartilage complex injury)
③ 박리성 뼈연골염(osteochondritis dissecans)
④ 손목 터널 증후군(carpal tunnel syndrome)

TIP 손목통증의 대표적 질환으로 핀클스테인 검사 (Finklestein's test)에서 양성반응이 나타난다.

5 〈보기〉에서 신장 운동(stretching exercise)의 금기사항으로 옳은 것을 모두 고른 것은?

─── 보기 ───
㉠ 연부조직의 혈종이 관찰될 경우
㉡ 급성염증이나 감염이 있을 경우
㉢ 과가동성(hyper mobility)이 있을 경우
㉣ 연부조직의 단축이 가동범위를 제한할 경우

① ㉠
② ㉠, ㉡
③ ㉠, ㉡, ㉢
④ ㉠, ㉡, ㉢, ㉣

TIP 신장 운동은 연부조직의 단축이 가동범위를 제한하는 것을 방지하고자 시행하는 운동방법으로 가동범위 증가를 목적으로 한다.

6 PNF(proprioceptive neuromuscular facilitation) 동작 중 엉덩관절 (hip joint)의 D2(diagonal 2) 패턴 움직임에 해당하는 것은?

① 굽힘(flexion), 모음(adduction), 가쪽돌림 (external rotation)
② 굽힘(flexion), 벌림(abduction), 안쪽돌림 (internal rotation)
③ 폄(extension), 모음(adduction), 안쪽돌림 (internal rotation)
④ 폄(extension), 벌림(abduction), 가쪽돌림 (external rotation)

TIP 엉덩관절 움직임 정의
D1 = Flexion : 굽힘, 모음, 가쪽돌림 / Extenxion : 폄, 벌림, 안쪽돌림
D2 = Flexion : 굽힘, 벌림, 안쪽돌림 / Extenxion : 폄, 모음, 가쪽돌림

7 〈보기〉에서 구획증후군(compartment syndrome)에 관한 설명으로 옳은 것으로만 묶인 것은?

─── 보기 ───
㉠ 구획증후군은 깊숙한 부위의 통증과 경직, 팽윤 등을 동반한다.
㉡ 만성구획증후군은 직접적 외상없이 주로 운동 후 발생한다.
㉢ 급성구획증후군은 탄력붕대를 이용한 압박이 부종을 조절하는데 효과적이다.
㉣ 급성구획증후군은 황색포도상구균(staphylococcus aureus)의 감염에 의해 나타난다.

① ㉠, ㉡   ② ㉠, ㉢
③ ㉡, ㉣   ④ ㉢, ㉣

TIP 구획증후근은 골근막 내부의 압력 증가로 인한 구획 내부의 신경혈관 압작이 가해지며 발생되는 증상으로 급성과 만성으로 구분된다.

Answer 4.① 5.③ 6.② 7.①

8 〈보기〉에서 목 신경뿌리(cervical nerve root)의 손상 유무를 알아보는 검사방법으로 옳은 것을 모두 고른 것은?

보기

㉠ 스펄링검사(spurling test)

㉡ 목뼈압박검사(cervical compression test)

㉢ 팔신경얼기검사(brachial plexus test)

㉣ 커니그검사(Kernig's test)

① ㉠

② ㉠, ㉡

③ ㉠, ㉡, ㉢

④ ㉠, ㉡, ㉢, ㉣

TIP 커니그검사는 허리신경뿌리 손상 유무를 확인하는 방법으로 신경근의 손상 유무를 확인할 수 있다.

9 넙다리돌기윤활주머니염(trochanteric bursitis)에 관한 설명으로 옳지 않은 것은?

① Q각의 차이로 인해 여성보다 남성에게서 발병 빈도가 높다.

② 모음근(adductor)과 벌림근(abductor) 사이의 불균형이 원인이다.

③ 넙다리뼈(femur) 큰돌기(greater trochanter)에서 비교적 흔하게 발생하는 질환이다.

④ 볼기근(gluteal)이 닿는 곳(insertion) 주변 또는 엉덩정강띠(IT-band)가 지나가는 주변에 염증이 발생한다.

TIP Q각은 넙다리곧은근(rectus femoris)과 무릎뼈 힘줄(patellar tendon) 사이의 각도를 나타내며, 무릎관절 인대나 연골 손상과 관련성이 크다.

10 고온 환경에서의 질병 및 손상에 관한 설명으로 옳지 않은 것은?

① 저나트륨혈증(hyponatremia)은 수분의 과다 공급에 의해 발생한다.

② 운동유발 근육경련(muscle cramp)은 운동 중 또는 후에 발생하는 불수의적 근수축이다.

③ 열실신(heat syncope)의 증상 및 징후에는 어지러움, 기절, 체온상승, 정신혼란 등이 있다.

④ 열사병(heat stroke)에서 초기 빈맥과 저혈압은 높은 말초 저항에 의해 발생한다.

TIP 초기 빈맥과 저혈압은 체온조절 중추가 기능을 상실하게 되어 발생되는 지는 질환이다.

11 뼈되기근육염(골화근염, myositis ossificans)에 관한 설명으로 옳은 것은?

① 뼈의 무기질량 감소와 약화를 초래하며 에스트로겐 감소로 인해 가속화된다.

② 성장판 주변의 힘줄 부착 부위의 견열골절로 발생한다.

③ 선천성 뼈 이상으로 두 뼈의 구조물 충돌로 발생한다.

④ 동일 부위의 반복적인 타박상으로 인해 근육에 칼슘 침전물이 생기면서 발생한다.

TIP ①은 일차성 골다공증(Osteoporosis)이며, ②는 오스굿슐라터병(Osgood Schlatter Disease)이다. ③은 충돌증후군(Impingement Syndrome)이다.

Answer 8.③ 9.① 10.④ 11.④

12 수중재활운동에 관한 설명으로 옳지 않은 것은?

① 비만인은 지방조직에 의해 부력(buoyancy)이 증가한다.

② 부력과 점성(viscosity)은 신체에 직접적인 영향을 준다.

③ 선 자세에서 위앞엉덩뼈가시(anterior superior iliac spine)까지 침수 시 체중의 약 30%가 지지된다.

④ 수압(hydrostatic pressure)은 정맥순환을 촉진하여 1회 박출량을 증가시킨다.

> **TIP** 위앞엉덩뼈가시는 위치가 골반 부근으로 허리까지 침수 되었을 때 체중의 30% 정도로 지지가 이루어진다.

13 무릎넙다리 통증증후군(patellofemoral pain syndrome)의 관절과 근육 기능에 관한 설명으로 옳은 것은?

① 증가된 Q각은 무릎관절이 굽힘되었을 때 안쪽 관절면의 압박력을 증가시킨다.

② 무릎뼈 고위(alta)는 무릎뼈 활주를 감소시키고 보상적으로 정강뼈의 안쪽돌림을 일으킨다.

③ 무릎뼈 저위(baja)는 지방패드를 옆으로 노출시켜 시상면에서 보았을 때 두 개의 봉(hump)을 형성한다.

④ 정강뼈의 가쪽돌림은 활차(condyle)안 무릎뼈의 가쪽 압박력을 증가 시켜 무릎뼈의 회전을 유발한다.

> **TIP** ① 굽힘 시 가쪽 관절면의 압박이 증가한다.
> ② 무릎뼈 고위는 정상비율보다 큰 경우로 외측 방향으로 아탈구가 되는 경향으로 나타난다.
> ③ 무릎뼈 저위는 정상보다 아래쪽 상태로 가동 범위의 제한이 발생된다.

14 〈보기〉에서 설명하는 손상은?

보기

㉠ 아래오목위팔인대(inferior glenohumeral ligament)의 파열은 재발성 어깨불안정과 관련이 있다.

㉡ 스피드(speed) 검사와 예가슨(Yergason) 검사에서 양성이 나타날 수 있다

㉢ 팔 벌림과 가쪽돌림 자세에서 머리 위로 팔을 올렸을 때 통증과 근력 약화가 주된 증상이다.

㉣ 치료는 파열 유형과 오목위팔관절(glenohumeral joint) 불안정성의 유무에 따라 결정된다.

---

① 유착성 관절막염(adhesive capsulitis)

② 오목테두리 파열(glenoid labrum tears)

③ 박리성 골연골염(osteochondritis dissecans)

④ 흉곽출구압박 증후군
(thoracic outlet compression syndrome)

> **TIP** SLAP(Superior Labrum Anterior and Posterior) 병변에 대한 설명의 대표적 사례이다.

Answer 12.③ 13.④ 14.②

15 〈보기〉에서 봉우리빗장관절(acromioclavicular joint) 손상 평가에 관한 설명으로 옳은 것으로만 묶인 것은?

보기

㉠ 식도와 기도의 압박으로 인한 연하곤란 및 호흡저하가 나타날 수 있다.

㉡ 뒤쪽 탈구 시 환측의 팔, 목과 머리에 정맥 울혈이 나타날 수 있다.

㉢ 저버리프트오프 검사(Gerber lift off test)는 감각이상을 평가하는 검사이다.

㉣ 피아노건반징후(piano key sign)로 봉우리빗장인대(acromioclavicular ligament) 손상을 의심할 수 있다.

① ㉠, ㉡, ㉢

② ㉠, ㉢, ㉣

③ ㉠, ㉡, ㉣

④ ㉡, ㉢, ㉣

TIP ㉠의 식도와 기도 압박으로 인한 연하곤란 및 호흡저하가 나타나지 않으며, ㉡ 뒤쪽 탈구의 경우는 등급 분류에서 4, 5, 6등급에 따라 구분되어진다. ㉢의 검사 방법은 어깨밑근의 근력 및 건 파열을 확인할 수 있다.

16 무릎손상의 검사법, 양성반응, 손상 의심부위가 바르게 연결되지 않은 것은?

① 검사법 : 넙다리근 능동검사
　　　　　(quadriceps active test)
　양성반응 : 정강뼈의 앞쪽이동
　　　　　(anterior translation)
　손상 의심부위 : 뒤 십자인대 손상

② 검사법 : 테살리 검사(Thessaly test)
　양성반응 : 관절선 통증 및 잠김(locking)
　손상 의심부위 : 안쪽 또는 가쪽 반달연골 손상

③ 검사법 : 슬로컴 검사(Slocum's test)
　양성반응 : 정강뼈 평면(tibia plateau)의 가쪽돌림 증가
　손상 의심부위 : 안쪽곁인대 손상

④ 검사법 : 다이얼 검사(dial test)
　양성반응 : 정강뼈의 가쪽돌림 증가
　손상 의심부위 : 뒤 가쪽 구조물 손상

TIP ③의 슬로컴 검사방법의 양성반응으로는 정강뼈 평면의 안쪽돌림의 불안정성을 볼 수 있지만 원인으로는 가쪽돌림이 증가하여 발생하는 것으로 볼 수 있어 정답으로 판단된다.

17 발목의 통증 위치에 따른 손상으로 옳은 것은?

① 안쪽 – 뒤정강근(posterior tibialis) 힘줄염

② 가쪽 – 뒤꿈치뼈(calcaneus) 점액낭염

③ 앞면 – 짧은 종아리근(peroneus brevis) 힘줄염

④ 뒷면 – 폄지지띠(extensor retinaculum) 염좌

TIP ②은 아킬레스건 앞쪽이나 점액낭 위쪽 발생되며, ③은 바깥쪽, ④는 앞면에서 발생된다.

Answer 15.①②③④ 16.①②③④ 17.①

18 〈보기〉에서 병적 보행(pathological gait)에 관한 설명으로 옳은 것을 모두 고른 것은?

보기

㉠ 중간볼기근(gluteus medius)이 약하면 한 발 입각기(stance phase)에 골반이 틀어지며 균형을 잡기 어렵다.

㉡ 발목관절의 가동범위가 제한되면 발가락이 지면에 끌리지 않도록 엉덩관절 굽힘을 증가시킨다.

㉢ 넙다리네갈래근(quadriceps femoris)의 약화 또는 아킬레스건의 경직(stiffness)이 있으면 발뒤꿈치가 땅에서 일찍 떨어지게 된다.

㉣ 넙다리네갈래근의 과활성화는 부하단계(loading response)에서 무릎 굽힘의 억제를 야기한다.

① ㉠
② ㉠, ㉡
③ ㉠, ㉡, ㉢
④ ㉠, ㉡, ㉢, ㉣

> **TIP** 보기에 내용은 근육뼈대계통의 장애요인의 대한 내용이다.

19 운동 손상 후 상처 관리에 관한 설명으로 옳지 않은 것은?

① 오염된 찰과상의 경우 상처의 오염균을 제거하지 않고 붕대로 감는다.

② 표면 타박상에는 주기적으로 얼음찜질 및 압박을 적용한다.

③ 관절탈구 발생 시 원위맥박, 감각, 그리고 움직임을 평가해야 한다.

④ 혈액 또는 체액이 튀고, 분출할 때 처치자는 안면보호대 및 관련 보호장비를 착용해야 한다.

> **TIP** 상처의 오염균을 제거하지 않으면 이차감염의 우려가 있으므로 충분히 제거하고 붕대를 감는다.

20 〈보기〉와 같은 방법으로 측정하는 관절의 움직임은?

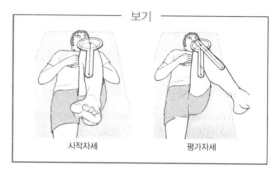

시작자세   평가자세

① 무릎관절 안쪽돌림
② 무릎관절 가쪽돌림
③ 엉덩관절 안쪽돌림
④ 엉덩관절 가쪽돌림

> **TIP** 보기의 내용처럼 확인하게 되면 엉덩관절은 안쪽돌림 현상으로 나타난다.

2020년 10월 17일 시행

1 〈보기〉는 쇼크(shock)에 대한 설명이다. 괄호 안에 알맞은 용어를 바르게 나열한 것은?

───── 보기 ─────
- (㉠)는 혈액의 상실이 있는 외상에 의해 발생하고, 혈액이 공급되지 않으면 혈압이 떨어진다.
- (㉡)는 폐가 순환 혈액에 충분한 산소를 공급할 수 없을 때 발생한다.
- (㉢)는 심한 박테리아 감염에 의해 발생하며, 박테리아로부터 생겨나는 독소는 신체의 작은 혈관을 확장한다.

	㉠	㉡	㉢
①	저혈량성 쇼크 (hypovolemic shock)	패혈성 쇼크 (septic shock)	호흡성 쇼크 (respiratory shock)
②	저혈량성 쇼크	호흡성 쇼크	패혈성 쇼크
③	패혈성 쇼크	호흡성 쇼크	저혈량성 쇼크
④	패혈성 쇼크	저혈량성 쇼크	호흡성 쇼크

> **TIP** ㉠ 저혈량성 쇼크 : 출혈, 구토, 설사, 누출관배액 요붕증, 고혈당 및 이뇨작용 등 혈액이나 체액의 손실, 혈관에서 간질 공간으로 체액이동, 복수, 화상 등의 모세혈관 투과도 증가 등으로 발생
> ㉡ 호흡성 쇼크 : 산소량 부족, 당뇨성 케토산의 증가, 정신적 충격 등으로 발생
> ㉢ 패혈성 쇼크 : 녹농균, 대장균, 폐렴구균, 포도상구균, 연쇄상구균 등의 혈액 내 미생물의 침입 또는 부적절한 면역체계로 인한 감염 등으로 발생

2 반달연골(반월상연골, meniscus) 손상에 대한 설명으로 옳지 않은 것은?

① 무릎의 폄 또는 굽힘 시 회전력이 동반된 체중 부하가 발생할 때 손상된다.
② 손상을 예측하기 위해 니어 검사(Neer test)를 적용한다.
③ 무릎이 무너지는 느낌을 호소하고, 완전한 스쿼트 동작 시 불안함을 느낀다.
④ 안쪽 반달연골이 가쪽 반달연골보다 더 높은 손상 발생률을 보인다.

> **TIP** 반월상연골 손상 검사
> - 임상적 검사 : 무릎 관절면의 국소적 압통, McMurray 검사, Apley 검사
> - 방사선 검사 : 자기공명 영상 검사(MRI)
> - 관절경 검사(arthroscopy)

3 〈보기〉 중 어깨 관련 손상평가 방법을 모두 고른 것은?

───── 보기 ─────
㉠ 라크만 검사(Lachman test)
㉡ 호킨스-케네디 검사(Hawkins-Kennedy test)
㉢ 엠프티 캔 검사(empty can test)
㉣ 피벗 시프트 검사(pivot-shift test)

① ㉠, ㉡   ② ㉡, ㉢
③ ㉢, ㉣   ④ ㉠, ㉣

> **TIP** ㉡ 호킨스-케네디 검사 : 가시위근 충돌증후군, 돌림띠손 상, 오목위팔관절 뼈관절염 검사에 이용
> ㉢ 엠프티 캔 검사 : 가시위근힘줄염, 가시위근 손상, 돌림근띠 째짐, 충돌증후군, 윤활낭염 검사에 이용

Answer 1.② 2.② 3.②

4 염증반응 시 발생하는 히스타민(histamine)에 대한 설명으로 옳은 것은?

① 혈관 외피 세포에 부종을 억제한다.
② 혈관의 세포 투과성을 낮춘다.
③ 혈관 확장을 유도한다.
④ 염증부위로 대식세포를 유도한다.

> **TIP** 히스타민의 효능
> ㉠ 혈관내피세포에 작용하여 모세혈관 평활근 및 세동맥의 근육을 이완시켜 혈관을 확장시킨다.
> ㉡ 혈액과 혈관벽 사이에 내피세포 단일층이 있고, 혈액성분과 조직액 균형, 유기체의 생존에 필요한 필수 영양소 공급, 삼투압 유지에 중요한 역할을 한다.
> ㉢ 점막의 상피세포를 자극하여 점액 분비를 증가시키고 위산을 분비시킨다.
> ㉣ 히스타민 수용체에 따라 기관지 수축이 일어나거나 평활근을 이완시킨다.

5 〈보기〉는 운동 중 갑자기 쓰러져 맥박이 없는 사람에 대한 1차 응급처치 방법이다. 적용 순서를 바르게 나열한 것은?

─── 보기 ───
- 기도확보(airway)
- 인공호흡(breathing)
- 가슴압박(compression)

① 가슴압박 – 기도확보 – 인공호흡
② 가슴압박 – 인공호흡 – 기도확보
③ 기도확보 – 가슴압박 – 인공호흡
④ 기도확보 – 인공호흡 – 가슴압박

> **TIP** 응급처치 방법
> ㉠ 반응 및 호흡의식을 확인
> ㉡ 최초 가슴압박을 실시
> ㉢ 가슴압박 후 환자의 머리를 뒤로 젖히고 턱을 들어주어 기도를 확보함과 동시에 기도 내 이물질 유무 확인
> ㉣ 기도확보 후 인공호흡을 실시

6 〈보기〉는 팔꿈치 후방 탈구에 대한 설명이다. 괄호에 들어갈 용어가 바르게 연결된 것은?

─── 보기 ───
팔꿈치 후방 탈구는 팔꿈치가 (㉠) 상태에서 땅에 떨어질 경우 일반적으로 발생하고, (㉡) 보다는 (㉢) 탈구가 흔하다.

	㉠	㉡	㉢
①	굽힘(flexion)	후방	전방
②	굽힘(flexion)	전방	후방
③	폄(extension)	후방	전방
④	폄(extension)	전방	후방

> **TIP** 팔꿈치 관절 탈구는 90% 이상의 절대 다수가 후방 탈구로 척골의 coronoid process가 상완골의 trochlea로부터 벗어나는 것을 말한다. 넘어지면서 팔꿈치를 신전한 상태에서 손을 뻗은 채 땅을 짚었을 때도 종종 발생한다.
> 탈구가 발생하게 되면 보통 짧아진 전완부를 보이는데, 척골의 olecranon이 뒤쪽으로 저명하게 튀어나오면서 팔꿈치가 약간 굴곡된 상태로 고정되기 때문이다.

7 엎드린 자세에서 목말뼈밑(거골하, subtalar) 중립을 평가하는 방법으로 옳지 않은 것은?

① 평가를 받는 사람 다리 길이의 1/3 정도가 테이블 밖으로 나오게 한 상태에서 평가한다.
② 아킬레스건(Achilles tendon)의 시작점으로부터 발꿈치(종골, calcaneus)의 원위부(distal)까지 선을 그어 이등분한다.
③ 목말뼈(거골, talus)가 목말뼈밑 관절 내에서 안쪽과 바깥쪽이 똑같이 만져지는 위치이다.
④ 목말뼈밑 관절이 중립 위치가 되었을 때 발허리뼈 머리(중족골두, metatarsal head)가 보일 수 있도록 발바닥쪽굽힘(plantar flexion)을 한다.

Answer 4.③ 5.① 6.④ 7.④

TIP 목말밑관절의 중립 위치(subtalar joint neutral position, STJN)는 AAOS(American Academy of Orthopaedic Surgeons)에 따르면 종아리와 발뒤꿈치의 세로축 중앙선과 평행한 선이라 정의되었고 Root 등에 따르면 엎침되거나 뒤침되지 않은 위치이며 발꿈치뼈의 뒤침을 동반한 안쪽 번짐이 엎침을 동반한 가쪽 번짐의 두 배인 위치로 정의되었다. 목말밑관절의 가동범위는 STJN을 기준으로 안쪽번짐과 가쪽번짐을 측정한다.

8 〈표〉에서 제시한 허리뼈(요추, lumbar)의 추간판 탈출증(herniated disc)과 관련된 설명 중 옳은 것은?

발생위치 증상과 징후	L3 – L4	L4 – L5	L5 – S1
통증	허리뼈, 엉덩이 부위	허리뼈, 엉덩이, SI부위	허리뼈, 엉덩이, SI부위
근육분절 약화	㉠ 발등쪽 굽힘 (dorsi flexion)	㉢ 엄지 발가락 굽힘 (hallux flexion)	발바닥쪽 굽힘 (plantar flexion)
하지거상 검사 시 (straight leg raise test) 관절가동범위	㉡ 정상	㉣ 증가	감소

※ SI, sacroiliac 엉치엉덩(천장)

① ㉠, ㉡ ② ㉡, ㉢
③ ㉢, ㉣ ④ ㉠, ㉣

TIP 추간판 탈출증
㉠ L5 신경근(L4~L5) : 종아리 바깥과 발등, 엄지와 집게발가락 사이의 감각 이상, 엄지발가락 신전근의 약화, 족근보행을 못함
㉡ L4 신경근(L3~L4) : 종아리 내측의 감각 이상, 전경골근 약화, 비대칭적인 슬개건 반사
㉢ S1 신경근(L5~S1) : 발의 외측에 감각이상, 장

딴지 통증, 비골근 및 족관절굴곡 저하, 족지보행을 못함, 비대칭적인 아킬레스건 반사
㉣ 하지직거상검사는 L5~S1에서 양성소견을 보임, 15~30도에서 양성이면 추간판 탈출증을 강력히 의심
※ 근분절
㉠ L3 : 무릎관절 폄
㉡ L4 : 발목관절 발등굽힘
㉢ L5 : 엄지발가락 폄
㉣ S1 : 발목관절 발바닥쪽 굽힘, 발의 가쪽 번짐, 엉덩관절 폄

9 〈보기〉에서 설명하는 고유수용기 신경근 자극 (proprioceptive neuromuscular facilitation, PNF) 기법은?

보기
• 주동근의 등장성 수축 후 길항근의 등척성 수축을 시행한다.
• 주동근이 수축하는 동안 길항근이 이완된다.
• 길항근의 유연성이 제한 요소일 때 사용된다.

① 정지 – 이완법(hold-relax)
② 수축 – 이완법(contract-relax)
③ 정지 – 정지 – 수축 – 이완법
  (hold-hold-contract-relax)
④ 느린 역자세 – 정지 – 이완법
  (slow reversal-hold-relax)

TIP 느린 역자세-정지-이완법
㉠ 길항근의 등장성 수축 먼저 한 후에 주동근의 등장성 수축을 하는 것으로 주동근의 힘이 증가
㉡ 등장성 수축으로 시작, 등척성 수축을 한 다음 길항근 패턴들의 이완, 주동근 패턴의 능동적 움직임
㉢ 환자가 능동적으로 주동근을 움직일 수 있을 때 선호하는 기법
㉣ 주관절 신전 증가

Answer 8.① 9.④

10 말초신경 손상 후 재생(regeneration)에 관한 설명으로 옳지 않은 것은?

① 말초신경의 세포체에 손상부위가 가까울수록 재생이 어렵다.

② 절단된 말초신경은 수술로 연결하면 축삭(axon) 재생이 가능하다.

③ 별아교세포(astrocyte)는 손상된 축삭 재생을 돕기 위한 신경성장인자를 분비한다.

④ 손상부위로부터 원위부(distal region) 쪽의 수초(myelin) 재형성은 말초신경 재생의 후반기 과정이다.

> **TIP** 별아교세포
> ㉠ 아교세포 중 가장 그 수가 많다.
> ㉡ 중추신경계에서 항상성을 유지한다.
> ㉢ 중추신경계 모세혈관의 폐쇄띠 형성을 유도한다.
> ㉣ 교통반이 있어 구조적 합포체를 형성한다.
> ㉤ 칼륨을 흡수하여 적정한 이온 환경을 준비한다.
> ㉥ 글루탐산염 같은 신경전달물질을 불활성화 시킨다.

11 〈보기〉에서 스포츠 뇌진탕(진탕, concussion)에 관한 설명으로 옳은 것은?

───── 보기 ─────
㉠ 펜싱 반응(Fencing response)이 나타날 수 있다.
㉡ 마우스 가드(mouth guard)의 착용은 뇌손상을 예방한다.
㉢ 5번 뇌신경(V. Trigeminal)의 손상으로 후각 기능 이상이 나타날 수 있다.
㉣ 충격(impact)을 받은 반대쪽 부위의 뇌손상을 칸추리쿠(contrecoup) 기전이라고 한다.

① ㉠, ㉡   ② ㉡, ㉢
③ ㉢, ㉣   ④ ㉠, ㉣

> **TIP** ㉡ 마우스 가드는 입안에 장착, 안면을 가격당하는 과격한 스포츠는 물론, 넘어져 턱뼈의 부상을 입을 수 있는 경우에 선수를 보호한다. 이는 경기를 하면서 의기소침해질 수 있는 선수에게 자신감을 심어주는 등 경기력 향상뿐 아니라 혹시 일어날지 모를 사고를 미연에 방지하는 역할을 한다.
> ㉢ 1번 뇌신경이 후각에 관여하며, 5번 뇌신경은 얼굴, 코, 입의 점막에 관여한다.

12 골골격계 부상에 대한 〈보기〉의 아이스(ice) 적용에 대한 설명으로 옳은 것을 모두 고른 것은?

───── 보기 ─────
㉠ 형성된 부종 제거에 효과적이다.
㉡ 반대-자극 효과(counter-irritant effect)는 적용에 의한 통증감소를 설명할 수 있다.
㉢ 관절부상에 의해 억제된 근기능(arthrogenous muscle inhibition)의 활성화를 위해 사용된다.

① ㉠, ㉡
② ㉡, ㉢
③ ㉠, ㉢
④ ㉠, ㉡, ㉢

> **TIP** 냉찜질(ice)의 효과
> ㉠ 반대-자극 효과에 의한 통증 완화 작용
> ㉡ 결합조직 신장성을 억제
> ㉢ 혈액 공급을 감소시켜 염증과 근육경련을 감소

Answer 10.③ 11.④ 12.②

13 〈그림〉과 같이 하지는 이완된 상태로 스트레치 운동(passive stretch exercise)을 할 때. 〈보기〉의 설명을 참 혹은 거짓으로 바르게 판단한 것은?

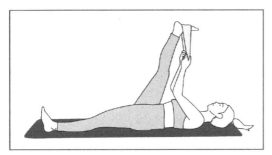

─ 보기 ─
㉠ 자발성(autogenic) 보다 상호적(reciprocal) 억제(inhibition)에 의해 스트레치 된다.
㉡ 무릎관절의 관절낭(joint capsule)은 힘줄(tendon)보다 많은 장력(tension)을 받는다.
㉢ 스트레치 후 약 6초가 지나면 골지건기관(Golgi tendon organ)이 IB 구심성신호(IB afferent)를 보내기 시작한다.

	㉠	㉡	㉢
①	참	참	참
②	거짓	참	거짓
③	참	거짓	거짓
④	거짓	거짓	참

TIP ㉠ 유지-이완 기법은 짧아진 근육의 가동범위 끝에서 등척성 수축을 실시하여 골지건기관을 흥분시켜 자가 억제를 통하여 짧아진 근육을 이완시킨 후 신장하는 방법으로써 근육이 수축하면 근육과 직렬로 연결되어 있는 골지건기관이 흥분되어 작용근을 억제하고 대항근을 촉진하는 신경생리학적 이론에 기초하고 있다.
㉢ 정적 스트레칭은 일반적인 반동이나 충격을 가하지 않고 근육이나 건을 천천히 늘리는 것으로 골지건기관은 근긴장도가 적어도 6초 이상 지속적으로 증가될 경우 반응하여 근방추의 반사적 근수축을 압도하여 길항근의 반사적 이완을 유도한다.

골지건기관은 근육과 건 사이에 위치하고, 근육섬유의 다발과 직렬로 연결되어 있다. 골지건기관은 골격근의 건과 직렬로 연결되어 있기 때문에 근육이 수축하게 될 경우 건방추가 늘어나면서 근육의 변화를 감지하게 된다. 골지건기관에 분포하는 감각신경은 흥분해 Ib 구심성신호를 척수와 CNS로 골격근의 상태를 전달한다. 이 정보를 바탕으로 CNS와 척수에서는 수축하고 근육이 지나치게 수축하지 않도록 척수전각세포에 있는 알파 운동뉴런을 통해 골격근의 수축을 억제시킨다.

14 양쪽 목발(crutches) 사용에 관한 설명으로 적절하지 않은 것은?

① 길이 맞춤(fitting) : 겨드랑이와 목발 사이에 손가락이 두세 개 정도 들어가게 목발을 끼고 선다.
② 두 발 걷기(two-point gait) : 부분적 체중 지지가 가능할 때 실시한다.
③ 세 발 걷기(three-point gait) : 계단을 내려갈 때 건강한 발을 먼저 딛고 내려간 다음 목발을 딛는다.
④ 네 발 걷기(four-point gait) : 양쪽 다리 부상일 때 사용하는 방법이다.

TIP 목발 세 발 걷기
㉠ 걷는 순서 : 양쪽 목발과 함께 환측다리를 먼저 딛고 정상측 다리를 딛는다.
㉡ 부분적인 체중부하를 줄일 때 사용한다.
㉢ 계단 내려갈 때 걷는 순서 : 환측다리와 목발을 먼저 딛고 정상측 다리를 딛는다.

Answer 13.② 14.③

15 〈보기〉는 고강도 훈련과 회복의 불균형이 반복됨으로써 나타나는 운동상해의 단계이다. 단계별 진행순서와 회복시간이 짧은 것부터 나열한 것은?

─── 보기 ───

⊙ 오버트레이닝(overtraining)
ⓛ 기능부적 오버리칭(nonfunctional overreaching)
ⓒ 기능적 오버리칭(functional overreaching)

　　　진행순서　　　　　　회복시간
① ⊙→ⓛ→ⓒ　　　⊙→ⓛ→ⓒ
② ⊙→ⓛ→ⓒ　　　ⓒ→ⓛ→⊙
③ ⓒ→ⓛ→⊙　　　⊙→ⓛ→ⓒ
④ ⓒ→ⓛ→⊙　　　ⓒ→ⓛ→⊙

TIP 오버리칭은 운동 직후 근육통이나 피로 등으로 수행능력이 일시적으로 떨어지는 단계를 말한다. 근성장을 위해 필연적으로 거쳐야 할 성장통 정도로 보면 된다.
오버트레이닝은 적절한 회복 없이 자신의 한계를 초과하는 무게와 횟수가 누적된 결과로, 트레이닝 스트레스로부터 신체가 회복하고 거기에 적응하는 능력이 고갈되는 경우를 말한다.
단계별 진행순서와 회복시간은 동일하게 기능적 오버리칭→ 기능부적 오버리칭→ 오버트레이닝순으로 길어진다.

16 반복된 마찰(friction)이 주요 원인인 손상은?

① 물집(blister)
② 골절(fracture)
③ 동상(frostbite)
④ 탈구(dislocation)

TIP 물집이 생기는 원인 … 피부는 한 층으로만 몸을 감싸고 있는 것이 아니라 여러 층으로 나뉘어져 있다. 가장 바깥쪽의 피부인 표피와 그 아래의 피부층인 진피 사이에 림프액이 고이는 현상이 바로 물집이다. 물집은 한 부위에 반복된 마찰이 지속되어 표피와 진피가 나뉘어지게 된 것을 말한다.

17 〈보기〉는 염증반응(inflammatory response) 이후 일어나는 세포의 회복에 대한 설명이다. ⊙, ⓛ에 들어갈 용어로 적절한 것은?

─── 보기 ───

형성된 세포는 부하(load)에 의해 (⊙)되고, 고정하게 되면 세포 간 교차결합(collagen cross-link)은 (ⓛ) 한다.

　　　⊙　　　　　ⓛ
① 재배열　　　증가
② 재생　　　　증가
③ 재배열　　　감소
④ 재생　　　　감소

TIP 염증반응은 해로운 물질을 파괴하고 희석시켜 손상된 조직을 치유하기 위한 초기단계를 말한다.
조직이 손상되면 히스타민, 루코트리엔, 사이토카인 등이 방출되고 부종, 발적, 통증, 발열, 기능손실 등이 나타난다. 섬유아세포 회복단계를 거치면 염증반응단계에서의 증상이 사라지며, 육아조직이 생성되고 형성된 세포는 부하에 의해 재배열되고 고정하게 되면 세포 간 교차결합이 증가하게 된다.

Answer 15.④ 16.① 17.①

18 〈보기〉는 손상 후 염증기간 동안 형성되는 부종에 대한 설명이다. 괄호 안에 들어갈 적절한 용어는?

보기

( )에 형성된 세포 잔해(tissue debris)와 유리 단백질(free protein)로 인해 세포 삼투압(tissue oncotic pressure)이 증가한다.

① 림프(lymph)
② 혈관(blood vessel)
③ 세포 내 공간(intracellular space)
④ 세포 사이 공간(intercellular space)

TIP 부종
　㉠ 체액의 균형은 혈관외와 혈관내의 체액의 이동에 의해서 조절되고 있지만, 체액의 이동은 모세혈관에서의 정수압, 혈장 단백에 의한 삼투압, 혈관외 조직압, 혈관외 교질 삼투압(교질압) 등에 의해 지배되고 있다.
　㉡ 정상적인 체액의 균형은 서로 상반된 두 큰 힘 즉, 삼투압과 정수압에 의해서 유지된다. 즉 순환계 밖으로 체액을 밀어내는 힘은 간질 조직의 삼투압(osmotic pressure)과 혈관 내 정수압(hydrostatic pressure)에 의하며, 체액을 순환계 안으로 밀어 넣는 힘은 혈장 단백의 삼투압과 간질조직의 정수압에 의한다.
　㉢ 간질 내, 조직 내 또는 체강(즉, 심낭강, 흉강, 복강 내)에 체액이 다량으로 증가한 상태를 부종(edema)이라고 한다.
　㉣ 부종의 직접적인 원인은 어떤 질환에서 결과적으로 나타날 수 있는 혈관 내 정수압의 상승, 교질농도의 하락, 림프관의 폐쇄, 나트륨의 혈중증가 등이 중요한 요인이 된다.
　㉤ 세포 간질에 형성된 세포 잔해와 유리 단백질로 인해 세포 삼투압이 증가한다.

19 〈보기〉는 척추손상으로 인해 경력이 끝날지도 모르는 선수의 심리상태를 Kubler-Ross(1969)가 제시한 "애도의 단계(stages of grief)"로 표현한 것이다. 그 순서를 바르게 나열한 것은?

보기

㉠ 분노(anger) : "왜 하필 나한테 이런 일이!"
㉡ 수용(acceptance) : "괜찮을거야. 이겨낼 수 있어."
㉢ 부정(denial) : "MRI 사진 판독이 잘못된 것 같은데."
㉣ 타협(bargaining) : "시간을 돌릴 수 있다면 뭐라도 할텐데."
㉤ 우울(depression) : "운동을 못 하는데 이게 무슨 소용인가…"

① ㉠ → ㉢ → ㉣ → ㉡ → ㉤
② ㉠ → ㉢ → ㉤ → ㉣ → ㉡
③ ㉢ → ㉠ → ㉡ → ㉣ → ㉤
④ ㉢ → ㉠ → ㉣ → ㉤ → ㉡

TIP 애도의 단계
　㉠ 1단계 부정 : "사실이 아닐거야, 아니야, 그럴 리가 없어" 하는 전적인 혹은 부분적인 부정
　㉡ 2단계 분노 : 언제 누구에게든지 분명한 이유 없이 분출될 수도 있음
　㉢ 3단계 타협 : 주로 신앙에 타협하는 형태로 나타나기도 하며 때로는 타협한 대로 사별의 순간이 연기되기도 함
　㉣ 4단계 우울 : 감당할 수 없는 슬픔과 절망감으로 인해 삶이 무의미하게 느껴짐
　㉤ 5단계 수용 : 사랑하는 이의 죽음을 인정하고 자신의 삶의 미래를 내다보기 시작

Answer 18.④ 19.④

20 내번발목염좌(inversion ankle sprain)를 예방하기 위한 발목테이핑 과정을 설명한 것으로 옳지 않은 것은?

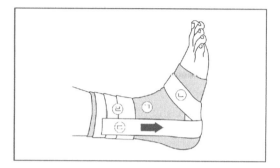

① ㉠은 피부보호를 위한 것이다.
② ㉡보다 원위부(distal)에는 테이프를 더 감지 않는다.
③ ㉢ 테이핑 시 가쪽에서 안쪽으로(화살표 방향) 감아준다.
④ ㉣ 테이프는 이전 테이프의 1/2 정도를 겹치게 감는다.

> **TIP** 내번발목염좌 예방을 위한 발목 테이핑 과정
> ㉠ 장비골근과 전경골근 모두 보강을 해주어야 한다.
> ㉡ 테이프의 길이를 측정하고 발목은 한 바퀴 감아 준다.
> ㉢ 바깥복숭아뼈에서 일직선으로 무릎쪽까지 부쳐준다는 생각으로 테이핑을 한다.
> ㉣ 발목 중앙에서 바깥 복숭아뼈로 감아서 지지해준다는 생각으로 테이핑 한다.
> ㉤ 테이핑 시 늘리지 말아야 한다.

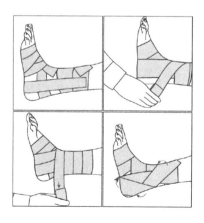

1 〈보기〉는 상해 직후 20분간 냉찜질을 실시하였을 때의 결과이다. 괄호 안에 들어갈 용어를 바르게 묶은 것은?

---- 보기 ----
소식의 대사량은 (㉠)되고 통증인시는
(㉡) 된다.

	㉠	㉡
①	감소	감소
②	감소	증가
③	증가	증가
④	증가	감소

> **TIP** 냉찜질은 조직의 대사량을 감소시키고 통증인자의 신경전달을 느리게 하여 감소시켜준다.

2 근경련(muscle cramp)에 대한 설명으로 가장 적절한 것은?

① 관절의 퇴화
② 외부 충격에 의한 근손상
③ 통증을 동반하는 불수의적 근수축
④ 운동이 끝나고 24시간 이후 나타나는 근육통

> **TIP** 근경련은 대체로 국소 근육에 대한 통증을 유발시키며 불수의적 수축이 발생된다.

Answer 20.③ / 1.① 2.③

3 여성 운동선수에게 나타날 수 있는 세 가지 증후 (female athlete triad syndrome)에 해당하는 것을 〈보기〉에서 모두 고른 것은?

———— 보기 ————
ⓐ 우울증(depression)
ⓑ 무월경(amenorrhea)
ⓒ 골다공증(osteoporosis)
ⓓ 자궁내막증(endometriosis)

① ㉠, ㉡   ② ㉡, ㉢
③ ㉠, ㉣   ④ ㉢, ㉣

> **TIP** 여자 선수들에게서는 무월경, 골다공증, 식이장애의 대표적 증후가 발생된다.

4 무릎 퇴행성 관절염에 대한 설명으로 옳은 것을 〈보기〉에서 모두 고른 것은?

———— 보기 ————
㉠ 무릎관절 부상 병력은 퇴행성 관절염 발생 확률을 증가시킨다.
㉡ 외측 구획(lateral compartment)의 발생률이 내측(medial) 구획보다 더 높다.
㉢ 넙다리네갈래근(대퇴사두근, quadriceps)의 근위축(atrophy) 혹은 근력저하가 나타난다.
㉣ 퇴행성 연골의 손상은 운동치료를 통해 완치될 수 있으며 일반적인 방법으로 체중감량과 유산소운동이 있다.

① ㉠, ㉡   ② ㉠, ㉢
③ ㉡, ㉣   ④ ㉢, ㉣

> **TIP** ㉡ 외측과 내측 구획은 구조적 변형(내반슬, 외반슬)에 따른 영향이 더 높다.
> ㉣ 퇴행성 연골의 손상은 완치가 아닌 예방 및 재발방지에 따른 보호이다.

5 도수근력평가(manual muscle test)의 등급을 결정하는 요소를 〈보기〉에서 모두 고른 것은?

———— 보기 ————
㉠ 최대근력 평가 시 통증 여부
㉡ 가동범위 평가 시 관절에서 나는 소리 여부
㉢ 중력(gravity)에 반하는 동작으로 전 가동범위의 움직임 가능 여부
㉣ 도수저항(manual resistance)을 견뎌내어 근수축에 의한 동작 유지 여부

① ㉠, ㉡   ② ㉡, ㉢
③ ㉠, ㉣   ④ ㉢, ㉣

> **TIP** 도수근력평가의 등급 결정 요소는 통증에 대한 상해 여부와 부적절한 움직임에 따른 관절의 소리를 통하지 않는다.

6 환경적 요인에 의한 질병 및 상해에 관한 내용 중 ①~④에 들어갈 내용으로 옳지 않은 것은?

	기준치	기전	증상 및 징후	처치
저체온증 (hypothermia)	①			
급성 고산병 (acute altitude sickness)				④
잠수병 (decompression sickness)		②		
동상 (frostbite)			③	

① 심부온도 35℃ 이하
② 압력 차이로 만들어진 질소 기포로 인한 혈액순환 방해
③ 간지러움, 감각이상, 화끈거림, 피부변색, 수포생성
④ 수분 섭취 제한

Answer 3.② 4.② 5.④ 6.④

7 축구 경기 도중 왼쪽 가슴 아랫부분에 심한 충돌이 있었다. 다음 중 〈보기〉와 같은 증상 및 징후를 보이는 선수에서 가장 가능성이 높은 손상은?

─── 보기 ───
• 외출혈은 보이지 않고 쇼크 증상도 나타나지 않는다.
• 왼쪽 어깨의 통증을 호소하고 있다(Kehr's sign).

① 충수염(appendicitis)
② 간 좌상(liver contusion)
③ 비장 파열(spleen rupture)
④ 서혜부 탈장(inguinal hernia)

TIP 손상 부위에 대한 해부학적 위치로 보아도 충수염과 서혜부 탈장 부위로 인한 어깨 통증은 크지 않으며 간 좌상은 오른쪽 복부 부위이다.

8 지연성 근육통(delayed onset muscle soreness)에 대한 설명으로 옳은 것을 〈보기〉에서 모두 고른 것은?

─── 보기 ───
㉠ 지연성 근육통은 일시적인 칼슘 항상성의 변화를 동반한다.
㉡ 근통증 감각은 C 신경섬유와 Aβ 신경섬유가 전달한다.
㉢ 근육의 신장 정도(% strain)와 지연성 근육통의 크기는 반비례한다.
㉣ 등척성(isometric) 수축 후 발생하는 지연성 근육통의 크기는 신장성 수축에 의한 것보다 작다.

① ㉠, ㉢
② ㉠, ㉣
③ ㉡, ㉢
④ ㉡, ㉣

TIP ㉡ 근통증 감각은 C 신경섬유와 A-Δ 통증감각과 관련이 있다.
㉢ 신장이 전도와 지연성 근육통이 통증 크기는 비례한다.

9 신경학적 검사 중 하나인 깊은 힘줄 반사(deep tendon reflex)를 평가하는 것에 대한 설명으로 옳지 않은 것은?

① 척수에서 반응하는 무조건 반사이다.
② 평가 결과는 0~4까지 다섯 등급으로, 정상등급은 2이다.
③ 신경 뿌리 수준(nerve root level) L1을 평가할 수 있다.
④ 신경 뿌리 수준 C5는 근육피부신경(musculocutaneous nerve)을 평가한다.

TIP 깊은 힘줄 반사
㉠ 평가등급
• 0 : 반응 없음
• 1 : 감소된 반응
• 2 : 정상
• 3 : 평균보다 빠른 반응
• 4 : 매우 빠르고 과하게 반응, 주기적 경련
㉡ 평가 부위
• C5, C6 : 위팔두갈래근 힘줄 반사, 위팔노근 반사
• C6, C7 : 위팔세갈래근 힘줄 반사
• L2, L3, L4 : 무릎반사
• S1 : 발목반사

Answer　7.③　8.②　9.③

10 〈보기〉는 외부 부하에 의한 조직의 기계적 손상을 나타내는 스트레스-스트레인(stress-strain) 그래프이다. 이에 대한 설명으로 옳지 않은 것은?

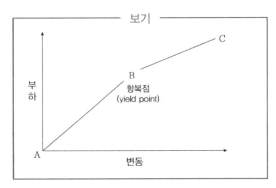

보기

① A-B 구간에서 적용된 부하가 제거되면 조직은 원래의 길이로 돌아간다.
② A-B의 기울기는 경직(stiffness)을 의미하며 부하에 견디는 조직의 능력이다.
③ B 지점을 지나면 부하와 변형은 반비례 관계가 된다.
④ B-C 구간에서는 적용된 부하로 인해 조직의 영구적인 변형이 나타난다.

> **TIP** 부하와 변형은 비례적으로 증가하게 되므로 원래의 복구가 되지 않는 영구적 변형이 발생된다.

11 어깨뼈 벌림(견갑골 외전, scapular abduction) 동작 시 어깨위팔리듬(견갑상완리듬, scapulohumeral rhythm)에 대한 설명으로 옳지 않은 것은?

① 어깨뼈 위팔리듬에서 오목위팔관절(어깨관절, glenohumeral joint)의 가동범위는 대략 120°이다.
② 0°~30° 범위에서는 주로 오목위팔관절에서 일어난다.
③ 30°~120° 범위에서는 어깨뼈와 위팔뼈(humerus)의 운동비율이 2 : 1 정도로 이루어진다.
④ 어깨뼈는 상방회전(upward rotation)을 한다.

> **TIP** ③ 30°~120° 범위에서는 어깨뼈와 위팔뼈의 운동 비율은 1 : 2로 이루어진다.

12 뒤정강힘줄 기능부전(posterior tibial tendon dysfunction)에 대한 설명으로 옳은 것은?

① 대부분 통증 없이 양측성으로 발생한다.
② 기능을 상실하면 발이 경직되어 뒤꿈치가 들릴 때(heel-off) 발뒤쪽(후족부, hindfoot)이 안쪽번짐(내번, inversion) 된다.
③ 기능을 상실하면 발뒤쪽(후족부, hindfoot)이 불안정해지고, 안쪽 세로활(medial longitudinal arch)을 유지하지 못한다.
④ 기능부전을 확인하기 위한 능동적(active) 근력 검사는 중립위치 또는 안쪽번짐(내번, inversion) 된 위치에서 가쪽번짐(외번, eversion) 하여 평가한다.

> **TIP** 뒤정강힘줄 기능부전 … 양측성이 나타나지 않으며 부종과 통증이 발생되고 기능 상실로 인한 경직은 발뒤쪽의 가쪽번짐이 발생된다. 기능부전의 확인을 위해서는 가쪽번짐에 대한 저항을 확인하고자 가쪽에서 안쪽번짐 될 수 있도록 진행하여 평가한다.

13 스포츠 손상으로 나타날 수 있는 경우와 그에 따른 잠재적 병변을 바르게 묶은 것은?

① 느리고 강한 맥박 – 열사병
② 느린 동공 반응 – 뇌손상
③ 눈 주위의 멍(raccoon eyes) – 발작성 간질
④ 입술과 손톱의 청색증(cyanosis) – 인슐린 쇼크

> **TIP** ① 열사병은 체온 상승이 유발되며 맥박이 증가한다.
> ③ 발작성 간질로 인해 의식을 잃게 되거나 운동 능력 상실 등이 나타난다.
> ④ 인슐린 쇼크는 혈당의 급격한 저하로 인한 저혈당 쇼크현상(식은땀, 경련, 어지러움)이 나타난다.

Answer 10.③ 11.③ 12.③ 13.②

14 손상에 대한 조직 반응 중 염증단계(inflammatory phase)의 특성을 〈보기〉에서 모두 고른 것은?

보기
- ㉠ 혈류량변화
- ㉡ 육아조직(granulation tissue) 생성
- ㉢ 섬유증식(fibroplasia)
- ㉣ 포식화용(phagocytosis)

① ㉠, ㉡   ② ㉡, ㉢
③ ㉢, ㉣   ④ ㉠, ㉣

TIP 조직반응으로 유아조직의 생성과 섬유증식은 형성기에 발생되는 특성이다.

15 무릎넙다리관절 통증증후군(patellofemoral pain syndrome)의 위험요인으로 옳지 않은 것은?

① 넙다리네갈래근(대퇴사두근, quadriceps)의 근력약화
② 엉덩정강띠(장경인대, iliotibial tract)의 긴장(tightness)
③ 무릎뼈(슬개골, patella)의 비정상 활주(abnormal tracking)
④ 좁은 융기사이부위(intercondylar notch)

TIP 통증증후군은 무릎뼈의 비정상적 활주로 인한 근육 간 불균형이 발생되어 엉덩정강띠의 긴장이 발생된다.

16 무릎관절 불안정성(instability)을 평가하는 이학적 검사로 옳지 않은 것은?

① 클락 사인 검사(Clarke sign test)
② 앞쪽 당김 검사(anterior drawer test)
③ 회전 이동 검사(pivot shift test)
④ 바깥굽이 부하 검사(valgus stress test)

TIP 클락 사인 검사는 무릎연골연화증(chondromalacia of the patella)를 평가하는 것이다.

17 요통(low back pain)환자의 운동관리에 대한 설명으로 옳지 않은 것은?

① 요추부 불안정성을 낮추기 위해 허리 폄(extension)과 굽힘(flexion) 운동을 권장한다.
② 척추분리증(spondylolysis)은 과사용 손상의 원인을 제거하거나 척추의 과폄(hyperextension) 정도를 제한해야 한다.
③ 수핵탈출증(herniated of nucleus pulposus) 시 허리 폄 운동을 권장한다.
④ 척추전방전위증(spondylolisthesis)은 허리 폄 운동을 권장한다.

TIP 척추전방전위증(spondylolisthesis)은 허리를 펴는 운동으로 인한 신경압박이 발생되어질 위험이 높으므로 주의가 필요한 움직임 형태이다.

18 안쪽 정강뼈 스트레스 증후군(medial tibial stress syndrome)에 대한 옳은 설명을 〈보기〉에서 모두 고른 것은?

보기
- ㉠ 정강이 안쪽에 통증을 느낀다.
- ㉡ 정강뼈 피로 골절(tibia stress fracture)에 의해 일어난다.
- ㉢ 운동구획증후군(exertional compartment syndrome)으로 진행될 수 있다.

① ㉠, ㉡   ② ㉡, ㉢
③ ㉠, ㉢   ④ ㉠, ㉡, ㉢

TIP 정강이 안쪽에 통증이 발생되어지고 피로 골절에 의해 일어나며 강한 강도의 운동 이후 발생 빈도가 높으며 지속된다면 운동구획증후군 발생이 우려된다.

Answer 14.④ 15.④ 16.① 17.④ 18.④

19 운동 참가 전 실시하는 사전검사에 대한 설명으로 옳지 않은 것은?

① 사전검사는 병력, 이학적 검사, 근골격계 검사, 건강검진 등으로 구성될 수 있다.
② 사전검사 결과는 손상 발생 후 비교할 수 있는 기초 자료로 제공할 수 있다.
③ 사전검사 결과는 요청하면 누구나 볼 수 있다.
④ 사전검사 결과로 운동 손상에 대한 예방대책을 세울 수 있다.

> **TIP** 신체적 검사 결과에 대해서 누구나 신청한다고 해서 열람이 가능하지 않다.

20 재활운동프로그램 구성과 운영에서 고려해야 할 내용으로 옳은 것은?

① 통증과 부종의 감소는 관절가동범위(range of motion)의 증가에 도움이 된다.
② 근력이 증가할 경우 근지구력은 감소하며, 근지구력이 증가할 경우 근력은 감소한다.
③ 유연성과 근력 향상을 위해서는 민첩성(agility)과 협응력(coordination)을 우선적으로 발달시켜야 한다.
④ 유연성, 근지구력, 민첩성이 회복되면 격렬한 운동경기에 바로 복귀할 수 있다.

> **TIP** 근력과 근지구력은 비례하여 증가하며, 유연성과 근력 향상을 통해 민첩성과 협응력을 향상시켜야 한다. 신체적 회복이 이루어졌다면 유사한 경기상황의 경기 참여를 우선하고 격렬한 운동경기에 참여한다.

Answer 19.③ 20.①

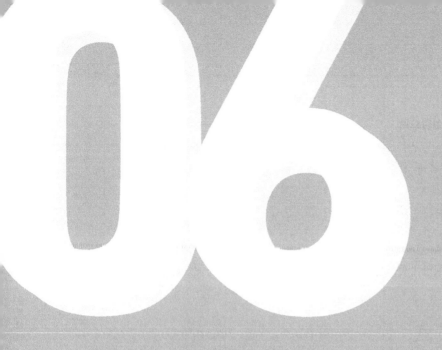

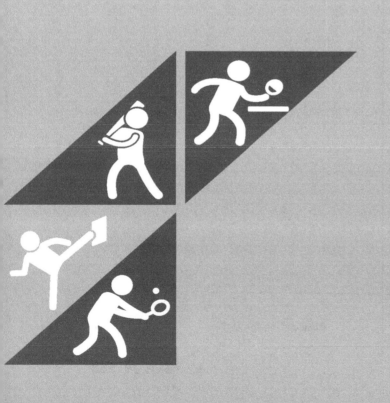

기능해부학
운동(역학) 포함

01 기능해부학의 기초

02 근골격계의 이해

03 인체역학

04 운동학의 스포츠 적용

05 운동역학의 스포츠 적용

06 일과 에너지

07 자세와 보행의 인체역학

최근 기출문제 분석

01 기능해부학의 기초

01 〈 기능해부학의 개요

기초의학 학문인 해부학은 인체의 구조와 형태를 규명하고 연구하는데 목적이 있으며, 특히 기능해부학은 기본적인 해부학에서 다루는 조직의 구조와 형태를 포함하여 움직임에 대한 기능적인 구조, 즉 근육 골격계를 심도 있게 이해하는 데 목적을 두고 있다.

1 해부학적 자세와 방향

해부학은 올바른 용어정의에서부터 시작되며 이러한 용어의 이해를 위해서는 인체의 방위가 설정되어야 한다. 이는 위치나 방위에 따라 그 의미가 달라지기 때문이다. 따라서 해부학적 자세라고 정의된 일정한 자세를 기본으로 위치관계를 설명한다. 해부학적 자세란 양쪽 발꿈치를 붙이고 발끝을 약간 외측으로 벌리고, 그리고 손바닥을 앞쪽으로 향하게 하여 팔은 체간에 붙이고 똑바로 선 자세를 의미한다.

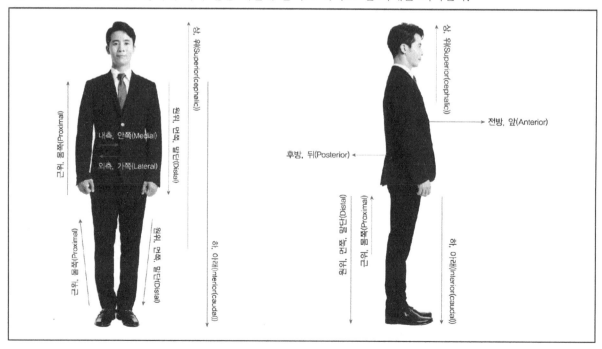

❷ 인체의 면

인체를 자르는 면을 생각해 볼 때, 인체를 좌·우로 나누는 면을 시상면이라 하고, 그 중 정중선을 통해 나누는 것을 정중면이라고 한다. 또 인체를 전후로 나눈 것을 관상면이라 하고, 상하로 나누는 것을 수평면이라고 하는데 항상 사지의 장축에 직각으로 놓인다.

(1) 정중면
사람의 몸을 좌우 대칭으로 나누는 가상적인 면

(2) 시상면
정중면에 평행되는 모든 면으로서 신체를 좌우로 나누는 면

(3) 전두면, 관상면
신체를 전후로 나누는 면

(4) 내측, 외측
신체 또는 장기에서 정중면에서 가까운 위치를 내측이라고 하고, 먼 위치를 외측이라고 한다.

(5) 전, 후
신체 또는 장기에서 앞면(배쪽)을 전이라 하고, 뒷면(등쪽)을 후라고 한다.

(6) 근위, 원위
신체 또는 장기에서 중심에 가까운 위치를 근위라 하고, 먼 위치를 원위라 한다.

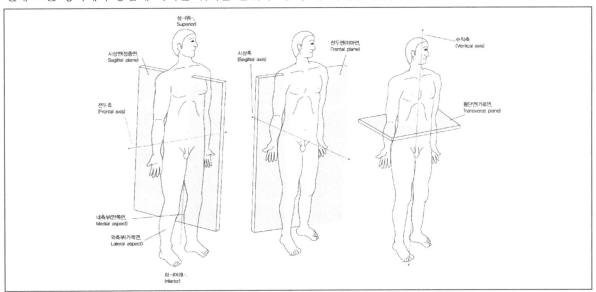

❸ 운동의 용어

인체의 움직임을 정의하는데 있어 3가지 인체의 면을 기준으로 삼는다. 우선 인체의 시상면을 기준으로 움직임은 굴곡과 신전이 있는데, 굴곡은 두 분절 사이의 각도가 줄어들도록 움직이는 것이며, 신전은 반대로 구부러진 부분을 펼치는 것이다. 특히 신전운동이 계속되는 것을 과신전이라고 한다. 관상면을 중심으로 한 움직임을 외전과 내전이라고 하는데, 외전은 몸의 중심에서 멀어지는 상태를 의미하며, 내전은 몸의 중심으로 가까워지는 것으로 주로 사지의 움직임을 설명하는 데 유용하다. 회전은 인체의 종축을 중심으로 신체의 한 부분을 돌리는 것으로 외측회전은 회전하는 신체의 앞면이 외측으로 돌 때, 내측회전은 내측으로 돌 때 일어나는 운동이다. 원회전은 굴곡, 외전, 신전, 내전의 연속적인 운동의 결합으로 일어나는 움직임으로 보통 3축성 관절에서 일어난다.

☀ 척추와 가슴(Spine and Thorax, 척추와 흉곽)(척추, Vectebral column) ☀

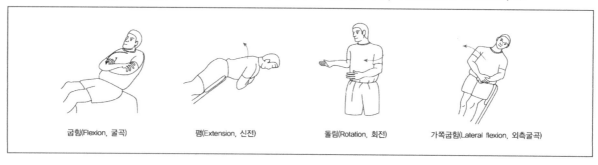

| 굽힘(Flexion, 굴곡) | 폄(Extension, 신전) | 돌림(Rotation, 회전) | 가쪽굽힘(Lateral flexion, 외측굴곡) |

☀ 목(Neck)(목뼈, Corvical vertebra) ☀

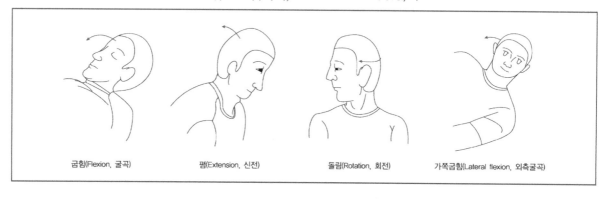

| 굽힘(Flexion, 굴곡) | 폄(Extension, 신전) | 돌림(Rotation, 회전) | 가쪽굽힘(Lateral flexion, 외측굴곡) |

※ 어깨(Shoulder)(어깨관절, glenohumera joint) ※

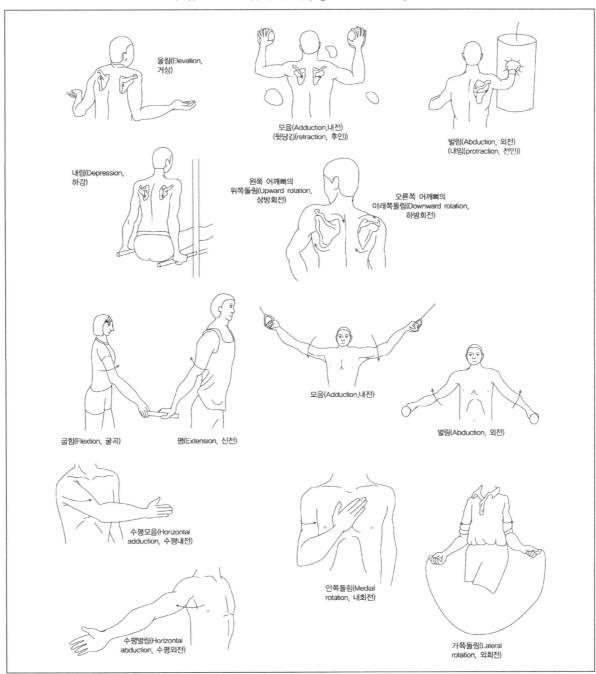

올림(Elevation, 거상)

모음(Adduction,내전)
(뒷당김(retraction, 후인))

벌림(Abduction, 외전)
(내밈(protraction, 전인))

내림(Depression, 하강)

왼쪽 어깨뼈의
위쪽돌림(Upward rotation, 상방회전)

오른쪽 어깨뼈의
아래쪽돌림(Downward rotation, 하방회전)

굽힘(Flextion, 굴곡)   폄(Extension, 신전)

모음(Adduction,내전)

벌림(Abduction, 외전)

수평모음(Horizontal adduction, 수평내전)

안쪽돌림(Medial rotation, 내회전)

수평벌림(Horizontal abduction, 수평외전)

가쪽돌림(Lateral rotation, 외회전)

☀ 팔꿈치(Elbow) ☀

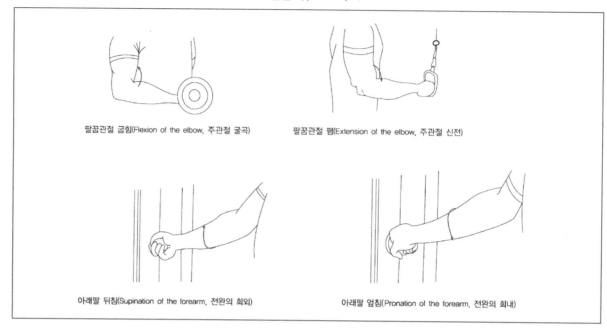

팔꿈관절 굽힘(Flexion of the elbow, 주관절 굴곡)

팔꿈관절 폄(Extension of the elbow, 주관절 신전)

아래팔 뒤침(Supination of the forearm, 전완의 회외)

아래팔 엎침(Pronation of the forearm, 전완의 회내)

☀ 손목(Wrist)(노손목관절, radiocarpal joint) ☀

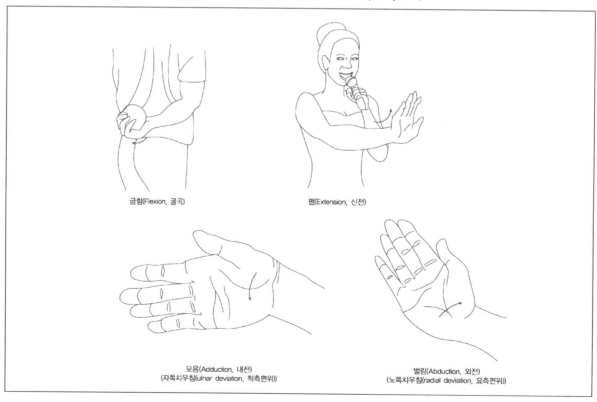

굽힘(Flexion, 굴곡)

폄(Extension, 신전)

모음(Adduction, 내전)
(자쪽치우침(ulnar deviation, 척측편위))

벌림(Abduction, 외전)
(노쪽치우침(radial deviation, 요측편위))

✳ 슬관절(knee joint) ✳

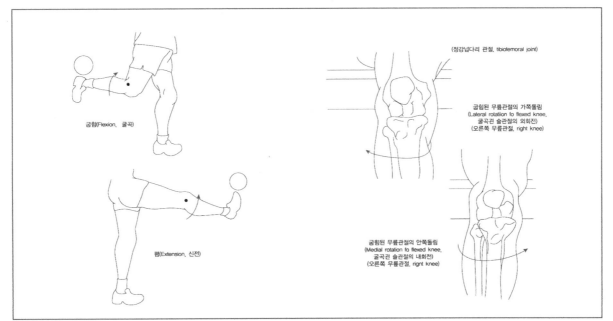

굽힘(Flexion, 굴곡)

폄(Extension, 신전)

(정강넙다리 관절, tibiofemoral joint)

굽힘된 무릎관절의 가쪽돌림
(Lateral rotaliion fo flexed knee,
굴곡권 슬관절의 외회전)
(오른쪽 무릎관절, right knee)

굽힘된 무릎관절의 안쪽돌림
(Medial rotation fo flexed knee,
굴곡권 슬관절의 내회전)
(오른쪽 무릎관절, rignt knee)

✳ 발목관절, 발 그리고 발가락 ✳

(Ankle, Foot andoed, 족관절, 발 그리고 발가락)
(발목다리관절, 목말발목관절, 발목뼈중간관절, 발목발허리관절, 발허리발가락관절 그리고 발가락뼈사이관절
talocrural, talotarsal, midtarsal, tarsometatarsal, metatarsophalangeal and interphalangeal joint)

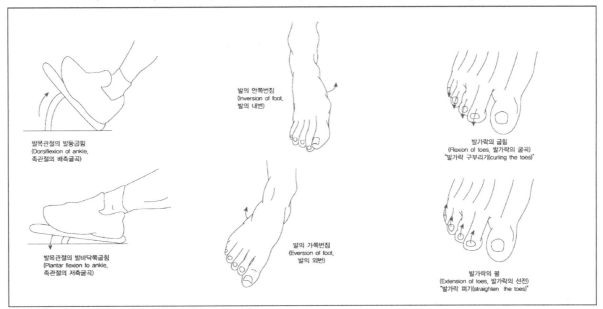

발목관절의 발등굽힘
(Dorsiflexion of ankle,
족관절의 배측굴곡)

발목관절의 발바닥쪽굽힘
(Plantar flexion fo ankle,
족관절의 저축굴곡)

발의 안쪽번짐
(Inversion of foot,
발의 내번)

발의 가쪽번짐
(Eversion of foot,
발의 외번)

발가락의 굽힘
(Flexion of toes, 발가락의 굴곡)
"발가락 구부리기(curling the toes)"

발가락의 폄
(Extension of toes, 발가락의 선전)
"발가락 펴기(straighten the toes)"

06

기
능
해
부
학

(1) 위팔어깨관절(Shoulder joint)

위팔어깨관절의 굴곡은 전방을 향한 운동으로 45도 신전자세에서 시작될 수 있다. 굴곡은 해부학적 영점에서 전방으로 운동하여 머리 위 180도 지점까지 호(arc)를 그린다. 그러나 팔이 머리 위 180도 지점을 향한 자세는 견관절과 견갑대의 연합운동이 이루어질 때 비로소 가능하다.

신전은 후방을 향한 운동으로 기술적으로 180도 굴곡으로부터 45도 신전까지의 호(arc)운동을 일컫는다.

외전과 내전은 시상축을 중심으로 형성된다. 외전은 머리 위로 양팔이 수직자세를 이룰 때까지 측면을 향해 180도 범위로 운동하는 것을 말한다.

수평외전 및 수평내전은 종축을 중심으로 횡단면 내에서 이루어지는 운동이다. 수평외전은 측후방으로의 운동이며, 수평내전은 전방 및 내측을 향한 운동이다.

수평외전의 범위는 대흉근의 길이에 따라 결정되며 매우 다양하게 나타난다. 측정을 위해 영점자세에서 상완골을 90도 굴곡시킨 경우 일반적인 범위는 약 90도의 수평 외전운동과 40도의 수평 내전운동이 가능하며, 보통 손바닥이 반대편 어깨 위에 위치할 수 있는 능력을 기준으로 판단된다.

내측회전과 외측회전은 종축을 중심으로 상완골에 의해 형성된다. 내측회전은 상완골의 전면이 중앙시상축을 향해, 외측회전은 상완골의 전면이 중앙시상축을 중심으로 외측으로 회전하는 운동이다.

(2) 팔꿈치관절(Elbow joint)

팔꿈치관절은 상완골이 척골 및 요골과 연결되어 형성된 경첩관절이다. 굴곡과 신전은 관상축을 중심으로 진행되며, 이 두 운동은 팔꿈치 관절에 의해 이루어진다. 굴곡은 팔꿈치가 완전히 펴진 상태(0도)에서 전방을 향해 완전히 굽혀진 위치(약 145도)까지 운동하는 것을 의미한다. 신전은 완전히 굽혀진 상태에서 펴진 상태까지 후방으로 향하는 운동을 말한다.

(3) 손목관절(Wrist joint)

손목은 과상관절로서 요골과 관절판이 주상골, 월상골, 삼각골과 연결되는 지점이다. 굴곡과 신전은 관상축을 중심으로 진행된다. 굴곡은 해부학적 자세에서 전방으로 운동하여 손바닥이 전완의 전면을 향해 이동하는 것을 말한다. 신전운동은 후방으로 운동하여 손등이 전완의 뒷부분을 향해 이동하는 것을 의미한다. 해부학적 영점상태, 즉 손목이 곧게 펴진 상태로부터 굴곡운동의 범위는 약 80도 신전운동의 범위는 약 70도이다.

(4) 고관절(Hip joint)

고관절은 구상관절로서, 골반의 관골구와 대퇴골의 머리가 연결되어 형성된다.

고관절의 굴곡과 신전은 관상축을 중심으로 진행된다. 굴곡운동은 전방을 향한다. 굴곡은 똑바로 누워 양 허벅지를 번갈아 들어 올릴 때처럼 고정된 골반에 대한 대퇴의 운동일 수도 있고, 바로 누운 상태에서 앉기 위해 일어나는 경우나 선 자세에서 앞으로 몸을 숙이는 경우처럼 고정된 대퇴에 대한 골반의 운동, 또는 직립 상태에서 골반이 전방경사를 하는 경우들이 될 수 있다. 신전운동은 후방을 지향한다. 즉, 대퇴를 뒤로 들어

올릴 경우, 상체를 앞으로 구부린 상태에서 원래 상태로 복귀하기 위해 상체가 후방을 향해 운동할 경우, 직립 또는 엎드려 누운 상태에서 후방골반경사를 취하는 경우 등이 이에 해당된다. 영점으로부터 고관절 굴곡의 범위는 약 125도, 신전의 범위는 약 10도로서 전체운동범위는 135도이다.

외전과 내전은 시상축을 중심으로 진행된다. 외전은 중앙시상면으로부터 외측을 향한 운동이다. 외전은 중앙시상면으로부터 외측을 향한 운동이다. 바로 누운 상태에서의 외전이란 고정된 몸통에 대해 대퇴를 외측으로 움직이거나 몸통을 움직여서, 고정된 대퇴를 향해 측면 골반경사(하방쪽)를 하는 경우에 해당될 수 있다. 반면에, 내전은 대퇴가 중앙시상면을 향해 내부로 운동하는 과정이다. 바로 누운 상태에서 내전은, 고정된 몸통에 대해 대퇴를 내측으로 움직이거나 몸통을 움직여 고정된 대퇴로부터 측면골반경사(상방쪽)를 하는 경우이다. 영점으로부터 외전범위는 약 45도, 내전은 약 10도로 전체운동범위는 약 55도이다.

(5) 슬관절(Knee joint)

슬관절은 경첩관절로서 대퇴골의 과상돌기와 경골의 과상돌기 및 슬개골과 대퇴골의 슬개골면이 연결되어 형성된다.

굴곡과 신전은 관상축을 중심으로 이루어진다. 굴곡은 후방을 지향하며, 다리 및 대퇴의 후면에 근접하는 운동인 반면, 신전은 곧게 펴진 대퇴와 다리의 전면을 향하는 운동(0도)이다. 해부학적 영점으로부터 굴곡운동의 범위는 약 140도이다. 무릎의 완전한 굴곡운동을 측정할 때는 대퇴직근의 제약을 피하기 위해 무릎관절을 구부려야 하지만, 신전운동을 측정할 때에는 슬건근의 제한을 피하기 위해 무릎관절을 구부릴 필요가 없다.

(6) 발목관절(Ankle joint)

발목관절은 경첩관절로서 경골과 비골이 거골과 연결되어 형성된다. 발목운동의 기준축은 비골 복사뼈의 후측면에서 경골 복사뼈의 전방 안쪽을 경사지게 지향하는 선이다.

굴곡과 신전은 경사축을 기준으로 진행된다. 굴곡운동은 발의 운동이며, 발바닥이 아래와 후방을 향한다. 신전운동은 발등이 전방 및 위를 향한다.

혼돈을 방지하기 위해서 보다 광범위한 용어, 즉 신전에 대해서는 '배측굴곡', 굴곡에 대해서는 '족저굴곡'이란 용어가 채택되었다.

배측굴곡운동을 측정하기 위해서는 무릎이 구부려져야 한다. 무릎이 굴곡된 경우 발목관절은 약 20도의 배측굴곡이 가능하다. 무릎이 신전된 경우에는 비복근이 배측굴곡에 대해 약 10도 정도의 제약을 가한다. 족저굴곡운동의 범위는 약 45도이다.

❶ 인체 부위

구분	부위 이름	일반적 명칭	하위영역	특정 영역명	특정 영역 외 일반적 명칭
축골격 (Axial)	두부, 머리 (Cephalic)	두, 머리 (Head)	두개, 머리 (Crania) (skull)	전두(이마, 앞, Frontal)	전두(이마, Forehead)
				후두(뒤통수, Occipital)	두개저 (두개골바닥, Base of skull)
			얼굴 (Facia) (face)	안와(눈확, Orbital)	안구(눈, Eye)
				이(귀, Otic)	이(귀, Ear)
				비(코, Nasal)	비(코, Nose)
				협측, 협(볼쪽의, Buccal)	협, 뺨(볼, Cheek)
				경구, 구두, 구강(입, 입안, Oral)	구강(입, 입안, Mouth)
				이부(턱끝, Mental)	턱(Chin)
	경부, 목 (Cervical)	경부, 목(Neck)		경부(목, Nuchal)	후경(뒷목, Posterior neck)
				구협(목구멍, Throat)	전경(앞목, Anterior neck)
	몸통 (Trunk)	흉, 가슴 (Thoracic)	가슴 (Thorax)	쇄골(빗장뼈, clavicular)	쇄골(빗장뼈, Collar bone)
				흉(가슴, Pectoral)	흉부(가슴, Chest)
				흉골(복장뼈, Sternal)	흉골(가슴뼈, Breastbone)
				늑골(갈비뼈, Costal)	늑골(갈비뼈, Ribs)
				유방(젖, Mammary)	유방(젖, 가슴, Breast)
		등쪽, 등 (Dorsal)	등 (Back)	견갑골(어깨뼈, Scapula)	견갑골(어깨뼈, Shoulder blade)
				척골(척추, Vertebral)	척골(척주, Spinal column)
				요부, 요추(허리, Lumbar)	요부(허리, Lower back of loin)
		복부, 배 (Abdominal)	배, 복부 (abdomen)	복강(Celiac)	복부(배, Abdomen)
				제(배꼽, Umbilical)	제(배꼽, Navel)
		골반 (Pelvic)	골반 (pelvis)	서혜(샅굴, 샅고랑, Inguinal)	서혜부(사타구니, Groin)
				치골(두덩뼈, Pubic)	생식(Genital)
				기절(둔부)의, 고관절의(coxal)	고관절(엉덩관절, Hip)
				천골(엉치뼈, Sacral)	둔부간(엉덩이 사이, between hips)
				둔부(볼기, Giuteal)	둔부(엉덩이, 볼기, Buttock)
				회음(샅, Perineal)	회음(샅, perineum)

사지 (Ap-p en-di cular)	상지 (Upper limbs)	견갑, 어깨 (Shoulder)		견봉(봉우리, Acromial)	견봉 (어깨봉우리, Point of shoulder)
				삼각근(세모근, Omus deltoid)	삼각근(세모근, Omus deltoid)
				액와(겨드랑, Axillary)	액와(겨드랑이, Armpit)
		수, 손의(Manual)		상완(위팔, Brachial)	상완(위팔, Arm)
				주두(팔꿈치머리, Clecranon)	주두(팔꿈치머리, Point of elbow)
				팔꿉(팔꿈치, Cubital)	팔꿉(팔꿈치, Elbow)
				전주(팔꿉앞부위, Antecubital)	전주(팔꿉앞부위, Front of Elbow)
				전완(아래팔, Antebrachial)	전완(아래팔, Forearm)
				수근(손목, Carpal)	수근(손목, Wrist)
				수장(손바닥, 바닥쪽, Palmar)	수장(손바닥, Palm)
				손등(Dorsal)	수배(손등, Back of hand)
				수지(손가락, Digital)	수지(손가락, finger)
	하지 (Lower limbs)	족, 발의 (Peda)	족, 발 (Foot)	대퇴(넙다리, Femoral)	대퇴(넙다리, Thigh)
				슬개골(무릎뼈, Patella)	슬개골(무릎뼈, Kneecap)
				슬와(오금, Popliteal)	후슬부(무릎뒤부위, Back of knee)
				비복(장딴지, Sural)	비복(장딴지, Calf)
				하퇴, 하지(종아리, 다리, Crual)	하퇴(다리, Leg)
				거골(목말뼈, Talus)	발목(Ankle)
				중골(발꿈치뼈, Caicaneal)	종(발꿈치, Heel)
				족배(발등, Dorsum)	족배(발등, Top of foot)
				족근골(발목뼈, Tarsal)	족배(발등, Instep)
				족저(발바닥, Plantar)	족저(발바닥, Sole)
				족지(발가락, Digital)	족지(발가락, Toe)

❷ 인체의 측정 부위

측정은 오른쪽 부위를 실시하며 보통 3회에 걸쳐 측정하여 평균을 구한다.

(1) 둘레측정

측정부위	측정위치
가슴	전면의 유두와 후면의 견갑골 하극을 잇는 부위
허리	배꼽과 검상돌기 사이의 몸통 중간 부위
복부	배꼽과 평행한 부위
팔부위(상완)	어깨와 견봉과 팔꿈치 주두돌기의 중간 부위
전완	팔을 내린 상태에서 가장 굵은 부위
엉덩이	큰볼기근의 가장 굵은 부위
대퇴	큰볼기근 하방으로 가장 굵은 부위
하퇴	무릎과 발목의 중간 가장 굵은 부위

(2) 체지방측정

측정부위	측정위치
복부	배꼽에서 오른쪽으로 2cm 떨어진 부위(수직두겹)
위팔 세갈래근	어깨의 견봉과 주두돌기 사이 중간 부위
위팔 두갈래근	상완 이두근의 근복 1cm 위쪽 부위 (수직두겹)
흉부	전액와선과 유두 간 1/2지점 (남) 전액와선과 유두 간 1/3지점 (여)
중앙 액와부	검상돌기 높이의 중앙액와선 부위
어깨뼈하부	어깨뼈 하각에서 1 ~ 2cm (대각선 두겹 45도 각도)
엉덩뼈상부	엉덩뼈상부 위쪽 전액와선 부위
넙다리부	슬개골 내측 경계와 서혜부 주름 간의 중간부위

(3) 다리 길이측정

다리를 축 편 채로 눕거나 바로 서게 한다. 검사하는 방법은 두 가지 형태가 있다.

① 실제적인 다리 길이 검사(Actual leg length test) … 검사자는 양쪽 하지의 위앞엉덩뼈가시(ASIS)에서 안쪽 복사(medial malleolus)의 가장 아래(inferior) 지점까지 길이를 잰다.

② **외견상 다리 길이 검사**(Apparent leg length test) ⋯ 검사자는 양쪽 하지의 배꼽 또는 칼돌기(xiphoid process)에서 안쪽복사의 가장 아래 지점까지 길이를 잰다.

외견상 다리 길이 차이는 다리 길이 차이가 골반 경사, 천장(sacroiliac)기능부전, 발 회내 또는 회외, 자세 이상 때문인지 결정하기 위해 평가된다.

03 〈 인체의 기본적 구성

인체는 여러 형태의 세포와 세포간질로 이루어져 있다. 이 중 살아있는 세포는 인체 구조 구성의 가장 기본 단위이다. 이러한 세포의 대부분이 형태와 기능에 따라 집단을 형성하여 조직을 이루고, 다시 여러 조직에 의해서 해부학적 구조와 기능적인 단위를 형성하는데 이것을 기관 혹은 기관계라고 하며 우리 신체의 실제적인 기능을 수행하게 된다.

❶ 세포

세포는 인체의 기능을 수행하기 위한 최소 단위는 세포로 핵, 세포질, 세포막으로 구성된다.

(1) 핵

세포의 핵은 광학현미경하에서는 매우 단순한 모양, 즉 세포 중심에 위치한 작은 구형의 구조물로 나타난다. 그러나 핵은 이 단순한 모양 속에 세포 속에서 핵이 담당하는 중요하고 복합적인 역할을 감추고 있다. 궁극적으로 핵은 세포질의 모든 소기관을 통제한다. 세포의 핵은 핵막으로 둘러싸여 있다. 두 층의 막으로 구성된 핵막은 핵 속에 들어 있는 특수한 세포물질인 핵질을 감싸고 있다. 핵질은 몇 가지 특수화된 구조물로 구성된다. 이 중 가장 중요한 두 구조인 핵소체와 염색질과립이다

① **핵소체** ⋯ 핵소체는 핵질의 밀도가 높은 부분을 가리킨다. 핵소체는 리보솜의 형성을 "프로그램"하는 단백질 합성에 있어 매우 중요한 구조이다. 리보솜은 곧 핵막을 지나 세포질로 이동하여 단백질을 합성한다.

② **염색질과 염색체** ⋯ 핵 속의 염색질과립은 DNA라 불리는 유전물질과 단백질로 이루어진 실 모양의 구조이다. DNA는 흔히 신체의 화학 "요리책"으로 불리는 유전물질이다.

(2) 세포질

세포질은 세포 속에 들어있는 생체물질이다. 세포의 중심에는 핵이라는 둥근 구조물이 자리하며, 세포질은 핵과 세포막 사이를 채우고 있다. 세포질은 세포의 내부 환경을 이루는 액체와 그 속에 들어있는 많은 작은 구조물들로 구성된다.

① **리보솜** … 리보솜의 기능은 매우 복잡하다. 이들은 효소를 비롯한 여러 단백화합물을 합성한다. "단백질공장"이라는 별칭이 있다.

② **소포체**(endoplasmic reticulum ; 세포질그물) … 납작한 주머니 모양이나 미세한 관 모양의 막이 복잡하게 얽혀 있는 망상 구조물로 내부는 서로 연결되어 있으며 전자 현미경으로만 관찰된다. 일부가 핵막이나 세포막과 연결되어 있어 물질 수송의 통로 역할을 한다.

　㉠ **조면소포체** : 조면소포체는 세포막, 세포소기관에서 사용될 단백질 및 세포 밖으로 분비될 단백질을 합성하고 운반한다. 단백질이 합성되고 잠시 뒤, 대부분의 단백질은 소포를 통해 골지체로 이동한다. 조면소포체는 골지체와 협력하여 단백질의 표적을 정하여 단백질이 제자리에 갈 수 있도록 한다.

　㉡ **활면소포체** : 활면소포체는 핵막과 연결되어 있으며 세포형태에 따라 다양한 물질대사 기능을 수행한다. 세포막의 인지질을 포함한 여러 지질 및 지방산, 호르몬 등의 스테로이드의 합성에 관여하며, 또한 탄수화물 대사, 세포 독성의 해독, 칼슘 저장 등에도 중요한 역할을 수행한다. 스테로이드 호르몬을 생산하는 세포, 해독을 수행하는 간 세포, 근육 세포(신호전달물질로서의 칼슘이온 저장소)에서 활면소포체가 잘 발달해 있다. 또한 세포 내부에서 영양 분자를 수송하는 일도 담당한다. 활면소포체는 표면적이 넓게 확장되어 있기 때문에 중요한 효소와 그 산물의 저장과 기능을 촉진시킬 수 있다.

　㉢ **근소포체** : 근소포체는 근육 세포 중 가로무늬근에 존재하며, 근수축 과정에서 칼슘 이온의 저장 및 방출에 특수화되어 사용된다.

③ **골지체**(골지복합체) … 골지복합체는 핵 가까이에 여러 겹으로 쌓여 있는 작고 납작한 주머니들로 구성된다. 무과립성 세포질그물에서는 작은 방울 또는 주머니 형태의 구조가 떨어져 나와 골지복합체로 이동한다. 이 작은 주머니들은 소포라고 하는데, 이들의 기능은 새로 합성된 단백질과 다른 화합물들을 골지복합체로 운반하는 것이다. 이들 소포가 골지복합체에 융합하게 되면 양쪽의 내용물이 섞이게 된다. 골지복합체는 세포질그물에서 받은 분자들을 화학적으로 처리한 후 작은 소포 속에 포장한다. 이들 소포는 골지복합체로부터 떨어져 나와 천천히 세포막 쪽으로 움직인다. 각각의 소포는 세포질과 융합하면서 세포 바깥쪽으로 열려 그 내용물을 유리한다. 골지복합체에서 생산되어 위와 같은 경로를 거치는 물질로는, 점성을 지닌 점액을 예로 들 수 있다. 즉 골지복합체는 세포의 "화학처리 및 포장센터"라고 할 수 있다. 이른바 우체국의 역할을 수행한다. 지질 및 단백질 등을 받아들이고, 또한 적절한 위치로 내보내는 역할이다.

④ **사립체**(mitochondria) … 사립체 또한 모든 세포에 존재하는 소기관이다. 사립체는 2겹의 막으로 구성된 주머니 모양의 구조이다. 내막은 작고 불완전한 격막처럼 보이는 주름을 형성한다. 사립체의 연약한 벽 속에서는, 에너지를 생성하는 복잡한 화학반응이 지속적으로 일어난다. 이 반응은 세포가 일을 할 때 사용하는 에너지의 대부분을 제공하며, 따라서 사립체는 세포의 "발전소"라고도 불린다. 세포의 생존, 그리고 이를 통해 가능해지는 생물체의 생존은 사립체의 화학반응에 달려 있다. 효소들은, 사립체벽과 바탕질에 존재한다. 이들은 산소를 사용하여 포도당을 비롯한 영양소들을 분해하여 세포가 활동하는데 필요한 에너지를 생성한다. 이 과정을 산소호흡 또는 세포호흡이라 한다. 각각의 사립체는 사립체염색체라 불리는 고유의 DNA분자를 포함한다. 이들은 사립체를 구성하고 운영하는데 필요한 정보를 지닌다.

⑤ **용해소체**(lysosome) ⋯ 용해소체는 막으로 싸인 소기관으로, 활성을 띠는 시기에는 흔히 작은 입자들이 들어 있는 작은 주머니 형태로 나타난다. 용해소체는 음식화합물을 분해할 수 있는 소화효소들을 함유하므로, "소화주머니"라는 별명을 지니며, 음식물이 아닌 다른 것들도 소화시킬 수 있다. 예를 들어, 용해소체효소는 세포로 침입한 미생물을 소화시켜 파괴할 수 있으며, 이러한 과정을 통해 미생물로부터 세포를 보호한다. 즉, 세포 내로 들어온 세균이나 각종 이물질들을 식작용으로 소화 · 분해하는 세포의 방어기전을 담당한다.

⑥ **중심소체**(centriole) ⋯ 모든 세포는 한 쌍의 중심소체를 지닌다. 막대 모양을 하는 2개의 중심소체는 서로 직각으로 배열한다. 중심소체는 세포분열에서 중요한 역할을 담당하는 섬세한 소관으로 구성된다.

(3) 세포막

세포막의 가장 큰 역할은 세포내부와 외부를 경계 짓는 것이다. 세포막은 일반적으로 지질 이중층(지방형태의 분자)과 단백질로 구성되어 있다. 이러한 세포막 내부에는 영양분 및 부산물을 세포 내부 및 외부로 수송하기 위한 통로 및 펌프 역할을 하는 다양한 종류의 분자가 있다. 세포 내 물질들을 보호하고 세포 간 물질 이동조절, 지질, 단백질, 탄수화물로 구성된다.

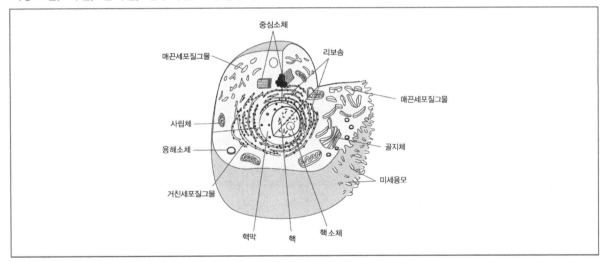

❷ 조직

형태나 기능에 따라 집단을 형성하며 크게 4대 조직(상피조직, 결합조직, 근육조직, 신경조직)이 있다.

(1) 상피조직

일반적으로 얇은 막 모양으로 다른 조직을 감싸는 역할을 하며 보호, 흡수, 분비 등의 기능을 한다.

(2) 결합조직

인체에 가장 널리 분포되어 있으며, 크게 교원섬유, 탄력섬유, 섬유아세포 3가지로 나눌 수 있다. 가장 일반적인 결합조직 섬유인 교원섬유는 탄력성이 없으며 모든 조직을 연결시켜 주는 결합체로써 작용한다. 탄력섬유는 이름 그대로 탄력성이 있어 신장될 수 있고, 자극이 없어지면 제 상태로 돌아온다. 대부분 교원섬유와 혼재해 있지만 특정 부위는 탄력섬유로만 구성되어 있기도 한다. 섬유아세포는 결합 조직섬유의 형성과 재생에 아주 중요한 역할을 하며, 일부는 소화 작용을 갖는 것도 있다. 이러한 섬유성 결합조직은 임상적으로 조직이 손상되었을 때 새로운 결합조직섬유가 형성되어 재결합을 시켜주며, 이것은 상처 치유과정에서 중요한 역할을 담당한다. 하지만 이 결합이 정상 이상 진행되면 반흔 조직이 형성된다. 이렇게 형성된 반흔 조직을 흔히 흉이라고 하며 굳은 덩어리를 형성하게 되는데, 이것이 근육이나 힘줄에 형성되면 움직임을 방해하기도 한다. 또한 결합조직은 그 결합 성분과 형태에 따라 구분할 수 있는데 대표적으로 근막과 활액낭, 건과 인대, 연골과 골로 나눌 수 있다.

(3) 근육조직

근육은 수축을 위한 긴 세포로 된 조직의 일종이며 인체에는 평활근, 심근, 골격근 3가지가 있다. 평활근은 소화관벽이나 혈관벽과 같은 유강성 장기를 둘러싸고 있는 것이 대부분이며, 불수의근 중의 하나로 수축이 사람의 의지대로 이루어지지 않는다. 심근은 심장과 심장 주변 혈관에 국한되며, 평활근과 같이 불수의근이다. 해부학적으로 평활근과 골격근의 중간 형태를 보이며 횡문이 나타난다. 골격근은 인체의 움직임을 관장하는 근육으로 우리의 의지대로 수축할 수 있는 수의근이다. 골격근을 이루는 세포는 실과 같은 모양으로 되어 있어 근육섬유라고 불리며 직경은 1mm 이내로 길이는 약 5cm 정도 된다. 골격근이 심근과 다른 점은 각 섬유들이 평행하지 않고 서로 연결되어 있지 않다는 것이다.

형태	신체부위	지배신경
횡문근	골격근	수의근
	심근	불수의근
평활근	내장근	

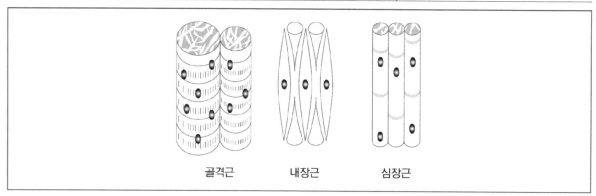

골격근　　　　내장근　　　　심장근

(4) 신경조직

인체 내·외의 자극을 받아들이고 전달하는 역할을 하는 신경세포로 구성되어 있다. 신경세포는 거의 원형의 세포체에서 섬유성 돌기가 바깥쪽으로 뻗어나간 형태를 이루고 있으며 이를 신경원이라고 한다. 신경세포 종말 부분에서 나온 부분을 축삭돌기라고 하고, 그 외돌기를 수상돌기라고 한다. 축삭돌기는 흥분을 신경세포체에서 멀리 전도하는 역할을 하며 수상돌기는 전달된 흥분신호를 신경세포체에 전달하는 역할을 한다.

❸ 기관계

구조와 기능이 비슷한 세포들이 특수한 기능을 하기위해 결합된 형태로 골격계, 근육계, 신경계, 순환기계, 소화기계, 호흡기계, 비뇨생식기계, 내분비계, 피부 등이 있다.

(1) 골격계

신체기관을 보호, 지지, 근육의 움직임 유발

(2) 근육계

조작, 운동 및 안면 표정을 가능하게 함, 자세유지, 열 발생

(3) 신경계

신경계의 기초를 이루는 것은 신경세포와 신경돌기이다. 해부학적으로, 신경계는 크게 중추신경계와 말초신경계의 두 부분으로 나눌 수 있다. 중추신경계는 뇌와 척수로 되어있고, 말초신경계는 뇌신경, 척수신경 및 자율신경계로 나눈다.

(4) 순환기계

순환기계는 혈관계와 림프관계로 구분할 수 있다. 혈관계에는 심장과 혈관이 속하고, 림프관계는 림프관으로 구성된다.

(5) 소화기계

소화기계는 구강, 인두, 식도, 위, 장 및 부속 샘으로 이루어진다. 구강에는 3쌍의 큰 타액선이 마련되어 있고, 타액을 분비해서 음식물을 촉촉하게 하여 소화과정을 시작한다. 이 세 개의 타액선은 모두 하악과 밀접한 관계가 있으며, 그 중 하나는 하악과 귀 사이에 있는 이하선으로, 유행성 이하선염과 관계있는 타액선이다. 구강은 인두로 이어지고, 인두는 코와도 연결되어 있으며, 소화기계와 호흡기계는 인두를 지난 뒤 후두와 식도로 분리된다. 식도는 이와 같이 경부의 하부에서 시작하여 흉부의 전장을 지나 복부에 이르러 위에서 끝난다.

(6) 호흡기계

호흡기계는 코로 시작되고, 코 안에서 공기의 통로는 양쪽으로 나누어지며, 내벽에는 돌기가 나와, 공기가 비점막과 충분히 접촉한다. 이렇게 해서 공기는 폐로 들어갈 때까지 데워지고 습기를 먹는다. 구강과 비강은 둘 다 인두에 열리기 때문에 구강도 함께 호흡에 사용될 수 있으며, 비강이 막혔을 때는 구강만으로도 호흡할 수 있다. 인두는 두경부에 부착하여 열려 있기 때문에, 후두까지 공기가 자유롭게 통과할 수 있다. 기관은 후두에서 시작되어 C자형의 연골에 의하여 지지되고 있으며, 이것이 기도를 열어 주고 있는 것이다. 흉곽의 상부에서 기관은 두 개의 큰 기관지로 나누어져서, 결국은 매우 작고 연약하고 얇은 벽을 가진 공기주머니인 폐포를 형성한다. 폐포는 모세혈관망으로 둘러싸여 있어, 폐포 내에 있는 공기가 혈액과 접근하게 되고, 이로 인하여 혈액과 공기 사이에 가스교환이 자유롭게 일어나게 되는 것이다.

(7) 비뇨생식기계

비뇨생식기계는 신장, 요관, 방광, 요도가 속하는데 이들은 비뇨기계를 이룬다. 그리고 성선과 여기에 관련된 생식기관으로 되어 있다. 한 쌍의 신장은 복강 내에 있으며 혈액을 여과해서 불순물을 제거하거, 소변으로 배설한다. 신장에서 형성된 소변은 요관의 연동운동에 의해 방광으로 옮겨지고 여기에 축적된다. 방광으로부터 외부로 연결되는 관상구조물이 요도이다. 남성에 있어서 요도는 생식기계의 일부이기도 하다.

(8) 내분비계

내분비계는 우리 몸의 내부로 호르몬을 분비하는 신체기관들을 총칭한다.

◌2 근골격계의 이해

01 〈 골격계의 구조와 기능

인체의 골격은 몸을 이루는 근간으로 주로 뼈로 구성되고, 각종 연골과 인대도 포함된다. 약 206개의 뼈는 연골과 인대로 연결되어 우리 몸의 형태를 유지하고 지지하는 역할을 하며, 근육과 상호작용하여 움직임(운동)을 만들어 낸다.

❶ 뼈의 기능과 형태

골격(뼈)은 인체의 형태와 구조를 만들고 유지하는 역할 외에도 중요한 여러 기능을 담당한다. 우선 인체에 중요한 기관을 보호하는 역할을 담당하는데, 두개골은 뇌를 보호하고 늑골은 허파와 내장기관을 보호하며 척주는 척수신경을 보호한다. 그리고 칼슘과 무기질을 저장하였다가 필요시에 우리 몸에 공급하여 주며 조혈기능이 있어 적색골수에서 피 세포를 생성한다. 이외에 기능적으로 골격은 가동관절을 통해 지렛대 역할을 수행하는데, 이는 근육이 수축하여 힘을 발생시키면 관절을 중심으로 뼈가 움직여 움직임을 만들어 낸다.

뼈는 그 형태에 따라 크게 5가지로 나눌 수 있다.

(1) 긴뼈

보통 상지와 하지를 구성하여 지렛대의 역할과 중력을 지탱하는데 중요한 뼈이다.

> **▶TIP**
>
> **긴뼈의 3부분**
> ㉠ 뼈몸통 : 두꺼운 겉질뼈(피질골)로 구성, 골수(뼈속질)로 가득참
> ㉡ 뼈몸통끝 : 끝단 근처에서 뼈의 확장, 갯솜뼈(해면뼈)로 구성
> ㉢ 뼈끝 : 뼈의 끝부분이며 2차 뼈되기 중심(골화중심)

(2) 짧은 뼈

손목뼈(수근골), 발목뼈(족근골) 등으로 제한된 움직임이 특징적이다.

(3) 납작뼈

두개골, 흉골 등으로 얇고 편평한 것이 특징이다.

(4) 불규칙뼈

척추뼈, 엉덩이뼈 등으로 모양이 일정치 않고 복잡하게 구성된다.

(5) 종자뼈

슬개골 등 특수한 형태로 인대나 건과 관련된 종자연골로부터 발생한다.

뼈는 인체에 대한 단단한 지지를 제공하고 인체의 근육에 대한 시스템을 부여한다. 성인 골격에 있어 장골의 바깥쪽 피질은 두꺼운 치밀피질골로 구성된 골간을 갖고 있다. 그러나 장골의 끝은 서로 연결된 해면골의 망상구조를 덮는 얇은 층의 치밀골이 놓여 있다. 척추와 같은 성인의 축골격의 뼈들은 해면골의 속을 지지하기 위해 그 속이 꽉 차 있는 치밀골의 바깥쪽 껍질을 갖고 있다.

치밀골의 구조적 아단위는 골원 또는 하버시안계로서, 주로 I형 교원섬유로 구성되어 있으며, 층판으로 이루어진 독특한 일련의 동심 나선형 구조를 하고 있다. 뼈의 기질에는 인산칼슘 결정체를 함유하고 있으며, 이것은 뼈로 하여금 굉장한 압박 부하를 받아들일 수 있게 해준다. 뼈의 세포들은 골원의 층판들 사이에 위치된 좁은 소강(즉, 공간)내에 위치한다. 뼈는 매우 작게 변형되기 때문에, 혈관은 바깥쪽의 골막면과 안쪽의 골내면에서 뼈의 물질로 통과 할 수 있다. 그런 후 혈관은 하버시안관의 중심에 있는 터널에서 뼈의 장축에 따라 지나가기 위해 방향을 바꾼다. 골막과 골내막의 결합조직은 혈관이 풍부하고 압력과 통증을 감지하기 위한 감각 수용기가 신경지배 되고 있다.

뼈는 매우 역동적인 구조이다. 신체 활동을 통해 적용된 힘에 대한 반응과 전신적인 칼슘 균형을 조절하는 호르몬의 영향에 대한 반응으로서 재형성은 끊임없이 일어나고 있다. 큰 규모의 뼈 제거는 골수로부터 생기는 특수화된 세포인 파골세포에 의해 수행된다. 뼈의 치유를 위한 원시 섬유아세포는 골막과 골내막 그리고 뼈의 혈관에 두루 걸쳐 얽혀 있는 혈관주위 조직으로부터 생긴다. 관절과 관련된 조직들 중에 뼈는 재형성, 회복, 그리고 재생에 대한 가장 월등한 능력을 갖고 있다.

뼈는 뼈 골간의 장축에 따라 압박이 적용되었을 때 가장 큰 내구력을 보이며, 이것은 빨대에 대해 장축 방향으로 부하를 적용했을 때와 유사한 것이다. 장골의 끝은 관절연골의 체중지지면을 통하여 적용된 여러 방향에서의 압박력을 받게 된다. 스트레스는 아래에 있는 연골하 뼈로 보내지고 이것은 다시 해면골의 망상구조로 가게 되는데, 해면골의 망상구조는 간부에 있는 치밀골의 장축 방향으로 힘을 전환시키기 위한 일련의 버팀목으로서의 역할을 한다. 이러한 구조적 정렬은 뼈가 갖는 독특한 구조적 디자인의 장점을 취함으로써 힘의 흡수와 전달을 위해 힘의 방향을 바꾸게 된다.

❄ 뼈의 형태 ❄

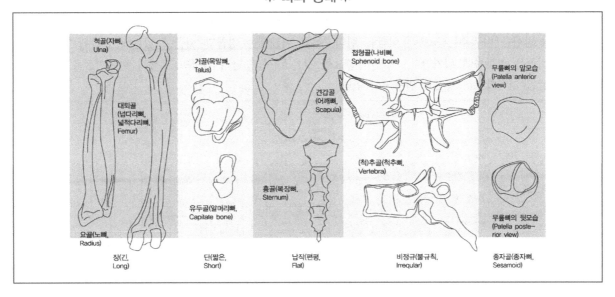

2 인체의 주요 골격

인체를 구성하는 뼈는 크게 몸통과 사지를 형성하는 뼈로 나눌 수 있다. 몸통을 이루는 뼈는 다시 두개부와 척주부, 흉곽부로 나눌 수 있는데 두개부는 29개의 뼈로 이루어져 있고 척주부는 7개의 경추와 12개의 흉추, 5개의 요추, 5개의 천추, 4개의 미추로 구성된다. 특히 성인의 경우 천추와 미추가 융합되어 천골과 미골로 된다. 흉곽부는 1개의 흉골과 12쌍의 늑골로 구성되며, 늑골은 후면의 흉추와 연결되어 있다.

사지를 이루는 뼈는 크게 팔이음뼈, 팔뼈, 다리이음뼈, 다리뼈로 분류할 수 있다. 팔이음뼈는 견갑골과 쇄골로 구성된다. 팔뼈에는 상완골, 요골, 척골, 손목뼈, 손바닥뼈, 손가락뼈가 있다. 팔꿈치 부위는 1개의 상완골로 구성되며 아래팔은 요골과 척골 두 뼈가 위치하는데 해부학적 자세에서 내측에 위치하는 뼈가 척골이다. 척골은 원위에 비해 근위부가 굵고 요골은 원위부가 더 굵은데, 이러한 구조로 인해 손목의 비틀림 동작이 가능하다.

손목뼈는 모두 8개로 구성되는데 엄지 쪽에서부터 근위열은 대능형골, 주상골, 월상골, 삼각골, 두상골이 위치하고 원위열은 소형능골, 유두골로 구성된다. 또한 손은 5개의 손바닥뼈와 14개의 손가락뼈로 구성되어 있다.

발목뼈는 거골, 종골, 주상골, 입방골 그리고 3개의 설상골로 모두 7개의 뼈로 구성되며, 거골과 종골 그리고 경골에 의해 발목 관절이 구성된다. 경골과 거골 사이에서 배측굴곡과 저측굴곡 동작이 생성된다.

다리이음뼈는 한 쌍의 관골로 이루어져 있다. 관골은 장골, 치골, 좌골로 구별되나 성장과 함께 융합되어 하나의 뼈로 된다.

다리는 대퇴, 슬개골, 경골, 비골, 발목뼈, 발바닥뼈, 발가락뼈로 구성된다. 대퇴골은 인체에서 가장 긴뼈이며, 슬개골은 무릎을 구성하는 뼈로 다리가 구부러질 수 있게 하는 중요한 역할을 하며, 대퇴사두근 힘줄 아래에서 힘의 방향을 바꿔주는 도르래 역할을 한다. 무릎 아래에는 경골과 비골이 있는데 안쪽에 있는 뼈가 경골이며, 비골은 바깥쪽에 위치한다. 여기서 중요한 것은 손목과 달리 경골만 무릎과 발목관절을 형성하며 비골은 단지 골 사이막으로 경골과 연결되어 있다.

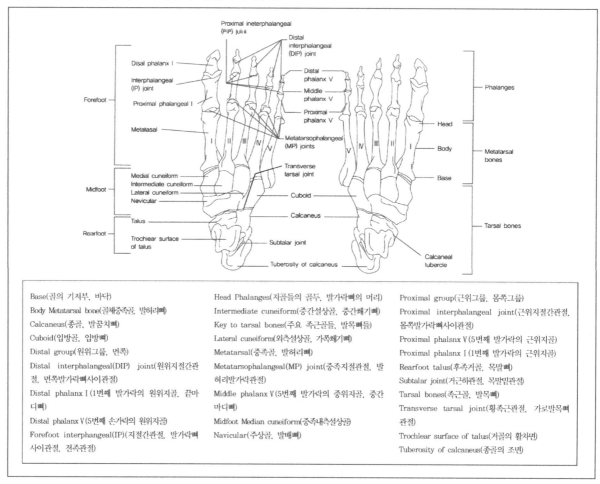

Base(골의 기저부, 바닥)
Body Metatarsal bone(골체중족골, 발꿈리뼈)
Calcaneus(종골, 발꿈치뼈)
Cuboid(입방골, 입방뼈)
Distal group(원위그룹, 먼쪽)
Distal interphalangeal(DIP) joint(원위지절간관절, 먼쪽발가락뼈사이관절)
Distal phalanx I(1번째 발가락의 원위지골, 끝마디뼈)
Distal phalanx V(5번째 손가락의 원위지골)
Forefoot interphangeal(IP)(지절간관절, 발가락뼈사이관절, 전족관절)

Head Phalanges(지골들의 골두, 발가락뼈의 머리)
Intermediate cuneiform(중간설상골, 중간쐐기뼈)
Key to tarsal bones(주요 족근골들, 발목뼈들)
Lateral cuneiform(외측설상골, 가쪽쐐기뼈)
Metatarsal(중족골, 발허리뼈)
Metatarsophalangeal(MP) joint(중족지절관절, 발허리발가락관절)
Middle phalanx V(5번째 발가락의 중위지골, 중간마디뼈)
Midfoot Median cuneiform(중족내측설상골)
Navicular(주상골, 발배뼈)

Proximal group(근위그룹, 몸쪽그룹)
Proximal interphalangeal joint(근위지절간관절, 몸쪽발가락뼈사이관절)
Proximal phalsnx V(5번째 발가락의 근위지골)
Proximal phalsnx I(1번째 발가락의 근위지골)
Rearfoot talus(후족거골, 목말뼈)
Subtalar joint(거근하관절, 목말밑관절)
Tarsal bones(족근골, 발목뼈)
Transverse tarsal joint(횡족근관절, 가로발목뼈관절)
Trochlear surface of talus(거골의 활차면)
Tuberosity of calcaneus(종골의 조변)

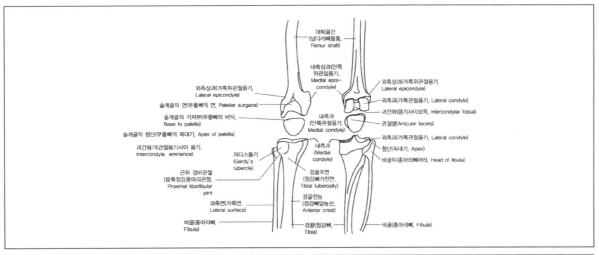

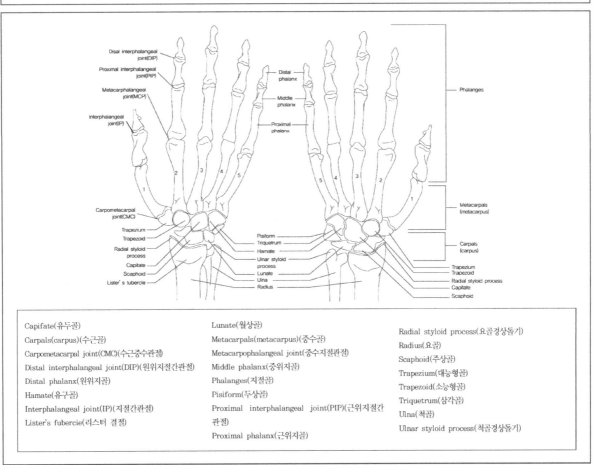

Capifate(유두골)	Lunate(월상골)	Radial styloid process(요골경상돌기)
Carpals(carpus)(수근골)	Metacarpals(metacarpus)(중수골)	Radius(요골)
Carpometacarpal joint(CMC)(수근중수관절)	Metacarpophalangeal joint(중수지절관절)	Scaphoid(주상골)
Distal interphalangeal joint(DIP)(원위지절간관절)	Middle phalanx(중위지골)	Trapezium(대능형골)
Distal phalanx(원위지골)	Phalanges(지절골)	Trapezoid(소능형골)
Hamate(유구골)	Pisiform(두상골)	Triquetrum(삼각골)
Interphalangeal joint(IP)(지절간관절)	Proximal interphalangeal joint(PIP)(근위지절간관절)	Ulna(척골)
Lister's fubercie(리스터 결절)	Proximal phalanx(근위지골)	Ulnar styloid process(척골경상돌기)

02 〈 **관절계의 구조와 기능**

우리의 몸은 각각의 뼈들이 서로 연결되어 골격을 형성하며, 이때 뼈와 뼈 또는 여러 개의 뼈들이 연결된 중심점을 관절이라고 한다. 신체의 움직임은 이러한 관절을 중심으로 뼈들의 회전을 통해 일어나며, 신체 내의 중력과 근육 작용에 의해 발생하는 힘을 전달 혹은 분산시키는 역할을 한다.

① 관절의 기능과 형태

(1) 부동관절(Synarthrodial)

부동관절은 섬유성 치밀결합조직에 의해 서로 연결되며 움직임이 없거나 아주 작은 움직임만이 나타난다. 부동관절의 대표적인 예로는 두개골의 봉합으로 이들의 주기능은 뼈들을 결합시키고, 한 뼈에서 다음 뼈로 힘을 전달시키는 것이다. 이러한 기능은 상대적으로 큰 접촉면을 통해 힘을 분산시키므로 손상의 가능성을 감소시킨다.

(2) 반관절(Amphiarthrodial)

반관절은 섬유연골이나 초자연골에 의해 형성된 뼈들 사이의 연결로 가장 흔한 예로 척추의 추체 간 관절이 있으며, 치골결합과 흉골병관절이 있다. 이들 관절의 기능은 뼈들 사이의 힘을 전달하고 분산시키는 것으로 비교적 제한된 움직임을 허용한다.

(3) 가동관절(diarthrosis)

가동관절은 체액으로 차 있는 관절강을 가지고 있는 관절로 윤활관절이라고도 한다. 이는 윤활막의 존재로 인하며, 상지와 하지의 대부분의 관절이 윤활관절이며 다음과 같은 구조로 이루어져 있다. 가동관절은 움직임을 위해 관절연골, 관절공간, 관절주머니, 윤활액, 인대로 구성되며 관절의 접촉되는 뼈의 관절면은 관절연골로 덮여 있는데 이는 관절의 부하 지지면을 형성하고 관절의 압축력을 흡수한다. 또한 뼈와 뼈 사이는 섬유막과 윤활막으로 싸여 만들어진 공간을 관절공간이라 하며 윤활액을 분비한다. 윤활액은 관절의 동작 시 작용하는 압력에 의해 관절 안 밖으로 이동하며 연골의 영양분을 공급하고 표면을 미끄럽게 하여 마찰을 감소시켜 준다. 관절낭의 외층은 인대와 같은 불규칙성 치밀결합조직으로 구성되어 있는데 이는 관절 구조물의 지지와 내용물의 봉쇄를 제공한다.

✲ 가동관절의 예 ✲

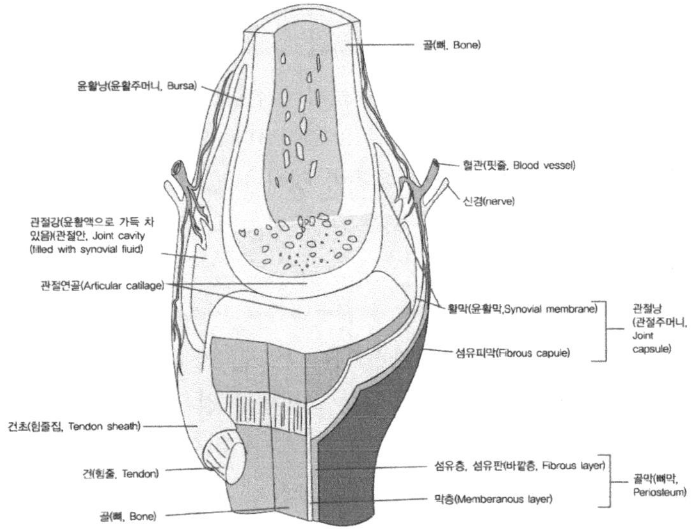
골(뼈, Bone)
윤활낭(윤활주머니, Bursa)
혈관(핏줄, Blood vessel)
신경(nerve)
관절강(윤활액으로 가득 차 있음)(관절안, Joint cavity (filled with synovial fiuid)
관절연골(Articular catilage)
활막(윤활막,Synovial membrane)
섬유피막(Fibrous capuie)
관절낭 (관절주머니, Joint capsule)
건초(힘줄집, Tendon sheath)
건(힘줄, Tendon)
골(뼈, Bone)
섬유층, 섬유판(바깥층, Fibrous layer)
막층(Memberanous layer)
골막(뼈막, Periosteum)

② 인체의 주요 관절

(1) 경첩관절(Hinge)

속이 빈 원통형과 그 속에 있는 중심핀에 의해 형성된 문의 경첩과 유사한 구조이다. 경첩관절에서의 각운동은 경첩 또는 회전축에 대해 직각으로 놓인 면에서 주로 일어난다. 완척관절은 경첩관절의 전형적인 예이다. 모든 윤환관절에서처럼, 회전 외에도 약간의 병진 운동이 일어난다. 역학적 유사성이 완전히 일치하지는 않으나, 손가락과 발가락의 지절간관절 또한 경첩관절로 분류된다.

(2) 차축관절(Pivot joint)

원형통에 둘러싸인 중심핀에 의해 형성된다. 경첩관절과는 다르게, 차축관절에 있어 움직이는 관절면은 회전축과 평행한 방향을 향하고 있다. 이러한 역학적 방향은 축돌림과 같은 일차적인 각운동을 만들어 내며, 중심축에 대한 문 손잡이의 축돌림과 유사하다.

차축관절의 좋은 두 가지 예로는 근위요척관절 그리고 제2경추의 치돌기와 제1경추의 전궁에 의해 형성된 환축추관절이 있다.

(3) 타원관절(ellipsoidal joint)

한쪽 방향이 더 긴 볼록관절면과 이와 유사하게 한쪽 방향이 더 긴 오목관절면이 만나 형성된 관절이다. 타원형으로 만나는 관절면들은 두 관절면들 사이에서 일어나는 축돌림은 매우 제한되는 반면, 굴곡-신전 그리고 외전-내전과 같은 이평면 운동들은 허용된다. 요수근관절은 타원관절의 예이다. 비교적 편평한 구의 형태인 볼록관절면은 한쪽 방향이 긴 오목관절면은 한쪽 방향이 긴 오목관절면내에서 탈구가 일어남이 없이 축돌림을 할 수 없다.

(4) 구와관절/절구(Ball-and-socket)관절

구형의 볼록관절면이 찻잔과 같은 와와 짝을 이루고 있는 관절이다. 이 관절은 세평면에서의 운동이 허용된다. 타원관절과는 다르게 구와관절의 두 관절면이 보여 주는 곡선의 대칭성은 탈구가 일어남이 없이 축돌림을 허용하게 된다. 인체 내의 구와관절은 상완관절과 고관절이 있다.

(5) 평면관절(Plane joint)

두 개의 편평한 관절면 또는 비교적 편평한 두 개의 관절면이 짝을 이룬 관절이다. 한쪽 관절면에 대한 다른 관절면의 미끄러짐과 약간의 회전이 결합된 움직임을 보이는데 책이 책상표면 위에서 미끄러지는 것과 같다.

(6) 안장관절(Saddle joint)

각 관절면이 두 개의 면을 가지고 있는데 한 면은 볼록이고 다른 한 면은 오목이며 서로에 대해 거의 직각으로 놓여 있어 이러한 관절면의 모양이 말안장과 같으며 서로 직각방향으로 움직인다. 수근중수관절이 대표적인 예이다.

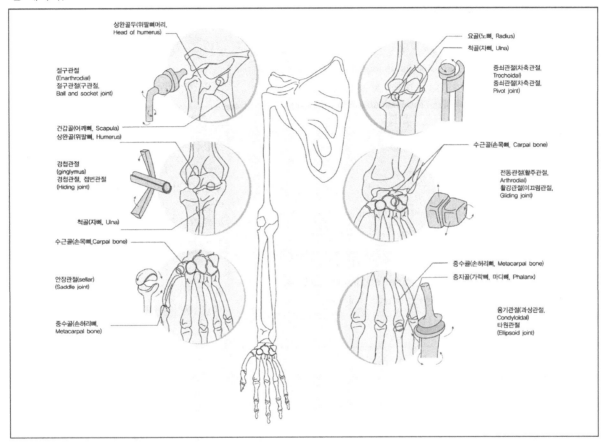

① 체간의 운동과 관련 근육

관절동작	주동근	협력근
몸통굴곡	복직근(배곧은근, Rectus abdominis) 외복사근(배바깥빗근, External oblique) 내복사근(배속빗근, Internal abdominal oblique)	장요근(엉덩허리근 Iliopsoas)
몸통신전	척추기립근 : 극근, 최장근, 장늑근 (척주세움근, Erector spinae)	반극근 후방심부척추근육
몸통측면 굴곡	외복사근(동측) 내복사근(동측) 요방형근(동측)(허리사각근, quadratus lumborum) 척추기립근(동측)(척주세움근, Erector spinae)	반극근(동측) 후방심부척추근육(동측) 다열근 복직근(동측) 장요근(요추부위)동측
몸통회전	외복사근(배바깥빗근, External oblique) 내복사근(배속빗근, Internal abdominal oblique) 척추기립근(척주세움근, Erector spinae) 다열근 회전근	반극근 후방심부척추근육(대측) : 회전근, 다열근

② 견갑골의 운동과 관련 근육

견부 복합체에 있는 대부분의 근육들은 두 가지 범주인 근위 고정근과 원위 가동근으로 나눌 수 있다. 근위 고정근은 척추, 늑골, 그리고 두개골에 기시하고 견갑골과 쇄골에 정지하는 근육들로 구성되어 있다. 이러한 근육들의 예로 전거근과 승모근을 들 수 있다. 원위 가동근은 견갑골과 쇄골에서 기시하고 상완골과 전완에 정지하는 근육들로 구성되어 있다. 원위 가동근의 예로는 삼각근과 상완이두근을 들 수 있다. 견부 복합체에서 적절한 기능을 수행하기 위해서는 근위 고정근과 원위 가동근은 기능적으로 독립되어 있어야 한다. 예를 들어, 삼각근이 관절와상완관절에서 효율적인 외전 토크를 발생시키는 동안, 견갑골은 전거근에 의해 흉곽에 견고히 고정되어 있어야 한다. 전거근에 마비가 있다면, 삼각근은 완전한 외전의 기능을 수행할 수 없게 된다.

(1) 견흉관절의 거상근

견갑골과 쇄골의 거상에 관여하는 근육들에는 상승모근과 접갑거근, 그리고 기여도가 적은 능형근이 있다. 상승모근은 견갑대의 자세를 지지해 준다. 견갑대의 이상적인 자세란 견갑골이 약간 거상되고 후인되어 있으며, 관절와가 약간 상방으로 향하고 있을 때를 말한다.

(2) 견흉관절의 하강근

견흉관절의 하강은 하승모근, 광배근, 소흉근, 그리고 쇄골하근에 의해 수행된다. 광배근은 상완골과 견갑골을 하방으로 당김으로써 견갑대를 하강시킨다.

(3) 견흉관절 전인근

전거근은 견흉관절에 있어 중요한 전인근이다. 이 근육은 흉쇄관절에 대한 회전의 수직축에 대해 전인을 하는 데 있어 좋은 지레작용을 갖는다. 견갑골 전인의 힘은 관절와상완관절을 지나 전달되어 전방으로 밀기와 손뻗기 활동을 할 수 있게 해 준다. 전거근의 약화를 갖고 있는 사람은 전방으로 밀기 동작을 수행하는 데 있어 어려움을 갖게 된다. 다른 어떤 근육도 견갑골에 대한 전인 작용을 적절하게 제공해 줄 수는 없다.

(4) 견흉관절의 후인근

중승모근은 견갑골을 후인시키는 최상의 힘선으로서 일차적인 후인근이다. 능형근과 하승모근은 이차적인 후인근으로서 기능을 한다. 모든 후인근들은 기어오르기와 노젓기와 같이 팔을 사용하여 당기는 활동을 할 때 특히 활동적이다. 이러한 근육들은 축골격에 견갑골을 고정시킨다. 이차적인 후인근들은 근육이 어떻게 동일한 활동을 분담하는 협력근으로서의 기능을 하는지에 대한 훌륭한 예를 보여준다. 그러나 협력근으로서 작용함과 동시에 길항근으로서도 작용한다. 격렬한 후인을 하는 동안, 능형근에 의한 거상은 하승모근에 의한 하강에 의해 중화된다. 그러나 각 근육들의 총체적인 힘선 성분들이 더해져서 순수한 후인을 만들어 낸다.

(5) 견흉관절의 상방 회전근

견갑골의 상방회전은 상지의 거상에 있어 필수적인 구성성분이다. 완전한 상방회전을 수행하기 위해, 전거근과 승모근의 모든 부분들이 상방회전을 동안 협력한다.

(6) 견흉관절의 하방 회전

견갑골 하각이 하-내측방향으로 회전하여 관절와가 하방을 향하는 움직임이다. 능형근이 있다.

관절동작	주동근	협력근
견흉관절 상승근(거상)	상승모근(등세모근, Trapezius) 견갑거근(어깨올림근, Levator scapulae) 능형근(큰마름모근, Rhomboid)	해당없음
견흉관절 하강근	하승모근(Trapezius) 광배근(넓은등근, Latissimus dorsi)	소흉근 (작은가슴근, Pectoralis minor)
견흉관절의 전인근	전거근(앞톱니근, Serratus anterio)	
견흉관절의 후인근	중승모근(Trapezius) 능형근(큰마름모근, Rhomboid) 하승모근	
견갑골 외전	전거근(앞톱니근, Serratus anterio)	소흉근(Pectoralis minor)
견갑골 내전	승모근(Trapezius) 능형근(Rhomboid)	겹갑거근(Levator scapulae)
견갑골 상방 회전	전거근(Serratus anterio) 승모근(Trapezius)	해당없음
견갑골 하방 회전	능형근(Rhomboid)	견갑거근(Levator scapulae) 소흉근(Pectoralis minor)

❸ 상완의 운동과 관련 근육

관절와상완관절을 외전시키는 일차적인 근육은 전삼각근, 중삼각근, 그리고 극상근이다. 굴곡을 통한 상지의 거상은 전삼각근, 오훼완근, 그리고 상완이두의 장두에 의해 주로 수행된다.

동작	주동근	협력근
신전	대원근(큰원근, Teres major)	소원근, 삼각근(후방)
굴곡	오훼완근(부리위팔, Coracobrachialis)	상완이두근, 삼각근(전방)
외전	삼각근(세모근, Deltoid), 극상근, 중삼각근	대원근(큰원근, Teres major)
내전	대흉근(큰가슴근, Pectoralis major)	광배근(넓은등근, Latissimus dorsi), 대원근
외선	극하근(가시아래근, Infraspinatus)	소원근, 삼각근(후방)
내선	대흉근(큰가슴근, Pectoralis major)	견갑하근(어깨밑근, Subscapularis), 광배근

④ 전완의 운동과 관련 근육

굴곡근에는 상완이두근(위팔두갈래근, bicepsbrachii), 상완근(위팔, brachialis), 상완요골근(위팔노근, brachioradialis) 그리고 굴곡을 조절하는 원회내근(원엎침근, pronatorteres)이 있으며 이들은 상완골의 전면에 위치한다. 뒤쪽에 위치한 상완삼두근(위팔 세갈래근, triceps brachii)은 주관절의 일차적 신근이며 주근의 신전에 도움을 준다. 회내 그룹은 앞쪽에 위치해 있으며 원회내근(원엎침근, pronatorteres), 방형회내근(네모엎침근, pronatorquadratus), 상완요골근(위팔노근, brachioradialis)을 포함한다. 상완요골근은 회외근(손뒤침근, supinator)과 상완이두근에 의하여 주로 조절되는 회외를 돕기도 한다. 회외근은 뒤쪽에 위치하고 있다.

상완근은 상완이두의 안쪽에 놓여 있으며, 상완골의 전면에서 기시하여 척골의 근위부위에 정지한다. 상완근의 평균 생리학적 횡단면적은 $7cm^2$이며, 주관절을 가로지르는 어떤 근육보다도 가장 크다. 상완이두근 장두의 횡단면적은 $2.5cm^2$이다. 큰 생리학적 횡단면적에 근거하여, 상완근은 주관절을 가로지르는 근육들 중 가장 큰 힘을 발생시킬 수 있다고 예상할 수 있다.

관절동작	주동근	협력근
팔꿈치관절 굴곡	상완이두근(위팔두갈래근, Biceps brachii) 상완근(위팔근, brachialis)	상완요골근(위팔노근, brachioradialis) 원회내근(원엎침근, pronatorteres)
팔꿈치관절 신전	상완삼두근(위팔세갈래근, Triceps brachii)	주근(팔꿈치근, Anconeus)
회외	회내근 상완이두근	완요골근
회내	원회내근(원엎침근, pronatorteres) 방형회내근(네모엎침근, pronatorquadratus)	요측수근굴근

⑤ 손의 운동과 관련 근육

손가락이 관련된 활동에 있어, 수관절 신전근의 중요 기능은 수관절의 위치를 결정하고 안정시키는 것이다. 특히 중요한 것 중의 하나가 주먹쥐기를 하는 동안에 작용한 수관절 신전근의 역할이다. 물건을 강력하게 잡을 때, 수관절 신전근들은 수관절을 약 35°의 신전과 약 5°의 척측편위 상태로 유지하게 된다. 이러한 위치는 외재성 손가락 굴곡근들이 길이-장력 관계를 최적의 상태로 만들어 최대의 파악력이 발휘되도록 한다. 파악력은 수관절이 완전히 굴곡되어 있을 때 확실히 감소된다. 감소된 파악력은 두 가지 인자의 결합에 의해 유발된다. 첫 번째, 길이-장력 곡선에 있어 손가락 굴곡근들은 아주 짧아져 있는 상태에서 기능하고 있기 때문에 적절한 힘을 발생시킬 수 없다. 두 번째, 과신전된 손가락 신전근들 특히, 총지신근은 손가락에서 수동적인 신전근 토크를 발생시키기 때문에, 파악력은 좀 더 감소된다.

☀ 손목 각도에 따라 달라지는 힘 ☀

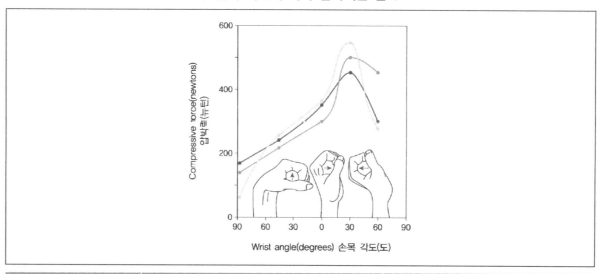

관절동작	얕은 근육근	깊은 근육근
손목 굽힘	회내원근 요골손목굽힘근 긴손바닥근 척골손목굽힘근 얕은 손가락 굽힘근	깊은 손가락 굽힘근 긴엄지굽힘근 사각회내근
손목 신전	상완요골근 긴요골손목펴짐근 짧은 요골손목펴짐근 총손가락펴짐근 작은손가락 펴짐근 척골쪽 손목 펴짐근	회외근 긴엄지외전근 짧은엄지펴짐근 긴엄지펴짐근 집게펴짐근

❻ 대퇴(고관절)의 운동과 관련 근육

고관절의 대표적인 근육은 넙다리네갈래근이다. 넙다리네갈래근은 무릎뼈의 몸쪽에서 공통 힘줄의 옆에 부착된다. 넙다리곧은근(대퇴직근, Rectus femoris)은 엉덩관절을 교차하는 유일한 넙다리네갈래근이다. 넙다리곧은근은 무릎을 펴는 것뿐만 아니라 엉덩이를 굽히는 역할도 한다.

관절동작	주동근	협력근
고관절 굴곡	장요근 대퇴직근(넙다리곧은근, Rectus femoris)	봉공근 대퇴근막장근(넙다리근막긴장근, Tensor fasciae latae) 치골근 장/단 내전근 하부 박근(두덩정강근, Gracilis)
고관절 신전	대둔근(큰볼기근, Gluteus maximus) 반건양근/반막양근 대퇴이두근(넙다리두갈래근, Biceps femoris)	하부대내전근(큰모음근, Adductor magnus)
고관절 외전	중둔근(중간볼기근, Gluteus medius) 소둔근(작은볼기근, Gluteus minimus)	대퇴근막장근(넙다리근막긴장근, Tensor fasciae latae) 봉공근 상부장요근
고관절 내전	장내전근 단내전근 대내전근(큰모음근, Adductor magnus) 박근	치골근(두덩근, Pectineus)
고관절 외회전	대둔근(큰볼기근, Gluteus maximus) 이상근(궁둥구멍근, Piriformis) 내폐쇄근(속폐쇄근, Obturator internus) 외폐쇄근(바깥폐쇄근, Obturator externus) 하쌍지근(아래쌍둥이근, Inferior gemellus) 상쌍지근(위쌍둥이근, Superior gemellus) 대퇴방형근	봉공근(넙다리빗근, Sartorius) 대퇴이두근(넙다리두갈래근, Biceps femoris)
고관절 내회전	전방중둔근(중간볼기근, Gluteus medius) 전방소둔근(작은볼기근, Gluteus minimus)	대퇴근막장근(넙다리근막긴장근, Tensor fasciae latae) 반건양근(반힘줄모양근, Semitendinosu) 반막양근(반막모양근, Semimembranosus)

❻ 하퇴(슬관절)의 운동과 관련 근육

관절동작	주동근	협력근
슬관절 굴곡	반건양근 박막양근 대퇴이두근	슬와근(오금근, Poplitues) 박근 봉공근 비복근
슬관절 신전	대퇴직근 내측광근(안쪽넓은근, Vastus medialis) 중간광근(중간넓은근, Vastus intermedius) 외측광근	상부대퇴근막장근

❽ 발의 운동과 관련 근육

운동	돌림축	운동면	고정된 변형이나 비정상적인 예
발바닥쪽 굽힘 발등굽힘	안 – 가쪽축	시상면	꿈치들린발(pes equinus) 발끝들린발(pes calcaneus)
안쪽들림 가쪽들림	앞 = 뒤쪽축	이마면	안쪽들린발(varus) 가쪽들린발(valus)
벌림 모음	수직축	수평면	벌림발(abductus) 모음발(adductus)
뒤침	빗축(관절에 따라 달라짐)	안쪽들림, 모음, 그리고 발바닥쪽굽힘의 다양한 성분	일관되지 않은 용어-대개 하나 또는 그 이상의 뒤침 요소들을 의미한다.
엎침		가쪽들림, 벌림, 그리고 발등굽힘의 다양한 성분	일관되지 않은 용어-대개 하나 또는 그 이상의 엎침 요소들을 의미한다.

관절	주동근	협력근
발목관절족배굴곡	전경골근 장지신근	장무지신근 제1비골근
발목관절족저굴곡	비복근 장딴지경사근 가자미근	후경골근 장무지굴근 장지굴근 장비골근 단비골근 오금근
내반	전경골근 후경골근	지굴근
외반	장비골근 단비골근	지신근

⑨ 목의 운동과 관련 근육

관절동작	주동근
목의 굴곡	앞머리곧은근 긴머리근 긴목근
목의 측방굴곡	긴머리근 긴목근 외측머리곧은근 전방경추늑골근 중간경추늑골근 후방경추늑골근 위머리비스듬근
목의 회전	긴목근 아랫머리비스듬근 머리널판근 목널판근 큰후방머리곧은근
목의 신전	큰후방머리곧은근 작은후방머리곧은근 머리널판근 목널판근

근육은 골격에 부착되어 수축을 함으로써 움직임을 만들어내는 주체이며 체중의 약 40 ~ 50% 정도를 차지한다. 우리 인체의 골격근의 특징으로는 흥분성, 수축성, 신축성, 신장성이 있다.

1 근육의 구조

근육은 근원섬유의 다발로 구성되어 있는데 이 다발을 근육섬유라고 부르며, 다시 이 근육섬유가 모여 근육다발을 형성한다. 각각의 근육섬유는 근초라는 세포막으로 싸여 있고 여러 근섬유들은 근섬유막이 느슨하게 연결시키고 있으며, 근육다발은 근외막이라는 결합조직에 의해 싸여 있다. 이 3층의 막은 서로 연결되어 있고 모여서 건을 형성하게 된다.

자세하게 풀어보면 근섬유는 근육의 구조적 단위이며, 그 두께는 약 $10 \sim 100\mu m$이고, 길이는 약 $1 \sim 50cm$이다. 사실 각각의 근섬유는 다수의 핵을 갖고 있는 개별적인 세포이다. 근육을 둘러싸고 지지하는 결합조직은 많은 역할을 수행한다. 다른 신체조직에 있는 결합조직과 유사하게, 근육 내의 결합조직은 무형질에 둘러싸인 섬유들로 구성되어 있다. 대부분의 섬유가 교원질이며 나머지 섬유는 탄력소이다. 이러한 두 가지 단백질의 결합은 내구력, 구조적 지지, 그리고 탄력성을 근육에 제공한다. 비록 구조적으로는 관련이 있지만, 근육에는 3가지 다른 결합조직인 근외막, 근주막(근속막), 그리고 근내막이 있다. 근외막은 근복 전체를 에워싸는 질긴 구조이며 서로 다른 근육들은 분리시킨다. 본질적으로 근외막은 근복에 대한 형태를 제공한다. 근외막은 단단하게 엮어진 교원섬유들의 다발들을 갖고 있어 신장에 매우 잘 저항한다. 근주막은 근외막 밑에 놓여 있으며 혈관과 신경을 위한 도관을 제공하는 근속들로 근육을 나눈다. 이러한 결합조직은 근외막과 같이 질기고 두꺼우며 신장에 저항한다. 근내막은 각각의 근섬유를 에워싸고 있다. 그물망과 같이 비교적 조밀한 교원섬유로 구성되어 있으며 일부는 근주막에 연결되어 있다. 근섬유에 대한 측부 연결을 통해, 근내막은 수축성 힘의 일부를 건으로 전달한다. 이러한 3가지 유형의 결합조직들이 개별적인 독립체로서 설명되고 있지만, 이들은 서로 엮여 있으며 연속적인 결합조직의 막으로 고려될 것이다. 근육은 직접적 또는 간접적으로 둘러싸고 있으며 모든 결합조직들은 근육의 건에 기여한다.

다양한 근육들은 다른 형태를 띠고 있으며 근육의 섬유들도 서로의 관계 및 뼈에 부착되는 건에 따라 다르게 배열되어 있다. 형태와 섬유의 배열은 근육의 능력과 그것이 부착되어 있는 뼈에서 효율적으로 힘을 발휘하는데 중요한 역할을 한다. 근육이 힘을 발휘하는데 중요한 요인 중 하나는 횡단면적이다. 다른 모든 요인이 같고 근육이 더 큰 횡단면적을 가지고 있다면 더 큰 힘을 낼 수 있다. 큰 관절가동범위에서 관절을 움직이기 위한 근육의 능력 중 하나는 수축을 할 수 있다는 것이다. 일반적으로 긴 근육들은 더 큰 범위로 수축될 수 있기 때문에 큰 가동범위에서 관절을 움직이는데 더 효과적이다.

기본적으로 모든 골격근은 평행근(parallel)과 우상근(깃털근, pennate)의 두 가지 주요 섬유배열 형태로 나눌 수 있으며 각각은 모양에 따라 하위 범주로 나누어질 수 있다.

평행근은 섬유가 근육의 길이와 평행하게 배열되어 있다. 일반적으로 평행근은 깃털 배열로 되어 있는 비슷한 크기의 근육들보다 큰 가동범위의 움직임을 만들어 낸다. 평행 근육들은 섬유와 건 사이의 정확한 배열에 기초하여 나누어진다.

우상근은 깃털의 구조와 비슷하게 그들의 건에 비스듬하게 붙어 있는 짧은 섬유로 되어 있다. 이러한 배열은 근육의 횡단면적을 증가시킴으로써 힘을 생성할 수 있는 능력을 향상시킨다. 우상근은 섬유와 건 사이의 정확한 배열에 기초하여 나누어진다.

동일한 근육의 굵기라면 우상근은 평행근의 방추형근육(fusiform muscle)보다 2배 정도의 근섬유가 들어간다. 그래서 방추형근육보다 큰 힘을 낼 수 있다는 장점을 가지고 있다. 반면에 근섬유의 방향이 기울어져 있고 또한 같은 면적에 근섬유가 교차하여 있다 보니 근섬유의 갯수는 많아졌지만 근육 자체의 가동범위가 좁아지는 단점을 가지고 있다. 방추형근육의 근섬유가 수축하는 정도를 100으로 놓는다면 우상근은 근섬유가 방추형근육보다 2배 정도 밀집해 있기 때문에 전체 근육으로는 그 절반인 50 정도 수축하는 것이다. 결국 방추형근육에 비해 힘은 강한 대신, 실질적으로 힘을 낼 수 있는 범위가 좁고 속도가 늦어진다. 다른 근육에 비교해서 방추형근육보다 가장 크게 대비되는 근육이라고 할 수 있다. 이런 깃근육에는 넙다리곧은근을 비롯하여, 종아리 근육, 삼두근의 일부, 중간삼각근 등이 있다.

❉ 우상근(깃근육) ❉

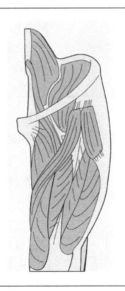

섬유 배열	장점	형태	외형	특성/설명	예
평행(근육의 길이와 평행하게 배열된 섬유)	비슷한 크기의 깃털형 근육보다 더 큰 범위의 움직임을 제공, 장시간 수축 (긴거리를 가는 동안 수축), 좋은 지구성	편평		보통 얇고 넓으며 힘을 넓은 면적으로 퍼트릴 수 있는 넓고 단단한 막과 같은 건막에서 시작됨	복직근, 외복사근
		방추	건(tendon) 근복(belly) 건(tendon)	가운데가 볼록하고 양 끝의 건으로 갈수록 얇아지는 방추 모양. 힘의 초점을 작은 뼈의 표적에 맞출 수 있음	상완이두근, 상완근
		띠		모든 섬유가 수직으로 평행하게 배열되어 있으며 횡단면은 더 획일화되어 있음. 힘의 초점을 작은 뼈의 표적에 맞출 수 있음	봉공근
		방사(삼각, 부채꼴)		납작형과 방추형 근육의 결합 형태의 배열. 넓은 건막에서 시작하여 건을 통하여 하나의 지점에 부착됨	대흉근, 승모근
		고리		신체의 열린 부분 주위로 섬유들이 수축할 수 있도록 배열됨. 기술적으로는 끝이 없는 띠 근육으로 열린 주변을 둘러싸고 있으며 수축 시 그 부분을 닫는 역할을 함	구륜근, 안륜근
우상(건에 사선으로 배열된 짧은 섬유)	증가된 횡단면적 때문에 같은 크기의 평행근보다 훨씬 큰 힘을 냄. 강한 근육, 단시간 수축	반우상		한쪽 면의 건으로부터 사선 방향으로 지남	대퇴이두근, 장지굴근, 후경골근
		우상		가운데의 건에서부터 사선으로 양방향으로 뻗음	대퇴직근, 장수지굴근
		다우상		섬유를 포함한 몇몇의 건들이 그 사이 사선으로 지남	삼각근

② 근수축의 형태

골격근은 보통 3가지의 수축 형태를 나타낼 수 있다. 첫 번째로 등척성 수축은 근육의 길이가 변화 없이 근의 긴장도가 증가하는 형태이며, 두 번째 등장성 수축은 근육의 길이가 변하면서 근력을 발생시키는 형태를 말한다. 이 등장성 수축은 다시 동심성 수축과 편심성 수축의 두 가지 형태로 나눌 수 있는데 동심성 수축은 저항을 이겨 내면서 근육이 짧아지는 근수축이고 편심성 수축은 저항이 근력보다 커서 근육 길이가 길어지면 일어나는 근 수축을 의미한다. 세 번째로 편동심성 수축은 두 개의 다른 관절을 통과하는 근육의 조절화된 동심성 수축과 편심성 수축이 동시에 일어나는 근 수축으로 예를 들면 누운 자세에서 슬와부근의 수축은 슬관절의 굴곡을 일으키는 동심성 수축인 동시에 고관절은 슬와부근이 늘어나는 편심성으로 굴곡될 수 있다. 근육은 수축하는 특성이 있는데 이때 수축하는 속도에 따라 지근과 속근으로 그 형태를 나눌 수 있다. 수축이 느린 지근은 제1형 근섬유로 호기성 대사 작용을 통해 에너지를 얻으며 근섬유의 크기가 작고 유산소 운동 시 주로 사용된다. 산소를 이용하기 때문에 헤모글로빈이 많아 붉은색을 띄어 적근이라고도 한다. 수축이 빠른 속근은 빠르고 강한 수축으로 인해 높은 강도의 운동을 가능하게 해준다. 무산소적 수축을 하기 때문에 헤모글로빈이 적어 백근이라고도 불리며 두 가지 형태로 나눌 수 있다.

	제1형	제2a형	제2b형
색깔	적색	백색	백색
헤모글로빈 함유	많다	많다	적다
글리코겐 함유	적다	많다	많다
미토콘드리아 함유	많다	많다	적다
수축 정도	느리다	빠르다	빠르다
피로 정도	천천히	빠르게	빠르게

❸ 인체의 주요 근육

인체는 650여(600 ~ 700) 개의 많은 근육으로 구성되며, 각각 다른 근육 부착점을 가지고 고유한 골격운동을 일으킨다.

가슴 근육은 크게 대흉근과 소흉근으로 나눌 수 있는데 대흉근은 흉곽상부를 덮는 가장 큰 근육으로 부채모양을 띠며 쇄골과 흉골 전체 및 제6늑골에 부착되어 상완을 내전시키고 상완을 흉부 앞쪽 내측으로 움직이게 한다. 소흉근은 대흉근 밑에 있는 작은 근육으로 제3늑골과 제5늑골 사이에 붙으며 견부를 하강시키고 견갑골의 하방회전운동을 도와준다.

등 근육은 얕은등근육무리, 중간등근육무리, 깊은등근육무리로 구분할 수 있는데 얕은등근육무리는 상지운동에 관여하고 중간등근육무리는 늑골의 운동에 관여한다. 그리고 깊은등근육무리는 척추운동에 관여한다. 얕은등근육무리에는 승모근, 광배근, 견갑거근, 소능형근, 대능형근이 있다. 중간등근육무리로는 전거근이 척추로부터 늑골에 이른다.

깊은등근육무리를 구성하는 척추기립근은 척추 양측을 따라서 길게 세로로 이어지는 장골늑골근, 최장근, 가시근을 총칭하며, 척추를 지지해 주며 펴기와 하방으로 당기는 작용을 한다.

복부근육은 복부장기를 제 위치에 있도록 하고 지지해 주는 역할을 하며 늑골과 흉골에 부착되어 체간운동에 관여한다. 복부근육은 크게 3층으로 배열되어 있는데 그 중 2층은 내복사근과 외복사근이라 부르며 1층은 근육의 결이 횡으로 주행하여 복횡근으로 부른다. 외복사근은 하부 제6늑골에서 시작하여 장골능과 치골에 붙으며 내복사근은 서혜인대와 장골능에 붙어 몸통을 굴곡, 회전시키고 복압상승에 작용한다.

복직근은 치골에서 기시하여 늑골에 정지하는데 몸통을 앞으로 굽힐 때 작용하며 흉벽을 하강시킬 때 복부압박에 관여한다.

(1) 호흡근

호흡(환기)은 폐나 기도를 통해 공기를 유입·유출시키는 역학적 과정이다. 이러한 규칙적인 과정은 안정시에 1분당 12 ~ 20회 정도의 비율로 지속되고, 이는 생명유지에 필수적이다.

호흡은 상대적인 강도는 "정적 호흡"이나 "강제적 호흡"으로 설명된다. 건강한 사람이 경우에는 정적 호흡은 대사 요구량이 상대적으로 낮은 앉아서 활동하는 동안에 나타난다. 반대로, 강제적 호흡은 운동을 하거나 심각한 호흡장애가 있는 경우와 같이 갑작스럽고 많은 기체교환이 필요한 격렬한 활동을 수행하는 동안에 나타난다. 정적 호흡과 강제적 호흡 사이에는 호흡강도의 광범위하고 지속적인 변동 범위가 존재한다.

건강한 성인의 흡기에 작용하는 주요 근육들은 가로막(횡경막, diaphragm), 목갈비근(사각근, scalenus), 갈비사이근(늑간근, intercostales)의 수축으로 흉강 내부의 용적이 증가되고, 이어서 폐가 확장되고 폐포압이 감소된다. 폐포 내부의 음압은 대기 중의 공기를 폐 속으로 끌어당긴다.

※ Mechanics of inspiration(들숨의 역학) ※

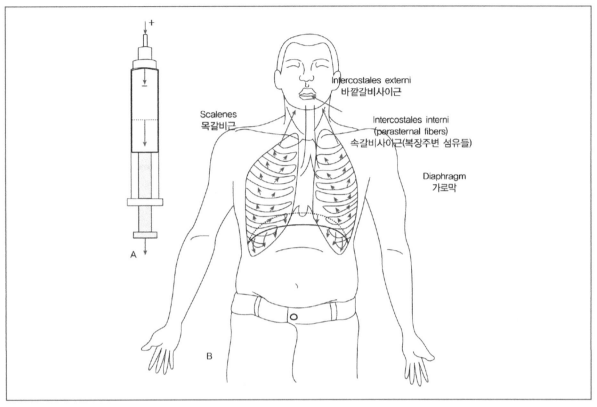

정상적으로 정적 호기는 수동적인 과정으로서 흉곽, 폐, 이완된 횡격막의 탄성 반동에 의해서 유발된다. 건강한 폐에서, 수동적인 과정과 관련된 폐포 압력의 증가는 정적 호기와 관련된 약 500ml의 공기량을 배출시키기에 충분하다.

강제적 호기 동안에는 급격한 흉곽 내부 용적의 감소를 위해 능동적인 근수축이 필요하다. 강제적 호기근에는 4종류의 배근육(복근, abdominal muscles), 가슴가로근(흉횡근, transverse thoracis), 속갈비사이근(내늑간근, intercostal interni)이 포함된다.

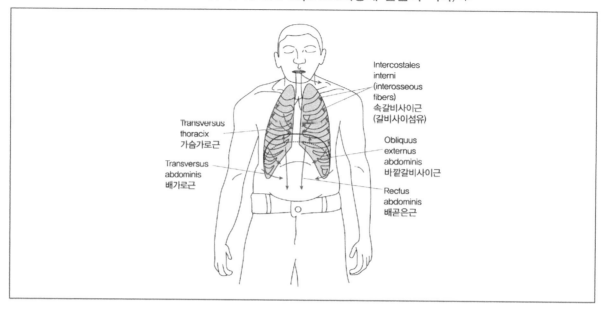

※ Mechanics of forced expiration(강제 날숨의 역학) ※

Transversus thoracix
가슴가로근

Transversus abdominis
배가로근

Intercostales interni
(interosseous fibers)
속갈비사이근
(갈비사이섬유)

Obliquus externus abdominis
바깥갈비사이근

Rectus abdominis
배곧은근

(2) 주요 호흡근

① 가로막(횡경막, diaphragm)

  ㉠ 흉골 부위의 기시 : 검상돌기(xiphoid process) 배측(dorsum)의 이분가지

  ㉡ 늑골 부위의 기시 : 하위 6개 늑연골의 내측면과 하위 6개 늑골의 양측(복횡근과 합류)

  ㉢ 요추 부위의 기시 : 상부 요추체에서 시작한 두 개의 근각에서 횡돌기와 12번 늑골에 걸친 궁형인대인 양측 섬유궁(fibrous arch)에서 기시한다.

  ㉣ 정지 : 중앙건. 이 건은 가늘고 긴 건막으로 뼈에 연결되지 않는다. 횡격막의 전방 섬유근이 후방 섬유근보다 짧기 때문에 중앙건은 흉곽의 배측보다는 복측에 더 밀접히 위치하게 된다.

  ㉤ 작용 : 돔 모양의 횡격막은 흉곽과 복강을 분리시키며 주요 호흡근으로 기능한다. 숨을 들이 쉴 때 근육이 수축하여 돔이 하강하며, 흉강의 부피가 증가하고 압력이 감소하는 반면, 복강의 부피는 작아지며 복강의 압력은 증가하게 된다. 돔 또는 횡격막근의 중앙건은 복부장기에 의해 제한되기 때문에 하강이 일어날 때 중앙건은 비교적 고정되어 있다.

② 갈비사이근(늑간근, intercostales) … 외늑간근(extemal intercrostal muscle)은 늑골하연에서 기시해 하부 늑골상연에 정지한다. 이와 유사하게 내늑간근은 늑골과 늑연골 내측에서 기시해 바로 밑 늑골의 상방 가장자리에 붙는다. 흉곽의 근은 "전방의 연골 사이 부분과 후방의 늑골 사이 중간지역을 제외하고" 모두 두 층이다. 늑간근은 호흡뿐만 아니라 형태 유지에도 중요한 역할을 한다. 흉곽의 모양과 연결상태를 안정시키고 유지하며, 해부학적으로는 외사근과 내사근이 연장된 것처럼 보인다. 늑간근의 정확한 호흡기능에 대해서는 논란의 여지가 있다. 적어도 내늑간근의 노출된 전면은 늑골을 들어 올리고 가슴을 넓혀 외늑간근과 함께 흡기근으로 작용히는 것으로 보인다. 내늑간근의 후면(골간)은 늑골을 끌어 내려 호기근으로 작용한

다. 어떤 이들은 이 근육의 기능이 폐의 용적이나 위치에 따른 호흡량과 변화를 일으키는 늑골의 경사에 따라 다르다는 의견을 제시한다. 늑간근은 우리가 말하는 동안에도 항상 움직인다. 조절된 호기시에 늑간근은 폐와 복벽의 정적인 반동(static recoil)을 최소화하는 중요한 '제어 행위(hraking action)'를 수행한다.

③ 배근육(복근, abdominal muscles) … 복근에는 내복사근, 외복사근, 복근, 복횡근이 있다. 이 근육들은 주로 호기근이지만 흡기 끝에도 작용한다.

흡기의 끝과 호기의 시작에 가장 중요한 근육은 굴근 작용이 거의 없거나 아예 없다. 특히 내복사근과 복횡근의 하부점유가 외복사근의 외측섬유와 함께 가장 활동적이다. 특히 숨을 내쉬는 동작을 할 때 숨을 늘리는 것이 필요한 상황에는 복부내압을 높이기 위해 복근을 충분히 수축해야 한다. 이렇게 생긴 압력은 횡격막을 통해 흉곽으로 전달되며 폐를 비우도록 돕는다.

복횡근은 아래쪽 여섯 개의 늑연골에서 나와서 횡격막과 맞물려 있다. 요방형근이 12번째 늑골과 맞물려 흉곽을 고정하고 호기와 마찬가지로 흡기에서도 흉곽이 활동하도록 돕는다. 외복사근의 몇몇 섬유는 전거근 아래쪽 톱니 모양의 가장자리에 깍지끼듯 부착되어 이래쪽 흉곽의 주요 부분을 덮는다. 복부근육, 특히 외복사근의 활약이 커지면 흉곽 용적의 변화가 감소되어 일정한 압력을 유지하는 것을 돕는다.

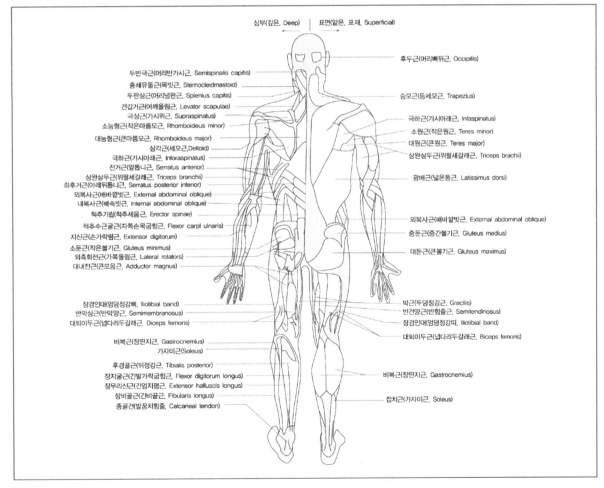

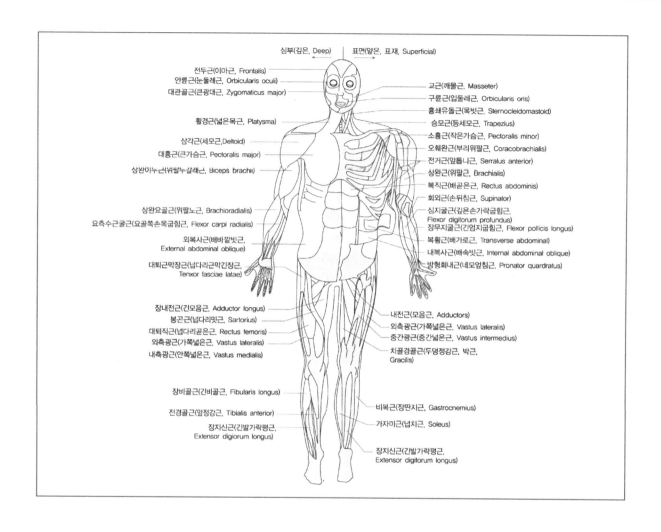

심부(깊은, Deep) | 표면(얕은, 표재, Superficial)

전두근(이마근, Frontalis)
안륜근(눈둘레근, Orbicularis oculi)
대관골근(큰광대근, Zygomaticus major)
교근(깨물근, Masseter)
구륜근(입둘레근, Orbicularis oris)
흉쇄유돌근(목빗근, Sternocleidomastoid)
활경근(넓은목근, Platysma)
승모근(등세모근, Trapezius)
삼각근(세모근, Deltoid)
소흉근(작은가슴근, Pectoralis minor)
오훼완근(부리위팔근, Coracobrachialis)
대흉근(큰가슴근, Pectoralis major)
전거근(앞톱니근, Serratus anterior)
상완이두근(위팔두갈래근, Biceps brachii)
상완근(위팔근, Brachialis)
복직근(배곧은근, Rectus abdominis)
회외근(손뒤침근, Supinator)
상완요골근(위팔노근, Brachioradialis)
심지굴근(깊은손가락굽힘근, Flexor digitorum profundus)
요측수근굴근(요골쪽손목굽힘근, Flexor carpi radialis)
장무지굴근(긴엄지굽힘근, Flexor pollicis longus)
복횡근(배가로근, Transverse abdominal)
외복사근(배바깥빗근, External abdominal oblique)
내복사근(배속빗근, Internal abdominal oblique)
대퇴근막장근(넙다리근막긴장근, Tenxor fasciae latae)
방형회내근(네모엎침근, Pronator quadratus)
장내전근(긴모음근, Adductor longus)
내전근(모음근, Adductors)
봉곤근(넙다리빗근, Sartorius)
외측광근(가쪽넓은근, Vastus lateralis)
대퇴직근(넙다리곧은근, Rectus femoris)
중간광근(중간넓은근, Vastus intermedius)
외측광근(가쪽넓은근, Vastus lateralis)
치골경골근(두덩정강근, 박근, Gracilis)
내측광근(안쪽넓은근, Vastus medialis)
장비골근(긴비골근, Fibularis longus)
비복근(장딴지근, Gastrocnemius)
전경골근(앞정강근, Tibialis anterior)
가자미근(넙치근, Soleus)
장지신근(긴발가락폄근, Extensor digiorum longus)
장지신근(긴발가락폄근, Extensor digitorum longus)

O3 인체역학

01 〈 운동의 종류

(1) 운동의 정의와 원인

① **운동의 정의** ⋯ 역학적인 측면에서 운동은 "시간의 경과와 함께 공간상에 존재하는 물체의 위치나 자세가 변하는 것"이다. 이러한 운동의 내용은 운동의 대상, 운동의 원인, 운동의 결과 등이 포함된다.

② **운동의 원인** ⋯ 힘은 어떤 물체를 특정한 방향으로 밀거나 당길 때 작용하는 물리량으로 물체의 운동, 즉 운동 상태의 변화를 유발하는 원인이다. 힘은 운동체 내부에서 발생한 내력(internal force)과 운동체 외부에서 작용한 외력(external force)으로 구분할 수 있다.

(2) 병진운동(선운동)

① 물체의 모든 부분이 동일한 시간에 동일한 거리, 동일한 방향으로 움직이는 것을 의미한다. 어떤 물체가 한 장소에서 다른 장소로 이동할 때, 물체의 모든 부분이 같은 거리, 방향, 속도로 움직일 때를 말한다.

② **직선운동** ⋯ 무게중심이 직선으로 움직이는 것 (**예** 달리기, 스케이트 등)

③ **곡선운동** ⋯ 무게중심이 곡선으로 움직이는 것 (**예** 스카이 다이빙, 스키점프, 허들 등)

(3) 회전운동(각운동 : 축이나 받침점에 대해서 돌기만 하는 운동)

내축에 대한 회전	던지기의 팔 동작, 축구의 킥 동작, 배구의 스파이크 동작
외축에 대한 회전	뜀틀, 마루운동, 철봉, 다이빙 등에서의 공중 동작

① 일정한 축을 중심으로 인체 또는 물체가 동일한 각도로 움직이는 것을 말한다.

② 스포츠현장에서는 회전운동, 스핀, 스윙, 원운동 등으로 표현한다.

③ 인체의 모든 각운동은 관절을 축으로 하여 이루어지는데 그 중 가장 대표적인 회전운동은 팔과 다리에서 일어난다.

④ 상완은 어깨 관절을 축으로, 전완은 팔꿈치 관절, 손은 손목을 축으로, 고관절은 다리에 대한 축으로 무릎은 하지, 그리고 발목은 발에 대한 축으로 작용한다.

⑤ 자유로운 물체에 힘을 가할 때는 중심을 벗어난 편심 쪽에 가한다.

⑥ 인체가 회전할 때 무게중심을 축으로 할 때의 운동이다.

⑦ 인체의 일부가 축이 되어 운동을 할 때를 말한다.

⑧ 인체의 관절을 축으로 할 때를 말한다.

(4) 복합 운동

① 선운동과 각운동이 동시에 일어나는 것을 말한다.

② 다이빙 선수는 몸 전체를 회전시키면서 물속으로 입수하는데, 이 때에도 몸의 중심은 선운동을 하지만, 몸 전체는 회전운동을 하게 된다.

③ 휠체어 경기에서는 선수와 휠체어는 직선으로 움직이고 바퀴는 회전운동을 한다.

02 〈 인체의 물리적 특성

(1) 질량과 무게

	질량	무게
정의	물체에 존재하는 고유의 물리량(스칼라량)	지구중력에 의해 당겨지는 힘(벡터량)
단위	g, kg	N(뉴턴) 또는 kgm/s^2
특성	일정함(불변)	장소에 따라 변함

(2) 인체의 무게중심

① 인체는 크게 머리, 몸통, 대퇴, 하퇴, 발, 상완, 전완, 손으로 되어 있으며, 이들 각 분절들이 갖는 중력은 한 점에 대해 회전력의 합이 '0'인 지점이다.

② 인체의 무게중심은 남자는 지면으로부터 신장의 55%, 여자는 53%의 지점에 위치한다.

③ 인체의 무게중심은 자세에 따라 변하고, 인체의 외부에 있을 수도 있다.

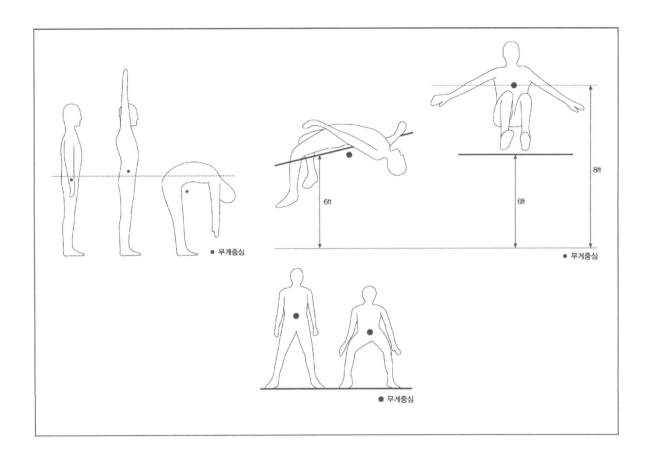

● 무게중심

● 무게중심

● 무게중심

8ft

6ft

6ft

03 〉 인체 평형과 안정성

(1) 인체 평형

평형은 속도가 변하지 않은 상태에서 즉, 가속되지 않는 상태를 의미한다.

① **정적 평형** … 사람이나 물체가 정지해 있는 상태에서의 평형, 외부에서 작용하는 힘과 토크의 합이 '0'이 되어야 한다.

② **동적 평형** … 일정한 속도로 운동하는 상태에서의 평형으로 선평형과 회전 평형이 있음. 인체 활동은 복합 운동 상태로 선속도나 각속도가 변하게 되어 선평형이나 회전 평형 상태를 유지하기 어렵다.

(2) 인체의 안정성에 영향을 주는 요인

① 기저면의 넓이가 넓을수록 안정성이 높아지며, 좁을수록 불안정하다.

> **TIP** ～～～～～～～～～～～～
>
> 기저면
> 물체의 접촉에 의해 형성된 경계선에 포함된 전체 면적을 의미한다.

② 중심의 높이가 낮을수록 안정하고, 높을수록 불안정하다.

③ 중심선의 위치와 기저면의 관계에 따라 안정성이 달라진다. 무게중심선이 기저면의 한계점에 가까우면 안정성이 낮아지고, 멀수록 안정성이 높아진다.

④ 질량과 마찰력이 크면 안정성이 높고 작으면 안정성이 낮아진다(체중을 늘리면 안정성이 높아진다).

⑤ 시각적 및 심리적 영향에 따라 인체의 안정성은 달라진다.

⑥ 힘이 가해지는 방향으로 기저면을 넓히면 안정성이 증가한다.

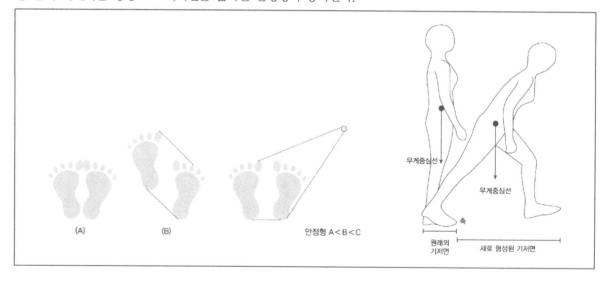

(3) 선안 정성과 회전 안정성

① **선 안정성** … 인체나 물체가 지면이나 마루 등의 접촉면에서 미끄러지지 않고 본래의 상태를 유지하는 것을 의미한다.

② **회전 안정성** … 정지해 있는 선수나 물체를 기울이거나, 뒤집거나, 엎어지게 하거나, 또는 원 주위를 회전시킬 때, 이에 대항하는 선수나 물체의 저항을 의미한다.

04 〉 인체의 구조적 특성

(1) 인체 분절 모형

운동역학에서는 인체를 분석하고 관찰할 때 기계화된 모형으로 간주한다. 기계화된 모형은 14개의 분절들이 각 관절의 중앙에서 점으로 연결된 체계로서 머리, 몸통, 상완, 전완, 손, 대퇴, 하퇴, 발로 이루어진다. 이 중에서 몸통 분절이 질량과 부피가 가장 크고, 몸 끝으로 갈수록 질량과 부피가 점점 작아진다.

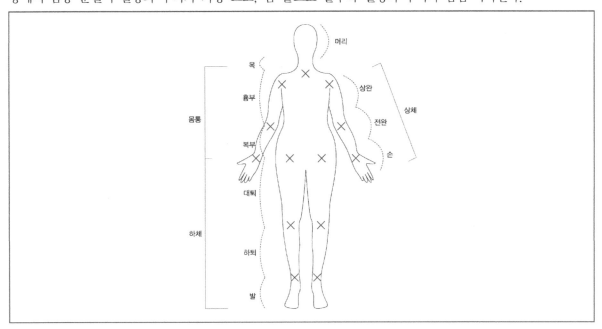

(2) 인체 지레의 종류

힘점(동기력)	힘이 작용하는 지점, 뼈를 움직이게 하는 해당 근육의 착점
받침점(축)	움직임의 받침대가 되는 지점, 해당 관절의 위치
저항점(저항력)	저항이 집중되는 지점, 이동 분절의 무게중심 및 그 분절에 가해진 외적 부하가 위치한 곳
힘팔	받침점과 힘점 사이의 거리, 축으로부터 힘점까지의 거리를 힘팔이라 함
저항팔	받침점과 저항점 사이의 거리, 축으로부터 저항점까지의 거리

① 힘, 운동속도, 운동범위의 3가지 중요한 역학적 요인의 상대적인 증감과 지레의 형태와는 밀접한 관계에 있다.

② 제1종 지레
　ⓐ 힘팔이 저항팔보다 길 경우에는 힘에 있어서는 이득을 볼 수 있으나 운동속도와 운동범위에 있어서는 손해를 보게 될 것이다.
　ⓑ 저항팔이 힘팔보다 긴 경우에는 힘에 있어서는 손해를 보지만 운동속도와 운동범위에 있어서는 이득을 보게 된다.

③ 제2종 지레 … 힘팔이 저항팔보다 길기 때문에 가해진 힘보다 더 큰 저항을 이겨낼 수는 있지만 저항팔이 힘팔보다 짧기 때문에 저항팔의 말단은 힘팔 쪽에 비하여 상대적으로 짧게 운동범위를 천천히 움직이게 된다. 즉 힘에서는 이득을 보지만 운동속도와 운동범위에 있어서는 손해를 보게 된다.

④ 재3종 지레
　ⓐ 저항팔이 힘팔보다 길기 때문에 힘에 있어서는 손해를 보지만 운동속도와 운동범위에는 이득을 보게 된다.
　ⓑ 인체 분절의 대부분은 인체 구조상 3종 지레에 속하기 때문에 큰 힘을 소모하는 대신에 운동속도와 운동범위에서 이득을 보고 있다.
　ⓒ 테니스 라켓, 골프 클럽, 야구 배트, 하키 스틱 등의 스포츠 기구는 그 대부분이 인체 분절의 말단 길이를 연장시켜 저항팔의 길이를 길게 함으로써 보다 큰 운동속도와 운동범위를 얻어 궁극적으로 파워를 증가시키고 있다. 이는 파워＝힘×속도($P = F \times V$)이므로 이들 용구를 사용하여 인체 지레의 저항팔 길이를 길게 가져올 수가 있다. 각종 라켓, 기구, 배구의 스파이크, 축구의 킥, 투척운동을 수행할 때 해당 인체 분절을 쭉 뻗쳐 말단 부위를 최대로 길게 유지하도록 요구하는 것도 이러한 이유 때문이다.

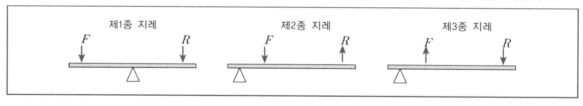

04 운동학의 스포츠 적용

01 〈 선운동의 운동학적 분석

(1) 위치, 거리, 변위, 속력, 속도

① **위치** ··· 위치를 표기하기 위해 좌표계를 사용한다. 좌표계에는 직교좌표계와 극좌표계가 있다. 극좌표계는 원점에서 물체까지의 거리(반지름)와, 물체와 x축이 이루는 각도로 표시한다. 이러한 물체의 위치를 나타내는 좌표계에는 1차원, 2차원, 3차원 좌표계가 있다.

② **거리** ··· 물체가 한 위치에서 다른 위치로 이동하였을 때 그 물체가 지나간 궤적의 길이를 말한다.

③ **변위** ··· 그 물체의 이동 시점과 종점 사이의 직선거리

④ **속력(speed)** ··· 이동 거리/경과시간

$$S = \frac{d}{t}$$

S : 속력, d : 거리, t : 시간

⑤ **속도(velocity)** ··· 이동 변위/경과시간

$$V = \frac{D}{t}$$

V : 속도, D : 변위, t : 시간

⑥ **가속도(acceleration)** ··· 단위시간에 변화한 속도를 의미, 속도가 증가할 때는 가속도를 양(+)로 표시하고, 속도가 감소할 때는 음(−)으로 표시한다.

$$a = \frac{v_f - v_0}{t}$$

a : 가속도, v_f : 나중속도, v_0 : 처음속도

⑦ **평균속도와 순간속도** ··· 달리기 선수가 100m를 10초에 달린 속도는 평균속도의 개념이고, '0'에 가까운 시간 간격으로 측정한 속도가 순간속도이고, 순간속도는 한 점으로 표시된다.

(2) 포물선운동(= 투사체운동)

① 투사속도

    ㉠ **수평 속도와 수직 속도의 합력**(멀리뛰기, 높이뛰기 등)

        ⓐ 수평 속도가 **빠를수록** 투사 거리가 증가한다.

        ⓑ 수직 속도가 **빠를수록** 투사 높이가 증가한다.

        • 선속도 : 선속도가 클수록 투사속도는 빨라진다. (팔−다리−도구의 운동량, 각운동량)

        • 투사각도와 다른 요소가 일정할 때 투사속도는 투사체 궤도의 크기와 길이를 결정한다.

② 투사각도

    ㉠ 투사 거리와 관련해 투사점과 착지점의 높이가 같고 외력이 작용하지 않는 한 이론적 각도는 45도에서 가장 큰 투사 거리를 나타낸다.

    ㉡ 투사 높이가 증가할수록 투사각도는 작아진다.

    ㉢ 공기저항이 없다고 가정하면, 투사체의 궤도는 투사각에 의해 결정되는 세 가지 모양 중 하나이다.

        ⓐ 투사각이 완벽하게 수직이라면, 투사궤도 또한 투사체가 곧바로 수직으로 올라갔다 다시 내려오는 똑같은 경로를 가진 완벽한 수직이 될 것이다.

        ⓑ 투사각이 0 ∼ 90도 사이의 비스듬한 각이라면, 투사궤도는 포물선이거나 포물선과 비슷한 모양이 될 것이다. 포물선은 대칭형이다. 그래서 포물선의 좌우는 각각 같은 형이다.

        ⓒ 완벽히 수평으로 투사된 물체는 포물선의 반쪽을 닮은 궤도를 그리게 될 것이다.

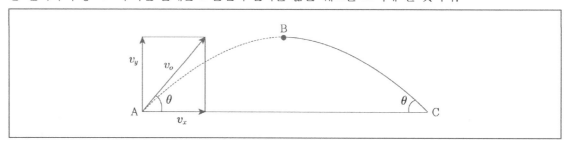

③ 투사 높이

    ㉠ 투사점이 h만큼 높을 경우 h만큼 멀리 나간다. h만큼 높을 경우 높이와 관련해 그만큼 역학적 일을 더 적게 할 수 있다.

    ㉡ 원점에서 투사될 경우 상승시간 = 하강시간이 된다.

④ 궤적과 거리

    ㉠ 공중에서 야구공의 수평거리는 세 가지 요인의 영향을 받는다.

        ⓐ 투사각도(궤적 각도)

        ⓑ 공을 던지는 순간의 투사속도

        ⓒ 공을 던진 투사 높이

ⓛ 공기저항을 무시하면 공의 비행경로 형태는 3가지 유형으로 나타난다.

　ⓐ 공을 똑바로 위로 던지면, 공은 곧바로 위로 올라가고 중력에 의해 똑바로 아래로 떨어진다. 이 때 비행경로는 직선이며 중력은 공이 올라갈 때는 감속시키고, 내려올 때는 가속시키는 역할을 한다.

　ⓑ 공을 45도 이상으로 던지면 거리보다는 높이에 우세하다.

　ⓒ 공을 45도 이하로 던지면 높이보다 거리에 우세하다.

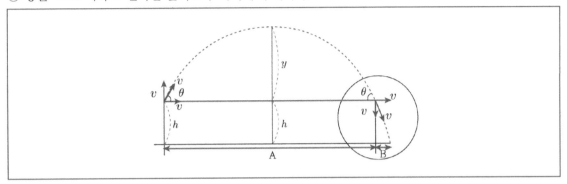

02 각운동의 운동학적 분석

(1) 각거리, 각변위, 각속력, 각속도, 각가속도

① **각거리** … 그 물체가 이동한 궤적의 처음과 마지막 위치 간에 이루는 각의 크기를 의미한다.

② **각변위** … 방향을 가지고 있어서 일반적으로 시계방향(−) 또는 반시계방향(+)로 나타낸다.

③ **각속력** … 각거리/소요시간(각거리는 0~360도)

④ **각속도** … 각변위/소요시간

$$\omega = \frac{\theta}{t}$$

ω : 각속도, θ : 각변위, t : 시간

⑤ **각가속도** … 단위시간에 변한 각속도이다.

$$\alpha = \frac{\omega_f - \omega_0}{t}$$

α : 각가속도, ω_f : 나중 각속도, ω_0 : 처음 각속도, t : 시간

(2) 선속도와 각속도와의 관계

① 선속도 … 회전반경의 길이가 길수록 유리하다.

$$v = r\omega$$
$$v : 선속도, \quad r : 반지름, \quad \omega : 각속도$$

㉠ 신체 분절의 각속도가 최대에 이르렀을 때 선속도는 회전반경의 길이를 길게 함으로써 증가한다.
㉡ 배구의 서브나 스파이크, 테니스의 스트록이나 서브, 스매싱, 골프의 스윙 등

② 각속도 … 회전반경의 길이가 짧을수록 유리하다.

$$\omega = \frac{v}{r}$$
$$\omega : 각속도, \quad r : 반지름, \quad v : 선속도$$

㉠ 회전반경이 짧을수록 각속도는 증가한다.
㉡ 체조의 공중회전이나 수영에서의 다이빙경기, 피겨스케이팅의 회전 등에 유리하다.

※ 선운동과 각운동에서 사용되는 물리량 ※

물리량	선운동	각운동
거리	(선)거리	각거리
변위	(선)변위	각변위
속도	$v = \dfrac{d}{t}$	$\omega = \dfrac{\theta}{t}, \ \omega = \dfrac{rd}{t}$
가속도	$a = \dfrac{v_f - v_0}{t}$	$\alpha = \dfrac{\omega_f - \omega_0}{r}$

05 운동역학의 스포츠 적용

01 〈 선운동의 운동역학적 분석

(1) 힘의 정의와 단위

① **힘의 정의** … 물체에 작용하여 운동이나 변형을 일으키는 물리량을 말한다.

② **힘의 단위** … N(뉴턴) 또는 kg(질량) · m/s²(가속도)

(1N은 1kg인 물체에 작용하여 1m/s²의 가속도를 유발한다.)

$$F = m \times a$$
$$F : \text{힘}, \quad m : \text{질량}, \quad a : \text{가속도}$$

(2) 힘의 벡터적 특성

① 힘은 방향과 크기를 갖는 벡터로서 합산하거나 분해할 수 있다.

② **힘의 3요소** … 힘의 크기, 방향, 작용점

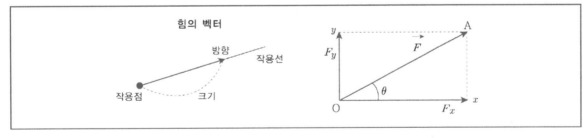

(3) 힘의 종류(근력, 중력, 마찰력, 부력, 항력, 양력)

① **근력** … 근육이 수축하면서 발휘하는 힘을 말한다.

② **중력** … 모든 지구상의 물체는 지구 중심의 방향(수직 하방)으로 9.8m/sec의 가속도를 가진 힘의 영향을 받는데, 이를 중력이라 한다.

③ **마찰력** … 마찰에 의해 발생되는 힘으로, 마찰되는 물체의 표면 재질, 접촉면의 상태, 운동의 유형이나 상태 등에 의해 마찰력의 크기가 결정된다.

  ㉠ 두 물체가 서로에 대해 미끄러질 때, 정지마찰은 운동 초기에 저항하고 미끄럼마찰(운동마찰)은 운동이 일어났을 때 미끄럼운동에 저항한다. 정지마찰력은 미끄럼마찰력(운동마찰력)보다 항상 크다.

  ㉡ 정지마찰과 미끄럼마찰(운동마찰)은 접촉하는 표면을 서로 누르는 힘, 두 접촉면 간의 실제 접촉면적, 접촉하는 물체의 형태와 재질, 그리고 두 표면 사이의 상대적 운동에 영향을 받는다.

  ㉢ 구름마찰은 물체가 접촉면을 구를 때 발생한다. 구름마찰은 미끄럼마찰보다 훨씬 적다. 구름마찰은 접촉하는 두 면을 함께 누르는 힘(수직항력), 접촉 물질의 재질과 형태, 그리고 구르는 물체의 직경 등에 영향을 받는다.

④ **부력** … 물속에 있는 물체를 수면으로 떠올리는 힘이며, 물체의 체적 및 무게와 관련된다.

⑤ **항력** … 유체 속을 움직이는 물체에 대하여 추진 방향의 반대 방향으로 작용하는 힘이다.

  ㉠ 항력은 발생 원인에 따라 표면항력, 형태항력, 조파(파동)항력이 있다.

  ㉡ 표면항력은 표면마찰항력 또는 점성항력이라고도 한다. 표면항력의 크기는 물체와 유체의 상대적 운동, 유체의 흐름에 노출된 물체의 표면적, 물체 표면의 거친 정도 및 유체 점성 등에 의하여 결정된다.

  ㉢ 형태항력의 크기는 물체와 유체의 상대적 운동, 물체의 선두와 후미지역 간의 압력 차이, 유체의 흐름과 수직을 이루는 물체의 횡단면적의 크기에 의해 결정된다.

  ㉣ 파동항력은 물과 공기 사이의 접촉면에서 발생한다. 파동항력의 크기는 물체와 물결이 접촉하는 상대속도, 물결과 수직을 이루는 물체의 횡단면적, 유체의 점성 등에 의하여 결정된다.

⑥ **양력** … 주변 유체의 압력 차이 때문에 생기는 것으로 운동 방향에 수직으로 작용한다.

> **TIP** ~~~~~~~~~~~~~~~~~~~~~~~~
>
> **양력에 영향을 주는 요인**
> 물체와 유체의 상대적 운동, 유체의 흐름에 대한 물체의 각도(자세각), 표면적의 크기, 유체의 밀도, 물체의 회전

(4) 뉴턴의 선운동 법칙

① **제1운동 법칙(관성의 법칙)** … 외력이 작용하지 않는 한 물체나 인체는 원래의 운동 상태를 유지하려 한다.

> **TIP** ~~~~~~~~~~~~~~~~~~~~~~~~
>
> **관성**
> 물체가 운동을 하고 있는 상태에서나 정지한 상태에서 원래의 상태를 유지하려고 하는 속성으로 관성의 크기는 질량에 비례한다. 관성이 크면 클수록 가속되기 어렵다.

② **제2운동 법칙(가속도의 법칙)** … 외력이 작용하지 않으면 현재의 운동 상태를 유지하지만 외력이 작용하면 그 물체는 운동의 변화가 생기는데 이를 가속도라 한다($F = ma$).

③ **제3운동 법칙(작용/반작용의 법칙)** … 물체와 물체 간의 힘의 상호작용으로 한 물체가 다른 물체에 힘을 가하게 되면 그에 상응하는 반작용력이 가한 물체에 동시에 가해진다. 반작용력은 작용력에 대해 항상 크기가 같고 방향이 반대이다.

(5) 선운동량과 충격량

① **운동량**(momentum : M) ⋯ 움직이는 물체가 가지고 있는 물리량으로 질량이나 속도를 증가시면 운동량도 증가한다.

$$M(운동량) = m(질량) \times v(속도)$$

② **충격량**(impulse : I) ⋯ 물체가 받은 힘과 시간의 곱으로 표현되며, 물체가 받는 힘의 효과를 나타내는 물리량이다.

$$I(충격량) = F(충격력) \times t(작용시간)$$

❋ 운동량과 충격량의 관계 ❋

$$F = ma, \; a = \frac{v_f - v_0}{t}$$

$$F = \frac{m(v_f - v_0)}{t} = \frac{mv_f - mv_0}{t}$$

양변에 시간(t)을 곱해주면,

$Ft = mv_f - mv_0 = \Delta mv$

충격량 = 운동량의 변화의 관계가 형성된다.

(6) 선운동량의 보존(= 운동량 보존의 법칙)

충돌 전의 물체의 운동량은 충돌 후에도 변함없이 유지된다.

❋ 운동량 보존의 법칙 ❋

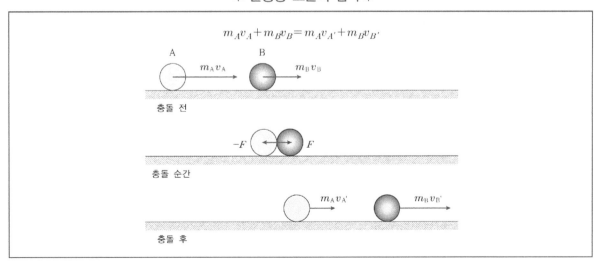

(7) 충돌

충돌은 매우 짧은 시간 동안 두 물체 사이에서 비교적 큰 힘이 오고 가는 부딪침을 말한다.

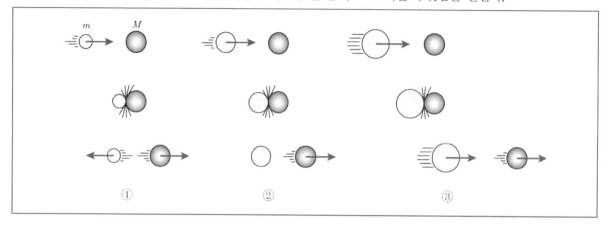

① 움직이지 않고 있는 물체의 질량이 더 큰 경우($m < M$), 충돌 후 m은 튕겨져서 뒤로 움직이게 되어 결과적으로 두 물체가 반대 방향으로 움직인다.

② 두 물체의 질량이 같은 경우($m = M$), 충돌 후 다가온 물체는 멈추게 되고 멈춰 있던 물체는 다가오던 물체의 속도와 같은 속도로 움직인다.

③ 움직이는 물체의 질량이 더 큰 경우($m > M$), 충돌 후 다가온 물체는 속도가 줄어든 상태로 같은 방향으로 움직이고 멈춰 있던 물체는 더 빠르게 움직인다.

02 각운동의 운동역학적 분석

(1) 토크(힘의 모멘트) = T(각운동량)

① 물체의 회전을 가속시키는 힘으로 회전축을 지나지 않은 모든 힘은 회전력이다.

② 공식정리

$$T = I \times \alpha = F \times d$$
$$T : 토크, \ I : 관성모멘트, \ \alpha : 각가속도, \ F : 편심력, \ d : 거리$$

(2) 관성모멘트 = I(단위 : $\mathrm{kg \cdot m^2}$)

회전운동에 대한 관성량으로 임의의 회전축에 대한 질량의 분포상태를 나타내는 물리량이다(회전력에 대해 물체의 운동 상태를 변경시키지 않으려는 저항). 관성능률이나 회전모멘트 등의 용어로 표현되기도 한다.

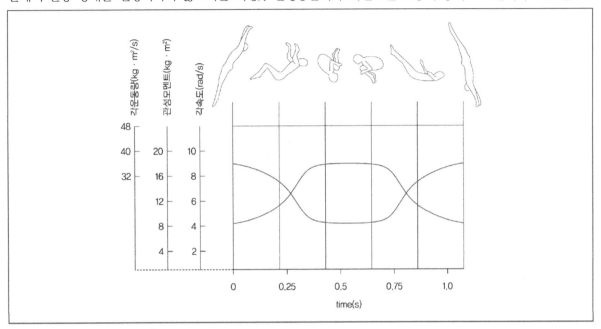

(3) 뉴턴의 각 운동 법칙

뉴턴의 운동 법칙은 선운동과 각운동에서 동일하게 적용된다.

① **각관성의 법칙** … 순수한 외적 토크가 작용하지 않는 한, 회전체는 동일 축을 중심으로 일정한 각운동량을 가지고 회전상태를 계속 유지한다.

② **각가속도 법칙** … 강체(rigid body)에 비평형의 토크(모멘트)가 가해지면 가해진 토크에 비례하고 관성모멘트에 반비례하는 각가속도가 토크의 방향과 동일한 방향으로 발생한다($\vec{T} = I\vec{\alpha}$).

③ **각반작용의 법칙** … 한 물체가 다른 물체에 발휘한 모든 토크는 이들 물체들이 동일한 축 주위를 회전한다면 후자의 물체에 의하여 전자의 물체에 발휘되는 크기가 같고 방향이 반대인 토크가 존재한다.

(4) 각운동량과 회전충격량

① **각운동량** ··· 회전하는 물체의 운동량이며, 각운동량에 영향을 주는 요인은 물체의 질량, 각속도, 질량 분포 이다.

② **회전충격량** ··· 회전하는 물체의 토크와 작용한 시간의 곱을 의미하는 것으로 각운동량의 변화량이다.

물리량	선운동	회전운동
관성특성(관성의 법칙)	m	$I(mr^2)$
운동방정식(가속도의 법칙)	$\vec{F} = m\vec{a}$	$\vec{T} = I\vec{\alpha}$
운동량	$\vec{P} = m\vec{v}$	$\vec{H} = I\vec{\omega}$
충격량	$\vec{F} \cdot t = m(\vec{V_f} - \vec{V_0})$	$\vec{T} \cdot t = I(\vec{\omega_f} - \vec{\omega_0})$

(5) 각운동량 보존 및 전이

① **각운동량 보전** ··· 회전운동을 하고 있는 물체에 외력이 작용하지 않는 한 각운동량의 크기와 방향은 변하지 않는데 이를 각운동량 보전의 법칙이라 한다.

② **각운동량 전이** ··· 전체의 각운동량은 보존되며, 인체의 한 분절에서 각운동량이 증가하면 다른 분절에서는 동일한 양이 감소되어야 한다. 반대로 한 분절에서 각운동량이 감소되면 다른 분절의 각운동량이 증가되어야 한다.

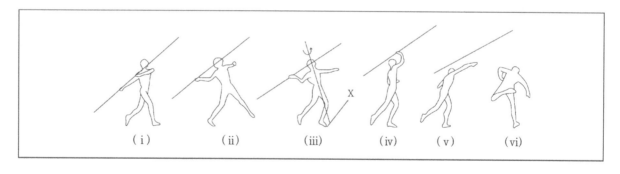

(i)　　　(ii)　　　(iii)　　　(iv)　　　(v)　　　(vi)

⑹ 구심력과 원심력

물체가 회전운동을 할 때 회전 중심을 향하는 구심력과 바깥쪽을 향하는 원심력이 발생한다. 구심력과 원심력은 회전이 일어나지 않으면 존재하지 않는다.

$$F_r = mr\omega^2$$
F_r : 선속도, m : 질량, r : 반지름, ω : 각속도

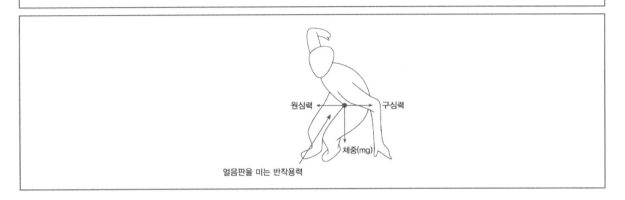

06 일과 에너지

01 〈 일과 일률

(1) 일(work)

일정한 거리에 적용한 힘의 양이며 일의 단위는 Nm이며, 1Nm를 1Joule이라 한다(1Nm = 1J).

$$일량(work ; W) = 힘(force ; F) \times 거리(distance ; D)$$
$$W = Fd$$

(2) 일률(power)

① 단위시간 동안 수행한 일량을 의미하며, 스포츠에서는 순발력이라는 용어로 사용된다.

② 순발력은 힘과 속도를 곱한 것이다.

$$P = \frac{W}{t} = \frac{Fd}{t} = FV$$

③ 일률의 단위 … 와트(Watt : W)와 마력(horse power : HP).

$$1W = \frac{1J}{1sec}$$
$$1HP = 746W$$

02 〈 에너지

(1) 에너지의 정의와 종류

① 에너지(energy)란 일을 할 수 있는 능력을 말한다.

② 에너지의 종류 … 역학적, 원자, 열, 빛, 소리, 화학에너지 등

(2) 역학적 에너지 보전법칙

물체에 외력이 작용하지 않는 한 에너지의 총합은 일정하며, 다만 형태만 바뀌게 된다.

① 운동에너지(K.E) ··· 움직이는 물체에 생기는 운동에너지는 그 운동체의 속도의 제곱에 비례한다.

$$운동에너지 = \frac{1}{2}mv^2$$

② 위치에너지(P.E) ··· 질량의 변화가 없다면 위치에너지는 물체의 위치에 의해 결정된다. 이때 중력은 일정하다.

$$위치에너지 = mgh$$

③ 탄성에너지(S.E) ··· 탄성계수가 크거나 변형의 크기가 클수록 탄성에너지는 증가한다.

$$탄성에너지 = \frac{1}{2}kl^2$$

(3) 인체 에너지 효율

인체의 경우 에너지 소비량에 비해 실제로 수행한 일량이 적게 나타나는데, 이는 일을 수행하는데 소요되는 에너지 외에 생명을 유지하는데 소비되는 에너지와 화학적 에너지가 기계적 에너지로 전환되면서 손실되는 에너지(관절의 마찰력, 혈액과 근육의 점성, 원만하지 못한 길항작용)때문이다. 그러므로 체온이 높은 상태에서 운동을 하게 되면 역학적 효율이 높이지고 효율적인 운동이 가능하다(준비운동 및 워밍업이 필요성).

$$효율(\%) = \frac{일량}{에너지 소비량}$$

(4) 일과 에너지의 관계

일은 힘이 작용하는 방향으로 신체가 이용한 거리와 힘의 크기를 곱한 값이고, 에너지는 일을 수행할 수 있는 능력을 말한다. (일은 물체의 역학적 에너지 변화의 원인임)

$$W = \frac{1}{2}mv_f^2 - \frac{1}{2}mv_i^2 = \frac{1}{2}\Delta mv^2$$
$$(일 = 운동에너지의 \ 변화량)$$

07 자세와 보행의 인체역학

01 〈 자세

☀ 이상적인 부위별 정렬(ideal segmental alignment) ☀

- 두부 : 전방이나 후방으로 경사지지 않고 중위(midposition) 유지
- 경추 : 전방으로 약간 만곡진 정상곡선 유지
- 견갑골 : 양측 견갑골의 높이 등이 정상적인 균형을 유지
- 흉추 : 후방으로 약간 만곡진 정상 곡선 유지
- 요추 : 전방으로 약간 만곡진 정상 곡선 유지
- 골반 : 중위자세를 유지
- 고관절 : 굴곡도 신전도 아닌 상태를 유지
- 슬관절 : 굴곡도 신전도 아닌 상태를 유지
- 족관절 : 지면에 대하여 90°를 유지하고 있어야 함

❶ 자세조절

표준자세에서 척추는 정상적인 곡선을 이루고 있고, 하반신의 골격은 체중을 유지할 수 있는 이상적인 정렬 상태를 하고 있다. "중립" 자세에 있는 골반은 복부와 몸통, 그리고 그 아래에 놓인 하지가 올바른 정렬이 되도록 돕는다. 가슴과 등 상부는 호흡기가 활동하기 가장 좋은 상태를 유지한다. 머리는 균형이 잘 잡힌 상태에서 목 근육의 스트레스를 최소화시킨다. 전체적인 신체윤곽은 이상적으로 정렬된 골격구조와 관련이 있다.

자세조절은 정적이거나 역동적이거나 간에 인체의 구조적 평형을 방해하는 힘에 대한 반응으로 인체와 그 분절들을 유지하는 인간의 능력이다. 바른 자세는 불필요한 힘의 낭비를 막아 피로감소, 요추상해 같은 관절상해를 줄일 수 있다. 자세에 관계되는 근육을 자세근이라고 하는데, 자세근은 대부분 척추뼈에 있는 반사활의 신경전달로 이루어지기 때문에 자세는 반사운동으로 이루어진다.

반작용 혹은 보상반응은 외력이 인체의 중심점을 이동시키려 할 때 나타나는 반응이다. 선행작용 반응 혹은 예견작용 반응은 공을 잡으려고 팔을 뻗을 때나 신발끈을 묶으려고 상체를 구부릴 때와 같이 내부적으로 균형이 변할 때 발생되는 반응이다.

❷ 정적 및 동적 상태의 자세

자세는 정적 혹은 동적이다. 인체와 그 분절들이 정적 자세일 때는 일정한 체위로 계속 유지하고 정렬되어 있다. 정적 자세는 예를 들면 서 있는 자세, 누워 있는 자세, 앉아 있는 자세 등이다. 동적인 자세는 신체 혹은 그 분절들이 움직이고 있는 상태 즉 달리기, 걷기, 점프하기, 던지기, 들어올리기 등이다. 인간과 많은 생물체들은 다양한 자세를 유지할 수 있지만, 인간은 두 다리로 설 수 있는 것이 특별한 점이다. 기립 자세는 상지를 사용하여 크고 작은 목적운동을 할 수 있으며, 기립 자세를 유지하기 위하여 상지에 목발, 지팡이, 또는 다른 보조 장구를 사용할 수 있다.

양쪽 다리로 선다는 것은 상지를 자유롭게 사용할 수도 있지만 네발로 서는 자세와 비교하면 단점도 있다. 양발로 서면 심장이 하는 일을 증가시키고, 척추, 골반, 하지에 주어지는 압력이 증가되며, 안전성이 감소된다. 네발로 섰을 때 체중은 상지와 하지 사이에 분포된다. 인간이 똑바로 섰을 때 기저면은 발뒤꿈치와 발가락 사이에 형성되며 네발로 섰을 때 기저면보다 훨씬 작다. 인체의 중심점은 제2천추 부위에 위치하며, 기저면으로부터 거리를 두고 있다. 지지하는 기저면이 작고 중심점이 높아서 불안정성인데도 불구하고 정적 기립 자세를 유지하기 위해 근수축 시 매우 작은 에너지가 소모되며, 뼈, 관절, 인대들은 자세변화 시 중력에 대항 자세를 유지할 수 있는 토크를 제공한다.

---

02 〈 보행

❶ 보행의 정의(보폭, 활보장, 보간, 보속)

인체를 어느 한 장소에서 다른 장소로 이동하는 수단

(1) 보장(Step length)
걸을 때 앞발 뒤축에서 뒷발 뒤축까지 거리

(2) 활보장(Stride length)
보행 주기 전체의 거리로 한쪽 발꿈치와 같은 발의 다음 발꿈치 사이의 수직거리

(3) 보폭(Stride width)
한쪽 발꿈치와 다른 쪽 발꿈치 사이의 수평거리

(4) 보속

걷는 속도

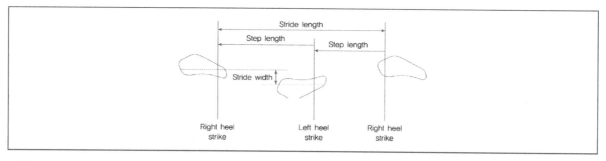

가장 기본적인 걷기의 공간적 서술에는 한걸음의 길이와 한 발짝의 길이가 있다. 한걸음의 길이는 같은 발에 의해 수행되는 두 번의 연속적인 발꿈치 닿기 사이의 거리, 즉 한쪽 발꿈치 닿기에서부터 또 다시 같은 쪽 발의 발꿈치 닿기까지의 거리를 말한다. 이와는 대조적으로, 한 발짝 길이(step length)는 양쪽 발에 의한 발꿈치 닿기 사이의 거리 즉 한쪽 발꿈치 닿기에서부터 반대쪽 발의 발꿈치 닿기까지의 거리를 말한다. 오른쪽 한 발짝 길이와 왼쪽 한 발짝 길이를 비교함으로써 양다리의 걸음 대칭성을 평가하는데 도움이 될 수 있다. 한 발짝 너비는 두 번의 연속적인 발바닥 접촉 시 발꿈치들의 중심 사이 거리를 말하며, 일반적으로 평균 8~10cm의 범위를 갖는다.

보행(gait)에 있어 가장 기본적인 시간적 서술은 일 분간 걷는 한 발짝수를 의미하는 한 발짝률(또는 한 발짝 속력, step rate)이다. 보행에 대한 다른 시간적 서술로는 한걸음 시간(stride time, 완전한 걸음주기에 걸리는 시간)과 한 발짝 시간(step time, 오른쪽 한 발짝 또는 왼쪽 한 발짝을 완성하는데 걸리는 시간)이 있다.

걷기속력(walking speed)은 공간적 측정과 시간적 측정이 결합된 것으로, 주어진 시간 동안 걸어간 거리에 대해 정보를 제공해 준다. 측정단위는 일반적으로 초당 미터(m / s) 또는 시간당 마일(mph)이다. 속력(speed)은 주어진 거리 동안 걸린 시간 또는 주어진 시간 동안 걸린 거리에 의해 계산될 수도 있고, 한 발짝 속력(step rate)을 한 발짝 길이(step length)에 곱함으로써 계산될 수도 있다. 걷기 속력은 나이 및 신체적 특성(즉, 키와 무게)과 같은 인지들에 따라 사람마다 상당히 다를 수 있다. 모든 공간적 측정과 시간적 측정들 중에서도, 가장 기능적인 측정에 해당하는 것이 바로 걷기 속력(보속)이다.

> **TIP**

보행의 공간적 서술과 시간적 서술

㉠ 보행의 공간적 서술
- 한 걸음 길이
- 한 발짝 길이
- 한 발짝 너비
- 발각도

㉡ 보행의 시간적 서술
- 한 발짝률
- 한 걸음 시간
- 한 발짝 시간

㉢ 공간적–시간적 서술 : 걷기 속력

❷ 정상보행과 병적보행

(1) 정상보행

보행은 연속적인 움직임들이 주기적으로 일어난 결과이다. 보행주기는 발이 지면에 접촉하는 순간부터 시작된다. 두 개의 중요한 단계인 입각기와 유각기로 나뉘어 진다. 우측하지를 이용한 보행으로 설명하자면 입각기는 오른쪽 발바닥이 지면에 접촉하여 체중을 지지할 때 일어난다. 유각기는 오른쪽 발이 공중에 있는 시기로, 다시 지면에 접촉할 때까지 발이 앞으로 전진하게 된다. 정상적인 보행에 있어 입각기는 보행주기의 약 60%를 차지하고, 유각기는 나머지 40%를 차지한다.

보행 동작을 하기 위해서는 인체의 거의 모든 근육을 사용해야 하며, 보행하는 동안 충격을 흡수하고 안정을 유지하며 가속하거나 감속을 행한다. 이는 근육이 할 수 있는 거의 모든 작용이 필요하다. 보행시 저측굴곡근들은(하퇴삼두근, triceps surae) 보행의 입각기 대부분 동안 특히 발바닥 닿기(foot flat)와 발가락 떼기(toe off) 단계의 사이에서 활동적이다. 정상적으로, 이 근육들은 배측굴근들이 이완한 직후에 활동하게 된다. 발바닥 닿기(foot flat)에서 발뒤꿈치 떼기(heel off) 직전까지, 저측굴곡근들은 고정된 거골에 대하여 하퇴가 전방 회전운동(배측굴곡)을 감속시키기 위해 원심성(신장성)으로 작용한다. 그러나 발뒤꿈치 떼기(heel off)와 발가락 떼기(toe off) 사이에서 이 근육들은 밀기에 필요한 전진을 제공하기 위해 구심성(단축성) 활성으로 바뀌게 된다. 보행 시 사용되는 근육을 근육의 작용에 따라 분류를 해 보면 다음과 같다.

① **충격을 흡수하는 근육** ··· 발 뒤축접지에서 발바닥접지 동작 동안 대퇴사두근의 신장성 수축을 통해 무릎관절의 굴곡을 감속하여 주며 발의 신전근도 함께 신장성 수축을 통해 발이 한번에 지면에 닿는 것을 막아 충격을 흡수한다.

② **안정을 유지하는 근육** ··· 고관절의 신전근군과 둔부의 근육은 체중이 이동할 때 몸통이 중립 위치를 유지할 수 있도록 해주는데 대둔근은 보행 시 몸통이 앞으로 기우는 것을 막아주고 중둔근, 소둔근, 대퇴근막장근은 골반이 대퇴골 위를 벗어나지 않도록 잡아주는 역할을 한다. 그리고 척추기립근군은 상체의 균형을 잡아준다.

③ **가속을 위한 근육** ··· 가속을 위한 근육은 보행 구간 동안 계속 달라진다. 장딴지 후면의 근육들은 추진력을 제공하기 위해 발이 지면에서 떨어지기 직전에 사용되며, 대퇴 근육군은 체중지지 시 사용된다.

④ **감속을 위한 근육** ··· 슬괵근은 체공기 때 체공 속도를 감소하도록 하여 발이 지면에 부드럽게 접촉하도록 하며, 대퇴사두근도 함께 사용된다.

(2) 병적보행

병적보행은 다양한 만성질환인 신경계 질환과 근골격계 질환들로 인해 후천적으로 보행 장애가 발생하게 된다.

① **큰볼기근 보행** ··· 접지시작기와 지지기 동안에 고관절의 신전을 유지하기 위하여 뒤쪽으로 가슴을 젖히게 된다.

② **중간볼기근 보행** … 부상으로 한쪽 다리에 체중을 지지할 수 없거나, 고관절의 부상으로 중둔이 약해진 경우 발생하며 단하지 지지기에서 골반의 균형을 이룰 수 없다.

③ **넙적다리네갈래근 보행** … 입각기 때 무릎관절을 완전히 펼 수 없으므로 환측다리의 보폭을 짧게 하거나 손으로 환측 무릎을 인위적으로 펴면서 걷는다.

④ **첨족 보행** … 다리길이의 차이로 발생해 비정상측의 체중부하가 감소

⑤ **파킨슨 보행** … 환자의 목, 몸통, 무릎관절의 굽은 자세와 근육의 굳음으로 팔의 흔들림이 적고 걸음의 시작과 정지가 어려운 보행 양상

03 〈 주행

① 주행의 정의(주폭, 활보장, 주간, 주속)

주행은 보행보다 발이 지면에 닿는 지지기가 짧고 체공기가 길다. 주행의 가장 큰 특징은 두 발이 모두 지면에서 떨어지는 시기가 있다는 것이다. 하지만 전반적인 개념은 같다. 중요한 것은 속도가 증가하면 근육활동도 증가한다. 걷기와 비슷하지만 서로 다른 점이 있다. 달리기는 정상적인 보행보다 굉장한 균형력, 근력, 그리고 관절 ROM이 필요하다. 달리기 할 때는 정상평면을 걸을 때 있는 양하지 지지기가 없을 뿐만 아니라 두발이 공중에 뜨게 됨으로 높은 균형력이 필요하다.

정상적인 보행에서 발 뒤꿈치 닿기를 할 때 압력 중심점에 대한 지면 반발력의 크기는 체중의 약 70 ~ 80%이며 드물게는 보행주기 중 체중의 120%를 넘는다. 그러나, 달리기 동안에 압력 중심점에 대한 지면 반발력은 체중의 약 200%에 도달하고 달리기 주기 동안 체중의 250%까지 증가한다. 더 나아가서 발이 닿을 때 슬관절은 20도 정도로 굴곡된 상태이다. 이 각도의 굴곡은 전해지는 힘을 약소화하지만 또 슬개대퇴관절에 전해지는 힘을 증가한다. 달릴 때, 기저면은 걸을 때 보다 적다. 걸을 때 기저면은 보편적으로 2 ~ 4인치 정도지만 달릴 때는 발이 똑같은 선에 떨어지기 때문에 중력중심점이 홀로 지지하는 다리 위에 있어야 한다. 기저면의 감소를 돕기 위해 기능적 하지 내반이 증가한다. 기능적 하지 내반은 아랫다리와 바닥을 가로지르는 사이의 각도를 말한다.

❷ 주행 부상

주행에는 걷는 것보다 스트레스가 더 크게 되어, 일어날 수 있는 손상 빈도를 증가시킨다. 슬관절손상이 가장 일반적이며, 슬개대퇴통을 호소하는 것이 가장 일반적이었다. 달리기 선수에 있어서 또 다른 손상 경험은 장경인대증후군과 슬와근건염이다. 족저근막염은 종골의 족저 가장자리에서 기시하여 중족골두에 정지하는 족저근막의 반복적인 신장에 의해 발생하는데, 젊은 운동선수에서 과사용증후군으로 나타난다.

> **TIP**
>
> **주행 부상의 원인과 부위별 빈도**
> ㉠ 원인 : 근육의 과도한 사용으로 인한 지속적인 과부하
> ㉡ 부위별 빈도 : 무릎 > 정강이 > 아킬레스건 > 발목 > 종아리 > 발바닥

최근 기출문제 분석

2021년 6월 26일 시행

1 그림과 같이 힘이 작용할 때, 합력(resultant force) C의 크기는?

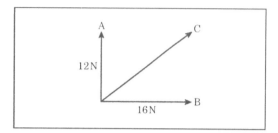

① 20N
② 24N
③ 28N
④ 32N

$$\sqrt{A^2 + B^2} = \sqrt{12^2 + 16^2} = \sqrt{400} = 20$$
A, B 방향의 합력으로 12N 과 16N 에 대한 삼각함수를 적용한다.

2 운동학(kinematics)의 변인(variable)에 해당하지 않는 것은?

① 보폭(step length)
② 관절각도(joint angle)
③ 지면반력(ground reaction force)
④ 관절각속도(joint angular velocity)

TIP 지면반력은 운동학적 움직임임에 따른 힘을 측정하는 운동역학적 변인이다.

3 〈보기〉에서 관절의 닫힌 위치(close-packed position)에 관한 설명으로 옳은 것을 모두 고른 것은?

보기
㉠ 관절을 이루는 두 뼈의 접촉면적은 최소가 된다.
㉡ 무릎관절은 완전 폄(extension) 상태에서 닫힌 위치가 된다.
㉢ 목말종아리관절(talocrural joint)은 완전 발등굽힘(dorsiflexion) 상태에서 닫힌 위치가 된다.

① ㉠, ㉡
② ㉠, ㉢
③ ㉡, ㉢
④ ㉠, ㉡, ㉢

TIP 관절의 닫힌 위치에서는 인대와 관절주머니가 당겨지면서 두 뼈의 접촉면적은 최대가 되어 안정성을 높여 준다.

Answer 1.① 2.③ 3.③

4 〈보기〉는 일반적인 주행(running) 동작에 관한 그림과 설명이다. ㉠~㉢의 참과 거짓 여부를 바르게 나열한 것은?

보기
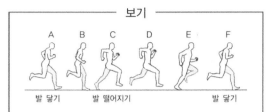

A B C D E F

발 닿기   발 떨어지기   발 닿기

㉠ A~C 구간 : 체중 이상의 지면반력(ground reaction force)이 발생한다.

㉡ A~F 구간 : 보폭(step length)을 나타낸다.

㉢ C~F 구간 : 전체(A~F 구간)의 60% 정도를 차지한다.

	㉠	㉡	㉢
①	참	거짓	참
②	거짓	참	거짓
③	참	거짓	거짓
④	거짓	참	참

TIP ㉡은 보수(Stride)를 의미하며, ㉢은 C~F 스윙구간(Swing Phase)이다.

5 〈보기〉는 근육 모양(muscle shape)에 관한 설명이다. ㉠~㉢에 해당하는 용어를 바르게 나열한 것은?

보기
- 넙다리곧은근(rectus femoris)은 (㉠)이다.
- (㉡)의 해부학적 단면적(anatomical cross-sectional area)과 생리학적 단면적(physiological cross-sectional area)은 같다.
- 해부학적 단면적이 같다면 깃근육(penniform muscle)은 방추근육(fusiform muscle) 보다 (㉢) 힘을 낸다.

	㉠	㉡	㉢
①	깃근육	깃근육	작은
②	방추근육	방추근육	큰
③	깃근육	방추근육	큰
④	방추근육	깃근육	작은

TIP 넙다리곧은근은 비슴듬히 부착된 깃근육이며, 서로 평행한 방추근육은 근섬유수도 많이 가지고 있어 동일 면적의 깃근육 보다 큰 힘을 낼 수 있다.

6 먼쪽노자관절(distal radioulnar joint)의 직접적인 안정성(stability)을 지원하는 해부학적 구조에 해당하지 않는 것은?

① 네모엎침근(pronator quadratus)
② 폄근지지띠(extensor retinaculum)
③ 자쪽손목폄근힘줄(extensor carpi ulnaris tendon)
④ 삼각섬유연골복합체(triangular fibrocartilage complex)

TIP 폄근지지띠(extensor retinaculum)은 직접적 안정성보다는 폄근의 힘줄들을 고정하여 지지하는 역할이다.

Answer 4.① 5.③ 6.②

7 앞십자인대(anterior cruciate ligament)에 관한 설명으로 옳지 않은 것은?

① 뒤십자인대(posterior cruciate ligament)에 비해 길이가 짧다.
② 무릎관절의 고유수용감각(proprioception) 기능에 도움을 준다.
③ 무릎관절의 과신전(hyperextension)에 의해 부상을 입을 수 있다.
④ 무릎관절의 굽힘(flexion) 시 굴림(roll)과 미끄러짐(slide)에 관여한다.

> **TIP** 전, 후방 십자인대의 길이는 대부분 유사하다.

8 〈보기〉는 축구공을 차는 동작을 구분하여 나타낸 그림과 설명이다. ㉠과 ㉡에 해당하는 용어를 바르게 나열한 것은?

─── 보기 ───

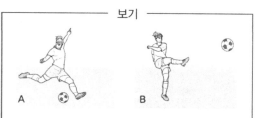

- 〈그림 A〉에서 〈그림 B〉를 수행하는 동안 오른쪽 무릎관절의 굴림과 미끄러짐은 (㉠) 방향이다.
- 뉴튼의 제2법칙에 따르면, 〈그림 B〉에서 축구공의 가속도는 축구공에 가해진 힘의 크기와 (㉡)관계에 있다.

	㉠	㉡
①	반대	비례
②	같은	반비례
③	같은	비례
④	반대	반비례

> **TIP** ㉠의 수행 진행 동안으로 신전되면서 동일한 방향으로 움직이며, ㉡은 가속도는 질량에 반비례하면 힘에는 비례하다($F = m \cdot a$).

9 〈보기〉에서 겨드랑신경(axillary nerve)의 지배를 받는 근육으로만 묶인 것은?

─── 보기 ───
㉠ 어깨세모근(deltoid)
㉡ 작은원근(teres minor)
㉢ 가시아래근(infraspinatus)
㉣ 어깨올림근(levator scapula)

① ㉠, ㉡   ② ㉠, ㉣
③ ㉡, ㉢   ④ ㉢, ㉣

> **TIP** 겨드랑신경의 대표적 근육인 어깨세모근과 작은원근이며, 어깨관절를 지배한다.

10 〈보기〉에서 오목위팔관절(glenohumeral joint)의 능동 벌림(abduction) 동안 돌림근띠 근육들(rotator cuff muscle group)의 기능에 관한 설명으로 옳은 것을 모두 고른 것은?

─── 보기 ───
㉠ 가시위근(supraspinatus) : 위팔뼈머리(humeral head)의 위쪽 굴림 (superior roll) 유발
㉡ 가시아래근(infraspinatus)과 어깨밑근(subscapularis) : 위팔뼈머리의 안쪽돌림(내회전, internal rotation) 유발
㉢ 작은원근(teres minor) : 위팔뼈머리의 가쪽돌림(external rotation) 유발
㉣ 가시아래근, 어깨밑근, 작은원근 : 위팔뼈머리의 위쪽 굴림을 제한하기 위한 내림 힘(downward force) 발휘

① ㉠, ㉡   ② ㉢, ㉣
③ ㉠, ㉡, ㉢   ④ ㉠, ㉢, ㉣

> **TIP** ㉡의 가시아래근과 어깨밑근의의 위팔뼈머리의 아래쪽 당김이 발생된다.

Answer 7.① 8.③ 9.① 10.④

11 〈보기〉는 지면반력기 위에서 실시한 반동점프 (countermovement jump)와 착지의 구분동작과 수직지면반력(vertical ground reaction force, VGRF)을 나타낸 그래프이다. ㉠~㉢의 설명 중 옳은 것을 모두 고른 것은?

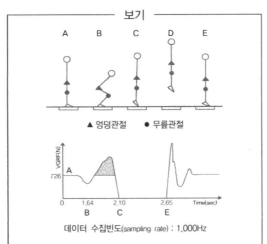

데이터 수집빈도(sampling rate) : 1,000Hz

㉠ 대상자의 질량은 약 74 kg이다.
㉡ C~E 구간의 데이터 개수는 55개이다.
㉢ 그래프의 사선 영역은 수직점프를 위한 충격량(impulse)을 의미 한다.

① ㉠, ㉡

② ㉡, ㉢

③ ㉠, ㉢

④ ㉠, ㉡, ㉢

> **TIP** ㉠ VGRF = 726으로 정지된 상태의 체중이므로 질량과 중력가속도의 곱을 나타내므로
> 726 = m × 9.8, m = 74.081… ∴ 74kg
> ㉡ 데이터수집빈도가 1,000Hz이므로 2.65 − 2.10 = 0.55로 나타나며 0.55 × 1,000 = 550
> ㉢ 수직점프를 위한 지면반력(=충격량)을 의미한다.

12 〈보기〉는 11번 문항의 반동점프 동작에서 시상면 (sagittal plane)의 무릎관절(knee joint) 움직임에 대한 2차원 좌표와 설명이다. ㉠~㉢ 중 옳은 것을 모두 고른 것은? (단, 조건은 11번 문항과 동일함)

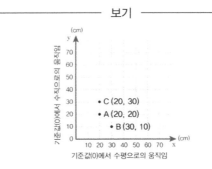

기준값(0)에서 수평으로의 움직임

㉠ B~C 구간의 무릎관절 평균 수직 속도(average vertical velocity)는 약 0.21m/s이다.
㉡ 중력 이외의 외부 요인이 없을 때, C에서 발이 떨어진 직후 수직 가속도(vertical acceleration)는 −9.8m/s²이다.
㉢ B에서 x값이 증가할 때 발목관절의 발등굽힘(dorsiflexion)이 커진다.

① ㉠, ㉡

② ㉠, ㉢

③ ㉡, ㉢

④ ㉠, ㉡, ㉢

> **TIP** ㉠ 속도 = $\frac{거리}{시간}$
> * 거리 = y축 30cm−10cm = 20cm (지문의 단위 통일을 위해 0.2m)
> ** 시간 = 2.10s − 1.64s = 0.46s
> ∴ 0.2 ÷ 0.46 = 0.434… = 약 0.43m/s
> ㉡은 외부 요인이 없는 중력가속도를 의미하기 때문에 옳은 설명이다.
> ㉢은 무릎관절의 굴곡이 커지는 것으로 발목관절의 굽힘이 커진다.

Answer 11.③ 12.③

13 그림에서 ㉠~㉣ 중 내적 모멘트 암(internal moment arm)이 가장 긴 자세는? (단, 내적 토크(internal torque) = 뒤넙다리근(hamstring muscle)의 내적 힘(internal force)×내적 모멘트 암)

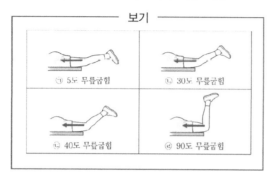

─ 보기 ─

㉠ 5도 무릎굽힘
㉡ 30도 무릎굽힘
㉢ 40도 무릎굽힘
㉣ 90도 무릎굽힘

① ㉠   ② ㉡
③ ㉢   ④ ㉣

TIP ㉣의 경우 다른경우에 비해 뒤넙다리근의 최대 단축성 수축으로 가장 큰 내적 힘을 발현 할 수 있으며 모멘트암의 길이는 동일하기 때문이다. T(토크) = F(힘) × d(모멘트암, 거리)

14 표의 ㉠~㉣ 중 관절의 움직임을 '불가능'으로 표기할 수 있는 것은?

머리목영역 (craniocervical region)	굽힘(flexion)과 폄(extension)	축돌림 (axial rotation)	가쪽굽힘 (lateral flexion)
고리뒤통수관절 (atlanto-occipital joint)	가능	㉠	㉡
고리중쇠 관절복합체 (atlanto-axial joint complex)	㉢	㉣	불가능

① ㉠   ② ㉡
③ ㉢   ④ ㉣

TIP 고리뒤통수관절(환추후두관절)의 구조적 특성으로 볼 때 축돌림은 절대적으로 불가능하다.

15 그림은 근육길이의 변화 속도와 최대 힘의 관계를 나타낸 것이다. ㉠~㉢에 해당하는 근육 수축유형을 바르게 나열한 것은?

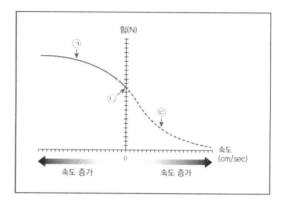

① ㉠ 등척성(isometric contraction)
   ㉡ 단축성(concentric contraction)
   ㉢ 신장성(eccentric contraction)
② ㉠ 단축성
   ㉡ 신장성
   ㉢ 등척성
③ ㉠ 신장성
   ㉡ 등척성
   ㉢ 단축성
④ ㉠ 등척성
   ㉡ 신장성
   ㉢ 단축성

TIP 신장성 수축은 속도에 비례하며, 단축성 수축은 속도에 반비례한다. 등척성 수축은 길이 변화의 영향을 받지 않는다.

Answer 13.④ 14.① 15.③

16 발목관절에서 엎침(pronation)에 관여하는 근육이 아닌 것은?

① 장딴지빗근(plantaris)

② 긴종아리근(fibularis longus)

③ 앞정강근(tibialis anterior)

④ 긴발가락폄근(extensor digitorum longus)

> **TIP** ① 장딴지빗근은 아킬레스와 연관성으로 뒤침(Supination)에 관여 된다.
>
> ③ 앞정강근은 목말밑관절에 영향을 주어 발 뒤침에 관여된다. 해부학적 구조 상 발 엎침의 축 부위에 관여 되어 발 엎침을 실행하면 무릎관절의 움직임이 안쪽으로 향하게 되어 함께 작용 되지만 관여되는 근육은 아니다.

17 목신경 5번(cervical nerve root 5)의 지배를 받지 않는 근육은?

① 가시위근(supraspinatus)

② 작은원근(teres minor)

③ 작은가슴근(pectoralis minor)

④ 위팔근(brachialis)

> **TIP** 작은가슴근은 목신경 8번의 지배를 받는 근육이다.

18 보행의 입각기 단계(stance phase)에서 발목관절(ankle joint)의 발바닥쪽굽힘(plantarflexion)이 가장 크게 나타나는 국면은?

① 초기접지기(initial contact phase)

② 부하반응기(loading response phase)

③ 중간입각기(midstance phase)

④ 전-유각기(pre-swing phase)

> **TIP** 전-유각기 국면의 발이 떼어지는 직후에 가장 크게 발바닥쪽 굽힘이 발생된다.

19 넙다리두갈래근(biceps femoris)의 주된 작용과 닿는 곳(insertion)을 바르게 나열한 것은?

① 주된 작용 : 무릎관절 굽힘(knee flexion)
  닿는 곳 : 종아리뼈머리(fibular head)

② 주된 작용 : 무릎관절 굽힘
  닿는 곳 : 정강뼈결절(tibial tubercle)

③ 주된 작용 : 무릎관절 폄(knee extension)
  닿는 곳 : 종아리뼈머리

④ 주된 작용 : 무릎관절 폄
  닿는 곳 : 정강뼈결절

> **TIP** 넙다리 두갈래근은 무릎관절의 굽힘과 폄을 모두 실시하며, 이는 곳은 궁둥뼈결절, 닿는 곳은 종아리뼈머리이다.

20 아래다리(lower leg)의 뒤쪽구획(posterior compartment)에 해당하는 근육이 아닌 것은?

① 장딴지근(gastrocnemius)

② 가자미근(soleus)

③ 긴발가락굽힘근(flexor digitorum longus)

④ 앞정강근(tibialis anterior)

> **TIP** 앞장강근은 아래다리 앞쪽구획에 해당된다.

Answer 16.①③ 17.③ 18.④ 19.① 20.④

1 〈보기〉의 힘의 종류와 효과에 대한 설명 중 적절한 것으로만 나열된 것은?

─── 보기 ───
㉠ 양력은 물체의 운동 방향에 대해 반대로 작용하는 힘으로 물체가 공기 중에서 뜨게 하는 역할을 한다.
㉡ 중력은 두 물체가 접촉 시에 발생하는 힘으로 물체를 당기는 힘이다.
㉢ 원운동하고 있는 물체의 원심력은 질량이 크고, 속도가 빠를수록 크다.
㉣ 부력은 중력의 반대 방향(수직 상방)으로 작용하는 힘이다.

① ㉠, ㉡
② ㉠, ㉣
③ ㉡, ㉢
④ ㉢, ㉣

TIP ㉠ 양력은 물체의 주위에 유체가 흐를 때 물체의 표면에서 유체의 흐름방향에 수직방향으로 작용하는 힘을 말한다. 양력은 기압이 높은 곳에서 낮은 곳으로 생긴다.
㉡ 두 물체 사이에 서로를 끌어당기는 힘은 만유인력이라 한다. 중력은 지구가 물체를 잡아당기는 힘을 말하며 중력은 항상 끌어당기는 힘이며 밀어내는 힘은 작용하지 않는다.

2 〈보기〉에서 턱걸이 동작 수행 시 철봉대 위로 턱이 올라갔다가 천천히 시작자세로 내려가는 단계에서 위팔의 「작용근(agonist)−근수축 형태」가 바르게 연결된 것은?

─── 보기 ───
㉠ 위팔두갈래근(상완이두근, biceps brachii)
㉡ 위팔세갈래근(상완삼두근, triceps brachii)
ⓐ 단축성(concentric)
ⓑ 신장성(eccentric)

① ㉠−ⓐ
② ㉠−ⓑ
③ ㉡−ⓐ
④ ㉡−ⓑ

TIP 턱걸이를 할 때 일반적으로 알통이라고 부르는 부위의 근육(상완이두근)은 수축하면서 몸 전체를 철봉 위로 끌어 올리게 된다. 이 때 상완이두근은 길이가 짧아지는 단축성 수축을 하는 것이다. 즉, 단축성 근수축 운동이란 전체 근육의 길이가 짧아지면서 힘을 발휘하는 형태의 운동을 말한다. 이와 반대로 철봉에서 몸이 내려올 때에는 상완이두근이 어느 정도의 힘을 발휘한 채로 전체 길이가 늘어나게 되는데, 이를 신장성 수축이라고 한다. 이 신장성 수축은 전체 근육의 길이가 늘어나면서도 그 근육을 이루는 근육섬유 중 일부는 교대로 수축하여서 어느 수준의 힘을 유지하는 것이다.

Answer 1.④ 2.②

3 〈보기〉의 물속에 잠겨 있는 물체에 대한 설명 중 적절한 것으로만 나열된 것은?

─── 보기 ───

㉠ 물체는 중력의 반대 방향으로 힘을 받으며, 그 힘의 크기는 물에 잠김 물체의 부피만큼의 물의 무게와 같다.

㉡ 물체의 부력중심과 무게중심이 동일 수직선상에 위치할 때 신체의 회전이 멈추게 된다.

㉢ 물체가 물에서 뜨거나 가라앉는 현상은 물체의 비중에 의해 결정된다.

㉣ 수영 시 머리가 물 밖에 있을 때보다 물속에 잠길 경우 부력은 작아진다.

① ㉠, ㉡, ㉢
② ㉠, ㉡, ㉣
③ ㉠, ㉢, ㉣
④ ㉡, ㉢, ㉣

TIP 부력은 액체나 기체나 물체를 들어 올리는 힘을 말하며, 중력과 반대 방향으로 작용한다.
부력은 잠긴 물체의 무게에 반대로 작용하는 유체에 의해 상향으로 가해지는 힘이다.
물속에서 엎드리거나 누운 경우 인체의 각 부분의 밀도가 다르기 때문에 각 부위별로 미치는 부력의 크기가 각각 다르다. 부력의 평균점은 부력중심이 되며, 부력중심과 무게중심은 자세와 허파의 공기량에 따라 계속 달라지게 된다.
같은 질량의 물체가 물에 잠겼을 경우 물체의 부피가 클수록 부력이 크다.
수영 시 머리가 물 밖에 있을 때 보다 물속에 잠길 경우 부력은 커진다.

4 〈표〉에서 척추뼈의 특징에 대한 설명으로 옳지 않은 것을 모두 고른 것은?

종류	목뼈 (cervical vertebrae)	등뼈 (thoracic vertebrae)	허리뼈 (lumbar vertebrae)
가시돌기 (spinous process)	㉠ 돌기 끝부분이 갈라져 있는 뼈 존재		
가로돌기 (transverse process)		㉡ 갈비뼈와 관절하는 관절면이 T1~T12까지 모두 존재	
운동범위	㉢ 등뼈, 허리뼈보다 큰 가쪽굽힘(이마면 운동)이 일어남	㉣ 목뼈, 허리뼈보다 큰 축돌림(수평면 운동)이 일어남	㉤ 등뼈보다 폄 (시상면 운동)이 더 크게 일어남

① ㉠, ㉡, ㉣
② ㉠, ㉢, ㉤
③ ㉡, ㉣, ㉤
④ ㉢, ㉣, ㉤

TIP ㉡ 등뼈는 다른 부위에 있는 척추뼈와 가장 큰 차이점이 있다면 바로 12쌍의 갈비뼈(늑골, rib)와 관절하는 부분이 있다는 것이다. 등뼈는 몸통의 갈비오목(늑골와, costal facet), 가로돌기의 가로돌기갈비오목(횡돌기늑골와, transverse costal facet)을 통해 갈비뼈와 만난다. 즉 하나의 갈비뼈는 등뼈와 두 군데에서 관절을 이룬다.

㉣ 등뼈는 약 30~35도의 수평면 돌림이 양 방향으로 일어난다. 상부에서 더 큰 움직임이 일어나고, 하부로 내려갈수록 적은 움직임이 나타난다. 목뼈, 허리뼈보다 작은 축돌림이 일어난다. 등뼈에서는 약 30~40도의 굽힘과 20~25도의 폄이 일어난다.

㉤ 허리뼈는 40~50도의 굽힘과 15~20도의 폄이 일어난다. 등뼈보다 폄이 더 작게 일어난다.

Answer 3.① 4.③

5 5번 허리뼈(L5)와 1번 엉치뼈(S1) 사이의 엉치수 평각(sacrohorizontal angle)에 대한 설명으로 적절하지 않은 것은?

① 골반의 앞기울임(전방경사, anterior tilt)에 의해 엉치수평각은 증가한다.

② 엉치수평각에 의해 체중의 약 64%에 해당하는 앞쪽 전단력(shear force)이 발생한다.

③ 앞쪽 전단력에 저항하는 요인들로는 앞세로인 대(전종인대, anterior longitudinal ligament) 와 엉덩허리인대(장요인대, iliolumbar ligament) 등이 있다.

④ 척주세움근육들(erector spinae muscle group) 의 발현 힘이 강할수록 앞쪽 전단력이 감소 한다.

> **TIP** S1의 바닥은 앞쪽과 아래쪽으로 경사져 있으며, 수평면과 S1 윗면 사이 각도를 엉치수평각이라 한다. 중립상태에는 약 40도 각도를 이룬다. 40도의 엉치수평각을 가질 때 체중이 64%에 해 당되는 앞쪽전단력을 L5~S1 이음부에서 만들어 낸다. 수평각이 커질수록 허리에 앞굽음은 증가 되고 이음부에 앞쪽전단력 또한 커지게 된다. L5~S1의 척주세움근은 수축력이 강해질수록 앞 쪽 전단력에 힘을 더하게 된다.

6 위팔뼈(상완골, humerus) 돌림(internal/external rotation) 근육에 대한 설명으로 적절하지 않은 것은?

① 안쪽돌림(internal rotation)근육들은 가쪽돌 림(external rotation)근육보다 더 큰 토크 (torque)를 생산한다.

② 오버헤드 투구 시, 코킹(cocking)동작 마지막 단계의 바로 직전에서 안쪽돌림근육의 활성 이 크게 나타난다.

③ 가쪽돌림근육으로 넓은등근(광배근, latissimus dorsi), 가시아래근(극하근, infraspinatus) 및 작은원근(소원근, teres minor) 등이 있다.

④ 안쪽돌림근육으로 어깨밑근(견갑하근, subscapularis), 큰가슴근(대흉근, pectoralis major) 및 큰원근 (대원근, teres major) 등이 있다.

> **TIP** ③ 가쪽돌림근육으로는 가시아래근, 작은원근, 후면어깨세모근이 있으며, 안쪽돌림근육으로 어 깨밑근, 큰가슴근, 넓은등근, 전면 어깨세모근, 큰원근이 있다.

7 손목 굽힘·폄 근육에 대한 설명 중 적절하지 않 은 것은?

① 손목 폄 근육들은 주로 노신경(radial nerve) 의 지배를 받으며, 노신경의 감각분포는 넷째 손가락의 안쪽 면과 다섯째 손가락 전체를 포함한다.

② 일차적인 노쪽(radialis) 손목폄근육들은 손목 폄과 더불어 아래팔의 뒤침(supination) 역할 도 수행한다.

③ 손목 굽힘근육들은 손목 폄 근육들보다 더 큰 등척성 토크를 생산한다.

④ 손목굽힘근으로는 노쪽손목굽힘근(flexor carpi radialis longus), 자쪽손목굽힘근(flexor carpi ulnaris) 및 긴손바닥근(palmaris longus) 등 이 있다.

> **TIP** 노신경은 팔의 등쪽근육(상완이두근, 주근)의 운 동에 관여하며 손목과 손의 내재 신전근에도 운 동을 지배한다. 또한, 손등의 피부 감각(새끼손가 락과 넷째 손가락의 절반 제외)을 지배한다. 손 상 시 손목처짐 변형 및 손등, 아래팔 뒤쪽의 감 각 소실이 나타나게 된다. 노신경은 위팔세갈래 근(상완삼두근)의 가쪽갈래(lateral head)와 안쪽 갈래(medial head)로 분포되어 있다.

Answer 5.④ 6.③ 7.①

8 〈보기〉의 노뼈(요골, radius)와 자뼈(척골, ulna) 사이에 위치한 뼈사이막(interosseous membrane)의 중심띠(centralband)와 관련된 설명 중 옳은 것을 모두 고른 것은?

보기

㉠ 노뼈에 전달된 압박력이 몸쪽으로 이동되면서 자뼈쪽으로 전이되어 부하를 분산시키는 역할을 한다.
㉡ 엎침(pronation)일 때 위팔자관절(완척관절, humeroulnar joint)에 더 큰 부하가 전달되어 관절의 퇴행 발생 가능성을 높인다.
㉢ 무릎힘줄(patellar tendon)과 유사한 장력을 갖는다.
㉣ 노뼈에서 자뼈의 근위(proximal)쪽을 향해 약 30도 기울어져 뻗어있다.

① ㉠, ㉢   ② ㉠, ㉣
③ ㉡, ㉢   ④ ㉡, ㉣

TIP 뼈사이막의 중심띠
㉠ 노뼈에서 20도 각도로 먼쪽-안쪽 가로질러 자뼈 몸통에 부착
㉡ 뼈사이막의 다른 섬유보다 2배 두꺼움
㉢ 무릎의 무릎힘줄과 유사한 장력
※ 뼈사이막의 기능
　㉠ 노뼈를 자뼈에 견고하게 결합시킴
　㉡ 손의 외재성 근육들의 부착 부위
　㉢ 손을 짚을 때 발생하는 압박력의 80%는 노뼈로 전달되고, 중심띠의 섬유 방향을 통해 자뼈로 균등하게 분배됨
　㉣ 팔꿈치 굽힘근/뒤침근/엎침근의 수축은 노뼈를 위팔뼈머리 쪽으로 당겨 위팔노관절의 압박력을 증가시키고 중심띠의 경우 섬유 방향에 의해 압박력이 자뼈로 분배됨
　㉤ 팔꿈치 폄 상태로 작용하는 견인력은 노뼈로 전달되고, 중심띠를 느슨하게 만들어 다른 조직에 더 많은 부하가 가해짐

9 걷는 동안 에너지 절약과 효율의 극대화를 위한 전략으로 적절하지 않은 것은?

① 수평면(가로면, horizontal plane)으로 골반회전운동(pelvic rotation)을 수행함으로써 신체중심의 아래쪽 이동을 감소시킨다.
② 디딤기(stance phase)에서 무릎을 최대한 폄으로써 신체중심의 아래쪽 이동을 감소시킨다.
③ 이마면(전두면, frontal plane)으로 골반의 가쪽기울임(lateral pelvic tilt)운동을 수행함으로써 신체중심의 위쪽이동을 감소시킨다.
④ 지면으로부터 발꿈치를 들어 올릴 때 발바닥굽힘(plantar flexion)과 더불어 무릎관절에서의 굽힘 동작을 수행함으로써 신체중심의 위쪽이동을 감소시킨다.

TIP 디딤기 … 사람이 걸어갈 때 발이 바닥에 닿아있는 기간, 즉 뒤꿈치가 바닥에 닿을 때부터 앞꿈치가 바닥에서 떨어질 때까지를 stance phase라고 하며, 이와 반대로 발이 바닥에서 떨어져 있으며 반대쪽 발이 땅에 닿아 체중을 받치고 있는 기간을 swing phase라고 한다. 디딤기는 다리가 땅에 닿아 체중을 지지하는 것으로 정상적인 보행에서 무릎관절은 보행 시 다리로 전달되는 충격을 흡수하기 위해 0°의 완전 폄 상태가 아닌 5° 정도의 굽힘을 유지하며 디딤기 동안에 0° 이상 5° 내외의 굽힘이 나타난다.

10 골프공 개발업체에서 탄성계수가 0.9인 골프공을 개발하였다. 3m 높이에서 아래 그림과 같은 기구를 통해 자유낙하운동을 실시하였을 때 바운드되는 골프공의 높이는 얼마인가? (단, 지면은 완전충돌 조건이며, 공기저항은 무시함)

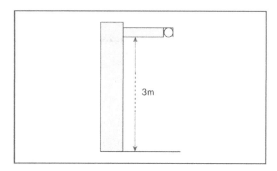

① 2.12m
② 2.43m
③ 2.51m
④ 2.70m

TIP $e = \dfrac{|v'|}{|v|} = \dfrac{v'}{v} = \sqrt{\dfrac{h'}{h}}$ 이므로

$$0.9 = \sqrt{\dfrac{h'}{3}}$$

$$h' = 2.43\text{m}$$

11 가로발목뼈관절(횡족근관절, transverse tarsal joint)을 구성하는 뼈가 아닌 것은?

① 입방뼈(입방골, cuboid)
② 발배뼈(주상골, navicular)
③ 발꿈치뼈(종골, calcaneus)
④ 안쪽쐐기뼈(내측설상골, medial cuneiform)

TIP 가로발목뼈관절의 구성

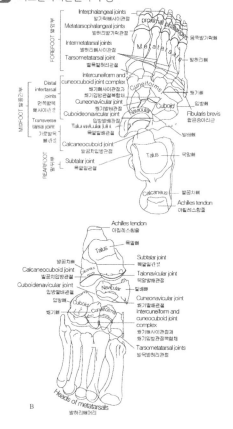

12 근분절(myotomes)에 대한 설명 중 척수신경근손상(spinal nerve root lesion)으로 인한 제한된 움직임을 바르게 짝지은 것은?

척수신경 손상 부위	제한된 움직임
① 목뼈2번(경추2, C2)	목 굽힘(굴곡, flexion)
② 목뼈4번(경추4, C4)	어깨 벌림(외전, abduction)
③ 허리뼈3번(요추3, L3)	무릎 굽힘(굴곡, flexion)
④ 허리뼈4번(요추4, L4)	발바닥굽힘(저측굴곡, plantarflexion)

Answer 10.② 11.④ 12.①

13 척추(spine)의 인대(ligament) 중 황색인대(황인대, ligamentum flavum)에 관한 설명으로 옳은 것은?

① 척추 전체에 걸쳐 위쪽과 아래쪽 분절을 연결하고 있으며 척수(spinal cord)의 바로 뒤쪽에 있다.

② 가시돌기(극돌기, spinous process)들의 촉진(palpation)을 어렵게 하는 원인이다.

③ 척추에 부착된 인대 중 길이가 가장 길다.

④ 중쇠뼈(축추골, axis)와 엉치뼈(천골, sacrum) 사이에서 척추뼈몸통(척추체, vertebral body) 뒷면 전체에 걸쳐 부착되어 있다.

> **TIP** 황색인대는 인접한 척추 후궁 사이를 연결하는 분절형 부착을 한다. 즉 인접한 위쪽 후궁의 하부의 반과 아래쪽 척추 후궁의 상부 반을 연결하며 부착하고, 척수 뒤쪽에 위치해있다. 측부로 황색인대는 척추 후관절의 전면까지 연장되어 있다. 척추의 굴곡을 제한하는 기능을 하지만 인체 내에서 pre-tension이 가장 많이 수용되는 연부조직임에도 불구하고 특히 경추에서 과도한 굴곡으로 척추관 내에서 주름을 형성하면서 척추관의 협착이나 척수의 타박 및 척수의 중심관 주위의 출혈을 유발하여 central cord syndrome을 유발할 수도 있다.

14 〈보기〉는 해부학적 자세에서 어깨관절 복합체(shoulder complex)의 180도 벌림(외전, abduction) 시 운동형상학적관계인 '어깨위팔리듬(scapulohumeral rhythm)'을 나타내고 있다. 〈보기〉에서 '어깨위팔리듬' 시 움직임(각도, degree[angle])이 큰 순서대로 옳게 나열한 것은?

보기

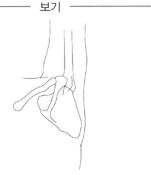

㉠ 복장빗장관절(흉쇄관절, sternoclavicular)의 뒤당김(retraction)

㉡ 어깨가슴관절(견흉관절, scapulothoracic) 위쪽돌림(upward rotation)

㉢ 오목위팔관절(관절와상완관절, glenohumeral) 벌림(abduction)

㉣ 오목위팔관절 가쪽돌림(external rotation)

---

① ㉡ > ㉢ > ㉠ > ㉣

② ㉢ > ㉣ > ㉡ > ㉠

③ ㉢ > ㉡ > ㉣ > ㉠

④ ㉢ > ㉡ > ㉠ > ㉣

> **TIP** 어깨위팔리듬시 움직임
> ㉠ 어깨의 180도 벌림은 오목위팔관절에서 120도 벌림의 움직임이 나타남
> ㉡ 어깨가슴관절의 위쪽돌림은 복장빗장관절의 빗장뼈 올림과 봉우리빗장관절의 어깨뼈 위쪽돌림이 결합된 움직임으로 어깨 완전 벌림 시 어깨가슴관절은 60도 위쪽돌림이 일어남
> ㉢ 70~80도 정도의 어깨 벌림 전에 20~50도의 오목위팔관절 가쪽돌림이 발생함
> ㉣ 어깨 완전 벌림 시 복장빗장관절에서 빗장뼈가 15~20도 뒤당김이 일어남

Answer 13.① 14.③

15 〈보기〉의 무릎관절 '나사-집 돌림(screw-home rotation)' 현상에 관한 설명으로 옳은 것을 모두 고른 것은?

───── 보기 ─────

㉠ 앞십자인대(전방십자인대, anterior cruciate ligament)의 장력에 영향을 받는다.

㉡ 넙다리네갈래근(대퇴사두근, quadriceps)의 안쪽(medial) 당김(pull)에 의해 추진된다.

㉢ 돌림성 잠김작용(rotary locking action)은 무릎 폄(무릎신전, knee extension)의 마지막 10도에서 시작된다.

㉣ 정강뼈(경골, tibia) 바깥 돌림(외회전, external rotation)과 무릎 폄의 결합은 성인 무릎의 접촉면을 최대화시킨다.

① ㉠, ㉡   ② ㉠, ㉣
③ ㉡, ㉢   ④ ㉢, ㉣

TIP ㉡ 무릎관절의 돌림을 설명하기 위해 넙다리뼈가 고정된 것으로 가정한다. 무릎관절의 가쪽 돌림은 정강뼈거친면(경골조면)이 가쪽으로 움직이는 것을 말한다.

㉢ 무릎관절의 screw-home(나사잠김) 운동은 무릎관절 폄의 마지막 30도 동안에 자동적으로 일어나는 무릎관절의 비틀림운동이다. 비틀림은 폄시 정강뼈가 가쪽으로 굽힘시 안쪽으로 일어난다.

※ Screw-home 돌림운동의 역학은 적어도 다음의 3가지 인자에 의해 추진된다.
• 안쪽넙다리관절 융기 형태
• 앞십자인대에서의 수동 장력
• 넙다리네갈래근의 가쪽 당김

16 발목관절(talocrural joint)을 구성하는 뼈로 옳지 않은 것은?

① 정강이뼈(경골, tibia)
② 종아리뼈(비골, fibula)
③ 목말뼈(거골, talus)
④ 발꿈치뼈(종골, calcaneus)

TIP 발목관절의 위로 종아리뼈, 정강이뼈, 아래로 발목뼈가 위치하여 3개의 뼈가 모여 관절을 형성한다. 관절의 안쪽에 강한 인대와 바깥쪽에 비교적 약한 인대가 있어 발목관절을 유지한다. 발목을 접질리는 것은 발목에 순간적으로 체중이 실리면서 발목인대에 손상이 발생하는 것으로 발목염좌를 말한다. 발목에 발생하는 골절은 주로 목말뼈(거골)가 기울어 바깥쪽 복사뼈를 누르면서 일어난다.

17 다음 중 길이가 가장 긴 근육은?

① 반힘줄모양근(반건양근, semitendinosus)
② 넙다리빗근(봉공근, sartorius)
③ 넙다리곧은근(대퇴직근, rectus femoris)
④ 넙다리두갈래근(대퇴이두근, biceps femoris)

TIP 인체의 근육
㉠ 가장 큰 근육 : 대둔근
㉡ 가장 적은 근육 : 등골근
㉢ 가장 긴 근육 : 봉공근
㉣ 가장 짧은 근육 : 입모근

Answer 15.② 16.④ 17.②

18 〈보기〉는 하지의 열린사슬(open kinetic chain)에서 발목관절(talocrural joint)의 발등굽힘(배측굴곡, dorsiflexion) 동작 시 관절면의 움직임(arthrokinematics)에 대한 설명이다. 〈보기〉의 ㉠과 ㉡에 들어갈 용어로 옳은 것은?

보기

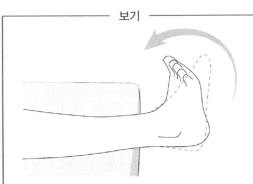

• 움직이는 뼈는 목말뼈(거골, talus)이며, 관절면의 형태는 (㉠)이다.
• 미끄러짐(슬라이딩, sliding)과 굴림(회전, rolling)은 (㉡) 방향으로 움직인다.

	㉠	㉡
①	볼록(convex)	반대
②	볼록(convex)	같다
③	오목(concave)	반대
④	오목(concave)	같다

> **TIP** 발목관절의 발등굽힘 시 목말뼈는 볼록면, 즉 아래 방향으로 활주하므로 발등굽힘을 증가시키기 위해서는 목말뼈를 아래로 밀어주어야 한다.
> 뼈의 회선운동과 관계있는 관절의 굴림과 미끄럼에서 미끄럼 요소의 방향은 오목이나 볼록관절면 중에서 어느 관절면이 움직이느냐에 따라 좌우된다. 오목면이 움직일 경우 관절 미끄럼과 뼈 운동은 같은 방향으로 일어난다. 반대로 볼록관절면이 움직일 경우 관절 미끄럼과 뼈 운동은 반대방향으로 일어난다.

19 Q-각(Q-angle)과 관련된 설명으로 옳은 것을 〈보기〉에서 모두 고른 것은?

보기

㉠ Q-각이 클수록, 무릎뼈(슬개골, patellar)에 대한 근육의 가쪽(외측, lateral) 당김도 커진다.
㉡ Q-각의 증가는 무릎넙다리관절(슬개대퇴관절, patellofemoral joint)에서의 접촉면 증가로 무릎 스트레스 감소에 중요한 역할을 한다.
㉢ 남성이 여성보다 일반적으로 Q-각이 크다
㉣ Q-각은 무릎뼈에 대한 넙다리네갈래근(대퇴사두근, quadriceps femoris)의 상대적 가쪽 당김을 일반적으로 측정할 수 있는 지표이다.

① ㉠, ㉡
② ㉠, ㉣
③ ㉡, ㉢
④ ㉢, ㉣

> **TIP** ㉡ Q각의 증가는 무릎넙다리관절에서의 접촉면의 감소로 무릎 스트레스가 증가함을 예상할 수 있다.
> ㉢ Q각은 건강한 성인을 대상으로 평균적으로 약 13~15도이며, 남자는 11.2도, 여자는 15.8도 정도이다.

20 넙다리네갈래근(대퇴사두근, quadriceps femoris)을 구성하는 근육 중 엉덩관절(hip)의 동작(action)에 영향을 미치는 근육은?

① 안쪽넓은근(내측광근, vastus medialis)
② 가쪽넓은근(외측광근, vastus lateralis)
③ 넙다리곧은근(대퇴직근, rectus femoris)
④ 중간넓은근(중간광근, vastus intermedius)

> **TIP** 넙다리곧은근
> ㉠ 걷는 동안 발꿈치가 땅을 찰 때 무릎관절의 굽힘을 방지
> ㉡ 무릎관절의 폄, 엉덩관절의 굽힘, 넓적다리에 대한 몸통의 굽힘을 일으키는 엉덩허리근을 보조
> ㉢ 넙다리네갈래근(Quadriceps femoris)의 한 부분으로 넙다리네갈래근을 이루는 4개의 근육 앞쪽부분에 위치
> ㉣ 넙다리네갈래근 중에서 유일하게 2개의 관절을 경유, 그 관절은 무릎관절(knee joint, 슬관절)과 엉덩관절(hip joint, 고관절)로 무릎관절의 폄(extension)과 엉덩관절의 굽힘(flexion)에 영향

1 거위발(pes anserineus)을 구성하는 근육들을 바르게 묶은 것은?

① 넙다리빗근(봉공근, sartorius), 두덩정강근(박근, gracilis), 반힘줄근(반건형근, semitendinosus)
② 넙다리빗근(봉공근, sartorius), 두덩정강근(박근, gracilis), 반막모양근(반막상근, semimembranosus)
③ 넙다리두갈래근(대퇴이두근, biceps femoris), 두덩정강근(박근, gracilis), 반힘줄근(반건형근, semitendinosus)
④ 넙다리근막긴장근(대퇴근막장근, tensor fascia latae), 넙다리빗근(봉공근, sartorius), 반막모양근(반막상근, semimembranosus)

> **TIP** 골반뼈 앞쪽의 넙다리빗근과 두덩정강근, 반힘줄근의 넓게 결합되어진 조직막을 이용하여 무릎 내측에 부착되어 있다.

2 투수의 투구 동작 5단계에 대한 설명으로 옳지 않은 것은?

① 코킹단계에서는 앞발을 지면에 접촉하지 않는다.
② 가속단계에서는 어깨안쪽돌림(내측회전, internal rotation)을 담당하는 근육들을 사용한다.
③ 감속단계에서는 어깨가쪽돌림(외측회전, external rotation)을 담당하는 돌림근띠(회전근개, rotator cuff)의 수축이 활발하다.
④ 투구 동작은 '와인드업-코킹-가속-감속-팔로우드로우'의 5단계로 구분된다.

> **TIP** 투수의 투구 코킹단계는 앞발이 지면에 닿는 경우와 닿지 않는 경우로 구분된다.

Answer 20.③ / 1.① 2.①

3 장딴지근(비복근, gastrocnemius)에 대한 설명으로 옳지 않은 것은?

① 발목과 무릎의 자세유지에 관여한다.
② 장딴지근 스트레칭을 위해 무릎을 굽히고 발등굽힘(배측굴곡, dorsiflexion)을 시켜야 한다.
③ 보행주기 동안 발끝을 뗄 때 작용하는 다리를 가속하는데 도움을 준다.
④ 가자미근(soleus)과 합쳐져서 아킬레스힘줄을 형성한다.

TIP 장딴지근 스트레칭을 위해서는 무릎을 펴야 하며 구부린다면 가자미근의 스트레칭이 이루어진다.

4 어깨벌림(어깨외전, shoulder abduction) 시 모멘트팔 길이에 근거하여 어깨세모근(삼각근, deltoid)의 외전 회전력이 감소하는 동작 구간을 〈보기〉에서 모두 고른 것은?

─── 보기 ───
㉠ 초기 30° 이하
㉡ 30° 초과 80° 이하
㉢ 80° 초과 110° 이하
㉣ 110° 초과

① ㉠, ㉡
② ㉠, ㉢
③ ㉡, ㉢
④ ㉡, ㉣

TIP 관성모멘트는 $I = mr^2$로써 반지름(r)의 영향을 크게 받게 되며 신체 중심에서의 어깨벌림에 따른 어깨세모근 근육의 길이를 고려하고 분절의 무게중심을 기준하여 거리를 고려해야 한다. 회전력의 감소는 역학적으로 일하지 않아도 되는 정도의 약한 강도이거나 강한 부하의 경우로 구분되어질 수 있으며 두 사례가 ㉠, ㉢이다.

5 목말밑관절(거골하관절, subtalar joint)에서의 가쪽번짐(외번, eversion)에 대한 설명으로 옳은 것은?

① 정상적인 관절의 구조에서 가쪽번짐(외번, eversion)은 정강뼈(경골, tibia)의 안쪽돌림(내회전, internal rotation)과 1:2의 비율로 나타난다.
② 가쪽번짐(외번, eversion)의 원인은 요족(pes cavus)이 될 수 있다.
③ 과도한 가쪽번짐(외번, eversion)을 방지하는 주된 근육은 앞정강근(전경골근, tibialis anterior)이다.
④ 반복적이고 과도할 경우 정강뼈(경골, tibia) 안쪽과 무릎 통증의 원인이 될 수 있다.

TIP 반복적이고 과도하다면 잦은 가쪽번짐으로 인한 무릎관절의 보상작용으로 인해 정강뼈 안쪽의 통증이 유발된다.
정상 관절의 가쪽번짐은 정강뼈의 안쪽돌림이 1:1로 나타나며 편평발의 원인으로 크다고 볼 수 있으며 주된 근육은 뒤정강근이다.

6 〈보기〉는 근수축의 특징을 설명한 것이다. 괄호 안에 들어갈 근수축 형태로 옳은 것은?

─── 보기 ───
가장 큰 힘을 발생시킬 수 있는 근수축의 형태는 (㉠)수축이고, 근육의 수축속도가 빠르면 근력이 증가하는 근수축의 형태는 (㉡) 수축이다.

	㉠	㉡
①	편심성(eccentric)	동심성(concentric)
②	등척성(isometric)	동심성(concentric)
③	편심성(eccentric)	편심성(eccentric)
④	동심성(concentric)	편심성(eccentric)

TIP 가장 큰 힘을 발생시킬 수 있는 근수축의 형태는 편심성(신장성) 수축이고, 수축속도가 빠른 근수축의 형태는 편심성(신장성) 수축이다.

Answer 3.② 4.② 5.④ 6.③

7 〈보기〉에서 설명하는 손목 뼈를 바르게 묶은 것은?

보기

- ㉠ 두 뼈 사이로 자동맥(척골동맥, ulnar artery)과 자신경(척골신경, ulnar nerve)이 지나감
- ㉡ 굽힘근육지지띠(flexor retinaculum)를 위한 부착 부위를 제공함
- ㉢ 자쪽손목굽힘근(척측수근굴근, flexor carpi ulnaris)의 부착 부위를 제공함
- ㉣ 기용굴(기용관, Guyon's canal)을 이룸

---

① 갈고리뼈(유구골, hamate),
   콩알뼈(두상골, pisiform)
② 세모뼈(삼각골, triquetrum),
   콩알뼈(두상골, pisiform)
③ 갈고리뼈(유구골, hamate),
   손배뼈(주상골, scaphoid)
④ 콩알뼈(두상골, pisiform),
   손배뼈(주상골, scaphoid)

> **TIP** 손목뼈는 8개(손배뼈, 반달뼈, 세모뼈, 콩알뼈, 큰마름뼈, 작은마름뼈, 알머리뼈, 갈고리뼈)가 있다.
>
> 척골동맥
>
>
>
> ㉠ 손배뼈 : 손뿌리의 노뼈 쪽에 위치, 몸쪽 수근열에서 제일 큰 뼈이며, 모든 손목뼈 중에서 가장 골절이 잘 됨
> ㉡ 세모뼈 : 몸쪽손뿌리열에 있으며 자뼈붓돌기 바로 아래에 위치 콩알뼈 밑에 있고 손상받기 쉬움
> ㉢ 갈고리뼈 : 말머리뼈와 세모뼈 사이에 위치, 손의 자쪽가동성 제공
> ㉣ 콩알뼈 : 세모뼈 바닥쪽 관절면과 느슨하게 연결되어 있으며, 가로손목인대의 부착부위 제공

8 야구 배트 스윙 시 파워를 증가시키기 위한 방법으로 가장 적절한 것은?

① 백스윙에서 임팩트까지의 스윙구간에서 관성모멘트를 최대한 줄여 배트의 직선속도를 증가시킨다.
② 근력운동은 스윙메커니즘에 영향을 주지 않으며 스윙속도 증가에도 영향을 미치지 않는다.
③ 배트 스윙 속도 및 배트 끝의 속도를 동일하게 유지할 수 있다면 무거운 배트를 사용하여 파워를 증가시킬 수 있다.
④ 백스윙에서 임팩트까지의 스윙구간에서 팔을 펴고 스윙하여 직선 속도를 증가시킨다.

> **TIP** 배트 스윙 시 파워 증가 방법으로는 $T = F \times d = I \times a$의 토크 공식을 기준하여 배트의 스윙 속도와 배트 끝의 속도를 동일하게 유지한다는 조건이 부합된다면 당연 질량이 커지는 무거운 배트를 사용하는 것이 파워를 증가시킨다.

9 〈보기〉는 발목관절복합체(ankle joint complex)에서 발생하는 동작에 대한 설명이다. 괄호 안에 들어갈 용어로 옳은 것은?

보기

- (㉠) 동작을 통해 지면을 차고 나갈 때 발이 고정된 지레 역할을 수행한다.
- (㉡) 동작을 통해 발목관절의 안정성을 높인다.

---

① ㉠ 엎침(회내, pronation)
   ㉡ 발등굽힘(배측굴곡, dorsiflexion)
② ㉠ 뒤침(회외, supination)
   ㉡ 발등굽힘(배측굴곡, dorsiflexion)
③ ㉠ 엎침(회내, pronation)
   ㉡ 발바닥굽힘(저측굴곡, plantarflexion)
④ ㉠ 뒤침(회외, supination)
   ㉡ 발바닥굽힘(저측굴곡, plantarflexion)

Answer 7.① 8.③ 9.②

TIP 뒤침 동작을 통해 보행의 가속을 위한 중심점을 잡아주어 힘점 작용을 용이하게 할 수 있도록 해주고 발등굽힘을 통한 넓은 기저면과 안정된 편안한 중심이동이 가능하게 하여 발목관절의 부하를 줄여줌으로 안정성을 높여준다.

11 가로돌기(횡돌기, transverse process)와 연결되는 근육으로 옳지 않은 것은?

① 머리널판근(두판상근, splenius capitis)
② 머리반가시근(두반극근, semispinalis capitis)
③ 돌림근(회전근, rotatores)
④ 뭇갈래근(다열근, multifidus)

TIP 머리널판근은 위목덜미선의 바깥 끝부분과 관자뼈 돌기에 연결되어진다.

10 왼쪽 손에 케틀벨(kettle bell)을 들고 오른쪽 한 다리 지지로 평행을 이루는 동안 오른쪽 엉덩관절(고관절, hip joint) 벌림근육(외전근, abductor)에 발생하는 토크값과 방향으로 옳은 것은? (오른손 법칙을 따름, 엉덩관절 전후축 전방으로 향함)

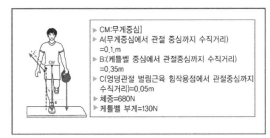

> ▶CM:무게중심]
> ▶A(무게중심에서 관절 중심까지 수직거리)
>   =0.1,m
> ▶B(케틀벨 중심에서 관절중심까지 수직거리)
>   =0.35m
> ▶C(엉덩관절 벌림근육 힘작용점에서 관절중심까지
>   수직거리)=0.05m
> ▶체중=680N
> ▶케틀벨 부게=130N

① 2,270Nm, 반시계방향
② 2,270Nm, 시계방향
③ 113.5Nm, 반시계방향
④ 113.5Nm, 시계방향

TIP 평행을 이룬다는 것은 외력(케틀벨)과 내력(엉덩관절 벌림근육)이 같다는 것을 의미한다.
외력의 합 = (680N × 0.1) + (130N × 0.35)
         = 113.5Nm
벌림근육에 발생하는 방향이므로 저항하는 방향의 반시계방향이 아닌 시계방향이다.

12 엉덩관절(고관절, hip joint)의 정렬에 대한 설명으로 옳은 것은?

① 큰돌기(대전자, greater tronchanter)가 골두(head of femur) 보다 전방에 위치하며 두 지점을 연결한 선의 각도가 일반적으로 평균 15°를 유지하면 정상으로 간주한다.
② 과도한 밖굽이엉덩관절(coxa valga)은 넙다리목(대퇴경부, femoral neck) 골절의 위험을 증가시킨다.
③ 앞굽음(anteversion)일 경우 관절의 일치성(관절의 안정성)을 개선하기 위해 서 있을 때 엉덩관절을 안쪽돌림(internal rotation) 상태로 위치하게 된다.
④ 안굽이엉덩관절(coxa vara)은 정상 경사각(angle of inclination)보다 각도가 크며, 밖굽이엉덩관절(coxa valga)은 정상 경사각보다 각도가 작다.

TIP 큰돌기는 골두보다 후방에 위치하며 넙다리목 골절의 위험 증가는 안굽이엉덩관절(coxa vara)의 형태이며 정상 경사각보다 각도가 작으며 밖굽이엉덩관절(coxa valga)은 정상보다 각도가 크다.

Answer 10.④ 11.① 12.③

13 하지 근육과 신경지배를 바르게 연결한 것은?

① 긴모음근(장내전근, adductor longus)−폐쇄신경(obturator nerve)

② 짧은종아리근(단비골근, peroneus brevis)−깊은종아리신경(심비골신경, deep peroneal nerve)

③ 셋째종아리근(제삼비골근, peroneus tertius)−얕은종아리신경(표재비골신경, superficial peroneal nerve)

④ 앞정강근(전경골근, tibialis anterior)−정강신경(경골신경, tibial nerve)

> **TIP** 짧은종아리근(peroneus brevis)은 얕은종아리신경(superficial fibular nerve)의 영향을 받으며 셋째종아리근과 앞정강근은 깊은종아리신경(deep fibular nerve)의 지배를 받는다.

14 부리봉우리어깨인대(오훼견봉인대, coracoacromial ligament)에 대한 설명으로 옳지 않은 것은?

① 위팔뼈머리(상완골두, humeral head)가 상향변위(upward displacement)되는 것을 방지한다.

② 장력띠(tension band)로서 근육에 의해 부리돌기(coracoid process)에 발생한 과도한 장력을 분산시킨다.

③ 오목위팔관절(상완관절, glenohumeral jont)의 기능적 지붕역할을 하는 부리봉우리어깨활(coracoacromial arch)을 구성한다.

④ 봉우리빗장관절(견봉쇄골관절, acromioclavicular joint)의 안정성에 관여한다.

> **TIP** 봉우리빗장인대(acromioclavicular ligament)가 봉우리빗장관절의 안정성에 관여한다.

15 넙다리 삼각(femoral triangle)에 대한 설명으로 옳은 것을 〈보기〉에서 모두 고른 것은?

─── 보기 ───

㉠ 위쪽은 샅고랑인대(서혜인대, inguinal liga-ment)로 경계를 이룬다.

㉡ 안쪽은 두덩근(치골근, pectineus)으로 경계를 이룬다.

㉢ 가쪽은 넙다리빗근(봉공근, sartorius)으로 경계를 이룬다.

㉣ 궁둥구멍근(이상근, piriformis)이 공간을 지난다.

㉤ 넙다리동맥(대퇴동맥, femoral artery)이 공간을 지난다.

㉥ 넙다리정맥(대퇴정맥, femoral vein)이 공간을 지난다.

① ㉠, ㉡, ㉢, ㉥

② ㉠, ㉡, ㉤, ㉥

③ ㉡, ㉢, ㉣, ㉤

④ ㉠, ㉢, ㉤, ㉥

> **TIP** 두덩근(pectineus)과는 경계를 이루지 않으며 궁둥구멍근(piriformis)이 지나지 않은 공간의 해부학적 위치이다.

16 팔이음뼈(shoulder girdle)와 빗장뼈(쇄골, clavicle)를 연결하는데 관여하는 인대로 옳지 않은 것은?

① 마름인대(능형인대, trapezoid ligament)

② 봉우리빗장인대(견봉쇄골인대, acromioclavicular ligament)

③ 원뿔인대(원추인대, conoid ligament)

④ 부리위팔인대(오훼상완인대, coracohumeral ligament)

> **TIP** 부리위팔인대는 팔이음뼈와 어깨뼈를 연결한다.

Answer 13.① 14.④ 15.④ 16.④

17 〈보기〉와 같은 하지의 특성을 가지고 있는 경우 보행 입각기 시 엉덩관절(고관절, hip joint)과 목말밑관절(거골하관절, subtalar joint)에서 나타나는 특성을 바르게 묶은 것은?

───── 보기 ─────

㉠ 엉덩관절에서의 트렌델렌버그 사인
   (Trendelenburg sign)
㉡ 무릎관절에서의 밖굽이무릎
   (외반슬, genu valgum)

	엉덩관절	목말밑관절
①	벌림 (외전, abduction)	가쪽번짐 (외번, eversion)
②	모음 (내전, adduction)	가쪽번짐 (외번, eversion)
③	모음 (내전, adduction)	안쪽번짐 (내번, inversion)
④	벌림 (외전, abduction)	안쪽번짐 (내번, inversion)

TIP 엉덩관절은 보상작용에 의한 모음이 목말밑관절은 가쪽번짐이 나타난다.

18 기능적 다리길이 검사(functional leg length test)에 대한 설명으로 옳지 않은 것은?

① 해부학적 구조보다는 자세문제로 발생하는 다리길이 차이를 알아보기 위한 방법이다.
② 검사자는 기능적 다리길이 검사를 하기 전에 실제적인 다리길이(true leg length) 차이를 먼저 확인한다.
③ 선 자세에서 위앞엉덩뼈가시(전상장골극, anterior superior iliac spine)에서부터 발목관절의 안쪽복사뼈(안쪽과, medial malleolus)까지를 측정한다.
④ 누운 자세에서 배꼽부터 발목관절의 안쪽복사뼈까지를 측정한다.

TIP 기능적 다리길이 검사는 누워서 진행되어지며 배꼽부터 발목관절의 안쪽복사뼈까지의 길이를 말하고 선 자세에서 ASIS부터 안쪽복사뼈까지는 실제 길이이다.

19 〈보기〉와 같은 특성을 지닌 뼈는?

───── 보기 ─────

보호기능을 제공하는 근·건 단위에 둘러싸여 있을 뿐 아니라 근·건 단위의 기계적 이점(mechanical advantage)을 높일 수 있다. 그 예로 무릎뼈(슬개골, patella) 등이 이에 속한다.

① 납작뼈(편평골, flat bones)
② 종자뼈(종자골, sesamoid bones)
③ 긴뼈(장골, long bones)
④ 짧은뼈(단골, short bones)

TIP 종자뼈는 대체적으로 관절부위에 위치한다.

20 어깨관절 복합체(shoulder complex)에서 약 180°의 최대 어깨벌림(외전, abduction) 동작이 일어날 때 관절가동범위(range of motion)가 가장 큰 관절은?

① 어깨가슴관절
   (견갑흉부관절, scapulothoracic joint)
② 봉우리빗장관절
   (견봉쇄골관절, acromioclavicular joint)
③ 오목위팔관절
   (상완관절, glenohumeral joint)
④ 복장빗장관절
   (흉쇄관절, sternoclavicular joint)

TIP 오목위팔관절이 다른 관절과 비교하여도 관절와(glenoid cavity) 모양으로 가동범위가 가장 크게 나타나며 180° 어깨벌림 동작 수행 시 축(axis)이 된다.

Answer 17.② 18.③ 19.② 20.③

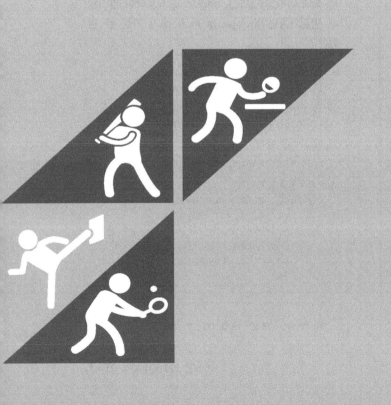

병태생리학

01 기본적인 질병 과정

02 심혈관계 질환

03 호흡계 질환

04 척추관절 질환

05 골 질환

06 대사계 질환

07 신경계 질환

최근 기출문제 분석

01 기본적인 질병 과정

01 < 질병 기전

❶ 질병의 원인과 손상 유형

(1) 질병의 개념

① 질병이란 인체의 신체적 기능이 비정상적으로 된 상태 또는 신체의 일부가 정상적인 기능을 할 수 없는 상태를 말한다. (= 항상성이 유지되지 않을 때 발생)

② **세포 손상에 대한 적응** … 세포는 지속적인 자극(스트레스)을 받게 되면 가역적, 비가역적 세포손상으로 환경에 적응하려고 한다.

ㄱ **세포사멸**(=세포자살, apoptosis) : 생리학적 세포손상으로, 다양한 세포 내외의 자극으로 인해 일어날 수 있도록 미리 계획된 손상

ㄴ **괴사**(necrosis) : 병리적 세포손상으로, 자극(예 허혈, 화상, 독소)이 주어질 때 세포의 구조나 소기관(예 세포막, 미토콘드리아 등)을 비가역적으로 공격하여 세포의 원형이 보존되지 못함

ㄷ **화생**(metaplasia) : 분화된 세포의 형태가 다른 형태로 전환되는 것으로 대개 가역적

> 예 산성의 위 내용물이 식도 하부로 역류하면 식도의 상피세포의 형태가 바뀜

> ※ **분화**(differentiation) : 주변의 세포들끼리 형태가 비슷하게 되어 가는 것

ㄹ **증식**(=과다증식, hyperplasia) : 세포분열이 자극되어 세포의 수가 증가하는 것

> ※ **비대**(hypertrophy) … 기능적 요구 및 호르몬에 대한 신호를 만족시키기 위해 세포의 크기가 증가하는 것

ㅁ **이형성**(dysplasia) : 세포 구성성분의 비정상적인 성장으로 세포 배열이 흐트러지거나 불규칙적으로 변하는 것. 암으로 갈 가능성이 있음

ㅂ **위축**(atrophy) : 노화, 기능적 요구 감소, 불충분한 산소 공급이 있는 경우 세포 수 및 크기 감소

> 예 입원 시 근육세포 크기 감소

(2) 질병의 원인

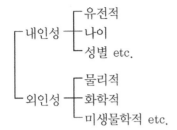

(3) 손상 유형

선천적인 유전적 질환, 염증성 질환, 퇴행성 질환, 대사성 질환, 신생물성 질환, 만성 질환, 호흡기계, 순환기계, 근골격계 손상

(4) 만성질환의 위험인자

① 고지혈증
  ㉠ 저밀도 지단백 콜레스테롤(LDL)이 혈관 벽에 침착되어 허혈성 심장병 및 동맥경화 유발한다.
  ㉡ 고밀도 지단백 콜레스테롤(HDL)이 항동맥경화 작용을 한다.

② 고혈압
  ㉠ 혈관 직경이 좁아지거나 혈관에 노폐물이 쌓여서 발생한다.
  ㉡ 비만, 고지혈증, 흡연 시 상승작용을 유발한다.
  ㉢ 여러 가지 합병증을 유발한다.
  ㉣ 혈압을 낮추는 약물(β차단제, α차단제, 칼슘채널저해제, 이뇨제, ACE억제제)로 합병증 예방 및 치료가 가능하다.

③ 당뇨병
  ㉠ 인슐린의 생성이 저하되거나 인슐린에 대한 반응이 감소하여 체내 당대사가 제대로 이루어지지 않아 고혈당상태가 된다.
  ㉡ 인슐린 의존성 당뇨(제1형 당뇨) : 청소년기에 발병, 인슐린주사, 신부전이나 심장합병증
  ㉢ 인슐린 비의존성 당뇨(제2형 당뇨) : 비만, 식사, 운동 등을 통해 심장합병증이 빈발

	제1형 당뇨병(< 5%)	제2형 당뇨병(> 95%)
발병 연령	젊은 연령(30세 이전)	40세 이상 중년기 이후
발병 양상	갑자기 발병	서서히 진행
원인	자가면역기전, 바이러스 감염 등에 의한 췌장의 파괴	유전적 경향이 강하며 비만, 노화, 스트레스 등에 의해 진행
비만 및 생활습관과의 연계성	없음	있음
인슐린 분비	완전 결핍	감소되었거나 비교적 정상
사용 약물	인슐린	경구 혈당강하제, 인슐린

ⓔ 혈당조절이 우선 중요하며 당뇨의 합병증(신장 손상, 시신경 손상, 말초혈관의 혈류량 저하)의 예방이 중요하다.

④ **비만** … 적절한 식사와 운동으로 치료

⑤ **흡연** … 니코틴은 카테콜아민 분비증가, 지방산 증가, 혈소판 응집능력과 집착능력촉진, 혈액응고를 촉진하여 동맥경화증을 일으키므로 뇌졸중이나 심근경색의 원인이 된다.

⑥ **운동부족** … 육체노동을 하는 사람보다 사무직 종사자에서 관상동맥질환이 높다.

❷ 감염 과정 및 경로

(1) 감염

① **감염** … 병원성 미생물이 사람의 인체 조직, 체액, 표면에 정착하여 증식하는 일(감염성 질환을 일으킬 수 있음 = 현성감염 ↔ 불현성감염)

② **미생물** … 소수의 미생물만 해롭고, 대부분은 면역성이 떨어졌을 때 질병을 일으킨다.
   🔳 세균, 진균, 원생동물, 바이러스, 미코플라즈마 etc.

③ **혈액의 구성성분** … 혈장 + 혈구
   ㉠ **혈장** : 전체 혈액의 55% 정도를 차지하고, 대부분 수분으로 구성됨. 전해질, 영양분, 항체 및 혈액응고인자 등 생명유지에 꼭 필요한 성분 등을 함유
   ㉡ **혈구**
      ⓐ **적혈구** : 가장 많은 수 차지, 헤모글로빈(혈색소)을 통해 산소, 이산화탄소를 운반
      ⓑ **백혈구** : 외부물질(세균, 바이러스 등) 침입 시 식균작용을 통해 제거
      ⓒ **혈소판** : 혈장 내 단백질과 함께 지혈

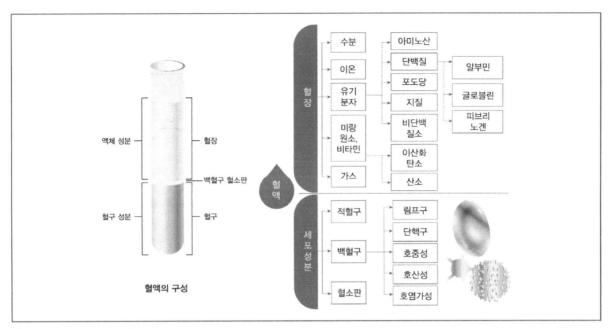

혈액의 구성

④ 염증에 관여하는 세포

ⓐ 호중구 : 급성 염증의 주요 세포, 식균작용

ⓑ 내피세포 : 백혈구 부착, 염증매개체(화학물질) 생성

ⓒ 대식세포 : 만성 염증의 주요 세포, 식균작용

ⓓ 비만세포, 호염기구 : 알레르기 같은 과민반응 조절

ⓔ 호산구 : 기생충 감염에 방어

(2) 과정 및 경로

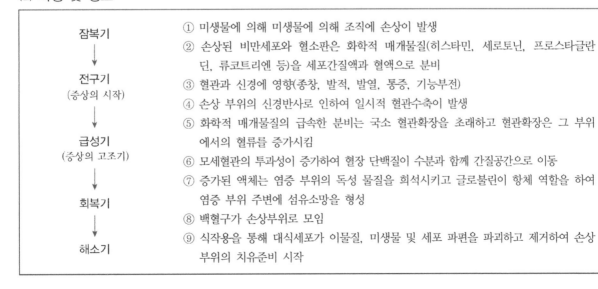

① 미생물에 의해 미생물에 의해 조직에 손상이 발생

② 손상된 비만세포와 혈소판은 화학적 매개물질(히스타민, 세로토닌, 프로스타글란딘, 류코트리엔 등)을 세포간질액과 혈액으로 분비

③ 혈관과 신경에 영향(종창, 발적, 발열, 통증, 기능부전)

④ 손상 부위의 신경반사로 인하여 일시적 혈관수축이 발생

⑤ 화학적 매개물질의 급속한 분비는 국소 혈관확장을 초래하고 혈관확장은 그 부위에서의 혈류를 증가시킴

⑥ 모세혈관의 투과성이 증가하여 혈장 단백질이 수분과 함께 간질공간으로 이동

⑦ 증가된 액체는 염증 부위의 독성 물질을 희석시키고 글로불린이 항체 역할을 하여 염증 부위 주변에 섬유소망을 형성

⑧ 백혈구가 손상부위로 모임

⑨ 식작용을 통해 대식세포가 이물질, 미생물 및 세포 파편을 파괴하고 제거하여 손상 부위의 치유준비 시작

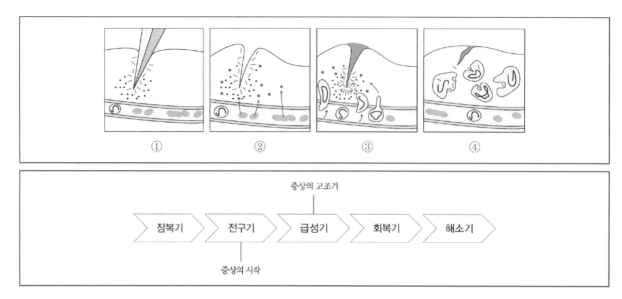

(세포손상→화학적 매개자 방출→혈관 반응→혈소판과 백혈구의 혈관침착→식작용→응고물 형성)

❸ 감염의 원리

(1) 병원균의 침입방법
직접접촉, 섭취, 흡입, 매개체 감염

(2) 숙주의 저항력
① 병원균이 침입을 하더라도 숙주의 저항력이 높을 경우에는 질환에 저항한다.

② **저항 감소 요인** … 나이, 유전적 감수성, 영양 부족, 면역결핍, 심한 육체/정신적 피로, 스트레스, 화상

③ **기회감염** … 병원균 감염 시 건강한 사람에게는 질병을 일으키지 않지만 면역력이 약해진 경우에 질병을 유발하는 것

(3) 병원균의 독력
① 병원균은 발병력을 증가시키기 위해 독소생성, 면역체계 회피, 효소 생성을 한다.

② **독소의 종류와 특징**
　㉠ **내독소** : 그람 음성균 세포벽의 일부 / 지질다당질(LPS) / 열에 안정
　　ⓐ 양이 적을 경우 : 선천면역 강화, T림프구를 활성화시킨다.
　　ⓑ 양이 많을 경우 : 패혈쇼크를 일으킨다.

ⓛ **외독소** : 그람 양성균 / 그람 음성균에 의해 생성, 분비되는 독성 단백질(적은 양으로도 굉장히 치명적)

　　예 보툴리누스 독소

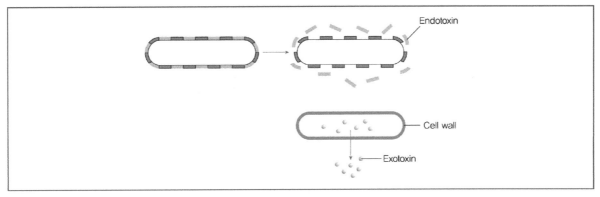

③ 일부 병원균은 류코시딘을 분비하여 호중구와 대식세포의 세포막에 손상을 입혀 포식되는 것을 피하고, 황색포도알균은 항체에 의한 인식을 회피하기도 한다.

④ 미생물은 세포막이나 결합조직을 파괴하는 효소 등을 분비함으로써 숙주로의 침입을 용이하게 한다.

4 회복기전과 회복과정

☀ 회복기전과 회복과정 ☀

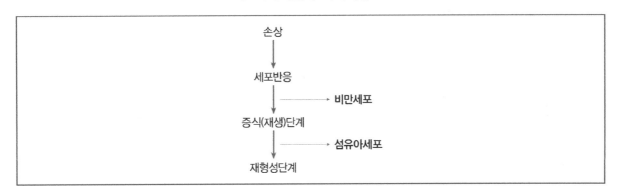

(1) 회복과정

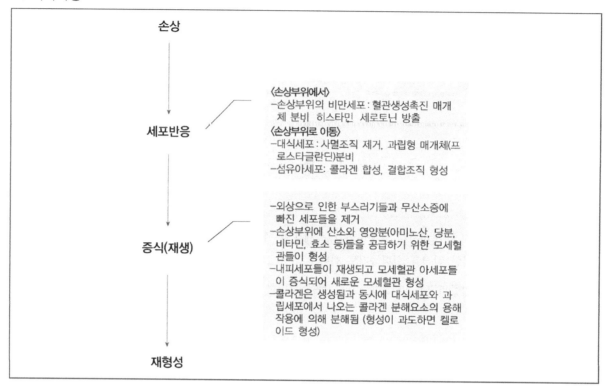

```
                    손상
                     │
                     ↓
                  세포반응 ─────── 〈손상부위에서〉
                     │             -손상부위의 비만세포 : 혈관생성촉진 매개
                     │              체 분비 히스타민 세로토닌 방출
                     │            〈손상부위로 이동〉
                     │             -대식세포 : 사멸조직 제거, 과립형 매개체(프
                     │              로스타글란딘)분비
                     │             -섬유아세포: 콜라겐 합성, 결합조직 형성
                     │
                     ↓
                 증식(재생) ─────── -외상으로 인한 부스러기들과 무산소증에
                     │              빠진 세포들을 제거
                     │             -손상부위에 산소와 영양분(아미노산, 당분,
                     │              비타민, 효소 등)들을 공급하기 위한 모세혈
                     │              관들이 형성
                     │             -내피세포들이 재생되고 모세혈관 아세포들
                     │              이 증식되어 새로운 모세혈관 형성
                     │             -콜라겐은 생성됨과 동시에 대식세포와 과
                     │              립세포에서 나오는 콜라겐 분해요소의 용해
                     │              작용에 의해 분해됨 (형성이 과도하면 켈로
                     │              이드 형성)
                     ↓
                   재형성
```

(2) 회복에 영향을 미치는 요인

낮은 연령, 충분한 영양공급, 적절한 헤모글로빈, 효과적인 혈액순환, 비타민 A, C, 아연

❺ 급성 염증과 만성 염증

(1) 염증

조직과 조직 미세순환 손상에 대한 반응

① 염증을 일으키는 매개체들의 생성

② 혈류로부터 혈관 외 조직으로의 체액과 백혈구의 이동

    ㉠ 외부물질을 국소화, 제거시켜 정상구조를 갖도록 한다.

    ㉡ 발적, 발열, 부종, 통증, 기능 손실

(2) 만성 염증

급성 염증		만성 염증
혈관 확장 및 투과성 ↑	혈관 변화	혈관 증식
호중구	염증세포	단핵세포(림프구, 대식세포)
부종	기질 변화	섬유화

❇ 병원성 미생물의 특성 비교 ❇

종류	핵	세포벽	세포 내 또는 세포 외 기생	유전물질	크기	번식
바이러스	×	×	세포 내	DNA 또는 RNA	$0.02{\sim}0.3\mu m$	복제와 조립에 숙주세포 이용
원생동물	O	×	세포 내 또는 세포 외	DNA	$1{\sim}60\mu m$	다양
윤충	O		세포 외	DNA	2mm~1m 이상	
진균	O	O	세포 내 또는 세포 외	DNA	$2{\sim}60\mu m$	출아, 아포형성, 균사증식
세균	×	O	세포 내 또는 세포 외	DNA	$0.5{\sim}15\mu m$	이분법
미코플라스마	×	×	세포 외	DNA	$0.2{\sim}0.3\mu m$	이분법

❶ 양성 종양과 악성 종양

(1) 신생물

세포의 비정상적인 덩어리에서 비롯되는 조절되지 않는 세포성장

(2) 신생물의 분류

① **양성종양** ··· 발생한 곳에서 과성장한 채 남아있는 종양으로, 분화도가 높음. 접미사 '-oma'를 붙임

② 양성종양의 종류

상피종(Epithelioma)	편평상피의 양성종양
유두종(Papilloma)	가지 있거나 외방으로 증식
샘종(Adenoma)	결장 or 내분비 조직의 샘상피로부터 유래된 양성종양
용종(Polyp)	가장 두드러진 특징이 전반적 외관인 경우
기형종(teratoma)	생식세포로부터 유래, 세 가지 다른 배엽의 유래체 포함

③ **악성종양(암)** ··· 발생한 곳으로부터 인근 조직에 침투하거나, 혈관이나 림프관을 통해 전이된 것으로, 분화
도가 낮아 원래 세포 모양과 매우 다른 모양을 지님

접미사 '-carcinoma(암종)', '-sarcoma(육종)'을 붙임

(3) 암은 비정상적인 세포들이 증식한 뒤 제거되거나 파괴되지 않아 생기는 조직손실로, 세포 주기가 조절되지 않
아 발생한다.

❋ 양성과 악성 종양 ❋

	양성 종양(Benign)	악성 종양(Malignant)
특징	원래 발생한 곳에서 국소적으로 과성장한 종양으로, -oma를 붙임	인근조직에 침투, 혈관 or 림프관 통해 전이하는 종양으로, -carcinoma, -sarcoma를 붙임
예	상피종, 샘종, 용종, 기형종	연골육종(chondrosarcoma), 위샘암(adenocarcinoma)
분화상태	잘 분화되어있음	분화가 잘 되어있지 않음
성장 속도	천천히 성장함	빠르게 성장함
조직침투	피막으로 둘러싸여있어서 주변조직으로 침투하지 않음	콜라겐 분해효소가 있으므로, 주변의 정상조직으로 침투
전이	거의 없음	암세포 간 결합력이 약해 기존부위로부터 자주 벗어나므로 전이가 자주 일어남
재발여부	제거 시 거의 없음	재발 가능함
예후	좋음	종양의 크기, 림프절 침범여부, 전이유무에 따라 달라짐

❷ 암의 유발인자 및 위험인자

(1) 유전적 요인

종양유전자(K-Ras, c-Myc, Bcl-2 등)의 활성화, 종양억제유전자(p53, RB1, BRCA1, 2 등)의 돌연변이
📖 BRCA의 돌연변이 시 유방암 위험 증가

(2) 환경적 요인

화학적 발암원, 바이러스 및 박테리아, 이온화 방사선

❋ 암을 유발하는 바이러스 ❋

인유두종바이러스	Human papiloma viruses, HPVs	편평세포암종, 특히 HPV16,18형 자궁경부암
엡스타인-바 바이러스	Epstein-Barr virus, EBVs	B림프구 감염시켜 버킷림프종, 면역결핍상태 다클론성 림프구증식, 비인두암종의 원인이 됨
B형간염 바이러스	Hepatitis B virus	만성 간세포 손상 ▶ 지속적 간세포 증식유도 ▶ 악성 변형 * C형 간염바이러스는 RNA바이러스
인간헤르페스바이러스	HHV-8	혈관성 종양(카포시육종) 야기

(3) 위험인자

직업, 성별, 가족력, 흡연, 고지방 저섬유질 식단, 만성 알코올 중독, 장기간 햇빛의 노출, 정신적 스트레스 등

❸ 암의 국소/전신 증상

암으로 인한 통증은 조기에 나타나지 않고, 종양이 상당히 진행되었을 때 나타난다.

(1) 대부분의 암 환자들은 염증의 결과로 열과 통증을 호소

(2) 결국 암은 기관의 기능을 방해하여 특정 조직의 징후와 증상을 나타낸다.

① **열**(fever) … 암은 암세포와 면역계의 대사활동의 증가로 인한 미열을 초래

② **피로**(fatigue) … 에너지 수요의 증가 및 근육과 다른 조직의 이화작용은 지속적이고 진행적인 피로를 초래하고 활동 시 내성을 감소

③ **림프절병증**(lymphadenopathy)
   ㉠ 림프종은 림프절과 림프계에서 시작되고 암의 증식은 다발성 림프절에 부종을 야기
   ㉡ 림프절은 대부분 암의 흔한 전이부위

④ **야간증상**(night symptoms)
   ㉠ 야간에 통증으로 인한 수면방해, 발한 등은 암의 조기 징후
   ㉡ 소화기, 간담 및 신장생식기와 같은 부교감적 신경계에 의해 조절되는 기관계는 야간에 더욱 활동적이므로 암에 의해 손상될 경우 증상이 점점 심각해진다.

⑤ **주기적인 통증 양상**(cyclical pain pattern)
   ㉠ 간헐적인 통증 주기는 소화기, 간담 및 신장생식기와 같은 기관의 질환에서 나타난다.
   ㉡ 소화, 배뇨 및 호흡과 같은 특정한 신체 기능과 관련된 증상은 그 조직 내의 암을 의미한다.

⑥ **근육과 관절의 이상통증**(unusual muscle and joint pain) … 자세와 움직임의 변화 없이 시간이 지남에 따라 진행적으로 악화되는 근육이나 관절통증은 잠재적으로 암과 같은 심각한 질환을 의미한다.

⑦ **잠재성 암을 인식하기 위한 미국암협회의 7대 위험징후**(CAUTION)
   ㉠ 배변 또는 배뇨 습관의 변화
   ㉡ 잘 치유되지 않는 상처
   ㉢ 비정상적인 출혈과 분비물
   ㉣ 조직의 비후화(특히 유방)

ⓜ 소화불량과 연하곤란

ⓑ 사마귀와 점의 뚜렷한 변화

ⓢ 잦은 기침 혹은 쉰소리

(3) 종양단계 판정

종양의 국소화정도, 침범 및 전이 등의 기준에 따라 종양의 진행 정도를 판단한다.

① 병리학적인 grade 보다 임상적인 예후를 평가하는 데 좋다.

② 국제적인 TNM 암병기 체계(TNM cancer staging system)로 부호화

　　㉠ T : 원발성 종양의 크기의 증가 – T0, T1 ~ 4

　　㉡ N : 국소 림프절 전이 – N0, N1 ~ 3

　　㉢ M : 원격 전이의 유무와 그 정도 – M0, M1

③ 외과적 접근 or 치료법 결정 … 세포의 등급보다는 암의 병기에 의해 접근 · 결정한다.

④ 병기에 사용되는 중요 기준

　　㉠ 종양 크기

　　㉡ 기관 내이든 기관 외이든 국소 성장 정도

　　㉢ 림프절 전이 유무

　　㉣ 먼 거리로의 전이 유무

O2 심혈관계 질환

※ 심장의 해부생리 ※

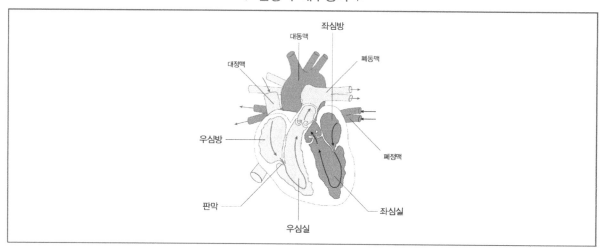

※ 심장의 전기적 자율성 ※

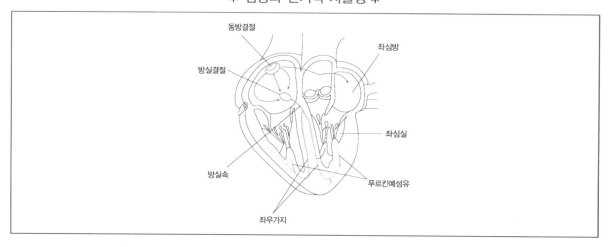

01 〈 부정맥

❶ 부정맥의 원인과 종류

심장의 전기자극형성이나 자극전도에 이상이 있을 때 발생한다.

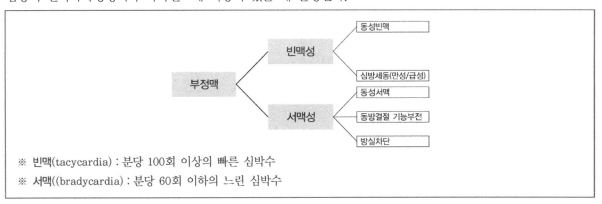

※ 빈맥(tacycardia) : 분당 100회 이상의 빠른 심박수
※ 서맥((bradycardia) : 분당 60회 이하의 느린 심박수

(1) 빈맥성 부정맥

① 동성빈맥

    ㉠ **특징** : 동방결절의 자동성이 높아져 100회/분 이상의 자극을 보내는 경우(HR 100~180회/min) 1회 박출량이 감소

    ㉡ **원인** : 발열, 운동, 갑상선 기능항진증, 저산소혈증, 저혈압, 아트로핀(부교감신경차단제), 아드레날린, 술, 담배, 카페인

② **심방세동** … 심방에서 만들어진 전기적 자극이 무질서하게 일어나며, 심실로 제한적으로 전달되므로 발생

③ 발작성 상심실성 빈맥

    ㉠ 비정상적인 전기회로가 하나 더 존재

    ㉡ 한 번의 심장박동에 필요한 전기 흐름이 끝난 후 다시 비정상적인 전기회로를 통해 역으로 전기자극이 흘러 심장이 뛰게 된다.

④ 심실성 빈맥

    ㉠ 관상동맥질환과 심장근육이 무력해지는 병인 심근증 등의 심장근육 자체의 질환이 주로 관여하며 체내 대사이상과 심한 저혈압, 또는 대수술 후 응급상황에서도 발생

    ㉡ 심장에 특별한 이상 없이도 나타날 수 있다.

(2) 서맥성 부정맥

① 동성서맥
  ㉠ 특징 : 동방결절의 흥분 주기가 연장되어 1분당 60회 이하의 심박수를 보인다.
  ㉡ 원인 : 대부분 뚜렷한 원인이 발견되지 않으며 갑상선 기능 저하증(진행된 간질환, 저체온증 등과 같은 질환과 관련되어 나타날 수 있음)

② 동결절 기능부전 증후군
  ㉠ 고령 환자에서 흔히 보는 현상으로서 나이가 들면서 동결절에 공급되는 혈관 또는 동결절 자체의 퇴행성 변화가 주된 원인이다.
  ㉡ 기타 서맥을 일으킬 수 있는 심장 외 질환과 약물이 원인이 될 수 있다.

③ 방실차단
  ㉠ 특별한 원인 질환이 없이도 발생될 수 있다.
  ㉡ 관상동맥질환, 대동맥판 협착증 등의 만성판막 질환, 약물, 류머티스 열 및 매독성 심장질환 등이 관여한다.

❷ 증상, 징후

(1) 빈맥성 부정맥

정상에서는 심장의 박동수가 분당 60회에서 100회인데 반해 100회 이상의 박동수를 보이면서 불규칙적인 맥박을 보인다.

① **동성빈맥** … 가슴 두근거림 등의 증상이 있거나 못 느끼는 경우도 있다.

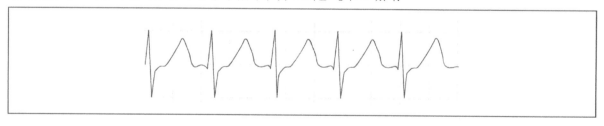

② **심방세동** … 심방에서 만들어진 전기적 자극이 무질서하게 일어나며, 심실로 제한적으로 전달되므로 발생

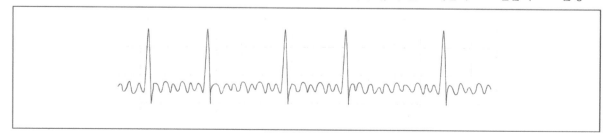

ⓒ 발작적으로 계속 나타나는데 심방의 수축이 없어지고 다만 불규칙적이고 국소적인 수축파가 작은 물결처럼 퍼지기만 하여 심장의 박출량이 감소

ⓒ 매우 빠른 심박수로 인해 심장으로 유입되는 혈액량 자체가 줄면서 전신 혈액 순환에 장애를 초래

ⓒ 불규칙적인 가슴 두근거림(호흡곤란, 졸도)

ⓒ 심장박동 수가 빨라지며 동반되는 저혈압, 폐울혈, 심근허혈에 의한 증상과 심방세동이 갑자기 소실, 일시적 심장정지, 전신 색전증, 심박출량의 감소 및 빠른 맥박으로 인한 불안감 등이다.
  ⓐ **만성 심방세동** : 판막질환에서 합병, 고혈압, 관상동맥질환, 만성폐질환, 선천성 심장병 등에 의해 발생
  ⓑ **급성 심방세동**
    • 정상인은 감정이 격하거나 수술 후, 운동, 급성 알콜 중독등과 같은 상태에서 발견
    • 급격한 체내 대장장애, 혈역학적 이상, 갑상선기능항진증, 대수술후 등과 같은 상태에서 일시적으로 발생

③ **발작성 상심실성 빈맥**
  ⓒ 잠시 동안 가슴이 두근거리고 심장이 터지는 듯한 느낌이 안정 시 갑자기 발작적으로 나타난다.
  ⓒ 가슴이 두근거리는 증세가 느닷없이 생기고 짧게는 3 ~ 4분 지속되다가 길게는 하루 종일 또는 며칠씩 계속되는 경우도 있다.
  ⓒ 전기자극이 이러한 회로를 반복적으로 돌게 되므로 분당 160회에서 240회 정도의 빠른 빈맥이 발생한다.
  ⓒ 비정상적인 전기회로를 가지고 있는 환자가 과로, 과음, 과다한 카페인 복용, 심한 흡연 후에 또는 심한 스트레스 심한 운동 후 등의 경우에 나타나기 쉽다.
  ⓒ 눈앞이 캄캄해지며 가슴의 통증과 현기증, 구토를 호소하며 실신하기도 한다.
  ⓒ 곧 죽을 것 같은 불안감이 생기지만 갑자기 사망하거나 심장에 심각한 손상 경우는 거의 없다.

④ **심실성 빈맥**
  ⓒ 건강하게 보이던 사람이 갑자기 쓰러져 사망했을 때 두드러진 사망원인으로 발작적으로 빈맥증이 발생한다.
  ⓒ 빈맥의 근원지가 심실근육 내에 있으며 상심실성 빈맥증보다도 드물지만 생명에 위협적이고 치료도 어렵다.
  ⓒ 마치 상심실성 빈맥과 같이 하루 종일 내지는 며칠 동안 빈맥이 계속되더라도 혈압이 떨어지거나 졸도 등의 증세를 보이지 않아 상심실성 빈맥으로 오인되는 경우가 많다.
  ⓒ 빈맥 당시 저혈압으로 인한 무력감, 졸도 등의 증상을 보이며, 경우에 따라서는 심장마비, 급사를 초래하기 때문에 이에 대한 치료는 분초를 다툰다.

(2) 서맥성 부정맥

1분에 60회 미만인 경우로서 그 기전은 동결절에서의 전기자극 생성과 전달과정의 이상과 심방과 심실 사이의 전기자극 전달이상으로 나눌 수 있다.

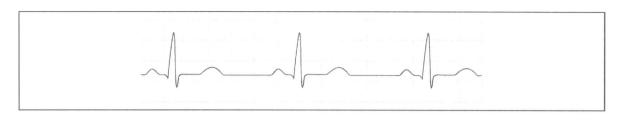

① 동성서맥

　㉠ 심박수가 분당 60회 이하인 경우를 말하나 심박수는 개개인이 차이가 많기 때문에 분당 60회 이하라도 반드시 병적인 상태를 의미하는 것은 아니다.

　㉡ 예를 들어 훈련받은 운동선수는 미주신경의 긴장이 증가되어 휴식이 분당 50회 이하의 심박수를 보이며 노인들도 휴식 시 뚜렷한 동성 서맥을 나타낸다.

　㉢ 심한 동성 서맥 시 심박출량이 부족해 피로함을 느끼며 발작적인 어지러움과 실신을 나타내기도 한다.

② 동결절 기능부전 증후군

　㉠ 동결절에서 전기자극 생성에 문제, 생성된 자극이 동결절로부터 심방에 전달되는 과정에서 이상 발생

　㉡ 심한 서맥, 일시적 심장정지 및 심방세동 등의 빈맥이 있은 후 한참 동안 서맥이 나타나기도 한다.

　㉢ 어지러움증, 의식혼미, 무력감, 졸도 등을 경험하거나 심방성 빈맥으로 인해 심계항진을 느끼기도 한다.

③ 방실차단

　㉠ 방실차단은 정도에 따라서 1도, 2도, 3도(=완전 방실차단)로 구분

　㉡ 1도 방실차단 : 방실 사이에 자극전달이 되지만 전달 속도가 지연되는 경우 발생한다.

　㉢ 2도 방실차단 : 자극전달이 되었다가 안 되었다가 하는 경우로서 이 중에는 방실간격이 서서히 길어지다가 결손되는 I형과 일정한 간격 후 결손되는 II형이 있다.

　㉣ 3도 방실차단 : 심방에서의 전기자극이 심실로 전혀 전달되지 않는 상태로서 방실결절이나 심실내부에서 자생적으로 새로운 자극이 발생된다.

　㉤ 1도 차단의 경우는 증세가 없으며, 2도 이상 특히 3도 차단의 경우 심실박동수가 40회 이하이면 증세가 나타난다.

　㉥ 일시적으로 무력감, 피로감, 현훈감, 졸도 및 경련이 일어날 수도 있다.

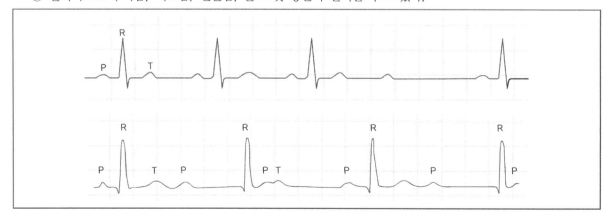

❸ 치료 및 예방

(1) 빈맥성 부정맥

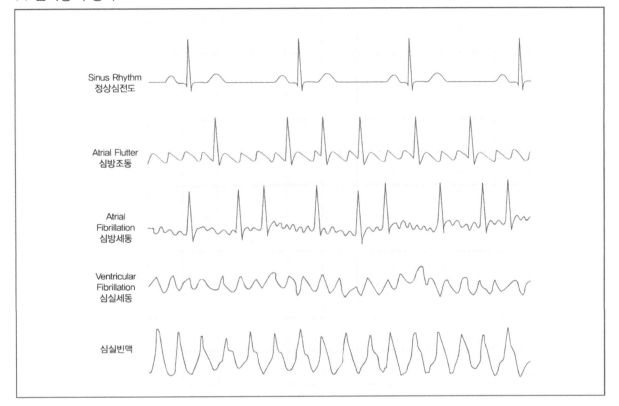

① 동성빈맥

　㉠ 동성빈맥을 일차적인 부정맥으로 여겨 치료해서는 절대 안 된다.

　㉡ 이는 대부분이 심장의 어떠한 요구상태에 대한 생리학적 반응이므로 일차적인 질병에 치료의 초점을 맞
추어야 한다.

② 심방세동

　㉠ 열, 폐렴, 알코올중독, 갑상선기능항진증, 폐색전증, 심부전증, 심낭염 등의 원인을 먼저 찾아 제거하는
것이 일차적인 치료

　㉡ 환자의 상태가 저혈압, 쇼크 및 심근허혈이 지속될 때는 정상리듬으로 환원시키기 위해 직류전기충격요
법을 처음부터 사용하는 것을 권장

　㉢ 혈역학적으로 안정된 상태라면 빠른 심박수를 감소시키기 위해 디기탈리스제, 칼슘길항제 또는 베타차
단제 등 약물을 투여. 또한 항응고제를 투여해 색전증을 예방

③ 발작성 상심실성 빈맥
  ㉠ 응급조치로 미주신경을 흥분시켜 심박수를 떨어뜨리기 위해 경동맥동 부위를 눌러주거나 억지로 토하게
    하는 방법, 숨을 길게 내쉬게 한 다음 아랫배에 힘을 주고 숨을 참게 하는 방법, 또는 양쪽 안구를 동
    시에 힘껏 누르는 방법들을 시도해 볼 수 있다.
  ㉡ 이에 반응하지 않을 경우 항부정맥제로 치료
  ㉢ 대부분 약물에 잘 반응하나 빈맥의 재발을 막기 위해서는 증세가 없어도 장기간 약을 복용해야 한다.
  ㉣ 약을 먹는 동안에도 자주 발병하여 일상생활을 하기가 어려운 환자나 규칙적인 약물복용이 용이하지 않
    은 환자에게는 보다 적극적인 방법으로서 심도자에 의한 치료법을 고려

④ 심실성 빈맥
  ㉠ 정맥으로 항부정맥제를 투여하는 것이 가장 손쉽고 효과적인 방법
  ㉡ 응급상황에서는 직류전기충격요법을 사용
  ㉢ 재발을 잘 하거나 발작 시 증상이 심할 때, 또 심실세동으로 전환되는 환자들에게는 퇴원 전 항부정맥
    제를 선택해서 투여해야 하며 이 때 심장전기생리 검사가 도움이 된다.
  ㉣ 약물이 효과가 없을 때에는 수술이나 심도자를 이용하여 이를 제거해야 한다.

(2) 서맥성 부정맥

① **동성서맥** … 금연, 금주, 약물복용 중단, 카페인 섭취의 감소 등

② **동결절 기능부전 증후군** … 먼저 약물 등 가능한 원인을 제거하는 것이 필수적이고 증상을 동반한 동결절
  기능 장애의 경우는 영구적 심장박동기를 삽입하는 것이 원칙

③ **방실차단**
  ㉠ 원인이 되는 질환의 치료에 중점을 두되 의식의 변화, 졸도 등의 증세를 보이며 즉시 응급심장마사지를
    시행
  ㉡ 약물을 투여하여 일시적 효과를 볼 수도 있다.
  ㉢ 증상이 있는 방실차단 특히 2도 이상 차단 시 응급상황에서는 일시적 심장박동기를 삽입하고 그 후 안
    정되면 영구적 심장박동기로 교체하는 것이 원칙

❈ 빈맥성 부정맥 ❈

빈맥성 부정맥	원인	증상	치료예방
동성빈맥	드물다. 운동, 발열, 갑상선기능항진증, 저산소혈증, 저혈압 같은 질환이 있을 때 나타나는 경우가 많음	분당 100회 이상	일차적 질병치료에 초점
심방세동	만성 : 승모판 질환, 고혈압, 관상동맥질환, 만성폐질환, 선천성 심장병등 심장질환에 의해 급성 : 만성세동환자에서 간헐적으로 나타나기도 하고 정상인이 감정이 격하거나, 수술 후, 운동, 급성 알코올 중독 등에서 볼 수 있음	불규칙적으로 가슴이 두근거리는 증상. 심할 경우 호흡곤란과 졸도	급성인 경우 원인 찾아 제거 디기탈리스제, 칼슘길항제, 베타차단제
발작성 상심실성빈맥	대부분 비정상적인 전기회로가 하나 더 존재하기 때문에 한 번의 심장박동에 필요한 전기흐름이 끝난 후에도 다시 비정상적인 전기회로를 통해 역으로 전기자극이 흘러 심장이 띔. 분당 160 ~ 240회 과음, 과카페인복용, 심한 흡연, 스트레스, 심한운동	가슴이 두근거리고 눈앞이 캄캄해지며 가슴의 통증과 현기증, 구토를 호소, 실신	응급조치로 미주신경을 흥분시켜 심박수를 떨어뜨리기 위해 경동맥동 부위를 눌러주거나 억지로 토하게 하거나 숨을 길게 내쉬게 한 다음 아랫배에 힘을 주고 숨을 참거나 양쪽 안구를 동시에 힘껏 누름. 이에 반응하지 않을 경우 항부정맥제 투여
심실성 빈맥	심장근육 자체에 질환이 주로 관여하며 체내 대사이상과 심한 저혈압, 또는 대수술	건강하게 보이던 사람이 갑자기 쓰러져 사망했을 때 두드러진 사망 원인	항부정맥 투여, 직류전기충격요법

❈ 서맥성 부정맥 ❈

서맥성 부정맥	원인	증상	치료예방
동성서맥	반드시 병적 의미는 아님(운동선수, 노인) 뚜렷한 원인 없음 (갑상선기능저하증, 간질환, 저체온)	분당 60회 이하 심한 동성서맥 시 심박출량이 부족해 피로함 느끼며 발작적인 어지러움과 실신	
동결절기능부전 증후군	고령환자에서 흔히 보임 동결절에서 공급되는 혈관 또는 동결절 자체의 퇴행	어지러움 의식혼미 무력감 졸도	원인제거(약물) 심장박동기 삽입
방실차단	원인질환 없이도 발병할 수 있음	1도 : 증상 없음 2도 ~ 3도 : 심실박동수가 40회 이하이면 무력감, 피로감, 현훈감, 졸도	응급심장마사지 2도 방실차단 시 일시적 심장박동기 삽입 안정되면 영구적 심장박동기로 교체가 원칙

❶ 관상동맥의 퇴행성 변화

관상동맥이란 심장근육으로 혈액을 공급하는 큰 동맥혈관을 말한다.

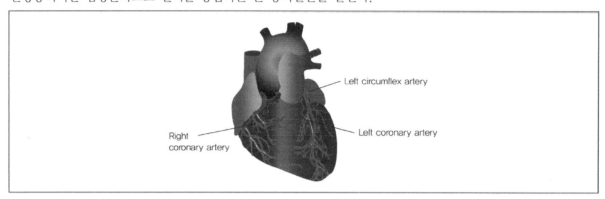

❊ 죽상동맥경화증의 진행 단계 ❊

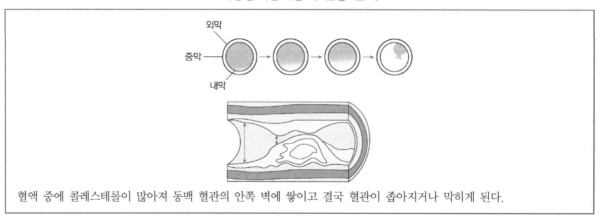

혈액 중에 콜레스테롤이 많아져 동맥 혈관의 안쪽 벽에 쌓이고 결국 혈관이 좁아지거나 막히게 된다.

(1) 관상동맥에 동맥경화증에 의한 협착 병변이 생기게 되면 혈류량이 줄어들어 심장근육이 필요로 하는 만큼의 충분한 혈액을 공급하지 못하게 되어 심장근육(심근)에 빈혈(허혈)이 생기게 된다.

(2) 이로 인해 야기될 수 있는 질환들을 포괄적으로 관상동맥질환이라고 하며, 협심증(angina pectoris)과 심근경색(myocardiac infarction)이 대표적인 질환이다.

(3) 혈관내경의 감소→심근 관류량의 절대적 감소→혈액량 감소. 산소요구량이 증가할 때 관류량이 적절하게 증가하지 못해 발생. 그 외 관상동맥의 경련이나 혈전이 원인이다.

☀ 관상동맥 ☀

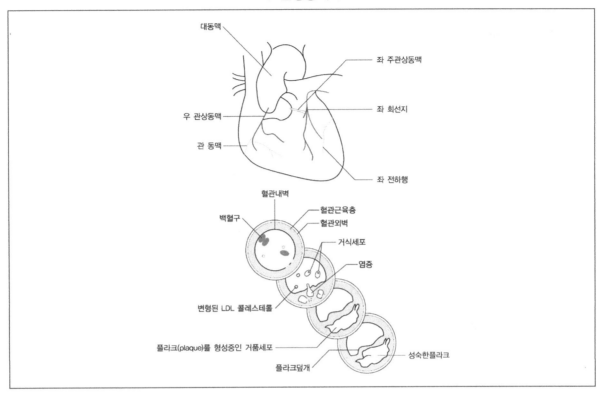

❷ 주요 질환 / 증상, 원인 / 치료 및 예방

(1) 협심증

① 원인과 기전

- ㉠ 심장근육의 산소요구량이 산소공급량을 초과할 때 발생하는 가역적인 심근 허혈 상태
- ㉡ 죽상경화증으로 인한 관상동맥의 허혈 현상이 주된 원인
- ㉢ 심실비대, 좌심실 유출로 협착, 심근증, 관상동맥의 경련 또는 혈소판의 이상이 원인
- ㉣ 혈관 협소화와 비정상적인 긴장도가 혈관 내피세포 기능에 장애를 유발하여 발생
- ㉤ 죽상경화로 인해 좁아진 관상동맥을 통해 산소량이 한정되어 있는 상태에서 혈압 상승, 추위, 심실비대, 좌심실 유출로 협착 등의 원인으로 심근 긴장이 증가, 심박수가 증가되는 경우

> ▶ **TIP** ～～～～～～～～～～～～～～～～～
>
> **죽상경화**
> 평활근세포, 결체조직 및 지방질 등이 혈관 벽에 침착된 것(주로 대동맥, 대퇴동맥, 관상동맥 등에서 발생)

ⓑ 혈관내피세포의 손상은 혈소판 응집으로 인한 혈전의 형성, 혈중 지질의 증가, 혈당의 증가 또는 흡연으로 인해 발생(흡연 및 당뇨병의 경우 작은 동맥도 영향)

ⓢ 조절가능 위험인자 : 고혈압, 고지혈증, 흡연, 당뇨병, 비만증, 운동부족, 경구피임약 사용

② 증상발현과 증세판정

ㄱ 가슴 가운데 흉골 부위에서 조여드는 흉통 호소(어깨, 목, 턱, 팔의 안쪽으로 전파)

ㄴ 운동을 하거나 흥분, 추위, 식사로 인해 유발(3 ~ 10분 정도 지속)

ㄷ 일시적인 호흡곤란, 부정맥, 저혈압의 형태로 나타날 수 있다.

③ 종류

	안정형 협심증	불안정형 협심증	변이형 협심증	무증상 허혈
특징	움직임이 많을 때 발생	휴식 시 갑자기 발생	밤중, 새벽에 발생	당뇨, 비만, 노인에게 발생
	예측 가능	예측 불가	예측 불가	
원인	관상동맥경화증	관상동맥 내 혈전	관상혈관 경축	
합병증		심근경색	심근경색 심실성 부정맥	심근경색 심장돌연사

④ **진단** … 심전도와 운동부하 심전도검사, 심장 초음파 및 심장 동위원소검사, Holter 심전도검사, 관상동맥 조영술을 이용

⑤ **치료법**

ㄱ 위험인자에 대한 대책, 약물요법과 수술요법이 있다.

ㄴ **위험인자** … 고혈압, 고지혈증, 당뇨병, 흡연 등(치료와 체중조절 및 운동필요)

ㄷ **약물치료** … 나이트레이트제제(직접 혈관 확장), 칼슘차단제(혈관 수축 억제), 베타차단제(교감신경 억제), 저용량의 아스피린(혈액응고를 막아 혈전 생성 억제)

※ **주의** : 변이형 협심증의 경우 베타차단제 사용 금지

ㄹ 약물요법 실패는 경피적 관상동맥 성형술이나 관상동맥 우회술 시행

⑥ **운동효과** … 적정한 몸무게와 근육량 유지, 비만예방, 혈압저하, 말초혈관저항 감소, HDL 증가

(2) 심근경색

① 지속적인 심근허혈로 인해 심근세포가 비가역적으로 파괴된 상태

② 급성 심근경색의 원인과 기전

    ㉠ 죽상경화증으로 관상동맥이 폐쇄, 관상동맥 박리, 혈관염, 경련이 일어날 수 있고 이로 인해 심장에 생긴 흉터로 심장 수축기능이 저하

    ㉡ 매독이나 면역학적 질환, 관상동맥의 선천적인 기형, 혈액의 과응고, 약물중독

    ㉢ 심장 내의 혈전이나 심내막염으로 관상동맥 폐쇄를 유발

③ 심근경색의 육안적 특징

24시간까지	심실 표면 창백
3~5일 후	경색이 얼룩덜룩, 선명하게 경계 생김
2~3주 까지	경색 부위 낮아지고 젤라틴 같은 외형이 됨
몇 달 후 치유된 경색	단단히 수축되어 있는 회색 모양 흉터 조직으로 변형

④ 증상발현과 증세판정

    ㉠ 쥐어짜는 듯한 흉통, 흉골 하부에 통증이 있고 양어깨, 양손과 턱, 목안으로 방사(30분 이상 지속), 노인이나 당뇨병이 있는 환자는 약하게 느껴질 수도 있다.

    ㉡ 다른 증상 : 호흡곤란, 오심, 구토, 전신 피로감, 현기증 등

    ㉢ 심한 스트레스나 육체노동, 다른 부위의 수술 후에 발병, 기상 후 수 시간 내 시작

⑤ 치료법

    ㉠ 경색 후 1시간 내에 심방 세동이 동반되어 잘 사망(심폐소생 시행)

    ㉡ 완전 폐쇄된 관상동맥을 열어 혈액순환을 재개, 혈전용해제 투여(정맥 또는 관상동맥) – 경피적경 혈관 관상동맥 확장술을 응급으로 시행 가능

    ㉢ 약물 : 베타차단제, 나이트레이트제제, 칼슘차단제 등을 이용

⑥ 운동효과

    ㉠ 수 주일간 낮은 강도의 유산소 운동, 등장성 운동 권장

    ㉡ 약간 힘들다는 정도로 시행하며 1주 3회 이상, 1회 30~60분 정도 운동(환자 상태 고려)

    ㉢ 심박수 65% 정도로 시행, 4~6주 후 운동부하검사를 다시 시행

    ㉣ 심근경색 급성기, 심한 협심증, 심부전증, 심각한 부정맥 등은 운동치료에서 제외

    ㉤ 급성 심근경색 중에 쇼크나 심정지, 검사 중 수축기 혈압이 20mmHg 이상 감소, 심전도의 허혈성 변화가 심한 환자, 심한 실실 기외수축이 관찰, 좌심실 구혈율이 30% 미만일 때 주의 필요

    ㉥ 숨이 가빠오거나 흉통, 어지러움, 맥박의 불규칙, 식은 땀, 오심, 구토, 다리가 붓고 통증이 있는 경우 운동 중지(의사와 상의)

※ 협심증과 심근경색 ※

주요질환	증상증후	치료 및 예방
협심증	• 죽상경화로 인한 관상동맥허혈 현상 • 심장근육의 산소요구량이 산소공급량을 초과할 때 발생되는 증상 • 흉통 : 가슴 가운데 흉골 부위에서 가슴이 조여드는 느낌이나 압박감, 쥐어짜는 느낌이 발생하여 어깨, 목, 턱, 팔의 안쪽으로 전파됨	• 약물요법 – 나이트레이트제제, 칼슘차단제, 베타차단제 등 사용하여 심근의 산소요구량을 감소시키고 관상동맥 혈류를 증가시켜 심근허혈을 치료. 저용량 아스피린 • 경피적관상동맥우회술 – 약물치료 효과 없을 시, 예후불량자 • 예방 – 금연, 당뇨, 고혈압, 고지혈증검사 및 이에 대한 치료
심근경색	• 지속적 허혈로 인해 심근세포가 비가역적으로 파괴된 상태 • 심한 흉통, 가슴을 쥐어짜는 듯 하며, 조이고 심하게 눌리는 듯 그리고 지속적이며 뭉개지는 듯하다고 묘사 • 어떤 경우에는 통증이 없거나 소화불량 정도로 매우 약하게 느껴질 수도 있음	• 심폐소생을 시행하며 즉시 병원 이송 • 혈전용해제 투여, 관상동맥 내로 직접 투여 • 경피적경혈관 관상동맥확장술 • 약물요법 – 베타차단제, 나이트레이트제제, 칼슘차단제(혈액순환↑, 심근경색 크기↓)

(3) 심근으로의 산소 공급

① 심근으로의 산소 공급은 혈액의 산소 운반 능력과 관상동맥의 혈류속도에 의해 결정

② 산소 운반 능력은 혈색소 함량과 체산소화의 정도에 따라 결정

③ 관상동맥의 혈류는 산소 공급과 대사요구량에 따라 조절

④ 저혈압, 대동맥판막역류는 산소 공급에 이상을 초래한다.

⑤ 관상동맥혈관저항은 외부적으로 관상동맥을 압박하는 힘과 내부적으로 관상동맥의 긴장도를 변화시키는 요인에 의해 역동적으로 조절되고 혈관 긴장도를 변화시키는 내부적 요인으로는 국소적 대사산물의 축적, 내피세포유래물질, 신경분포

⑥ 심근의 산소 수요를 결정하는 요인은 심실벽 부하, 심박수, 수축력 등이 있다.

(4) 죽상경화증

LDL 콜레스테롤이 산화→대식세포에 의해 거품세포 형성→내피세포 하층에 죽종(fatty streak) 형성→콜라겐 증식에 의해 지방반(plaque) 형성되어 석회화→혈관벽 탄성 소실

03 〈 고혈압

❶ 고혈압의 정의과 분류

(1) 정의

① 혈압(Blood Pressure) = 심박출량 × 총 말초저항

　= 심박 수 × 1회 박출량 × 총 말초저항

② 1차성 고혈압(본태성 고혈압) … 특별한 원인을 모름 (95%) ⇒ 증상 완화 치료

③ 2차성 고혈압(속발성 고혈압) … 동반질환(신장, 혈관, 내분비 장애(갈색종, 부신피질종양))이나 약물에 의함 (5%) ⇒ 예방 가능, 동반 질환 치료

(2) 고협압 분류

① 정상혈압 범위 … 120 ~ 80mmHg 미만

② 고혈압 전기 … 최고혈압 120 ~ 139, 최저혈압 80 ~ 89

③ 고혈압 1기 … 최고혈압 140 ~ 159, 최저혈압 90 ~ 99

④ 고혈압 2기 … 최고혈압 160 이상, 최저혈압 100 이상

❷ 고혈압의 증상과 진단

3 ~ 4일간, 하루에도 3 ~ 4회의 측정 필요

(1) 고혈압의 증상

① 심해졌을 때도 별다른 증상을 느끼지 못함

② 가장 흔한 증상 … 두통(혈압↑ ⇒ 두통의 빈도↑), 박동성 후두부 동통호소

③ 어지럼증, 멍한 느낌, 피로감, 심계항진을 느끼며 흉부 동통

④ 코피 또는 눈에 결막하 출혈, 귀에 이명, 기절, 실신, 경련, 일시적인 운동장애, 마비증세

⑤ 약한 활동에도 숨이 차며 아침에 가벼운 후두통 발생, 왼쪽 가슴에 조이는 통증 발생

⑥ 갈색종에서는 절반 정도 발작적으로 고혈압 발생, 두통과 발한, 심계항진의 증상 발생

⑦ 선천성 대동맥협착증 ··· 젊은 층에서 발생, 발이 차며 운동 시 다리에 동통, 맥박이 잘 안만져짐

⑧ 코티졸 과다에 의한 고혈압 ··· 팔은 가늘고, 몸체가 비만이며 달걀이 둥근 얼굴과 두경부구간 비대 및 쿠싱 증후군 양상

(2) 고혈압의 진단

① 여성보다 남성의 평균혈압이 5 ~ 10mmHg↑, 60대 이후 수축기 혈압↑, 확장기 ↓

② 수축기 혈압만 높거나 확장기 혈압만 높은 경우도 고혈압임

☀ JNC 및 ESH/ESC의 고혈압 분류 ☀

분류	수축기 혈압		이완기 혈압
적정	< 120	&	< 80
정상	120 ~ 129	OR	80 ~ 84
높은 정상	130 ~ 139	OR	85 ~ 89
고혈압 1단계	140 ~ 159	OR	90 ~ 99
고혈압 2단계	160 ~ 179	OR	100 ~ 109
고혈압 3단계	≥ 180	OR	≥ 110
고립성 수축기고혈압	≥ 140	OR	< 90

❸ 치료 및 예방

(1) 비약물 요법

초기의 가벼운 고혈압의 경우(3 ~ 6개월 시행)

① 식사요법

　㉠ 식염, 당질, 칼로리, 향신료, 콜레스테롤 및 포화지방산의 제한(체중감량요법 시행)
　㉡ 양질의 단백질과 야채섭취, 칼륨이 많이 섭취된 음식섭취

② 생활요법

　㉠ 알콜섭취 제한(소주 반병, 맥주 1병, 양주 2잔), 중증과 악성은 완전히 제한
　㉡ 금연과 규칙적인 생활을 하며 미지근한 물에 목욕
　㉢ 변비주의(배변 시 혈압의 급상승)

(2) 약물 요법

❊ 심혈관 위험도와 치료방침 ❊

위험도 \ 혈압(mmHg)	2기 고혈압전단계 (130~139/85~89)	1기 고혈압 (140~159/90~99)	2기 고혈압 (≥160/100)
위험인자 0개	생활요법	생활요법* 또는 약물치료	생활요법 또는 약물치료**
당뇨병 이외의 위험인자 1~2개	생활요법	생활요법* 또는 약물치료	생활요법과 약물치료
위험인자 3개 이상, 무증상장기손상	생활요법	생활요법과 약물치료	생활요법과 약물치료
당뇨병, 심혈관질환, 만성콩팥병	생활요법 또는 약물치료+	생활요법과 약물치료	생활요법과 약물치료

* 생활요법의 기간은 수주에서 3개월 이내로 실시한다.

** 혈압의 높이를 고려하여 즉시 약물치료를 시행할 수 있다.

+ 설정된 목표혈압에 따라 약물치료를 시작할 수 있다. 10년간 심혈관질환 발생률

❊ 고혈압 치료제의 종류와 부작용 ❊

구분	합병증, 병발증, 병태		부작용
	추천	주의, 금기	
이뇨제	부종, 심부전, 고령자	당뇨병, 통풍, 저칼륨혈증, 신부전	저칼륨혈증, 고뇨산혈증, 고혈당증
베타차단제	빈맥, 협심증, 젊은 환자	기관지 천식, 서맥, 심부전, 말초순환장애, 당뇨병	서맥, 심부전, 불면증, 성욕감퇴, 천식악화
칼슘길항제	협심증, 고혈압성 긴급증, 고령자, 당뇨병	자극전도장애, 심부전	두통, 안면조홍, 빈맥, 변비, 하지부종
ACE 억제제	당뇨병, 심부전, 고령자	신부전, 신동맥 협착이상, 임신고혈압, 기관지염	기침, 미각이상, 단백뇨, 발진
알파차단제	고지혈증, 배뇨장애, 당뇨병	기립성 저혈압	기립성 저혈압, 안구충혈, 코막힘

① 이뇨제 … 소변으로 수분을 빼내어 혈액량 감소

② 베타차단제 … 심박수, 심장 수축력 감소

③ 칼슘길항제 … 심장, 혈관 수축력 감소

④ ACE 억제제 … 레닌 – 안지오텐신 – 알도스테론 시스템에서 안지오텐신의 기능 억제

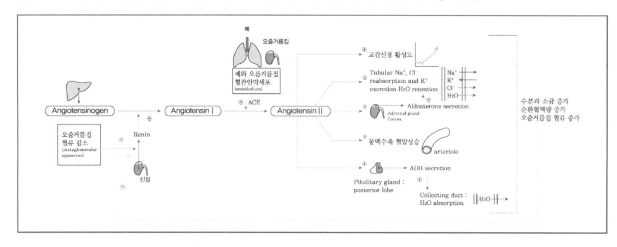

⑤ **알파차단제** … 혈관 수축 감소

(3) 운동요법

① 중등도의 운동을 1시간 정도 지속(**에** 걷기, 달리기, 수영, 자전거 타기 등)

② 등척성 운동은 혈압과 맥박을 증가시키므로 제한

③ **운동부하 검사시행 조건** … 심장병의 위험이 있거나 40세 이상의 좌업생활을 하는 사람

④ 심기능이 저하되거나 부정맥이 심한 경우, 협심증 환자, 운동능력이 심하게 감소된 위험군은 초기에 의사의 감독 필요(운동시 기침, 흉통, 실신 시 의사에게 보고)

04 〈 심부전

❶ 심부전의 정의

심장이 체내 대사에 필요한 만큼 혈액을 펌프질하여 공급할 수 없는 병태생리학적 상태

(1) 수축성 심부전

심근 수축력 저하 또는 수축 기능 이상으로 인해 발생

(2) 확장성 심부전

심장의 수축 기능은 정상이지만 이완 능력 저하나 이완 기능 이상으로 인해 발생

② 심부전의 원인과 심부전을 일으킬 수 있는 질병

(1) 심부전의 원인

① 각종 심장질환으로 인해 심장의 고유 기능이 악화되어 전신에 충분한 혈류를 보내지 못하는 상태이다.

② 가장 일반적인 원인은 관상동맥(심장동맥), 심근병증, 고혈압성 심장질환, 판막질환, 선천성 심장질환 등이다.

③ 심부전은 심장 자체의 문제에서 기인하나, 고혈압처럼 심장의 요구도가 증가할 때에도 발생한다.

※ 심부전 환자와 건강한 사람의 심장 기능 비교 ※

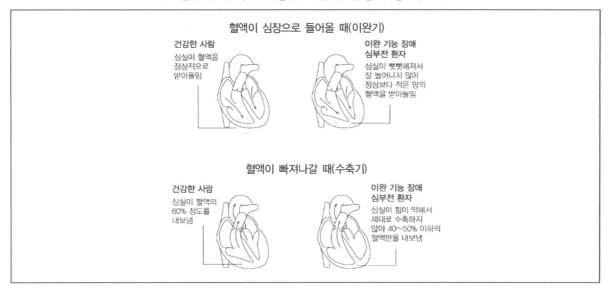

(2) 심부전을 일으킬 수 있는 질병

① 관상동맥질환

    ㉠ 심장의 근육에 산소와 영양분을 공급하는 혈관의 일부 또는 전부가 막히는 상태를 말한다.

    ㉡ 혈관이 막힌 결과 심장근육 일부가 죽게 되는데, 이것을 심근경색증이라고 한다.

    ㉢ 심근경색증은 40 ~ 75세 사람들에게 심부전을 일으키는 가장 흔한 원인이다.

    ㉣ 관상동맥질환의 위험인자는 흡연, 고혈압, 고지혈증, 스트레스, 비만, 운동부족, 노화(연령증가) 등이 있다.

② 고혈압

    ㉠ 고혈압을 치료하지 않고 방치하면 심장에 부담을 주어 심장벽이 두꺼워지고 심장이 커지게 되며, 어느 정도까지는 잘 견디지만 시기가 지나면 심장의 펌프 기능이 떨어지게 된다.

    ㉡ 고혈압 환자는 정상인보다 심부전이 발생할 가능성이 4배나 높다.

    ㉢ 이러한 과정은 수년에 걸쳐 서서히 진행되기 때문에 초기에 고혈압을 발견하여 치료를 시작하면 심부전 발생을 늦추거나 막을 수 있다.

③ 심방세동

    ㉠ 심장의 일부분인 심방이 원래보다 불규칙적으로 빨리 뛰는 것을 말한다.

    ㉡ 고혈압이 주된 원인이고 정상보다 과도하게 맥박이 빨라져서 심장이 빨리 지치게 되어 심부전을 발생시킬 수 있다.

④ 심장판막질환

    ㉠ 심장 안에 있는 판막의 운동에 장애가 생겨 잘 열리지 않거나 잘 닫히지 않으면 심장에 부담이 되어 심장기능이 떨어지게 되면 심부전을 일으킬 수 있다.

    ㉡ 심장판막질환을 수술하게 되면 심장의 기능이 정상으로 돌아올 수 있다.

⑤ 심장근육질환(심근병증)

    ㉠ 원인은 알 수 없지만, 심장근육이 손상되면 심장 펌프 기능이 약해져 심부전이 유발될 수 있다.

    ㉡ 유전질환에 의해 심근병증이 생길 수도 있으며, 과도한 알코올(수년에 걸친 과음) 역시 심장근육에 영향을 미쳐 심부전의 원인이 된다.

    ㉢ 때로는 바이러스 감염으로 심근병증이 발생하기도 한다.

❸ 증상 및 징후

☀ 심부전의 증상 및 징후 ☀

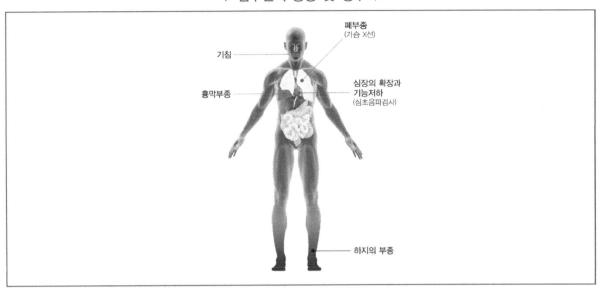

심부전 환자는 심장의 펌프 기능이 떨어지기 때문에 심장으로 들어오는 혈액을 퍼낼 수 없어 체액이 연약한 조직으로 스며들게 되어 다음과 같은 증상들이 발생한다.

(1) 폐울혈에 의한 증상

① 호흡곤란

② 좌위호흡

③ 발작야간호흡곤란

④ 체인스토크스 호흡

⑤ 폐울혈이 진행되어 급성 폐부종이 발생하면 수포음, 혈담 등 발생

(2) 전신울혈에 의한 증상

① 말초부종

② 울혈성간비대

③ 비장비대

④ 복수

⑤ 황달 및 간 기능 관련 효소 수치 상승

(3) 기타 증상

① 피로, 운동능력 삼소

② 식욕부진, 메스꺼움, 복통, 복부팽만감

③ 우울증, 성기능장애, 야뇨증

❹ 심부전의 보상기전

심부전이 있으면 체내 조직에 혈액을 원활히 공급할 수 있도록 보상기전이 발생한다. 심부전의 보상기전은 프랭크–스탈링기전, 심비대, 혈류 재분배, 신경호르몬 및 사이토카인의 변화 등이 있다.

(1) 신경호르몬 및 사이토카인의 변화 보상기전

① 교감신경계 활성화로 혈액 내 노르아드레날린이 증가한다.

② 증가된 노르아드레날린은 심박출량을 증가시킨다.

③ 처음에는 심박출량이 증가하지만 나중에는 수축기 동안 심실벽에 심장 후부하를 증가시킨다.

④ 부정맥이나 직접적인 심장 독성이 발생한다.

(2) 혈류 재분배 보상기전

① 근육, 피부, 발 같은 기관보다는 뇌, 심장, 폐 등 생명과 직결되는 중요한 장기로 혈류가 재분배 되는 현상이다.

② 초기에는 운동 시 뚜렷하지만, 점점 일상 시에도 뚜렷해진다.

③ 신혈류 감소로 인해 수분이 축적된다.

④ 피부혈류 감소로 인해 미열 발생, 청색증 유발한다.

⑤ 근혈로 감소로 인해 피로를 유발한다.

(3) 보상성 심비대 보상기전

① 원심성 비대는 혈액량 과부하가 원인으로 수축부전 시 발생, 판막역류와 관련 있다.

② 심실이 확장되고 좌심실벽이 두꺼워지고 심장무게가 증가한다.

③ 구심성 비대는 압력 과부하가 원인으로 이완부전 시 발생, 죽상경화증, 고혈압과 관련 있다.

④ 초기에는 심근량이 늘어나 심근세포의 스트레스가 감소하지만 증식이 한계에 이르면 심실이 확장되고 심실벽은 약화되어 스트레스가 증가한다.

(4) 프랭크-스탈링 보상기전

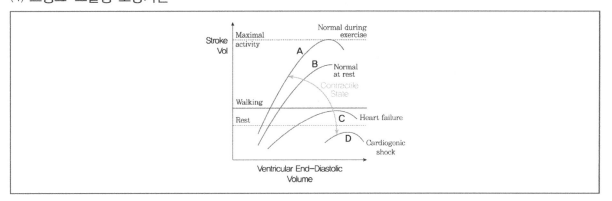

① 심장 전부하를 증가시켜 심근 수축력을 증가시킨다.

② 초기에는 나트륨과 수분저류 등으로 심장 전부하를 증가시켜 심박출량 유지한다.

③ 폐울혈 및 전신부종이 발생한다.

⑤ 심부전의 진단

(1) 문진

증상의 발생시기와 심한 정도, 과거병력, 약물복용 여부, 일반 건강상태 등 전반에 걸친 내용을 확인한다.

(2) 신체검사

① 환자의 맥박이 규칙적인지, 얼마나 빠른지를 알아보고 혈압도 측정한다.

② 청진을 하여 환자의 심장소리에 이상이 있는지 확인하고, 발목부종이나 목 정맥 확장유무를 관찰한다.

(3) 혈액 검사

① 혈액 검사를 통해 빈혈 유무와 콩팥질환 여부를 확인한다.

② 심방세동을 동반한 경우에는 갑상선호르몬 검사를 시행한다.

③ 갑상선 기능이 항진된 경우 심방세동을 일으킬 수 있으며 심부전을 유발할 수 있기 때문이다.

(4) 흉부 X-ray 검사

① 심장의 크기와 형태 등을 알아보기 위한 검사이다.

② 폐에 체액이 고여 있는지도 확인할 수 있으며, 호흡곤란을 일으킬 수 있는 다른 폐질환이 있는지 감별하는 데 유용하다.

(5) 심전도 검사

① 심장이 박동하게 되면 전기적인 변화가 일어나는데, 이러한 변화를 기록하는 것이다.

② 손상된 심장근육이나 산소공급이 부족한 심부전 환자는 정상 심전도 소견과는 다른 변화가 일어나게되므로 심전도 검사에서 확인할 수 있다.

③ 가장 흔한 부정맥(맥박이 일정하지 않는 경우) 소견이 심방세동이다.

(6) 심장 초음파 검사

① 심장 초음파 검사는 심장근육과 심장판막이 어떻게 작동하는지 알려주고 심장이 뛰는 모습과 심장에 문제 있는 부위를 알 수 있다.

② 심부전 환자를 진단하는 데 있어 심장 초음파는 가장 핵심적인 검사 방법이다.

③ 통상 대학병원에서 시행되고 있으며 입원하지 않고 외래에서 시행할 수 있다.

(7) 기타 검사

① 운동부하 검사
   ㉠ 운동기계를 통해 환자의 심장이 얼마나 잘 견디는지를 알아본다.
   ㉡ 가슴에 붙인 전극을 통해 운동강도의 변화에 따라 심장이 어떻게 반응하는지를 알 수 있다.

② 관상동맥 조영술
   ㉠ 관상동맥 조영술은 심부전 환자에서 심장판막 수술이나 관동맥의 폐색으로 인한 수술 전에 시행할 수 있다.
   ㉡ 국소마취를 한 후 사타구니나 팔의 혈관에 가느다란 관을 삽입하여 심장까지 보낸다.
   ㉢ 그 다음 특수한 조영제를 주사하여 엑스선 촬영을 통해 관상동맥 병변에 대한 발견 및 치료가 가능하다.

⑥ 치료 및 예방

(1) 치료

① 식사요법
   ㉠ 식사요법은 심장의 부담을 최소화하고 심근의 수축력을 올리는 것을 목적으로 한다.
   ㉡ 과식은 심장에 부담을 주므로 피하고 식사를 소량씩 나누어서 섭취한다.
   ㉢ 과도한 비만은 그 자체가 심장에 부담을 주므로 적절한 체중을 유지한다.

② 염분 제한

    ㉠ 심부전 환자는 하루에 염분을 5g 미만으로 제한한다.

    ㉡ 염분이 많은 음식을 피하고 싱겁게 먹는다.

③ 수분 제한

    ㉠ 체내의 많은 물은 심장을 더 피곤하게 만든다.

    ㉡ 심부전 환자는 하루에 1.5 ~ 2리터로 수분 섭취를 제한한다.

④ **고지방, 고콜레스테롤 음식 제한** … 고지방, 고콜레스테롤 음식은 고지혈증 등과 같은 관상동맥질환을 유발시켜 심부전의 원인이 되거나 증상을 악화시킨다.

(2) 예방

① **혈압조절** … 고혈압을 동반한 심부전 환자는 혈압을 수축기 혈압 140mmHg 미만, 이완기 혈압 90mmHg 미만으로 유지한다.

② **항상 자신의 건강상태 체크**

    ㉠ 갑작스러운 체중 증가는 신체 내부에 많은 수분과 염분이 머물러 있다는 것을 의미한다.

    ㉡ 심부전이 악화되고 있다는 것을 의미하므로 매일 몸무게를 측정하여 체중 증가 여부를 확인한다.

    ㉢ 만약 계속해서 체중이 증가하는 경우에는 의사와 상의한다.

③ **금주 및 금연**

    ㉠ 심부전 환자가 계속해서 흡연을 하게 되면 부정맥이나 심부전 증상을 악화시킬 뿐만 아니라 관상동맥의 혈액순환을 방해하여 협심증이나 심근경색증을 유발시킬 수 있다.

    ㉡ 과다한 음주는 심장근육에 손상을 줄 수 있다.

④ **스트레스 관리** … 과도한 스트레스나 화를 내는 것은 우리 몸의 교감신경계를 자극시켜 심부전을 악화시키는 물질이 과도하게 분비될 수 있다.

⑤ **정확한 약복용**

    ㉠ 약물은 심장의 펌프 기능을 향상시키고 심장에 가해지는 스트레스를 줄여 줌으로써 심부전 환자의 증상을 호전시켜 준다.

    ㉡ 의사가 지시한 대로 정확히 약을 복용하시고 복용하는 약의 부작용이 생기면 꼭 의사와 상의한다.

⑥ **정기적 병원 내원** … 정기적으로 병원을 방문하여 환자의 상태 변화와 적절한 약물복용 등의 체크를 통해 심부전을 보다 효과적으로 관리할 수 있다.

03 호흡계 질환

❋ 호흡계의 구조 ❋

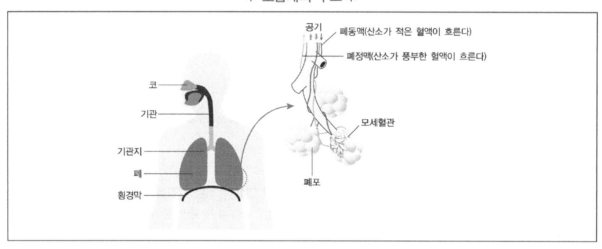

※ 폐포 상피세포 중 계면활성제를 분비하여 폐의 확장이 쉽게 만들어 줌(부족 시 신생아호흡 곤란증후군 유발)

❋ 외호흡과 내호흡 ❋

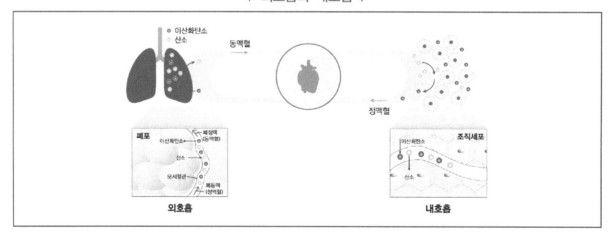

※ 호흡계의 기능

① **기체교환** … 산소 흡입하고 이산화탄소 제거

② 신체의 pH에 대한 항상성 조절

※ 폐기능 검사 ※

폐활량

- 폐에서 최대한 들여마셨다가 내쉴 수 있는 공기의 양
- 휴식상태에서 1회 호흡량의 8 ~ 10배

* 폐활량 = (최대흡입량 − 잔기량) (6L − 1.2L = 4.8L)

* 통기량 : 휴식상태에서 숨을 쉴 때 교환되는 공기 양

* 예비흡기량 : 깊은 숨을 들여마실 때 정상적인 흡기량과의 부피 차이

* 예비호기량 : 힘을 주어 내쉴 때 정상적인 호기량과의 부피 차이

* 잔기량 : 최대 호기 후에 폐에 남아있는 공기 양

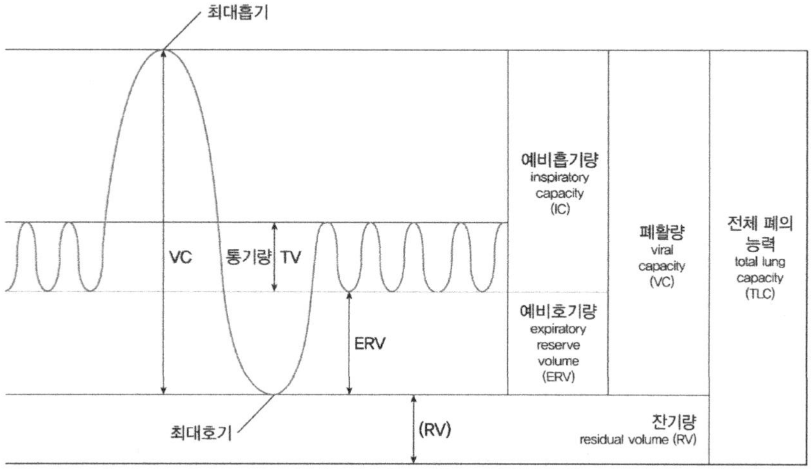

항목	정의	쉬운 의미
FVC	총폐활량	최대한 들이마신 뒤 내뱉을 수 있는 공기의 총량
FEV1	1초간 호기량	측정된 FVC에서 초반 1초 간에 나간 공기의 양
FEV1 / FVC	폐쇄 비율	총 내뱉을 수 있는 공기(FVC)중에 초반에 잘 빠져나가는 공기(FEV1)의 비율
PEF	최고 유속	공기를 확 불어낼 때 최고 속도

01 ⟨ **만성 폐쇄성 폐질환**

폐 기능 검사 시 호기량이 감소하여 나타나는 폐질환으로 만성기관지염(bronchitis), 폐기종(emphysema), 기관지천식(bronchial asthma), 기관지확장증(Bronchiectasis)이 있다.

❈ 만성 폐쇄성 폐질환 ❈

임상용어	부위	병리학적 변화	원인	징후/증상
만성기관지염	기관지	점액선 과다증식으로 인한 점액 과분비	담배, 공기오염	기침, 가래
폐기종	폐포	폐포 벽 파괴	담배	호흡곤란
천식	기관지	평활근 과다증식, 점액과다, 염증	면역학적, 원인미상	색색거림, 거침, 호흡곤란
기관지확장증	기관지	기도 확장과 반흔	지속적이고 심한 감염	기침, 화농성 가래, 열

❶ 발병 원인과 기전

(1) 발병 원인
세균 및 바이러스 감염, 흡연, 대기오염, 유아기의 반복적인 호흡기 감염, 유전적인 소인, 직업적 요인

(2) 기전
① 만성 기관지염은 세기관지의 염증이 일어나 기관지 점막이 붓고 섬유성 염증반응으로 좁아지게 되   며 기도점막 내 점액선과 분비세포의 숫자 및 크기가 증가로 인해 기도폐쇄 발생

② 폐기종은 세기관지가 약해지고 폐포의 지주능력이 없어지므로 숨을 내쉴 때 함몰돼 기류의 폐쇄 발생

❷ 증상, 징후 판정

(1) 40대에서 만성적 기침, 호흡기 질환 등의 재발 등으로 시작, 15% 정도는 소아기에 천식음을 동반하여 호흡곤란을 경험한 병력을 가진다.

(2) 만성 기관지염
기침과 가래가 주 증상으로 아침에 제일 심하다. 10% 정도가 호흡곤란을 호소한다.

(3) 폐기종

호흡곤란이 주 증상으로 40 ~ 50대부터 운동 시 호흡곤란을 느끼기 시작해 진행되면서 안정 시에도 호흡곤란으로 일상생활에 지장이 발생하며 체중이 감소한다.

※ 중증도에 따른 만성 폐쇄성 질환의 분류

단계	특징
제0기 : 위험시기	정상폐기능 만성 증상(기침, 가래)
제1기 : 경증의 COPD	FEV/FVC > 70% FEV ≥ 80%(정상 예측치) 만성 증상(기침, 가래) 동반 혹은 비동반
제2기 : 중등증의 COPD	FEV/FVC > 70% 50% < =FEV < 80% 만성 증상(기침, 가래) 동반 혹은 비동반
제3기 : 중증의 COPD	FEV/FVC > 70% 30% ≤ FEV < 50% 만성 증상(기침, 가래) 동반 혹은 비동반
제4기 : 고도증증의 COPD	FEV/FVC > 70% FEV < 30% 혹은 FEV < 50%이면서 만성호흡부전 동반

❸ 치료 및 예방

(1) 금연

(2) 호흡기 감염 예방

(3) 안정, 수분섭취, 체위거담

(4) 기도폐색이 있는 경우 기관지 확장제 사용

(5) 호흡효율 개선
pursed-lip breathing, 복식호흡

(6) 규칙적인 운동이 운동능력, 정신상태 호전

(7) 규칙적인 운동

심혈관계 기능과 근력, 근지구력 향상 호흡곤란 예방, 불안감 해소, 사회적 활동 증가 생활의 스트레스에 대한 저항력 향상

(8) 운동

운동과 휴식을 번갈아가면서 호흡근 발달, 골프나 궁도, 변형된 웨이트트레이닝, 수영도 매우 좋으며 자전거 타기나 노젓기 권장

(9) 쉽게 심박수가 빨라질 수 있으므로 심박수 반응보다는 운동자각도로 운동강도 설정

(10) 기관지확장제를 투여 기관지확장제는 B2-작용제, 항콜린제, 메탈산틴이 있음

(11) COPD의 급성악화 시 부신피질호르몬제 투여

(12) 약물효과가 없을 경우 기관제확장제와 부신피질호르몬제를 병용하기도 함

02 〈 천식, 운동성 천식

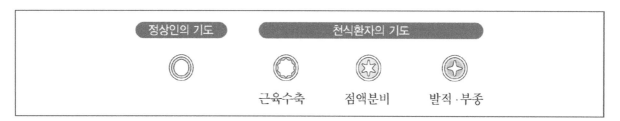

❶ 발병 원인과 기전

(1) 기관지 과민성이 흔한 소인

(2) 발생기전은 정확히 알려져 있지 않으나 기도염증에 의한 기전이 가장 주목

(3) 급성 발작을 일으키는 자극

알레르기 유발 항원, 약물의 자극, 환경과 공기오염, 직업성, 운동유발성, 감염성, 심인성 등

(4) 기관지 폐색의 원인

기관지의 평활근 수축, 기관지벽의 부종, 출혈 및 염증세포의 침윤, 기관지강 내의 점액 분비 과다

(5) 알레르기 유발 항원

깃털이나 동물의 이, 진드기, 곰팡이류

(6) 약물의 자극

아스피린이나, 염료, 베타억제제, 아황산염 – 눈 및 코 충혈, 심한 기도폐색

(7) 환경과 공기오염

오존과 이산화질소, 이산화황 등 대기의 오염원, 기온의 역전이나 기류 정체와 연관

(8) 직업적 인자

금속염, 목재나 야채의 분진, 약제, 화공약품, 동물 혈청 등의 노출 또는 작업환경에 존재

(9) 감염

리노 바이러스, 인플루엔자 바이러스

(10) 운동

운동 중 기관지 확장이 일어나다가 운동이 끝나면 반동적인 기관지 수축이 지속된다.(달리기는 자전거 타기보다 기관지 수축을 더 잘 일으키며, 수영은 거의 기관지 수축을 일으키지 않음 따라서 천식 환자를 위한 운동으로 수영이 적합)

(11) 기타(심인성)

심리적 요소, 즉 정서불안에 의한 과호흡, 자의적인 기침 등은 기관지 수축을 유발시킨다.

❷ 증상, 징후 판정

(1) 기침, 천명, 호흡곤란이 3대 증상이며 이 중 천명은 진단에 필수적이다.

(2) 3대 증상 모두 관찰되며 발작 시작 시 마른기침, 흉부 압박감, 긴 호흡, 빈맥, 강한 수축기 고혈압

③ 치료 및 예방

(1) 치료

천식의 치료는 단순한 기도폐색의 증상 호전뿐 아니라 천식을 유발하는 기도의 염증을 치료하여 천식발작을 예방하기 위함이다.

① **비약물 요법** … 회피요법, 면역요법, 수액요법, 객담 배출, 산소요법

② **약물요법** … 교감신경자극제, 부교감신경차단제로 기관지 확장, 항염증약물(스테로이드제제)로 염증 완화

③ **운동의 효과 및 주의사항**
  ㉠ 대부분의 만성 천식 환자들은 운동 프로그램에 의하여 증상이 완화될 수 있지만 그 기전은 불분명하다.
  ㉡ 청소년기의 천식 환자들은 규칙적인 운동으로 운동능력이 향상되고 기도저항이 감소한다.
  ㉢ 경우에 따라서 운동성 천식증상이 나타날 수 있다. 즉 건조 및 저온환경에서 운동을 하는 경우 기도의 온도 저하 및 기관지 상피의 수분손실에 의해 발생한다.

(2) 예방

① 흡입 스테로이드제의 조기 치료

② 호흡기 감염증이 천식을 악화시키는 주요 요인이므로 천식 환자는 인플루엔자 예방접종과 폐렴구균 예방접종을 해두는 것이 권장

	만성 폐쇄성 폐질환	천식
세포	호중구, 대식세포가 많이 증가	호산구, 대식세포가 약간 증가, 비만세포 활성화

03 〈 기흉

※ 기흉 개념도 ※

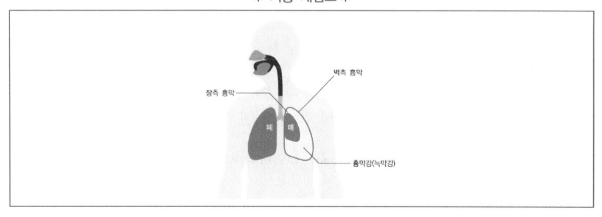

① 발병 원인과 기전

흉막강(흉강) 내에 여러 원인으로 인해 공기가 차게 되어 호흡곤란이나 흉부 통증 등의 증상을 일으키는 상태이다. 기흉은 자연기흉과 외상성 기흉으로 나뉜다.

(1) 자연기흉

① 자연기흉은 10대 후반에서 30세의 키가 크고 야윈 남자에서 잘 발생하는데 이들 환자의 상당수는 흡연 경력을 가지고 있다.

② 드물지만 특정 유전자를 가진 사람에게서 가족성으로 자연기흉이 발생하는 경우도 알려져 있다.

③ **흉막하 소(小)기포**
　　㉠ 대부분의 일차성 자연기흉은 폐를 싸고 있는 흉막 바로 아래에 발생한 소(小)기포가 저절로 터지면서 흉막강(흉강) 속으로 공기가 새어 나가 발생한다.
　　㉡ 소기포는 폐조직과 흉막 사이에 발생한 작은 공기주머니인데, 이것은 허파꽈리(폐포)가 어떤 원인에 의해 커진 상태(지름 1～2cm)이며 주로 폐의 맨 위쪽 부분(폐첨부)에서 발생한다.
　　㉢ 소기포가 만들어지는 이유는 다음 두 가지 원인에 의한 것으로 추정하고 있다.
　　　　ⓐ 키가 크고 야윈 사람은 성장과정에서 폐 위쪽 부분이 폐 혈관에 비해 빠르게 성장하면서 혈액공급이 부족해져서 소기포가 발생한다.
　　　　ⓑ 키가 큰 사람은 폐첨부의 폐포 내부 압력이 상대적으로 높기 때문에 소기포가 형성된다.

④ **폐결핵** … 일차성 자연기흉의 2～3%에서는 시간이 지난 후 폐결핵이 발생하는 것으로 알려져 있다. 이런 환자의 경우 폐결핵이 기흉 발생의 원인을 제공한 것으로 추정된다.

⑤ **기타 요인**
　　㉠ 천식이나 폐렴, 폐농양, 백일해 등 폐질환이 있는 경우에도 자연기흉이 발생할 수 있다.
　　㉡ 마판 증후군(Marfan syndrome) 환자나 폐암 또는 선천성 폐낭(囊) 환자에서도 자연기흉이 발생한다.
　　　　ⓐ Marfan syndrome : 마판 증후군은 선천성 질환으로, 주로 상염색체 우성으로 유전되며 근골격계, 심혈관계 및 눈에 심각한 장애를 초래할 수 있는 유전병이다.
　　　　ⓑ **발병위치** : 심혈관계, 눈, 골격계
　　㉢ 기흉 환자의 약 15～20%에서는 수술 시 특별한 이상이 전혀 발견되지 않고 단지 폐첨부에 상흔조직만 관찰되기도 한다.

(2) 외상성 기흉

① 외상성 기흉은 외부로부터의 상해에 의해 발생한 기흉을 의미한다.

② 외상성 기흉의 가장 흔한 원인은 외상에 의해 갈비뼈(늑골)가 골절되면서 인접해 있는 폐를 찌를 때 발생한다.

③ 칼 등 날카로운 물체에 가슴 부위를 찔리거나 총에 맞아 기흉이 발생하는 경우도 있다.
　　㉠ **단순기흉** : 흉강 내에 공기가 차 있으며, 자연기흉과 유사한 양상을 보인다.

 ⓒ 개방성 기흉
  ⓐ 칼이나 총 등에 의해 흉곽에 외상을 입은 경우 흉벽에 관통된 상처가 개방된 상태로 남아 있어서 환자가 숨을 쉴 때 상처를 통해 공기가 흉강 내로 들락날락 하는 상태
  ⓑ 특히 상처가 큰 경우에는 폐가 완전히 찌부러져 환자가 제대로 숨을 쉴 수 없기 때문에 치명적인 상태에 이를 수 있다.
 ⓒ 긴장성 기흉
  ⓐ 이떤 원인에 의해 흰자기 숨을 들이실 때에는 공기가 흉강 속으로 유입되지민 숨을 내쉴 때에는 흉강 속의 공기가 배출되지 못하여 흉강 속의 압력이 점점 높아지는 상태
  ⓑ 긴장성 기흉은 자연기흉과 외상성 기흉 어느 경우에나 발생할 수 있다.
  ⓒ 긴장성 기흉이 발생하면 기흉이 발생한 쪽 폐가 완전히 찌부러지면서 반대쪽 폐와 심장까지 누르게 된다. 그러므로 심한 호흡곤란과 청색증, 저혈압 등이 발생하여 치명적인 상태에 이를 수 있으며 즉각적인 응급조치가 필요하다.

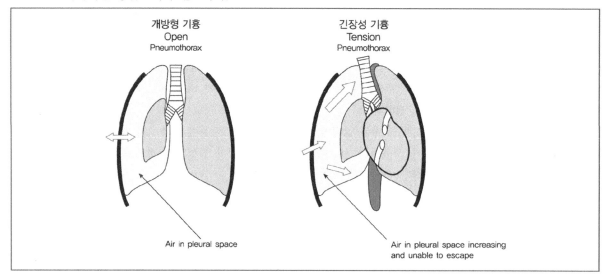

❷ 증상, 징후 판정

(1) 기흉의 가장 중요한 두 가지 증상은 갑자기 발생되는 흉통과 호흡곤란이다.

① 흉통은 가장 흔한 증상으로 운동과는 관계없이 생기며 보통 24시간 내에 호전된다.

② 호흡곤란은 이전부터 폐질환이 있거나 기흉의 정도가 큰 경우일수록 더 심하게 나타난다.

(2) 흉강에 공기가 고이면 공기가 차지하는 부피만큼 폐가 찌부리지게 되므로 호흡운동이 정상적으로 일어나지 못한다.

(3) 호흡곤란은 이전부터 폐질환이 있거나 기흉의 정도가 큰 경우일수록 더 심하게 나타난다.

(4) 자연기흉이 발생한 환자의 상당수는 소기포가 처음 터지는 순간에 날카롭게 찌르는 듯한 통증이 느껴지다가 점차 둔하고 지속적인 통증으로 바뀐다.

(5) 긴장성 기흉의 경우에는 흉막 안에 다량의 공기가 고이면서 압력이 높아져 심장과 반대편 폐까지 누르게 되므로 심한 호흡곤란과 청색증, 저혈압 등이 발생한다.

(6) 외상성 기흉의 경우에는 흉부에 외상을 입거나 칼에 찔리는 등 뚜렷한 병력이 있으므로 비교적 쉽게 진단할 수 있으며, 크기가 큰 개방성 기흉의 경우 심한 호흡곤란과 저혈압이 발생할 수 있다.

❸ 치료 및 예방

(1) 치료

① 자연기흉의 치료 원칙은 흉강 내에서 공기를 제거하고 흉강을 효과적으로 폐쇄시켜 기흉의 재발을 막는 것이다.

② 기흉에 대한 구체적인 치료방법은 환자의 상태와 재발 여부, 폐의 상태 등을 종합적으로 고려하여 선택하게 되는데 크게 다음과 같은 방법들이 사용된다.

    ㉠ 안정 및 산소 투여

        ⓐ 기흉의 양이 작고(20% 이하), 환자가 특별한 증상을 느끼지 못하며, 공기유출이 더 이상 없어 기흉이 커지지 않는 경우에는 별다른 치료 없이 환자를 안정시킨 상태에서 산소를 투여하며 경과를 관찰하는 방법을 사용한다.

        ⓑ 흉강 내 공기는 하루에 한쪽 흉곽용적의 1.25%씩 저절로 흡수되기 때문에 한쪽 폐의 15% 정도를 차지하는 비교적 작은 기흉의 경우 10 ~ 15일 정도가 지나면 완전히 흡수된다.

    ㉡ 흉관삽입술

        ⓐ 기흉이 발생한 흉강 내에 흉관(管)이라는 관을 삽입하고, 반대쪽 끝부분을 물이 담긴 특수한 용기에 연결하여 공기를 뽑아내고 폐를 펴주는 치료법이다.

        ⓑ 지속적인 공기유출이 있는 경우에도 찌부러진 폐를 효과적으로 펴 줄 수 있으며, 필요에 따라 흡인장치를 연결하여 치료효과를 높일 수도 있으므로 기흉 치료에 가장 널리 사용된다.

(2) 예방법

① 기흉이 있는 환자가 흡연을 하는 경우 재발 확률이 높기 때문에 금연을 하는 것이 원칙이다.

② 의인성 기흉을 예방하기 위해 각종 시술 전에 주의사항을 잘 지키는 것이 중요하다.

③ 많은 양의 기흉이 발생하였을 경우 즉시 흉강 천자(흉강 속에 액체 상태의 물이 괴었을 때 천자침으로 이를 뽑아내는 방법) 또는 흉관 삽입을 시행하여 긴장성 기흉으로 진행되는 것을 막을 수 있다.

04 척추관절 질환

01 〈 경부 추간판탈출증

❶ 구조와 기능

※ 척주 ※

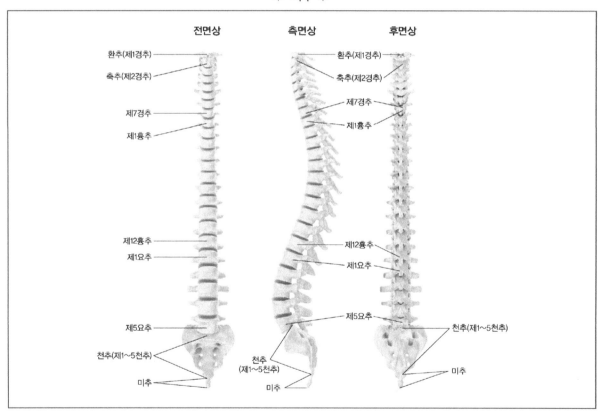

전면상   측면상   후면상

환추(제1경추)
축추(제2경추)
제7경추
제1흉추
제12흉추
제1요추
제5요추
천추(제1~5천추)
미추

환추(제1경추)
축추(제2경추)
제7경추
제1흉추
제12흉추
제1요추
제5요추
천추(제1~5천추)
미추

제12흉추
제1요추
제5요추
천추(제1~5천추)
미추

(1) 경추는 총 7개의 뼈로 구성된다.

(2) 머리뼈로부터 등뼈까지 인대와 근육을 통해 신체를 지지하고 평형을 유지 또한 척수를 보호하고 척추의 움직임을 가능하게 하는 기능을 한다.

(3) 매우 넓은 운동범위를 가지고 있다.

(4) 목뼈는 8개의 운동 마디를 갖고 있다.

(5) 제1번, 2번 목뼈 사이에는 디스크가 없고 관절에 윤활액을 가지고 있다.

(6) 제1번 경추는 척추에 몸통이 없이 두 개의 편편한 면으로 이루어져 두개골을 지탱한다.

(7) 고개를 끄덕일 때 1번 경추와 뒤통수뼈 사이의 관절의 움직임이 발생한다.

(8) 고개를 좌우로 돌릴 때 경추 1번과 2번 사이의 관절의 움직임이 발생한다.

(9) 목에 담이 들면 7번 경추에 통증이 나타날 수 있다.

① 척수
  ㉠ 뇌척수액, 경막, 지방, 혈관들로 둘러싸여 있다.
  ㉡ 척추관이 10mm 이하라면 척수가 압박당하는 것이라고 볼 수 있다.

② 혈관
  ㉠ 경추 척추증으로 신경구멍이 좁아지면 동맥경련이 되거나 혈전이 생긴다.
  ㉡ 이 동맥이 돌출된 가시뼈나 탈출된 디스크 수핵에 의해 눌리면 중풍이나 하반신마비가 올 수 있다.

③ 신경근
  ㉠ 경추에는 운동신경, 감각신경, 자율신경으로 이루어진 총 여덟 쌍의 신경근이 지나간다.
  ㉡ 위쪽 네 쌍의 운동신경은 목 근육에만 분포되어 마비증세가 눈에 잘 안 띈다.
  ㉢ 제1번, 2번, 3번, 4번 목뼈 사이에 디스크가 발생 시 어깨와 팔은 전혀 아프지 않은 반면 현기증, 머리 무거움, 피로 등 불편한 증상이 나타날 수 있다.
  ㉣ 아래쪽 네 쌍은 어깨, 팔, 손가락에 분포되어 수핵탈출이 일어나면 어깨와 팔에 통증이 발생한다.

④ 경추 인대

　　⊙ 경추에는 앞세로 인대와 뒤세로 인대가 있다.

　　ⓒ 앞세로 인대는 얇고 약하며, 뒤세로 인대는 두껍고 질기고 넓다.

　　ⓒ 뒤세로 인대는 뒤쪽으로 수핵이 탈출되어 척수를 누르는 것을 방지한다.

　　ⓔ 뒤세로 인대가 비후되거나 석회가 침착되면 척수를 압박하기도 한다.

❷ 증상, 징후 및 원인

❊ 허리디스크 ❊

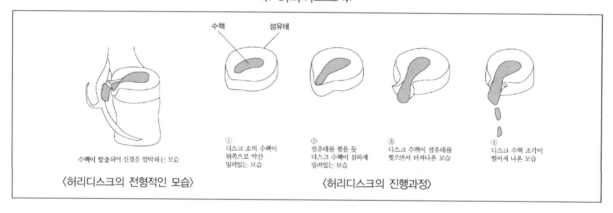

<허리디스크의 전형적인 모습>　　　　<허리디스크의 진행과정>

(1) 탈출한 추간판이 인접한 부위의 척추신경을 압박하여 발생한다.

(2) 목 부위나 견갑골 안쪽 부위에서 깊게 느껴지는 통증이 나타난다.

(3) 어깨, 팔, 상완부(위팔), 그리고 경우에 따라서는 손이나 손가락, 가슴 등으로 뻗치는 형태의 방사통

(4) 기침을 하거나 복압이 높아질 때(숨을 참고 힘을 쓸 때), 웃을 때, 목을 굽히거나 한쪽으로 돌릴 때 심해지는 통증

(5) 경부 근육의 경련성 수축

(6) 팔 부위의 근력 약화

(7) 주요 증상으로 목이나 견갑골 사이 부위에서 통증이 발생하여 어깨와 팔, 손 또는 손가락 부위로 뻗쳐 나간다.

⑻ 통증의 양상은 마치 전기에 감전된 듯 날카로운 형태로 나타나기도 하지만 타는 듯한 통증이나 욱씬거리는 느낌, 조이거나 당기는 듯한 느낌, 저리거나 마비된 듯한 느낌이 들 수도 있다.

⑼ 특정한 자세를 취하거나 목을 움직일 때 심해지거나 완화될 수 있는데, 특히 머리를 위로 들거나 아픈 쪽으로 고개를 돌릴 때 통증이 심해지는 경향이 있다.

⑽ 이러한 증상이 발생하는 이유는 이러한 움직임으로 인해 탈출된 추간판이 신경을 누르는 범위나 정도가 변하기 때문이다.

⑾ 추간판의 가운데 부위가 뒤쪽으로 튀어나오는 중심성 탈출이 발생하면, 바로 뒤쪽을 지나가는 척수를 눌러 상하지마비와 보행장애를 일으키기도 한다.

⑿ 통증의 위치, 팔과 손의 근력약화와 근위축, 감각 둔화 등의 변화는 요추 추간판탈출증의 경우와 마찬가지로 각 척추신경이 지배하는 영역에 따라 달라진다.

① 4 ～ 5번 경추 간 추간판탈출증
  ㉠ 압박되는 신경 : 5번 경추신경(C5)
  ㉡ 증상이 발생하는 부위 : 어깨와 삼각근 부위

② 5 ～ 6번 경추 간 추간판탈출증
  ㉠ 압박되는 신경 : 6번 경추신경(C6)
  ㉡ 증상이 발생하는 부위 : 팔의 바깥쪽, 엄지와 두 번째 손가락

③ 6 ～ 7번 경추 간 추간판탈출증
  ㉠ 압박되는 신경 : 7번 경추신경(C7)
  ㉡ 증상이 발생하는 부위 : 팔의 뒤쪽 및 가운데 손가락

④ 7번 경추 ～ 1번 흉추 간 추간판탈출증
  ㉠ 압박되는 신경 : 1번 흉추신경(T1)
  ㉡ 증상이 발생하는 부위 : 넷째와 다섯째 손가락, 아래팔의 안쪽 부위

⑤ 신경근 병증
  ㉠ 척수에서 나가는 신경근이 탈출된 수핵 또는 돌출된 뼈에 의해 압박당해 발생한다.
  ㉡ 어깨, 팔, 손에 방사통이 발생한다.
  ㉢ 심하게 졸리고, 오래 눌리면 손가락의 감각이 무디어지고 근력 약화가 나타난다.

⑥ **척수 병증**

　㉠ 수핵탈출증, 퇴행성 경추 척추증, 인대 골화, 경추관 협착증에 의해 척수가 눌릴 수 있다.

　㉡ 중풍이나 저림현상 혹은 근력 약화가 나타난다.

　㉢ 살짝 눌리면 한쪽 다리만 마비가 되고 많이 눌리면 양쪽 다리가 모두 약해진다.

⑦ **경추 뇌 증후군** … 수핵이 중앙으로 탈출해 경수만 살짝 누르고 있을 때 현기증이나 이명증 같은 증상이 발생한다.

⑧ **연관통**

　㉠ 수핵이 섬유테의 어느 방향으로 빠져나갔느냐에 따라 섬유테에서의 연관 통증이 달라진다.

　㉡ 만성 목 디스크 변성증, 목 디스크 내장증일 때 발생한다.

❸ 치료 및 예방

(1) 치료

① 초기에는 약물치료와 물리치료를 적절히 시행하면서 증상의 완화를 관찰한다.

② 본 방법에 효과가 없을 경우 침습적인 치료를 시행한다.

③ 수술적 치료 전에 흔히 뼈 주사라고 하는 신경 차단술을 시행하기도 한다.

④ 신경 차단술은 통증을 유발하는 신경에 주사를 통해 직접 약을 주입하는 방법으로 이는 근본적으로 병을 치료한다기보다는 통증 완화, 염증 완화에 목적을 둔 치료 방법으로 효과는 일시적이며 필요시 추가로 시술이 가능하다.

⑤ 스테로이드를 사용 시 3개월에 한 번 정도만 시술이 가능하다.

(2) 예방법

① 목의 자세를 바르게 하고 베개는 너무 높지 않게 한다.

② 특히 컴퓨터 작업 시 모니터를 눈높이로 하여 목을 거북이 목처럼 하지 않게 한다.

③ 평소에 장시간 컴퓨터 작업을 해야 하는 경우 한 시간에 한 번 정도 스트레칭을 하여 목 뒷부분 및 어깨 근육을 풀어주어 만성 통증이 생기는 것을 방지한다.

02 〉 요추 추간판탈출증

❶ 구조와 기능

(1) 척추골은 경추 7개, 흉추 12개, 요추 5개, 천추 5개, 미추 4개로 구성되며, 모두 26개의 척추뼈가 수직으로 연결되어 우리 몸의 중심을 지지하는 기둥 역할을 하고 있다.

(2) 성인에서는 아래쪽 천추와 미추가 유합되어 각각 하나씩의 천골과 미골로 형성된다.

(3) 척추는 위쪽으로 머리를 받치고 아래쪽은 골반과 연결되어 체중을 하지로 전달하며 성장에 따라 경추와 요추는 전만(lordosis), 흉추는 후만(kyphosis)이 있는 척추만곡을 가지게 된다.

(4) 요추의 움직임이 가장 많이 발생하는 요추 4번과 5번 사이에 주로 발병한다.

(5) 요추 추간판탈출증의 부위가 위로 올라갈수록 중추신경에 가까워져 더욱 위험해진다.

❷ 증상, 증후 및 원인

(1) 점진적인 퇴행과 관련이 있으며, 정상적인 노화 과정 또는 반복적인 외상으로 발생한다.

(2) 어린 나이일 때는 수핵이 강한 물-결합 능력을 가지고 있어서 수분 함량이 88%의 수준에 이르지만 나이가 들어 50세경에 이르면 수분이 70~75% 정도로 줄어들고, 그 결과 콜라겐만 늘어나면서 추간판이 탄력을 잃게 되며, 추간판의 충격 흡수 능력도 떨어지게 된다.

(3) 이러한 상태에서 추간판이 과도한 힘을 받게 되면 섬유륜(섬유테)이 찢어지거나 파열되면서 뒤쪽으로 돌출하게 된다.

(4) 외상은 추간판탈출증을 일으키는 주된 원인이다.

(5) 상당수의 환자가 허리를 굴곡하거나 신전하는 자세에서 무거운 물건을 들다가 허리를 다친 병력을 가지고 있다.

(6) 높은 곳에서 떨어지거나 넘어짐, 자동차 사고 등으로 발생한다.

(7) 환자에 따라서는 특별한 외상의 병력이 없는 경우도 흔히 볼 수 있다.

(8) 장기간 안 좋은 자세와 생활습관의 반복에 의해 발생하기도 한다.

❸ 진단

(1) 똑바로 누워서 다리를 올렸을 때 30 ~ 60도 정도 들어 올렸을 때 다리가 당기거나 저리는 증상이 나타나면 요추 추간판탈출증일 가능성이 있다.(하지 직거상 검사)

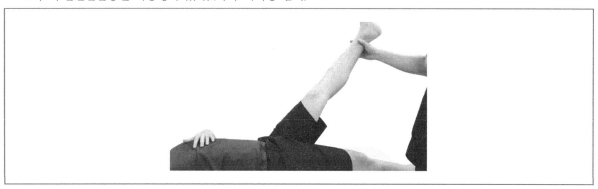

(2) 환자를 엎드리게 하고 슬관절을 90도로 굽혀서 들면 허리나 대퇴 전방부에 통증이 일어나는데 이것은 제3 혹은 제4요추 신경근 압박에 의한 것이다.(대퇴신장검사)

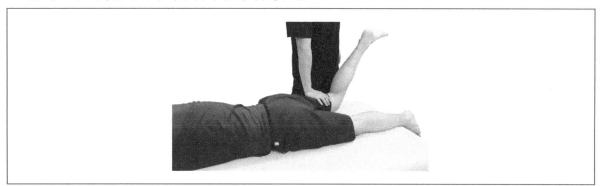

(3) 고관절을 굴곡, 외전, 외회전시킬 때 통증을 호소할 경우 요추 추간판탈출증일 수 있다.(패트릭 – FABER 검사)

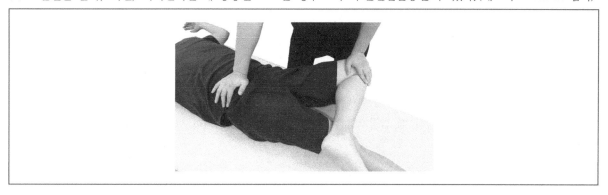

④ 치료 및 예방

(1) 치료

① **보전적 요법** … 발병 초기에는 보전적 치료(안정가료, 약물 및 물리치료)가 우선되어 침상안정, 견인치료, 물리치료, 근력강화운동 등으로 4주 내에 80% 정도가 호전된다.

② **수술적 치료** … 수술치료의 적응증은 보전적 치료에도 견딜 수 없는 하지 통증이 지속되는 경우, 재발된 추간판탈출증, 마미총증후군이나 족하수 같은 신경학적 결손이 있는 경우에 시행한다.

(2) 예방

① 서 있을 때, 앉아있을 때, 무거운 물건을 들 때, 엎드린 자세에서 일할 때 항상 허리를 똑바로 한다.

② 그러나 이미 증상이 발생한 경우는 스스로 판단하여 교정하거나 운동을 하는 경우 더 심해질 수 있으므로 반드시 병원에서의 전문의 진단과 처방이 필요하며 적절한 운동도 처방을 받아서 해야 안전하다.

❶ 원인

(1) 만성 요통은 요통이 처음 시작힐 때 갑직스럽게 발생했는지 아니면 시시히 빌생했는지에 관계없이 3개월 이상 지속되는 요통을 의미한다.

(2) 만성 요통은 상대적으로 덜 흔하게 발생하는 편이다.

(3) 디스크 관련 질환보다 척추인대의 만성이완으로 인하여 만성요통이 생기는 경우가 더 많다.

(4) 대부분의 요통은 심한 손상이나 질병에 의한 것이 아니라 허리를 삐거나 긴장, 가벼운 상해로 인한 것이다.

(5) 의학적으로는 단순 요통이라고 부르는데, 이처럼 척추에 스트레스와 긴장을 주는 주된 원인으로는 나쁜 자세, 운동부족과 늘 앉아서 생활하는 습관, 구부려서 일하는 경우, 허리에 좋지 않은 의자에 앉음, 적당치 못한 매트리스에서의 수면, 스트레스 요추 부위 근육이나 인대 손상으로 인한 통증은 그 정확한 원인을 찾기가 힘들기 때문에 비특이성 요통이라고 부른다.

(6) 손상된 지 1~2일 후에 통증이 시작되거나 또는 원인이 오랜 세월에 걸쳐 만들어지는데 이런 경우 진단을 내리기 더욱 어렵다.

❷ 증상과 진단

(1) 극심한 통증으로 인해 꼼짝도 할 수 없는 경우에서부터 심하게 움직이지만 않으면 별다른 이상 증상을 느끼지 못하는 경우에 이르기까지 매우 다양하다.

(2) 요통의 발생 원인에 따라 환자의 연령이나 증상의 발현 양상이나 시기, 동반증상 등이 다르다.

(3) 어떤 요통은 움직일 때 심해지는가 하면 어떤 요통은 밤에 잘 때 심해질 수 있으며, 종류에 따라서는 아침에 일어났을 때 허리가 뻣뻣하고 동작이 힘들어지는 경우도 있다.

(4) 허리의 통증 외에 복부 내장 등 다른 장기의 통증이 나타날 수도 있고, 방광기능의 장애가 동반 될 수도 있다.

(5) 장딴지나 종아리, 발가락 등 허리가 아닌 부위에 통증이나 저림, 방사통이 발생할 수 있으며 심할 경우 파행(보행 시 다리의 통증으로 인해 절뚝거리며 걷거나 심할 경우 더 이상 걷지 못하는 증상)이나 근위축이 나타난다.

❸ 치료 및 예방

(1) 치료

① 굴곡운동
  ㉠ 몸통을 앞으로 구부리는 운동으로 척추 사이 간격을 넓혀주어 신경의 압박을 감소시키고 등과 엉덩이 부위의 근육을 펴주며 복부와 둔부의 근육을 강화시키기 위해 시행한다.
  ㉡ 특히 복부의 근육을 강화시키는 것은 척추의 부담을 줄여 주어 효과적이다.

② 신전운동
  ㉠ 허리를 뒤로 젖히는 운동을 말하며, 방사통(통증이 발생한 부위가 아닌 다른 부위에서 통증이 느껴지는 것)을 줄여 주는 효과가 있다.
  ㉡ 엎드린 자세에서 상체와 다리를 뒤로 들어 올리기

③ 스트레칭 운동
  ㉠ 근육과 인대 등의 조직을 스트레칭한다. 등의 경직을 완화시키고 허리운동의 범위를 넓혀주는 효과가 있다.
  ㉡ 물리치료 / 보조장구

④ **견인치료** … 척추를 잡아당김으로써 척추와 척추 사이의 간격을 넓혀주어 튀어나온 디스크가 안으로 돌아가 증상을 완화시키는 것이다.

⑤ 허리보호대 등 보조장구를 착용
  ㉠ 허리의 운동을 제한시키고 복부를 지지하며 자세를 바르게 교정하기 위한 목적이다.
  ㉡ 그러나 이러한 방법은 수술 직후의 환자 등에서만 제한적으로 사용할 때 효과를 얻을 수 있으며 만성 요통의 치료에 장기적으로 사용할 경우 허리 근육의 약화와 허리 관절의 경직 등을 유발하여 오히려 부정적인 결과를 일으킬 수 있으므로 주의해야 한다.

(2) 예방

① **생활습관 교정** … 물건을 들거나 앉고 서는 등 허리를 이용하는 다양한 상황에서 허리를 다치지 않도록 올바른 자세와 요령을 유지하는 것은 요통의 치료뿐만 아니라 예방 차원에서도 매우 중요하다.

② 이와 함께 적당한 운동과 휴식, 충분한 숙면 그리고 적절한 영양분을 골고루 섭취하고 금연을 한다.

04 〉 척추측만증(척추옆굽음증)

① 원인과 분류

(1) 정상적인 척추는 정면에서 보았을 때 일직선이며 옆에서 보았을 때에는 경추와 요추는 앞으로 휘고(전만곡) 흉추와 천추부는 뒤로 휘어(후만곡) 있다.

(2) 척추측만증은 척추가 정면에서 보았을 때 옆으로 휜 것을 지칭하나, 실제로는 단순한 2차원적인 변형이 아니라 추체 자체의 회전 변형과 동반되어 옆에서 보았을 때에도 정상적인 만곡 상태가 아닌 3차원적인 변형 상태를 말한다. 척추측만증은 크게 기능적 척추측만증과 구조적 척추측만증으로 분류할 수 있다. 구조적 척추측만증의 대부분(85 ~ 90%)은 그 원인을 알 수 없으며, 이러한 경우를 특발성 척추측만증이라 한다.

(3) 대부분의 특발성 측만증은 청소년들이며 남자보다 10대 청소년 여자들이 더 많이 발병된다.

(4) 척추가 일시적으로 휜 경우 기능적 측만증이라고 한다.

(5) 척추가 영구적으로 휘면 구조적 측만증이다.

(6) 기능적 측만증과 구조적 측만증은 둘다 척추의 측만곡(옆으로 휨)을 보이지만 추체(척추뼈)가 회전되어 있는가 아닌가에 따라서 구분된다. 구조적 측만증은 추체의 회전이 동반되어 있다.

(7) 태아 때 척추 생성 과정에서 이상이 생겨 발생한 척추측만증은 선천성 척추측만증이라 한다.

(8) 이 외에 중추신경계나 신경학적 이상으로 발생하는 신경 근육성 척추측만증, 신경 섬유종에 의한 척추측만증과 마판 증후군 등 여러 증후군에 동반된 척추측만증이 있다.

(9) 허리디스크나 다리길이에 의해 만들어 지는 것이 기능적 측만증이다.

(10) 기능적 측만증도 방치하면 구조적 측만증으로 발전할 수 있다.

(11) 기능적 측만증은 원인을 파악하면 바로 해결할 수 있다.

❖ 척추측만증의 원인에 따른 분류 ❖

기능적 척추측만증	다리 길이의 차이나 허리디스크에 의해 발생
구조적 척추측만증	• 특발성 : 원인을 알 수 없음 • 선천성 : 태어날 때부터 척추에 기형이 생겨 발생 • 신경근육성 : 신경 질환이나 근육 질환에 의해 발생 • 기타 질환 : 마판 증후군, 신경섬유종증 등의 질환에 동반되면서 발생

❷ 증상과 진단

(1) 증상

① 가장 흔한 청소년기 특발성 척추측만증 환자는 보통 아무 증상 없이 척추의 변형만을 호소하나, 드물게 증상이 있는 경우 요통이 가장 흔한 증상이다.

② 측만증 환자의 요통은 정확한 빈도를 알기 어려우며 척추가 휜 부위나 휜 정도, 그리고 척추의 퇴행성 관절염의 정도와는 별로 관계가 없다고 알려져 있으며, 변형된 시상면의 정렬상태로 인한 문제로 추측되고 있다. 즉, 80도 측만에서 요통이 전혀 없을 수도 있고, 반대로 20도 측만에서 오히려 심한 요통이 있을 수 있다. 따라서 요통을 항상 측만증과 연관시켜서는 안 된다.

③ 흉부 만곡이 90도 이상 커지면 흉곽이 눌려 심폐 기능의 장해가 나타날 수 있다.

④ 척추의 퇴행성 관절염으로 인한 측만증이 생기기도 한다.

(2) 진단

① 척추측만증은 눈으로 봤을 때 서 있는 위치에서 양쪽 어깨의 높이가 다르고, 양쪽 유방의 크기가 다르며, 등 뒤에서 보기에 척추가 휘어진 소견과 견갑골이 튀어나오거나, 등이 불균형적으로 튀어나온 소견이 있을 때 진단할 수 있다. – 환자를 똑바로 선 자세에서 등을 90도 정도 앞으로 구부리게 하고 환자의 뒤쪽에서 관찰(adams test : 콥스각이 5도 이상이면 의심, 10도 이상이면 측만증이라 함)하면, 등이 휜 것과 견갑골이나 갈비뼈가 한쪽만 튀어나온 모습을 가장 확실하게 볼 수 있으므로, 조기진단에 큰 도움을 주며 학교 집단 검진이나 가정에서 쉽게 검사할 수 있는 좋은 방법이다.

② 콥스각(Cobb's angle)은 만곡의 양쪽 끝에 위치하는 척추뼈에서 평행하게 선을 긋고 이 선에서 직각이 되는 선을 그어서 두 개의 선이 만나는 각도를 측정하는 평가 방법이다.

③ 척추 측만기를 이용해서 진단할 수도 있는데 비대칭적으로 튀어나온 정도가 5도로 측정되면 엑스레이 검사상 11도 휜 것에 해당하고 7도로 측정되면 엑스레이 검사상 20도 휜 것에 해당한다.

④ 척추의 체형을 검사함으로써 진단할 수도 있다.(Adams 검사)

❸ 치료 및 예방

(1) 치료

특발성 척추측만증의 치료 목적은 정도가 크지 않은 측만(10 ~ 20도 미만)은 더 이상 측만이 진행되지 않도록 하고, 중등도 이상의 측만(20 ~ 30도 이상)인 경우 변형을 교정하고 유지하여 신체의 균형을 얻게 함으로써 기능 및 미용을 호전시키려는 것이다.

① 관찰
    ㉠ 측만의 변화를 주기적으로 방사선 촬영과 신체검사를 통해 관찰함으로써 그 경과를 예의 주시한다.
    ㉡ 관찰대상은 성장 과정에 있는 20도 미만의 환자, 성장이 끝난 40도 미만의 환자에게 적용한다.

② 보조기 치료
    ㉠ 측만이 유연하여 쉽게 교정되고, 측만 각도가 20 ~ 40도이고, 성장이 적어도 2년 이상 남아 있는 환자에서 효과적이다.
    ㉡ 목적은 척추의 성장을 허용하면서 만곡을 교정하고, 환자의 성장이 완료될 때까지 교정을 유지하여 만곡의 진행을 막아 주는 것이다.
    ㉢ 치료의 성공과 실패의 기준은 만곡이 5도 이내로 유지를 했을 시 성공이라고 판정한다.
    ㉣ 만곡이 40도 이상일 경우 실패할 가능성이 높다.
    ㉤ 성장이 끝난 후에는 치료의 효과가 없다.
    ㉥ 만곡이 20도 이하이거나 만곡의 정점이 제6흉추보다 위쪽이거나 흉추부의 후만곡이 감소되어 있는 경우 보조기 치료를 금기해야 한다.

③ 수술적 치료
    ㉠ 측만이 이미 상당한 정도로 진행되어 외관상 용납될 수 없을 정도로 변형이 심할 때
    ㉡ 성장기의 아동에게 보존적 치료를 하였음에도 불구하고 계속 진행하는 측만으로, 성장기 아동에게 있어서 40 ~ 50도 이상의 측만은 수술이 필요
    ㉢ 심폐 기능에 지장을 초래하거나, 요통을 초래할 가능성이 크다고 판단되는 경우 수술이 필요
    ㉣ 성인에서 몸통의 불균형이 심한 경우와 이차적으로 통증을 호소하는 경우에도 수술적 치료를 요한다.
    ㉤ 수술의 목표는 만곡을 줄이고 더 이상 만곡이 커지는 것을 방지하며 척추의 균형을 바로잡는데 있다.
    ㉥ 수술적 치료의 원리는 다양한 금속 내고정물을 사용하여 교정 및 신체의 균형을 얻은 후, 척추 유합술로써 교정을 유지하는 것이다.
    ㉦ 척추 유합술은 골반뼈를 이식하여 여러 개의 척추뼈를 한 개의 뼈로 만들어 주는 수술
    ㉧ 수술에 이용되는 금속기기는 일시적으로 유지하는 기능만 하고 영구적 유지는 유합술에 의해 유지

④ 척추측만증 특화운동

    ㉠ Physio-logic 운동프로그램을 통해 경미한 척추측만증(15 ~ 20) 환자를 치료

    ㉡ 3D-exercise made easy 운동 프로그램을 통해 작은 안곡(15 ~ 30) 환자를 치료

    ㉢ 회전호흡이라는 특유의 호흡방법과, 측만을 교정할 수 있는 자세를 이용한 슈로스 운동 프로그램

    ㉣ 역동적 수동 장력 시스템과 정적인 힘을 이용하거나 환자 스스로 체간 근육을 전체적으로 사용하게 함으로써 스스로 자세교정을 하게 만드는 것을 목표로 한다.

(2) 예방

척추측만증을 예방할 수 있는 방법으로 알려진 것은 아직까지 없으며, 조기 발견이 가장 중요하다.

PART 07. 병태생리학

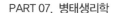05 골 질환

01 〈 골다공증

❋ 골다공증 ❋

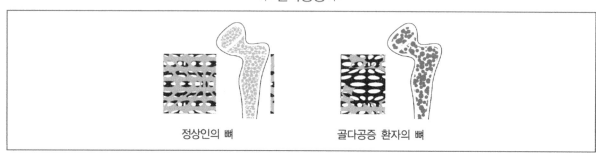

골다공증은 뼈의 강도가 약해져서 외부의 충격에도 쉽게 뼈가 부러질 수 있는 상태를 말한다.

❶ 원인과 분류

(1) 원인

① 최대 골량 형성 부실 및 골흡수와 골형성 균형이 파괴되어 골량이 감소한다.

② 25세 최대 골밀도 도달 후 35 ~ 40세까지 유지 후 매년 0.3 ~ 0.5%씩 골손실이 발생한다.

③ 유전에 의해 영향을 받으며, 백인이 흑인보다, 여성이 남성보다 밀도가 낮다.

④ 사춘기 지연, 초경 지연, 조기 폐경, 칼슘 섭취 부족, 운동 부족, 과음, 흡연, 고단백식, 고염식, 카페인 등 이 원인이다.

⑤ 45세 이전의 폐경, 폐경 전 1년 이상의 무월경, 3개월 이상의 글루코코르티코이드 치료, 골절경험도 영향을 미친다.

⑥ 치매, 낮은 체중, 알코올, 운동부족, 비타민 D · 칼슘 섭취 부족 등도 관련 있다.

⑦ 골다공증의 위험도를 증가시키는 질환은 갑상선항진증, 부갑상선항진증, 쿠싱증후군, 인슐린의존성당뇨병, 부신위축, 중증간질환, 간경화증, 혈우병, 비만세포증, 불완전골형성, 골수종증, 파제트병, 백혈병, 임신, 만성폐쇄성폐질환 등이 있다.

(2) 분류

① 제1형(폐경 후) 골다공증
- ㉠ 원인 : 에스트로겐이 결핍되어 골흡수가 현저히 증가되어서 혈중 칼슘은 높아지고 이에 따라 부갑상선 호르몬 분비감소에 따른 장내 칼슘 흡수 감소로 인해 발생한다.
- ㉡ 특징 : 폐경 후 급속한 골손실, 근력은 감소되지 않으나 골흡수가 증가되어 골량감소, 50대 1 : 6 정도로 여성에게 많으며, 주로 수질골에 변화가 온다. 주로 척추나 손목에 골절이 발생한다.

② 제2형(노인성) 골다공증
- ㉠ 원인 : 비타민 D 결핍, 장내 칼슘 흡수 감소, 조골세포의 감소에 의한 골손실이 원인이다.
- ㉡ 특징 : 남녀 65세 이후 발생빈도 1 : 2, 급격한 골손실은 없으며, 수질골과 피질골 모두 변화한다. (주로 좌상에 의한 손목 및 대퇴골골절)

③ 이차성 골다공증 … 질환이나 약물에 의해 발생한다. (갑상선기능항진증, 부갑상선기능항진증, 쿠싱증후군, 류마티스성 관절염, 스테로이드나 갑상선 호르몬제, 술이나 흡연, 비활동 등)

☀ 골다공증의 분류와 특징 ☀

분류	일차성(원발성)		이차성(속발성)
	제1형	제2형	
나이	55 ~ 70세	75 ~ 90세	특정 연령이 없음
폐경 후 기간	5 ~ 20년	25 ~ 40년	
남녀비율	20대 1	2대 1	1대 1
주요 골절 부위	척추	엉덩이, 척추, 골반	척추, 엉덩이
주요 원인	폐경	노화, 폐경	갑상선 등 내분비질환 당뇨병

② 증상과 진단

(1) 대부분 증상이 없지만 골절이 생기면 통증이 생기고, 골절이 발생한 부위에 따라 다양한 증상이 나타날 수 있다.

(2) 모든 부위에서 골절이 일어날 수 있지만, 특히 손목뼈, 척추, 고관절(대퇴골)에서 골절이 자주 발생한다.

(3) 진단은 골밀도 검사를 통해 한다.

(4) 골밀도의 정도는 같은 인종, 같은 성(性)별의 젊은 사람의 평균 골밀도에서 위, 아래 표준편차를 나타내는 'T' 값으로 표시하며, T값이 −2.5 미만일 경우 골다공증으로 진단한다.

(5) 골량은 최고골량에서 골손실양을 뺀 값이다.

※ 정상 골밀도, 골감소증 및 골다공증 분류를 위한 WHO T-Score 기준 ※

분류	T-Score
정상 골밀도(normal BMD)	−1.0 이상
골감소증(osteopenia)	−1.0 ~ −2.5
골다공증(osteoporosis)	−2.5 이하
중증 골다공증(severe osteoporosis)	−2.5 이하 및 유약골절

③ 치료 및 예방

(1) 가장 좋은 치료는 예방, 빠른 시기 진단 필요

(2) **적절한 칼슘섭취**
일일 1,500 ~ 1,800mg 권장

(3) **뼈에 무게가 실리는 운동을 규칙적으로 실시**

(4) **충분한 비타민 D 섭취**

(5) **위험인자**
알콜→골형성 억제, 동물성 단백질 과다섭취→칼슘을 뇨로 배출

(6) 약물치료

① 골흡수 억제 … 에스트로겐, 칼시토닌, 비스포스포네이트

② 골형성 촉진 … 불소화나트륨, 부갑상선호르몬, 활성화 비타민 D

(7) 규칙적 운동은 골량 향상 및 골량 감소 완화

(8) 근력, 유연성, 균형감각, 안정성 향상

낙상으로 인한 골절발생 억제

(9) 저항성운동 효과적(등장성, 웨이트트레이닝, 도구, 등척성) + 유산소 운동 병행

02 〈 관절염

❶ 원인과 분류

(1) 원인

유전적으로 감수성이 있는 개체에서 감염체에 대한 반응현상으로 발생, 감염체의 생산물이 활막조직내에 남아 있어 염증반응을 일으키는 것으로 추정된다.

(2) 분류

① 골관절염
   ㉠ 가장 일반적인 관절염이다.
   ㉡ 연령, 여성, 가족력, 관절이나 관절주변 연조직의 외상, 체중 등이 주요 원인이다.
   ㉢ 관절통증, 강직, 관절운동성 제약, 관절 주위 근육의 소모로 인해 연골 손실과 관절을 구성하는 다른 조직의 염증을 유발하고 관절 불안정성과 기형을 만든다.

② 류마티스관절염
　　㉠ 자신의 정상 관절조직을 외부물질로 인식하고 항체를 생성하여 자신의 관절에 손상을 입히는 비정상적 면역 반응으로부터 야기된 자가면역질환의 일종이다.
　　㉡ 만성 염증성 질환은 관절의 활막에 염증이 생겨 발생한다.
　　㉢ 인구의 0.8%에서 발병하고 나이 든 사람이나 여성에게 더 잘 발병. 그러나 나이가 들수록 성별에 따른 발병률 차이는 감소한다.
　　㉣ 주로 관절에서 발병하지만 다른 조직에서도 발병이 가능하다.

③ 반응성 관절염 … 비뇨생식기나 위장관 감염 후에 생기는 염증성 관절염으로, 라이터(Reiter)증후군이라고도 한다. 성병의 원인균인 *Chlamydia trachomatis*가 대표적이다.

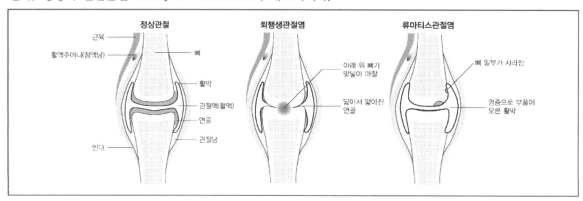

④ 통풍
　　㉠ 고요산혈증 : 퓨린 대사의 최종대사산물인 요산의 과잉생산 또는 배설 부족으로 요산의 생성과 배설에 불균형이 생겨 요산이 축적되는 경우
　　㉡ 혈청의 요산 농도가 한계점에 이르러 요산 결정이 주변 조직과 관절에 염증 반응을 일으키고 관절낭액에 침전되면 발생한다.
　　㉢ 여성보다 남성에게 많고 40대 이상에게 흔하다.
　　㉣ 만성고요산혈증은 수년에 걸쳐 관절 주변 연조직과 관절에 요산결정을 형성하게 하고, 피부 아래에 통풍결절이라는 거대 축적물을 형성한다.
　　㉤ 과체중, 알코올, 푸린이 많은 식사, 아스피린, 이뇨제 등의 약물 사용이 원인이 되기도 한다.
　　㉥ 주로 관절에서 발병하지만 다른 조직에서도 발병이 가능하다.

❷ 증상과 진단

(1) 골관절염

① 초기에는 연골이 빽빽하지만 질병이 진행되면서 얇고 부드러워진다.

② 점차 부드러운 표면이 줄어들면서 균열이 증가한다.

③ 균열이 연골을 통해 뼈 아래까지 확장된다.

④ 연골 부위는 완전히 침식된다.

⑤ 연골하골의 노출된 표면은 빽빽해지고 연마된다.

⑥ 연골의 균열과 침식으로 인해 윤활액이 유출되면서 뼈 안에 낭포가 형성된다.

⑦ 떨어져 나온 연골과 뼈의 파편은 관절강으로 떠다닌다.

(2) 류마티스관절염

① 관절의 활막에 염증이 생겨 부어오르고 관절강직, 관절통증, 관절가동범위 제약, 관절변형 및 기능 마비 등이 발생한다.

② 식욕부진 체중 감소, 피로, 쑤시는 감각과 뻣뻣함의 증상이 나타난다.

③ 몇 주 혹은 몇 개월 동안 피로, 식욕부진, 약한 근골격성 증상을 경험 후, 손, 손목, 무릎, 발 관절의 활막 염증이 관절 부위에 열감, 강직 등의 통증을 유발한다.

④ 80%에서 류마티스인자 양성반응이 나타난다.

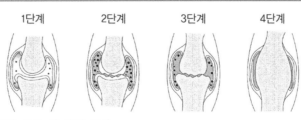

| 1단계 | 2단계 | 3단계 | 4단계 |

- 1단계 : 활막 염증 초기 – 활막 부종 및 과잉 증식
- 2단계 : 판누스(pannus)가 연골을 파괴
  - 비정상적으로 증식된 판누스가 연골을 침범하여 연골, 뼈를 파괴, 관절 변형
  - 염증세포와 활막세포에서 유리된 매개물질에 의한 골파괴작용으로 골다공증이 나타날 수 있음
- 3단계 : 섬유(ficrous ankylosis)연골이 파괴되고 섬유질의 pannus가 두 뼈를 연결해 버려 관절의 움직임이 제한됨
- 4단계 : 골성강직(bony ankylosis)
  완전히 골화되어 움직일 수 없게 되고, 골다공증은 계속 진행됨

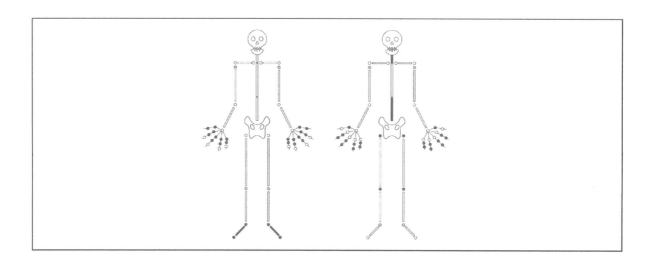

(3) 통풍

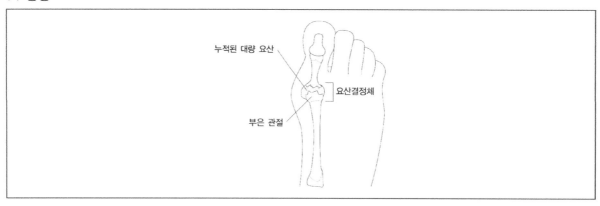

① 심한 관절 통증과 부기가 발생한다.

② 관절 주변에 붉은 피부 및 극도의 민감성이 특징이다.

❸ 치료 및 예방

(1) 골관절염

① 자세교정, 적합한 신발, 체중 감소

② 골관절염을 예방하고 진행속도를 늦추거나 혹은 진행시키는 약물이 없기 때문에 비약물적 치료가 주로 쓰인다.

③ 약물요법의 목적은 통증을 경감시키는 것이다.

④ 대표적 약물은 아스피린, 아세트아미노펜, 인도메타신, 이부프로펜 등이 있다.

(2) 류마티스관절염

① 면역저하제, 항류머티스 약물 같은 약물을 통해 관절 파괴를 방해한다.

② 비스테로이드항염증제 같은 통증 감소 약물을 통해 통증 경감을 목표로 한다.

O6 대사계 질환

❋ 췌장(이자)의 구조와 기능 ❋

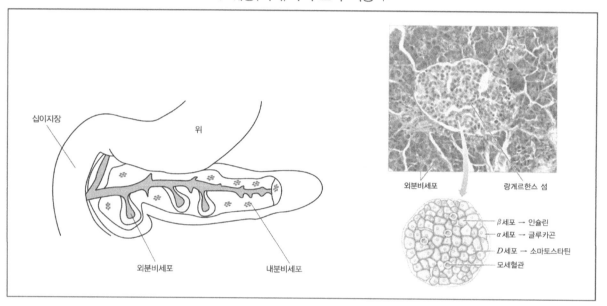

췌장은 외분비샘과 내분비샘의 기능을 모두 가진다.

① **외분비샘** ⋯ 소화 효소(아밀라아제, 리파아제, 트립신)를 분비하여 영양소를 분해한다.

② **내분비샘** ⋯ α세포에서 글루카곤, β세포에서 인슐린, δ세포에서 소마토스타틴, F세포에서 췌장성 폴리펩티드를 생성하여 포도당 항상성을 조절한다.

※ **인슐린**

① **합성** ⋯ 췌장의 β세포에서 만들어져 전구체의 형태로 생성된 후 인슐린과 C-peptide로 전환된다.

② **작용** ⋯ 포도당 신생 억제, 글리코겐 합성 촉진, 근육과 지방으로 포도당 유입 증가, 지방조직에서 지방산 방출을 억제한다.

✵ 정상적 인슐린 분비 양상 ✵

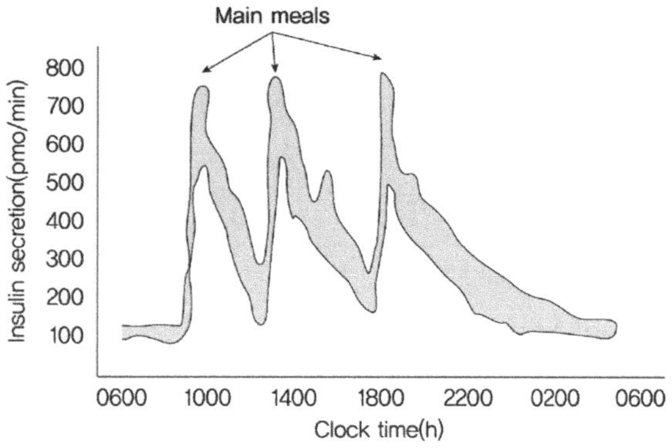

01 당뇨병

❶ 원인과 분류

(1) 원인

① **당뇨병** … 인슐린 분비나 작용에 이상이 생겨 혈중 포도당 농도가 높아진 상태를 말한다.

② 유전적, 운동부족, 과식, 스트레스의 증가, 환경파괴, 평균수명의 증가에 의해 발생한다.

(2) 분류

※ 제1형 당뇨병(Type Ⅰ Diabetes)과 제2형 당뇨병(Type Ⅱ Diabetes) ※

	제1형 당뇨병 Insulin-Dependent Diabetes Mellitus(IDDM)	제2형 당뇨병 Non-Insulin-Dependent Diabetes Mellitus(NIDDM)
원인	자가면역반응으로 인한 β세포 파괴 (유전저 요인)	환경 요인, 유전적 감수성으로 인한 인슐린에 대한 저항성 증가
연령	소아, 젊은층	성인
영양상태	저영양 상태	비만
합병증	케토산증	
임상증상	다뇨, 다음, 다갈	무증상
인슐린요법	필요	일부만 필요

① 기타 형태의 당뇨병

ㄱ 이차성 당뇨병 또는 그와 관련된 당뇨병

ㄴ 췌장질환 혹은 췌장의 제거에 의한 이차성 당뇨병

ㄷ 글루카곤종, 쿠싱증후군 같은 내분비질환에 의한 이차적인 고혈당증

ㄹ 유전적 원인에 의한 인슐린 수용체 이상, 인슐린 수용체에 대한 항체에 의한 당뇨병

② 임신성 당뇨병

ㄱ 임신 중에 당뇨병이 발견되거나 발병될 때 임신성 당뇨병이라 칭한다.

ㄴ 40 ~ 60%는 분만 후 당뇨병이 재발하기도 한다.

③ 당뇨병 전기

ㄱ 경구 당부하검사 결과 2시간 혈장 포도당 농도가 141 ~ 199mg/dL일 때 내당능장애라 칭한다.

ㄴ 공복 시 혈장 포도당 농도가 100 ~ 125mg/dL일 때 공복 혈당장애라 칭한다.

ㄷ 당뇨병이 발병하기 전 일부의 환자에게 전향적 검사를 통해 발견되어서 이 두 가지를 당뇨병 전기라 칭한다.

※ 혈당 수치로 본 당뇨 ※

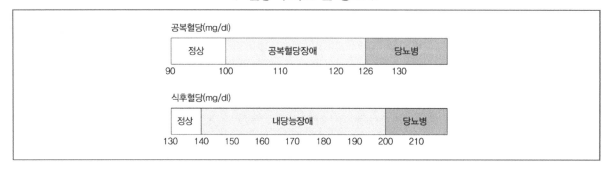

※ 혈당의 항상성과 당뇨병의 스펙트럼 ※

구분	정상 내당능	고혈당		
		당뇨병 전기	당뇨병	
		공복혈당 장애 또는 공복내당능	인슐린 필요량 없음	조절을 위한 인슐린 필요량 / 생존을 위한 인슐린 필요량
제1형 당뇨병				
제2형 당뇨병				
기타 특수한 형태의 당뇨병				
임신성당뇨병				
시간(년)				
FPG	< 5.6mmol/L (100mg/dL)	5.6 ~ 6.9mmol/L (100 ~ 125mg/dL)	≥ 7.0mmol/L (126mg/dL)	
2-h PG	< 7.8mmol/L (140mg/dL)	7.8 ~ 11.0mmol/L (140 ~ 199mg/dL)	≥ 11.1mmol/L (200mg/dL)	
A1C	< 5.6%	5.7 ~ 6.4%	≥ 6.5%	

❷ 증상과 진단

(1) 증상

① 다갈

② 다음

③ 다뇨

④ 급격한 체중 감소

⑤ 50%의 당뇨환자는 위의 증상이 없이 당뇨 진단을 받는 경우가 있다.

⑥ **당뇨 합병증** … 발병 후 증상이 없는 상태에서도 합병증이 함께 진행된다.

　㉠ **급성** : 케톤산증과 고삼투압성 혼수, 저혈당증(50mg/dl 이하)

　㉡ **만성** : 눈(백내장, 망막증), 콩팥(단백뇨, 요독증), 신경(손발이 저릿), 혈관 막힘

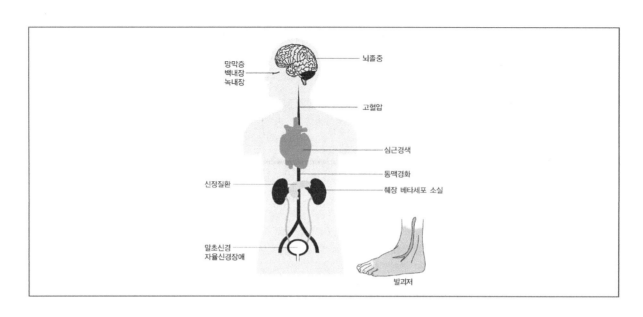

(2) 진단

구분	정상	내당증장애	당뇨병
공복혈당수치	100mg/dl 미만	100mg/dl ~ 124mg/dl	125mg/dl 이상
식후혈당수치	200mg/dl 미만	200mg/dl ~ 249mg/dl	250mg/dl 이상
식사후 2시간 혈당수치	140mg/dl 미만	140mg/dl ~ 199mg/dl	200mg/dl 이상

※ 2011년 발표된 미국당뇨학회의 당뇨병 진단 기준 ※

항목	진단 기준	특징
당화혈색소	≥ 6.5%	NGSP(National glycohemoglobin stan-dardization program)에서 승인받고 DCCT(diabetes control and complications trial) 검사 기준에 따라 표준화된 방법으로 실험실에서 이루어져야 함
공복 혈장 포도당 수치	126mg/dL(7.0mmol/L) 이상	공복은 최소 8시간 이상 칼로리를 섭취하지 않아야 함
경구 당부하검사에서 혈장 포도당 수치(식후 2시간)	200mg/dL(11.1mmol/L) 이상	WHO에서 제시된 방법으로 75g의 무수화포도당을 물에 용해하여 부하해야 함
무작위 혈장 포도당 수치	200mg/dL(11.1mmol/L) 이상	고혈당 또는 고혈당 증상이 있는 환자의 경우임

※ 명백한 고혈당이 없을 경우 기준 1 ~ 3일 후 다시 검사하여 확인하여야 함

❸ 치료 및 예방

(1) 치료 및 예방

① 당뇨병으로 인한 증상의 개선과 합병증의 발생을 막는 데 있다.

② 정상혈당치를 유지, 표준체중과 정상혈압을 유지, 혈중지질을 정상으로 유지하여 당뇨병으로 인한 증상의 개선과 합병증의 발생을 막을 수 있다.

③ 정기적으로 혈당조절 상태 및 합병증의 발병여부 점검이 중요하다.

④ 규칙적인 생활을 하고 표준체중 유지를 위한 식사요법과 운동요법이 필요하다.

    ㉠ 식사요법

        ⓐ 알맞은 열량 섭취를 위해 총열량을 조절하고, 3대 영양소를 균형 있게 배분

        ⓑ 비타민과 무기질을 적절하게 공급

        ⓒ 당질 55 ~ 60%, 지방 20 ~ 25%, 단백질 15 ~ 20%

        ⓓ 콜레스테롤의 섭취를 1일 200mg 이하로 유지

        ⓔ 체중 1kg당 단백질 1.0 ~ 1.2g 섭취

        ⓕ 나트륨 섭취 1일 3,000mg 이하로 섭취

        ⓖ 제1형 당뇨병 환자의 경우 인슐린 작용을 고려하여 열량 배분을 일정하게 유지하게 섭취하고 제2형 당뇨병 환자의 경우 칼로리 제한을 통해 체중 감소를 유도

    ㉡ 운동요법

        ⓐ 규칙적인 운동

        ⓑ 일반인에서 비만과 당뇨병의 발생을 억제

        ⓒ 당뇨병 환자에게는 당대사를 촉진하며 심혈관계 합병증을 예방

        ⓓ 제1형 당뇨병 환자는 근육 내 글리코겐의 양이 절대적으로 부족해 유리지방산의 산화에 의존한다.

        ⓔ 제1형 당뇨병 환자의 경우 인슐린을 맞은 후 운동을 하게 되면 약의 흡수를 촉진시킬 수 있고, 인슐린 감수성이 증가하게 되어 운동 시 포도당 신생이 억제되어 저혈당이 오게 되기 때문에 운동 전에 인슐린 투여량을 감량해야 한다.

        ⓕ 제2형 당뇨병 환자는 운동을 시작하더라도 인슐린 분비가 감소하지 않아 당 대사가 개선되고 운동 후에 인슐린 감수성이 증가하여 체중 감소, 근육량 증가, 심폐 기능 강화 등의 효과가 있다.

⑤ 경구용 약제

    ㉠ 인슐린 분비 촉진제로 설포닐유리아(Sulfonylurea), 메글리티나이드(Meglitinides)가 있다.

    ㉡ 인슐린 감작제로 바이구아니드(Biguanides), 알파-글리코시다아제 억제제(α-glycosidaseinhibitor), 티아졸리디네디온(Thiazolidinediones), 인크레틴(Incretin)이 있다.

※ 인슐린의 작용 시작 시간, 최고 효과 도달 시간, 전체 작용 지속 시간 ※

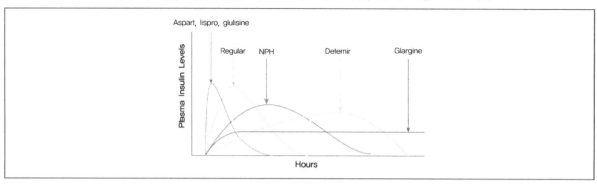

(2) 인슐린의 부작용

① 저혈당, 인슐린 알레르기, 인슐린 항체 형성, 인슐린 부종 발생

② 지방이영양증, 소모기 효과, 새벽현상, 인슐린 저항성 발생

  ㉠ Somogyi 현상 : 새벽의 저혈당에 대한 반작용으로 혈당이 상승하여 아침 공복 시 고혈당이 됨

  ㉡ **새벽현상** : 새벽에 인슐린 저항성 증가로 새벽 혈당이 정상이거나 증가하고, 아침 공복 시 혈당이 증가하게 되는 현상

02 〈 고지혈증

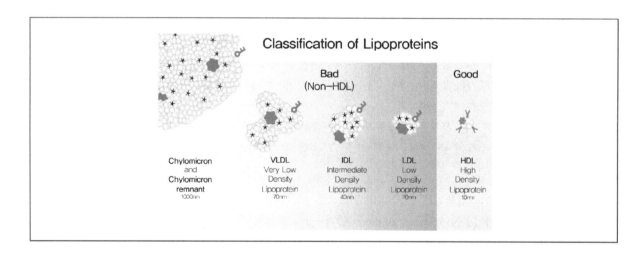

지단백질의 분류 : 밀도에 따라 분류

① LDL ··· 지방성분을 혈관벽을 비롯해서 우리 몸 곳곳에 뿌려놓는 역할→동맥경화 원인

② HDL ··· 세포에 실려 간 콜레스테롤을 간으로 되돌려주고, 혈관벽에 붙은 나쁜 콜레스테롤을 떼어냄→동맥경화 진행 늦춤

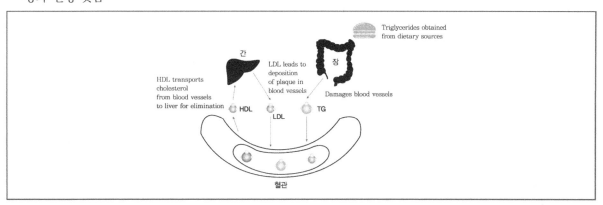

혈장의 콜레스테롤이나 중성지방이 증가할 때 또는 HDL 콜레스테롤이 감소할 때 고지혈증이라 부른다.

① 원인과 분류

(1) 원인

① 1차성 고지혈증 원인 ··· 콜레스테롤 증가, 중성지방 증가, 콜레스테롤과 중성지방 모두 증가

② 포화지방의 과량섭취, 신증후군, 갑상선기능저하증, 만성 간질환

③ 쿠싱증후군 및 당질코르티코이드나 경구 피임제

④ **중성지방을 증가시키는 원인** ··· 탄수화물의 과량 섭취, 비만, 과도한 음주, 임신, 당뇨, 갑상선기능저하증, 만성 신부전 등

⑤ 2차성 고지혈증 원인

고 LDL 콜레스테롤혈증	고중성지방혈증	저 HDL 콜레스테롤혈증
당뇨병	비만, 운동부족	비만, 운동부족
갑상선기능저하증	흡연	흡연
폐쇄성 간질환	고당질식사	고당질식사
만성신부전	음주	고중성지방혈증
신증후군	당뇨병, 만성신부전, 신증후군	당뇨병
동화스테로이드, 코르티코스테로이드, 프로게스테론	코르티코스테로이드, 베타차단제, 에스트로겐, 레티노이드	코르티코스테로이드, 베타차단제, 프로게스테론

(2) 분류

① 1차성 고지혈증

② 유전성 질환, 가족성 복합형 고지혈증, 다유전자성 고콜레스테롤혈증, 가족성 고콜레스테롤혈증

③ 2차성 고지혈증을 확인

④ 고유 생활양식, 복용 중인 약제나 기타 질병을 확인, 증세 지속 시 1차성 고지혈증의 원인 분석 후 치료 필요

(3) 진단

고지혈증 진단 기준			
	정상수치	경계범위	위험수준
총콜레스테롤	200 미만	200 ~ 240	240 이상
HDL 콜레스테롤	60 이상	40 ~ 59	40 이상
중성지방	150 미만	150 ~ 499	500 이상
LDL 콜레스테롤	100 미만	130 ~ 159	160 ~ 189

* 미국 국립콜레스테롤 교육프로그램(NCEP)기준

❖ 이상지질형증의 진단기준 ❖

구분	APT의 가이드라인(2004)		한국지질 · 동맥경화학회(2009)	
	분류	수치(mg/dL)	분류	수치(mg/dL)
총콜레스테롤	High	≥ 240	높음	≥ 230
	Borderline high	200 ~ 239	경계치	200 ~ 229
	Desirable	< 200	정상	< 200
LDL – 콜레스테롤	Very high	≥ 190		
	High	160 ~ 189	높음	> 150
	Borderline high	130 ~ 159	경계치	130 ~ 149
	Near optimal	100 ~ 129	정상	100 ~ 129
	Optimal	< 100	적정	< 100
HDL – 콜레스테롤	Low	< 40	낮음	< 40
	High	≥ 60	높음	≥ 60
중성지방	Very high	≥ 500		
	High	200 ~ 499	높음	≥ 200
	Borderline high	199 ~ 150	경계치	150 ~ 199
	Nomal	< 150	정상	< 150

※ 위험도 분류에 따른 LDL – 콜레스테롤 및 비HDL – 콜레스테롤 목표치 ※

위험도	LDL – 콜레스테롤 목표(mg/dL)	비HDL – 콜레스테롤 목표(mg/dL)
고위험군(관상동맥질환 또는 그에 상당하는 위험) • 관상동맥질환 • 경동맥질환, 말초혈관질환, 동맥류 • 당뇨병	< 100	< 130
중등도 위험군(주요 위험인자 2개 이상)	< 130	< 160
저위험군(주요 위험인자가 없거나 1개)	< 160	< 190

※ 비HDL – 콜레스테롤은 총 콜레스테롤에서 HDL – 콜레스테롤을 감한 값임

❷ 치료 및 예방

(1) 고지혈증 치료의 기본은 식사요법

(2) 포화지방산과 콜레스테롤의 섭취를 줄이고 칼로리 제한

(3) 신체 활동을 통한 에너지 균형을 유지

(4) 저밀도 지단백 콜레스테롤을 저하시키고 고밀도 지단백 콜레스테롤을 상승시킨다.

(5) 내당능 이상과 고혈압을 조절하여 허혈성 심질환의 위험성을 감소

(6) 모든 고지혈증 환자는 규칙적인 운동을 일생동안 지속적으로 실시

(7) 인슐린 감수성 증가, 당대사 개선, 체중 감소, 혈압 감소, 흡연 감소의 효과, 심리상태에 좋은 영향

(8) 환자 개개인의 신체적 적합성, 심장상태, 환자의 기호 등을 고려하여 결정

※ 치료적 생활습관 개선(TLC)의 필수 구성 요소 ※

구성 요소		권장내용
LDL을 높이는 식사요소	포화지방	총 칼로리의 7% 미만
	식이 콜레스테롤	하루 200mg 미만
LDL 저하를 위한 치료적 선택사항	식물성 스타놀 식물성 스테롤	하루 2g
	수용성 섬유소 섭취	하루 10 ~ 25g
총 칼로리		적절체중 도달 및 체중증가 방지가 가능한 수준으로 칼로리 섭취량을 조절
신체활동		하루 200kcal 이상 에너지 소비를 늘릴 수 있도록 운동량을 증가

※ 트랜스지방 역시 LDL을 높이므로 섭취량을 제한하여야 함

※ 중등도 위험군과 저위험군의 경우 TCL 시행 3개월 후에도 진전이 없을 시 약물 치료 고려

03 〈 대사증후군

❶ 대사증후군의 진단 기준

아래 내용 중 3가지 이상 해당되면 대사증후군으로 진단한다.

(1) 복부비만
허리둘레 남자 90cm, 여자 85cm 이상

(2) 고중성지방혈증
중성지방 150mg/dL 이상

(3) 낮은 HDL 콜레스테롤혈증
남자 40mg/dL, 여자 50mg/dL 이하

(4) 높은 혈압
130/85mmHg 이상

(5) 혈당 장애

공복혈당 100mg/dL 이상 또는 당뇨병 과거력, 또는 약물복용

① 대사증후군의 진단은 먼저 혈압과 복부비만을 측정

② 10 ~ 12시간 이상 공복을 한 뒤 혈액 검사

❷ 위험요인

(1) 대사증후군은 유전적 소인과 환경적 인자가 더해져 발생하는 포괄적 질병이다.

(2) 심혈관질환의 위험을 두 배 이상 높이며, 당뇨병의 발병을 증가시킨다.

① 지방조직에서 만들어진 지방산이 간으로 들어가는 혈액 중에 많아지면 간, 근육에서의 인슐린 이용률이 떨어진다.

② 혈중 지방산이 증가하면 세포에서 포도당 대신 지방산을 받아들이고 이에 따라 포도당 유입이 어려워져 인슐린 저항성이 증가한다.

③ 혈중 포도당이 높은 상태로 있으면 이를 이용하기 위해 인슐린을 분비하는 췌장의 베타 세포가 자극받고 인슐린을 더욱 분비해 고인슐린혈증이 발생하고, 이 부담을 베타 세포가 더 이상 견디지 못하면 당뇨병이 발생한다.

④ 고인슐린혈증은 혈중의 중성지방을 증가시키고, HDL - 콜레스테롤을 감소시켜 이상지질혈증을 유발한다.

⑤ 심혈관 내에 콜레스테롤이 많아져 죽상동맥경화증을 유발한다.

❸ 치료 및 예방

(1) 식사와 영양

① 대사증후군의 병인 중 가장 비중 있는 설명은 바로 비만과 인슐린 저항성이다.

② 체중감소는 인슐린 저항성 뿐만 아니라 이상지질혈증, 고요산혈증, 혈전인자, 비정상적 혈관상태의 개선에 매우 중요하므로 열량을 줄이고, 지방섭취와 콜레스테롤의 섭취를 줄여야 하며, 단순당(흰쌀, 흰 밀가루 음식, 설탕, 꿀, 과일)의 섭취를 줄이고 채소와 도정하지 않은 곡류의 섭취를 늘리는 것이 좋다.

③ 음주의 경우 남자는 1회 3잔 이하, 여자와 노인은 1회 2잔 이하로 마시고 음주 후 반드시 2 ~ 3일 가량 휴식기를 가져야 한다.

④ 대사증후군의 중요한 기전인 인슐린 저항성과 내장지방을 증가시키는 흡연은 금지해야 한다.

(2) 운동요법

① 운동은 체중 감소뿐만 아니라 복부비만의 감소에도 도움이 되며, 인슐린 저항성의 개선에 매우 중요하다.

② 지속적으로 운동을 하는 경우 인슐린의 이용률이 높아지고 저항성이 개선된다.

③ 큰 근육을 사용하고, 장기간 유지하는 것이 효과적이며 유산소적 요소가 많은 운동이 적합하다.

④ 걷기, 조깅, 자전거타기, 수영, 댄스, 스케이트, 줄넘기, 계단 오르기 등이 적합한 운동이다.

⑤ 유산소 운동이 더 효과적이나 근력 운동도 중요하다.

⑥ 유산소 운동 후에는 2 ~ 4시간까지 혈압 감소, CRP 농도와 백혈구 농도가 감소(염증 반응 감소)한다.

⑦ 일반적으로 건강에 이득이 되도록 운동을 한다면 일주일에 700칼로리는 운동으로 소모해야 한다.

⑧ 운동의 효과를 나타내기 위해서는 적어도 일주일에 최소한 3번, 비연속적으로 운동을 해야 한다.

⑨ 주당 5회 유산소 운동을 권장한다.

07 신경계 질환

❖ 신경계의 구성 ❖

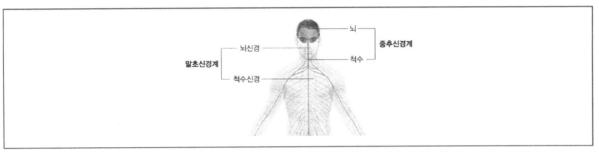

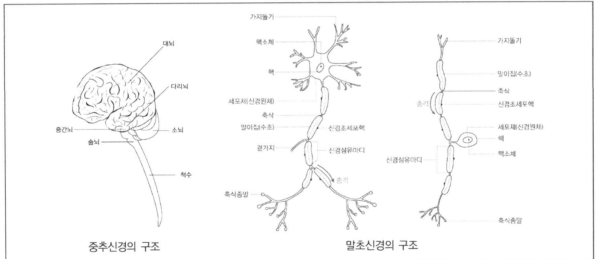

중추신경의 구조   말초신경의 구조

※ 뉴런 : 신경계를 이루는 구조적, 기능적인 기본 단위로, 전기적, 화학적 신호가 서로 연결된 신경세포를 통해 전달되고 이러한 연결의 집합적인 활동을 통해 감각, 운동, 사고 등의 복잡한 생명 활동이 이루어진다.

※ 뉴런의 구성

① **가지돌기** : 주변 신경세포에서 들어오는 자극을 받아들임

② **핵소체** : 물질대사

③ **축삭** : 뉴런의 한쪽 방향으로 전기적인 신호를 전달

④ **말이집**(수초) : 전기적 신호가 도약전도가 일어나게 함

⑤ **시냅스** : 뉴런과 뉴런 사이의 틈으로, 이곳을 통해 신경전달물질이 이동함

❈ 신경계의 구분 ❈

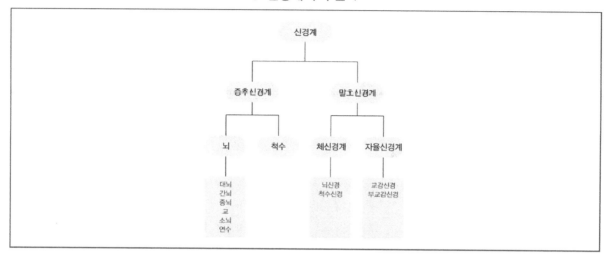

❈ 신경전달물질과 종류 ❈

신경전달물질	기능	결함과 질병
γ-아미노부티르산(GABA)	중추신경계 저해 불안과 운동 조절	불안장애, 헌팅턴병
글루탐산	중추신경계의 흥분성 전달물질 학습과 기억에 작용	기억상실, 알츠하이머
노르에피네프린	심리적 각성, 수면, 학습	양극성 장애
도파민	자세와 운동 조절 억제성 신경전달물질	파킨슨병, 정신분열증
세로토닌	수면, 기분, 식욕, 통증조절	우울증
아세틸콜린	흥분성 신경전달물질	알츠하이머, 중증 근무력증

※ **신경전달물질** : 시냅스 전 뉴런에서 분비되어 시냅스 후 뉴런에 전달되며 신호를 전달

01 〈 뇌졸증

① 원인과 분류

(1) 원인

① 혈관이 터지거나 혈류가 막혀서 혈액 공급이 중단된 상태이다.

② 뇌에 혈액을 공급하는 혈관이 막혀서 발생하는 '허혈성 뇌졸증'과 뇌로 가는 혈관이 터지면서 출혈이 발생하는 '출혈성 뇌졸증'이 있다.

③ 잠깐 동안 혈류 공급이 중단되어 발생하는 '일과성 허혈 발작', 소위 '작은 뇌졸증'이 있다.

❋ 뇌졸중 ❋

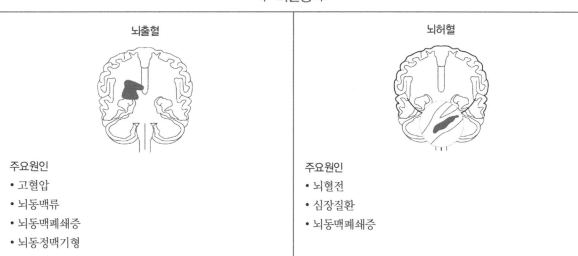

뇌출혈	뇌허혈
주요원인 • 고혈압 • 뇌동맥류 • 뇌동맥폐쇄증 • 뇌동정맥기형	주요원인 • 뇌혈전 • 심장질환 • 뇌동맥폐쇄증

(2) 분류

① 허혈성 뇌졸증(ischemic stroke)

  ㉠ 어떤 원인에 의해 뇌혈류가 줄어들거나 중단되면 궁극적으로는 뇌 조직이 죽게 되는 뇌 조직의 괴사이다.

  ㉡ 허혈성 뇌졸증은 전체 뇌졸중의 80% 가까이를 차지하고 그 원인의 대부분은 '혈전'이라고 하며 응고된 혈액 덩어리가 뇌에 산소와 영양분을 공급하는 혈관을 막아서 발생한다.

  ㉢ 적절한 치료를 통해 뇌혈류가 다시 공급되어 뇌 기능이 회복되는 경우 '일과성 허혈 발작'이라 한다.

  ㉣ 심장에서 만들어진 혈전이 혈관을 따라 이동하여 뇌동맥을 막는 것을 '뇌색전증'이라 한다.

  ㉤ 뇌혈관 벽에서 자라나는 혈전에 의해 혈관이 점점 좁아지다가 막히는 것으로 이러한 방식으로 발생하는 뇌손상을 '뇌혈전증'이라 한다.

② 출혈성 뇌졸중

　　㉠ 뇌에 혈액을 공급하는 뇌혈관이 어떤 원인에 의해 파열되어 출혈을 일으키면서 발생하는 뇌졸중으로 전체 뇌졸중의 20%를 차지한다.

　　㉡ 뇌혈관이 출혈을 일으키면 해당 부위의 혈액 공급이 차단되어 뇌신경이 손상될 뿐 아니라 혈액이 뇌 속에 고이면서 뇌 조직을 압박하거나, 손상된 뇌혈관이 수축을 일으키면서 추가적인 뇌손상이 유발된다.

　　㉢ 이러한 뇌출혈은 뇌의 혈관이 여러 가지 원인에 의해 파열되면서 발생하는데 발생 부위에 따라 뇌실질 내 출혈과 지주막하 출혈로 구분한다.

　　　　ⓐ **뇌실질 내 출혈** : 뇌실질 내 출혈은 소위 뇌 속(실질)에서 혈관이 파열된 것으로 고혈압이 가장 중요한 원인이다.

　　　　ⓑ **지주막하 출혈** : 뇌를 싸고 있는 지주막 아래에 위치한 혈관이 출혈을 일으킨 것으로서 동맥류 출혈이 가장 흔한 원인이다.

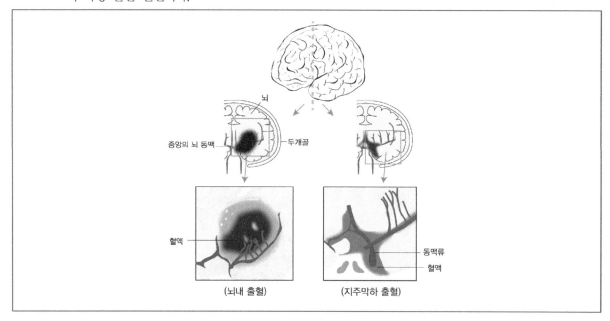

③ 일과성 허혈 발작

　　㉠ 처음에는 뇌졸중과 똑같은 증상으로 시작한다.

　　㉡ 시간이 경과하면서 증상이 소실되고, 뚜렷한 장애를 남기지 않는 특징이 있어서 '작은 뇌졸중'으로 불린다.

④ 재발된 뇌졸중(Recurrent stroke)

　　㉠ 뇌졸중이 발생한 환자들 중 약 25%에서는 5년 이내 다시 뇌졸중이 재발하는 것으로 알려져 있다.

　　㉡ 그리고 뇌졸중은 재발될수록 그로 인한 합병증도 심각해질 수 있으며 사망률 또한 높아지는 것으로 보고되고 있다.

❷ 증상과 진단

증상	진단

• 반신불수
• 감각이상 및 감각소실
• 두통 및 구토
• 어지럼증(현훈)
• 언어장애(실어증)
• 발음장애(구음장애)
• 안면신경마비
• 운동실조증
• 시각장애/시야결손
• 복시
• 연하곤란
• 혼수상태
• 치매 증상
	• 전산화 단층촬영(CT)
	• 자기공명영상(MRI)
	• 혈관조영술
	• 초음파검사
	  – 경동맥 초음파
	  – 심장초음파

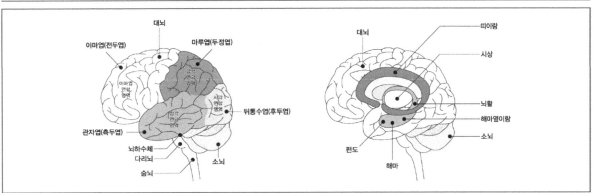

❸ 치료 및 예방

(1) 치료

① 허혈성 뇌졸중의 치료

　㉠ 증상이 처음 나타난 이후 3시간이 경과하지 않았다면 혈전용해술을 시도

　㉡ 초급성기가 경과한 후 급성 합병증을 막기 위한 보존적 치료 시행

　㉢ 뇌졸중의 재발 방지를 위한 혈소판 억제제 투여

　㉣ 적극적인 재활치료를 통한 뇌 기능 회복

　㉤ 뇌졸중 위험인자의 적극적인 교정(혈압조절, 혈당조절, 고지혈증 치료 등)

ⓗ 이미 발생한 뇌졸중 및 장애에 대한 합병증 예방, 재활치료

ⓢ 지속적인 재활치료와 낮은 강도의 운동을 통해 근력 및 관절 가동 운동 범위 유지

ⓞ 저칼로리 저지방 식단을 유지

② **출혈성 뇌졸중의 치료** ⋯ 출혈성 뇌졸중의 일반적인 치료 원칙은 지나친 혈압 상승을 조절하고 기도유지 및 안정을 취하며 전산화 단층촬영(CT)이나 자기공명영상(MRI)으로 출혈의 위치 및 정도를 파악하여 정도가 경미하면 약물치료를 시행하고 출혈량이 30ml 이상이나, 의식이 계속 악화되는 경우 수술적인 치료를 고려한다.

(2) 예방

① 겨울철 추운 곳에서 오랜 시간을 있거나 갑자기 추운 곳으로 나오는 것을 피한다.

② 특히 고혈압이나 비만한 고령자는 화장실, 목욕탕 등 급격한 기온 변화나 혈압 변화를 가져오는 곳에서 특별히 주의한다. 이는 추우면 혈관이 수축하여 혈압을 높여 혈관이 터지기 쉽기 때문이다.

③ **규직척인 운동** ⋯ 1일에 남성은 200 ~ 300kcal, 여성은 100 ~ 200kcal 정도의 운동이 이상적이다.

④ 과로를 피하고 충분한 수면을 취한다.

⑤ 일상생활에서 스트레스 해소를 잘 해야 한다.

⑥ 변비를 예방하고 배변습관을 좋게 가지도록 노력한다.

⑦ 염분의 과다 섭취에 주의한다.

⑧ 소금을 1일 10g 이내로 섭취하는 것이 좋다.

⑨ 동맥경화 예방을 위해 콜레스테롤이 높은 음식을 피하고 야채와 과일을 많이 먹는다.

02 〈 파킨슨병

❶ 원인과 분류

(1) 원인

① **도파민과 파킨슨병의 관계**
  ㉠ 뇌의 신경세포에서 만들어지는 물질로 세포와 세포 간에 신호를 전달하는데 이용되는 신경 전달 물질 중의 하나인 도파민이 억제되거나 과도하게 전달되는 경우 신경계 기능 전체에 이상을 초래한다.
  ㉡ 만일 신경 전달 물질의 상호 전달이 비정상적으로 억제되거나 과도하게 전달되는 경우 신경계 기능 전체에 이상을 초래한다.
  ㉢ 파킨슨병은 중뇌 흑질에 존재하는 도파민 분비 신경세포의 소실로 나타나는 질환으로, 한꺼번에 모든 세포가 없어지는 것이 아니라 점진적인 과정으로 진행되어 50 ~ 70% 정도까지 없어지면 임상 증상이 나타나게 된다.

② **파킨슨병에서 도파민 세포가 감소하는 이유**
  ㉠ 첫 번째 가능성은 외부에서 인체 내로 유입되어 세포에 악영향을 줄 수 있는 물질
  ㉡ 두 번째 가능성은 유전적인 요인
  ㉢ 현재로는 젊은 나이에 발병하거나 가족력이 있는 경우 유전적인 요인을 고려

③ **나이**
  ㉠ 파킨슨병의 가장 중요한 발병 인자는 고령이다.
  ㉡ 이것은 파킨슨병 역시 다른 신경퇴행성 질환처럼 나이가 중요한 인자로서의 역할을 보이는 것과 같다.
  ㉢ 일반적으로 파킨슨병이 발생하는 나이는 60세이며, 연령이 증가할수록 유병률과 발생률이 증가한다.

④ **약** ··· 약제가 파킨슨병을 일으키는 것이 아니라, 이차성 파킨슨 증후군의 원인이 된다. 운동 완서, 경직, 발을 질질 끄는 보행, 언어의 이상 등의 증상을 보일 수 있다.

⑤ **인종** ··· 아시아인이나 흑인보다 백인의 경우 발병률이 훨씬 높다.

⑥ **성별** ··· 여자보다 남자에게서 훨씬 흔히 발병한다.

(2) 분류

① **파킨슨 증후군**
  ㉠ 하나의 질환을 의미하는 것이 아니라, 파킨슨병과 비슷한 증상들을 보이는 것을 통칭한다.
  ㉡ 대표적인 증상으로 안정시 떨림, 강직, 운동 완서 혹은 자세 불안정을 예로 들 수 있으며, 파킨슨병 이외에도 여러 질환에서 이와 같은 증상을 보일 수 있다.

② 파킨슨병

　　㉠ 신경계 퇴행 현상의 하나로 중뇌에 존재하는 흑색질(substantia nigra)이라는 부분의 도파민 세포 사멸에 의해 나타나는 질환이다.

　　㉡ 약제에 대한 반응이나 치료 예후 등에서 다른 파킨슨 증후군을 보이는 퇴행성 질환들과 차이가 있다.

③ 비전형적 파킨슨 증후군

　　㉠ 파킨슨병보다는 드물지만, 약에 대한 반응이나 예후 측면에서 상대적으로 좋지 않은 경과를 보이는 질환이다.

　　㉡ 뇌의 퇴행성 질환이기는 하지만 파킨슨병과 같은 중뇌의 도파민 세포 소실이 원인이 되지는 않는다.

　　㉢ 진행성 핵상 마비, 피질기저핵변성 및 다발 신경계 위축증가가 있다.

④ 이차성 파킨슨 증후군

　　㉠ 다양한 원인이 존재하며, 이로 이해 파킨슨병과 비슷한 임상 양상을 보이는 질환을 말한다.

　　㉡ 뇌신경의 퇴행성 질환보다는 약제나 독성 물질, 외상, 뇌혈관성 질환, 정상압 수두증, 뇌염과 같은 감염증에 의해 나타날 수 있다.

❷ 증상과 진단

☀ 파킨슨병의 증상 ☀

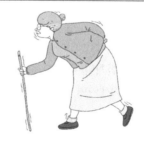

- 손떨림
- 서동(행동이 느려짐)
- 경직(근육이 뻣뻣해짐)
- 자세 불안정(상체가 앞으로 기움)

(1) 증상

① 파킨슨병의 주요 4대 증상은 가만히 있을 때 주로 발생하는 떨림, 강직, 운동 완서 및 자세 불안정이다.

② 파킨슨병의 떨림의 주된 특징은 움직이거나 자세를 취할 때보다 가만히 안정된 상태에서 나타난다.

③ 강직은 관절을 구부리고 펼 때 뻣뻣한 저항을 나타내는 현상으로, 거의 대부분의 환자들에서 볼 수 있다.

④ 운동 완서는 몸의 동작이 느려지는 것을 말한다.

⑤ 자세 불안정은 초기보다는 어느 정도 병이 진행되고 나면서부터 나타나는데 가장 흔한 것은 넘어지는 것이다.

⑥ 파킨슨병의 증상은 중증도에 따라 5단계로 구분

　　㉠ 1단계 : 떨림이나 강직이 한쪽 팔이나 다리에만 있다.

　　㉡ 2단계 : 떨림이나 강직이 양쪽 팔다리에도 나타난다.

　　㉢ 3단계 : 넘어질 듯이 비틀거린다.

　　㉣ 4단계 : 혼자 잘 일어나지 못하고 보조기구가 필요하다.

　　㉤ 5단계 : 누워서만 지내게 된다.

(2) 운동 증상 외의 기타 증상들

① 정신과적인 증상

② 수면 이상

③ 자율신경계 이상

　　㉠ 기립성 저혈압

　　㉡ 소변 문제

　　㉢ 변비 및 연하곤란

　　㉣ 성 기능 장애

　　㉤ 감각 신경 증상

❈ 파킨슨병의 주요 증상 ❈

구분		증상
운동과 관련된 증상	진전(떨림)	안정 시 진전(쉬고 있을 때 심하고 자발적 운동 시에 감소)
	강직	몸이 뻣뻣해지고 남이 환자의 팔을 펴려고 할 때 톱니바퀴를 돌리는 것 같은 저항감을 느끼게 됨
	서동(느린 동작)	움직임이 느려져 보행 장애, 가면안(무표정, 무감정), 음량이 작아지고 발음 장애로 진행됨
	기타	자세의 불안정, 동작동결(얼어버린 것 같음), 이상운동증
운동과 무관한 증상	자율신경 이상	배뇨 장애와 변비, 성 기능 이상, 체위성 저혈압(갑자기 일어설 때 핑도는 듯한 어지러움)
	감각 이상	통증(팔다리, 허리, 목 근육), 이상감각 증상(뜨거움, 벌레가 기어가는 느낌, 심한 간지러움으로 수면을 방해함)
	정신 이상	치매, 정서 장애(우울증, 불안증)
	수면 장애	수면 중 소리를 지르거나 몸을 심하게 움직임

(3) 진단

① 파킨슨병의 진단의 가장 중요한 단서는 환자의 임상적인 증상과 환자가 병에 대해서 기술하는 병력 청취이다.

② 아직은 파킨슨병을 확진할 수 있는 혈액 검사나 뇌영상 검사는 없다.

③ 최근까지 연구에서 새로운 기술의 뇌영상 기술에 대한 연구가 진행 중에 있지만 모든 환자들, 그 중에서도 초기 환자들에게 확진을 위한 명확한 소견을 제시할 수 있는 수단은 아직 없다.

④ 의사가 환자의 병력을 듣고 환자를 진찰하는 것이 중요하다.

⑤ 뇌자기공명영상이나 핵의학 검사를 시행한다.

⑥ 떨림(Tremor), 강직(Rigidity), 운동불능(Akinesia), 자세 불안정(Postural instability) [TRAP]을 통해 진단하기도 한다.

❸ 치료 및 예방

(1) 약물치료

(2) 수술적 치료

(3) 운동 치료

(4) 걷기, 뻗기 운동 및 근력 운동 등 모두 중요하다.

(5) 몸을 곧게 펴는 뻗기 운동은 몸이 꾸부정하게 되는 자세에 도움이 되고, 근력 운동의 강화는 몸이 느려지고 뻣뻣해지더라도 이동성 및 기능을 유지하는데 도움이 된다.

※ 파킨슨병 치료에 사용되는 약물의 종류와 기전 ※

구분	약물	작용 기전
도파민 전구체	레보도파제(levodopa, L-dopa)	도파민 농도를 증가시킴
도파민 작용제 (agonist)	로피니롤(ropinirole) 프라미펙솔(pramipexole)	도파민 수용체를 촉진함
탈탄산효소 저해제	카르비도파(carbidopa)	도파민의 분해를 지연함
COMT 억제제	엔타카폰(entacapone) 톨카폰(tolcapone)	도파민의 분해를 지연함
흥분성 콜린 뉴런의 억제	트리헥시페니딜(trihexyphenidyl) 벤즈트로핀(benztropine)	도파민 부족의 균형을 회복시켜 진전과 강직을 완화
복합제제	시네메트(sinemet)	

※ 일반인의 뇌와 알츠하이머병 환자의 뇌 비교 ※

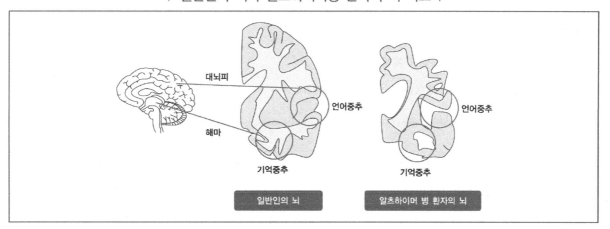

① 치매

(1) 여러 가지 원인에 의한 뇌손상에 의해 기억력을 위시한 여러 인지기능의 장애가 생겨 예전 수준의 일상생활을 유지할 수 없는 상태를 의미하는 포괄적인 용어이다.

(2) 정상적으로 성숙한 뇌가 후천적인 외상이나 질병 등 외인에 의하여 손상 또는 파괴되어 전반적으로 지능, 학습, 언어 등의 인지기능과 고등 정신기능이 떨어지는 복합적인 증상이다.

(3) 치매는 주로 노년기에 많이 생기며, 현재 심장병, 암, 뇌졸중에 이어 4대 주요 사인으로 불릴 정도로 중요한 신경질환이다.

② 원인과 분류

(1) **치매의 원인**

① 치매의 원인 질환으로는 80 ~ 90가지가 알려져 있다.

② 그 중에서 가장 중요한 3대 원인 질환은 '알츠하이머병', '혈관성 치매', 그리고 '루이체 치매'이다.

③ 알츠하이머병은 가장 흔히 발생되는 치매의 원인으로, 전체 원인의 약 50%를 차지한다.

④ 뇌졸중 후에 발생하는 혈관성 치매는 약 10 ~ 15%, 알츠하이머병과 혈관성 치매가 동시에 발생하는 경우는 약 15%인 것으로 알려졌다.

(2) 수두증

① 수두증은 치료가 가능한 대표적인 치매이다.

② 뇌의 가운데에 있는 뇌실 안에 뇌척수액이 고여 뇌실이 커진 것이다.

(3) 혈관성 치매

① 알츠하이머 치매 다음으로 흔한 치매로, 대뇌피질 하부 혈관이 막히는 열공성 뇌경색에 의한 치매이다.

② 55 ~ 70세 남성에게 주로 발병한다.

③ 뇌출혈이나 뇌경색에 의한 뇌손상 혹은 당뇨병, 부정맥 등에 의해 발병한다.

(4) 알츠하이머병

① 알츠하이머병(Alzheimer disease)은 치매를 유발하는 가장 흔한 원인 질환으로, 전체 치매 환자의 약 50 ~ 80%에서 원인이 된다.

② 대부분이 65세 이후 발병한다.

③ 대뇌피질의 위축이 넓게 나타나고 뇌실이 확장된다.

④ 주 원인은 신경원섬유매듭과 아밀로이드판이다.

⑤ 신경원섬유매듭은 화학적으로나 효소에 의해 파괴가 어렵고 뇌기능을 손상시킨다.

⑥ 아밀로이드판과 매듭의 수나 분포는 환자의 지적 퇴화정도를 측정 가능하다.

⑦ 국내 유병률에 대한 자세한 자료는 없지만 국내에 약 30만 명 정도의 치매환자가 있을 것으로 의심되고, 이 중 약 50% 정도인 15만 명 정도의 알츠하이머병 환자가 있을 것으로 추산된다.

(5) 루이체 치매

① 루이소체가 신경세포 내에서 발달하여 비정상적인 단백질 집합체를 만들어 발병한다.

② 뇌 조직 검사나 뇌영상을 통해 파킨슨병과 구분 가능하다.

⑹ 전측두엽 치매

① 주로 65세 이전에 발병하는 퇴행성 치매로, 전두엽과 측두엽에서 나타나는 전반적인 위축에 의한 치매이다.

② 지적기능, 감정, 운동을 담당하는 전두엽 기능과, 언어기능을 담당하는 측두엽 손상이 나타난다.

⑺ 헌팅톤병

① 심리적 변화와 함께 치매가 만성적으로 진전되는 유전적 장애이다.

② 운동 명령을 조정하는 기저핵의 뉴런을 손상시킨다.

③ HD 유전자에 생긴 삼뉴클레오티드 반복 확장에 의해 발병된다.

⑻ 만성 경막하혈종

① 뇌를 싸고 있는 뇌막 중의 하나인 경막 밑으로 피가 서서히 고이는 것이다.

② 노인의 혈관은 약하기 때문에 가벼운 외상에도 혈관이 손상되어 발생할 수 있다.

⑼ 우울증

우울증으로도 치매증상이 나타날 수 있는데, 우울증에 의한 치매를 "가성 치매"라고도 한다.

⑽ 신경매독

매독에 걸린 후 치료하지 않은 채로 수 년 내지 수십 년이 지나면 신경매독에 의한 치매 증상이 나타날 수 있다.

⑾ 뇌종양

① 뇌종양도 치매 증상을 보일 수 있다.

② 뇌종양은 종양이 생기는 위치에 따라 다양한 증상이 나타날 수 있고, 경련발작을 동반할 수도 있다.

⑿ 갑상선기능저하증

갑상선호르몬의 분비나 작용이 저하된 갑상선기능저하증 환자의 경우 치매가 발생할 수 있다.

⒀ 비타민 B_{12} 또는 엽산 부족증

비타민 B_{12}가 부족하면 빈혈, 말초신경병증, 척수병증, 시신경병증, 그리고 치매가 올 수 있다.

⒁ 내과적 질환에 의한 치매 증상

① 내과적 질환에 의해 치매 증상이 생길 수도 있다.

② 당뇨병 환자의 경우에 고혈당으로 인하여 치매와 유사한 증상을 보일 수 있다.

③ 만성 간질환 환자의 경우에는 간성 혼수로 인하여 치매와 유사한 증상을 보이기도 한다.

④ 치매 증상을 보이기도 하고, 간질환이나 요독증에 의한 인지 장애는 수일 간격으로 또는 아침저녁으로 변동이 심하다는 특징이 있다.

❸ 증상과 진단

(1) 증상

① 전형적 치매의 증상
  ㉠ 인지 기능 장애
  ㉡ 전두엽 기능 장애
  ㉢ 행동 심리적인 문제
  ㉣ 일상생활 능력의 손상
  ㉤ 언어 장애
  ㉥ 근경직, 마비

② 혈관성 치매 … 증상이 단계적으로 나타나며 경색이 일어난 국소 부위에 신경학적 증상이 나타난다.

③ 수두증
  ㉠ 소아 수두증의 경우 머리둘레가 비정상적으로 커보이는 모습을 보이며, 짜증을 내거나 구토를 한다.
  ㉡ 뇌출혈이나 뇌종양에 의한 수두증은 구토, 강직성 발작, 의식저하 증상이 나타남

④ 알츠하이머병 … 대뇌 피질세포의 점진적인 퇴행성 변화로 인하여 기억력과 언어 기능의 장애를 초래할 뿐 아니라 판단력과 방향 감각이 상실되고 성격도 변화되어 결국 자신 스스로를 돌보는 능력을 상실하게 된다.

⑤ 루이체 치매
  ㉠ 파킨슨병과 증상이 유사하다.
  ㉡ 피질 아세틸콜린의 결핍에 의해 환시와 인지기능의 기복 증상이 나타난다.
  ㉢ 기억상실은 경미하지만 환시나 집중력 저하같은 전두엽 장애가 두드러진다.

⑥ 전측두엽 치매

    ㉠ 감정이 무뎌져서 사회적 능력을 상실하고 타인의 감정을 이해 못한다.

    ㉡ 전두엽 기능의 손상으로 인해 충동적 증상이나 무관심을 보인다.

    ㉢ 측두엽 기능의 손상으로 인해 이해가 되지 않는 언어적 표현을 사용한다.

    ㉣ 초기부터 심한 성격 변화가 나타난다.

⑦ 헌팅톤병 … 우울증, 성격 변화, 충동 행위 등의 증상이 나타난다.

(2) 진단

※ 알츠하이머병의 진단 ※

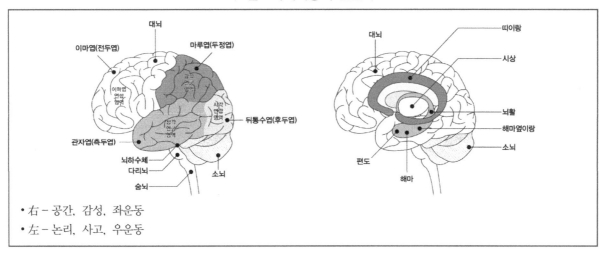

- 右 - 공간, 감성, 좌운동
- 左 - 논리, 사고, 우운동

① 치매의 진단 기준

    ㉠ 치매는 그 자체가 질환을 의미하는 것은 아니고, 여러 가지 원인에 의한 뇌손상에 의해 기억력을 위시한 여러 가지 인지기능의 장애가 생겨 예전 수준의 일상생활을 영위할 수 없는 상태를 말한다.

    ㉡ 즉, 치매는 다발성 인지 장애와 일상생활 능력 장애의 결합으로 정의할 수 있다.

    ㉢ 다발성 인지 기능 장애는 기억 장애, 언어 장애, 시공간 능력 장애, 성격 및 감정의 장애, 전두엽 기능 장애 중 3개 이상으로 정의하는데, DSM-IV에 따르면 기억 장애와 다른 인지 장애가 하나 이상 있는 경우를 치매로 정의한다.

② 알츠하이머병의 진단 기준

    ㉠ 병력과 신경학적 진찰

    ㉡ 진단 의학적 검사

    ㉢ 생긴 것이 아닌지를 확인하는 검사는 '치료가 가능한 치매'인지를 확인하는 데에 초점이 있다.

❹ 치료 및 예방

(1) 치료

① 치매의 치료는 현재까지는 완전한 것은 없다.

② 그러나 새로운 약물 치료제의 개발로 고혈압, 당뇨병처럼 치료가 가능한 질환으로 바뀌어 가고 있다.

③ 치매 치료의 원칙은 대부분의 치매가 만성적으로 진행되는 뇌의 질병이기 때문에 일관성 있게 지속적으로 대처하는 것이 중요하다.

④ 알츠하이머병의 치료 원칙
    ㉠ 약물 치료를 통한 증상의 완화 및 병의 급속한 진행을 억제한다.
    ㉡ 일관적이고 지속적인 치료가 요구된다.
    ㉢ 환자와 가족의 정신사회적인 종합 치료가 필요하다.

⑤ 치매의 비약물적인 치료
    ㉠ 치매의 비약물적인 치료는 환경치료, 지지적 정신치료, 행동치료, 특히 회상치료를 통한 인지치료 및 다양한 재활훈련 치료 등이 있다.
    ㉡ 비약물 치료는 물론 인지기능의 회복에도 도움을 주지만 실제로는 다양한 행동 정신 이상의 치료에 중점을 둔다.
    ㉢ 치매 환자는 복잡한 환경에 적응하기 어려워 더욱 많은 문제 행동을 일으키므로, 되도록 안전하고 단순한 환경에서 생활할 수 있도록 환경을 조성하여야 한다.
    ㉣ 치매 환자의 일상생활 기능을 고려하여 일과표를 만들고, 일과표에 따라 단순하고 반복적인 생활을 하도록 한다.
    ㉤ 문제 행동이 나타나면 우선 원인에 대해 생각해 보고 언제, 어디서, 어떻게 행동하는지에 대해 자세히 관찰한 후 적절한 대처 방법을 적용한다.
    ㉥ 다양한 대처 방법으로도 문제 행동에 호전이 없으면 약물 치료를 고려한다.

(2) 예방

① 신체적인 건강을 유지하도록 노력한다.

② 이를 위해 자신에게 알맞은 운동을 선택하여 꾸준히 운동을 하도록 한다.

③ 걷는 것도 좋고 에어로빅을 하고 수영을 하여도 좋으나, 무엇보다 중요한 것은 즐거운 마음을 가지고 운동하는 것이 중요하다.

④ 많은 두뇌 활동이 중요하다. 텔레비전을 보거나 신문이나 잡지를 매일 읽으면서 두뇌 활동을 지속시킨다.

⑤ 글을 쓰는 것도 좋으며 일기를 매일매일 쓰도록 한다.

⑥ 친구들과 지속적인 관계를 유지하고 가능한 한 사회 활동을 많이 하도록 한다.

⑦ 노인이 되면 여가가 많기 때문에 그동안에 하지 못하였던 사회 봉사활동에 적극 참여하고 이를 통하여 친구들을 많이 사귀는 것이 좋다.

⑧ 스트레스 관리가 필요하다.

⑨ 정상체중을 유지한다.

⑩ 건강에 필요한 영양소를 골고루 섭취한다.

⑪ 당뇨병을 가지고 있는 사람은 탄수화물을 피하고 열량 섭취를 제한한다.

⑫ 추운 날씨에 외출하는 것은 삼가한다.

⑬ 음주, 담배, 카페인 등을 삼간다.

❀ 파킨스병과 알츠하이머병의 비교 ❀

	파킨슨병	알츠하이머병
병인	• 흑질에서의 신경계 소실과 루이체로 불리는 세포 내 응집체가 특징 • 대다수 산발적, 조기발병은 상염색체 우성의 가족성 질환	• 고령 치매의 가장 보편적 원인 • 유전적 원인에 의해 발생 • 노인성 플라크 형성이 특징
병리	• 흑색질, 청색반점에서 도파민성 신경세포의 소실이 특징 • 루이체가 뇌의 전반에 걸쳐 존재	뇌중량 감소(평균 200g) : 좁은 이랑, 확장된 고랑, 위축은 대칭적이며 전두엽 및 해마의 피질에 우세
임상 특징	• 추체외로계 손상 • 수의운동지연, 운동 전 과정의 근육경직, 휴지기에 발생, 수의운동 중 사라지는 원위사지의 조동진전	• 기억력·인지기능 소실, 언어구사 어려움, 행동변화 • 진행성 질환. 5～10년 이내 진행된 치매로 발전
비고	치료 : 레보도파 투여, 수년 후 효력 상실	85세 이상 고령자의 10% 정도. 나이에 따라 유병율 증가

1 〈보기〉는 염증반응에 따른 화학적 매개물질을 제시한 것이다. ㉠, ㉡에 해당하는 용어가 옳은 것은?

─── 보기 ───
- 모세혈관 투과성 증가 : (㉠) 및 세로토닌(serotonin)
- 백혈구 모집과 활성 : (㉡) 및 인터루킨-1(IL-1)

① ㉠ 히스타민(histamine)
  ㉡ 류코트리엔 B4(leukotrienes B4)

② ㉠ 라이폭신(lipoxins)
  ㉡ 류코트리엔 B4(leukotrienes B4)

③ ㉠ 류코트리엔 B4(leukotrienes B4)
  ㉡ 라이폭신(lipoxins)

④ ㉠ 라이폭신(lipoxins)
  ㉡ 히스타민(histamine)

> **TIP** 염증 발생 시 모세혈관 투과성 증가를 위한 매개적 역할은 히스타민, 류코트리엔, 사이토카인, 세로토닌 등이 분비되어 발열증상이 발생되며, 조직으로 백혈구가 유입되어 혈관 투과성이 높아진다. 류코트리엔 B4은 아라키돈산 대사물로 염증세포 대표적 결집 화학물질이다.

2 〈보기〉에서 바이러스(virus)에 관한 설명으로 옳은 것을 모두 고른 것은?

─── 보기 ───
㉠ 바이러스는 단세포 생물이며, 생존을 위해 살아있는 조직이 필요하지 않다.
㉡ 코로나바이러스(coronavirus)는 사람의 호흡계 등에 감염을 일으키는 RNA 바이러스이다.
㉢ DNA 바이러스에 비해 RNA 바이러스에서 돌연변이가 일어날 확률이 높다.
㉣ RNA 바이러스에는 에볼라, 에이즈, 구제역, 인플루엔자 바이러스 등이 있으며 '코로나바이러스' 계열인 메르스, 사스도 여기에 속한다.)

① ㉠, ㉡
② ㉡, ㉣
③ ㉠, ㉢, ㉣
④ ㉡, ㉢, ㉣

> **TIP** 바이러스는 배세포성 생물로써 스스로 생존하지 못하고 숙주 생물체가 있어야 생존이 가능하다.

Answer 1.① 2.④

3 〈보기〉에서 악성 종양에 관한 설명으로 옳은 것을 모두 고른 것은?

───── 보기 ─────
- ㉠ 여러 종류의 악성 종양 환자에게서 체중감소와 악액질(cachexia)이 나타난다.
- ㉡ 파종(seeding)은 체액이나 피막을 따라 전이되는 것을 의미한다.
- ㉢ 침윤(invasion)은 전신성전이(metastasis)로 정상세포파괴를 의미한다.
- ㉣ 2cm 미만 종양이 주위조직 및 근접한 림프절로 확산된 경우 Stage IV(T4N3M+)에 해당한다.

① ㉠, ㉡   ② ㉡, ㉢
③ ㉠, ㉢, ㉣   ④ ㉡, ㉢, ㉣

> **TIP** ㉢의 침윤이 악성종양의 확산성 전이는 가능하지만 전신성 전이가 바로 이루어지기보다는 종양에 특성(크기, 단계)에 따라 국소적 전이가 발생 될 수 있다.
> ㉣ 2cm 미만의 종양은 근접한 림프절로 확산되어 Stage II에 해당된다.

4 알츠하이머 질환(Alzheimer's disease)에 관한 설명으로 옳은 것은?

① 베타 아밀로이드(β-amyloid) 단백질과는 관련이 없다.
② 타우(tau) 단백질의 인산화가 저하되어 산화적 스트레스를 유발한다.
③ 노인성 플라크(senile plaque)가 신경세포 주변에 축적되어 퇴행을 야기한다.
④ 치매로 진행되며, 신경조직을 침범하는 변성 단백질인 프리온(prion) 감염과 관련이 있다.

> **TIP** ①은 베타 아밀로이드 단백질과이 침착되어 생기는 질환이며, ② 타우 단백질의 인산화가 증가로 발생된다.
> ④변성 단백질 프리온 감염으로 인한 질환은 크리이츠펠트 야곱병이다.

5 부정맥(cardiac dysrhythmia)에 관한 설명으로 옳지 않은 것은?

① 비지속성심실빈맥(non-sustained ventricular tachycardia)은 조기심실수축(premature ventricular contraction)이 30초 미만으로 연속 3개 이상 발현되는 경우를 의미한다.
② 지속성심실빈맥(sustained ventricular tachycardia)은 조기심실수축이 30초 이상 지속되는 경우를 의미한다.
③ 심방세동(atrial fibrillation)은 혈전을 생성하여 뇌졸중을 일으킬 수 있다.
④ 심방조기수축(atrial premature contraction)은 동결절(SA node) 외에 심방의 다양한 곳에서 동시 다발적으로 발현된다.

> **TIP** 심방의 다양한 곳에서 동시 다발적으로 발현되어지는 특징은 심방세동에서 발현된다.

6 협심증(angina pectoris)에 관한 설명 중 옳지 않은 것은?

① 안정형 협심증(stable angina)의 전형적인 증상은 운동 중 심근부담률(rate pressure product)이 증가할 때 나타날 수 있다.
② 불안정형 협심증(unstable angina)은 관상동맥의 플라크(plaque) 파열로 인해 혈전이 생성되면서 나타난다.
③ 불안정형 협심증은 경색전 협심증(pre-infarction angina)으로 불린다.
④ 이형 협심증(variant angina)은 주로 관상동맥의 플라크에 의한 협착으로 발생한다.

> **TIP** 이형 협심증은 관상동맥의 경련(Spasm)에 의한 심장근육의 혈액공급 부족으로 생기는 질환이다.

Answer 3.① 4.③ 5.④ 6.④

7 급성관상동맥증후군(acute coronary syndrome)에 관한 설명으로 옳은 것은?

① 심근허혈의 유무에 대한 운동부하검사가 필요하다.
② 안정형 협심증, 불안정형 협심증, 이형 협심증이 포함된다.
③ 발병초기 약물요법 없이 경피적관상동맥종재술(percutaneous coronary intervention)을 실시해야 한다.
④ 심장트로포닌 I(cardiac troponin I, cTnI), 심장트로포닌 T(cTnT)는 크레아틴 포스포키나아제 MB(creatine phosphokinase-MB)보다 특이도와 민감도가 높아 심근경색을 진단하는 지표로 사용된다.

> **TIP** 급성관상동맥증후근은 관상동맥의 폐식으로 심근 부위의 혈액공급이 감소되거나 차단되어 급성심근경색증과 불안정형 협심증으로 구분된다. 심근허혈은 심진도를 통해 확인 되며, 발병초기에는 혈관 확장을 위해 약물요법을 실시한다.

8 〈보기〉에서 본태성 고혈압(essential hypertension)의 진행에 따른 병리적 변화로 옳은 것으로만 묶인 것은?

---- 보기 ----
㉠ 레닌(renin), 안지오텐신(angiotensin), 알도스테론(aldosterone) 분비 감소
㉡ 소동맥의 직경 감소에 의한 말초저항의 증가
㉢ 혈관수축의 증가로 인한 신장으로의 혈류 감소
㉣ 전신 혈관용적의 증가와 이완기 혈압이나 후부하(afterload)의 감소

① ㉠, ㉡   ② ㉡, ㉢
③ ㉠, ㉢   ④ ㉢, ㉣

> **TIP** ㉠ 레닌, 안지오텐신, 알도스테론의 분비가 증가하여 혈압을 상승된다.
> ㉣ 전신 활환용적의 감소에 따라 이완기 혈압과 후부하가 높아진다.

9 울혈성 심부전(congestive heart failure)에 관한 설명으로 옳지 않은 것은?

① 심부전은 고혈압, 심근경색, 판막질환이 주된 원인이다.
② 좌심실울혈성 심장기능상실은 다리와 목 정맥의 확장을 일으킨다.
③ 우심실울혈성 심장기능상실은 폐모세혈관이 손상되고 폐저항이 증가하는 폐질환으로 인해 발생할 수 있다.
④ 레닌과 알도스테론 분비가 증가하여 혈관이 수축되면서 후부하가 증가하고 심장의 부담을 가중시킨다.

> **TIP** 좌심실울혈성은 좌심실 기능의 손상으로 심박출량 감소가 나타나며, 다리와 목 정맥의 확장은 우심실울혈성의 증상이다.

10 폐공기증(폐기종, emphysema)에 관한 설명으로 옳지 않은 것은?

① 알파1-안티트립신(α1-antitrypsin)이 증가하면 허파꽈리의 구조를 파괴한다.
② 들숨(inspiration)보다 날숨(expiration)에 어려움을 겪는다.
③ 과다환기, 호흡협력근의 사용, 술통형가슴이 특징적으로 나타난다.
④ 증상완화를 위해 기관지확장제, 항생제 및 산소요법 등이 적용된다.

> **TIP** 알파 1-안티트립신은 간에서 생성되어 허파꽈리를 보호하는 물질이다.

Answer   7.④   8.②   9.②   10.①

11 〈보기〉에서 천식(asthma)에 관한 설명으로 옳은 것을 모두 고른 것은?

─── 보기 ───

㉠ 만성 천식은 진폐증(pneumoconiosis)과 유사한 제한성(restrictive) 폐질환이다.
㉡ 코르티코스테로이드(corticosteroid) 항염 증제는 천식 치료에 보편적 으로 사용된다.
㉢ 자극요인에 의해 활성화된 포식세포, 비만 세포, 호산구, 호염기구 등에 의해 발생한다.
㉣ 아토피성(atopic) 천식은 전형적으로 면역글 로불린 A(IgA) 매개 과민반응이 나타난다.

① ㉠, ㉡
② ㉡, ㉢
③ ㉠, ㉢, ㉣
④ ㉡, ㉢, ㉣

TIP ㉠의 진폐증은 석탄가루등이 폐 조직에 쌓여 호흡곤란이 생기는 것으로 만성 폐쇄성 질환이다.
㉣아토피성 천식은 면역글로불린 E(IgE) 매개 과민반응이다.

12 〈보기〉의 증상이 나타나는 질환으로 적절한 것은?

─── 보기 ───

• 주먹을 쥐었다 펴는 동작에 어려움이 있다.
• 보행 장애가 질환의 주요 증상이며 수술이 필요할 수 있다.
• 가장 흔한 초기 증상은 감각이상, 상지 및 하지 근력의 약화이다.
• 대소변장애가 동반될 수 있으며 증상이 저절 로 회복되는 경우는 드물다.

① 강직성 척추염(ankylosing spondylitis)
② 허리뼈관 협착증(lumbar spinal stenosis)
③ 목뼈(경추) 척수증(cervical myelopathy)
④ 허리뼈 추간판 탈출증
   (lumbar herniated intervertebral disc)

TIP ① 강직성 척추염은 축추 마디가 굳어져 뻣뻣함 (강직)이 발생된다.
② 허리뼈관 협착증은 축추관과 추간공이 좁아 져 요통이나 신경질환이 나타난다.
④ 허리뼈 추간판 탈출증은 내부 수핵이 탈출하여 주변 척추신경을 압박하여 질환이 나타난다.

13 이상지질혈증(dyslipidemia)에 관한 설명으로 옳은 것은?

① LDL(low-density lipoprotein)콜레스테롤이 10% 증가하면 관상동맥 질환의 위험도가 20% 정도 증가한다.
② LDL콜레스테롤의 감소를 위해서는 스타틴 (statins)계 약물보다 식이요법이 더 효과적 이다.
③ 식이요법은 중성지방에 비해 LDL콜레스테롤 감소에 더 효과적이다.
④ 스타틴계 약물은 간에서 콜레스테롤 합성에 중요한 HMG-CoA(3-hydroxy-3-methylgutaryl coenzyme A) 환원효소를 증가시킨다.

TIP ④의 스타틴계 약물로 HMG-CoA환원요소를 억제 시켜서 콜레스테롤 합성을 저해하며, 식이요법의 효과가 LDL코렐스테롤 감소에는 효과가 낮아 스타틴계 약물을 주로 처방한다.

Answer 11.② 12.③ 13.①

14 뼈엉성증(골다공증, osteoporosis)에 관한 설명으로 옳은 것은?

① 뼈엉성증으로 인한 척추골절은 주로 후관절(facet joint) 압박골절로 나타난다.
② 치료제인 비스포스포네이트(bisphosphonates)계 약물은 주로 뼈파괴 세포(osteoclast)의 분화과정을 촉진하여 골밀도를 높인다.
③ 격렬한 신체활동을 하는 식이장애 여성선수의 경우 골밀도가 저하될 수 있다.
④ 골밀도를 높이기 위해 비타민 A와 오메가-3(omega-3)의 복용이 권장된다.

> **TIP** ① 축추골절은 주로 척추체 압박골절로 발생되며. ② 파골세포의 성숙을 지연시키거나 골흡수 억제를 통해 골밀도를 높인다.
> ④ 골밀도를 높이기 위해 칼슘흡수를 돕는 비타민 D와 오메가3 복용을 권장한다.

15 류마티스 관절염(rheumatoid arthritis)에 관한 설명으로 옳지 않은 것은?

① 관절이 붓고 열이 나며 가동범위가 제한된다.
② 염증과 조직의 손상이 국소적이며 관절변형이 비대칭적으로 나타난다.
③ 관절에 있는 윤활막에 염증이 증가되는 자가면역질환이다.
④ 염증성 사이토카인이 혈액 내로 분비되어 일부 환자는 피로, 미열, 심낭염이 나타날 수 있다.

> **TIP** 만성 염증성 전신질환이며 염증과 조직의 손상이 손, 발등의 작은 관절에 대칭적으로 발생된다.

16 〈보기〉에서 당뇨병에 관한 설명으로 옳은 것을 모두 고른 것은?

---- 보기 ----

㉠ 당뇨병케톤산증(diabetic ketoacidosis)은 주로 제1형 당뇨병 환자에게 발생한다.
㉡ 제2형 당뇨병은 간, 골격근 등에서 인슐린 민감성이 감소되는 특징이 있다.
㉢ 당뇨병신경병증(diabetic neuropathy)은 말초 및 자율신경 기능 장애를 초래하고 축삭(axon) 손상 및 족부궤양을 일으킨다.
㉣ 고삼투성고혈당비케톤혼수(hyperosmolar hyperglycemic nonketonic coma)는 주로 제1형 당뇨병 환자에게 흔하게 나타나며, 단백질 과잉섭취 시 발생한다.

---

① ㉠, ㉡
② ㉢, ㉣
③ ㉠, ㉡, ㉢
④ ㉡, ㉢, ㉣

> **TIP** ㉣ 고삼투성 고혈당 비케톤혼수는 주로 제 2형 당뇨병 환자에서 나타나며, 인슐린 부족으로 나타나는 특성이 있다.

17 〈보기〉에서 제시된 결과만을 토대로 판단할 수 있는 질환은?

---- 보기 ----

• 공복 혈당 : 125mg/dl
• 당화혈색소(HbA1c) : 6.4%
• 식후 혈당 : 199mg/dl
• 저밀도지단백 콜레스테롤(LDL-C) : 99mg/dl
• 중성지방 : 149mg/dl
• 혈압 : 138mmHg / 87mmHg

---

① 이상지질혈증(dyslipidemia)
② 대사증후군(metabolic syndrome)
③ 당뇨병 전단계(pre-diabetes)
④ 고혈압 1기(hypertension stage 1)

Answer 14.③ 15.② 16.③ 17.③

19 뇌동맥류(cerebral aneurysm)에 관한 설명으로 옳지 않은 것은?

① 윌리스 동맥환(circle of Willis)의 갈림 부위에 흔히 발생한다.
② 뇌동맥류의 주된 원인은 색전증(embolism)이다.
③ 극심한 두통이나 시각장애가 나타날 경우 의심해 볼 수 있다.
④ 결찰이나 코일삽입으로 치료가 가능하다.

TIP 뇌동맥류는 대체적으로 혈관벽 손상으로 인해 발생되는 것으로 추정하고 있다.

18 허리뼈 추간판 탈출증(lumbar herniated intervertebral disc)에 관한 설명으로 옳은 것은?

① 일반적으로 수핵(nucleus pulposus)이 전방으로 탈출되어 신경뿌리 (nerve root) 압박증상을 유발한다.
② 허리를 뒤로 젖히면 증상이 더욱 심해지고, 허리를 앞으로 구부리면 증상이 완화된다.
③ 척추뼈구멍(vertebral foramen)통로가 확장되어 신경압박에 의한 근력저하 증상이 나타난다.
④ 주로 4번과 5번 허리뼈 사이(L4-L5) 또는 5번 허리뼈와 엉치뼈 사이 (L5-S1) 척추원반 수핵의 탈출이 나타난다.

TIP ① 수핵이 후방으로 탈출되어 압박이 나타난다.
② 허리를 앞으로 구부리면 증상이 악화된다.
③ 척추뼈구멍 통로가 좁아져 신경압박 발생으로 근력저하가 나타난다.

20 〈보기〉에서 파킨슨 병(Parkinson's disease)에 관한 설명으로 옳은 것으로만 묶인 것은?

─── 보기 ───
㉠ 중추신경계의 말이집(myelin)이 선택적으로 손상되는 자가면역 질환의 일종이다.
㉡ 흑색질(substantia nigra)의 도파민 농도 증가로 안정 및 운동 시 떨림(tremor)이 보인다.
㉢ 대뇌피질의 상부운동뉴런(upper motor neuron) 소실과 경련성마비 (spastic paralysis)가 특징이다.
㉣ 레보도파(levodopa)가 대표적인 치료 약물이나, 부작용으로 운동 시 서맥(bradycardia)이 발생할 수 있다.
㉤ 추체외로계(extrapyramidal system)의 기능 이상으로 수의운동(voluntary movement)의 지연, 근육 경직, 떨림 등이 나타난다.

① ㉠, ㉡   ② ㉡, ㉤
③ ㉢, ㉣   ④ ㉣, ㉤

TIP ㉠ 다발성경화증을 나타낸다.
㉡ 흑색질 세포가 서서히 소실되어 가는 질환이다.
㉢ 근위축성측삭경화증으로 루게릭병이다.

Answer 18.④ 19.② 20.④

1 〈보기〉의 괄호 안에 들어갈 적절한 용어는?

─── 보기 ───

염증이 발생하면 혈관 평활근에 (㉠)이 분비되어 발열, 발적의 증상이 나타나고, 조직으로 (㉡)이/가 유입되어 혈관 투과성이 항신된다. 섬유아세포는 (㉢)을/를 생성하여 반흔조직을 만든다.

	㉠	㉡	㉢
①	세로토닌 (serotonin)	류코트리엔 (leukotriene)	림프절 (lymph node)
②	히스타민 (histamine)	안지오텐신 (angiotensin)	대식세포 (macrophage)
③	세로토닌 (serotonin)	단핵구 (monocyte)	리소좀 (lysosome)
④	히스타민 (histamine)	백혈구 (leukocyte)	콜라겐 (collagen)

TIP 염증은 미생물에 의한 감염 또는 상처, 수술, 화상, 동상, 전기 자극, 화학물질 등 다양한 원인에 의하여 발생한다. 염증이 발생하면 조직이 빨갛게 부어오르고, 열이 나며, 본래의 기능을 잃어버리고 통증을 유발한다. 염증에 관여하는 화학물질은 히스타민과 키닌스, 프로스타글란딘이다. 히스타민은 손상된 부위에 혈액과 림프액이 더 많이 오도록 작용을 하며 키닌스는 근육의 수축을 완화하며 모세혈관을 확장시켜 혈액운반을 원활하게 하고 통증이 느껴지도록 한다. 백혈구가 세포 내로 유입되면 프로스타글란딘이 합성되어 통증과 발열을 일으킨다. 염증의 회복을 위해 혈류량이 증가하여 손상 부위에 전달되는 산소의 양, 치유에 필요한 영양소가 증가하게 되고 육아조직인 섬유아세포에서는 콜라겐을 생성하여 반흔조직을 만든다.

2 악성종양의 특징으로 옳은 것은?

─── 보기 ───

㉠ 미분화된 세포로 구성되어 있다.
㉡ 세포 증식 속도가 느리다.
㉢ 세포자살(apoptosis)을 회피하는 능력이 있다.
㉣ 모양이 일정하고 주변 조직간 경계가 명확하다.
㉤ 혈관신생(angiogenesis)이 특징적이다.

① ㉠, ㉡, ㉣
② ㉠, ㉢, ㉤
③ ㉡, ㉢, ㉣
④ ㉡, ㉢, ㉤

TIP 악성종양
㉠ 세포 증식 속도가 빠르다.
㉡ 주위 조직으로 침윤하면서 성장한다.
㉢ 미분화된 세포로 구성되어 있다.
㉣ 모양이 일정하지 않고 정상세포보다 크다.
㉤ 세포사멸을 회피한다.
㉥ 지속적인 혈관신생이 특징이다.

Answer 1.④ 2.②

3 척추옆굽음증(척추측만증, scoliosis) 환자에 대한 설명으로 옳지 않은 것은?

① 대부분이 특발성(idiopathic) 환자이다.
② 남성보다 여성에서 흔하며 사춘기 직전 급성장하는 시기에도 발생한다.
③ 서 있으면 솟은 어깨쪽의 반대측 골반이 상대적으로 낮다.
④ 척추의 가쪽편위(lateral deviation)와 함께 솟은 어깨뼈와 갈비뼈 변형이 나타난다.

> **TIP** 척추측만증은 허리가 S자형으로 휘어지는 척추의 변형으로 어깨의 높이가 달라 몸통이 한쪽으로 치우쳐 보이는 것이 특징이다.
> 정면에서 봤을 때 머리와 골반은 정면을 보는 반면 양쪽 어깨의 높이가 다르고, 양쪽 유방의 크기가 다르게 보이며, 숙이면 등 뒤에서 보기에 좌우 높낮이에 차이가 생겨, 척추가 휘어진 소견과 견갑골이 튀어나와서 척추는 비스듬히 옆을 보는 모양이 된다.
> 서 있으면 솟은 어깨쪽의 반대측 골반이 상대적으로 높다.

4 〈보기〉의 대사 증후군(metabolic syndrome) 진단항목에 대한 설명으로 옳은 것은? (대한비만학회 진단기준 사용)

보기

- 좌업생활자
- 50세 남성
- 복부둘레 : 103cm
- 중성지방 : 180mg/dL
- 혈압 : 수축기 128mmHg, 이완기 83mmHg
  (※ 현재 칼슘채널차단제, ACE 억제제 복용 중)
- 공복혈당 : 96mg/dL (※ 현재 당뇨약-메트포민 복용 중)
- HDL(고밀도지단백질) 콜레스테롤 : 45mg/dL
---

① 진단기준 4가지가 포함되어 운동학적 접근으로 관리가 필요함
② 진단기준에는 부합되지 않으나 약을 복용하기 때문에 관리가 필요함
③ 진단기준 2가지가 포함되어 심혈관질환 위험요인 감소를 위한 생활습관 교정이 필요함
④ 진단기준 3가지를 포함하되, 대사증후군에는 해당되지 않으며 복부관리를 위한 운동처방이 필요함

> **TIP** 대사증후군 진단 기준 … 복부비만, 혈압상승, 혈당상승, 중성지방 상승, HDL 콜레스테롤(이른바 몸에 이로운 콜레스테롤) 저하의 5가지 중에 3가지 이상이 기준치 이상일 경우 대사증후군으로 진단
>
> | 구성 요소 | 기준 |
> |---|---|
> | 허리둘레 | 남자 90cm 이상, 여자 85cm 이상 |
> | 혈압 | 130/85mmHg 이상, 또는 고혈압약 복용하는 경우 |
> | 중성지방 | 150mg/dL 이상 |
> | HDL 콜레스테롤 | 남자 40mg/dL 이하, 여자 50mg/dL 이하, 또는 고지질혈증약을 복용하는 경우 |
> | 공복혈당 | 공복혈당 100mg/dL 이상, 또는 당뇨병약이나 인슐린 주사 치료를 받는 경우 |
>
> 〈보기〉에서 보면
> - 복부둘레 103cm → 해당
> - 중성지방 180mg/dL → 해당
> - 혈압약 투약 중 → 해당
> - 당뇨약 투약 중 → 해당
> 4가지가 포함되어 운동학적 접근으로 관리가 필요하다.

Answer 3.③ 4.①

5 〈보기〉에서 급성 심근경색 발병 시 손상 근육에서 유리된 혈중 지표로 옳은 것을 모두 고른 것은?

보기

㉠ 크레아틴 인산화효소 MB분절(CK-MB isoenzyme M & B)

㉡ C-반응형 단백질(C-reactive protein, CRP)

㉢ 젖산탈수소효소(lactate dehydrogenase, LDH)

㉣ 카탈라제(catalase)

㉤ 심장 트로포닌(cTnT & cTnI)

① ㉠, ㉡, ㉣
② ㉠, ㉢, ㉤
③ ㉠, ㉢, ㉣
④ ㉡, ㉢, ㉣, ㉤

TIP 급성 심근경색 발병 시 손상 근육에서 유리된 혈중 지표로는 크레아틴키나아제, 젖산탈수소효소, 크레아틴 인산화효소 MB분절, 트로포닌 T, 트로포닌 I가 해당된다.

6 〈보기〉의 당뇨병성 케톤산증(diabetic ketoacidosis, DKA)에 대한 설명으로 옳은 것을 모두 고른 것은?

보기

㉠ 인슐린 사용을 중단할 경우 발생

㉡ 2형 당뇨병에서 주로 발생

㉢ 산-염기 불균형 발생

㉣ 포도당 대사 증가

㉤ 지방 대사 증가

① ㉠, ㉡, ㉣ ② ㉠, ㉢, ㉤
③ ㉡, ㉢, ㉣ ④ ㉡, ㉣, ㉤

TIP 당뇨병성 케톤산증의 원인
㉠ 인슐린 용량 부족
㉡ 인슐린 사용 중단
㉢ 인슐린 요구량 증가
㉣ 불완전한 지방 대사 증가
㉤ 유산산증
㉥ 산-염기 불균형

7 일과성 허혈발작(transient ischemic attacks, TIA)의 설명으로 옳은 것은?

① 발병 직후 48~72시간 내 대뇌부종과 경색부위가 나타나며 신경학적 결손이 생긴다.

② 수막종 및 악성림프종 환자에게 발생하며 1/3은 결국 3년 내 심각한 치매로 진행된다.

③ 뇌 일부에 혈액공급이 일시적으로 감소되어 신경세포의 비가역적 변화가 일어날 수 있다.

④ 즉각적인 의료적 처치는 필요하지 않으나, 경미한 뇌졸중이므로 세심한 주의가 필요하다.

TIP 일과성 허혈발작이란 뇌로 가는 혈액이 일시적으로 부족해서 생기는 뇌졸중 증상이 발생한 지 24시간 이내에 완전히 회복되는 것을 말한다. 대부분의 발작은 세포치사(경색)의 중심 영역에서 정점을 이루고, 혈류는 급격히 감소되어 세포가 일반적으로 재생될 수 없다. 뇌세포는 칼슘 활성화된 프로테아제(세포 단백질을 분해하는 효소), 리파아제(세포 막을 분해하는 효소) 및 허혈성 캐스케이드의 결과로서 형성된 유리 라디칼의 작용 결과로서 치사된다. 신경보호제 없이, 신경세포는 수분 내에 비가역적으로 손상될 수 있다. 뇌로 흐르는 혈류의 어떠한 차단도 엄청난 자유 라디칼 손상을 일으켜, 이는 발작에 일반적인 뇌세포에 대한 상당한 재관류 손상을 유발한다. 혈류가 차단되고, 이어서 복구(재관류)되는 경우, 조직은 철을 방출시키며, 이러한 철은 종종 영구적으로 뇌 세포를 손상시키는 자유 라디칼의 형성을 위한 촉매로서 작용한다. 그러므로, 혈류 차단에 의한 손상으로부터 뇌 세포를 보호하는 것은 매우 중요하다. 허혈성 발작이 일어나면, 멜라토닌과 같은 항산화제, 비타민 및 징코 빌로바(Ginkgo biloba)와 같은 약초를 다량 사용하는 것이 어느 정도 효과가 있는 것으로 제안되어 왔다. 경구 투여로의 1,500mg의 마그네슘은 혈전성 발작에 있어서 통상적인 문제가 되는 동맥 경련을 경감시키는 안정한 영양소이다.

Answer 5.② 6.② 7.③

8 심방세동(atrial fibrillation, AF)에 대한 설명으로 옳지 않은 것은?

① 노인 남성에서 발병빈도가 높다.
② 심전도 검사에서 QRS 복합체를 확인할 수 없다.
③ 심방세동에 의한 뇌졸중을 예방하기 위해 항응고제 치료가 필요하다.
④ 심방의 각 부분이 300회/분 이상의 높은 빈도로 무질서하게 흥분된 상태이다.

> **TIP** 심방세동(atrial fibrillation)은 가장 흔한 지속적 부정맥이다. 매우 빠르고 불규칙적인 P파와 역시 불규칙적인 QRS군을 특징으로 한다. 심방세동은 여러 심혈관계 질환과 동반되었을 때 많은 문제를 유발하고 예후를 불량하게 하므로 반드시 발견되어 적절한 치료가 필요하다.

9 고혈압(hypertension)에 대한 설명으로 옳지 않은 것은?

① 콩팥으로 가는 혈류가 감소하면 사구체 인접 세포에서 알도스테론이 분비된다.
② 합병증으로 만성콩팥기능상실이 나타날 수 있다.
③ 쿠싱증후군에 의해 이차성 고혈압이 발생 될 수 있다.
④ 죽종(atheroma) 형성을 가속시켜 동맥벽의 퇴행성 변화를 일으킬 수 있다.

> **TIP** 콩팥은 '섭취와 배설 그리고 호르몬 분비'를 통해 혈압을 조절한다. 핵심은 혈액량 조절이다. 특히 콩팥에서 분비하는 호르몬인 '레닌(renin)'과 연관된 '레닌-안지오텐신-알도스테론계(renin-angiotensin-aldos-terone system; RAAS)'는 '혈압과 체액의 균형을 조절'하는 중요한 기전이다.
> 혈압이 떨어져서 콩팥으로 들어오는 혈류량이 감소하면 콩팥은 '레닌'을 분비한다. '레닌'은 혈장에 있는 '안지오텐시노겐(angiotesinogen)'을 안지오텐신 I(angiotesin I)'으로 바꾼다. 안지오텐신 I은 '안지오텐신 전환효소(angiotensin-converting enzyme; ACE)'에 의해 안지오텐신 II(angiotesin II)가 된다. '안지오텐신 II'는 말초혈관을 수축시켜 혈압을 올린다. 또한, 부신겉질의 알도스테론(aldosteron)

분비도 자극한다. 알도스테론은 콩팥 세관에서 '물과 나트륨이온(Na$^+$) 재흡수를 촉진'하여 소변량이 감소하고 혈액량이 증가하는 효과를 나타낸다. 결국, 늘어난 혈액량에 의해 혈압은 상승한다.

10 관절질환에 대한 설명으로 옳지 않은 것은?

① 변형성 엉덩관절염(coxarthrosis)은 패트릭(Patrick) 검사로 통증을 확인할 수 있다.
② 뼈 관절염(osteoarthritis)은 퇴행성 관절염(degenerative arthritis)이라고도 한다.
③ 변형성 엉덩관절염은 구축(contracture)으로 파행(claudication)이 발생하기도 한다.
④ 뼈 관절염은 주로 남성의 무릎과 여성의 엉덩관절(hip joint)에 발생하기 쉽다.

> **TIP** 골관절염은 남성보다는 여성에서 더 많으며 주로 체중 부하가 큰 관절에서 많이 발생한다. 예를 들어 무릎관절, 엉덩이 관절이나 평소 많이 사용하는 손 관절 등이 여기에 해당된다.
> 일반적으로 골관절염은 관절이 점차적인 퇴행성 변화를 겪는 것이므로 완전히 정상적인 수준까지는 돌이킬 수 없다. 따라서 골관절염의 치료는 개인의 증상에 맞는 치료방법을 사용해 관절 통증은 조절하고 치료 부작용은 최소화하도록 한다. 관절의 기능과 삶의 질을 개선하는데 치료의 목표를 두고 있는 것이다. 특히 골관절염은 단순히 신체적인 고통 뿐 아니라 통증으로 인한 수면장애, 우울감 등 심리적인 부분에까지 영향을 미친다.

Answer 8.② 9.① 10.④

11 〈보기〉에서 만성기관지염의 병태생리적 특성으로 옳은 것을 모두 고른 것은?

보기

㉠ 점액의 과도한 분비
㉡ 흡연 및 대기오염이 원인
㉢ 허파꽈리(폐포, alveolus)벽과 허파꽈리중격이 파괴
㉣ 비가역적 기관지 변화
㉤ 기관지벽의 섬유화

---

① ㉠, ㉡, ㉣
② ㉡, ㉢, ㉤
③ ㉢, ㉣, ㉤
④ ㉠, ㉡, ㉣, ㉤

> **TIP** 만성기관지염(chronic bronchitis)은 흡연자 및 스모그에 싸인 도시의 거주자에서 흔하게 볼 수 있다. 만성기관지염에 대한 정의는 임상적으로 기침과 가래가 최소 2년 동안 연속되며 매년 3개월 이상 지속되는 경우이다. 남녀 모두에서 생길 수 있지만 중년 남자에서 가장 빈번하다. 흡연이 가장 중요한 영향을 미친다. 나이, 성별, 직업, 거주 지역에 관계없이 흡연을 많이 하는 사람에서는 4~10배나 발생율이 높다. 초기에는 과도한 점액 분비를 하며, 기관 및 기관지의 점막하선의 비대를 가진다. 만성기관지염이 지속되면 소기관지 및 소기관지에 배상세포의 현저한 증가가 있으며, 점액 분비로 소기도의 폐쇄를 일으킨다. 조직학적 소견으로 기관 및 기관지에 있는 점액선이 커지고, 기관지 상피세포는 때때로 편평상피화생 또는 이형성증을 보인다. 환자는 다량의 가래를 동반하는 지속적인 기침을 하며, 시간이 지남에 따라 만성 폐쇄성 폐질환이 나타난다.

12 류머티스관절염(rheumatoid arthritis)에 대한 설명으로 옳지 않은 것은?

① 퓨린(purine)대사 장애로 인한 급성질환이다.
② 손과 발의 작은 관절에서 발생한다.
③ 연골 파괴 및 두꺼운 활액막으로 인해 관절변형이 발생한다.
④ 남성보다는 여성에게 주로 발생한다.

> **TIP** 단백질 중 퓨린 대사의 장애로 인해 그 분해산물인 요산이 결정체를 형성하여 염증 반응을 일으키는 질환은 통풍으로, 관절에 요산결정체가 침착되면 통풍성 관절염이 나타난다.

13 뼈괴사(무혈관괴사, osteonecrosis)에 대한 설명으로 옳은 것은?

① 뼈의 물리적인 혈관 손상 후에는 출현하지 않는다.
② 10세 전후의 여자 어린이에게 주로 발생하는 특발성 질환이다.
③ 과도한 코르티코스테로이드(corticosteroids) 치료에 의한 발병과는 무관하다.
④ 상지보다 하지에서 발생빈도가 높으며 주로 넙다리뼈머리(대퇴골두, femoral head)에서 나타난다.

> **TIP** 무혈관성 괴사란 혈액 순환 장애로 인해 혈액 공급이 원활하지 못하여 뼈가 썩는 병이다. 대퇴골두, 수부 주상골, 대퇴골 과상 돌기(무릎뼈), 상완골두(어깨뼈) 등에서 발생한다. 이 중에서 가장 흔한 대퇴골두 무혈관성 괴사는 허벅지 뼈, 즉 대퇴골의 머리 부분에 피가 통하지 않아 이 부분이 괴사하는(죽는) 병이다. 대부분 30~50대에게 발생하고, 여성보다는 남성에게 더 많이 발생한다. 약 60%에게 양측성으로 발생한다.

Answer 11.④ 12.① 13.④

14 〈보기〉에서 천식의 병태생리적 특징으로 옳은 것을 모두 고른 것은?

--- 보기 ---
⊙ 면역글로불린 E(IgE)-매개성 면역반응
ⓒ 세기관지 평활근 수축
ⓒ 종말 세기관지 말단 공간 확장
② 속효성 β2-아드레날린성 효능제인 알부테롤(albuterol) 사용
ⓜ 기도 내 점액성 분비물 증가

① ⊙, ⓒ, ⓒ
② ⊙, ⓒ, ②, ⓜ
③ ⊙, ⓒ, ②, ⓜ
④ ⓒ, ⓒ, ②

TIP 천식의 병태생리적 특징
⊙ 기도 폐쇄 : 천식의 기도협착은 여러 가지 인자들에 의하는데 가장 주된 원인은 염증세포로부터 분비된 매개인자에 의해 유발된 기관지 평활근의 수축이다. 이러한 매개인자로는 비만 세포에서 분비된 히스타민, tryptase, prostaglandin D2, leukotriene C4 ; 국소 구심성 신경에서 분비된 neuropeptide : 신경절후(postganglionic) 원심성 신경에서 분비된 acetylcholine 등이다. 급성 부종, 세포 침윤, 기도 개형에 의해 기도협착이 더욱 심해지게 되며, 높은 점성도의 분비물, 기관지 미세혈관에서 유출된 혈장 단백질, 세포 파편 등이 이를 더 심화시킨다.
ⓒ 기도 과민성 : 기도 과민성의 기전은 확실히 밝혀져 있지 않으나, 기도 평활근의 변화에 따른 이차적인 수축력과 표현형(phenotype)의 변화와 관련된 것으로 생각되며, 기도의 염증성 변화가 평활근 수축동안 기도 협착을 더욱 강하게 증가시킬 수 있다.
ⓒ 기도 평활근 : 천식환자의 기도 평활근은 수축력이 증가되어 있는데 이는 수축기(contractile apparatus), 평활근 조직의 탄력성, 세포외 기질의 변화에 의한다. 비만세포에서 분비된 염증성 매개체들인 tryptase, eosinophil cationic protein은 평활근의 수축반응을 증가시킨다.

② 점액 과다 분비 : 천식환자의 기도 분비물은 양적 증가 뿐 아니라, 점액의 점도와 유동학적 특성에서도 차이가 있는데, 이는 기도벽의 염증세포 침윤과 분비세포 및 혈관의 병리학적 변화에 기인한다.
ⓜ 비가역적 기류 제한 : 기도 개형이 비가역적인 기도 협착을 유발하는데, 그 기전은 아직 명확히 밝혀지지 않았다.
ⓗ 혈액 가스의 이상 : 심각한 천식발작이 있을 경우에만 가스 교환 장애가 일어나는데, 동맥 저산소증의 정도는 기도 폐쇄의 심각성을 대략적으로 반영한다. 기도 폐쇄는 전 폐에서 동일하게 나타나지 않고, 이에 의한 환기/관류의 불일치로 폐포-동맥 산소 분압차가 증가한다. 경증과 중등도의 발작에서 나타나는 저탄산증은 호흡 노력의 증가를 반영하고, 고탄산증은 호흡 근육이 호흡 노력에 의해 환기를 유지할 수 없을 정도로 기도 폐쇄가 일어났음을 의미한다.
ⓢ IgE는 제1형 과민증에 중요한 역할을 한다. 제1형 과민증이란 알레르기성 천식, 대부분의 부비강염, 알레르기 비염, 아토피 피부염 등 여러 알레르기성 질환을 의미한다.
ⓞ 천식에는 알부테롤, 벤톨린, 살부타몰과 같은 베타작용제를 사용하는데 이는 단기적으로 즉각적인 기관지확장 효과를 가져 온다. 베타작용제는 폐조직의 베타2 아드레날린 수용체(베타2AR)와 결합하는데, 베타2AR의 장기적 활성화는 폐의 평활근에서 포스포리파제(인지질효소) C-베타(PLC-베타)란 효소의 수치를 증가시킨다.

Answer 14.③

15 〈보기〉에서 자가면역질환(autoimmune disease)을 모두 고른 것은?

―――― 보기 ――――

㉠ 근위축성 측삭경화증(amyotrophic lateral sclerosis)
㉡ 다발성경화증(multiple sclerosis)
㉢ 척수소뇌운동실조증(spinocerebellar ataxias)
㉣ 중증근무력증(myasthenia gravis)

① ㉠, ㉡
② ㉠, ㉢
③ ㉡, ㉣
④ ㉢, ㉣

TIP ㉡ 다발성 경화증(Multiple sclerosis, MS)은 중추신경계(Central nervous system, CNS)에 발생하는 자가면역염증질환으로 파킨슨병, 알츠하이머 치매, 뇌졸중 등 흔하게 발생하는 신경계 염증 질환과 구분되는 큰 차이는 self-tolerance를 상실하면서부터 자가면역성 염증반응이 시작된다는 것이다.

㉣ 중증 근무력증(Myasthenia gravis, MG)은 신경근연접부(Neuromuscular juction, NMJ)에 기능 이상이 발생하는 자가면역질환이다. 질병 발생 초기에는 안구 증상이 주로 나타나며, 안검하수 복시현상이 가장 흔하며, 전신으로 진행하는 경우에는 연하곤란, 발음 이상, 사지 근육의 무력감, 피로감 등이 발생할 수 있다.

16 〈보기〉의 신경손상 및 마비에 대한 설명으로 옳은 것을 모두 고른 것은?

―――― 보기 ――――

㉠ S3-4 신경손상 : 무릎반사(knee jerk reflex) 소실과 관련한다.
㉡ 급성특발다발신경염(Guillain-Barre Syndrome) · 대식세포의 말초침투와 말이집(미엘린, myelin) 탈락과 관련있다.
㉢ 말초신경병증(peripheral nerve disease) : 원인으로 당뇨병, 알콜 중독, 신부전이 관련한다.
㉣ 종아리신경(fibular n.) 마비 : 안쪽 종아리 감각상실과 발의 안쪽번짐(inversion) 능력이 떨어진다.
㉤ 척수타박상(spinal contusion) : 뇌척수액 압력상승 및 척수의 회백질 이상과 관련한다.

① ㉠, ㉢, ㉤
② ㉠, ㉡, ㉣
③ ㉡, ㉣, ㉤
④ ㉡, ㉢, ㉤

TIP ㉠ S3-4 신경손상 : 복부, 아래등 및 골반 부위의 신경 및 허리척추의 손상을 말한다.

㉣ 종아리신경마비
· 원인 : 석고고정에 의한 압박, 종아리뼈머리 부위의 골절, 종아리뼈 위끝의 골절 등
· 증상
–기능상실 : 발가락 폄, 발목관절 발등굽힘, 가쪽번짐
–감각상실 : 발등, 엄지발가락의 갈퀴
–계단상 보행, 발처짐

17 울혈성 심부전(congestive heart failure)에 대한 설명으로 옳은 것은?

① 증상 완화를 위해 디곡신(digoxin)과 이뇨제, 예후 개선을 위해 ACE억제제와 베타차단제를 각각 사용한다.

② 박출률감소 심부전(heart failure with reduced ejection fraction, HFrEF)은 박출률(EF)이 40% 미만이고 이완기말 용적이 감소한다.

③ 박출률보존 심부전(heart failure with preserved ejection fraction, HFpEF)은 박출률(EF)이 40% 이상이고 이완기말 용적이 증가한다.

④ 수축기와 이완기 기능장애와 상관없이 동맥의 총 말초저항이 감소한다.

> **TIP** 울혈성 심부전은 통상 좌측 우측 심장기능상실이 같이 오는데 폐울혈하고 말초부종이 발생한다. 원인은 고혈압 판막질환 심근질환 및 관상동맥질환에서 발생한다. 통상적으로 경증 부전증치료에는 ACE억제제를 사용한다. ACE억제제는 심장의 부하를 감소시킨다. 이로 인해 증상을 경감시키고 질환의 진행을 늦추는 기능을 한다. 중증의 심장기능상실을 치료할 경우에는 보통 이뇨제를 추가하며 나트륨과 물의 배성을 증가시켜 순환 혈액량을 감소시켜야 한다. 수축촉진 약물인 디곡신은 실제로 전부가 각 활동전위와 더불어 일어나는 세포질 칼슘의 상승을 증가시킴으로서 심근 수축력을 올리는 것이다. 디곡신은 막 Na$^+$/K$^+$-ATPase를 억제함으로써 간접적으로 세포 내 칼슘을 증가시킨다. 수축촉진 약물은 모두 부정맥을 일으키는 경향이 있다. 경증. 중증도 및 중증 심부전 환자에게는 베타차단제를 추가하면 ACE억제제와 이뇨제를 투여받고 있는 환자의 사망률을 감소시킨다.

18 알츠하이머성 치매(Alzheimer's dementia)에 대한 설명으로 옳은 것은?

① 뇌실이 확장되고 대뇌 고랑(sulci)폭이 넓어 보인다.

② 아세틸콜린의 양을 감소시키는 약제가 효과적이다.

③ 타우(tau)단백질의 인산화 감소와 관련하는 질환이다.

④ 해마의 위축은 관찰되지 않으나 소뇌에서의 혈류저하가 나타난다.

> **TIP** 알츠하이머 치매는 신경세포 상실, 베타 아밀로이드라 불리는 비정상적 단백질의 축적, 신경원 섬유 매듭의 형성 등 뇌 조직의 변성을 특징으로 하는 정신 기능의 점진적 상실 장애에 속한다. 전두엽과 측두엽, 두정-후두엽의 위축이 발생하며, 뇌실이 확장되어 정상 뇌의 크기보다 작고 무게 또한 감소한다.

19 파킨슨 병(Parkinson's disease)의 병태 특성으로 옳은 것은?

① 움직임과 관련된 소뇌의 신경에서 병변이 시작된다.

② 상위신경세포 장애와 근육의 강직(rigidity)이 보인다.

③ 살충제와 제초제의 노출이 발병의 위험성을 증가시킬 수 있다.

④ 루게릭병이라고도 하며, 원인으로는 제3 뇌신경의 손상이 포함된다.

> **TIP** 파킨슨병은 행동장애가 특징적으로 나타나는 퇴행성 신경 질환 중의 하나로서 연령이 증가함에 따라 발생률이 증가하는 양상을 보인다. 그러나 파킨슨병의 원인에 대해서는 충분히 밝혀져 있지 않은 실정이며 위험요인으로서 여러 유전 및 환경적 요인들이 관여하고 있는 것으로 보고되고 있다. 특히 유기염소, 유기인, 크로르페녹시산/에스테르(chlorophenoxy acids/esters), 보테니컬스(botanicals) 등의 살충제나 제초제 등이 파킨슨병 유발 위험이 매우 크다.

Answer 17.① 18.① 19.③

20 세포간질액(interstitial fluids)이 과잉축적되는 부종(edema)의 병태생리학적 기전과 증상에 대한 설명으로 옳지 않은 것은?

① 악성림프관 폐색의 순환장애에 의해서도 발생된다.

② 심부전증, 신장질환, 임신, 환경성 열 스트레스로 모세혈관입이 증가된다.

③ 부종으로 인한 체액 저류로 혈중 헤마토크리트가 감소한다.

④ 순환장애로 인해 혈청 나트륨이 증가하고 소변량이 줄어든다.

> **TIP** 부종은 세포 간질에 체액이 과잉 축적된 것으로 조직이 붓거나 비대해지는 원인이 된다. 한 부분에 국한되어 나타나거나 신체 전반에 걸쳐 나타나기도 한다.
> ㉠ 원인 : 모세혈관 정수압의 증가, 혈장단백질의 소실(특히 알부민 소실로 인한 혈장 삼투압 감소), 림프순환의 장애, 증가된 모세혈관 투과성 등
> ㉡ 영향
> • 국소부종 : 발, 손, 안와 주위, 복수
> • 함요부종 : 간질액이 과도한 경우 발생
> • 전신부종 : 심각한 체중증가 동반
> • 기능장애
> –관절의 부종은 관절 움직임 제한
> –장 벽의 부종은 소화와 흡수를 방해
> –심장이나 폐의 부종은 장기의 운동과 기능에 장애를 초래
> –뇌부종에서 부종이 국소적으로 신경을 압박하는 경우 통증 유발
> –부종이 오래 지속될 경우 동맥순환 장애 초래
> –하지정맥류

1 근육 타박상에 의한 급성염증의 국소증상을 〈보기〉에서 모두 고른 것은?

――― 보기 ―――
㉠ 발적(redness)
㉡ 종창(swelling)
㉢ 감염(infection)
㉣ 발열(heat)

① ㉠, ㉡, ㉢
② ㉠, ㉡, ㉣
③ ㉠, ㉢, ㉣
④ ㉡, ㉢, ㉣

> **TIP** 염증 증상 네 가지 … 발적, 발열, 종창, 통증

2 〈보기〉는 관상동맥질환에 의한 심근허혈과 관련된 설명이다. 괄호 안에 들어갈 용어로 옳은 것은?

――― 보기 ―――
심장근육의 (㉠)이 (㉡)을 초과하는 상태가 지속되면 심장근육의 허혈이 발생한다. 즉, 관상동맥의 혈류가 (㉢)하게 되면 심장기능이 저하될 수 있다.
• 심근경색으로 진행될 가능성이 높다.

	㉠	㉡	㉢
①	산소공급량	산소요구량	증가
②	산소요구량	산소공급량	감소
③	산소공급량	산소요구량	감소
④	산소요구량	산소공급량	증가

> **TIP** 필요한 산소의 공급량에 요구량이 못 미치면 혈류가 감소하게 되고 심장기능이 저하될 수 있다.

Answer 20.④ / 1.② 2.②

3 뼈엉성증(골다공증, osteoporosis)환자의 뼈밀도(골밀도) 증가를 위한 운동 및 약물 처방으로 옳은 설명을 〈보기〉에서 모두 고른 것은?

─── 보기 ───

ⓐ 기계적부하(mechanical loading)가 적용되는 운동을 권장한다.

ⓑ 등골뼈의 강화를 위해 동적인 복근운동(sit-up)을 권장한다.

ⓒ 걷기와 같은 체중지지를 포함하는 전신운동을 권장한다.

ⓓ 칼슘과 비타민 D의 섭취를 권장한다.

ⓔ 뼈밀도 증가를 위해 노인 여성에게 에스트로겐 처방은 권장하지 않는다.

① ⓐ, ⓑ, ⓒ

② ⓐ, ⓑ, ⓔ

③ ⓐ, ⓒ, ⓓ

④ ⓑ, ⓓ, ⓔ

> **TIP** 격렬한 움직임이나 강한 충격을 가하는 운동은 피해야 한다. 척추를 비틀거나 구부리거나 압박하는 동작 역시 피한다. 노년기 여성은 폐경기 이후 에스트로겐 생성 감소가 가장 큰 원인이다.

4 〈보기〉에 제시된 내용과 관련이 있는 질환으로 옳은 것은?

─── 보기 ───

• 급성관상동맥증후군
 (acute coronary syndrome)

• 안정 시 흉통(chest pain)

• 관상동맥의 플라크(plaque) 파열과 함께 발생한 혈전증

• 심근경색으로 진행될 가능성이 높다.

① 안정형 협심증

② 불안정형 협심증

③ 심판막질환

④ 심내막염

> **TIP** 불안정한 협심증 … 불안정형 심장조임증이라고 하며 허혈성 심장질환중에서도 급성 관상동맥증후군에 속한다. 관상동맥의 동맥 경화판이 갑자기 터지게 되면서 혈전이 생겨 혈관이 막혀 폐쇄가 발생하는 현상을 말한다.

5 허리원반탈출증(요추 추간판탈출증, herniation of lumbar disc)에 대한 설명으로 옳지 않은 것은?

① 가장 흔한 원인은 비틀림과 압박으로 인한 원반의 전방 돌출(protrusion)이다.

② 디스크탈출은 L4-L5와 L5-S1에서 주로 나타난다

③ 섬유륜(annulus fibrosus)의 변형과 결합력 저하로 인한 균열 및 근력 약화에 의해 발생한다.

④ 장시간 움직이지 않으면 혈액공급 제한으로 디스크의 변성을 초래하여 발생할 수 있다.

> **TIP** 원반의 후방 돌출이 흔한 원인이다.

Answer 3.③ 4.② 5.①

6 혈압과 세포외액의 부피를 조절하는 내분비계 경로를 나타낸 그림이다. 그림의 기관과 경로에 맞게 빈칸에 들어갈 물질의 이름으로 옳은 것은?

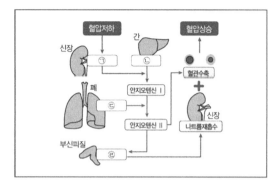

① ㉠ 레닌
ⓒ 알도스테론
ⓒ ACE
② 안지오텐시노겐
② ㉠ ACE
ⓒ 안지오텐시노겐
ⓒ 레닌
② 알도스테론
③ ㉠ 레닌
ⓒ 안지오텐시노겐
ⓒ ACE
② 알도스테론
④ ㉠ ACE
ⓒ 알도스테론
ⓒ 레닌
② 안지오텐시노겐

> **TIP** • 레닌 : 신장에서 나오는 효소로 레닌-안지오텐신 반응으로 혈압을 조절하는 역할
> • 안지오텐시노겐 : 신장에서 산생되는 레닌에 의해서 효소적 분해를 받고 안지오텐신 I 을 만든다.
> • ACE : 혈압상승
> • 알도스테론 : 부신피질에서 분비되는 대표적인 스테로이드

7 급성심근경색에 대한 설명으로 옳지 않은 것은?

① 대표적인 위험요인으로 흡연, 고혈압, 당뇨, 고지혈증 등이 있다.
② 심전도 상 ST 분절 상승과 T파 역위가 진단에 도움이 된다.
③ cTnI(cardiac troponin I)와 cTnT(cardiac troponin T)의 비정상적인 상승이 진단에 도움이 된다.
④ 증상으로는 활동 시 흉통이 악화되고 안정 시 감소된다.

> **TIP** 활동이나 운동과 관계없이 안정 시나 수면 중에서도 일어나며 안정을 취해도 관해 되지 않는다.

8 〈보기〉는 공기가슴증(기흉, pneumothorax)의 종류에 대한 설명이다. 괄호 안에 들어갈 용어로 옳은 것은?

---보기---
• 건강인에게 특별한 원인이 없어도 (㉠) 공기가슴증은 발병한다.
• 흉곽에 발생한 상처(외상)로 공기가 유입되면 (㉡) 공기가슴증으로 진행된다.
• (㉢) 공기가슴증은 흉강 내에 있는 공기를 배출하지 못해 흉강 내 압력이 점차 높아져 발생된다.

	㉠	㉡	㉢
①	1차성	개방성	폐쇄성
②	2차성	개방성	긴장성
③	1차성	개방성	긴장성
④	2차성	긴장성	폐쇄성

> **TIP** • 1차성 : 건강한 사람에게도 발생
> • 2차성 : 기존에 폐질환이 있던 사람에게서 발생
> • 외상성 기흉 : 외부로부터의 상해에 의해 발생
> • 긴장성 기흉 : 특수한 형태의 기흉

Answer 6.③ 7.④ 8.③

9 천식(asthma)에 대한 설명으로 옳은 것은?

① 비정상적인 점액성 분비물에 의한 폐쇄와 감염에 의한 광범위한 기관지 확장이 나타난다.

② 호흡곤란으로 인해 폐내 잔기량 증가와 산증(acidosis)이 나타난다.

③ 천식발작 시 기관지를 확장시키기 위해 베타-2 차단제가 필요하다.

④ 천식의 주요 원인은 내인성 혹은 비아토피성(non-atopic)이며 특히 밤에 증상이 잘 나타난다.

> **TIP** 천식 발작시 기관지 수축이 나타나며, 베타-2 차단제는 수용체를 막아서 천식약이 작용을 못하게 된다. 유전적 요인이나 아토피성 요인이 있으며, 밤이나 이른 아침에 증상이 잘 나타난다.

10 〈보기〉에서 파킨슨병과 관련된 내용으로 옳은 것은?

```
─────────── 보기 ───────────
㉠ 운동경로 중 피질척수로(corticospinal tract)의 기능장애로 나타난다.
㉡ 동작을 처음 시작할 때 어려움이 있으며, 떨림(tremor) 증상은 수의적 운동 시 사라진다.
㉢ 도파민은 혈액뇌장벽(blood-brain-barrier)을 통과할 수 없으므로 치료제로 전구물질인 L-dopa를 투여한다.
㉣ 흥분성 신경전달물질인 도파민의 과다분비로 근긴장도가 증가한다.
㉤ 자율신경계 기능장애가 나타나며 일부 환자에서 치매가 동반될 수 있다.
```

① ㉠, ㉡, ㉢   ② ㉡, ㉢, ㉣

③ ㉡, ㉢, ㉤   ④ ㉢, ㉣, ㉤

> **TIP** 파킨슨병은 도파민 분비신경세포의 손실로 나타나는 질환이다.

11 허혈성뇌졸중에 관한 설명으로 적절하지 않은 것은?

① 색전은 큰 동맥의 죽종, 심근경색증, 심방세동, 심내막염, 인공판막 등에 의해 발생할 수 있다.

② 일과성뇌허혈(transient ischemic attack)은 안면감각이상, 저림증, 일시적 언어상실증 등이 나타난다.

③ 뇌경색 손상 후 신경계가 회복됨에 따라 초기에는 이완마비가 나타나고 점차 경련성 마비로 진행된다.

④ 대부분 출혈성뇌졸중보다 뇌에 더 광범위한 손상을 주고 급성기 사망률이 높으며 심각한 2차 손상으로 이어진다.

> **TIP** ④ 출혈성 뇌졸중에 관한 설명이다.

12 울혈성심장기능상실(심부전, congestive heart failure)에 관한 설명으로 옳은 것은?

① 심부전환자는 심근수축력이 저하되어 있어 안정 시 심박수가 낮다.

② 호흡곤란이 있을 때는 편안하게 누운 자세를 취해준다.

③ 우심실 울혈성심장기능상실 초기에는 폐울혈과 전신정맥계 울혈이 나타난다.

④ 좌심실 울혈성심장기능상실에서의 가장 중요한 증상은 호흡곤란이다.

> **TIP** ① 안정 시 심박수가 높다.
> ② 누웠을 때 호흡곤란, 천명, 기침이 심해진다.
> ③ 좌심실 울혈성심장기능상실에 관한 설명이다.

Answer 9.② 10.③ 11.④ 12.④

13 〈보기〉는 한국 성인 여성의 공복 시 건강검진 결과이다. 최신 ACSM에서 제시하는 지침에 근거한 설명으로 옳지 않은 것은?

──── 보기 ────
- 연령 : 58세
- 체지방율 : 28%
- 복부둘레 : 80cm
- 혈압 : 130mmHg / 94mmHg
- 혈당 : 128mg/dl
- 중성지방 : 140mg/dl
- 저밀도지단백콜레스테롤 : 200mg/dl
- 당화혈색소 : 7%
- 운동을 하지 않는 좌업식 생활 습관

① 당뇨병 전단계를 의심할 수 있다.
② 죽상경화증 심혈관질환의 위험요인은 6개 이상이다.
③ 저밀도지단백콜레스테롤이 기준치를 초과하므로 이상지질혈증에 해당된다.
④ 복부비만과 고혈압에 해당된다.

TIP 공복혈당이 126mg/dl 이상이면 당뇨병으로 진단한다.

14 양성종양과 악성종양의 특징에 대한 설명으로 옳지 않은 것은?

	양성종양	악성종양
①	잘 분화된 세포로 구성	세포의 분화 정도가 다양함
②	피막이 없음	대부분 피막이 있음
③	국소적으로 존재	주변 조직으로 침투
④	촉진 시 자유롭게 움직임	조직으로 침윤

TIP 양성종양 – 피막이 있음, 악성종양 – 피막이 없음

15 〈보기〉에서 죽상경화증의 병리학적 진행 과정을 올바른 순서대로 나열한 것은?

──── 보기 ────
㉠ 지방선조(fatty streak)의 형성
㉡ 플라크(plaque)로 인한 혈관 직경의 감소
㉢ 산화된 저밀도지단백콜레스테롤의 동맥내벽 침착
㉣ 대식세포 증가
㉤ 내피세포 손상

① ㉢ → ㉡ → ㉠ → ㉣ → ㉤
② ㉢ → ㉤ → ㉣ → ㉠ → ㉡
③ ㉤ → ㉢ → ㉣ → ㉠ → ㉡
④ ㉤ → ㉣ → ㉢ → ㉠ → ㉡

TIP 죽상경화증 진행과정 … 내피세포 손상 → 산화된 저밀도단백질콜레스테롤의 동맥내벽 침착 → 대식세포 증가 → 지방선조의 형성 → 플라크로 인한 혈관 직경의 감소

16 알츠하이머 치매의 병태생리학적 설명으로 옳지 않은 것은?

① 대뇌피질과 해마 부위가 현저하게 위축되어 있다.
② 뇌에 베타-아밀로이드(beta-amyloid)가 과도하게 축적되어 있다.
③ 뇌에 노인반(senile plaque)과 신경섬유매듭 (neurofibrillary tangle)이 나타난다.
④ 아세틸콜린을 생성하는 신경세포수의 수가 증가하고 도파민을 분비하는 신경세포의 수는 감소한다.

TIP ④ 아세틸콜린, 도파민 모두 감소한다.

Answer 13.① 14.② 15.③ 16.④

17 류마티스성관절염의 증상에 관한 특징으로 옳지 않은 것은?

① 골관절염과는 달리 유전적인 요인이 없다.
② 주로 대칭적으로 관절이 붓고 열이 나거나 피로한 증상이 나타난다.
③ 자가면역 질환이며 아침에 관절강직이 나타난다.
④ 시간이 경과 할수록 전신 관절의 변형으로 운동이 제한된다.

> **TIP** 류마티스성관절염은 유전적인 영향이 있다.

18 서맥(bradycardia)이 나타날 수 있는 가능성이 가장 높은 부정맥은?

① 2도 방실차단(second degree AV block)
② 우각차단(right bundle branch block)
③ 심방조동(atrial flutter)
④ 울프-파킨슨-화이트 증후군
  (Wolff-Parkinson-White syndrome)

> **TIP** 2도 방실차단 … 동방결절에서 온 전기적 자극이 방실결절에서 심실로 전달되지 않고 때때로 차단되는 것이며, 맥박이 한 번씩 건너뛰는 것을 대상자가 느낄 수 있다.

19 제2형 당뇨병 환자의 혈당 조절을 위한 생활습관 및 약물복용에 대한 옳은 설명을 〈보기〉에서 모두 고른 것은?

┌─────────── 보기 ───────────┐
│ ㉠ 전신운동보다는 소근육 위주의 운동을 권장한다. │
│ ㉡ 저혈당을 예방하기 위해 혈당수준에 따라 운동 전·후 추가적인 탄수화물섭취를 권장한다. │
│ ㉢ 경구혈당강하제는 췌장에서 인슐린 분비를 촉진하거나 인슐린 민감도를 높여주는 역할에 따라 복용 시기가 달라진다. │
│ ㉣ 탄수화물 대사의 이상으로 지질대사가 증가하므로 고지방식이를 섭취하도록 권장한다. │
└─────────────────────────┘

① ㉠, ㉡   ② ㉠, ㉢
③ ㉡, ㉢   ④ ㉢, ㉣

> **TIP** 규칙적인 전신운동이 권장되며 알맞은 열량섭취를 위해 총열량을 조절하고 3대 영양소를 균형 있게 배분하여 섭취하도록 한다.

20 목뼈 추간판탈출증(cervical nucleus pulposus extrusion)에 관한 설명으로 옳지 않은 것은?

① 거북목은 목디스크를 유발시키는 원인이 될 수 있다.
② 목근육의 과긴장이나 경직은 추간판에 영향을 주지 않는다.
③ 손저림, 뒷목 뻐근함, 두통 등의 증상이 나타난다.
④ 심할 경우 전신마비를 유발할 수 있다.

> **TIP** ② 경부 부위 근육의 경련성 수축의 원인이 된다.

Answer 17.① 18.① 19.③ 20.②

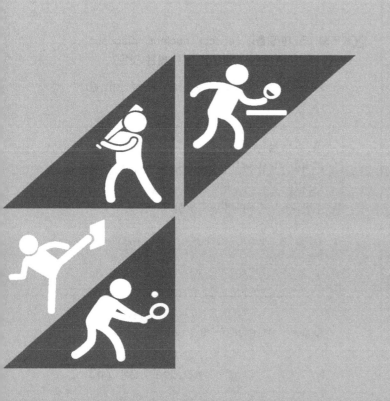

스포츠심리학

01 스포츠심리학의 개관

02 인간운동행동의 이해

03 스포츠수행의 심리적 요인

04 스포츠수행의 사회 심리적 요인

05 운동심리학

06 스포츠심리상담

최근 기출문제 분석

01 스포츠심리학의 개관

01 스포츠심리학의 정의 및 의미

❶ 스포츠심리학의 정의

(1) 스포츠심리학은 운동수행 즉, 스포츠 수행에 영향을 미치는 요인 및 그 기제의 규명을 위한 학문이며 주 대상은 수행자의 심리적 상태 및 그 선행조건이 되는 심리적 사회적 요인에 있다.

(2) 스포츠심리학의 영역이 다루는 목표

① 심리적 요인이 스포츠와 운동 수행에 어떤 영향을 주는가? (심리적 요인→스포츠와 운동 수행)

② 스포츠와 운동 참가가 개인의 심리에 영향을 주는가? (스포츠와 운동 참가→개인의 심리)

❷ 스포츠심리학의 의미(광의 및 협의)

(1) 협의의 스포츠심리학

① 심리적, 사회적 요인이 운동 수행에 어떤 영향을 미치는가를 규명하게 된다.

② 스포츠나 운동 수행이 개인이나 팀의 심리적, 사회적 기능에 어떤 영향을 미치는지 탐구하게 된다.

(2) 광의의 스포츠심리학

① 좁은 의미의 스포츠심리학에서 다루는 주제뿐만 아니라 인간운동의 기능적, 생태적 원리를 포괄하는 운동제어, 운동학습, 운동발달 등을 모두 포함하게 된다.

② 최근의 스포츠심리학 연구가 각 영역별로 고도로 전문화, 세분화되면서 운동 행동(motor behavior)과 스포츠 및 운동 상황에서의 심리적 변인(psychological variable)을 탐구하는 학자들 사이에 연구주제나 연구방법에서 상당한 간격이 존재하게 되었다.

❶ 스포츠심리학의 발전과정

(1) 광의의 스포츠심리학

운동학습(motor learning), 운동발달(motor development), 운동제어(motor control), 스포츠심리(sport psychology) 영역을 모두 포함하는 관점으로 1980년대 이후에 체육학의 전문화와 세분화 추세에 따라 광의의 스포츠심리학 관점은 점차 퇴색되었다.

(2) 협의의 스포츠심리학

① 체육학의 전문화와 세분화 영향으로 스포츠운동심리학(sport and exercise psychology) 영역이 부각되면서 운동학습, 운동발달, 운동제어 영역과는 구분되는 관점이다.

② 체육학에 포함된 전공분야의 하나로 스포츠 상황에서 인간과 인간 행동을 과학적으로 연구하고, 그 지식을 스포츠와 운동 현장에 적용하는 학문이다.

③ 최근 스포츠 상황뿐만 아니라 건강을 위한 운동(exercise) 상황에서 심리적인 측면에 관심을 가지면서 그 범위가 확대되었다.

❷ 우리나라의 스포츠심리학

외국의 경우 최근에는 스포츠심리학(sport psychology)이라는 용어보다는 스포츠운동심리학(sport and exercise psychology)라는 용어가 더 자주 쓰이고 있고 국내에서도 이런 경향을 따르고 있다.

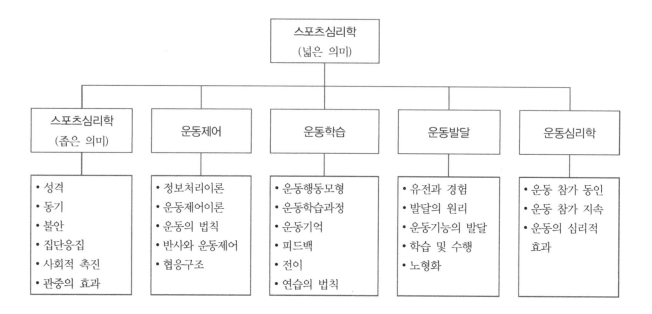

1 스포츠심리학

(1) 스포츠 상황에서의 인간행동을 분석하고 이해하며, 통제하고 예측하기 위해 심리학의 다양한 방법 및 원리를 제공하는 분야이며, 운동기술을 사용하는데 영향을 미치는 개인적 사회요인인 성격, 불안, 적성 등 개인적 변인과 경쟁, 강화, 응집력 등과 같은 사회적 변인을 분석하여 선수가 경기에 임하여 최대의 운동기능을 발휘할 수 있도록 최적 심리상태유지를 위한 방법을 제공한다.

(2) 연구대상을 운동수행과 스포츠 수행에 국한시키고 운동기능의 수행에 영향을 미치는 심리적, 사회적 요인 및 그 과정을 규명하는 것을 목적으로 한다.

(3) 스포츠심리학은 운동수행 즉, 스포츠 수행에 영향을 미치는 요인 및 그 기제의 규명을 위한 학문이며 주 대상은 수행자의 심리적 상태 및 그 선행조건이 되는 심리적·사회적 요인에 있다.

❷ 운동제어

(1) 인간이 운동을 생성하고, 조절할 때 사용되는 기전을 밝히고 이때에 적용되는 원리를 규명하는 데에 관심을 두는 연구 분야이다. 즉 운동기능이 어떻게 생성되어 조절되느냐에 관심을 갖는 분야가 운동제어이다.

(2) 인간이 운동을 하기 위하여 외부에서 들어오는 정보를 어떻게 받아들이고, 받아들인 정보를 어떻게 처리하여 수행에 필요한 반응을 하게 되며, 각각의 반응은 신체 각 부분이 어떠한 방법으로 조정되어 동작으로 나타내는가를 연구한다.

❸ 운동학습

(1) 운동기능의 습득에 관한 원리를 규명하는 연구 분야로 운동기능을 이루는 변인을 분석, 규명하여 가상적인 운동행동모형을 구상하고 운동행동과정을 이해하며 나아가 효율적인 기능 습득을 위한 최적의 방법을 밝히고 개발하는데 관심을 둔다.

(2) 행동 자체에 대한 관찰과 분석을 통하여 운동학습의 과정을 설명하기 위한 실험연구를 주로 다룬다. 즉 스포츠 활동에서의 운동기능을 어떻게 효율적으로 학습하느냐에 관심을 갖는 분야가 바로 운동학습이다.

❹ 운동발달

(1) 운동발달은 인간의 운동기능이 성숙에 따라 어떻게 분화되고 다시 종합화하여 발달, 변화하는가를 분석함으로써 서로 다른 특징을 갖고 있는 각종 운동기능의 최적 학습기, 최적 수행기, 쇠퇴기 등을 결정하는 자료를 제공한다.

(2) 인간의 움직임과 관련된 발달 현상을 연구하는 분야로, 전 생애에 걸친 운동행동의 발달적 변화와 그것을 일으키는 기전규명을 목적으로 하고 있다.

(3) 운동발달은 운동행동의 시간적 흐름, 즉 연령에 따라서 계열적, 연속적으로 변화해 가는 과정이며 기능적 분화와 복잡화, 통합화를 이루어 환경에 보다 잘 적응하는 과정으로서 하나의 상태에서 다른 상태로 변화하는 과정이라고 볼 수 있다.

❺ 운동심리학

(1) 운동실천에 대한 인식, 운동의 심리적 효과, 운동실천과 관련된 이론적 설명, 운동실천 촉진을 위한 전략 등을 연구하여 일반인의 건강운동과 관련된 동기, 정서를 탐색하고, 이들의 운동참가, 지속, 탈퇴의 요인을 분석 및 이해하여 건강운동의 심리를 폭넓게 연구하는 학문이라 할 수 있다.

(2) 규칙적 운동 참여 동기와 운동을 통한 사회 심리적 효과 등을 연구하는 분야로, 즉 스포츠 활동에 지속적으로 참여하기 위한 방법과 스포츠 활동참여를 통하여 얻을 수 있는 개인의 정신건강에 관심을 갖는 분야이다. 그리고 스포츠심리학의 변인들이 선수가 아닌 일반인들에게 적용할 수 있는 일반적인 연구방법을 포함하고 있다.

(3) 건강운동심리학의 두 가지 목적

① 운동실천과 심리적, 정서적 변인 사이의 연관성을 탐구하는 것으로 불안, 우울, 인지능력, 수면, 기분상태, 통증인식, 자아존중감 등의 변인을 운동실천과 연관하여 연구하는 것이다.

② 운동실천을 유도하고 촉진하기 위한 목적으로 심리학적 원리를 적용하는 것으로, 운동이 주는 많은 이점이 있기 때문에 지속실천을 위한 심리적 원리의 적용을 연구하는 것이다.

02 인간운동행동의 이해

01 운동제어

❶ 운동제어의 개념

(1) 인간이 수행하게 되는 수많은 움직임의 특성과 원리에 관한 물음에 해답을 제시하기 위한 연구분야가 바로 운동제어이다.

(2) 인간의 움직임을 규명하기 위해서 단지 움직임 그 자체만을 다루는 것이 아니라, 인간행동에 절대적인 영향을 미치는 환경으로부터의 수많은 정보에 관한 연구도 병행한다. 또한 인간이 어떻게 환경으로부터 들어오는 수많은 정보를 받아들이고, 그것을 처리할 수 있는지에 대한 의문으로부터 시작되었다.

(3) 운동제어 요소라고 할 수 있는 개인(유기체), 환경, 과제의 상호적인 관계 속에서 나타나는 복잡한 인간의 움직임 현상을 규명하는 연구 분야이다.

❈ 운동제어의 세 가지 요소 ❈

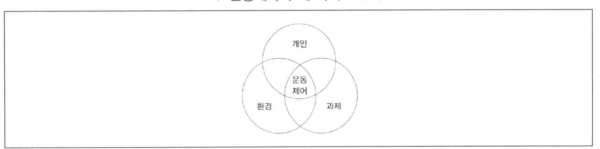

❷ 기억체계 및 운동제어 체계

(1) 감각기억 · 단기기억 · 장기기억

① 감각기억
- ㉠ 환경으로부터 들어온 자극이 처리될 때까지 정보를 잠시 유지하는 정보저장고
- ㉡ 정보는 분석 이전의 원자료 형태
- ㉢ **용량** : 무제한
- ㉣ **수명** : 매우 짧음
- ㉤ 이후 정보처리를 위한 중요한 시작 지점

② 단기기억
- ㉠ 정보처리체계에서 의식적인 사고활동이 일어나는 곳
- ㉡ **용량** : 5 ～ 9개 단위로 한정
- ㉢ **수명** : 짧음
- ㉣ 입력 용이, 접근 용이
- ㉤ 단기기억 용량의 한계는 지도와 학습에 중요한 시사점을 제공

③ 장기기억
- ㉠ **용량** : 무제한
- ㉡ **수명** : 영구적
- ㉢ 입력하기 어렵고 인출시 많은 시간과 노력이 필요
- ㉣ 장기기억상의 지식은 선언적 지식과 절차적 지식으로 구분
  - ⓐ **선언적 지식** : 사실, 개념, 정의, 규칙에 대한 지식, '～ 이하를 안다'. 언어로 확인
  - ⓑ **절차적 지식** : 과제를 수행하는 방법과 절차에 대한 지식 '～ 하는 법을 안다.' 수행으로 확인

> **TIP**

정보처리접근
- ㉠ 인간을 정보처리자로 간주하면서, 행동주의접근에서 설명하지 못한 많은 사실들을 규명할 수 있게 되었고, 이는 인간의 운동행동에 대한 연구 분야의 발전에 많은 기여를 하였다.
- ㉡ 정보처리접근은 외부에서 제시되는 자극에 대한 반응시간을 측정하여 인간이 정보를 처리하는데 소요되는 시간을 직접 측정하였다.
- ㉢ 자극의 수와 자극 제시의 시점, 자극과 반응의 부합성 여부 등을 다양하게 변화시켜 인간의 정보처리 능력과 과정을 규명하는데 매우 중요한 이론적인 틀을 제시하였다.

(2) 정보처리 단계

❄ 인간의 정보처리 모형(Wickens, 1984) ❄

정보처리 과정은 환경에서 제공되는 정보가 감각기관을 통해 들어와 지각되고(감각·지각), 그 자극에 대한 적절한 반응을 선택하여(반응선택), 그 반응을 실행하는(반응실행) 단계를 거치게 된다. 이와 같은 3단계를 거치는데 소요되는 시간은 반응시간을 측정함으로써 알 수 있기 때문에, 반응시간은 정보처리 과정을 연구하는데 있어서 매우 중요한 변인으로 사용된다.

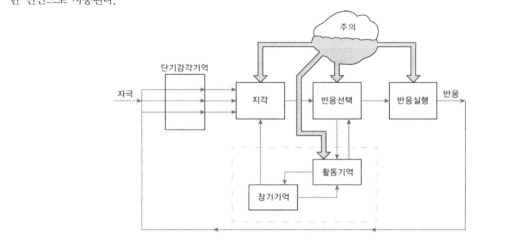

① 감각·지각 단계

    ㉠ 환경으로부터의 정보 자극을 받아들이고 확인하는 것이다.

    ㉡ **감각** : 인간은 운동수행에 필요한 정보를 시각, 청각, 촉각 등과 같은 다양한 감각기관을 통해서 받아들이는데, 특히 시각을 통한 정보 유입 과정이 운동수행에 있어서 매우 중요하며, 이는 지각능력과 직접적인 관련이 있다.

    ㉢ **지각** : 다양한 정보원으로부터 들어오는 환경정보의 내용을 분석하여 의미를 부여하는 과정으로 이전에 가지고 있던 운동기억에 의해 영향을 받는다.

        ⓐ 최근 들어서 수행자의 지각능력과 관련된 내용을 다루고 있는데, 이러한 지각능력은 경험과 운동기술의 수행 수준과 같은 요인에 의하여 절대적인 영향을 받는다.

        ⓑ 경험이 많고, 기술 수준이 우수한 축구 선수들이 그렇지 못한 선수들보다 운동수행과 관련된 적절한 정보를 효율적으로 지각할 수 있다는 것을 알 수 있다.

    ㉣ **감각·지각 단계의 기능**

        ⓐ **환경의 정보 자극에 대한 탐지기능** : 자극의 명확성 정도나 강도에 의해서 영향을 받는다.

        • 자극의 명확성 정도 : 매우 시끄러운 상황에서 누군가가 나를 부를 때보다 아무런 소음이 없는 곳에서 부를 때, 소리에 대한 반응시간이 훨씬 짧아지게 된다.

        • 자극의 명확성 강도 : 부르는 목소리가 클수록 반응시간은 빨라지게 된다.

        ⓑ **유형에 대한 인식기능** : 인간은 어떤 자극을 받았을 때, 자극의 특징이나 특정한 유형(얼굴의 형태, 스포츠 상황에서 나타나는 상대팀의 수비 형태 등)을 추출할 수 있다.

② 반응선택 단계

　㉠ 자극에 대한 확인이 완료된 후, 자극에 대하여 어떻게 반응해야 할지를 결정하는 단계이다.

　㉡ 감각·지각 단계로부터 제공되는 많은 정보를 활용하여 반응을 결정하는 단계로, 실제로 의사결정과 직접적인 관련이 있다.

　㉢ 반응선택 단계에서 중요한 것은 자극과 반응 간의 관계에 따라서 그 처리 속도가 결정된다는 것이다.

　　ⓐ 다양한 자극에 대하여 수행해야 할 반응이 수가 많아서 선택해야 하는 대안수가 많을수록 처리 과성 속노는 늦어시게 된다.

　　ⓑ 자극과 반응간의 부합성이 약할수록 그 처리 과정 속도는 늦어지게 된다.

　㉣ 위와 같은 상황은 연습을 통하여 극복할 수 있다.

③ 반응실행 단계

　㉠ 실제로 움직임을 생성하기 위하여 운동체계를 조직하는 단계이다.

　㉡ 이 단계에서 형성된 동작에 대한 계획은 수행에 필요한 근육으로 전달되어 적정한 힘과 타이밍으로 효율적인 움직임을 수행할 수 있도록 한다.

(3) 정보처리 단계별 정보처리능력

① 감각·지각 단계

　㉠ 환경으로부터 많은 정보가 인간의 감각 시스템을 통해 유입되어 병렬적으로 동시에 처리될 수 있는 것으로 알려져 있다.

　㉡ **스트룹 효과**(Keele, 1972)

　　ⓐ 적색, 황색, 녹색, 청색 등의 4가지 색의 자극을 제시하고, 각 자극에 해당하는 버튼을 눌렀을 때, 걸리는 선택반응시간을 측정하였다.

　　ⓑ 첫 번째 조건에서는 아무런 의미가 없는 4가지 기호에 4가지 색을 각각 칠해서 제시하였고, 두 번째 조건에서는 색의 이름 위에 칠해진 색과 색의 이름이 일치하지 않도록 하였고, 반응은 제시되는 색깔에 해당되는 버튼을 누르도록 하였다.

　　ⓒ 그 결과, 감각·지각 단계에서 제시되는 색과 색의 이름을 나타내는 단어의 의미가 병렬적으로 동시에 처리되어, 그 다음 단계인 반응선택 단계에서 두 자극 간에 간섭이 발생하기 때문이라고 볼 수 있다.

　㉢ **칵테일 파티 현상**(선택적 주의)

　　ⓐ 선택적 주의란 자신의 수행과 전혀 상관없는 정보를 무시하거나 배제시킬 수 있는 인간의 능력을 말한다.

　　ⓑ 선택적 주의에 관한 연구(Cherrt, 1953)는 칵테일 파티와 같이 시끄러운 음악이 흐르고, 많은 사람들의 대화로 인하여 매우 소란스러운 가운데서도 어떻게 자신이 듣고자 하는 대화에 아무런 문제없이 참여할 수 있는지에 대하여 의문을 가졌다.

　　ⓒ 이러한 현상을 설명하기 위하여 2가지의 다른 내용이 담긴 연설문을 각각 양쪽 귀에 들려주는 실험을 한 결과, 부차적인 연설문에 대해서는 그 연설문의 내용에 대하여 정확하게 대답하지 못하였다.

ⓓ 양쪽 귀로 전달되는 2가지의 청각 정보가 감각·지각 단계에서는 주의 역량과 상관없이 병렬적으로 동시에 처리되지만, 주의를 기울임에 따라서 선택적으로 하나의 정보를 무시할 수 있다는 것이다.

ⓔ 칵테일 파티에서 어느 사람과 대화를 하고 있는 중에 누군가가 자신의 이름을 부를 때, 자신이 반응하는 것을 생각해 보면 쉽게 알 수 있는 것은 상황에 따라서 무시할 수 없는 정보도 존재하기 때문이다.

② 반응선택 단계

㉠ 감각·지각 단계에서 병렬적으로 받아들여진 여러 정보는 반응선택 단계에서 많은 간섭 현상이 발생하게 된다.

㉡ 이러한 간섭 현상은 선택반응시간 연구 결과에 잘 나타나 있는 것처럼 정보처리에 부정적인 영향을 준다.

㉢ 통제적 처리

ⓐ 정보에 대한 통제적 처리는 그 처리 속도가 다소 느리고, 주의가 많이 요구되기 때문에 상대적으로 많은 노력이 필요하게 된다.

ⓑ 각각의 정보를 처리하여 반응하는 것이 순차적으로 이루어지는 특징을 갖는다.

ⓒ 새로운 과제를 학습하고자 하는 하고자 하는 학습의 초기 단계에서 주로 발생한다.

ⓓ 학습 초기에 있는 학습자에게 2가지의 과제를 동시에 수행하도록 요구한다면, 그들은 의식적으로 정보를 처리해야 하는 것이 많아지게 되므로, 2가지의 과제 모두 제대로 수행할 수가 없게 된다.

㉣ 자동적 처리

ⓐ 숙련된 수행자들은 의식적인 노력 없이 많은 정보를 동시에 처리할 수 있다.

ⓑ 비교적 정보 처리 속도가 빠르고, 의식적인 노력이 필요하지 않아 주의가 요구되지 않는다.

ⓒ 1~2가지 이상의 정보를 동시에 병렬적으로 처리할 수 있는 능력을 갖고 있기 때문에, 과제 간에 간섭이 발생하지 않는다.

ⓓ 하나의 과제에 대하여 자동적인 운동수행이 가능하기 때문에 다른 과제에 보다 많은 주의를 기울일 수 있게 된다.

ⓔ 자동적 처리 과정은 많은 연습과 훈련에 의해서 이루어질 수 있는데, 운동기술뿐만 아니라, 일상생활 속에서 할 수 있는 일의 경우에도 마찬가지이다.

③ 반응실행 단계

㉠ 근육으로 전달되는 운동명령은 계열적으로 진행되는 특성을 갖는다.

㉡ 정보 처리 과정에서 상황에 따라 "병목 현상"이 발생하여, 하나의 자극에 대한 반응실행이 완료되기 전까지는 다음 자극에 대한 반응실행이 이루어질 수 없게 된다.

㉢ 자극 간 시간차가 길어지게 되면, 두 번째 자극이 제시되었을 때, 첫 번째 자극에 대한 반응실행이 이미 완료되었기 때문에 두 번째 자극에 대한 반응실행이 지연되지 않는다.

㉣ 자극 간 시간차가 짧으면, 두 번째 자극이 제시되었을 때, 첫 번째 자극에 대한 반응실행이 진행 중에 있으므로, 두 번째 자극에 대한 반응실행이 지연되는 것이다.

㉤ 이러한 현상을 "심리적 불응기"라고 한다.

❸ 운동 프로그램과 특성

(1) 정보처리 과정과 반응시간의 관계

① 정보처리 접근은 기본적으로 각각의 정보처리 단계(감각·지각, 반응선택, 반응실행 단계)에서 정보가 처리되기 위해서는 시간이 소요된다는 것을 가정하며, 각 정보처리 단계에서 소요되는 시간이 누적되어 "반응시간"으로 나타나게 되다

② 하나 혹은 둘 이상의 단계에서 소요되는 시간이 길어지게 되면, 반응시간은 자동적으로 길어지게 된다.

※ 정보처리 과정과 반응시간의 관계 ※

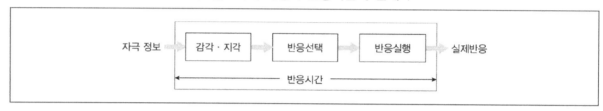

(2) 반응시간에 대한 연구는 선택반응시간 연구와 이중자극에 대한 연구이다.

① 선택반응시간의 연구

    ㉠ **자극-반응의 대안(선택) 수** : 제시될 수 있는 자극의 수가 많을수록 그 자극에 대한 수행자의 반응 역시 다양해지면서 그만큼 반응을 선택하는데 어려움이 따르게 된다. 따라서 선택해야 할 반응의 수가 증가할수록 그 동작들 중에서 한 가지에 반응하는데 소요되는 시간 즉, 선택반응시간이 점차 길어지는 현상이 나타난다.

    ㉡ **자극-반응의 부합성** : 자극과 그 자극에 대한 반응이 자연스러운 방식으로 연결되어 있는 정도를 말한다. 자극-반응의 부합성의 여부에 따라서 선택반응시간은 달라지게 되는데, 자극과 그에 따른 반응이 서로 적절한 배열 관계에 있을수록 선택반응시간은 감소하게 되며, 이는 정보처리 단계 중 반응선택 단계에서 자극에 대한 반응의 불확실성을 더욱 빠르게 해결할 수 있는 조건이 구축되기 때문에 나타나는 현상이다.

② 이중자극에 대한 연구

    ㉠ **심리적 불응기** : 연속적으로 두 개의 자극을 제시하고, 각각의 자극에 대하여 모두 반응하도록 하였을 때, 나타나는 반응시간의 지연 현상을 말한다.

    ㉡ **심리적 불응기의 효과** : 연속해서 제시되는 두 개의 자극에 대하여 각각 빠르게 반응하도록 요구하는 것이다. 이 때, 두 개의 자극은 짧게는 "0"에서 길게는 수백 ms까지의 범위의 차이로 연속적으로 제시하게 하며, 두 개의 자극 간의 시간적 차이를 "자극 간 시간차"라고 한다.

    ㉢ **심리적 불응기의 적용** : 농구 숏 동작에서 사용되는 페인팅 동작을 심리적 불응기 현상으로 설명할 수 있는데, 공격자의 1차적인 숏 동작(1차 자극, 페인팅 동작)에 대하여 수비자가 반응하기 때문에, 바로 연속적으로 수행되는 공격자의 2차 동작(2차 자극, 실제 숏)에 대한 반응이 느려지게 된다.

② 페인팅 동작을 보다 효과적으로 사용하기 위해서는 3가지 사항을 명심해야 한다.
  ⓐ 1차 자극인 페인팅 동작이 수비자가 판단하기에 실제로 슛을 하는 것으로 착각할 수 있을 정도로 실제 슛 동작과 유사해야 한다. 그래야만 수비자가 속을 것이다.
  ⓑ 페인팅 동작과 실제 슛 사이의 적절한 시간차를 유지해야 한다. 대부분의 연구에 의하면, 60ms에서 100ms 정도의 시간 차이를 갖는 것이 가장 오랜 반응 지연을 유발할 수 있다고 하였다. 만약, 이 시간보다 길어진다면, 수비자가 실제 슛 동작에 대하여 정상적인 반응을 보여 페인팅 동작의 의미가 없어지게 될 것이다.
  ⓒ 너무 자주 사용하지 말아야 한다. 매번 페인팅 동작을 사용한다면, 수비자가 페인팅에 속지 않을 수도 있다.

02 〈 운동학습

❶ 운동학습의 개념

(1) 다양한 정의와 특성

① 정보처리 관점 … 운동학습을 주어진 운동과제를 수행하는데 필요한 적절한 운동 프로그램을 형성하여 기억체계에 도식화되고, 운동기술의 수행을 향상시키기 위하여 보다 효율적인 도식으로 재구성해 가는 과정이라고 보고 있다. Schmidt(2000)는 이러한 운동학습을 운동과제를 수행하는데 필요한 개인의 능력을 결정하는 내적인 변화라고 정의하였다.

② 다이나믹 시스템 이론 … 운동학습을 주어진 운동과제를 수행하기 위한 가장 효율적인 협응구조를 형성하고, 적응성을 향상시키는 과정이라고 보고 있다.

③ 생태학적 관점 … 연습이나 경험을 통하여 지각-운동 활동영역 내에서 과제와 환경적 구조에 일치하도록 지각과 동작 간의 협응을 향상시키는 과정이라고 보고 있다.

④ 운동학습의 공통적인 3가지 특성
  ㉠ 운동학습은 숙련된 운동수행을 위한 개인 능력의 비교적 영구적인 변화를 유도하는 일련의 내적 과정이다.
  ㉡ 운동학습 과정 그 자체를 쉽게 관찰할 수 없다는 것이다.
  ㉢ 운동학습은 반드시 연습이나 경험에 의해서 나타나는 현상을 말하며, 성숙이나 동기 또는 훈련에 의한 변화는 포함하지 않는다.

⑤ 운동학습의 일반적인 정의 … 개인적 특성을 바탕으로 연습이나 경험을 통하여 과제와 환경적 변화에 부합하는 가장 효율적인 협응 동작을 형성시켜 나가는 과정이라고 정의할 수 있다.

(2) 운동학습과 운동수행

① **운동수행** … 어떤 특정한 목적을 가지고 수의적으로 생성된 운동 동작을 운동수행이라고 하며, 피로나 각성 또는 동기 등과 같은 신체적, 심리적, 정서적인 변화에 의해서 많은 영향을 받는다. 외적으로 표현되는 것을 의미하기 때문에 직접적인 관찰이 가능하다.

② 관찰된 수행자의 운동수행이 다양한 환경 조건 아래에서도 비교적 안정적으로 나타난다면, 이는 "학습"이 이루어졌다고 말할 수 있다.

③ 이러한 수행자의 운동수행의 변화 양상은 "수행 곡선"의 형태를 통해서 쉽게 알 수 있다.

　ㄱ **부적으로 가속화된 형태** : 가장 일반적으로 나타나는 수행 곡선이며, 학습 초기에는 급격한 수행력의 향상을 보이지만, 계속적으로 연습을 하면서 점차 수행력의 향상 정도가 줄어들게 되는 형태이다. 이러한 전형적인 수행 곡선은 "파워 법칙"이라고 알려진 연습의 기본 원칙에 그 근거를 두고 있다.

　ㄴ **정적으로 가속화된 형태** : 학습 초기에는 수행력의 향상이 느리게 전개되지만, 연습에 따라서 급속한 수행 향상을 보이는 것이다.

　ㄷ **선형적인 형태** : 연습에 따라서 비례적으로 수행 향상이 나타난다.

　ㄹ **S자 모양** : 3가지 수행 곡선이 혼합된 형태이다.

❖ 다양한 수행곡선의 형태 ❖

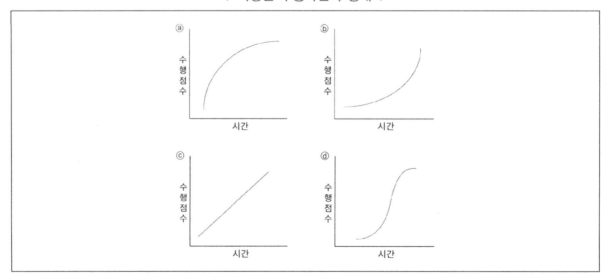

④ 대부분의 운동학습 상황에서 수행 곡선을 통하여 연습 시행 동안에 나타나는 수행력의 변화를 관찰하고, 이에 대한 학습 여부는 모든 연습 시행이 끝난 후에 실시하는 전이 검사나 파지 검사를 사용하여 판단하는 것이 일반적이다.

⑤ 최근의 다이나믹 시스템 이론이나 생태학적 이론에서는 운동과제를 수행하는데 필요한 학습자의 폼의 변화를 분석함으로써 학습의 여부를 판단한다.

(3) 운동학습과 파워 법칙

시간이나 연습의 시행 수에 따른 수행 결과의 변화는 일반적으로 전형적인 수행 곡선의 형태를 보이게 되며, 이러한 변화는 "파워 법칙"을 따르게 된다.

(4) 고원 현상

① 운동기술을 학습할 때, 일시적으로 수행력이 정체되는 현상을 수행의 고원(perfomance plateau)이라고 한다.(5일 ~ 7일)

※ 고원 현상(Franks와 Wilberg, 1982) ※

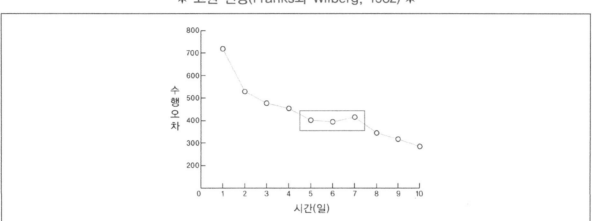

② 고원 현상이 발생하는 이유
  ㉠ 운동기술을 습득하는데 있어서 하나의 동작 유형에서 다른 동작의 유형으로 전환이 발생하고 있는 시기가 바로 고원 현상이 발생하는 기간으로 간주하는 것이다.
  ㉡ 연습 동안 쌓인 피로나 감소된 수행 동기, 또는 주의의 부족 등과 같은 심리적 원인 때문에 고원 현상이 발생한다고 보는 점이다.
  ㉢ 고원 현상은 수행 특성에 기인하는 것이 아니고, 측정 방법이 지니는 한계 때문에 발생한다는 것이다.

③ 고원 기간에 수행은 정체되지만, 학습은 진행된다고 표현할 수 있다.

❷ 운동학습의 본질(이론과 모델)

(1) 반사 이론

① 19C 초
- ㉠ 19C 초에 Sherrington(1906)은 복잡한 인간 행동을 설명하기 위하여 신경학적인 측면을 기반으로한 "반사 이론"을 제안하였다. "반사 이론"은 환경으로부터 발생하는 물리적이 사건이 운동행동에 대한 자극으로 작용하여, "반사 회로"를 형성하게 되고, 이러한 반사가 복잡한 행동을 유발하게 된다는 것을 기본 가정으로 하고 있다.
- ㉡ 단순한 반사적인 행동은 자극과 반응이 서로 연결되어 보다 복잡한 운동행동이 나타나게 되는 것이며, "반사 이론"에서는 움직임의 기본 단위를 단순한 반사로 간주한다.

② 1920 ~ 1930년대
- ㉠ 반사 행동에 근거를 두고, 운동 행동을 설명하려는 시도가 행동주의자들에 의해서 이루어졌다. (skinner : 1938, thorndike : 1927)
- ㉡ 운동기술의 습득과 같은 복합적인 행동을 각 움직임들 간의 연결의 결과로 간주하고, 이러한 과정은 외부로부터의 자극에 의해서 유발된다고 하였다.
- ㉢ 반사 이론가들은 움직임을 생성하는 과정보다 관찰될 수 있는 움직임 결과를 살펴보는데 더욱 관심을 두었기 때문에, 인간의 시스템이 조직화되고 움직임이 생성되는 원리에 대한 정보를 제공하지 못하였다.

③ "반사 이론"의 공헌 … 운동이 이루어지는 기본 원리를 단순하게 설명하여 운동제어의 발달에 기초를 제공하였다.

④ "반사 이론"의 한계
- ㉠ 이론적 설명이 너무 단순하여 다양한 목표 지향적인 동작뿐만 아니라, 환경의 변화에 따른 인간의 능동적인 행동의 변화에 대한 설명력이 떨어진다.
- ㉡ 모든 움직임에 감각적 피드백이 반드시 필요하다고 주장하고 있으나, 여러 연구에서 감각적 피드백이 없어도 운동이 발생할 수 있다는 결과를 얻게 되었다.

(2) 정보처리 이론

① 개념
- ㉠ 행동주의 심리학에 바탕을 둔 연구들을 인간의 운동행동으로 적용하는데 많은 한계점이 발견되면서, 운동수행의 결과보다는 운동행동의 과정을 중시하는 인지심리학이 출현하게 되었다.
- ㉡ 과정 지향(Process−Oriented) 접근은 행동주의와 마찬가지로 환경적인 정보가 인간의 행동에 직접적인 영향을 미친다는 것에는 동의하지만, 인간의 환경 정보를 능동적으로 활용할 수 있는 존재로 본다는 측면에서는 차이를 보인다.

ⓒ 환경으로부터 들어오는 수많은 자극은 외적으로 관찰할 수 없는 인간의 내적인 처리과정을 거친 후에 행동으로 나타나게 된다는 것이다.

ⓒ 환경으로부터 제공되는 자극 정보를 능동적으로 받아들이고, 그 정보를 처리하는 과정을 밝히고자하는 연구의 흐름을 "정보처리 관점"이라고 한다.

② **폐쇄회로 이론**(Adams, 1970)

ⓐ 1970년대 들어서 인간의 운동을 정보처리 관점에서 설명하려는 이론이 나타나기 시작하였는데, 가장 먼저 제시된 이론이다.

ⓒ 인간의 모든 운동이 기억 체계에 저장되어 있는 정확한 동작과 관련된 정보와 실제로 이루어진 동작 간의 오류를 수정하는 노력에 의하여 이루어진 것이다.

ⓒ 동작의 오류를 수정하기 위하여 사용되는 동작에 대한 정보는 "피드백"으로서 폐쇄회로 이론의 기초가 된다.

ⓓ 한계점

　ⓐ 피드백 정보의 통로인 구심성 신경을 차단한 후에 나타나는 운동의 현상을 실험한 연구에서 피드백 정보가 없어도 인간의 운동은 정상적으로 발생할 수 있다는 결과가 나오면서 폐쇄회로 이론의 한계가 들어나기 시작했다.

　ⓑ 피드백을 통해 동작을 수정하여 새로운 움직임이 나타날 때까지 걸리는 많은 정보처리 시간으로 인하여 빠른 운동(200ms 이하)을 설명하지 못하는 제한점이 제기되었다.

③ **개방회로 이론**(운동 프로그램에 근거한 운동학습)

ⓐ 폐쇄회로 이론의 문제점을 해결하기 위한 대안으로 제시된 이론으로서, 피드백이 없어도 인간의 운동은 정상적으로 발생할 수 있다는 것을 검증하였다.

ⓒ 움직임이 발생하기 이전에 뇌에서 동작에 대한 "운동 프로그램(Motor Program)"이 기억되어 있다고 주장한다.

ⓒ 따라서 폐쇄회로 이론으로는 설명하지 못하였던 매우 빠른 움직임을 설명할 수 있게 되었다.

ⓓ 한계점

　ⓐ 저장 문제 : 인간의 수없이 많은 움직임을 수행할 수 있는 능력을 고려할 때, 각각의 움직임에 대한 프로그램을 모두 기억할 수 있는 용량에 대하여 의문을 갖게 되었다.

　ⓑ 신형 문제 : 인간은 이전에 전혀 경험해보지 못한 움직임을 기억 속에 프로그램이 존재하지 않음에도 불구하고, 훌륭하게 수행할 수 있는 것에 대하여 설명하지 못하는 한계점을 안고 있다.

④ **도식 이론**(일반화된 운동 프로그램에 근거한 운동학습, Schmidt, 1975)

ⓐ 폐쇄회로 이론과 개방회로 이론의 장점만을 통합하여 "일반화된 운동 프로그램"을 근거로 한 도식 이론을 제안하였다.

ⓒ 빠른 움직임은 개방회로 이론으로, 느린 움직임은 폐쇄회로 이론으로 설명하고자 하는 것이다.

ⓒ **회상 도식** : 현재 수행하고자 하는 운동과 유사한 과거의 운동 결과를 근거로 하여 새로운 운동을 계획할 경우로, 빠른 움직임을 조절하기 위하여 동원된다.

ⓔ 재인 도식 : 피드백 정보를 통하여 잘못된 동작을 평가하고 수정할 경우로, 느린 움직임을 조절하기 위하여 동원된다.

ⓜ 한계점
   ⓐ '수많은 동작에 대한 각각의 도식을 모두 저장할 만큼 인간의 기억 용량이 무한한가?' 라는 물음에 해답을 제시하지 못하고 있다.
   ⓑ '처음으로 수행하게 되는 동작에 대해서는 도식이 어떻게 형성되는가?' 라는 문제에 대한 해답을 제시하시 못하고 있나.

(3) 다이나믹 시스템 이론

① 인간의 복잡한 운동제어의 원리로 자리를 잡은 운동 프로그램에 근거한 이론은 수많은 자유도를 갖는 인간의 복잡한 운동을 인간의 기억 표상만으로는 모두 설명할 수 없다는 문제가 제기되면서 그 영향력이 줄어들었다.

② 자유도와 관련된 문제는 Bernstein(1967)에 의해서 제기되었으며, 이를 기점으로 하여 새로운 관점인 다이나믹 시스템 이론이 나타나기 시작하였다.

③ 인간의 운동에서 발생하는 신경 체계의 조절에만 초점을 두었던 반사 이론이나 욕구 이론과는 달리 Bernstein은 신체적인 역학적 특성과 신체에 작용하는 내·외적인 힘을 고려하여 인간의 운동체계를 설명하려고 하였다.

④ 이러한 2가지 요인 간의 상호작용으로 인하여 중추적으로 전달되는 동일한 명령이 다른 움직임을 생성(맥락조건 가변성)하거나 다른 명령이 같은 움직임을 생성하게 되는 현상(운동 등가)이 발생한다고 하였다.

⑤ 다이나믹 시스템 이론에서는 인간이 자체적으로 가지고 있는 신체적 특성을 매우 중요시 여기며, 신체 자체에 작용하는 많은 요인과 함께 운동이 일어나는 환경의 중요성을 강조하고 있다.
   ㉠ 환경으로부터 제공되는 수많은 정보가 운동을 일으키고, 변화시키는데 결정적인 역할을 한다는 것이다.
   ㉡ Newell(1986)은 이러한 환경, 유기체, 과제를 인간의 운동행동을 제한하는 요소로 간주하고, 이러한 제한요소 간의 상호작용 속에서 인간은 적절한 운동을 생성하게 된다고 하였다.

⑥ 제한요소의 영향을 받는 인간의 운동은 2가지의 원리에 의해서 생성되고 변화한다.
   ㉠ 자기조직의 원리 : 인간 행동이 생성되는 원리를 설명하기 위한 것으로, 3가지 제한요소의 상호작용의 결과가 특정한 조건에 부합될 때, 인간의 운동은 저절로 발생한다는 것이다.
   ㉡ 비선형성의 원리 : 운동의 변화가 선형적인 경향을 보이지 않는다는 것을 의미한다.
      ⓐ 인간의 운동은 제한요소의 상호작용에 의해서 영향을 받기 때문에, 이러한 제한요소의 변화에 따라서 새로운 조건에 적합한 운동의 형태로 갑작스럽게 전환되는 상변이 현상이 발생하게 된다.
      ⓑ 상변이 현상은 안정성의 개념과 매우 밀접한 관련이 있으며, 제한요소의 변화는 운동유형의 안정성에 영향을 주게 된다.

⑦ 다이나믹 시스템 이론은 기존의 운동제어 이론과는 전혀 다른 관점에서 인간의 운동을 관찰하고자 하며, 이론적인 관점의 차이는 3가지로 요약된다.

　㉠ 인간 운동의 생성과 변화는 운동 프로그램과 같은 기억 표상의 구조를 필요로 하지 않고, 자기 조직의 원리와 비선형성의 원리를 따른다는 것이다.

　㉡ 안정성과 상변이 개념의 사용이다. 기존의 이론에서는 인간 운동의 갑작스런 변화를 설명하지 못하고 있으나 다이나믹 시스템 이론에서는 상변이의 개념을 사용하여 갑작스런 운동 유형의 변화를 논리적으로 설명하고 있다.

　㉢ 환경의 중요성을 강조했다는 점이다. 환경은 단지 인간의 운동이 일어나는 장소로 존재하는 것이 아니라, 인간 운동에 매우 중요한 정보원으로 작용한다는 것이다.

(4) 생태학적 이론

① 생태심리학에서는 유기체와 생태계를 하나의 단위로 분석하기 위하여 환경과 그 환경 속에서 움직이고자 하는 수행자, 그리고 과제 사이의 관계를 강조한다.

　㉠ 수행자는 과제를 지각하고, 그가 속한 환경적 특성에 따라 움직임을 일으킨다는 것이다.

　㉡ 동일한 과제도 상황적 차이에 의해 다르게 수행된다고 보기 때문에 생태학적 관점에서의 연구는 환경의 맥락을 중시하여 실험실의 상황에서 탈피하여 실제 상황으로 적용하는 것에 중점을 둔다.

　㉢ 생태학적 이론은 자세유지와 이동운동 그리고 캐칭과 배팅처럼 시각의 기능이 중요한 운동수행의 원리를 설명하는 데 있어서 매우 유용하며, 운동제어에 있어서 시각의 역할을 규명하는 데 크게 기여하고 있다.

② 생태학적 이론의 선구자라고 할 수 있는 Gibson(1950)은 유용한 정보를 탐색하는 과정을 지각이라고 간주하고, 정보를 탐색하는 과정 속에서 정보의 의미가 일차적으로 어떤 행동의 유용성을 제시한다고 주장한다.

　㉠ 수행자는 그 자신과 물체, 그리고 수행자가 처한 특정한 환경 사이의 독특한 관계 속에서 동작에 대한 직접적인 지각이 이루어지고 이에 따라 수행하게 된다는 것이다.

　㉡ 생태학적 관점에서는 움직임에 필요한 정보가 환경과 물체에서 반사된 빛을 통해서 인지적인 과정을 거치지 않고도 직접 전달된다고 가정한다.

③ 생태학적 관점에서는 유기체가 움직임을 수행하는 과정에서 지각과 동작을 서로 분리시켜 설명할 수 없는 유기적인 관계로 보고 있다.

　㉠ 수행자는 지각의 과정을 통해 움직이기 위해 필요한 정보를 수집하여 동작을 수행한다.

　㉡ 수행자는 움직임이 일어나는 동안 시시각각 변화하는 환경 정보를 지각함으로써 동작을 계속적으로 수행할 수 있다는 것이다.

❸ 운동학습의 과정

(1) 학습의 과정

① **움직임의 역동성에 대한 지각** … 운동기술의 학습 과정은 자신이 수행하게 될 운동기술 동작을 보는 것으로 부터 시작되며, 학습자는 제시되는 동작의 전체적인 움직임 형태를 보고, 그 운동기술의 특성에 대한 정보를 얻게 된다.

② **움직임 구성 수준의 결정과 운동구조의 형성**
- ㉠ 인간 동작의 구성 수준은 다음 4가지의 수준으로 구분할 수 있다.
  - ⓐ **장력의 수준** : 동작에 대한 자세조절이나 균형유지와 관련이 있다.
  - ⓑ **근육과 관절의 연결 수준** : 사지의 근육 활동을 조절하여 사지 분절 간의 기본적인 공동 작용을 조직하게 된다.
  - ⓒ **공간 수준** : 환경적 요구에 대처하기 위하여 협응 형태를 변화시키는 적응성을 제공하는 것이다.
  - ⓓ **동작 수준** : 자유도와 관련하여 협응 형태에 대한 한계 조건을 제공하고, 움직임의 구성요인간 순서를 결정하는 것과 관련되어 있다.
- ㉡ **운동구조의 형성** : 수행해야 할 동작의 구성 수준이 확인되면, 운동기술 수행과 관련된 움직임을 구성하게 되는데, 이 때 복잡하고 연쇄적인 기술 동작을 구성하기 위해서는 분리된 각 움직임을 서로 연결시키는 구조가 필요하다. 실제로 이러한 운동구조는 시범이나 언어적인 설명 등을 포함한 교수법을 통하여 형성될 수 있기 때문에 실제 학습 현장에서는 큰 어려움이 없지만, 혼자 기술을 습득하고자 할 때에는 이 과정에서 많은 어려움을 겪게 된다.

③ **오류수정** … 움직임 자체에 대한 느낌과 감각 오류를 내부적으로 어떻게 느낄 것인가에 대한 해답을 찾는 과정이다.

④ **자동화와 안정성 획득**
- ㉠ **자동화** : 다른 학습 과정보다 많은 노력이 필요하며, 수행의 질적인 변화를 경험함으로써 나타난다.
- ㉡ **안정성 획득** : 운동 과제와 직접적으로 관련이 없는 내·외적 요인에 대하여 대처할 수 있는 전환 능력을 갖춰야 한다.

(2) 운동학습의 단계

① **Fitts와 Posner의 단계**
- ㉠ **인지 단계**
  - ⓐ 초보자들은 대부분 인지적인 단계에 해당되며, 학습하여야 할 운동기술의 특성을 이해하고, 그 과제를 수행하기 위하여 사용되는 전략을 개발하는 단계이다.
  - ⓑ 오류를 수정할 수 있는 능력을 아직 갖추지 못했기 때문에 운동수행에 일관성이 부족한 경우가 대부분이다.

ⓛ 연합 단계
　　　ⓐ 과제를 수행하기 위한 수행 전략을 선택하고, 잘못된 수행에 대한 적절한 해결책을 찾아나갈 수 있게 된다.
　　　ⓑ 움직임 형태가 완벽하지는 않지만, 다양한 기술요소들을 상호 연관시키고, 상황에 따라서 동작의 형태를 바꾸는 방법을 깨닫기 시작한다.
　　　ⓒ 인지 단계에서보다 수행의 일관성과 수행력이 점차 향상되게 된다.
　　ⓒ 자동화 단계
　　　ⓐ 동작이 거의 자동적으로 이루어지기 때문에 움직임 자체에 대한 의식적인 주의가 크게 요구되지 않는다.
　　　ⓑ 상대 선수의 움직임이나 환경 물체 등과 같은 운동기술의 다른 측면으로 주의를 전환시킬 수 있게 되며, 또한 운동수행에서 발생하는 오류가 매우 적고, 그 오류를 탐지하고, 수정할 수 있는 능력을 가지고 있기 때문에, 변화하는 환경 속에서도 자신이 수행해야 할 동작의 움직임 형태를 지속시켜 나갈 수 있다.
　　　ⓒ 자동화 단계에 있는 학습자는 지도자에 의해서 제공되는 수행에 대한 질적인 정보를 활용하여 많은 연습을 하는 것이 중요하다.
② Gentile의 단계
　　㉠ 움직임의 개념 습득 단계
　　　ⓐ 개념이라는 말은 운동기술의 목표를 달성하기 위해서 요구되는 적절한 움직임의 형태에 대한 이해를 의미한다.
　　　ⓑ 움직임의 형태뿐만 아니라 환경적인 특징을 구분하는 것을 말한다. 즉 운동기술과 관련이 있는 환경 정보와 그렇지 않은 정보를 구분해 나가는 것이다.
　　　　• 조절 조건 : 날아오는 공의 궤적이나 회전과 같이 운동수행에 영향을 주는 환경적 조건을 말한다.
　　　　• 비조절 조건 : 공의 색깔이나 주변 배경의 상태 등과 같이 운동수행에 영향을 주지 않는 환경 조건을 말한다.
　　　ⓒ 학습자는 이러한 환경 조건을 구분하여 필요한 정보는 받아들이고, 그렇지 않은 정보는 무시할 수 있는 능력을 학습하게 된다.
　　㉡ 고정화 및 다양화 단계
　　　ⓐ 고정화 : 환경의 변화를 예측할 수 있는 폐쇄 운동기술인 경우에는 운동기술 수행의 고정화를 필요로 하며, 이전 단계에서 획득한 운동기술의 움직임 자체에 대한 기술 향상에 중점을 두고 연습하게 된다.
　　　ⓑ 다양화 : 환경의 변화를 예측할 수 없는 개방 운동기술에서는 운동기술 수행의 다양화가 필요하며, 다양하게 변하는 환경과 동작의 요구에 맞도록 움직임을 적응시키는 것에 중점을 두고 연습해야 한다.
③ Bernstein의 단계
　　㉠ 자유도 고정 단계(초보 단계)
　　　ⓐ 학습자는 새로운 운동기술을 학습하고자 할 때, 처음에는 그 동작을 수행하는데 동원되는 신체의 자유도를 고정하게 된다.
　　　ⓑ 자유도를 고정한다는 것은 자유도의 수를 줄이는 것을 의미한다.
　　　ⓒ 다양한 환경적 변화에 적절하게 대처할 수가 없다는 한계가 있다.

    ⓛ 자유도 풀림 단계(향상 단계)

        ⓐ 자유도 고정 단계가 지나면, 학습자는 고정했던 자유도를 다시 풀어서 사용 가능한 자유도의 수를 늘리게 된다.

        ⓑ 이는 모든 자유도를 결합하여 동작을 위해서 필요한 하나의 기능적인 단위를 형성하기 위함이다.

        ⓒ 이와 같은 기능적 단위를 다이나믹 시스템 이론에서는 협응 구조라고 한다.

        ⓓ 환경의 다양한 요구에 보다 쉽게 적응할 수 있는 것이며, 학습자가 이 단계에 이르게 되면, 환경과 과제의 특성에 따른 운동수행의 다양성을 이룰 수 있게 된다.

    ⓒ 반작용의 활용 단계(숙련 단계)

        ⓐ 운동기술을 수행하는데 있어서 수행자와 환경자 간의 상호 작용으로 인하여 관성이나 마찰력과 같은 반작용 현상이 나타난다.

        ⓑ 이와 같은 신체의 내·외적으로 발생하는 힘을 활용하여 보다 효율적인 동작을 형성하기 위해서는 자유도의 풀림보다 더 많은 여분의 자유도를 활용할 수 있어야 한다.

        ⓒ 학습자는 지각과 동작의 역동적인 순환 관계를 끊임없이 수정해 가면서 변화하는 환경 상황에 대처하여 보다 숙련된 동작을 발현할 수 있게 된다.

④ Newell의 단계

    ㉠ **협응 단계** : 학습자가 과제의 목표를 달성하기 위하여 필요한 기본적인 협응 동작을 형성하는 과정은 협응 단계에서 나타난다.

    ㉡ **제어 단계** : 협응 단계에서 적절한 협응 형태가 형성되면, 다양하게 변하는 환경과 과제의 특성에 따라서 협응 형태가 달라지게 된다. 이러한 과정을 매개변수화라고 하는데, 이는 수행 상황의 요구에 맞게 운동학적 또는 운동역학적 수치들을 기본적인 협응 형태에 부여하는 것이다.

    ㉢ **기술 단계** : 움직임의 협응과 제어에 필요한 최적의 매개변수가 부여된 단계를 가리킨다.

❹ 운동학습 시 주요 요인

(1) 운동학습의 정의

① 운동학습은 숙련된 운동수행을 위한 개인 능력의 비교적 영구적인 변화를 유도하는 일련의 내적 과정이다.

② 운동학습은 운동할 수 있는 능력을 습득하는 것이다.

③ 운동학습은 과정 그 자체를 직접적으로 관찰하기는 어렵다. 실제적인 학습에 대한 평가는 학습자의 수행을 반복적으로 관찰함으로써 유추해야 한다. 따라서 보다 타당성 있는 학습의 평가방법을 계획하고 실천하는 것이 중요하다.

④ 운동학습은 연습과 경험에 의해서 나타나는 현상을 말하며, 성숙이나 동기 또는 훈련 등에 의해 일시적으로 수행이 변화하는 것을 포함하지 않는다.

(2) 운동학습과 기억

① 감각 · 단기 · 장기기억(Atkinson과 Shiffrin, 1968, 1971)
  ㉠ Atkinson과 Shiffrin은 인간의 기억 구조를 컴퓨터의 하드웨어에 비유하고, 처리 과정을 소프트웨어에 비유하여 다중저장 모델을 제시하였다.
  ㉡ 이 모델에 의하면 이전에 수행했던 운동기술의 특성과 운동 수행에 필요한 일련의 정보는 감각기억, 단기기억, 장기기억에 저장되어 운동기술의 수행에 사용된다고 하였다.
  ㉢ 기억 형태의 구분은 보유할 수 있는 정보의 양과 시간에 따라 구분된다.
    ⓐ 감각기억 : 감각 시스템을 통해서 들어온 정보는 병렬적으로 처리되며, 아주 짧은 시간 동안에 많은 양의 정보가 감각 기억에 저장된다.
    ⓑ 단기기억 : 감각기억보다 다소 긴 시간동안 정보를 보유할 수 있는 단기기억은 감각 시스템으로부터 유입된 모든 정보를 처리할 수 없기 때문에 선택적으로 필요한 정보만을 선택하여 처리하게 된다. 따라서 저장할 수 있는 정보의 양(5 ~ 9개)은 제한되며, 단기기억은 수 초에서 수 분 동안 정보를 저장할 수 있기 때문에, 반복적으로 사용하거나 암송하지 않으면 잊어버리게 된다.
    ⓒ 장기기억 : 단기기억에 저장된 정보는 다양한 인지적인 처리 과정을 거쳐서 장기기억에 저장된다. 장기기억의 기억 용량은 제한이 없으며, 수많은 훈련과 연습을 통하여 언제든지 필요할 때마다 장기기억에 저장된 정보를 사용할 수 있게 된다.

② 명제적 · 절차적 기억
  ㉠ 저장되는 정보의 유형에 따라 구분
    ⓐ 일화적 기억 : 개인이 경험한 사건에 대하여 그 일이 언제 어떻게 발생하였는지를 구체적으로 영상과 같은 형태로 보유하는 것을 말한다.
    ⓑ 절차적 기억 : 수행하는 운동 과제가 어떤 순서나 절차에 의해서 진행될 때, 사용할 수 있는 정보를 저장하는 것을 말한다.
    ⓒ 어의적 기억 : 일반적이고 체계적인 지식을 보유하는 것을 의미한다.
  ㉡ 최근 기억의 형태(Anderson, 1987)
    ⓐ 명제적 지식 : 운동 상황에서 무엇을 해야하는 지에 대한 정보를 포함하고 있다.
    ⓑ 절차적 지식 : 어떠한 순서로 움직임을 수행해야 하는지에 대한 정보를 담고 있다.

③ 기억의 과정
  ㉠ 부호화 : 자극 정보를 선택하여 기억에 저장할 수 있는 형태로 표현하는 과정을 말한다.
  ㉡ 응고 : 단기기억에 저장된 정보 중 일부는 장기기억으로 응고화되며, 기타 정보는 잊어버리게 된다.
  ㉢ 인출

④ 학습과 기억의 신경, 생리적 기전
  ㉠ 시냅스의 신경, 생리적 변화 : 학습이 이루어지면서 시냅스 연결의 강도가 높아지며, 신호 전달의 효율성이 향상된다.
  ㉡ 해마 : 새로운 정보를 장기기억에 저장하는 데 중요한 역할을 한다.

(3) 운동학습의 파지

① 파지의 개념

　㉠ **정보처리 관점** : 기억의 부호화와 인출이라는 측면에서 설명하는 것이다. 움직임과 동작에 대한 기억 체계에서의 표상이 운동기술의 파지와 밀접한 관련이 있다고 보고 있으며, 동작을 재생할 수 있는 능력의 상실은 표상의 재생과 인출 과정에서의 문제로 간주하게 된다.

　㉡ **다이나믹 관점** : 운동기술을 수행하는데 필요한 필수요소의 획득이라는 측면에서 운동기술의 파지를 설명하고 있다. 운동기술의 학습 과정에서 과제를 구성하고 있는 핵심적인 기술의 요소에 대한 학습이 이루어진 경우, 시간이 경과한 뒤에도 운동 과제를 손쉽게 다시 수행할 수 있지만, 그렇지 않은 경우에는 시간이 경과함에 따라 수행력이 저하되거나 잘못된 움직임으로 나타날 수 있다. 운동기술의 기억을 복잡한 자유도의 문제와 관련하여 과제와 환경, 그리고 유기체간의 밀접한 상호 관련 속에서 운동기술의 학습에 필수적인 요소의 특성을 파악하고 학습하는 과정이라고 본다.

② 파지에 영향을 미치는 요인
　㉠ 운동 과제의 특성
　㉡ 환경의 특성
　㉢ 학습자의 특성
　㉣ 연습과 파지

(4) 운동학습과 전이

① 정적 전이
　㉠ 운동기술 요소의 유사성
　　ⓐ 운동기술의 요소나 수행 상황이 유사할수록 학습이 전이가 정적으로 발생한다.
　　ⓑ 운동기술이나 운동수행 상황의 일반적인 특성을 "요소"라는 측면에서 파악하고, 특정한 운동기술이나 운동수행에 관여하는 동일한 요소들 간의 유사성이 높을수록 정적 전이가 발생한다고 주장하였다.
　㉡ 처리과정의 유사성
　　ⓐ 연습 조건에서 나타나는 운동학습이나 운동수행 과정의 처리 활동이 전이 조건과 유사할수록 정적 전이 효과가 발생하며, 학습자들이 운동기술의 학습이나 수행 과정에서 문제 해결 활동에 적극적으로 참여하였을 때, 효과적인 전이 효과가 발생한다고 주장하였다.
　　ⓑ 연습 조건과 전이 조건 간의 인지 처리 활동이 유사할수록 정적 전이가 발생한다는 것을 가장 효율적으로 설명하는 것이 맥락간섭 효과이다.
　　ⓒ 맥락간섭이 높은 연습 조건일수록 파지검사에서 나타나 수행력이 높은 것처럼 연습 조건에서 맥락간섭을 많이 받은 집단의 전이량이 높은 것으로 나타나고 있다.
　　ⓓ 과제 간의 유사성이 떨어질 경우에도 연습 과제와 전이 과제를 처리하는 과정이 유사한 경우 정적 전이 효과가 발생한다는 연구 결과를 발표하였다.

ⓒ 협응구조 형성과 전이
  ⓐ **전통적인 관점** : 일정한 자극에 대한 반응 간의 유사성이 높을수록 정적전이 현상이 나타나며, 반응 간의 유사성이 낮을수록 부적 전이 현상이 발생한다고 보았다.
  ⓑ **다이나믹 관점** : 운동기술의 학습을 과제, 환경, 유기체가 갖고 있는 제한요소에 대한 적응력을 향상시키는 과정이며, 제한요소들 간의 상호 관련 속에 운동 시스템의 협응 구조를 형성하는 과정이라고 보았다.

② **부적 전이**
  ㉠ 부적 전이의 효과는 두 과제의 운동수행 상황에서 획득하는 지각 정보의 특성이 유사하지만, 움직임 특성이 다른 경우에 발생한다.
  ㉡ 같은 자극에 대한 반응에서 움직임의 공간적 위치가 변하거나 같은 자극에 대한 반응에서 움직임의 타이밍 특성이 변할 때, 부적 전이 효과가 나타나기 쉽다. 부적 전이 현상은 인지 혼란으로 설명할 수 있다.
  ㉢ 학습자들이 운동기술의 획득 단계에서 과제의 지각 특성과 운동 시스템 간의 특정한 지각과 동작의 연합을 형성하게 된다.

③ **과제 간 전이, 과제 내 전이**
  ㉠ 과제 간 전이 : 이전에 배운 기술의 경험이 새로운 기술의 수행에 미치는 영향을 규명하기 위해 사용된다.
  ㉡ 과제 내 전이 : 서로 다른 연습 조건에서 수행한 후, 같은 과제에 대한 수행차를 비교하는 것이다.

❺ 효율적인 운동학습

(1) 운동학습과 피드백

① 피드백의 개념
  ㉠ 목표 상태와 수행 간의 차이에 대한 정보를 되돌려서 수행자에게 동작 그 자체, 또는 운동수행의 결과나 평가에 대한 정보를 제공하는 것을 말한다.
  ㉡ 피드백은 운동기술을 수행하는 과정에서 나타나는 오류를 탐지하고, 수행하고자 하는 운동행동의 체계를 형성하는데 필요한 정보뿐만 아니라, 운동 동작이 끝난 후에 동작의 정확성 여부를 판단하기 위한 정보를 제공한다.
  ㉢ 피드백의 분류
    ⓐ **감각 피드백** : 학습자 내부의 감각 시스템으로부터 제공되는 감각 피드백으로, 근육과 건, 그리고 관절 등에 위치한 관절 수용기에서 발생한 운동감각 정보 또는 촉각이나 압력을 감지하는 피부수용기로부터의 정보, 그리고 공을 던졌을 때, 얼마나 멀리, 정확하게 날아가는가 등에 시각적 정보를 스스로 감지하는 것이다.
    ⓑ **보강 피드백** : 학습자의 외부로부터 제공되는 보강 피드백으로, 학습자가 수행하면서 스스로 감지하여 받아들일 수 있는 자연스런 정보가 아닌, 코치나 감독 또는 동료들에 의해 제공되거나 영상매체 등을 통해 외부로부터 제공되는 정보를 의미한다.

ⓔ 보강 피드백의 특징

    ⓐ 언어 · 비언어의 형태로 제공된다.

    ⓑ 움직임의 진행되는 동안이나 완료된 후에 제공된다.

    ⓒ 움직임의 결과나 움직임 유형 자체에 대한 정보를 제공한다.

② 피드백의 기능

  ㉠ **정보 기능** : 연습 중에는 많은 시행착오를 겪게 되는데, 이 때 피드백은 학습자의 불필요한 행동을 줄여주고, 무엇을 수정해야 하는지에 대한 방향을 제시해준다.

  ㉡ **강화 기능** : 정적 강화와 부적 강화 기능이 있다. 정적 강화는 학습자가 성공적인 자신의 운동수행에 자신감을 갖고, 다음 수행에서 그것을 유지하거나 보다 나은 수행을 하는 것을 말하며, 부적 강화는 바람직하지 못한 수행을 했을 때, 그것을 반복하지 않도록 수정하여 다음에 성공적인 수행을 하도록 하는 것이다.

  ㉢ **동기 유발 기능** : 학습자가 수행과 목표 간의 비교를 통해 수행의 목표를 변화시키거나 그것을 달성하기 위해 지속적으로 노력하려는 여러 가지 활동들에 대한 판단 정보를 제공한다.

③ 보강 피드백의 분류

  ㉠ 수행지식과 결과지식

    ⓐ **수행지식**(Knowledge of Performance : KP) : 동작의 유형에 대한 정보를 학습자에게 제공하는 것으로, 운동학적 피드백이라고도 한다. 수행자에게 운동 동작의 폼에 대한 질적인 정보를 제공해 준다. 수행지식을 통해 학습을 효과적으로 성취하기 위해서는 학습자의 운동수행의 결과에 집중하기보다는 운동수행의 과정에서 얻을 수 있는 정보에 주의를 기울여야 한다. 수행지식은 언어적 설명, 비디오, 사진 등의 매체나 바이오 피드백 등과 같이 다양한 형태로 정보를 제공할 수 있다.

> **◗TIP** ∼∼∼∼∼∼∼∼∼∼∼∼∼∼∼∼∼∼∼∼∼∼∼∼∼∼∼∼
>
> **바이오 피드백**
> 학습자가 눈으로 확인할 수 없는 관절의 위치, 근육의 활동 수준, 힘의 생성, 그리고 신체 중심 위치의 변화에 대한 정보를 제공하는 것을 말한다. 운동 수행자들에게 정확하고 객관적인 정보를 제공해줄 뿐만 아니라, 운동수행이 진행되고 있는 도중이나 수행이 끝난 후, 바로 수행 관련 정보를 제공할 수 있어 적절한 시기에 오류를 수정할 수 있다는 장점이 있다.

    ⓑ **결과지식**(Knowledge of Result : KR) : 움직임의 결과에 대한 정보를 포함하고 있다. 학습자가 운동기술을 학습하기 위해서는 자신의 운동수행의 결과에 대한 정확한 정보가 필요하므로 목표와 실제 수행 간의 차이를 확인하는 것이 중요하다. 움직임 목표와 수행의 차이를 학습자에게 제공함으로써 운동기술의 수행과 학습에 도움을 줄 수 있다.

  ㉡ Newell의 범주화

    ⓐ **처방 정보** : 이미 완료된 움직임의 운동학적 정보를 학습자에게 제공하는 것을 말한다.

    ⓑ **정보 피드백** : 학습자가 수행한 역동적인 움직임의 이전 상태 또는 현재 상태에 대한 정보를 제공하는 것이다.

    ⓒ **전환 정보** : 학습 과정에서 일어나는 협응의 변화와 직접적으로 관련이 있기 때문에 운동 동작의 새로운 형태를 습득하고자 할 때, 매우 유용하다.

(2) 모델링(modeling)

① 운동기술의 연습 방법 중 하나로 시범 수행을 의미한다.

② 현장에서 지도자에 의해 가장 빈번히 사용되고 있는 방법이다.

③ 모델링을 통한 관찰학습(observation learning)은 다른 사람들의 행동을 관찰하고 이를 모방하기 위해 시도하는 학습의 과정이다.

  ㉠ **직접 모델**(direct model) : 직접적인 시범을 보여주는 것이다.

  ㉡ **상징적 모델**(symbolic model) : 직접 모델에 상응하는 시청각 자료를 통한 시범을 보여주는 것이다.

④ 상징적 모델은 모델의 통제와 조작에 편의성이 있긴 하지만 직접 모델보다 학습자의 동기유발 측면에서 많은 문제점을 갖고 있으므로 현장에서 지도자들은 직접 모델과 상징적 모델을 효율적으로 병행하는 것이 바람직하다.

(3) 운동기술의 연습계획

① 운동기술(motor skill)은 효율적으로 신체 움직임을 통하여 의도하는 목표 동작을 다양한 상황적 요구에 맞게 수행해낼 수 있는 능력으로, 반드시 목적을 가져야 하며, 신체 또는 사지의 수의적인 움직임을 포함해야 한다.

② 운동기술에는 글쓰기, 말하기 등과 같은 일상생활에서 우리가 수행하는 많은 동작과 골프, 축구 등과 같이 스포츠 활동에서 수행하는 복잡한 운동 동작이 포함된다.

③ 운동기술의 연습계획(scheduling)을 구성할 때 연습구간(practicesession)의 시간과 빈도, 연습 활동 유형, 연습 순서, 실제 연습에 할당된 시간 등을 고려해야 한다.

  ㉠ **연습의 가변성**(variability)

    ⓐ 운동기술의 연습을 계획할 때 가장 먼저 고려해야 할 사항이다.

    ⓑ 학습자가 기술을 연습할 때 다양한 움직임과 환경 상황을 경험할 수 있도록 해 주는 것이다.

  ㉡ 맥락간섭 효과는 연습계획의 방법인 구획연습(blocked practice)과 무선연습(random practice)으로 조절될 수 있다.

    ⓐ **구획연습** : 과제를 순차적으로 제시하는 방법

    ⓑ **무선연습** : 과제를 무선적으로 제시하는 방법

▶ **TIP**

맥락간섭 효과(contextual interference effect)

운동기술을 연습할 때에 다양한 요소들 간의 간섭 현상이 일어나는 것이다. 학습해야 하는 자료와 학습 시간 중간에 개입된 사건이나 경험 사이에 발생하는 갈등으로 인하여 학습이나 기억에 방해를 받는 것을 말한다.

ⓒ 연습시간과 휴식시간의 상대적인 양에 의해 구분되는 연습방법은 집중연습과 분산연습이 있다.
　　ⓐ **집중연습**(massed practice) : 연습시간 사이의 휴식시간이 매우 짧은 연습 스케줄(연습시간 > 휴식시간)
　　ⓑ **분산연습**(distributed practice) : 연습시간 사이의 휴식시간이 비교적 긴 연습 스케줄(연습시간 ≤ 휴식시간)
ⓔ 과제연습의 분할 여부에 따라 구분되는 연습방법은 전습법과 분습법이 있다.
　　ⓐ **전습법**(whole-task practice) : 학습자가 과제를 한 번에 전체적으로 학습하는 방법으로, 운동기술의 과제가 복잡성이 낮고 조직화 정도가 높은 것이다. (**예** 농구의 드리블)
　　ⓑ **분습법**(part-task practice) : 운동기술을 하위 단위로 나누어 학습하는 방법으로, 운동과제의 복잡성이 높고 조직화 정도가 낮은 것이다. (**예** 체조의 마루운동)

03 〉 운동발달

❶ 운동발달의 개념

(1) 발달(development)

인간의 생명이 시작되는 수정의 순간에서부터 죽음에 이르기까지 전 생애를 통해서 이루어지는 모든 변화의 양상과 과정이다. 발달은 신체, 운동기능, 지능, 사고, 언어, 성격, 사회성, 정서, 도덕성 등 인간의 모든 특성에 있어서의 긍정적 혹은 부정적인 변화를 포함하는 개념이다.

(2) 발달의 특징

① 인간은 일정한 순서로 발달한다. (**예** 걷기에 앞서 뛸 수 없는 것)

② 인간의 발달에는 방향성이 있다.
　㉠ 머리→발쪽, 중심→말초방향
　㉡ 큰 움직임→세분화되고 특수화된 움직임

③ 발달은 연속적 과정이지만 그 속도는 일정하지 않다.

④ 발달은 성숙과 학습에 의존한다.

⑤ 발달에는 개인차가 있다.

⑥ 발달의 각 측면은 서로 밀접한 관계가 있다.

(3) 운동발달의 시기적 특성

시기적 구분	특징	기간	
태아기	• 발달이 시작되는 시기, 임신부터 출생까지의 시기를 의미 • 전 생애적 발달 측면에서 매우 중요함 • 필수적인 신체 기관이 형성되는 임신 초기 8주가 가장 중요함	임신 ~ 출생	임신 ~ 8주 (배아기)
			8주 ~ 출생 (태아기)
영아기	• 기기 혹은 걷기 등의 이동 기술이 시작 • 양 손을 사용하는 조작 기술이 발달할 수 있는 시기	출생 ~ 2세	
유아기	기본적인 운동 기술 뿐만 아니라 지각 활동 등 다양한 기술 발달이 이루어지는 시기 민감기는 오래 지속되지 않으며 어떤 특정한 학습에 대한 민감기가 일어난 다음에는 그 학습을 용이하게 하는 민감기는 다시 일어나지 않는다. 따라서 민감기에 일정한 능력을 얻지 못하면 그 능력의 발달기회는 영원히 지나가 버린다. 무엇에 민감한가에 따라 질서에 민감한 시기, 언어발달에 민감한 시기, 쓰기에 민감한 시기 등으로 표시한다. 몬테소리는 언어의 민감기를 2세에서 7세 사이라 하였다.	2 ~ 6세	
아동기	기본적인 운동 기술이 더욱 세련되어 지는 시기	6 ~ 12세	
청소년기	신체 성장과 함께 운동 기술이 더욱 완벽하게 가까워지는 시기	12 ~ 18세	
성인기	신체적 기능이 점차적으로 저하되며, 운동행동의 쇠퇴가 나타나는 시기	18세 이상	18 ~ 40세 (초기)
			40 ~ 65세 (중기)
			65세 이상 (후기, 노인기)

❷ 운동발달 영향 요인

(1) 개인적 요인

① 개인적 요인에는 유전과 심리적 요인이 있다.

② 유전은 성장과 성숙에 영향을 미치며, 환경적 요인과 함께 전체 발달을 결정하게 된다.
    ㉠ **성장** : 신체나 신체 부분의 크기의 증가를 뜻하는 용어로 신체 변화의 총체를 의미한다.
    ㉡ **성숙** : 기능을 보다 높은 수준으로 발전할 수 있게끔 하는 질적 변화로 정해진 순서에 따라 진행되는 특성이 있다.

③ 대표적인 심리적 요인 … 자기개념, 동기
    ㉠ 자기개념이란 자신의 능력과 중요성, 성공, 가치성에 대한 개인적인 평가와 판단하는 것이며 모든 인간의 자기개념은 아동기 중반까지 상대적으로 형성되며, 아동기 중반까지의 자기개념 형성과 운동발달 간에는 상호작용의 관계가 있다. 아동기와 유소년기의 운동 참여를 통한 자기개념을 발달시키는데 중요한 역할을 하며, 자기개념과 운동발달 간의 원활한 상호작용에는 교사와 부모의 역할이 중요하다.
    ㉡ 동기란 어떤 목표를 향하여 행동을 시작하게 하고, 지속하게 하는 내적 과정이다. 스포츠 참여 동기에는 재미, 도전, 우정 등과 같이 내적인 요인과 지위 획득 등과 같은 외적인 요인이 포함된다. 운동참가자는 자신의 성격이나 환경에 따라 서로 다른 동기를 갖게 되며, 이는 운동발달에도 영향을 미치게 된다.

(2) 환경적 요인

① 환경적 요인에는 부모와의 관계, 또래 문화, 사회문화적 요인이 있다.

② 부모는 아동의 스포츠 참여의 역할 모델이 되며, 부모와의 유대관계는 스포츠 참가 시기를 결정하는데 중요한 역할을 미친다.

③ 또래 문화는 3~4세 아동이 처음으로 경험하게 되는 놀이 문화라 할 수 있으며, 팀 스포츠 참가에 절대적인 영향을 준다.

④ 또래 문화의 경험이 긍정적인지 부정적인지의 여부에 따라 청소년기를 비롯한 스포츠 참가의 기반이 된다.

⑤ 사회문화적 요인으로는 고정관념(예 성 역할), 인종과 경제적 요인 등이 포함된다.

⑥ 운동발달의 개념과 시기적·단계적 구분 및 운동발달에 영향을 미치는 요인에 기반을 둔 운동발달 프로그램이 개발되고 적용되어야 하는 것이 무엇보다 중요하다.

⑦ 우수한 지도자로서의 역량을 갖추기 위해서는 이러한 내용들을 숙지하고 현장에서 적용해야 한다.

❸ 발달의 원리와 단계별 특징

	운동발달의 단계
반사움직임 단계	• 출생부터 생후 1년까지 나타나는 단계 • 신경체계가 아직 성숙되지 않은 상태에서 불수의적인 움직임이나 전형적인 리듬을 갖는 형태의 움직임이 나타나는 단계 • 점차 신경체계가 성숙하여 수의적인 제어가 가능해짐에 따라서 반사적 단계의 움직임은 점차 사라지지만, 반사활동을 통하여 즉각적으로 환경에 대한 정보를 획득한다.
초기움직임 단계	• 생후 1년부터 2년까지로 성숙에 의해서 절대적인 영향을 받으며, 그 과정이 비교적 예측 가능하다. • 생존을 위한 수의적 움직임의 기본 형태가 나타난다. • 머리, 목, 몸통 조절, 뻗기, 잡기 등의 물체 조작 운동, 기기(crawling과 creeping), 걷기와 같은 이동운동이 나타난다.
기본움직임 단계	• 2~6세로 성숙뿐만 아니라 환경적 조건(연습의 기회, 동기, 교육 등)이 기본움직임 패턴의 형성에 매우 중요한 역할을 한다. • 신체 인식과 균형 유지 등과 같은 지각-운동 능력이 발달되며, 초기 움직임 단계에서 획득한 기술보다 훨씬 발전적인 형태의 이동 기술과 물체조작 기술이 나타나며, 기술의 혼합 형태도 나타난다.
전문움직임 단계	• 전환 단계(7~8세), 적용 단계(11~13세), 생애 활용 단계(14세 이후)로 구분된다. • 일상생활, 레크리에이션, 스포츠 활동을 위한 다양하며 복잡한 활동을 위한 움직임 패턴을 실시할 수 있으며, 다양한 움직임 패턴이 더욱 세련되고 효율적인 형태로 발전된다. • 연령이 증가할수록 각각의 움직임 동작을 서로 연관시켜 하나의 일관된 동작을 형성하게 된다.

08

스포츠심리학

03 스포츠수행의 심리적 요인

01 〈 성격

① 성격의 개념과 이론

(1) 성격의 구조

① **심리적 핵**(psychological core) ··· 심리적 핵은 성격의 가장 기본적인 수준을 의미한다. 심리적 핵은 가장 심층부를 차지하는 것으로 자신의 태도, 가치, 흥미, 동기, 믿음 등이 포함된다. 이는 성격의 핵심 부분을 이루고 있으며, 진정한 개인의 모습을 가리킨다. 심리적 핵은 외부 상황의 변화에 별로영향을 받지 않는다.

② **전형적 반응**(typical responses) ··· 전형적 반응이란 환경에 적응하거나, 우리를 둘러싼 외부 세계에 반응하는 양식을 가리킨다. 전형적인 반응은 환경과의 상호작용에서 학습된 것으로 볼 수 있다.

③ **역할 행동**(role−related behavior) ··· 역할 행동이란 개인이 사회적 역할에 따라 취하는 일정한 행동을 의미한다. 즉, 개인이 사회적 상황을 지각하고 여기에 기초를 둔 행동을 역할 행동이라 한다.

❈ 성격의 구조 ❈

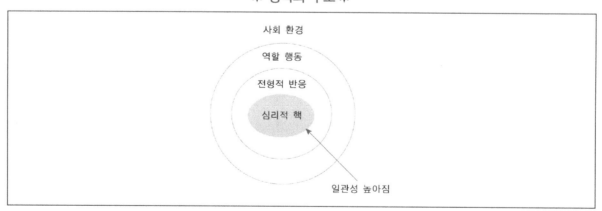

(2) 성격의 특성

① 독특성 … 타인과 구별되는 특별한 성질

② 안정성과 일관성 … 외부의 조건에 변화되지 않는 행동양식(예 개인의 생각, 감정, 행동)

③ 경향성 … 어떠한 상황에 따라 개인마다 다양한 반응을 보인다.

❷ 성격 이론

(1) 정신역동 이론

프로이드의 정신 구조			
구조	의식성	내용	기능
원초아	무의식	본능적 욕구, 만족 추구	즉각적, 비합리적, 충동적
자아	의식	원초아와 초자아 중재	현실적, 합리적, 논리적
초자아	의식 및 무의식	이상과 도덕 추구	지시, 비평, 금지

(2) 체형 이론

Shelden의 체형 이론	
체형	기질
내배엽형 (부드럽고, 둥글고, 소화기관이 아주 잘 발달됨)	내장 긴장형 (이완되어 있고, 먹기를 좋아하며, 사교성이 풍부함)
중배엽형 (근육이 잘 발달됨, 체격은 단단하고 각져 있으며, 신체는 강함)	신체 긴장형 (에너지가 왕성하고, 주장적이며, 용기 있음)
외배엽형 (키가 크고 허약함, 큰 대뇌 및 예민한 신경계)	대뇌 긴장형 (조심스럽고, 두려워하며, 내향적이며, 예술적임)

(3) 욕구 위계 이론(Maslow, 1968)

생리적 욕구(음식, 물, 성, 수면, 배설의 욕구) → 안전 욕구(구조, 질서, 직업, 저축, 고통회피) → 소속과 사랑의 욕구(이성교제, 클럽활동) → 존중의 욕구(승진, 지위, 성취) → 심미적 및 인지적 욕구(문화, 예술, 체육, 문화, 감상) → 자아실현의 욕구

③ 성격의 측정

(1) 특성과 상태의 측정

① 성격 특성

    ㉠ 잘 변하지 않는 개인의 전형적인 행동양식을 의미한다.

    ㉡ **특성 불안** : 객관적으로 비위협적인 상황을 위협적으로 지각하며, 객관적 위협의 강도와 관계없이 상태 불안 반응을 나타내는 개인의 행동경향이다.

② 성격 상태

    ㉠ 환경의 영향을 받는 행동을 의미한다.

    ㉡ 상황에 따라 변하는 정서상태로 자율신경계의 활성화나 각성과 관련되어 주관적, 의식적으로 느끼는 우려나 긴장감을 말한다.

③ 일반적인 심리검사

    ㉠ 상태-특성 불안 검사지(STAI)

    ㉡ 주의 대인관계 유형 검사(TAIS)

    ㉢ 무드 상태 프로파일(POMS)

    ㉣ 아이젠트 성격 검사지(EPI)

④ 특성 스포츠 자신감 질문지(문항의 일부)

    ㉠ 경기하는데 필요한 기술 수준에 대해 당신의 자신감은 어느 정도입니까?

    ㉡ 중요한 결정을 할 때, 당신의 자신감은 어느 정도입니까?

    ㉢ 부담을 갖고 경기를 할 때의 자신감은 어느 정도입니까?

    ㉣ 전략을 성공적으로 수행할 자신감은 어느 정도입니까?

    ㉤ 경기를 성공적으로 할 수 있는 집중력에는 어느 정도 자신감이 있습니까?

⑤ 상태 스포츠 자신감 질문지(문항의 일부)

    ㉠ 경기를 잘하는 데 필요한 기술 수준을 발휘하는데 이 순간 당신의 자신감은 어느 정도입니까?

    ㉡ 부담을 갖고 경기를 하는 경우 당신의 자신감은 지금 이 순간 어느 정도라고 느끼십니까?

    ㉢ 전략을 성공적으로 수행할 자신감은 지금 어느 정도라고 느끼십니까?

    ㉣ 경기를 성공적으로 할 수 있는 집중력에 대한 당신의 자신감은 지금 이 순간 어느 정도라고 느끼십니까?

    ㉤ 매 경기마다 잘 적응하고 잘할 수 있는 당신의 자신감은 지금 이 순간 어느 정도라고 느끼십니까?

(2) 스포츠전문 검사

① 경쟁 특성불안을 측정하는 스포츠 경쟁불안 검사지

② 경기 전 상태불안을 측정하는 경쟁 상태불안 검사지

③ 스포츠 자신감을 측정하는 특성-상태 자신감 검사지

❹ 성격과 경기력과의 관계

(1) Morgan의 정신 건강 모형(mental health model)
우수 선수의 성격 특성을 나타낸 프로파일로서 빙산형 프로파일이라고도 칭한다. 우수 선수들의 성격 특성은 빙산형 형태로 나타나는 반면, 비우수 선수들은 모든 심리적 요인에서 평균 정도의 값을 유지하고 있어 마치 바다 표면에 떠있는 빙산을 연상시킨다. 빙산형 프로파일은 성공적인 우수 선수가 전체 기준보다 활력을 제외한 긴장, 우울, 분노, 피로, 혼란에 낮은 점수를 가지며 이 모양이 빙산 형태를 보인다는 프로파일이다.

※ 빙상형 ※

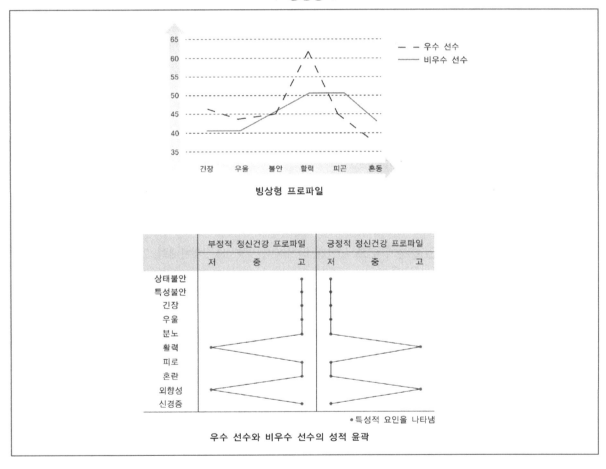

빙상형 프로파일

우수 선수와 비우수 선수의 성적 윤곽

(2) Weinberg & Gould의 우수 선수의 심리 전략

① 경기 전에 정신 연습을 한다.

② 자세한 경기 계획을 갖고 있다.

③ 경기 중 역경에 대처하는 구체적인 계획을 수립하고 연습한다.

④ 경기 중과 경기 전에 예기치 못한 상황에 대처하는 일련의 전략을 연습한다.

⑤ 당면한 수행에 완전히 집중하고 경기와 관련 없는 사건이나 생각은 배제한다.

⑥ 경기 전에 상대 선수에 대하여 걱정하지 않고 자신이 할 수 있는 일에 초점을 맞춘다.

⑦ 각성과 불안을 조절하는 방법을 익힌다.

02 〈 정서와 시합불안

① 각성과 불안

(1) 각성

① 각성이란 "깊은 수면에서 높은 흥분에 이르는 연속 선상에서 변화하는 유기체의 일반적인 생리적, 심리적 활성화"라고 정의된다.

② 각성이란 전혀 흥분이 안된 상태부터 극도로 흥분된 상태의 어딘가에 위치해 있는 특정 순간의 동기의 강도 측면을 의미한다.

③ 각성 수준이 높아지면, 심리적으로 활력이 높아지고 심박수, 호흡수, 피부의 땀 분비 등이 증가한다.

(2) 불안

① 불안이란 신체의 활성화와 각성에 수반되는 초조함, 걱정, 우려 등의 부정적인 정서 상태를 의미한다.
  ㉠ 인지 불안 : 불안은 걱정이나 근심을 하는 것과 같이 우리 생각과 관련된 요소이다.
  ㉡ 신체 불안 : 호흡이 빨라지는 것과 같이 신체적 활성화로 나타나는 요소이다.

② 불안은 일시적인 상황에서 느껴지는 상태불안과 일반적인 성격경향이라 할 수 있는 특성불안으로 구분된다.
  ㉠ 상태불안 : 상황에 따라 변하는 정서 상태로 "자율신경계의 활성화나 각성과 관련되어 주관적, 의식적으로 느끼는 우려나 긴장감"이라고 정의된다.(spielberger, 1996). 상태불안은 순간순간마다 변화하며, 임박한 상황에서 지각된 위협에 비례하여 변동한다.

ⓛ **특성불안**: 상황에 따라 달라지지만, 특성불안은 어떤 사람의 성격의 한 측면이라고 볼 수 있다. 특성불안은 "객관적으로 비위협적인 상황을 위협적으로 지각하여, 객관적 위협의 강도와 관계없이 상태불안 반응을 나타내는 개인의 동기나 후천적으로 습득된 행동 경향"이라고 정의된다.(spielberger, 1996)

❷ 정서모형과 측정

(1) 운동 전·후의 정서 변화

❀ 운동 전·후의 정서 변화 ❀

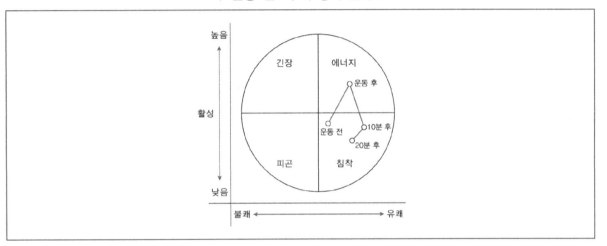

① 운동을 한 후에 에너지가 생겨나는 느낌(원기회복, 활력감)을 체험하게 된다.

② 운동 그 자체는 에너지를 소모하는 것임에도 불구하고 운동이 끝나면 오히려 에너지가 생겨나는 느낌이 든다는 것이다.

③ 피곤이 느껴지는 오후에 소파에서 쉬기보다는 운동을 하고 나면 운동 전과 비교해서 활력의 느낌이 크게 달라지게 된다.

④ 운동 강도가 긍정적인 정서 체험에 어떤 영향을 주는가를 알아본 연구에 따르면 중간 강도의 운동은 긍정적인 정서를 높이는 효과가 있다.

⑤ 운동 전에 비하여 운동 후에 에너지 각성이 높아지고 긴장 각성은 낮아진다.

⑥ 운동 전에는 활성 수준이 낮지만 운동 후에 활성 수준이 높아진다.

⑦ 시간이 지나면서 활성은 낮아지나 유쾌의 느낌은 좋아진다.

⑧ 운동이 에너지 수준을 높이고, 기분을 좋게 하는 효과가 있는 사실을 보여주는 결과이다.

(2) 운동 중의 정서 변화

① 일반적으로 운동 중의 감정은 강도가 높아질수록 부정적인 것으로 나타난다.

② 환기역치 이하의 강도로 운동을 하면 운동 시작 20분 후부터 기분이 좋아지기 시작해서 운동이 끝난 후 회복 시점까지 좋아진 기분이 유지된다.

③ 환기역치 강도로 운동을 하면 10분 후에 기분이 나빠지기 시작해서 회복 시점까지 그대로 유지된다.

④ 운동 강도가 높아져 환기역치가 발생한 시점부터 정서가 부정적인 방향으로 바뀌기 시작한 후, 회복 시점을 거치면서 다시 개선되어 운동 후에는 운동 이전의 상태로 완전히 되돌아온다.

⑤ 운동 강도가 높으면 운동 중에 일시적으로 부정적인 정서체험을 한다는 사실을 알려주는 결과이다.

⑥ 운동 강도가 높아짐에 따라 운동 중의 정서는 부정적으로 변하는 것을 알 수 있으며, 중간 강도의 운동이 가장 효과가 좋다.

③ 불안의 측정

(1) 생리적 척도

① 각성과 불안은 심박수, 호흡, 피부전도, 카테콜아민과 같은 생화학 물질과 같은 생리적 징후가 어떻게 변화하는지를 추정할 수 있다.

② 우리 몸은 스트레스를 받으면 호흡, 순환기능이 빨라지고, 혈액은 내장이나 소화기 계통으로부터 사지나 몸통 부분으로 재분배가 되어 환경의 변화에 반응한다.

③ 뇌전도(EEG), 심전도(EKG), 근전도(EMG), 피부저항(GSR), 발한율, 심박수, 혈압, 안면근육 패턴, 신체 내의 생화학적 변화, 뇌반구의 비대칭성의 측정 방법이 있다.

(2) 행동적 척도

① 행동적으로 나타나는 불안 증상을 측정하여 불안상태를 파악하는 방법이다.

② 교사나 지도자가 현장에서 가장 쉽게 사용할 수 있으며, 선수나 운동 참가자도 자신의 행동을 관찰해서 불안 수준을 알 수 있다.

(3) 심리적 척도

① 각성과 불안을 측정하기 위해 자기 보고식(self-report) 방법이 자주 사용된다.

② 심리적 방법에 의한 측정 도구

⊙ 상태 특성 불안 척도(STAI) : 상태불안과 특성불안을 동시에 측정할 수 있는 간편한 자기 보고식 단일 척도로 현재까지 사용되고 있다.

⊙ 스포츠 경쟁 불안 검사(SCAT) : 스포츠 전문 불안 검사의 필요성이 제기되면서, 경쟁특성 불안을 측정하기 위해 개발된 것이다.

❹ 스트레스 과정과 요인

(1) 스트레스 과정

① 스트레스의 정의 … "목표를 달성하지 못했을 때 중대한 결과가 나타나는 조건 하에서 환경적 목표와 반응 능력 사이의 상당한 불균형"이라고 정의한다.(Mcgrath, 1970).

② 스트레스의 과정

ⓐ 제1단계 : 환경적 요구

　ⓐ 스트레스 과정의 첫 단계에서는 특정 환경의 요구가 개인에게 작용한다.

　ⓑ 이러한 환경적 요구는 신체적일 수도 있고, 심리적일 수도 있다.

ⓑ 제2단계 : 환경요구의 지각

　ⓐ 이 과정은 신체적 또는 심리적인 환경적 요구를 개인이 어떻게 받아들이는지를 의미한다.

　ⓑ 동일한 환경이라도 사람에 따라 지각하는 양상이 달라진다.

ⓒ 제3단계 : 스트레스 반응

　ⓐ 이 단계는 상황의 지각에 대한 개인의 신체적, 심리적 반응을 나타낸다.

　ⓑ 만약 상황의 요구와 개인의 능력 사이의 불균형이 심각한 수준이라고 지각하면, 인지적 상태불안 (근심, 걱정)과 신체적 상태불안(생리적 활성화)이 모두 높아진다.

　ⓒ 상태불안이 높아지면 집중력에 변화가 생기거나 근긴장의 수준이 높아지기도 한다.

ⓓ 제4단계 : 행동결과

　ⓐ 네 번째 단계는 스트레스를 받았을 때 나타나는 실제 행동을 의미한다.

　ⓑ 전체 학생 앞에서 높이뛰기 실력을 시험 보일 때, 특성불안 수준이 다른 두 학생은 높이뛰기의 결과가 다르게 나타날 수도 있다.

ⓔ 제4단계는 다시 제1단계로 피드백이 된다.

　ⓐ 높이뛰기를 시험 보이는 학생의 수행결과에 따라 제1단계인 환경적 요구에 변화가 나타나게 된다.

　ⓑ 특성불안이 높은 학생이 보여준 높이뛰기 실력이 학생들의 웃음거리가 될 정도로 엉망이었다고 할 경우, 이러한 전체 학생의 평가는 또 다른 환경적 부담이 되기 때문에, 스트레스 과정은 순환적이라고 볼 수 있다.

(2) 스트레스 요인

① 상황적 요인

　　㉠ **시합의 중요성** : 일반적으로 중요한 시합일수록 선수들의 스트레스 수준은 높아진다.

　　㉡ **시합의 불확실성** : 불확실성이 높아질수록 스트레스 수준도 높아진다.

② 개인적 요인

　　㉠ **특성불안** : 특성불안은 시합을 포함한 여러 상황을 위협적으로 보는 성격 특성이므로, 특성불안이 높은 사람은 특성불안이 낮은 사람에 비해 시합을 좀 더 위협적으로 받아들인다.

　　㉡ **자아존중감** : 자아존중감 수준이 낮은 사람은 높은 사람에 비해 자신감과 경험 수준이 낮으며, 상태불안 수준도 높은 것으로 밝혀졌다. 따라서 자신감을 높여 주면, 특정 상황에서 겪는 상태불안 수준을 낮추는 데 도움이 된다.

❺ 경쟁불안과 경기력 관계 이론

(1) 추동(욕구) 이론

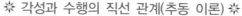

※ 각성과 수행의 직선 관계(추동 이론) ※

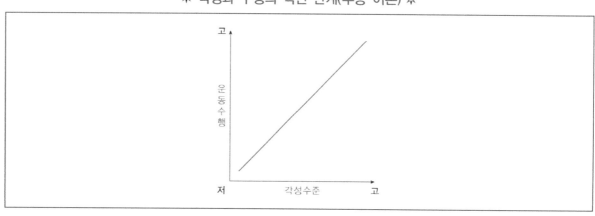

① 각성과 수행의 관계를 직선으로 보고, 각성 수준이 높아짐에 따라 수행도 이에 비례하여 증가한다는 이론이다.

② **정적 습관 강도**(숙련자, 단순한 과제) … 각성 수준이 높아질수록 운동수행은 증가한다.

③ **부적 습관 강도**(초보자, 복잡한 과제) … 각성 수준이 높아질수록 운동수행은 감소한다.

(2) 적정 수준 이론(역 U자 이론)

※ 각성과 수행 사이의 역-U자 관계 ※

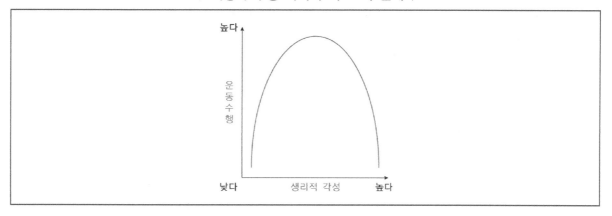

① 개인의 특성불안 수준 - 운동수행에 가장 효율적인 각성 수준 … 중간 정도의 각성 수준

② 수행할 과제의 난이도(운동종목별)
  ㉠ 낮은 각성이 유리한 종목 : 양궁, 골프 퍼팅
  ㉡ 중간 각성이 유리한 종목 : 농구, 체조
  ㉢ 높은 각성이 유리한 종목 : 역도, 투포환

③ 과제의 학습단계(초, 중, 숙련자)
  ㉠ 초급자 : 각성 수준이 낮을 때 운동수행이 높다.
  ㉡ 중급자 : 각성 수준이 중간일 때 운동수행이 높다.
  ㉢ 숙련자 : 각성 수준이 높을 때 운동수행이 높다.

(3) 단서 활용 이론

※ 각성 수준에 따른 주의영역의 변화(Weinberg와 Gould, 1995) ※

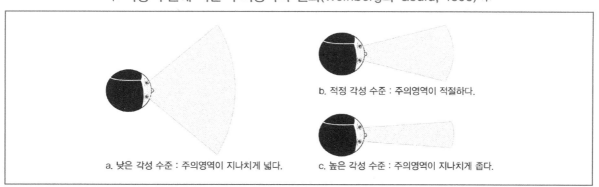

a. 낮은 각성 수준 : 주의영역이 지나치게 넓다.
b. 적정 각성 수준 : 주의영역이 적절하다.
c. 높은 각성 수준 : 주의영역이 지나치게 좁다.

① 각성이 증가하기 시작하면 주의의 범위가 좁아지면서 수행에 불필요한 단서는 거부되기 때문에 수행이 향상된다.

② 각성이 증가함에 따라 주의의 범위가 불필요한 정보는 완전히 무시하고 꼭 필요한 정보만을 받아들일 정도로 좁아지면 수행은 최적 수준에 이른다.

③ 각성이 이 수준을 넘어 더욱 증가하면 주의의 범위가 계속 좁아져 수행에 필요한 단서마저도 거부하게 되어 수행이 훼손된다.

(4) 최적수행지역 이론(ZOF 이론)

✲ 최적수행지역(ZOF) ✲

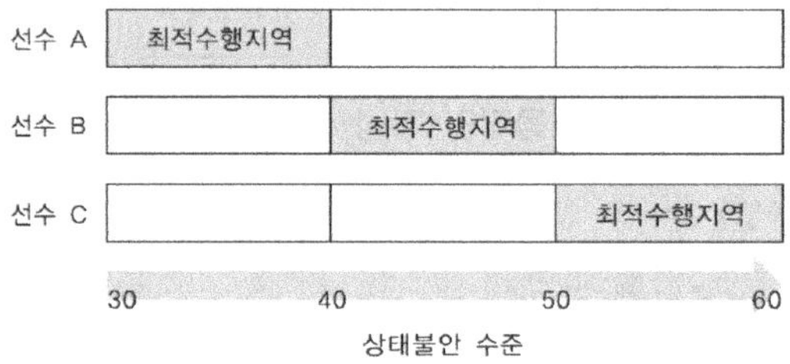

① ZOF 이론과 적정수준 이론 차이
㉠ 적정불안 수준은 연속 선상에서 항상 한 중앙이 아닐 수 있고, 개인에 따라 다르다.
㉡ 최적의 상태불안 수준은 한 점이라기보다는 지역으로 표시된다.

② ZOF 이론과 적정수준 이론의 2가지 문제점
㉠ 운동수행과 불안 수준 간의 관계를 단지 일차원적으로 설명하고 있다.
㉡ 운동수행과 불안 수준이 항상 선형적인 관계에 있는 것이 아니라는 점을 고려하지 못했다.(아직까지 가설의 상태로 머물러 있음)

③ **ZOF 이론의 장점** … 경쟁 전에 자신의 각성 수준이 최적수행 범위 안에 있는지 여부를 예상하여 수행가능하다는 점이다.

(5) 불안의 다차원 이론

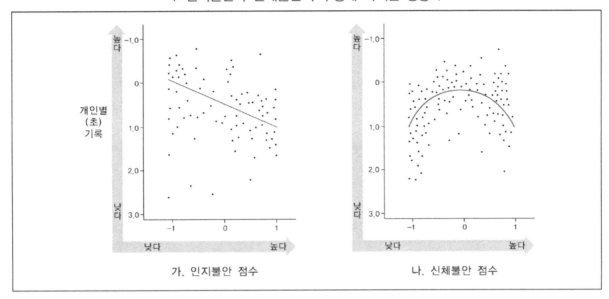

❋ 인지불안과 신체불안이 수행에 미치는 영향 ❋

가. 인지불안 점수 　　　　 나. 신체불안 점수

① **인지불안** ··· 인지불안(걱정, 근심) 수준이 높아질수록 운동수행은 감소한다.

② **신체불안** ··· 신체불안(생리적 각성) 수준이 높아질수록 운동수행은 역 U자 형태를 보인다.

③ **장점** ··· 불안의 다차원 이론은 역 U자 가설이나 최적수행지역 이론과는 달리 불안을 인지적 차원과 신체적 차원으로 구분하며, 이들이 수행에 각각 다른 영향을 미친다고 예측하는 데 있다.

(6) 카타스트로피(대격변) 이론

❋ 불안과 운동수행 관계의 카타스트로피 모형 ❋

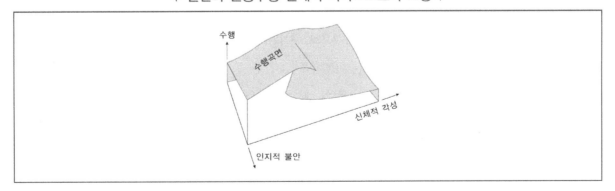

① 특징

  ㉠ 인지불안이 낮을 때 신체불안이 높아지면 운동수행이 역 U자 형태를 보인다.

  ㉡ 인지불안이 높을 때 신체불안이 높아지면 운동수행이 점차 증가하다 한 점을 지나 급격히 추락하는 현상이 발생한다.

② 장점

  ㉠ 생리적 각성과 인지불안의 상호작용에 따라 운동수행 수준이 결정된다.

  ㉡ 불안의 두 요소와 운동수행 사이에 질서 정연한 관계가 있다고 보고 있지 않기 때문에 실제 운동 상황을 설명하는데 더 적합할 수 있다.

③ 문제점 … 이론적인 설명이 복잡하여 운동선수에게 적용시키기가 다소 어렵다.

(7) 전환 이론

❋ 전환 이론의 각성과 정서관계 ❋

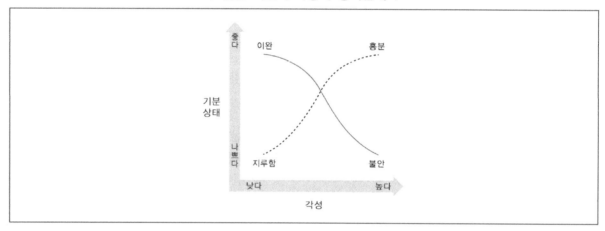

① **각성 수준이 낮을 때** … 불쾌는 지루함, 유쾌는 이완으로 해석된다.

② **각성 수준이 높을 때** … 불쾌는 불안, 유쾌는 흥분으로 해석된다.

③ 전환 이론은 불쾌를 유쾌로 전환할 수 있다는 이론이다.

④ **장점** … 개인의 각성 상태에 대한 해석을 중요시하기 때문에 개인차를 이해하는 데에도 많은 기여를 하였다.

(8) Martens의 심리 에너지 이론

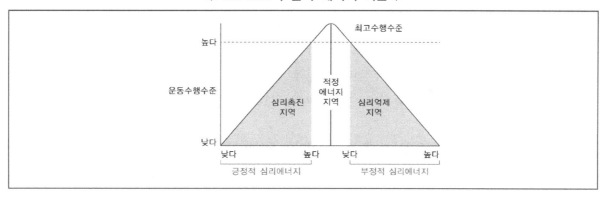

① 각성을 긍정적으로 해석하면 긍정적 심리 에너지가 발생해 운동수행이 높다.

② 각성을 부정적으로 해석하면 부정적 심리 에너지가 발생해 운동수행이 낮다.

③ 선수가 최고의 수행을 발휘하는 경우는 긍정적 심리 에너지가 최고 상태이고, 부정적 심리 에너지가 거의 없는 경우이다.

④ 역 U자와 차이
   ㉠ 역 U자 가설 : 각성을 구분없이 모두 동일한 생리적 각성으로 생각한다.(단일차원)
   ㉡ 심리 에너지 이론 : 각성을 어떻게 받아들이느냐에 따라 긍정적 또는 부정적이라고 본다.

❻ 불안, 스트레스 관리 기법

(1) 생리적인 방법

① 바이오 피드백(근전도, 심전도)
   ㉠ 감지장치를 이용하여, 인체의 자율신경계의 반응을 조절하는 기법이다.
   ㉡ 근육의 긴장이나 심장의 활동에 관한 정보는 쉽게 알 수 없기 때문에, 특수한 감지장치를 이용하여 신호를 증폭시키게 된다.
   ㉢ 감지장치를 통해서 알 수 있는 생리적 반응에는 근육의 활동, 피부온도, 심박수, 호흡수, 뇌파 등이 있으며, 스포츠에서는 근육의 활동(근전도), 심장의 활동(심전도)이 바이오 피드백의 대상으로 널리 활용되고 있다.

② 점진이완
　　㉠ 산소 섭취량, 심박수, 호흡수, 근육의 활동 등은 감소하고 피부의 저항과 뇌의 활동은 증가하는 현상을 말한다.
　　㉡ 차례로 한 근육씩 순서대로 몸 전체의 근육들을 이완시키는 절차를 따른다.
　　㉢ 점진이완은 근육의 긴장을 풀면, 불안감이 사라질 수 있다는 전제로 개발된 대표적인 이완 기법이다.
　　㉣ 점진이완의 궁극적인 목표는 짧은 시간 내에 자신의 몸을 완전히 이완시키는 것이다.
　　㉤ **점진이완에 필요한 4요소** : 조용한 장소, 편안한 자세, 정신적 도구, 수동적인 태도

③ 자생훈련
　　㉠ 신체 부위의 따뜻함과 무거움을 느끼게 해주는 일련의 동작으로 구성되어 있다.
　　㉡ **점진이완과 유사점** : 근육에서 대조되는 두 가지 느낌을 느낀다.
　　㉢ **점진이완과 차이점** : 스스로 최면을 유도한다.

④ 체계적 둔감화
　　㉠ 불안이나 스트레스를 유발시키는 자극에 대해 불안반응 대신에 이완반응을 보임으로써 불안이나 스트레스에 대해 점차적으로 둔감해지도록 훈련하는 방법이다.
　　㉡ 체계적 둔감화 기법을 사용하기 위해서는 점진이완과 같은 이완기법을 사전에 익혀 두어야 한다.

⑤ 호흡조절
　　㉠ 시합상황에서 불안과 긴장을 낮출 뿐만 아니라 혈액 중에 산소의 양을 증가시켜 수행을 향상시킬 수 있는 방법이다.
　　㉡ 긴장이 되거나 불안해 지면, 호흡이 얕고 빨라지며, 불규칙해지며, 산소 공급이 부족해지고, 조정력이 떨어지면서 쉽게 피로해지는데, 결국 수행의 감소로 이어진다.
　　㉢ 호흡조절의 핵심은 숨을 들이마시고 내쉬는 과정을 가슴이 아닌 복부로 깊고 천천히 의도적으로 반복하는 것으로, 호흡에 모든 주의를 집중시켜 관중에 대한 걱정이나 다른 잡념을 배제시킨다.

(2) 인지적인 방법

① 인지 재구성
　　㉠ 부정적인 생각이 머리에 떠오를 때, 할 수 있는 최선의 방법은 긍정적인 생각으로 이를 대체하는 것이다.
　　㉡ 부정적인 생각을 긍정적인 생각으로 대체하는 방법이 인지 재구성이다.

② **사고 정지** … 부정적인 생각이 떠올랐을 때 의식적으로 "정지"라고, 자신에게 말함으로써 부정적인 생각의 진행을 막는 것이다.

03 〈 동기

❶ 동기의 개념

(1) 동기의 정의

동기란 의사결정이나 특정행동을 일으키는 직접적인 원인이나 계기를 말하는 것으로서 어떤 목표를 향해서 어떤 행동을 시작하도록 만들고 그것을 지속적으로 유지하도록 하는 정신 현상을 의미하는 것이다. 동기는 "노력의 방향과 강도"라고 할 수 있다.(Sage)

(2) 노력의 방향(direction of effort)

노력의 방향이란 어떤 사람이 특정 상황이나 행동을 추구하고 거기로 다가가는지의 여부를 말한다.

(3) 노력의 강도(intensity of effort)

노력의 강도는 어떤 사람이 어떤 상황에서 얼마만큼의 노력을 투입하는지를 의미한다.

❷ 동기유발의 기능과 종류

(1) 자결성에 따른 구분

자결성이란 외부의 영향이 아닌 자신이 스스로 선택하고 결정하는 정도를 말하는 것으로, 자결성이 가장 낮은 수준에는 무동기가 위치하며, 자결성이 높은 단계에는 내적 동기가 있다.

(2) 무동기

① 스포츠 참가에 대한 개인적 통제감이 전혀 없는 경우를 말한다.

② 무동기에 처한 사람은 스포츠 활동에 대한 통제감이 없을 뿐만 아니라 외적인 동기도 전혀 없다.

③ 왜 스포츠를 해야 하는지 알지 못하기 때문에 학습된 무기력과 유사한 상태에 처해 있다.

(3) 외적 동기

① 외적 규제
　　㉠ 외적 동기 중 자결성이 가장 떨어진다.
　　㉡ 스포츠 활동을 하는 사람의 이유는 외적인 보상을 얻기 위해 운동을 한다.
　　㉢ 선수가 장학금을 받았기 때문에 훈련을 해야 한다고 믿는 선수라면 외적 규제에 해당한다.

② 외무간 규제
　　㉠ 외적인 보상이 내면화된 보상으로 바뀌었다는 특징이 있다.
　　㉡ 의무감 규제가 스포츠 잠가의 농기인 선수는 스스로 성한 의무감이나 죄책감 때문에 스포츠를 의무적으로 해야 한다고 생각한다.

③ 확인 규제
　　㉠ 이 동기 때문에 운동을 하는 사람은 자신이 운동을 선택한 것이지만, 다른 목적을 달성하기 위한 수단으로 삼는다.
　　㉡ 확인 규제가 동기로 작용하면 스스로 선택했지만 즐거움을 느끼지는 못한다.
　　㉢ 체력을 향상시키겠다는 목표를 달성하는 선수는 훈련이 힘들고 재미가 없더라도 강도 높은 훈련에 빠지지 않고 참가하게 된다.

(4) 내적 동기

① 내적 동기를 가진 선수는 스포츠가 주는 내적인 즐거움을 참가의 원동력으로 인식한다.

② 내적 동기가 스포츠 활동의 이유인 사람에게는 감각적인 즐거움과 성취감이 스포츠를 지속하는 원동력으로 작용한다.

③ 내적 동기를 높이는 방법
　　㉠ 성공경험을 갖게 한다.
　　㉡ 언어적, 비언어적 칭찬을 자주 한다.
　　㉢ 연습내용과 순서를 바꾼다.
　　㉣ 목표설정과 의사결정에 참여한다.
　　㉤ 실현가능한 목표를 설정한다.

❸ 동기 이론

(1) 인지평가 이론

① 인지평가 이론은 인간의 유능성과 자결성을 느끼려는 본능적인 욕구를 갖고 있다고 전제한다.

② 개인의 유능성과 자결성을 높여주는 활동이나 사건이 바로 개인의 내적 동기를 증가시킨다고 본다.
   ㉠ 스스로 결정을 내려서 헬스클럽에 다니기로 했다면 내적 동기가 높아질 것이다.
   ㉡ 자신이 유능하지 못하다고 느끼거나 남에 의해 통제를 받는다고 느끼면 내적 동기가 감소된다.

③ 내적 동기 이론에서 자결성은 인과소재로 풀이되기도 한다.
   ㉠ 자신에 의해 행동이 개시되면 "내적 인과소재"를 가진다.
   ㉡ 타인이나 외부요인에 의해 행동이 시작되면 "외적인 인과소재"를 갖는다.

④ 내적 동기 이론에서 자주 언급되는 통제적 측면과 정보적 측면을 이해할 필요가 있는데, 어떤 사건이나 행동은 통제적 측면과 정보적 측면을 모두 갖고 있다.
   ㉠ **통제적 측면** : 자결성을 느끼는 것과 밀접한 관련이 있다.
      ⓐ 외부의 압력 때문에 어떤 활동을 시작했다면 개인의 자결성은 낮아지고, 결국 내적 동기도 감소한다.
      ⓑ 어떤 행동을 스스로 결정해서 시작했다면(즉, 통제성이 낮다면), 자결성 수준은 높아지고 궁극적으로 내적 동기가 증가된다.
      ⓒ 헬스클럽 회원들에게 스스로 운동종목을 선정하고 자신의 목표도 스스로 결정하도록 하면 내적 동기가 높아질 것이라 예측할 수 있다.
   ㉡ **정보적 측면** : 개인의 유능성을 느끼는 것과 관련이 있다.
      ⓐ 한 선수가 탁월한 기량을 발휘한 공로를 인정받아 MVP로 선정되었다면, 이 사실은 그 선수의 능력에 대한 긍정적인 정보를 제시해 주게 되므로, 이 선수의 내적 동기는 증가할 것이다.
      ⓑ 부정적인 정보(예 후보선수로 교체)는 유능성에 대한 느낌을 주지 못하므로, 결국 내적 동기를 감소시키는 역할을 한다.

※ 인지평가 이론 ※

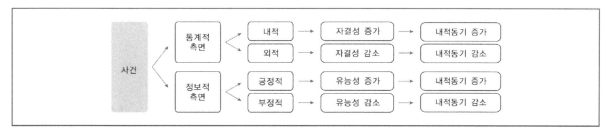

(2) 외적 보상과 내적 동기

① 인지평가 이론에 따르면 외적 보상(트로피, 상금, 메달 등)은 통제적 측면과 정보적 측면을 모두 갖고 있다.

② 외적 보상이 내적 동기에 미치는 영향은 외적 보상을 받는 사람이 보상을 어떻게 해석하느냐에 따라 달라진다. 즉 보상을 받는 사람은 외적 보상을 통제적으로 해석할 수도 있고, 정보적으로 볼 수도 있다.
　㉠ 대학교 수영부에 등록한 학생이 운동부 장학금을 받았다고 가정하면 장학금을 받았다는 사실은 분명히 긍정적인 정보를 제시해 줄 수 있다.
　㉡ 그러나 장학금을 받고 내년에도 수영부 활동을 계속하라는 압력을 느꼈다면, 장학금은 통제적인 측면을 갖고 있다.

③ 동일한 보상이라도 받는 사람에 따라 다양하게 해석될 수 있다.
　㉠ 통제적 측면을 암시하는 외적 보상은 궁극적으로 내적 동기를 낮추는 결과를 초래한다.
　㉡ 내적 동기를 높이기 위해서는 보상이 유능성에 관한 긍정적인 정보를 제시해 주고 행동을 통제하는 메시지를 주지 말아야 한다.

④ 우리나라 엘리트 선수가 갖는 외적 보상에 대한 해석
　㉠ 국민의 기대가 큰 부담으로 작용하는 우리나라 엘리트 선수의 경우 무슨 수단을 써서라도 금메달을 획득해야 한다는 생각을 가질 수 있다.
　㉡ 이 경우 부모와 국민의 기대를 만족시키기 위해서 금메달을 획득해야 하는 것은 정보적인 측면보다는 통제적인 측면이 강한 것이다.

(3) 성취목표 성향 이론

① **과제목표 성향** … 비교의 준거가 자신이 되는 것이다. 즉 기술이 향상되었다거나 노력을 많이 했으면 유능성 느낌이 들고 성공했다고 생각하는 것이다. 남과의 비교보다는 자신의 기술향상에 더 많은 관심이 있다.

② **자기목표 성향** … 비교의 준거가 타인이 되는 경우이다. 즉 능력감이나 성공감을 느끼기 위해서는 남보다 더 잘 해야 하며, 동일하게 잘 했을 경우 남보다 노력을 덜해야 한다는 의미이다. 남과 비교하고 남을 이기는데 더 많은 관심이 있다.

구분	과제 성향	자기 성향
비교준거	자기자신 → 절대평가적 ⇒ 목표달성 여부	타인 → 상대평가적 ⇒ 타인과의 우열 여부
과제선택	실현 가능한 과제, 약간 어려운 과제	매우 쉬운 과제, 달성 불가능한 과제
노력투입	자유시간 연습 증가, 운동시 노력 증가	자유시간 연습 감소, 운동시 노력 부족
내적동기	내적 동기 증가, 몰입체험 증가	내적 동기 감소, 몰입체험 감소
지각된 유능성	지각된 유능성 증가, 실패의 영향 작다	지각된 유능성 감소, 실패의 영향 크다
성공이유	노력, 협동	기술, 재능, 상대압도
정서반응	긴장 및 불안감소	긴장 및 불안증대

❹ 귀인과 귀인훈련

(1) 귀인 이론

① 귀인 이론은 사람들이 성공과 실패의 원인이 무엇이라고 생각하는가를 다룬다.

② 다시 말해 성공과 실패의 원인이 무엇이라고 생각하는가를 다루는 것인데, 즉 성공과 실패를 무엇의 탓으로 돌리는지를 규명하는 분야이다.

③ 귀인 이론에 따르면, 어떤 사건의 원인을 무엇이라고 생각하는가에 따라 개인의 감정, 미래 수행기대, 동기 등이 크게 달라진다.

(2) 귀인의 차원

① 안정성(Stability)
  ㉠ 안정적 요인 : 사건의 원인이 비교적 안정적이며 영구적인 것을 의미한다.
  ㉡ 불안정적 요인 : 사건의 원인이 불안정한 것을 의미한다.

② 인과성(Causality)
  ㉠ 내적 요인
  ㉡ 외적 요인

③ 통제성(Control)
  ㉠ 통제 가능한 요인 : 사건의 원인을 개인이 통제할 수 있는 것을 의미한다.
  ㉡ 통제 불가능한 요인 : 사건의 원인이 개인의 통제 밖에 있는지를 의미한다.

④ 귀인의 3차원 분류의 주요 귀인 개념과 특성

　㉠ 개인능력 : 내적이며, 안정적이고 통제가 불가능하다.

　㉡ 개인노력 : 내적이며, 불안정적이고 통제가 가능하다.

　㉢ 과제 난이도 : 외적이며, 안정적이고 통제가 불가능하다.

　㉣ 운 : 외적이며, 불안정적이고 통제가 불가능하다.

(3) 귀인의 훈련

① 학습된 무기력

　㉠ 나쁜 결과가 나온 것에 대해 통제감을 상실한 것으로, 실패할 수밖에 없다고 믿는 것이다.

　㉡ 학습된 무기력을 갖고 있는 학생을 성취 지향적으로 바꾸기는 쉽지 않다.

② 학습된 무기력에 빠진 학생을 도와주는 가장 좋은 방법

　㉠ 실패의 이유를 불안정적이며, 통제 가능한 것에서 찾도록 해야 한다.

　㉡ 불안정적이며 통제 가능한 이유에는 노력, 전략, 연습, 기술 등 노력하면 바꿀 수 있는 모든 것이 포함된다.

③ 귀인훈련이란 성공의 원인은 자신의 일관된 노력에서 찾고, 실패의 원인은 노력의 부족이나 전략의 미흡 때문이라고 믿도록 귀인을 바꾸는 것을 말한다.

❺ 동기유발의 방법

(1) 동기유발 전략

① 운동참가 이유를 이해시킨다.

② 다양한 기회를 제공한다.

③ 지도자가 동기유발에 영향을 미침을 알아야 한다.

④ 귀인유형을 파악하고 필요시 바꿔야 한다.

⑤ 귀인에 관한 바람직한 조언이 필요하다.

⑥ 과제목표 성향을 강조해야 한다.

(2) 동기유발 방법

① 목표 설정의 명확화

② 연습 목적 제시

③ 결과에 대한 지식 제공

④ 물질적 보상 제공

⑤ 성공과 실패에 대한 경험 부여

⑥ 동료와의 경쟁 및 협동

⑦ 칭찬, 꾸지람, 벌 제공

⑧ 운동 자체에 대한 내재적 흥미 부여

⑨ 자긍심 및 도전 의식 고취

04 〈 목표설정

❶ 목표설정의 개념

(1) 목표의 개념

① 개인이 달성하고자 하는 것 또는 어떤 행동을 통해 도달하려는 대상이라고 할 수 있다.

② 시간적인 제한 내에서 어떤 과제에 대한 구체적인 수행능력의 수준을 나타내는 것으로 널리 쓰이고 있다.

(2) 목표의 속성

① **목표의 내용** … 달성하고자 하는 목적이나 결과를 의미한다.

② **목표의 강도** … 목표를 달성하기 위해 얼마나 많은 노력과 시간을 투자하는지를 의미한다.

(3) 목표의 유형

① **주관적 목표** … 개인에 따라 다르게 해석될 수 있는 목표이다.

② **객관적 목표** … 구체적인 제한 시간 내에서 구체적인 수행 기준에 도달하는 것과 같은 것이다.

③ **결과 목표** … 시합에서 승리를 한다거나 획득하는 것 또는 상대보다 몇 점을 더 획득하겠다는 것과 같이 시합의 결과에 중점을 둔 목표이다. 자신의 능력뿐만 아니라 통제 불가능한 요인(상대의 기량, 대진표)에 의해 좌우된다.

④ **수행 목표** … 자기 자신의 과거 수행과 비교하여 달성하고자 하는 기준이나 목표를 의미한다. 자신의 수행이 기준이 되며, 상당 수준까지 자신이 통제할 수 있고, 융통성이 있다.

❷ 목표설정의 원리

(1) 구체적인 목표를 설정한다.

(2) 어려우면서도 실현 가능한 목표를 설정한다.

(3) 장기목표와 단기목표를 설정한다.

(4) 수행목표를 설정한다.

(5) 긍정적인 목표를 설정한다.

(6) 목표를 기록한다.

(7) 목표달성을 위한 "전략"을 개발한다.

(8) 참가자의 성격을 고려한다.

(9) 목표달성을 위한 지원책을 마련한다.

(10) 목표달성 여부를 평가한다.

❸ 목표설정의 실제

(1) 이해 단계(준비 단계)

① 개인별 또는 팀별 목표를 설정하기 전에는 많은 준비 시간이 필요하다.

② 목표를 설정하기 위해서는 학습자의 신체적·인지적 특성, 현재의 기술 수준, 잠재성, 그리고 연습 시간 등과 같은 많은 요인들을 고려해야 한다.

③ 학습자의 특성과 기술 수준은 연습 초기에서 뿐만 아니라, 연습이 진행됨에 따라 변화하기 때문에 계속적으로 정확하게 파악해야 한다.

④ 목표가 단지 목표 자체로 끝나지 않도록 목표 달성을 위한 구체적인 방법을 체계적으로 수립하는 것이 중요하다.

(2) 교육 단계(목표설정 단계)

① 목표설정을 위한 준비가 끝나면, 실제로 목표를 세우게 된다.

② 처음 목표를 세우는 사람이라면, 하나의 목표를 설정하여 이를 달성하려고 노력하는 것이 바람직하며, 그 이후에는 여러 개의 목표를 동시에 설정하도록 한다.

(3) 평가 단계

① 평가를 정기적으로 실시하여 목표의 성취 여부를 확인해야 한다.

② 목표설정에서 가장 범하기 쉬운 잘못은 이러한 평가 과정을 거치지 않는다는 것이다.

③ 매주 한 번씩 지도자와 선수들이 모두 모여, 그 동안의 목표 달성 정도를 평가하고, 만약 설정된 목표가 현실적으로 너무 어렵거나 쉽다고 판단되면, 목표를 반드시 수정하도록 한다.

05 〈 자신감

❶ 자신감의 개념

(1) 자신감은 어떤 일을 성공적으로 해낼 수 있다는 마음 상태로, 성공에 대한 확신이라고 할 수 있다.

(2) 이러한 확신 속에는 과제를 성공적으로 수행하는데 필요한 행동을 해낼 수 있다는 의미가 포함되어 있다.

(3) 자신감은 수행자가 행하는 모든 행동에 영향을 주어, 어떤 행동을 어떻게 수행해야 하는지 또는 얼마나 노력을 기울어야 하는지 등의 모든 문제와 관련이 있다.

② 자신감 형성의 원리

(1) 과거의 성취 경험

① 선수 스스로가 이전에 경험해 본 승리나 성공은 자신감을 형성하는데 큰 도움이 된다.

② 물론 이와 반대로 실패와 패배 등의 경험은 자신감을 떨어뜨리는데 결정적인 역할을 한다.

③ 그러나 승리라는 결과에 너무 집착하게 되면, 자신감이 아닌 자만에 빠지게 될 우려가 있다.

④ 단지 경기 결과만으로 자신의 성공 여부를 판단하기보다는 어떠한 과정으로 경기를 이끌었는가를 기준으로 하여 성공 여부를 판단하는 것이 매우 중요하다.

(2) 대리 경험

① 자신과 비슷한 유형의 선수가 성공하는 모습을 보게 되면, 자신도 할 수 있다는 자신감이 생긴다.

② 동료의 성공을 통한 대리 경험은 자신이 성공을 직접적으로 경험하는 것 못지 않게 자신감을 형성할 수 있는 좋은 방법이 된다.

③ 최근에는 자신의 연습이나 경기에서 성공하는 모습을 비디오로 촬영한 후 계속적으로 관찰함으로써 자신을 통한 대리 경험을 유도하는 방법도 많이 사용되고 있다.

(3) 언어적 설득

① 언어적 설득은 언어적으로 자신이 성취할 수 있는 능력을 가지고 있다는 마음을 갖도록 하는 것으로, 자신감을 형성하기 위하여 가장 많이 사용되고 있는 방법이다.

② 주변 사람의 기대나 평가, 스스로에게 하는 혼잣말 등이 언어적 설득 방법으로 가장 많이 이루어진다.

③ 주변 사람 중에서 권위가 있고, 평소에 존경하던 지도자의 격려는 선수들에게 많은 도움을 줄 수 있지만, 항상 주변 사람의 말은 부정적인 영향을 줄 수 있다는 사실을 명심해야 한다.

(4) 생리 · 정서적 각성

① 자신감은 자신이 경험하고 있는 생리적 · 정서적 각성 상태를 어떻게 해석하고 평가하느냐에 따라 영향을 받게 된다.

② 각성 상태를 긍정적 또는 부정적으로 지각하는 정도와 운동 수행은 매우 밀접한 관련이 있다고 할 수 있다.

❸ 자신감을 향상시키는 방법

(1) 성취경험

① **유산소 운동** ··· 트레드밀의 속도, 경사도, 지속시간의 점진적 증가

② **저항성 운동** ··· 운동부하, 반복횟수, 세트 수의 점진적 증가

③ **일상생활** ··· 자동차 대신 걸어가기, 계단 이용하기

(2) 간접경험

① 지도자나 전문가가 시범을 자주 보여주기

② 다른 사람을 자주 관찰하도록 권유하기

③ 나이, 신체특성, 능력이 비슷한 모델의 성공장면을 담은 비디오테이프 보여주기

④ 팀별로 또는 짝과 함께 과제 수행 협동하기

(3) 언어적 설득

① 새로운 운동참가자에게 운동정보를 제공하기

② 건강 관련 영상이나 멀티미디어 자료 제공하기

③ 신문이나 잡지 기사, 책자, 팜플렛 제공하기

④ 멘토 시스템, 단체 사교활동으로 사회적 지원망 형성하기

⑤ 자주 결석한 운동 참가자에게 출석 권유하기

⑥ 운동 및 건강 관련 자료로 게시판이나 소식지 만들기

(4) 신체 및 정서 상태

① 운동 중 심박수, 땀, 근육통, 피로 등을 정확하고 긍정적으로 해석하도록 지도하기

② 운동에 따른 체중변화를 과학적으로 해석 및 제시하기

③ 운동 중 기분, 정서 상태의 변화를 긍정적으로 해석하기

❶ 심상의 개념과 유형

(1) 심상의 정의

① 모든 감각을 동원하여 마음속으로 어떤 경험을 떠올리거나 새로 만드는 것이다.

② 어떤 것을 실제로 체험하지 않고도 그 이미지를 상상할 수 있고, 움직임을 느끼며, 냄새, 맛, 소리 등을 마음속으로 떠올릴 수 있다.

(2) 심상의 유형

① 내적 심상
- ㉠ 자신의 관점에서 동작의 수행장면을 상상하는 것이다.
- ㉡ 내적 심상을 사용하는 동안에 떠오르는 이미지는 마치 자신의 이마에 달린 "몰래 카메라"에 찍힌 모습이다.
- ㉢ 심상을 하는 동안에는 실제로 그 동작을 할 때, 자신의 눈에 비친 모습만을 보게 되는데, 시선이 이동하면 심상도 계속적으로 변하게 된다.
- ㉣ 내적 심상은 수행자 자신의 관점에서 이루어지므로, 동작을 수행할 때의 느낌인 운동감각이 생생하게 전달된다.
- ㉤ 엘리트 선수들은 심상훈련을 할 때, 내적 심상을 자주 사용한다.

② 외적 심상
- ㉠ 영상에 찍힌 모습처럼 자신의 동작을 외부의 관찰자 시점에서 상상하는 것이다.
- ㉡ 동작이 끝난 후에 녹화 영상을 틀어서 자신의 모습을 보는 것과 같다.
- ㉢ 외적 심상을 이용하면, 수행하는 동작을 외부 관찰자 시점에서 보게 되므로, 운동감각을 느끼는 데는 큰 도움이 안된다.

(3) 심상의 선명도와 조절력

① **선명도** … 심상을 할 때, 마음속의 이미지는 실제 이미지와 거의 똑같을수록 좋다. 심상의 선명도가 높으려면 모든 감각이 동원되어야 한다.

② **조절력** … 심상을 할 때, 선명한 이미지를 떠올려야 하며, 그 이미지를 원하는 대로 조절할 수 있어야 한다. 선명한 이미지를 떠올릴 수 있지만, 그것이 실수하는 장면이라면 도움이 안된다. 이미지를 원하는 대로 바꿀 수 있는 능력이 조절력이다.

❷ 심상의 이론

(1) 심리 · 신경근 이론

① 심상을 하는 동안에 뇌와 근육에서는 실제 동작을 할 때와 유사한 전기자극이 발생한다.

② 어떤 동작을 마음속에서 아주 생생하게 떠올리면, 실제로 몸을 움직일 때와 비슷한 양상으로 신경자극이 근육에 전달된다.

③ 심상을 하면, 실제 동작을 하는 것과 똑같은 순서로 근육에 자극이 전달되어 "근육의 운동 기억"을 강화시켜 준다는 것이다.

(2) 상징학습 이론

① 심상은 운동의 패턴을 이해하는데 필요한 코딩체계의 역할을 한다는 것이다.

② 어떤 동작을 배우기 위해서는 그 동작을 수행하는데 필요한 것들에 대해 잘 알아야 한다.

③ 어떤 동작에 대한 "청사진"이 있어야 동작의 수행이 가능해 진다.

④ 심상은 어떤 동작을 뇌에 부호로 만들어, 그 동작을 잘 이해하게 만들거나 자동화시키는 역할을 한다.

(3) 심리 · 생리적 정보처리 이론

① 심상은 기능적으로 조직되어, 뇌의 장기기억에 저장되어 있는 구체적인 "전제"라고 한다.

② "자극 전제"는 무엇을 심상할 것인지에 관한 내용을 설명해주는 것이다.

③ "반응 전제"는 심상의 결과로 일어나는 반응을 나타내는 것이다.

(4) 심리기술 향상 가설

① 심상은 심리기술을 발달시키는 역할을 한다.

② 선수들은 심상을 이용하여 불안과 각성을 조절하고, 자신감을 향상시키는 등 여러 심리기술을 발달시킬 수 있다.

❸ 심상의 실천

(1) 적합한 장소 마련
심상 훈련을 막 시작한 사람들은 주위의 방해를 받지 않은 장소에서 심상을 연습해야 한다.

(2) 편안한 상태에서 집중
심상을 하기 전에 이완을 하면, 바로 심상을 시작하는 것보다 효과적이다.

(3) 훈련에 대한 충분한 동기와 확신
심상이 수행에 효과가 있다는 증거는 여러 측면에서 찾을 수 있다. 일상적인 훈련 일정에 심상 훈련을 포함시키면, 반드시 그 효과가 나타난다는 확신을 가져야 한다.

(4) 선명하고 마음대로 조절이 가능한 상 만들기
심상 훈련을 할 때에는 모든 감각을 동원해서 실제와 같이 느껴야 한다.

(5) 영상 제작
다른 사람의 모습은 쉽게 상상하면서 실제로 자신의 모습을 상상하기 힘들다고 말하는 선수가 많다. 이런 경우 자신의 운동 장면을 영상으로 녹화하면 심상 훈련에 도움이 된다.

(6) 실제 시간과 동일한 속도로 상상
"슬로우 모션"이나 "빠른 동작" 보다는 실제 속도로 상상해야 한다. 어떤 동작을 심상 훈련하는데 소요되는 시간은 실제로 그 동작을 하는데, 소요되는 시간과 같아야 한다.

(7) 심상일지를 작성
심상 훈련의 내용, 시간, 느낀 점을 일지에 기록하는 습관을 가져야 한다. 심상 훈련 프로그램의 진도를 스스로 점검할 수 있을 뿐만 아니라, 훈련을 체계적으로 하는데 도움이 된다.

07 〈 주의집중

❶ 주의집중의 개념

(1) 주의는 여러 가지 가능성을 가진 사물이나 사건 중에 하나를 선택하여 마음속으로 분명하고 선명하게 집중하는 것을 말한다.

(2) 스포츠 상황에서의 주의집중은 경기에서 발생하는 다양한 상황을 능숙하게 대처하기 위하여 의식적으로 하나의 단서나 사건에 자신의 의식 초점을 일정 기간 동안 유지하는 것이라고 할 수 있다.

❷ 주의집중의 유형과 측정

(1) 선택적 주의

① 대부분의 스포츠 종목은 제한된 시간 내에 운동 수행에 필요한 수많은 정보를 받아들이고 처리해야 한다.

② 인간의 주의 능력에는 한계가 있기 때문에 많은 정보에 주의를 동시에 기울일 수는 없다.

③ 수많은 정보 중에서 필요한 정보만을 선택하고, 필요하지 않은 정보를 배제할 수 있는 능력이 절대적으로 필요한데, 이를 선택적 주의라 한다.

(2) 주의집중의 전환

① 모든 상황에 있어서 똑같은 방식으로 주의를 집중하는 것이 아니라, 각 상황적 특성에 맞도록 주의 집중의 형태를 달리 하면, 효과적일 수 있다.

② 상황에 따라 주의집중 형태로 전환시킬 수 있는 능력이 필요하다.

③ 축구, 농구, 배구 등과 같은 개방 운동 기술인 경우에는 순간순간마다 집중해야 할 대상이 달라지므로, 주의집중 전환 능력이 더욱 중요하게 작용한다.

④ 주의집중의 형태
   ㉠ 주의의 폭 : 주의를 기울이게 되는 범위
      ⓐ 포괄적 형태
      ⓑ 제한적 형태

ⓛ 주의의 방향

    ⓐ 신체 내적 형태

    ⓑ 환경 외적 형태

포괄적-내적 주의	포괄적-외적 주의
• 과거의 경험과 현재의 상황을 총체적으로 파악하여 마음속으로 미래에 대한 계획을 세우고자 할 때, 요구되는 주의 형태 • 경기 상황을 빠르게 파악하기 위하여 집중하는 것	• 다양하게 변화하는 환경적 상황에 신속하게 대처하고자 할 때, 주로 요구되는 주의 형태 • 농구의 가드가 경기 전체 상황을 살피려고 할 때, 효과적인 것
제한적-내적 주의	제한적-외적 주의
• 많은 선수들이 운동을 하기 전에 자신의 동작을 미리 마음속으로 그려보고자 할 때, 주로 요구되는 주의 형태 • 평균대에서 균형을 유지하기 위하여 신체의 내적 감각에 집중	• 외적인 환경적 상황에 반응하려고 할 때, 요구되는 주의 형태 • 농구 자유투를 할 때, 공과 림에 주의를 집중하거나 상대 선수의 동작에 집중하는 것

❉ 주의의 폭과 방향 ❉

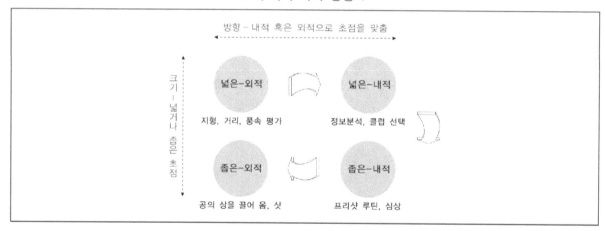

❸ 주의와 경기력의 관계

(1) 각성 수준에 따른 주의의 폭

① 각성 수준이 너무 낮은 경우…주의의 폭이 너무 넓고 산만하여, 필요한 정보뿐만 아니라, 불필요한 정보까지 받아들이게 됨으로써 효율적인 운동수행이 이루어지지 않게 된다.

② 각성 수준이 적정한 경우…운동수행에 적절하게 주의를 기울일 수 있도록 하는 것이 경기력을 높이는데 가장 효과적이다.

③ 각성 수준이 너무 높은 경우 … 주의의 폭이 줄어들어 운동수행에 필요한 많은 정보를 놓치게 하며, 환경적인 변화에 주의를 기울이지 못하고, 신체 내적인 방향으로만 주의가 이루어지게 된다.

✹ 각성 수준에 따른 주의의 폭 ✹

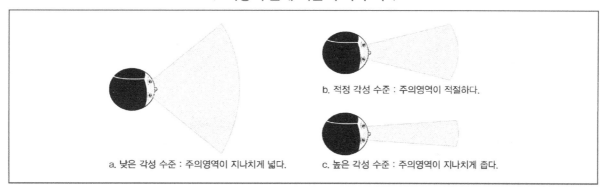

a. 낮은 각성 수준 : 주의영역이 지나치게 넓다.

b. 적정 각성 수준 : 주의영역이 적절하다.

c. 높은 각성 수준 : 주의영역이 지나치게 좁다.

(2) 주의와 운동수행의 관계

① 심리적으로 과도하게 불안해하거나 긴장을 하게 되면, 근육의 긴장이나 심박수, 호흡수 등과 같은 생리적인 변화가 발생한다.

② 생리적 변화와 함께 주의의 변화가 일어나 결국에는 경기를 운영하는데 많은 문제점을 초래하게 된다.

❹ 주의집중을 위한 실제

(1) 환경적 요인

경기 이외의 많은 요인에 의해 주의가 분산되면, 경기 결과에 부정적인 영향을 줄 수 있다.

(2) 기술적인 요인

자신이 수행하고 있는 동작 하나하나를 너무 의식적으로 생각하게 되면, 연습으로 형성된 동작이 자연스럽게 이루어지지 않아 좋지 않은 결과를 낳게 된다.

(3) 심리적 요인

자신이 범한 심수를 잊어버리지 못하여, 현재 상황에 집중하지 못하거나 앞으로의 일에 대하여 경기에 패하거나 실수를 할지도 모른다는 부정적인 생각을 하게 되면, 경기에 대한 주의집중이 매우 떨어지게 된다.

04 스포츠수행의 사회 심리적 요인

01 〈 집단 응집력

① 집단 응집력의 정의

(1) 응집력의 개념

① 집단의 성원을 집단에 머무르도록 작용하는 힘들의 총합이다.

② 집단의 목표를 달성하기 위해 집단이 결속되고, 단결된 상태로 남으려는 경향에 반영된 역동적인 과정이다.

(2) 응집력의 특징

① 응집력은 다차원적인 개념이다.
  ㉠ 다차원적이라 함은 팀의 성원을 한 데 묶어주는 요인이 다양하다는 뜻이다.
  ㉡ 팀마다 구성원이 일치단결하는 이유는 서로 차이가 나게 된다.

② 응집력은 역동적인 것이다.
  ㉠ 응집력은 시간에 따라 어느 정도 변화한다.
  ㉡ 팀의 발전 단계에 따라 응집력에 영향을 미치는 요인이 달라진다.

③ 응집력은 수단적인 것이다.
  ㉠ 어떤 집단이든지 목표를 갖고 있다.
  ㉡ 스포츠 팀도 나름대로의 목표가 있으며, 사교적인 모임이라 할지라도 집단 형성의 배경에는 유대강화와 같은 수단적인 목표가 있기 때문에, 응집력의 특징인 수단성은 집단이 형성되는 동기가 된다.

④ 응집력에는 정서적 측면이 포함된다.
  ㉠ 집단의 성원 사이에는 어느 정도의 사회적인 관계가 존재한다.
  ㉡ 군대, 직장, 프로 스포츠 팀과 같이 지극히 과제 지향적인 집단에서도 성원들 사이의 상호작용과 의사소통의 결과로 대인관계 응집력이 나타나게 된다.

❷ 집단에서 사회적 태만

(1) 사회적 태만 현상(링겔만 효과)

① 줄다리기를 할 때 또는 보트 젓기를 할 때, 발휘되는 총 힘의 합은 각자의 힘을 합친 것보다 작은 경우가 많은데, 집단 상황에서는 각자의 능력을 단지 합한다고 집단 전체의 능력이 되지 않는다.

② 혼자일 때 보다 집단에 속해 있을 때, 게을러지는 현상을 사회적 태만 현상이라고 부르고, 집단에서 나타나는 사회적 태만 현상을 처음으로 연구한 학자의 이름을 따서 "링겔만 효과"라고도 한다.

(2) 사회적 태만 현상 전략

① **할당 전략** … 사람들은 혼자일 때, 최대의 노력을 발휘하기 위해 집단 속에서는 에너지를 절약한다는 것으로, 그 이유는 단독 상황에서 잘하는 것이 개인에게 더 중요하기 때문이다.

② **최소화 전략** … 사람들은 가능한 최소의 노력을 들여 일을 성취하려는 동기가 있는데, 집단 상황에서는 개인의 책임이 줄어들기 때문에 개인은 태만해지기 쉽다.

③ **무임승차 전략** … 집단 상황에서 개인은 남들의 노력에 편승해서 그 혜택을 받기 위해 자신의 노력을 줄인다는 것이다.

④ **반 무임승차 전략** … 열심히 노력을 하지 않은 사람들이 무임승차를 하는 것을 원하지 않기 때문에, 자신도 노력을 하지 않는다는 것이다.

(3) 사회적 태만을 방지하는 방법

① 누가 얼마나 노력했는지를 확인할 수 있도록 한다.

② 팀 내의 상호작용을 촉진시켜 개인의 책임감을 높인다.

③ 목표설정을 할 때, 팀 목표와 개인 목표를 모두 설정한다.

④ 사회적 태만이 일어나지 않도록 대화의 창을 열어둔다.

⑤ 개인의 독특성이나 창의성을 발휘하여 팀에 공헌하도록 한다.

⑥ 일시적으로 동기가 떨어지는 것은 누구에게나 일어날 수 있다고 생각한다.

⑦ 포지션을 바꾸어 연습시켜 태만이 팀 전체에 미치는 영향을 깨닫게 한다.

⑧ 재충전을 할 수 있도록 강도 높은 훈련 뒤에는 휴식시간을 준다.

❸ 집단 응집력 이론

(1) 스타이너 이론

① 스타이너(Steiner) 이론의 정의

    ㉠ 팀에 소속한 개인이 갖고 있는 능력과 팀이 어떤 성과를 나타내는지에 관한 이론이다.

    ㉡ 집단의 생산성은 집단의 잠재적 생산성에서 집단 내 잘못된 과정 손실을 뺀 것이다.

> 집단의 실제 생산성 = 잠재적 생산성 − 과정 손실

        ⓐ **잠재적 생산성** : 팀의 성원들이 갖고 있는 실력을 최대로 발휘했을 때, 이룰 수 있는 최상의 결과를 말하는 것으로, 잠재적 생산성은 주어진 과제를 달성하는데 필요한 자원(지식, 기술, 능력 등)의 양에 의해 결정된다.

        ⓑ **과정 손실** : 조정 손실과 동기 손실로 구분되며, 조정 손실은 구성원 사이에 타이밍이 맞지 않거나 잘못된 전략 때문에 팀의 잠재적 생산성에 나쁜 영향을 미치는 것을 말한다. 동기 손실은 코치와 선수 등 팀 구성원이 자신의 최대 노력을 기울이지 않을 때, 생기는 손실을 의미한다.

② 스포츠 종목에 따라 과정 손실의 유형이 달라진다.

    ㉠ **상호작용 종목**(축구, 배구, 농구 등) : 선수들 사이에 협동이 중요한 역할을 한다. 조정 손실이 팀의 수행에 큰 영향을 미치기 때문에, "발을 맞춘다. 호흡을 맞춘다. 눈빛만 봐도 알 수 있다."등 팀 플레이를 위한 전략 연습에 많은 시간을 할애한다.

    ㉡ **공행 종목**(수영, 육상, 체조 등) : 선수들 사이의 상호작용이나 협동이 그다지 요구되지 않기 때문에, 공행 종목에서는 동기 손실을 막는데 중점을 두어야 한다.

③ 스타이너 이론에서 팀의 성적이 가장 좋은 경우는 다음과 같다.

    ㉠ 과정 손실이 동일한 상태라면, 필요한 자원을 더 많이 갖추고 있어야 팀의 수행이 높아진다.

    ㉡ 자원의 양이 같다면, 과정 손실이 적을수록 팀의 수행이 좋아진다.

    ㉢ 자원의 양이 많고, 과정 손실이 적을수록 팀의 수행이 좋아진다.

    ㉣ 지도자는 팀의 수행을 높이기 위해서 훈련이나 선발을 통해 팀의 자원을 증가시키고, 선수들 사이에 협조가 잘 이루어지도록 전략을 세우고, 선수의 동기를 불러일으켜 과정 손실을 최소화 시켜야 한다.

❹ 집단 응집력과 운동수행 관계

(1) 응집력의 결정요인

① **상황 요인** … 팀에 소속된 선수의 수, 팀과의 계약조건, 장학금을 받는 선수의 수, 출전 회수 제한규정, 스포츠 센터의 회비 등이 해당된다. 이러한 요인들은 응집력에 직·간접적인 영향을 미친다.

② **개인 요인** … 성, 참가 동기, 사회적 배경 등이 있다. 여자 선수들은 남자 선수들에 비해 사회 응집력이 더 높은 경향이 있다.

③ **리더십 요인** … 팀 리더가 어떤 스타일의 리더십을 발휘하는가에 따라 응집력이 달라진다. 일반적으로 민주적 리더십 스타일이 팀의 응집력을 복돋우는 것으로 밝혀졌다.

④ **팀 요인** … 개인 및 단체 종목의 여부, 팀의 연습 분위기, 팀의 성취동기, 팀 안정성, 팀의 기록 등이 해당된다. 대학 동아리 팀의 경우 우승한 직후에, 팀의 응집력이 높아지는 경향이 있지만, 강한 전통을 갖고 있는 팀은 승패에 관계없이 안정적인 응집력을 보인다.

(2) 스포츠 집단 응집성의 영향

① 집단 응집성과 운동수행의 관계
   ㉠ 집단 응집성이 높으면, 운동수행이 향상된다는 일반적인 신념을 일관적으로 지지하지 못하고 있다.
   ㉡ 정적인 상관, 부적인 상관이 동시에 보고되고 있다.

② 집단의 응집성과 팀 안정성의 관계
   ㉠ 집단의 안정성을 측정하는 방법은 구성원의 탈퇴행동을 측정하는 것으로, 응집성이 높은 집단은 탈퇴율이 낮다.
   ㉡ 집단 안정성을 측정하는 방법은 외부의 부정적 자극에 저항하는 집단의 능력으로, 응집성이 높은 집단의 구성원은 응집성이 낮은 집단의 구성원에 비하여, 과제와 사회적 응집정도가 모두 높았으며, 자신의 집단이 외적 압력을 극복하는 능력이 강하다.
   ㉢ 집단 응집성이 집단 구성원에 미치는 영향
      ⓐ 응집성이 집단 구성원의 불안감을 감소시키는데 이바지한다.
      ⓑ 집단의 구조가 공식화될수록 집단 구성원의 결속은 강화된다.
      ⓒ 응집성이 강한 팀의 구성원은 응집성이 약한 팀의 구성원에 비하여, 한층 만족감이 큰 것으로 알려져 있다.

5 팀 구축과 집단 응집력 향상 기법

(1) 팀 구축(Team-building)의 개념

① 팀 구축은 실천을 통해 발달하는 협력적인 상호의존으로부터 작업진단의 성공이 초래된다는 가정에서 출발한다.

② 대부분의 팀 구축 정의는 팀의 수행과 상호작용적인 역동성에 초점을 두고 있으나, 가장 적절하게 평가되고 있는 팀 구축의 정의로는 팀 과정 혹은 팀 상승효과에 긍정적인 영향을 미침으로써 팀 경기력을 향상시키는 팀 개입이다.

③ Prapavessis, Carron과 Spink(1997)의 팀 구축 개입의 적용을 위한 모형
  ㉠ **선행변인** : 팀의 환경(근접성, 독특성 등), 팀의 구조적 변인(팀의 규범, 리더십, 역할의 명확성)
  ㉡ **과정변인** : 협동, 희생, 목표, 상호작용 및 의사소통 등과 같은 팀의 과정
  ㉢ **결과변인** : 팀의 응집력(과제, 사회응집력)
  ㉣ 팀의 환경과 팀의 구조는 팀의 과정에 영향을 미치며, 팀의 과정은 팀의 응집력에 영향을 미친다.

(2) 팀 구축(중재) 전략

① 목표설정
  ㉠ 팀은 그 핵심이 목표를 추구하는 집단인 바, 성원들에게 집단의 목표를 분명히 알려줄 때에 팀은 더욱 효과적으로 기능한다.
  ㉡ 일단 팀의 전체적인 목적이 명료하게 되면, 이상적으로는 합의 도출과정을 통해서 목적이 명료화되어야 하고 집단의 전체적인 목표를 달성하기 위해서 완수해야 할 과제들을 명백히 밝혀야 한다.
  ㉢ 일반적으로 목표가 명시되고 그 목표에 도달하는 진척사항이 정규적으로 피드백되면, 집단은 더욱 효과적으로 기능하게 된다.

② 역할규정
  ㉠ 성원들이 자신들의 역할에 요구되는 사항들을 이해하면, 팀은 더욱 효율적으로 일하게 되는 경향이 있다.
  ㉡ 집단 구성원들의 역할과 책임에 대해 명백히 규정하는 것은 중요하다.

③ 대인과정 분석
  ㉠ 집단 구성원들은 다른 동료 성원들의 노력과 자신의 노력을 협응하는 법을 배워야 한다.
  ㉡ 성원들은 집단의 의사소통과 의사결정 절차, 권력의 원천, 비공식적 규범, 다양한 성원들 간의 갈등 등을 이해해야 한다.

④ 응집력 구축
  ⊙ 대부분의 팀 스포츠에서는 그들이 단일한 단위로서 기능할 때까지 계속해서 연습을 해야만 하고, 개인적 성공을 이루려는 소원은 집단의 성공을 이루려는 소원으로 변화되어야 한다.
  ⓒ 팀의 코치는 팀 정신을 촉진시킬 수 있는 상황을 만들어내야 할지도 모르고, 선수들로 하여금 집단의 목표를 세우도록 격려하고, 팀의 약점을 찾아내도록 하고, 협력과 통합을 이루도록 노력하게 만들어야 한다.
  ⓒ 팀 구축은 대인신뢰, 협동, 집단정체감의 발달을 고취시킴으로써 집단의 사기를 강화해야 한다.

02 〈 리더십

❶ 리더십의 정의

(1) 설정된 목표를 달성하도록 개인과 집단에 영향력을 행사하는 행동 과정이다.

(2) 한 개인이 다른 사람들을 이끌고, 목표를 향해 나가도록 영향력을 발휘하는 것을 말한다.

❷ 리더십 이론

(1) 특성적 접근(위인 이론)

(2) 행동적 접근

(3) 상호작용 접근(상황부합 이론)

❸ 리더십 효과와 상황요인

(1) 다차원 스포츠 리더십 모형

① 다차원 스포츠 리더십 모형을 개발하여, 스포츠 상황에서 리더십 연구를 위한 주춧돌을 놓았다.

② 다차원 스포츠 리더십 모형에는 상황 요인, 리더 특성, 성원 특성이 리더 행동에 미치는 영향과 리더 행동이 수행 결과와 신수의 민족도에 미치는 영향이 모형에 포함되어 있다.

③ 다차원 스포츠 리더십 모형의 핵심적인 내용은 세 가지의 리더십 행동(규정 행동, 실제 행동, 선호 행동)이 일치할수록 수행 결과와 선수 만족에 긍정적인 영향을 미친다는 것이다.
- ㉠ **규정 행동** : 조직 내에서 리더가 해야만 할 행동, 즉 리더로부터 기대되는 행동을 말한다.
- ㉡ **선호 행동** : 선수들이 선호하거나 바라는 리더 행동으로, 연령 · 성 · 경력 · 기술수준에 따라 선호 행동이 달라질 수 있다.
- ㉢ **실제 행동** : 리더가 실제로 행하는 행동으로, 리더의 실제 행동은 성격 · 능력 · 경력에 따라 크게 달라지며, 주어진 상황이 무엇을 부과하느냐에 따라 크게 달라진다.

④ 세 가지 리더 행동이 일치하는 정도에 의해 수행결과와 선수 만족이 영향을 받게 되는데, 일치도가 높을수록 수행과 만족 수준이 높아진다.

※ 다차원 스포츠 리더십 모형(Chelladurai, 1990) ※

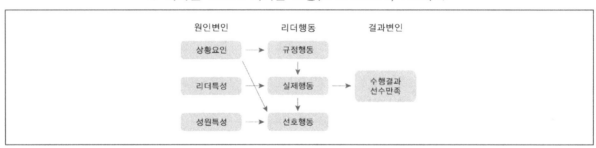

(2) 스포츠 리더십의 4가지 요인

① 리더의 특성
- ㉠ **훌륭한 리더가 갖고 있는 공통적인 특성** : 지능, 적극성, 자신감, 설득력, 융통성, 내적 동기, 성공성취 동기, 내적 통제, 높은 자의식, 낙관주의 등은 훌륭한 리더가 되기 위한 필요조건이 된다.
- ㉡ VICTORY 모형(성공한 스포츠 지도자들로부터 공통적인 특성을 찾아 경영자가 기업운영에 필요한 리더십 요건을 유추하려는 시도에서 제시된 것, 삼성경제연구원, 1997)
  - ⓐ **비전** : 지도자가 명확한 비전을 제시하여, 지도자와 선수가 목표를 공유하는 것
  - ⓑ **분석** : 지도자가 항상 분석하고 학습하며, 팀 구성원의 역할을 명확히 정의하는 것
  - ⓒ **배려** : 팀의 성취수준이 높아지도록 선수 개개인을 사려 깊게 배려해 주는 것
  - ⓓ **신뢰** : 리더십의 가장 근본이 되는 것으로 선수의 신뢰와 존경

ⓔ **직관력** : 축적된 경험을 바탕으로 상황을 정확하게 판단하는 지도자의 능력

ⓕ **결단력** : 주변을 의식하지 않고, 기로의 순간에 과감한 판단력으로 팀을 이끄는 추진력

ⓖ **승부욕** : 팀 구성원 사이의 이길 수 있다 또는 해낼 수 있다는 신념과 분위기

ⓒ 연습 때에는 비전, 분석, 배려 등의 요인으로 팀을 운영하다가, 실제 경기 상황에서는 직관력, 결단력, 승부욕 등의 요인으로 경기를 성공적으로 이끌어야 하며, 지도자와 선수 사이의 중앙에는 신뢰가 바탕을 이루고 있다.

ⓔ 이성적 측면과 감성적 측면에서 필요한 지도자의 자질을 구분하고 있어, 감성과 이성의 조화를 이룬 스포츠 지도자들의 상을 제시하고 있다.

❈ VICTORY 모형의 7가지 리더십 요인 ❈

② **리더십 스타일**

㉠ **권위적 스타일** : 승리에 관심을 두고, 명령을 내리는 스타일이며, 과제 지향적이다.

㉡ **민주적 스타일** : 선수 중심적이고, 참여적·협동적인 스타일이다. 실제로 대부분의 리더는 두 가지 리더십 특성을 모두 갖고 있으며, 가장 바람직한 리더십 스타일은 융통성이 있고, 과제와 선수를 모두 배려하는 스타일이다.

③ **상황 요인**

㉠ **당면 과제** : 시합 상황에서 코치는 상황의 변화에 따라 즉각적으로 판단을 내려야 하는 경우가 있는데, 이러한 상황에서는 민주적인 리더십보다는 권위적인 리더십이 더 효과적이다.

㉡ **스포츠 유형** : 팀 스포츠는 개인 스포츠와 비교할 때, 조정과 조직의 역할이 필요하므로, 리더의 지시적 행동이 더 많이 요구된다.

㉢ **팀 크기** : 팀 구성원이 많을 경우에는 시간과 조정의 문제 때문에, 참여적·민주적인 리더십 스타일을 사용하기 힘들다.

㉣ **시간 제약** : 시간이 부족한 경우에도 민주적 스타일보다는 권위적이며, 과제 지향적인 리더십 스타일이 효과적이다.

④ 성원의 특성
    ㉠ 성 : 남자 선수에 비해 여자 선수들이 민주적 스타일을 선호한다.
    ㉡ **기술수준, 대처능력, 팀 목표의식** : 기술 수준이 높은 선수, 불확실한 상황에 잘 대처하는 선수, 팀 목표 의식이 강한 선수들은 그렇지 못한 선수에 비해 관계 지향의 리더를 선호한다.

④ 강화와 처벌

(1) 강화와 처벌의 구분

① **강화** … 강화의 목적은 미래에 그 행동이 나타날 확률을 높이는 것이다. 어떤 행동을 반복하도록 동기를 불러일으키는 것이다.

② **처벌** … 행동의 빈도를 감소시키는 것이 목적이다. 어떤 행동을 못하도록 하는 것이다.

③ 강화와 처벌 모두 정적인 방법과 부적인 방법이 있을 수 있다.
    ㉠ **정적인 방법** : 어떤 자극을 부여하거나 전달하는 과정이 포함되어, 강화의 목적을 달성하는 것이다.
    ㉡ **부적인 방법** : 자극을 제거함으로써 처벌의 목적을 달성하는 것이다.

(2) 강화와 처벌의 조화

① 스포츠 지도자, 체육교사, 코치에게 강화와 처벌은 빼 놓을 수 없는 지도 방법이다.
    ㉠ **강화** : 바람직한 행동에 대한 보상을 해 줌으로써, 차후에 그 행동이 또 나올 수 있도록 격려를 해 주는 것이다.
    ㉡ **처벌** : 나쁜 행동이 추후에 나타나지 않도록 벌을 주는 것이다.
    ㉢ 따라서 강화는 긍정적인 측면을 갖고 있는 반면 처벌은 부정적인 속성을 갖고 있다.
        ⓐ 흔히 말하는 강화는 정적 강화를 의미하는 것으로, 바람직한 행동이 나타나면 칭찬을 해 줌으로써 동기를 유발시켜주는 역할을 한다.
        ⓑ 처벌은 선수나 학생에게 비판이나 벌을 줌으로써, 잘못된 행동을 못하도록 두려움을 유발시키게 된다.

② 대부분의 훌륭한 스포츠 지도자들은 이러한 긍정적인 방법과 부정적인 방법을 적절히 조화시켜 사용한다.
    ㉠ 우리 스포츠 현장을 보면, 칭찬과 격려보다는 비난과 신체적 처벌이 더 자주 목격된다.
    ㉡ 이러한 처벌의 일상화는 어린 선수들에게도 심각한 심리적 부담이 되고 있는 것으로 나타난다.

❺ 코칭 스타일과 코칭행동 평가

(1) 긍정적 강화의 방법

① 효과적인 강화물 찾기
- ㉠ 긍정적인 강화는 바람직한 동작을 또 하도록 격려하므로, 보상의 의미를 갖고 있다.
- ㉡ 사회형 강화물(표정, 신체 접촉, 개인 칭찬, 기술 칭찬)이 실제 스포츠 현장에서 가장 널리 사용되고 있지만, 각 선수에게 어떤 형태의 강화가 효과적인지 고려할 필요가 있다.

유형	사례
사회형	표정, 신체 접촉, 개인 칭찬, 기술 칭찬
활동형	자유 연습시간, 연습 게임, 코치 역할 대신하기, 시범 보이기
물질형	유니폼 제작, 트로피, 완장
특별 행사형	스포츠 영화감상, 시설 견학, 단체 회식, 시합 관람, 프로팀 연습훈련 참관

② 바람직한 행동 찾아 강화하기
- ㉠ 스포츠 지도자는 연습이나 시합 중에 바람직한 행동을 찾아서 칭찬과 격려를 해 주어야 한다. 일반적으로 스포츠 지도자들은 선수의 수행 과정보다는 결과에 너무 집착하는 경향이 있다. 하지만 시합의 결과는 선수가 통제하는 범위에 있지 않은 경우가 많으므로, 스포츠 지도자는 결과보다는 과정에 관심을 둘 필요가 있다.
- ㉡ 행동조성 또는 점진적 접근법
  - ⓐ 복잡한 동작을 배울 때에 동작을 여러 부분으로 나누어서 배우기도 하는데, 이 때 스포츠 지도자는 각 부분 동작을 바람직하게 수행했을 때 그 선수를 강화해 줄 수 있다.
  - ⓑ 선수는 전체 동작을 완벽하게 수행하기 훨씬 이전부터 부분 동작의 수행과 향상도에 따라 많은 격려와 강화를 받게 된다.
  - ⓒ 행동조성에서는 목표행동(스포츠 기술, 출석, 동료 간의 격려 등)에 점진적으로 가깝도록 수행을 하면, 이것에 대해 보상을 받게 된다.

③ 강화의 빈도와 시점
- ㉠ 강화의 빈도
  - ⓐ 초보자 : 강화를 자주 해 주어야 하는 것으로서, 기술을 처음 배우는 단계에서는 바람직한 행동이 일어날 때마다 매번 강화를 해주는 것이 좋다.
  - ⓑ 숙련자 : 강화의 빈도를 낮추어야 하는 것으로서, 점차 기술을 학습함에 따라 간헐적으로 강화를 해준다.

ⓛ 강화의 시점

   ⓐ 강화는 가능한 바람직한 반응이 나타난 직후에 해줄 때 그 효과가 커진다.
   ⓑ 특히 초보자의 경우 지도자가 동작 직후에 해준 한 마디의 칭찬 때문에 자신감을 얻기도 한다.
   ⓒ 만약 기회를 놓쳤더라도 추후에 반드시 그 행동에 대해 칭찬해 주는 것을 잊지 말아야 한다.

④ 결과지식 제공하기

   ㉠ 결과지식(Knowledge of Results) : 선수가 동작을 수행한 후에 지도자가 말해주는 정확성과 성공여부에 관한 정보를 결과지식이라고 한다.
   ㉡ 결과지식은 넓은 의미의 피드백에 해당되며, 그 기능은 다음과 같다.
   ⓐ 정보기능 : 지도자가 제공해 주는 결과지식을 이용해서 자신이 현재 어떻게 수행하고 있고 다음에 시도를 해야 하는지에 관한 아이디어를 주는 것을 말한다.
   ⓑ 강화기능 : 어떤 동작을 정확하게 수행했을 경우, 선수는 그 동작을 다음에 또 정확하게 수행하려고 노력하게 된다.
   ⓒ 동기유발 기능 : 결과지식을 얻는 것 자체가 더 열심히 노력하도록 동기를 불러일으킨다는 뜻이다.

(2) 코칭행동의 평가 체계(Coaching Behavior Assessment System, CBAS)

① 선수행동에 대한 반응 행동(선수나 팀의 어떤 행동에 대한 코치의 반응)

   ㉠ 긍정적 강화 : 선수가 바람직한 수행을 하거나 행동을 보였을 때, 코치가 보여주는 긍정적인 반응으로 선수의 행동을 강화하는 기능을 한다.
   ㉡ 무강화 : 선수가 바람직한 행동을 한 것을 보고도, 코치가 이에 대해 강화나 격려를 해주지 않는 경우를 말한다.
   ㉢ 실수 관련 격려 : 선수가 실수를 했을 때, 격려해 주는 것
   ㉣ 실수 관련 기술지도 : 실수한 선수에게 어떻게 그 동작을 정확하게 할 수 있는지 설명해 주거나 시범을 보여주는 것
   ㉤ 처벌 : 선수가 바람직하지 못한 행동(실수)을 했을 경우, 코치가 보여주는 부정적인 반응을 의미한다.
   ㉥ 처벌적 실수 관련 기술지도 : 코치가 실수 관련 기술지도를 처벌적이거나 적대적인 방식으로 한 경우
   ㉦ 실수무시 : 선수나 팀이 실수를 한 경우에 긍정적이건 부정적이건 코치가 아무런 반응을 보이지 않을 경우

② 자발 행동(코치에 의해서 개시된 행동으로 선수나 팀의 행동에 대한 반응이 아니라, 자발적으로 취해진 행동)

   ㉠ 일반적 기술지도 : 해당 종목과 관련된 기술과 전략에 관한 지도나 설명을 해주는 것
   ㉡ 일반적 격려 : 실수와 관계없이 미래 지향적으로 주어지는 격려를 의미한다.
   ㉢ 조직 : 타격 순서, 후보 선수, 포지션 등을 선수에게 재확인시켜 주는 것처럼 게임과 직접 관련이 없는 "행정적"인 행동을 말한다.
   ㉣ 일반적 의사소통 : 게임 상황이나 팀의 활동과는 관계없는 선수와의 상호작용을 하는 것을 의미한다.

❶ 공격성의 개념과 이론

(1) 공격행위의 종류

	해를 입힐 의도	해를 입힐 목적	분노
적대적 공격행위	있음	있음(해를 입힐 목적)	있음
수단적 공격행위	있음	있음(승리할 목적)	없음(고의적 반칙)
주장적 공격행위	없음	없음(합법적 행위)	없음(비상한 노력과 에너지)

(2) 공격성 이론

① **생물학적 본능 이론**(Lorenz) … 본능적으로 분출되어 나오는 공격 에너지가 공격행동을 일으킨다는 것이다. 이 이론에 의하면 스포츠는 공격 에너지를 사회가 인정하는 방법으로 분출하는 밸브 역할을 한다고 본다.

② **좌절-공격 가설**(Dollard)

  ㉠ 공격행위는 언제나 좌절의 결과로 일어나고 좌절은 언제나 공격행위를 초래한다고 가정, 목표를 추구하는 행위가 방해를 받을 때 경험하는 좌절이 공격 행동을 한다.

  ㉡ 이 때 공격행위가 성공하면 청정효과가 있고, 실패하면 보다 큰 좌절을 경험함으로써 공격 욕구를 증가시킨다는 것이다.

  ㉢ 그러나 좌절만이 반드시 공격의 원인이 될 수 있고, 좌절이 반드시 공격행위를 일으키는 것도 아니다. 예컨대 권태로움이나 고통도 공격행위를 일으킬 수 있고, 좌절한 사람이 공격행위를 하지 않고 냉담해지거나 포기하거나 우울증에 빠지는 경우도 있다.

  ㉣ 좌절-공격 가설은, 좌절이란 공격행위를 유발하는 여러 자극 중 하나이며, 공격행위 또한 좌절을 일으키는 여러 가지 반응 중 하나라는 것을 인정하고 좌절-공격 가설을 수정하였다.

  ㉤ 수정된 좌절-공격 가설에 의하면 좌절은 공격행위를 준비시킴으로써 공격행위가 일어날 가능성을 높인다. 그리고 공격행위는 좌절을 경험할 때 일어날 가능성이 가장 큰 지배적인 반응이다.

③ **사회학습 이론** … 공격행위를 환경 속에서 관찰과 강화에 의하여 학습한 것으로 설명, 즉 개인이 다른 사람의 공격행위를 관찰하면 이를 모방하는 경향이 있고, 더구나 그 행위가 벌을 받지 않고 보상을 받으면 공격행위는 강화되어 유사한 상황에서 공격행위를 할 가능성이 커진다는 것이다.

④ 단서촉발 이론
  ㉠ 공격행위는 내적인 욕구와 학습의 결과로 일어난다. 즉 목표를 성취하려는 행동이 방해받을 때 내적 욕구는 억압을 받으며 이로 인해 좌절을 느끼고 분노를 경험한다.
  ㉡ 그러나 분노는 곧바로 공격행위를 일으키는 것이 아니라 단지 공격행위를 준비시킨다. 분노가 공격행위를 일으키느냐 아니면 다른 행동으로 표출되느냐는 상황적 단서에 의해 좌우된다.
  ㉢ 상황적 단서가 공격적 행위를 연상시키면 좌절은 공격행위로 이어지고, 다른 행위를 연상시키면 그 행위가 일어난다는 것이다.

❷ 스포츠에서 공격성의 원인과 결과

(1) 종목의 특성
접촉 스포츠가 비접촉 스포츠 보다 공격성이 높다.

(2) 스코어 차이
① 팽팽한 접전이 아닐 때 선수들은 공격행위로 인한 벌칙을 최대한 피하려 하는 경향이 있다.

② 점수 차이가 많이 날 때는 승리한 팀보다는 진 팀이 승리에 대한 좌절감으로 공격행위를 많이 하는 경향이 있다.

(3) 초청경기와 방문경기
방문을 할 때 선수들은 상대방뿐 아니라 관중과도 싸워야 하기 때문에 더 민감하게 반응하는 것이다.

(4) 팀의 순위
하위 리그로 떨어질 위기에 있는 팀들이 공격행위를 더 많이 하는 경향이 있다.

(5) 경기의 시점
시합의 초반보다는 후반에 공격성이 높아진다.

(6) 경력과 경기수준
경력이 많고 경기수준이 많을수록 난폭한 공격행동을 더 많이 한다.

① 공격적 행동이 스포츠에 참여하는 동안 사회화 과정을 통하여 학습된 것이라는 해석

② 적자생존처럼 공격적인 성향이 많은 사람만이 스포츠 경쟁에 살아남을 수 있다는 해석(Silva의 선수성격 피라미드)

05 운동심리학

01 《 운동의 심리적 효과

❶ 운동심리학

(1) 운동심리학의 개요

스포츠심리학은 경쟁적 스포츠를 대상으로 수행향상과 개인 성장에 초점을 맞추지만 운동심리학은 규칙적으로 실천하는 운동에 관심을 둔다는 차이가 있다. 운동심리학 분야에서 자주 사용하는 용어는 신체 활동, 운동, 체력, 건강 등이다.

(2) 운동의 효과

① 규칙적으로 운동을 하면 인체의 거의 모든 계통에 좋은 혜택이 주어진다. 골밀도의 발달, 근력과 근지구력의 향상, 심박출량의 증가, 폐확산 효율성 증대, 고밀도 콜레스테롤(HDL) 증가, 지방량 감소 등은 널리 알려진 효과의 일부에 지나지 않는다.

② 운동이 건강과 체력 증진에 어떤 도움을 주는가는 운동생리학과 스포츠의학 분야에서 이루어진 수많은 연구에 의해 입증되었다.

③ 운동이 건강에 주는 혜택은 '상관관계' 수준이 아니라 '인과관계' 수준에 근접해 있다는 연구 보고서가 미국의 보건총감에 의해 발표되었다.

④ 한편 유산소 운동과 근력운동의 효과를 비교할 필요도 있다. 대체로 유산소 운동은 근력운동에 비해 체성분, 심혈관계에 상대적으로 좋은 효과가 있다. 근력운동은 신체의 전반적 기능과 기초대사 측면에서 유산소 운동보다 우월하다. 하지만 당뇨병과 관계가 있는 글루코스 대사의 여러 지표에서는 두 운동방법의 효과가 비슷한 것으로 알려져 있다.

(3) 토마토 효과

① 토마토 효과란 어떤 요법이 효과가 있음에도 불구하고 사람들이 외면하는 현상을 말한다.

② 토마토는 유럽에서 이미 1500년대 식품으로 이용되었지만 북미에서는 많이 먹으면 죽는다는 믿음 때문에 1800년대까지 금기 식품이었다.

③ 토마토의 뛰어난 영양 가치에도 불구하고 특별한 이유 없이 외면당한 현상에서 나온 용어이다. 운동도 그 효과가 뛰어남에도 불구하고 실천하는 사람이 많지 않은 것이 사실이다. 운동 실천율이 낮은 것도 토마토 효과로 설명할 수 있을 것이다.

(4) 주요 개념

① **일회성 운동** … 5km 달리기처럼 비교적 짧은 시간 동안 한 번하는 운동을 의미한다.

② **장기간 운동** … 몇 주간 또는 몇 개월에 걸쳐 지속하는 규칙적인 운동으로 운동형태, 강도, 지속시간, 주당 빈도로 정의한다.

③ **체력** … 생활 속에서 현존하거나 잠재하는 신체적인 일을 성공적으로 수행할 수 있는 능력으로 신체활동을 수행하는데 필요한 여러 요인으로 구성된다.

④ **건강 관련 체력** … 심폐지구력, 근력, 근지구력, 유연성, 체성분으로 구성된다. 일상생활과 업무, 그리고 여가활동을 활력 있게 수행하고 예상하지 않은 위험으로부터 안전을 확보하는데 필요한 체력이다.

⑤ **운동 관련 체력** … 운동기능을 잘 수행하는데 요구되는 체력으로 민첩성, 평형성, 협응력, 스피드, 순발력, 반응시간 요인이 포함된다.

⑥ **유산소 체력** … 심폐 체력을 의미하는 것으로 심폐계에서 산소를 운반해서 사용하는 최대 능력을 말한다.

⑦ **지속실천** … 정해진 계획대로 행동을 충실히 이행하는 것을 말한다. 운동심리학에서 운동지속실천은 출석 또는 일정 기준의 출석율로 정의한다.

⑧ **최대심박수** … 이론적으로 가장 높게 오를 수 있는 심박수를 220으로 가정하고 자신의 나이를 빼면 자신의 최대심박수가 된다.(최대심박수 = 220 − 나이). 예컨대 20세 남자라면 최대 심박수는 200이다.

⑨ **최대산소섭취량** … 심폐지구력 수준을 추정하는 지표로서 운동의 부하가 증가함에도 불구하고 산소소비량이 더 이상 증가하지 않는 시점을 말한다. 따라서 최대산소섭취량의 50% 강도는 자신의 최대 심폐지구력의 50% 사용하는 강도(중간 강도)를 의미한다.

❷ 운동의 심리 · 생리적 효과

(1) 운동의 효과

① 지금까지 우울증에 대한 치료는 약물요법이 주를 이루었다. '해피 메이커'라 불리는 약물은 세로토닌의 농도를 높여주는 역할을 한다. 하지만 약물요법은 의사의 처방을 잘 따르지 않고 중도에 포기한다는 문제가 있다. 또 졸림, 체중 증가와 같은 부작용도 있다.

② 운동이 우울증에 효과가 있을 것이라는 믿음이 구체적인 연구로 이어진 것은 WilIiam P. Morgan의 노력에서 출발한다. Morgan(1969, 1970)은 우울증 환자의 체력 수준이 비교군에 비해 낮다는 사실을 밝혀냄으로서 운동이 정신건강에 중요하다는 사실을 제시하였다. 구체적으로 Morgan은 달리기를 효과가 뛰어난 약에 비유를 했다.

③ 운동이 우울증을 비롯한 정신건강에 도움이 된다는 사실은 1990년대 권위 있는 기관에서 이루어진 심포지엄과 보고서에 잘 드러나 있다. 1992년에는 운동과 건강에 관한 국제적 합의문을 작성하기 위한 심포지엄이 개최되어 운동이 우울증을 낮추는 데 효과가 있다는 결론을 제시하였다.

(2) 운동훈련 연구의 결과

① 우울증 환자를 대상으로 운동훈련을 시킨 연구에서 밝혀진 결과는 조사연구, 메타분석의 결과와 유사하다. 운동은 우울증 환자의 우울증을 개선하는데 매우 효과적이라는 것이다. 유산소 운동과 무산소 운동을 적용한 연구가 많으며 심리요법이나 약물요법과 비교실험을 한 연구도 있다.

② **유산소 운동과 웨이트트레이닝 비교** … 우울증 진단을 받은 여성을 대상으로 유산소 운동과 웨이트트레이닝의 효과를 비교한 결과 두 운동 모두 우울증 감소에 효과가 있었다. 40명의 환자는 달리기와 웨이트트레이닝 집단에 할당되어 8주간 운동을 하였다. 두 운동 집단 모두 대기환자에 비해 우울증 감소 효과가 있었다. 운동 방법에 따른 차이는 발견되지 않았다.

③ **운동과 심리요법 비교** … 달리기, 심리요법, 달리기와 심리요법 병행 조건에서 10주간 실험을 한 결과 세 집단 모두 우울증이 크게 낮아졌다. 집단 간 차이는 없는 것으로 나타나 운동의 우울증 개선 효과는 심리요법의 효과와 유사한 수준임이 밝혀졌다.

④ **운동과 약물 비교** … Babyak 등(2000)은 운동, 우울증 약, 운동과 약의 병행 효과를 비교한 실험을 하였다. 약물이 초기 효과가 가장 좋았다. 하지만 실험 후반에는 운동의 효과와 약물의 효과가 비슷해졌다. 특히 실험 6개월이 지난 후에는 운동을 했던 환자가 약물 투여를 받은 환자에 비해 우울증 완치 비율이 더 높고, 우울증 재발 비율은 낮은 것으로 밝혀졌다.

⑤ **결론** … 종합해 보면 우울증 환자에게 운동훈련을 시키면 우울증이 개선된다. 웨이트트레이닝과 유산소 운동 모두 유사한 효과가 있다. 운동훈련은 심리요법의 효과와 유사한 수준이다. 약물은 투약 초기에 우울증 개선의 효과가 뛰어나다. 하지만 장기적으로 우울증 회복을 기대한다면 운동이 약물보다 더 좋은 대안이 될 수 있다.

(3) 운동의 불안 감소 효과

① 유산소 운동

ㄱ Petruzzello 등의 메타분석에서 가장 핵심적인 결과는 운동은 불안을 감소시키는 효과가 있으며, 그 효과는 유산소 운동에만 해당한다는 사실이다. 유산소 운동으로 걷기, 달리기, 수영, 자전거타기, 에어로빅 등이 가능한데 이들 종목의 불안 감소 효과는 서로 유사한 것으로 밝혀졌다.

ㄴ 일회성 운동을 하면 상태불안의 감소 효과가 나타났고, 장기간의 운동 후에는 특성불안의 감소 효과가 있었다. 장기간 운동의 특성불안 감소의 효과크기는 0.34, 유산소 운동은 0.36으로 나타났다. 운동의 특성불안 감소 효과는 작거나 중간 정도라고 볼 수 있다.

ㄷ 불안의 측정 방법이 무엇인가에 관계없이 불안 감소 효과가 발견되었다. 즉 질문지를 사용한 연구뿐만 아니라 EMG, 심박수, 혈압, EEG 등 생리적 지표를 사용한 연구에서도 불안 감소 효과가 나타났다는 결론이 내려졌다.

② 무산소 운동

ㄱ 유산소 운동이 불안 해소에 도움이 되는 것과는 달리 무산소 운동이나 저항 운동(웨이트트레이닝)은 불안을 약간 높인다는 결론이 내려졌다. 운동이 우울증을 개선하고 불안을 낮추는데 도움이 된다는 결론에 비교하면 특이한 결과라 할 수 있다.

ㄴ 구체적으로 무산소 운동의 특성불안 감소의 효과크기는 −0.16이었다. 무산소 운동이 불안 감소에 도움이 되지 않는다는 사실은 다른 연구자들에 의해서도 발견되었다. 특히 고강도 무산소 운동은 불안을 낮추는데 도움이 안된다는 결과가 지배적이며, 저강도일 때에는 불안 감소 효과가 지연되는 현상이 발견되기도 하였다.

ㄷ 즉 웨이트트레이닝과 같은 무산소 운동은 불안 문제에 대한 좋은 대안이 아닐 가능성이 높다. 특히 고강도 운동은 피하는 것이 좋겠다. 저강도일 때에도 불안 감소 효과가 즉시 나타나지 않고 상당 시간 지연된다는 사실도 지금까지의 연구 결과에서 얻을 수 있는 중요한 정보이다.

(4) 일회성 운동의 효과

① 상태불안 감소 효과가 얼마나 오래 지속되는가도 어느 정도 밝혀졌다. 대체로 일회성 운동에 따른 불안 감소는 2시간~4시간 정도 지속된다. 즉 일회성 운동은 일시적으로 불안을 낮추며 일정 시간이 지나면 불안이 운동 이전의 수준으로 높아진다는 것이다.

② 이러한 일회성 운동의 일시적 불안 감소 효과는 생리적 측면에서도 관찰할 수 있다. 여러 연구에서 일회성 운동 후에는 운동 전에 비해 혈압이 낮아지는 현상이 발견되었다. 혈압 감소가 불안 감소와 밀접한 관련이 있을 것이라는 추정이 가능하다.

③ 다른 요법과의 비교 … 운동의 불안 감소 효과를 명상, 약물요법, 편안한 휴식 등과 비교할 때 효과가 비슷한 수준이거나 장점이 많은 것으로 나타났다. Bahrke와 Morgan(1978)은 트레드밀 운동, 명상, 잡지 읽기의 조건이 상태불안에 미치는 효과를 분석하였다. 세 조건 모두 상태불안을 낮추는데 효과가 있었다. 운동이 명상이나 독서만큼 불안 감소에 도움이 된다는 것이다. 또 운동(15분간 최대심박수의 67% 강도)은 EMG로 측정한 근 긴장을 낮추는 효과가 약물이나 위약 조건보다 뛰어나다는 연구도 있다.

(5) 운동과 스트레스

① 스트레스를 받으면 신체적 증상(근 긴장, 두통, 속의 거북함), 생리적 증상(심박수 증가, 혈압 증가, 발한, 입 마름), 행동적 증상(공격성, 과잉행동, 회피)을 보인다. 이런 증상들은 스트레스를 받을 때 느끼는 정서(두려움, 불안, 화, 절망감)와 함께 또는 독립적으로 나타난다.

② 운동심리학 분야에서는 스트레스를 과제의 달성이 중요한 의미를 갖고 있는 상황에서 달성해야 할 목표와 반응 능력 사이의 불균형으로 정의한다. 목표와 능력 사이의 격차를 어떻게 해석하는가가 스트레스의 핵심이라는 뜻이다.

③ 생활에서 중대한 문제가 스트레스를 야기하지만 사소한 일들도 스트레스를 일으킬 수 있다. 스트레스는 대체로 부정적인 것으로 받아들여지지만, 일부 스트레스는 지루함을 극복하고 성공의 기회를 제공하는 긍정적 역할을 하기도 한다.

④ 운동과 스트레스를 다룬 다수의 연구에서 대체로 운동을 꾸준히 하는 사람일수록 스트레스 증상을 덜 느끼는 것으로 밝혀졌다. 유산소 운동을 약 30분 하는 것이 스트레스 감소에 가장 효과가 좋다. 또 2~3개월 꾸준히 하면 스트레스를 낮추는 효과가 있다.

⑤ 운동과 스트레스에 관한 가장 포괄적인 연구는 Crew와 Landers의 메타분석이다. 이들은 체력 수준과 스트레스 반응성을 연구한 25편의 논문을 대상으로 하였다. 연구에서 사용된 스트레스 요인은 시간 제약 상황에서 인지과제 풀기, 전기 충격, 소음 등이었다. 메타분석의 핵심 결과는 유산소 체력이 강한 사람은 약한 사람에 비해 스트레스 반응성이 낮다는 사실이다(효과 크기 0.48). 이 정도의 효과는 표준편차의 절반에 해당하며 중간 정도의 효과라고 할 수 있다. 심박수, 혈압, 피부 반응, 호르몬 변화, EMG, 자기보고 등의 지표로 스트레스를 측정했을 때 효과 크기는 0.15(호르몬 변화)에서 0.87(근긴장)까지로 나타났다. 종합하면 운동으로 유산소 체력이 강한 사람은 약한 사람에 비해 스트레스에 대한 반응이 낮으며, 스트레스 원이 사라지면 정상 상태로 회복이 빠르다는 것이다.

⑥ 운동이 스트레스에 대한 반응성을 낮추고 회복력을 높이는 이유는 교감신경계의 적응, 자기 효능감 향상, 체력의 향상 측면에서 설명이 가능하다(Carron). 첫째, 운동을 규칙적으로 하는 것은 스트레스에 반복적으로 노출되는 것과 마찬가지이며, 반복 운동은 교감신경계의 적응을 유발한다는 것이다. 둘째, 운동 목표를 성공적으로 달성하면 삶의 일부를 통제할 수 있다는 자신감(자기 효능감)이 좋아진다. 이러한 자신감은 삶의 다른 측면에도 파급효과가 있으며 스트레스 극복에 도움을 준다. 마지막으로 운동의 스트레스 감소 효과는 향상된 체력 때문이라는 설명이다.

⑦ 체력이 좋아지면 스트레스 요인을 극복할 수 있다는 믿음이 높아져 스트레스를 보다 효율적으로 관리한다는 것이다.

⑧ 유스트레스와 디스트레스

㉠ Selye(1975)는 스트레스를 유스트레스(eustress)와 디스트레스(distress)로 구분한다. 유스트레스는 긍정적 스트레스로 익사이팅한 체험과 도전감을 주는 활동을 할 때 경험한다.

㉡ 디스트레스는 부정적인 스트레스로 스트레스가 아주 없거나 지나치게 많을 때에 발생한다.

㉢ 일상생활에서 스트레스라고 말하는 것은 디스트레스를 의미하는 것이다.

㉣ 유스트레스는 생활의 활력소가 되며 성취 활동의 에너지가 될 수 있다.

㉤ 스트레스 지각에는 개인차가 크기 때문에 암벽등반과 같은 모험 활동은 사람에 따라 유스트레스가 되기도 하고 디스트레스가 될 수도 있다.

(6) 운동과 정서의 관계

① 운동 전후의 정서 변화

㉠ 운동과 정서의 관계에 관한 초창기의 연구는 POMS를 사용하였다. 대체로 운동을 하면 긍정적 기분상태가 높아지고, 부정적 기분상태는 감소하는 경향이 발견된다. POMS를 사용한 연구를 종합한 리뷰에서도 운동과 활력 사이에는 긍정적인 관계, 운동과 긴장, 분노, 혼동, 피로 요인 사이에는 부정적인 관계가 있다는 결론이 내려졌다. 이러한 결론은 Morgan이 제안한 빙산형 프로파일과도 유사성이 높다.

㉡ 운동을 한 후에 에너지가 생겨나는 느낌(원기회복, 활력감)을 체험했다는 것을 입증한 연구가 많다. 운동 그 자체는 에너지를 소모하는 것임에도 불구하고 운동이 끝나면 오히려 에너지가 생겨나는 느낌이 든다는 것이다. Lox 등은 이러한 현상에 대해 운동의 "역설적 효과"라는 표현을 사용하였다.

㉢ 피곤이 느껴지는 오후에 소파에서 쉬기보다는 운동을 하고 나면 운동 전과 비교해서 활력의 느낌이 크게 달라지는 것을 체험할 수 있다. 짧게는 10분~120분 간의 걷기가 에너지 수준을 높이고 긴장을 감소하는 효과가 있다.

㉣ 운동 강도가 긍정적인 정서 체험에 어떤 영향을 주는가를 알아본 연구에 따르면 대체로 중간 강도의 운동은 긍정적 정서를 높이는 효과가 있다. 중간 강도의 운동은 부정적 정서에는 영향을 주지 않거나 감소시키는 경향을 보인다.

㉤ 운동 전, 중, 후의 정서 변화를 2차원 원형모형으로 알아본 연구에서도 운동 전에 비하여 운동 후에 에너지 각성이 높아지고 긴장 각성은 낮아졌다.

② 운동 중의 정서 변화

㉠ 운동이 끝나면 활력수준이 높아지고 긍정적 정서를 체험한다는 것은 여러 연구에서 나온 공통적인 결과이다. 운동 중에 체험하는 정서가 어떤 것인가에 대해서도 최근에 관심을 기울이기 시작했다. 운동 중에 긍정적인 정서를 체험한다면 운동을 규칙적으로 실천하는데 도움이 되겠지만 부정적 정서를 체험한다면 중도 포기의 가능성도 예상해 볼 수 있다.

㉡ 단일 문항 또는 간편한 형식으로 제작된 도구가 개발되면서 운동 중의 감정을 반복 측정하는 것도 가능해졌다. 특히 운동 강도를 달리했을 때 운동 중에 어떤 느낌을 체험하는가도 밝혀지고 있다. 대체로 운동 강도가 높아지면 긍정적 정서의 체험이 줄어든다는 결과가 많다.

㉢ 운동 강도가 높으면 운동 중의 정서가 나빠지며, 회복 시점이 지난 후에는 다시 좋아지는 현상을 시각적으로 제시한 연구가 있다. 2차원 원형모형을 사용했으며, 단일 문항인 감정척도로 정서를 측정하였다. 운동 강도가 높아져 환기 역치가 발생한 시점부터 정서가 부정적인 방향으로 바뀌기 시작함을 알 수 있다. 하지만 회복 시점을 거치면서 다시 개선되어 운동 후에는 운동 이전의 상태로 완전히 되돌아 왔다.

㉣ 종합하면 운동 강도가 높아짐에 따라 운동 중의 정서는 부정적으로 변하는 것을 알 수 있다. 중간 강도의 운동이 가장 효과가 좋다. 중간 강도의 운동과 고강도 운동은 운동 '후'의 감정 상태는 유사할지 모르지만 운동 '중'에는 큰 차이가 생길 수 있다. 운동 후에 좋은 기분이 들더라도 운동 중에 느꼈던 나쁜 기분은 운동 동기 측면에서 나쁜 영향을 줄 수 있다. 트레이너가 고객의 운동 지속 실천을 목적으로 한다면 운동 강도에 따라 운동 중의 감정이 달라질 수 있다는 사실에 신경을 써야 할 것이다.

③ 특별한 현상

㉠ 빙산형 프로파일 : Morgan은 엘리트 선수의 심리 프로파일을 설명하면서 POMS의 긍정적 요인은 일반인 평균보다 높으며, 부정적인 요인은 평균 이하라는 정신건강 모형을 제시하였다. 활력이 평균(T점수로 50)보다 높고 나머지 긴장, 우울, 분노, 피로, 혼동 등 부정적 기분은 평균 이하에 위치한다. 점 5개를 선으로 연결하면 빙산과 닮은 모습을 띠기 때문에 방산형 프로파일이라고 부른다. 운동선수의 심리 상태가 건강함을 나타내는 지표이다. 선수의 훈련 기간이 길어지고 훈련 강도가 높아지면 빙산형 프로파일은 모습이 바뀐다. 과도한 훈련으로 인하여 활력 점수가 줄고 나머지 5개의 부정적 기분이 상승하게 된다. 꼭대기가 편평해지거나 심하면 역 빙산형 프로파일이 될 수도 있다.

㉡ 런너스 하이 : 운동 중에 예상치 않게 체험하는 행복감, 편안함, 완벽한 리듬감, 저절로 되는 듯한 느낌, 시간과 공간 감각의 초월, 희열감과 같은 아주 독특한 느낌을 런너스 하이(runner's high)라 부른다. Sachs(1984)는 런너스 하이란 달리기를 하는 동안에 겪는 행복감으로 웰빙의 느낌이 높아지고, 자연에 대한 감상이 높아지며, 시간과 공간감각의 초월 현상을 체험하는 것으로 정의했다. 런너스 하이는 매우 긍정적인 심리상태로 이 순간에는 행복감, 이완감, 저절로 되는듯한 느낌이 든다. 개념적으로 최고수행(peak performance), 몰입(flow)과도 관련성이 높다. 달리기를 즐기는 사람들이 자주 체험하기 때문에 런너스 하이라고 부르지만 다른 운동에서도 느낄 수 있는 현상이다. 런너스 하이 현상이 언제 일어날 것인가를 예상하기는 어렵지만 도움이 되는 조건이 있다. 주변에 방해요인이 적어야 하고, 습도가 낮고 날씨가 쾌적해야 하며, 최소 30분 정도 편안하게 달리기를 하는 것이 그것이다. 런너스 하이는 기분 좋은 체험이기 때문에 운동의 내적 동기를 높이는 역할을 한다고 볼 수 있다.

(7) 운동 중독

① **정의**… 운동 중독이란 통제하기 어려울 정도의 과도한 운동을 하는 것으로 운동의 욕구가 충족되지 않았을 때 신체적, 심리적 금단증상이 나타나는 것을 말한다.

　㉠ 운동 실천자의 약 9%가 운동 중독에 빠져 있다는 보고가 있다. 또 운동 실천자의 40% 정도는 운동 중독은 아니지만 증상을 경험했으며, 41%는 아무런 증상이 나타나지 않았다.

　㉡ 유사 용어로 운동 의존, 과도한 운동, 강박적 운동, 부정적 운동, 의무적 운동 등이 있다. 운동 중독이 약물이나 마약 중독처럼 부정적인 것인가에 관해서는 아직도 논란이 해결되지 않았다. 일부 학자는 운동 중독은 피해보다는 건강증진, 기분과 불안 개선 등 건강상 혜택이 많기 때문에 긍정적 중독의 대표적 사례로 봐야 한다고 주장한다.

　㉢ 반면 운동 중독은 부상과 사회적, 직업적 문제를 야기시키므로 부정적 중독이라고 보기도 한다. 운동 중독의 정의는 정신장애 진단 및 통계 매뉴얼(DSM-IV)의 약물 중독의 기준을 받아들이고 있다. 구체적으로 7가지 중독 항목 중에서 3개 이상에 해당되면 중독으로 판정한다.

　㉣ 운동 중독을 일차와 이차로 구분하기도 한다. 일차 운동 중독은 운동 그 자체에 중독되는 것을 말한다. 이차 운동 중독은 체성분 조절을 목적으로 운동을 강제적으로 하는 것이다. 일차 운동 중독에서는 운동에 지나치게 몰두한 결과 체성분이 변화되고 다이어트 습관이 달라진다. 반면 이차 운동 중독은 체성분 변화와 다이어트가 주 목적이고 운동은 수단으로 이용된다는 차이가 있다.

② **운동 중독의 기준**

항목	내용
내성	원하는 효과를 달성하기 위해 운동량을 높이려 한다. 동일한 운동량으로 계속 운동을 하면 운동 효과가 줄어든다.
금단 증상	운동을 못하면 불안, 피로 등 금단증상이 생긴다. 운동을 하면 금단증상이 해소된다.
의도 효과	의도한 것 이상으로 운동을 오래한다.
통제 상실	운동을 줄이려고 계속 노력하지만 안 된다.
시간 효과	운동에 지나치게 많은 시간을 소비한다.
다른 활동 감소	운동 때문에 다른 일(사회생활, 가족, 직장 일)을 포기한다.
지속	신체적, 심리적 문제(부상 등)를 알고도 운동을 계속한다.

③ **증상**… 운동 중독의 중요한 특징 중의 하나는 금단증상이다. 운동 금단증상은 운동박탈감이라고도 하는데 운동을 하지 못하는 기간에 체험하는 심리적, 생리적 증상을 의미한다.

　㉠ 계획했던 운동을 못하게 되면 죄책감, 우울, 짜증, 초조, 긴장, 스트레스, 불안, 활력감 저하 등의 정서 체험을 하는데 운동 중독자가 비중독자에 비해 그 증상이 심하다. 운동 중독자가 경험하는 증상은 정서적, 인지적, 신체적 측면으로 구분한다.

ⓒ 매일 달리기를 하는 사람들을 대상으로 화, 수, 목요일에 운동을 중단시킨 실험 결과는 운동박탈이 정서에 어떤 영향을 주는지 잘 보여준다. 이 연구에서 운동을 못한 날에는 기분이 나빠지고 상태불안이 높아졌다. 운동을 다시 한 금요일에는 기분과 상태불안이 개선되는 효과가 나타났다. 운동의 박탈이 기분을 부정적으로 바꾼다는 결론이 가능하다.

③ 신체 활동의 심리 측정

(1) 신체 활동의 측정

신체 활동을 정확하게 측정하는 일은 여러 측면에서 중요한 의미가 있다. 우선 운동가이드라인 이상으로 운동을 실천하는 인구가 얼마나 되는가를 알기 위해서는 측정이 선행되어야 한다. 또 건강과 체력 증진에 가장 효과적인 운동량을 알아내기 위해서는 운동의 측정은 필수 요건이다. 나아가 운동 중재기법을 적용한 후에 운동실천에 어떤 변화가 나타나는가를 알아내기 위해서는 측정이 중요한 이슈가 된다.

운동은 운동 형태(type), 운동 빈도(frequency), 운동 강도(intensity), 운동 지속시간(duration)이라는 네 요소로 설명한다. 운동 형태를 제외한 나머지 세 요소를 줄여서 FIT라고 부르기도 하는데 F는 빈도(frequency), I는 강도(intensity), T는 지속시간(duration = time)을 의미한다.

① **운동 형태** … 운동할 때 주로 사용되는 생리적 시스템에 따라 형태를 구분한다. 달리기, 수영과 같은 유산소 운동과 웨이트트레이닝과 같은 무산소 운동으로 구분한다.

② **운동 빈도** … 일정 기간 운동을 몇 번이나 하는가를 나타낸다. 특별한 정의가 없으면 1주일에 몇 회 운동하는가를 말한다.

③ **운동 강도** … 휴식 상태와 비교해서 운동을 할 때 인체의 생리적 시스템에 얼마나 과부하가 초래되는가를 의미한다. 최대심박수의 몇 %인가와 같은 상대 강도로 표시하거나 대사동등가(MET)와 같은 절대 강도로 나타낼 수 있다.

④ **운동 시간** … 운동이 시간적으로 얼마나 지속하는가를 나타내는데 특별한 정의가 없으면 분 단위로 표시한다.

(2) 신체 활동 강도 분류

① **절대 강도(MET)** … 1MET는 휴식 상태에서 소비되는 산소소비량이다. 구체적으로 1MET는 산소 3.5ml /kg/min으로 나타낸다. 휴식 상태에 비해 두 배의 에너지를 소비하는 활동이라면 2MET로 표시한다. 3MET는 휴식시의 에너지 소비량에 비해 3배를 소비하는 강도를 말한다. MET는 운동 강도를 나타내는 개념일 뿐 지속시간이나 빈도와는 관계가 없다.

② **상대 강도(최대산소섭취량, 최대심박수)** … 개인이 실제로 느끼는 강도를 말하면 최대산소섭취량과 최대심박수는 연령이나 체력 수준에 따라 차이가 있기 때문에 이를 기준으로 몇 % 강도인가를 표시하는 방법이다.

③ **질문지** … 측정에 따른 비용이 저렴하고 응답자에 주는 부담이 낮아 가장 널리 사용되는 방법이다.

④ **주관적 운동 강도 척도(RPE)** … 운동 강도를 주관적으로 어떻게 인식하는가를 측정하는 도구로 주관적 운동 강도 척도(RPE : Rating of Perceived Exertion Scale)가 있다(Borg, 1998). 주관적 운동강도(Perceived exertion)는 "운동 중에 몸으로부터 전해오는 감각을 찾아서 해석하는 것"으로 정의된다. 주관적 운동 강도 척도는 운동 강도의 기록과 처방 목적으로 사용할 수 있다. 이 척도는 건강한 남자의 심박수 범위인 분당 60회에서 200회와 대응하도록 만들어졌다. 측척도에 제시된 6부터 20까지의 숫자에서 자신의 운동 강도에 맞는 척도를 하나 선택한 다음 10을 곱하면 심박수를 추정할 수 있다는 이론에 근거하고 있다. 예컨대 달리기를 하면서 운동 강도를 척도의 16으로 결정을 했다면 분당 심박수를 160으로 예상할 수 있다. 통제가 잘된 실험실에서 이루어지는 점증부하 운동 상황이 아닐 경우, 척도의 수치에 10을 곱한 다음 20에서 30을 더해야 심박수와 일치한다(Buckworth와 Dishman, 2002). 척도의 강도 형용사를 참고해서 수치를 선택한다. RPE는 장시간 지속하는 유산소 운동의 강도를 측정하는데 적합하다. Borg(1970)가 개발한 것이 가장 일반적인 형태로 알려져 있다. 대체로 RPE가 10 미만이면 아주 가벼운 운동, 10 ~ 11은 가벼운 운동, 12 ~ 13은 중간 강도 운동, 14 ~ 16은 힘든 운동, 17 ~ 19는 고강도 운동, 20은 최대 운동으로 분류한다.

⑤ **일지기록** … 하루에 어떤 운동을 얼마나 했는지를 일지형식으로 기록하는 방법이다.

⑥ **가속도계** … 인체의 움직임을 감지하는 가속도계라는 전자장비를 착용하고 일상에서 일어나는 신체 활동을 측정하는 방법이다.

⑦ **심박수계** … 심박수는 운동의 강도를 알 수 있는 직접적인 지표라 할 수 있다. 심박수계는 신체 활동을 측정하는 장비로 비교적 오래 전부터 사용되어 왔다.

⑧ **보수계** … 만보계라고 불리는 보수계는 운동량을 객관적으로 측정하는 도구이다.

⑨ **행동관찰** … 신체 활동을 직접 관찰하고 기록하는 방법은 시간과 노력이 많이 든다는 단점이 있지만 다른 방법이 제공하지 못하는 것을 제공할 수 있다는 많은 장점이 있다.

⑩ **간접 열량측정** … 섭취한 산소와 배출한 이산화탄소를 측정하여 에너지 소비량을 추정하는 방법이다.

⑪ **동위원소법** … 생화학적인 방법으로 에너지 소비량을 추정하는 방법이다. 수소와 산소 동위원소를 섭취한 다음 1 ~ 2주 후에 수소와 산소 동위원소의 차이를 분석한다.

① 합리적 행동 이론과 계획 행동 이론

(1) 합리적 행동 이론

합리적 행동 이론은 원래 투표 참가를 설명하기 위한 목적으로 개발된 것으로 개인의 의사결정 측면에서 행동을 예측하는 이론이다.

① 우선 투표 참가는 개인의 의도와 직접적으로 관련이 있다. 이 의도는 태도와 주관적 규범에 의해 형성된다. 태도란 어떤 행동의 실천에 대해 개인이 갖고 있는 긍정적 또는 부정적 생각을 말한다. 행동을 실천했을 때 어떤 결과가 나올 것인가에 대한 생각, 그리고 결과의 좋고 나쁨에 대한 평가가 태도에 영향을 준다. 투표 참가가 의미 있는 일이라고 생각하면 투표 참가에 긍정적 태도를 갖고 있는 것이다.

② 다음으로 주관적 규범이 의도에 영향을 준다. 주관적 규범이란 어떤 행동을 하는데 사회적 압력을 얼마나 받는가를 의미한다. 주로 타인의 기대에 대해 어떻게 생각하는지, 그리고 타인의 기대에 부응하려는 동기가 얼마나 되는가에 의해 주관적 규범이 영향을 받는다. 가족이나 직장동료의 투표 참가를 의식할수록 주관적 규범이 높아지는 것이다. 주관적 규범이 높아지면 의도도 높아진다고 본다.

③ 합리적 행동 이론은 행동을 예측하는 단 하나의 변인이 개인의 의도라고 본다. 의도대로 행동이 이루어진다면 이 이론의 설명력이 매우 높을 것이다. 하지만 운동을 하겠다는 의도는 있지만 실제로 운동을 실천하지 않는 사람이 많다. 의도는 투표 참가처럼 단기간에 끝나는 일회성 행동을 예측하기에는 좋은 변수이다. 그러나 20분에서 몇 시간 정도 지속해야 하고 또 몇 개월 이상 꾸준하게 실천해야 하는 운동을 설명하기에는 어려움이 있다. 그럼에도 불구하고 이 이론이 운동 실천에 주는 시사점을 고려할 필요가 있다.

   ㉠ 운동 실천의 측면에서 의도는 희망 사항에 불과할 가능성이 높다. 의도는 행동을 취하기까지 남은 시간이 짧을 때 예측력이 크다. 오랜 시간이 지난 후에 일어나는 행동이나 반복적인 행동에는 중요한 역할을 하지 못한다.

   ㉡ 의도의 강도를 높이면 운동 실천의 예측력도 높아진다. 의도의 강도를 높이기 위해서는 운동 실천에 대한 긍정적 태도를 갖는 것이 중요하다. 운동이 주는 다양한 혜택을 인식하면 도움이 된다. 운동을 하도록 주위에서 해주는 것도 효과가 있다.

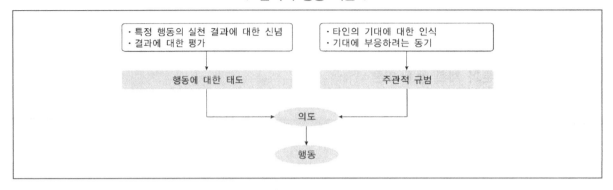

☀ 합리적 행동 이론 ☀

(2) 계획 행동 이론

① 합리적 행동 이론은 운동처럼 꾸준히 반복해서 하는 행동을 예측하는데 한계가 있었다. 의도 이외에 행동의 실천에 영향을 주는 요인을 추가할 필요성 때문에 합리적 행동 이론을 보완한 계획 행동 이론이 나왔다. 계획 행동 이론은 합리적 행동 이론의 주요 개념에 행동통제 인식이라는 개념이 추가되었다. 행동통제 인식은 개념적으로 자기효능감과 유사한 것으로 어떤 행동에 대해 개인이 얼마나 통제감을 느끼는가를 말한다.

② 운동은 의도만으로 실천하기 힘들다는 사실을 고려할 때 행동통제 인식의 역할은 중요할 수 있다. 운동을 방해하는 여러 요소(직장일, 가사, 날씨, 시설, 시간 등)에도 불구하고 운동을 실천할 수 있다고 생각하면 이런 외적 이유에 의해 통제를 받는 사람에 비해 운동을 실천할 가능성이 훨씬 높아질 것이다. 운동을 하겠다는 의도는 태도, 주관적 규범, 행동통제 인식에 의해 형성된다. 태도와 주관적 규범은 행동에 간접적인 영향을 주지만, 행동통제 인식은 의도뿐만 아니라 행동에 직접 영향을 준다고 본다. 따라서 합리적 행동 이론은 행동을 예측하는 요인으로 의도만을 고려했지만 계획 행동 이론에서는 행동통제 인식이 추가된 것이다.

③ 계획 행동 이론에서 행동통제 인식은 운동을 하겠다는 의도에 영향을 주기도 하지만 행동의 실천 여부에 직접 영향을 준다. 따라서 운동실천을 촉진하기 위해 행동통제 인식을 높이는 전략을 적용할 수 있다. 운동 방해요인을 극복하고 자신이 계획한 운동을 통제할 수 있다는 생각은 운동 지속실천에 꼭 필요한 것이다.

☀ 계획 행동 이론 ☀

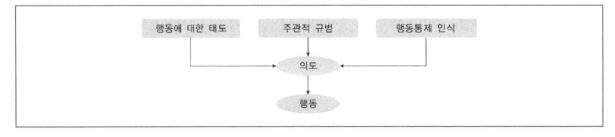

(3) 자기효능감 이론

① 1977년 Bandura가 제안한 자기효능감 이론(self-efficcy theory)은 자기효능감으로 행동을 예측할 수 있다고 주장한다.
  ㉠ 자기효능감이란 특정상황에서 개인이 가진 능력을 고려할 때 주어진 과제를 성공적으로 달성할 수 있다는 생각을 말한다.
  ㉡ 자신감이 좀 더 일반적인 상황에서 성공에 대한 믿음이라면 자기효능감은 특정 상황에서 느끼는 자신감이라 할 수 있다.

② 자기효능감 이론에 따르면, 자기효능감은 과거의 수행, 간접 경험, 언어적 설득, 신체와 정서 상태에 의해 결정된다.
  ㉠ 자기효능감의 4가지 원천은 왼쪽으로 갈수록 영향력이 강하다.
  ㉡ 과거의 수행 경험은 간접 경험이나 언어적 설득에 비해 자기효능감에 주는 영향이 더 크다.

③ 자기효능감은 행동, 인지, 정서와 양방향 화살표로 연결되어 있다.
  ㉠ 자기효능감이 높아지면, 행동 실천으로 이어지며, 행동은 다시 자기효능감을 강화시키는 관계를 의미하는데, 인지도 정서도 마찬가지이다.
  ㉡ 자기효능감이 높아지면, 대체로 긍정적인 생각을 갖게 되고, 자부심과 같은 긍정적인 느낌을 갖게 되며, 이러한 인지와 정서 체험도 다시 자기효능감에 영향을 준다.
  ㉢ 자기효능감 이론은 행동, 인지, 정서를 모두 포함하는 이론인 것이다.

④ **자기효능감의 4가지 차원**
  ㉠ **과거의 수행** : 과거에 유사한 상황에서 성공한 정도를 어떻게 인식하는가를 말한다.
    ⓐ 성취경험이라고도 하는데, 자기효능감을 결정하는 가장 중요한 요인이다.
    ⓑ 과거의 상황과 현재의 상황이 유사할수록 영향력이 강해진다.
  ㉡ **간접 경험** : 다른 사람이 하는 행동을 관찰하는 것을 말한다.
    ⓐ 관찰 대상을 모델이라고도 하며, 관찰에 의한 간접 경험을 모델링(modeling)이라 부르기도 한다.
    ⓑ 간접 경험이 자기효능감에 주는 영향력을 극대화시키려면, 모델과 관찰자 사이의 유사성이 높아야 한다.
    ⓒ 모델은 관찰자와 유사할수록 좋기 때문에 전문가(교사, 지도자)보다는 동료의 시범이 더 효과적일 수도 있다.(Weiss, 1998)
    ⓓ 최근에 자신이 모델이 되도록 비디오를 편집해서 관찰하는 자기모델링이 자기효능감과 수행향상에 도움이 된다는 연구가 보고 되었다.
    ⓔ 아동에게 수영을 지도하기에 앞서 동료 모델의 성공 장면을 보여주거나, 자신이 직접 모델이 되는 장면을 담은 비디오를 보여주는 것은 지도법에서 고려해야 할 사항이다.
    ⓕ 심상이나 이미지트레이닝도 간접 경험의 한 형태로 볼 수 있다.

ⓒ 언어적 설득 : 자기효능감을 높이기 위해 사용하는 언어적, 비언어적 전략을 통칭하는 개념이다.

    ⓐ 주변에서 잘할 수 있다고 격려해 주면 자신감이 생기는 경험을 많이 했을 것이다.

    ⓑ 언어적 설득은 해당 분야의 전문가나 주요 타자(배우자, 의사, 트레이너 등)가 해줄 때 효과가 크다.

ⓔ 신체와 정서 상태

    ⓐ 신체 상태로 심박수 증가, 손의 땀, 몸의 긴장 등을 들 수 있으며, 운동 중에 느끼는 통증과 피로감도 신체 상태에 해당한다.

    ⓑ 이러한 정보는 어떻게 해석하느냐에 따라 사기효능감을 낮출 수도 높일 수도 있다.

    ⓒ 마찬가지로 개인이 느끼는 감정도 자기효능감에 영향을 준다.

    ⓓ 운동을 하면서 긍정적 정서(재미, 성취감)를 체험했다면, 자기효능감이 좋아지겠지만 부정적 정서(실망감, 당혹감)는 자기효능감에 나쁜 영향을 주게 된다.

(4) 자결성 이론

① 자결성 이론(self-determination theory)은 외적 보상이 내적 동기에 어떤 영향을 미치는가를 규명하는 연구에 기원을 두고 있다.

  ⓐ 외적 보상을 받았을 때 보상이 유능감(competence)에 관한 정보를 주지만, 통제(control)의 정보를 줄 수도 있다.

  ⓑ 유능감 정보는 내적 동기를 높이지만, 통제의 느낌은 자결성을 떨어뜨려 내적 동기를 낮추는 역할을 한다.

② 자결성이란 자신이 얼마나 통제를 하는가의 정도 또는 자기 스스로 독립적인 행동을 하는 것을 말하는 것으로, 자결성 이론은 다음의 3가지 전제에 기초를 두고 있다.

  ⓐ 사람들은 누구나 자결성(자율성, 독립적 행동)의 욕구가 있다.

  ⓑ 사람들은 누구나 유능감을 보여주려는 욕구가 있다.

  ⓒ 사람들은 누구나 관계성(대인관계)의 욕구가 있다.

③ 자결성 이론에 따르면, 인간의 성취 행동 배경에는 세 가지 형태의 동기(내적 동기, 외적 동기, 무동기)가 존재한다고 가정한다.

  ⓐ 내적 동기 : 행동 그 자체가 좋거나 내적 만족 때문에 행동을 하는 상태를 말한다.

    ⓐ 내적 동기는 다시 지식습득, 과제성취, 감각체험으로 구분한다.

    ⓑ 내적 동기가 이유가 되어 행동을 한다면 자결성은 높은 수준에 있다.

  ⓑ 무동기(amotivation) : 동기가 없는 상태, 즉 행동을 하려는 의도가 없는 상태이다. 운동 상황에서 무동기란 운동을 실천할 능력이 없다고, 생각하거나 운동에 가치를 전혀 두지 않는 것을 의미한다.

  ⓒ 내적 동기와 무동기 사이에 외적 동기(exteinsic motivation)가 위치하는데, 외적 동기도 세 가지 유형으로 구분하며, 자결성의 수준이 높은 쪽이 확인규제이다.

    ⓐ 확인규제 : 개인적으로 설정한 목표 때문에 행동을 실천하는 것을 말하며, 확인규제가 운동의 동기라면 순수한 즐거움이 아니라 건강증진, 외모 개선 등과 같은 운동 외적 결과를 목표로 한다.

    ⓑ **의무감 규제** : 자기 스스로 압력을 느껴서 행동하는 것을 의미하며, 운동을 안 하면 죄책감이 느껴지기 때문에 운동을 한다면 여기에 해당된다.

    ⓒ **외적 규제** : 외적 보상을 받거나 처벌을 피하기 위해 행동하는 것을 말하며, 외부의 압력 때문에 운동을 하거나 보상을 바라고 운동을 하면 외적 규제가 작용하는 것이다.

④ 자결성은 내적 동기에서 가장 높고 무동기 쪽으로 갈수록 낮아진다.

    ㉠ 내적 동기에서 무동기로 갈수록 자결성이 단계적으로 낮아지는 것으로 가정된다.

    ㉡ 근접해 있는 동기 유형 사이의 상관관계를 멀리 떨어져 있는 동기 유형 사이의 관련성보다 더 높아야 한다.

    ㉢ 자결성이 높은 동기는 자결성이 낮은 동기에 비해 여러 측면에서 바람직한 결과를 가져오는 것으로 알려져 있다.

❷ 통합 이론

(1) 변화 단계 이론(Stage of Change Theory)

① 단계의 개념

    ㉠ 단계 이론에서는 행동이 변화되는 과정을 비선형적으로 본다.

    ㉡ 원인과 결과가 직선적으로 나타나기 보다는 역동적이며, 불안정한 상태를 보인다는 것이다.

    ㉢ 단계 이론의 특징은 사람들의 행동을 몇 개의 단계로 구분한다는 데 있다.

        ⓐ 같은 단계에 속한 사람들끼리 유사한 특성을 지니고, 다른 단계에 속한 사람과는 특성에서 차이가 있다고 본다.

        ⓑ 한 단계에서 다른 단계로 옮겨가기 위해서는 반드시 정해진 과제를 달성해야 한다는 특징도 있다.

        ⓒ 단계는 상위로 높아질 수도 있지만 정체 또는 퇴보도 가능하다.

        ⓓ 따라서 단계는 진전, 후퇴, 정체, 순환 등의 다양한 양상을 보일 수 있다.

    ㉣ 단계의 개념은 운동실천을 위한 중재전략을 적용할 때 상당한 도움이 된다.

        ⓐ 같은 단계에서 속해 있는 사람들은 다른 단계에 속한 사람과는 구분이 되는 특성을 공유하고 있기 때문이다.

        ⓑ 유사한 특성을 소유한 사람을 찾아서 이들에게 필요한 정보를 제시하면 상위단계로의 진전이 훨씬 수월해질 수 있다.

        ⓒ 단계 개념을 중시하는 여러 이론 중에서 "범이론 모형"이 운동 심리학에 자주 적용되었는데, "변화 단계 이론"으로 보다 잘 알려져 있다.

② 행동 변화의 단계

　　㉠ "범이론 모형"이라고도 불리는 이유는 행동 변화에 관한 여러 이론과 모형을 통합적으로 적용시켰기 때문이다.

　　㉡ 금연이나 운동과 같은 행동의 변화는 마음먹는 순간에 실천되는 것이 아니라 여러 단계를 거치면서 점진적으로 변화한다는 개념이 이 이론의 핵심이다.

　　㉢ 변화 단계 이론에 따르면, 행동의 변화는 상당한 기간 동안 여러 단계를 거치면서 일어나는데, 행동 변화의 단계는 무관심, 관심, 순비, 실천, 유지 등 5개로 나누는 것이 일반적이며, 이진 단계로의 퇴보 가능성이 없는 최종 단계로 종결이 있지만 운동에는 잘 적용하지 않는다.

　　　　ⓐ 가장 낮은 단계인 무관심 단계에 속한 사람은 운동 실천의 가치를 인식하지 못한다.

　　　　ⓑ 관심 단계는 운동에 따른 혜택과 손실을 반반 정도로 예상하는 단계이다.

　　　　ⓒ 준비 단계는 자전거 사기, 신발 구입 등의 행동을 취하는 단계로 1개월 이내에 가이드라인을 충족하는 수준으로 운동을 실천할 의지가 있는 것으로 정의한다.

　　　　ⓓ 실천 단계는 가이드라인을 충족하는 수준의 운동을 하고 있지만 아직 6개월이 안 된 것으로 정의한다.

　　　　ⓔ 유지 단계는 중간 강도의 운동을 거의 매일 30분 이상씩 6개월 이상 해 오는 것으로 정의한다.

　　㉣ 운동 실천의 심리적 준비도에 따라 5단계로 구분하면, 운동 실천을 위한 다양한 중재전략을 적용하는데 매우 효과적이다. 즉, 운동실천과 미실천이라는 이분법보다 심리적 단계를 세분화하고 있어 개인의 단계에 맞는 개별화된 운동 실천 중재전략을 개발하고, 적용할 수 있는 장점을 갖고 있다.

단계	세부 정의	의사결정 균형
무관심	현재 운동올 하지 않고 있으며 6개월 이내에도 운동을 시작할 의도가 없다. 운동과 관련된 행동 변화의 필요성을 거부한다.	혜택 < 손실
관심	현재 운동을 하지 않고 있지만 6개월 이내에 운동을 시작할 의도를 갖고 있다.	혜택 = 손실
준비	현재 운동을 하고 있지만 가이드라인(대개 주당 3회 이상, 1회 20분 이상 기준)을 채우지 못하는 수준이다. 30일 이내에 가이드라인을 충족하는 수준으로 운동을 시작할 생각이 있다.	혜택 > 손실
실천	가이드라인을 충족하는 수준의 운동을 해 왔는데 아직 6개월 미만이다. 운동 동기가 충분하고 운동에 투자도 많이 했다. 운동으로 인한 손실보다는 혜택을 더 많이 인식한다. 가장 불안정한 단계로 하위단계로 내려갈 위험성이 가장 높다.	혜택 > 손실
유지	가이드라인을 충족하는 수준의 운동을 6개월 이상 해 왔다. 운동이 안정 상태에 접어들었으며 하위 단계로 내려갈 가능성은 낮다.	혜택 > 손실

③ 자기효능감, 의사결정 균형, 변화 과정(행동을 변화시키는 3가지 요인)

　　㉠ 자기효능감은 무관심단계일 때 가장 낮으며, 유지단계에서 가장 높다. 즉 가장 낮은 무관심 단계에서 한 단계씩 단계가 높아짐에 따라 자기효능감도 비례해서 직선적으로 높아지는 경향을 보인다.

　　㉡ 의사결정 균형이란 원하는 행동을 했을 때 기대되는 혜택과 손실을 평가하는 것을 말한다.

　　　　ⓐ 운동을 했을 때 얻는 혜택과 손실에 대한 생각은 운동 시작과 지속에 영향을 준다.

ⓑ 단계가 높아짐에 따라 혜택 인식은 증가하는 반면, 손실 인식은 감소하는 경향을 보인다.

ⓒ 무관심 단계와 관심 단계에서는 혜택보다 손실을 더 많이 인식하고, 준비 단계에서는 혜택과 손실을 비슷한 수준으로 평가한다.

ⓒ 변화 과정이란 한 단계에서 다른 단계로 이동하기 위해서 사용하는 전략으로 체험적 과정과 행동적 과정으로 구분한다.

ⓐ **체험적 과정**: 운동에 대한 개인의 태도, 생각, 느낌을 바꾸는 것을 말한다. 운동을 예로 들면 운동을 시작하기 위해 필요한 정보를 얻는 과정이다. 운동에 관한 자료를 제공하거나 운동을 시작한 사람의 예를 설명해 주는 등의 활동은 체험적 과정에 해당한다.

ⓑ **행동적 과정**: 행동 수준에서 환경 변화를 유도하는 것을 말한다. 운동복을 눈에 잘 띄는 곳에 걸어두거나 TV시청 충동을 막을 목적으로 리모컨의 배터리를 빼는 등이 행동을 생각해 볼 수 있다.

④ **변화 단계별 중재전략**

㉠ **무관심 단계**

ⓐ 무관심 단계에 속한 사람은 운동으로 얻는 혜택보다는 손실을 더 크게 생각한다.

ⓑ 운동에 따른 혜택에 관한 정보를 제공해주는 것이 가장 좋은 전략이다.

ⓒ 소책자, 비디오, 상담 등을 통해 운동 혜택에 관한 정보를 제공해 준다.

ⓓ 혜택과 손실을 기록한 목록을 신중하게 평가하는 과정을 통해 운동에 대한 태도 변화를 유도하는 것도 권장된다.

㉡ **관심 단계**

ⓐ 아직도 운동 혜택을 100% 확신하지 못하는 단계이다.

ⓑ 운동을 했을 때 자신에게 어떤 이득이 오는지에 대해 좀 더 구체적으로 생각하게 된다.

ⓒ 운동이 좋다는 것은 알고 있지만 실천을 못한다면 해결책을 찾아야 한다.

ⓓ 하루 일과에 운동 시간을 포함시킨다.

ⓔ 자신이 과거에 잘 했거나 즐거움을 느꼈던 운동을 생각해 보고 시도를 한다.

ⓕ 운동에 대해 도움을 줄 수 있는 사람 한두 명으로부터 조언을 구한다.

㉢ **준비 단계**

ⓐ 운동을 할 준비가 되어 있지만 제대로 못할 것이라는 생각에 자기효능감이 낮다.

ⓑ 따라서 자기효능감을 높여주는 전략과 운동을 시작하도록 실질적인 도움을 준다.

ⓒ 운동 동반자 구하기, 운동 목표 설정하고 달성 방법 계획하기 등도 도움이 된다.

㉣ **실천 단계**

ⓐ 이 단계에 속한 사람은 이미 운동을 실천해 오고 있다.

ⓑ 이전의 단계로 후퇴하지 않도록 조심해야 하는 단계이다.

ⓒ 운동 실천을 방해하는 요인을 극복하는 방법을 제시한다.

ⓓ 목표 설정, 운동 계약 등의 기법도 도움이 된다.

ⓔ 스스로 격려하기, 연간 계획 수립하기, 주변의지지 얻기 등의 전략을 고려한다.

ⓜ 유지 단계

ⓐ 이 단계에 속하면 6개월 이상 꾸준히 운동을 해 왔다.

ⓑ 이전의 하위 단계로 내려가지 않도록 하는데 중점을 두어야 한다.

ⓒ 운동을 못하게 되는 상황이 무엇인가를 미리 파악하여 대비하는 전략이 도움이 된다.

ⓓ 일정을 조정하여 운동 시간을 확보하기, 자신감과 웰빙 느낌 높이기, 다른 사람에게 운동 멘토 역할하기 등이 유지 단계에 필요한 전략이다.

⑤ 이론의 한계

㉠ 주로 개인이 속한 단계에 따른 차이를 "설명"하기에 적합하고, 운동실천을 "예측"하는데는 한계가 있다.

㉡ 단계가 퇴보되는 사람도 있는데 퇴보가 언제 왜 일어나는가를 설명하지 못한다는 단점이 있다.

㉢ 개인의 단계에 맞는 전략이 과연 무엇인가에 대해서도 충분한 검토가 이루어지지 못했다.

㉣ 변화 단계, 변화 과정의 개념을 측정하는 도구에 대한 타당도가 아직 충분히 입증되지 않았다는 점도 약점으로 자주 지적되고 있다.

❸ 사회생태학 이론

(1) 통합 이론으로서의 사회생태학 이론

① 운동실천을 설명하는 지금까지의 이론(변화 단계 이론 포함)은 운동실천이 '개인'의 생각과 감정에 의해 결정되는 것으로 보고 있다. 개인 차원에 해당하는 요소가 운동실천을 결정하는데 핵심적인 역할을 한다는 것이다. 반면 사회생태학 이론에서는 개인 차원의 요소는 행동에 영향을 주는 여러 수준의 영향 중 하나라고 본다. 사회생태학 이론은 개인 차원의 역할도 물론 중요하지만 물리적 환경, 지역사회, 정부 등 다른 차원의 요인도 고려해야 한다고 본다.

② 사회생태학 이론은 건강 행동을 설명하고 예측하기 위해 여러 이론을 끌어 오기 때문에 통합 이론에 해당한다. 개인 차원, 지역사회 차원, 정부 차원에서 행동변화를 설명하거나 예측하기 위해 기존에 제시된 여러 이론을 동원할 수 있다.

③ 일례로 개인 차원에서 운동을 하지 않는 이유를 설명하기 위해 자기효능감 이론을 이용할 수 있다. 동시에 상위 수순의 이론으로 개인이 운동을 실천하지 못한 이유를 설명한다. 주변에 쉽게 접할 수 있는 운동 시설이 부족하다면 이는 개인 차원의 문제라기 보다는 지역사회, 정부 차원의 이론으로 해결책을 찾는다.

④ 주민이 좀 더 안전하고 손쉽게 접근할 수 있는 환경을 만들어 운동 실천율을 높이고자 한다면 사회생태학 이론이 적용된 사례로 볼 수 있다.

(2) 이론의 적용

① 사회생태학 이론은 개인의 노력과 지역사회의 노력을 모두 고려해서 운동 실천을 설명한다. 따라서 이 이론을 적용하면 개인의 책임과 지역사회의 책임을 동시에 반영하는 중재를 설계할 수 있다. 이 이론을 적용한 연구는 많지 않다. 운동 실천을 촉진시키기 위해 환경과 정책 측면에서 조치를 취한 연구가 있다.

② 샌디에이고 미해군 기지에서 진행되었던 프로젝트는 사회생태학 이론의 틀을 따랐다. 기지내 거주자의 운동량을 높이기 위해 환경과 정책의 변화를 도모했다. 환경 측면에서는 여성 전용 스포츠센터 건립, 자전거 전용 도로 확충, 새로운 운동 장비 구입, 달리기와 사이클 클럽 운영 등이 도입되었다. 정책 측면에서는 시설 개선에 대한 자금 지원, 그리고 운동을 위한 개인 시간 배려 등의 조치가 취해졌다. 이러한 중재 결과로 샌디에이고 기지에 거주하는 해군 장병의 체력은 다른 지역의 장병에 비해 1년 사이에 크게 향상된 것으로 나타났다.

03 〈 운동실천 중재전략

❶ 운동실천 영향 요인(개인 요인)

(1) 개인 배경

① 연령

　⊙ 보건복지부(2002)의 자료

　　ⓐ 운동실천율이 20대 이후에 대체로 증가하는 현상이 발견된다. 20대 남녀가 가장 낮은 15%대이지만, 60대는 20 ~ 30%대로 가장 높게 나타난다.

　　ⓑ 대체로 20대 이후에는 나이가 들수록 운동실천율도 비례해서 높아지다가 70대 이상에서 다시 감소하는 추세를 보인다.

　　ⓒ 이러한 현상은 서구 사회에서 연령이 높아질수록 참가율이 점진적으로 낮아지는 추세와 비교하면 상당히 다른 현상이다.

　ⓛ 한국의 노령 운동실천율 : 연령이 증가하면 심혈관계 기능 저하, 건강상태 악화(예 관절염), 은퇴, 건강 악화에 따른 타인으로부터의 고립 등의 이유로 운동실천율이 낮아지는 것이 일반적인 현상이지만, 한국인은 오히려 나이가 들수록 운동을 규칙적으로 실천하는 경향이 높아지는 독특한 현상이 나타나고 있다.

② 성

    ⊙ 20대에는 남성이 여성에 비해 운동실천율이 높다.

    ⊙ 하지만 30대와 40대에 이르면 여성이 남성보다 운동을 실천하는 비율이 높아진다.

    ⊙ 50대에는 다시 남성의 실천율이 높아지며, 60대와 70대에는 남성이 여성에 비해 10% 이상 더 많이 운동을 실천하고 있다.

    ⊙ 한국 여성의 운동실천율이 남성의 운동실천율을 앞지르는 현상은 운동심리학 분야의 다른 나라 연구 사례에서 좀처럼 찾아보기 힘든 특이한 현상이라 할 수 있나.

③ 직업

    ⊙ 전문행정관리직, 사무직 등 정신노동자들이 농어업이나 기능 단순노무직 등 육체노동에 종사하는 사람들보다 더 많이 규칙적으로 운동을 실천하고 있다.

    ⊙ 학생의 경우 남학생의 운동 참여가 여학생보다 훨씬 높으며, 주부의 운동 참여는 다른 연령층의 여성에 비해 비교적 높다.

④ 교육수준

    ⊙ 교육수준이 높을수록 여가 시간에 신체 활동에 참여하는 경향이 높아진다. 보건복지부(2002) 자료에 의하면, 남자의 경우 학력이 높을수록 운동에 참여하는 비율이 증가한다.

    ⊙ 부모의 교육수준이 자녀의 운동 참여에 영향을 미친다는 것이다.

        ⓐ 대학 이상의 학력을 가진 부모를 둔 고등학생의 경우 68%가 고강도의 운동에 규칙적으로 참여하고 있다는 연구가 있다.

        ⓑ 부모가 고등학교 교육을 받지 못한 고등학생의 경우에 50% 미만으로 떨어진다.

⑤ 건강상태

    ⊙ 건강한 사람이 그렇지 못한 사람에 비해 운동을 더욱 적극적으로 실천할 것이라는 사실은 여러 연구를 통해 밝혀졌다.

    ⊙ 중도 포기율도 운동실천율과 비슷한 현상을 보인다.

        ⓐ 건강한 성인 집단을 대상으로 한 6개월간의 프로그램에서 중도 포기율이 50%이다.

        ⓑ 에이즈 환자 집단의 경우 75%나 되는 것으로 나타났다.

    ⊙ 몸무게도 운동실천에 중요한 역할을 하는데, 과체중과 비만인이 운동에 참여할 가능성은 정상 체중인보다 낮다.

(2) 심리적 요인

① 운동 방해요인

    ⊙ 운동 방해요인은 실제 방해요인과 인식된 방해요인으로 구분한다.

        ⓐ 2만 명에 가까운 캐나다인을 조사한 연구에서 시간 부족을 운동 방해요인으로 인식하는 사람은 그렇지 않은 사람보다 일주일에 운동하는 시간이 더 많은 것으로 밝혀졌다.

        ⓑ 시간이 없고 바쁘다는 인식을 하더라도 운동실천은 방해를 받지 않는다는 결과이다.

ⓛ 시간 부족을 방해요인으로 응답하는 것은 단지 변명에 불과하다는 주장도 있다.

② 자기효능감

   ㉠ 자기효능감은 일련의 활동 과정에 성공적으로 참여할 수 있다는 자기 자신의 능력에 대한 스스로의 믿음으로, 이것은 스스로 수용 가능한 능력의 판단에 기초하며 자신감과 유사한 용어이다.

   ㉡ 자기효능감은 성에 따라 차이가 있다.

      ⓐ 여자 아이들의 경우 피곤함이나 과제물과 같은 외적인 변인보다는 운동에 대한 자기효능감이 운동 실천을 예측하는 가장 중요한 요인이었다.

      ⓑ 남자 어린이들의 경우 운동에 대한 자기효능감이 운동실천과 가장 강한 상관관계를 보여주었다.

③ 태도와 의도

   ㉠ 태도란 어떤 행동을 하는 것에 대해 좋거나 나쁘게 생각하는 것을 말한다.

   ㉡ 의도란 어떤 행동을 하겠다는 의지와 그 행동을 위해서 투자하는 노력이 얼마나 될 것인가를 말한다.

   ㉢ 운동에 대한 의도가 개인의 통제 하에 있으면 운동실천을 결정하는 가장 중요한 요인이 된다는 사실을 발견했다.

   ㉣ 운동 참여에 대한 강한 의도는 운동에 대한 태도에 의해 긍정적인 영향을 받는다.

   ㉤ 운동에 대해 긍정적인 태도를 가지고 있는 사람이 운동에 대한 강한 의지를 가지고 있을 가능성이 높으며 실제 행동으로 실천할 가능성도 높다.

④ 재미

   ㉠ 운동뿐만이 아니라 사람들은 자신이 재미있다고 생각하는 일을 하려는 경향을 가지고 있다.

   ㉡ 운동을 재미있다고 생각하는 사람이 실제로 운동을 실천하는 경향도 높다.

⑤ 신체 이미지

   ㉠ 신체 외모에 대한 자기 자신의 태도를 뜻하는 말이며, 신체 이미지는 자신의 고유한 것이라기보다는 사회적으로 형성된 것이다.

   ㉡ 낮은 수준의 신체 이미지를 가지고 있는 사람은 운동 지속의 가능성이 낮았다.

   ㉢ 사회적 신체불안이 높은 사람은 낮은 사람에 비해 운동 프로그램을 중도에 포기할 가능성이 높다는 연구가 있다.

⑥ 변화의 단계

   ㉠ 무관심 단계 : 변화를 추구할 의도가 없는 단계

   ㉡ 관심 단계 : 6개월 이내에 행동 변화를 실천할 의도가 있는 단계

   ㉢ 준비 단계 : 1개월 이내에 행동 변화를 실천할 의도가 있는 단계

   ㉣ 실천 단계 : 새로운 행동을 적극적으로 실천하는 단계

   ㉤ 유지 단계 : 과거 행동으로 되돌아갈 가능성이 없어진 단계

08

스포츠심리학

⑦ 운동에 대한 지식

 ㉠ 운동에 대한 지식이 많다고 운동을 잘 실천하는 것은 아니다.

 ㉡ 사람들이 운동이 건강에 좋다는 것을 알고 있지만 운동을 규칙적으로 실천하는 사람은 그다지 많지 않다는 사실이 이를 입증한다.

 ㉢ 운동 지식과 운동 참여 간에 상관관계가 거의 없다는 사실은 운동 습관을 형성하는데 영향을 줄 수 있는 더 중요한 요인이 있음을 시사한다.

(3) 운동특성 요인

① 운동 강도

 ㉠ 운동을 처음 시작할 때 고강도 운동보다 저강도나 중강도의 운동을 선택하는 것이 근육통, 부상 등의 위험을 줄이는 등 훨씬 접근이 쉬울 것이다.

 ㉡ 운동 강도가 높을수록 운동 지속 정도가 낮아지는 것 또한 사실이다.

 ㉢ 운동 강도와 운동 지속 정도는 부적 상관관계가 있다고 할 수 있다.

② 운동 지속시간

 ㉠ 짧게 나누어 여러 번 운동을 한 집단이 한 번에 길게 운동한 집단보다 더 오랜 기간 동안 운동을 했으며, 운동 지속시간도 길었다.

 ㉡ 10분씩 나누어서 하루 30분 운동을 하는 것이 하루 한번 30분 운동하는 것보다 운동 지속실천 측면에서 유리하다는 결론을 내릴 수 있다.

③ 운동 경력

 ㉠ 개인의 과거 운동 경력도 운동실천에 영향을 준다.

 ㉡ 아동기에 운동을 적극적으로 실천한 어린이는 성인이 된 이후에도 운동을 꾸준히 실천하는가의 여부는 아동의 체육활동 참여를 권장하는 당위성의 측면에서 중요하다.

❷ 지도자, 집단, 문화의 영향(환경 요인)

(1) 운동지도자

① 운동지도자의 영향

 ㉠ 운동실천에서 지도자의 역할은 막중하다.

  ⓐ 운동지도자(퍼스널 트레이너, 생활체육 지도자, 코치 등)는 회원의 운동 지속실천을 결정하는 가장 중요한 요인으로 꼽히기도 한다.

  ⓑ 지도자 역할이 중요한 이유는 지도자가 여러 역할을 하는 위치에 있기 때문이다.

  ⓒ 운동지도자는 공식적으로 운동 지도를 할 뿐만 아니라 다양한 형태로 동기유발 기회를 제공한다.

ⓛ 퍼스널 트레이너를 배치한 운동반은 그렇지 않은 운동반에 비해 18개월 동안 출석률이 2배 이상 좋은 것으로 나타났다.(Jeffery, 1998)

② 리더십 스타일

　㉠ 좋은 운동지도자는 회원의 프로그램 만족도, 운동 자기효능감, 운동 동기 등에 긍정적인 영향을 줄 것이라는 점은 직관적으로 알 수 있다.

　㉡ 운동지도자의 지도력이 별로 좋지 않으면, 프로그램에 대한 만족도뿐만 아니라 재등록율도 낮을 것으로 예상된다.

(2) 운동집단

① 집단 응집력

　㉠ 운동집단의 특성에 따라 운동실천 관련 인지, 정서, 행동이 달라진다는 결과가 제시되고 있다.

　㉡ Caron(1998) 등이 스포츠 상황에 맞도록 개발했던 집단환경 질문지(GEQ)를 운동상황에 적용시킨 신체활동환경 질문지(PAEQ)가 대표적인 측정 도구이다.

　㉢ PAEQ는 GEQ와 마찬가지로 집단의 응집력을 과제측면과 사회측면으로 구분해서 측정한다.

　　ⓐ 과제측면 : 집단의 목표 달성과 운동 프로그램의 내용에 대해 얼마나 좋아하는지를 의미하는 것으로, 운동 그 자체가 좋은 정도를 말한다.

　　ⓑ 사회측면 : 회원들 사이의 인간관계가 얼마나 좋은가를 나타내는 지표이며, 운동 그 자체가 아니라, 회원이 좋은 정도를 의미한다.

　㉣ 집단 응집력은 과제측면과 사회측면, 그리고 집단에 대한 개인매력과 집단통합으로 구분한 4가지 요인으로 구성되며, 요인별 문항의 예는 다음과 같다.

　　ⓐ 집단에 대한 매력－과제 : 나는 운동 프로그램의 강도에 대해 만족한다.

　　ⓑ 집단에 대한 매력－사회 : 나는 회원과 어울리는 것을 좋아한다.

　　ⓒ 집단통합－과제 : 우리 회원들은 운동에 필요한 준비를 할 때 서로 잘 돕는다.

　　ⓓ 집단통합－사회 : 우리 회원들은 운동 중에 잘 어울린다.

② 집단 응집력의 영향

　㉠ 응집력과 운동 지속실천을 다룬 선행 연구를 메타분석한 결과는 과제측면과 사회측면 모두 운동 지속실천에 긍정적인 영향을 주지만 과제측면의 영향력이 훨씬 컸다.

　　ⓐ 응집력의 과제측면이 운동 지속실천에 주는 영향 : 0.62

　　ⓑ 응집력의 사회측면이 운동 지속실천에 주는 영향 : 0.25

　㉡ 효과크기에서 알 수 있듯이 회원의 응집력은 운동 지속 여부를 결정하는 중요한 요인인데, 이 결과를 확장시키면 응집력에 대한 생각을 좋게 만들어 지속실천도 좋아질 것이라는 예상이 가능하다.

③ 집단 응집력 향상 전략

    ㉠ 팀 빌딩 전략에는 응집력을 향상시켜 운동 지속실천을 유도하도록 독특성, 개인위치, 집단규범, 개인공헌 상호작용 개념이 적용되었다.

    ㉡ 응집력 향상을 적용받은 집단은 그렇지 않은 집단에 비해 응집력(집단에 대한 개인매력의 과제측면)이 월등히 높아졌고, 중도 포기자와 지각도 줄었다.

(3) 사회적 지지

① 사회적 지지의 개념

    ㉠ **사회적 지지**: 다른 사람으로부터 받는 편안한 느낌, 사랑받고 있다는 인식, 도움이나 정보를 받는 것을 말한다.

    ㉡ 사회적 지지는 과정으로 보는 관점, 연결망을 중시하는 관점이 있다.

        ⓐ **과정으로 보는 관점**: 사회적 통합 – 지지연결망 – 지지분위기 – 지지의 제공 및 수혜 – 지지의 인식 순으로 지지를 인식하기까지 몇 단계를 위계적으로 거쳐야 한다고 본다.

        ⓑ **사회 연결망**: 지지를 얻는 대상(회원, 가족, 친구, 지도자, 직장동료)이 얼마나 되는가를 의미한다. 양적인 측정이기 때문에 얻는 지지의 내용이나 유형을 파악하기 어렵다는 단점이 있다.

② 사회적 지지의 유형

    ㉠ **도구적 지지**: 유형의 실질적인 지지를 제공하는 것을 말한다. 웨이트트레이닝을 할 때 보조 역할, 운동 장소까지 태워다 주기, 베이비시터 역할 하기 등이 도구적 지지의 예이다.

    ㉡ **정서적 지지**: 다른 사람을 격려하고 걱정하는 과정에서 생긴다. 노력에 대해 칭찬과 격려를 해주고, 어려움을 호소할 때 같이 걱정해 주는 것이 대표적 예이다.

    ㉢ **정보적 지지**: 운동 방법에 대해 안내와 조언을 하고 진행 상황에 관한 피드백을 제시해주는 것을 말한다. 대개 운동지도자나 트레이너로부터 정보적 지지를 받지만 가족, 친구, 동료 등으로부터 받을 수도 있다.

    ㉣ **동반 지지**: 운동할 때, 동반자 역할을 하는 사람이 있는가의 여부를 말한다. 피로와 지루함을 줄일 수 있고, 운동 재미가 더 커지기 때문에 지속실천에 도움이 된다.

    ㉤ **비교확인 지지**: 다른 사람과의 비교를 통해 자신의 생각, 감정, 문제, 체험 등이 정상적이라는 확인을 하는 것이다. 자신과 유사한 특성을 가진 사람과 같이 운동을 하거나 관찰을 통해 얻을 수 있는 지지의 유형이다. 비만인이나 재활 운동을 할 때 비슷한 사람과 함께 하면 비교확인 지지를 얻기가 쉽다.

③ 사회촉진 현상
  ㉠ 운동을 할 때 다른 사람이 운동을 하고 있거나 단순히 구경하는 사람이 있으면 행동이 달라지기도 한다.
    ⓐ 웨이트트레이닝을 하는데 바로 옆에서 누군가 운동을 하면 자극이 되고, 자전거를 탈 때 주변에 라이딩하는 사람이 있는가의 여부도 자전거 주행의 영향을 준다.
    ⓑ 이처럼 다른 사람이 자신을 관찰하고 있다고 생각하면 노력을 더 많이 하고 수행도 향상되는 현상을 "사회 촉진(social facilitation)"이라 한다.
    ⓒ 관찰자에게 좋은 인상을 심어주려는 동기가 작용한다고 볼 수 있다.
  ㉡ 운동할 때 주변에서 누군가 같은 운동을 하면 주관적 운동강도(RPE)를 낮게 보고 하는 경향이 있다.
    ⓐ 자신의 체력 수준이 옆 사람과 비슷하거나 오히려 우월하다는 인상을 심어주려는 의도가 작용하기 때문이다.
    ⓑ 특히 평가자가 여자일 때 운동하는 남자가 RPE를 낮추어 보고하는 경향이 강하다.
④ 사회적 지지의 영향
  ㉠ 조사연구 : 사회적 지지를 많이 받을수록 운동량도 높은 것으로 나타났다.
  ㉡ 사회적 지지의 유형 : 사회적 지지의 유형과 운동 지속실천의 관련성에 관한 연구 결과는 정서적 지지가 보다 중요하다는 결론을 내리게 해준다.
  ㉢ 성차 : 운동 상황에서 남자에 비해 여자가 자기존중감 지지를 더 중요하게 여긴다는 사실이 발견되었다.

(4) 사회와 문화

① 사회와 문화적으로 기대되는 행동이나 신념을 어떻게 인식하는가가 운동실천에 영향을 준다.
  ㉠ 최근 요가 등 예전에 활성화되지 않았던 운동 종목이 웰빙을 강조하면서 유행하는 현상도 규범의 변화로 볼 수 있다.
  ㉡ 요가는 운동 특성상 남성보다는 여성에게 적합한 종목으로 여겨지면서 실천하는 인구도 늘고 있다.
  ㉢ 마찬가지로 중간 강도의 운동으로 권장되는 빠르게 걷기도 힘과 파워를 그다지 요구하지 않아 여성들 사이에서 널리 인기를 끌고 있다.
② 운동에 대한 규범의 변화는 운동실천의 변화로 이어진다.
  ㉠ 30~40대 여성의 실천율이 남성을 앞서는 것도 최근 운동에 관한 이러한 규범의 변화와 무관하지 않을 것이다.
  ㉡ 대학생들 사이에는 아직도 운동보다는 IT제품 사용, 사교와 음주 모임에 대한 관심이 높다.
  ㉢ 20대 여성의 운동 실천율이 낮은 현상도 이러한 문화 분위기를 반영한 것으로 볼 수 있다. 하지만 일부 여성들 사이에서는 미디어매체를 통한 운동법을 보고 따라하는 문화도 많이 생기고 있다.

❸ 이론에 근거한 전략

(1) 혜택 인식

① 합리적 행동, 계획 행동 이론은 운동실천으로 기대되는 혜택을 어떻게 인식하는가의 문제가 공통적으로 포함되어 있다. 행동의 결과로 주어지는 이득을 어떻게 인식하는가가 행동실천에 중요한 영향을 미친다. 운동이 주는 혜택은 매우 광범위하기 때문에 자신 또는 회원(고객)에게 의미 있는 혜택이 무엇인가를 구체적으로 인식할 필요가 있다.

② 운동지도자, 트레이너, 체육교사 등 운동 프로그램을 설계하는 위치에 있는 전문 인력은 고객이 추구하는 혜택이 무엇인가를 파악하고 여기에 부응하도록 운동 프로그램을 설계할 필요가 있다. 예컨대 체중과 몸매를 중시하는 사람에게는 이 목적을 달성할 수 있도록 운동을 설계해 주고, 체력과 근력을 향상시키는 혜택을 기대하는 사람에게는 근력훈련 운동을 설계하는 것이 바람직하다.

- ㉠ **건강과 체력 증진**: 심폐지구력, 근력 및 근지구력, 유연성 등을 향상시키고, 체력을 향상시키고 질병 치료, 활력증가, 수면패턴 개선, 통증이나 피로감을 감소시킨다.
- ㉡ **외모와 체형개선**: 체지방을 감소시키는 장기간의 유산소 운동과 근육량을 증가시키는 웨이트트레이닝을 통해 이상적인 체형을 만들 수 있다. 외모와 체형의 개선은 신체 이미지, 신체적 자기존중감 등을 높이는 효과가 있다.
- ㉢ **정신적·정서적 건강 향상**: 운동은 부정적인 정신·정서적 상태(외모자신감 부족, 의기소침)를 감소시키고, 긍정적인 반응(자부심, 긍정적인 기분)을 증가시킨다.
- ㉣ **대인관계 개선**: 운동실천 과정에서 새로운 사람을 만날 수 있기 때문에 대인관계가 좋아진다. 중년 이후에 대인관계의 기회가 많지 않다는 점을 고려하면 운동이 중요한 역할을 한다.
- ㉤ 운동실천을 통해 이러한 혜택이 주어진다는 사실을 어떻게 홍보하는가도 중요한 문제이다. 운동 혜택에 관한 정보는 대중매체, 신문, 잡지, 팸플릿, 대화 등을 통해서 얻을 수 있다. 개인이 처한 상황과 특성에 맞도록 운동이 주는 혜택을 선택해서 제공하는 것도 의미가 있다. 노인에게는 아이와 함께 놀이를 하는 신체 활동이 어떤 혜택을 주는지가 의미가 있으며, 비만인이라면 운동을 통해 체중감량을 할 때 어떤 혜택이 따라오는지를 설명해 주어야 설득력이 높아진다.

(2) 방해요인 극복

① 계획 행동 이론에 행동통제 인식 개념이 들어 있다. 행동통제 인식이란 방해요인에도 불구하고 운동을 실천할 수 있다는 생각을 말한다. 또 변화 단계 이론에서도 단계가 낮을수록 방해요인을 많이 인식한다는 사실을 알 수 있다.

② 운동실천의 방해요인을 어떻게 인식하는가가 운동실천에 영향을 준다. 방해요인에 대한 인식은 객관적인 방해가 존재하기도 하지만 주관적 평가의 속성이 강하기 때문에 방해요인을 극복하기 위한 전략이 필요하다.

㉠ 방해요인이란 개인이 운동하는 것을 막는 것들을 말하는 것으로, 실제 방해요인(예 휠체어를 사용하는 사람이 접근할 수 없는 운동시설)과 인식된 방해요인(예 시간부족)으로 구분한다. 실제 방해요인에는 편리성(접근성), 환경적, 생태적 요인, 신체적 제약 등이 포함된다.

ⓐ 편리성은 운동 장소로의 접근 용이성과 운동시설 및 장비부족 등을 의미한다. 이용하기 곤란한 교통수단, 운동시설의 부족, 위치적 불편, 장비부족 등은 사람들의 규칙적인 운동을 방해하는 보편적인 요인들이다. 하지만 운동시설의 편리성에 대한 인식은 이러한 시설의 실제 근접도와 상관이 없다는 연구 결과가 있다. 즉 운동시설까지의 거리가 가깝기 때문에 시설이 편리하다는 인식이 보장되는 것은 아니다. 시설 탓으로 운동실천을 미루기보다는 시간과 장소를 미리 결정하고 실제로 운동을 실천하는 것이 중요하다.

ⓑ 지리적 위치, 기후, 이웃환경 등의 환경적 요인은 운동실천의 실제 방해요인으로 작용한다. 비와 눈 뿐만 아니라 좋지 않은 기후는 사람들의 실외활동을 제한시킨다. 집 근처에 조명이 설치된 산책로가 있다면 밤 시간대에도 많은 사람이 운동하러 오게 될 것이다. 반면 주변이 좋은 시설이 있더라도 접근로가 확보되지 않으면 이용에 제약이 따르기 마련이다.

ⓒ 부상, 질병, 피로 등의 신체적 제약도 방해요인으로 작용한다. 질병이 있거나 부상을 당했다면 운동하기가 곤란하다. 반면 운동은 여러 질병(암, AIDS, 관절염, 당뇨병, 과체중)을 예방하고 개선하는 방법 중의 하나로 인정받고 있다.

㉡ 실제 방해요인 이외에도 사람들이 극복할 수 없다고 생각하는 인식된 방해요인 때문에 운동 참여를 기피하게 된다. 실제 방해요인에 비해 인식된 방해요인은 효율적인 전략을 사용하여 해결할 수 있다. 인식된 방해요인 중의 하나는 시간 부족이다. 대부분의 사람들은 운동할 시간이 부족해서 운동을 못한다고 말한다. 하지만 방해요인에 대한 연구를 보면 운동에 대한 방해요인으로 시간부족을 언급한 사람들은 그렇지 않은 사람에 비해 오히려 일주일에 더 많은 시간을 운동에 투자하는 것으로 나타났다.

㉢ 규칙적으로 운동하는 사람은 시간관리 전략을 사용하고 있으며 생활 속에서 운동에 우선순위를 두고 있음을 의미한다. 방해요인이 시간주복일 때 이에 대한 해결 전략이 일부 밝혀졌다.

ⓐ 하루 계획에 운동시간을 정하고 매일 같은 시간에 운동하기 : 이러한 행동은 운동을 일상생활의 한 부분으로 인식하는 데 도움이 된다. 매일 운동시간을 계획하는 번거로움을 줄여 운동을 지속하도록 해준다.

ⓑ 운동시간을 방해하는 일들(기말시험, 휴가, 주기적인 업무분담)의 처리방법 배우기 : 스트레스 상황에 처하면 운동을 건너뛰고 일만 하는 삶으로 돌아가게 된다. 스트레스가 예상되면 자신에게 도움이 되는 방식으로 밀 대책을 강구해야 한다.

ⓒ 운동을 사치가 아닌 우선적으로 해야 할 일로 만들기 : 개인이 실행하여야 할 운동량과 운동을 계속하도록 도와주는 긍정적인 보상 약속을 명확하게 기술한 계약서를 작성하는 것도 좋다.

(3) 자기효능감 향상

① Bandura의 자기효능감 이론에 제시되어 있듯이 자기효능감은 운동지속과 관련된 여러 측면에 상당한 공헌을 한다. 예를 들어 새로운 동작 배우기, 새로운 목표 설정, 운동시간, 운동에 투자한 노력, 운동 후의 정서체험, 운동 중의 생각 등이 자기효능감에 따라서 달라질 수 있다.

② 운동 지속실천을 유도하는 전략으로 자기효능감을 향상시키는 방법이 적용됐다.
- ⊙ **과거 수행경험** : 자기효능감을 높이는 데 가장 중요한 요소이다. 성공체험을 높이기 위해서 쉬운 과제에서 어려운 과제로 점점 강도를 높여나갈 필요가 있다. 특히 초보자에게는 자신의 능력에 맞는 운동 집단에 소속되어서 성취감을 느끼게 해야 한다.
- ⓛ **간접 경험** : 다양한 방법으로 시범을 보여주는 것이 자기효능감을 높이는 좋은 방법이다. 특히 운동 수행자와 유사한 사람이 시범을 보이는 것이 효과적이다. 기술 시범뿐만 아니라 문제해결 관련 시범(잘못된 것을 바로잡는 과정을 보여준 시범)도 자기효능감을 높이는데 좋다.
- ⓒ **언어적 설득** : 주위 사람들의 긍정적인 격려와 지지는 자기효능감을 높여준다. 칭찬은 그 자리에서 즉시 매우 구체적으로 해주는 것이 효과적이다.
- ⓔ **신체와 감정 상태** : 초보자는 운동 중에 일어나는 신체 반응(예 호흡수와 심박수 증가, 땀, 근육의 느낌)에 대해 불쾌감이나 불안감을 느낀다. 신체 반응에 대한 부정적인 감정은 운동 흥미를 낮추고 지속실천을 방해한다. 이런 느낌은 정상적인 운동 반응이므로 긍정적으로 해석하도록 지도자가 도와주어야 한다.

❹ 행동수정 및 인지전략

(1) 행동수정

① 의사결정 단서
- ⊙ 집에 돌아왔을 때 운동화를 확실하게 볼 수 있도록 현관에 운동화를 두고 출근하면 퇴근해서 운동을 하게 될 가능성이 높아진다. 운동화가 행동을 하도록 결정을 하는 중요한 단서의 역할을 한 것이다.
- ⓛ 이처럼 행동의 실천 여부를 결정하는 과정을 시작하게 하는 자극을 의사결정 단서라 하고 실제 행동을 결정하는 단서를 행동 단서라 부른다.
- ⓒ 유사 개념으로 프롬프트라고도 하는데 계획한 행동을 잊지 않고 실천하도록 기억을 떠올려주는 단서를 말한다.

② 출석상황 게시
- ⊙ 출석상황과 운동 수행 정도를 공공장소에 게시하면 운동 프로그램 참여자의 동기를 유발시키는 효과가 있다.
- ⓛ 운동수행 관련 정보는 운동 참여자가 보기 좋도록 그래프나 차트로 만들면 더 효과적이다.

③ 보상 제공

　　㉠ 출석에 대한 보상을 제공하면 출석 행동이 강화되는 효과가 있다. 5주간의 조깅 프로그램에 등록한 회원을 대상으로 출석을 기준으로 두 가지 보상을 제공한 연구가 있다.

　　　　ⓐ 하나는 참석에 대한 사례로 주당 1달러를 상금으로 제공했고, 다른 하나는 상품을 탈 수 있는 복권을 주었다.

　　　　ⓑ 이 두 가지 중재전략을 사용한 결과 출석률이 64%까지 향상되었다. 보상방법을 사용하지 않은 통제집단의 출석률은 40%에 머물렀다.

　　㉡ 물질적 보상이 회원의 출석을 높이는데 즉각적인 효과가 있음을 알 수 있다.

④ 피드백 제공

　　㉠ 운동 참여자에게 피드백을 제공하는 것은 운동 기능 향상과 동기부여 측면에서 매우 중요하다.

　　　　ⓐ Scherf와 Franklin(1987)은 심장재활을 위해 환자들의 몸무게, 휴식시 심박수, 운동시 심박수, 걷는 거리, 뛴 거리 그리고 운동한 총 거리를 개별적인 양식으로 기록하는 정보자료 시스템을 개발하였다.

　　　　ⓑ 연구자는 참석자들에게 매달 기록과 운동에 대한 적절한 평가가 제시되어 있는 기록 카드를 제공하였다. 운동수행 목표를 달성한 사람에게는 매달 보상을 주었다.

　　　　ⓒ 그 결과 참가자의 출석률과 지속률 뿐만 아니라 동기와 열의 수준도 더 높았다.

　　㉡ 맨 마지막 시간에 전체 참여자에게 칭찬을 하는 것 보다는 개인적으로 피드백을 제공하는 것이 훨씬 효과적이다.

　　㉢ 운동에 참여하는 사람에게 개별적으로 피드백을 제공하는 것이 집단으로 피드백을 제공하는 것보다 운동 프로그램의 참여율이 더 높았다. 또한 개별 피드백을 제공받은 사람이 운동지속 기간도 프로그램이 끝난 후 3개월이나 더 지속되었다.

(2) 인지전략

① 목표 설정

　　㉠ 운동실천을 성공적으로 이끌어 갈 수 있는 방법으로 목표 설정을 들 수 있다.

　　㉡ 운동 목표를 설정할 때에는 자신의 현재 건강수준을 측정하고, 구체적이고 측정 가능하며 현실적이고 약간 어려운 목표를 설정한다는 원칙을 지켜야 한다.

　　㉢ 목표 설정과 함께 목표를 달성하기 위해 취해야 할 행동(목표 달설 전략)을 구체적으로 정해두는 것도 중요하다.

　　㉣ 운동 참여자는 장기 목표를 단기 목표와 중간 점검이 가능한 초단기 목표로 세분화시켜야 한다.

　　　　ⓐ 장기 목표를 세분화하면 참여 동기를 유지시키는 효과가 있다.

　　　　ⓑ 예를 들어 5개월 내에 10kg을 감량하는 장기 목표는 2주 내에 1kg 감량한다는 단기 목표와 함께 설정되어야 동기유발의 효과가 극대화된다.

② 의사결정 균형표

　㉠ 운동 참여 여부를 결정하는데 도움이 되는 의사결정 균형표를 사용할 수 있다.

　㉡ 의사결정 균형표란 운동을 통해 얻게 되는 혜택과 발생하는 손실의 리스트를 적어 비교하는 방법이다.

　㉢ 구체적으로 운동으로 얻는 혜택과 손실을 자기 자신, 주변 사람으로 구분해서 기록하는 것이다.

　㉣ 운동의 혜택과 손실을 비교하여 혜택이 더 많다고 생각되면 운동을 하겠다는 결정을 내리게 된다.

③ 운동일지

　㉠ 규칙적으로 운동일지를 작성하면 운동수행의 향상도를 한 눈에 알아볼 수 있어 자기효능감을 평가하는 데 중요한 정보로 활용될 수 있다.

　㉡ 18주 동안 운동일지를 작성한 운동 참여자 집단이 운동일지를 작성하지 않은 통제집단에 비해 심폐지구력이 향상되었으며, 운동 참여 횟수도 많았다는 연구 결과가 운동일지 작성의 실용적 가치를 입증하고 있다.

④ 운동계약

　㉠ 운동실천에 관한 의사결정 과정에 참여할 기회가 주어지면 운동실천에 대한 책임감이 증대된다.

　㉡ 의사가 환자에게 운동처방에 대한 의사결정권을 주면 환자는 의사의 권고를 충실히 이행해야겠다는 의지가 높아진다는 연구 결과가 있다.

　㉢ 트레이너, 운동처방사가 운동 프로그램을 작성하거나 처방을 할 때 회원의 의견을 반영한다면 그렇지 않을 때에 비해 운동 지속실천의 가능성이 높아진다.

　㉣ 지도자와 회원 사이에 운동 계약서를 작성하는 것도 회원이 의사결정에 참여하는 과정이 포함된 것으로 볼 수 있다.

⑤ 운동 강도 모니터링

　㉠ 운동 초보자들은 고강도의 운동은 피하는 것이 좋다. 처음부터 고강도 운동을 하면 근육통, 피로감, 부상 등을 경험할 수 있다.

　㉡ 쉬운 운동부터 시작하는 것은 이와 같은 정적인 경험을 줄여줄 뿐만 아니라 성취감을 느끼는데도 도움이 된다. 운동 강도를 스스로 인식하고 조절할 수 있는 방법을 익힐 필요가 있다.

　㉢ 가장 널리 이용되는 방법은 심박수, 호흡을 기준으로 하는 것이다. 심박수와 호흡이 어느 정도일 때 운동 강도가 적당한가에 관한 교육을 받으면 강도를 스스로 조절할 수 있게 된다.

　㉣ RPE를 사용한 방법도 권장된다. RPE는 6부터 20까지 숫자로 구성되어 있기 때문에 숫자의 범위로 운동 강도를 표현할 수 있는 장점이 있다.

⑥ 내적 집중과 외적 집중

    ㉠ 운동 중에 주의를 어디에 기울이느냐가 운동실천에 중요한 변인이다.

    ㉡ 근육, 심장, 호흡 등 신체 내부로부터의 피드백 정보에 주의를 기울이는 것을 내적 집중이라고 하고, 외부환경의 정보, 주변 경관을 구경하거나 음악을 듣는 것처럼 외부환경에 주의를 기울이는 것을 외적 집중이라 한다.

    ㉢ 외적 집중이 내적 집중보다 운동 중의 피로감과 통증을 덜 느끼게 하는 효과가 있다. 운동을 할 때 음악을 듣거나 즐거운 장면을 감상하는 것은 피로감을 덜 느끼게 하는 주의집중 방법으로 활용 가능하다.

    ㉣ 나아가 외적 집중은 운동 지속실천에도 긍정적인 영향을 준다. 외적 집중과 내적 집중을 비교한 연구에서 외적 집중에 참가한 사람들이 내적 집중에 참가한 사람들보다 출석률이 더 높았다. 3개월 후에도 운동을 지속하는 비율은 87%대 37%로 외적 집중에 참가한 사람이 더 높았다. 6개월 후에도 역시 동일한 경향을 보였다. 외적 집중을 하면 회원의 재등록률이 높아진다는 결과이므로 스포츠센터 관리자가 관심을 가질 대목이다.

    ㉤ 운동 중에 몸에서 나타나는 반응보다는 외부의 환경에 신경 쓰는 것이 피로감을 줄이는데 더욱 효과적이다. 실내에서 운동을 하는 경우, 특히 헬스클럽에서 운동하는 사람들이 외적 집중에 신경쓸 수 있도록 창 쪽에 운동기구를 설치하거나 적절한 음악 감상이나 좋은 화면을 감상할 수 있는 기구를 설치할 필요가 있다.

08

스포츠심리학

OG 스포츠심리상담

01 〈 운동상담

❶ 운동상담의 개념과 목표

(1) 상담의 정의
도움을 필요로 하는 사람이 전문적 훈련을 받은 사람과 대화를 통해 전반적인 생활과제를 해결하며, 행동 및 감정 측면의 인간적 성장을 위해 노력하는 학습과정이다.

(2) 운동상담
① 운동에 참여하는 사람들을 대상으로 도움을 줄 수 있는 사람(운동상담자)과의 대화를 통한 운동참가자들의 인간적 성장을 위한 노력이다.

② 운동삼담은 운동참가자와 관련된 사고, 감정, 행동의 변화를 이끌어내는 과정이다.

③ 운동상담의 목적을 달성하기 위하여 상담자가 가져야 할 기법이다.

(3) 운동상담의 목표
① 운동참가자의 운동지속기간 증가

② 운동 수행의 향상

③ 운동참가 만족도 향상

④ 타인과의 의사소통이나 대인관계 개선

⑤ 운동에 관련된 심리적인 요인의 개선

⑥ 스트레스, 우울증, 낮은 수준의 자기개념(자기존중감), 자살 등 문제점의 해결

② 운동상담의 역할과 단계

(1) 운동상담의 주요 역할

① 치료적 역할

② 예방적 역할

③ 교육 · 발달적 역할로서 스포츠심리학과 유사한 역할(스포츠심리학의 역할과는 차이가 있다.)

(2) 운동상담의 4가지 접근

① 일반 운동참가자에게 주목한다.

② 심리기술훈련 및 경기력 향상보다는 운동지속시간 및 운동만족도 향상에 주목한다.

③ 운동을 통한 개인적 성장(신체, 정신, 사회적 측면)에 초점을 둔다.

④ 인간과 환경과의 상호작용에 주목한다.

(3) 상담과정의 3단계 모형

① 1단계 : 탐색단계 ⋯ 상담자는 내담자가 자신의 생각, 감정, 행동을 탐색하도록 도움을 준다.

② 2단계 : 통찰단계 ⋯ 상담자는 내담자가 탐색한 생각, 감정, 행동을 이해하는 단계이다.

③ 3단계 : 실행단계 ⋯ 탐색과 통찰에 근거하여 내담자가 어떤 행동을 취해야 할 것인지 돕는다.

③ 운동상담자으 자질

(1) 호기심

인간의 사고, 감정, 동기, 행동에 대한 관심인데, 상담의 과학적인 측면보다는 창조적이고 예술적인 측면에 매료되는 것은 상담자로서의 순기능적 특성이라고 할 수 있다.

(2) 청취 능력

타고난 경청/청취 능력과 타인의 이야기를 듣는 것을 좋아하는 것이 바람직한 상담자로서의 태도이며 능력이다.

(3) 대화하는 것을 편안해 함

타인과 이야기 하는 것을 좋아하고, 대화하는 그 자체가 보상(reward)인 것을 의미한다.

(4) 공감 및 이해 능력

자신과 타인의 생각과 느낌을 이해하고 행동의 동기 및 의미를 반성(reflection)하고 성찰할 수 있는 능력을 의미한다.

(5) 정서적 통찰력

상담자는 상담 장면에서 내담자가 표현하는 다양한 감정(슬픔, 기쁨, 실망, 충격, 분노 등)을 통찰해야 할 뿐만 아니라, 내담자가 이러한 감정들을 경험하고 표현하도록 격려해야 한다.

(6) 극기

상담의 초점은 내담자의 욕구와 관심에 있기 때문에 상담자는 자신의 개인적인 욕구를 상담 장면에서 드러내지 않는 능력이 필요하다.

(7) 모호함을 견디는 능력

상담자는 다양한 내담자들의 복잡하고 심층적인 문제에 대한 해답을 섣불리 제시하려 하지 말고, 상담자의 의도대로 내담자를 통제하지 않으며, 권위적인 태도로 내담자를 대하는 것을 지양해야 함. 내담자가 스스로 자신의 해결책을 찾도록 격려할 수 있어야 한다.

(8) 따뜻함과 배려

내담자를 판단하지 않고 내담자를 이해하고 배려하는 태도를 가져야 한다.

(9) 친밀한 관계 형성 능력

친밀한 관계를 형성하는데 두려움이 없고, 내담자와 깊고 친밀한 관계를 형성하고 유지할 수 있어야 한다.

(10) 권력에 대해 편안해 함

상담의 이론적 경향이나 제시되는 문제와 상관없이 대부분의 상담자는 내담자와의 관계에서 힘과 영향력 면에서 우위에 있다. 상담자는 본인의 의도와 상관없이 이런 위치에 놓이게 되는 것을 편하게 여겨야 한다. 상담자의 힘과 영향력은 내담자와의 관계에서 적절한 거리를 유지하면서 상담자 자신이 전지전능하다고 느끼는 함정에 빠지지 않는 한 상담과정과 결과에 좋은 영향을 미친다.

(11) 유머감각

상담자는 유머감각이 있어야 한다. 적절한 시기에 적절한 방법으로 표현된 유머는 치료효과가 있다.

02 운동상담의 기법

① 관심집중

(1) 관심집중의 정의

상담자가 내담자에게 관심을 갖고 집중하는 것은 상담의 기본 조건이다. 내담자가 원하는 것이 무엇인지 정성껏 주의를 기울여서 들어야 하며, 상담자가 내담자와 온전하게 함께 하는 주의집중을 해야 한다.

(2) 내담자에게 관심을 집중하는 기술

① 내담자를 향해서 앉기, 개방적인 몸 자세를 취하기, 때때로 내담자를 향해 몸을 기울여 앉기, 적절하게 시선을 맞추기, 긴장 풀기

② 상담자 자신에게 적합하면서 내담자에게 주의를 기울인다고 느낄 수 있는 기술을 익히도록 해야 한다.

② 경청

(1) 경청의 정의

경청은 내담자의 언어적 메시지(말) 뿐만 아니라 비언어적 메시지(표정, 손발의 움직임, 몸의 자세, 목소리 등)를 듣는 것을 의미한다.

(2) 비언어적 메시지 경청하기

① 상담자는 내담자의 말 이외의 비언어적 메시지에 주목해야 한다.

② 내담자의 비언어적인 메시지는 내담자의 심정과 생각을 말보다 더욱 정확하게 나타내기도 한다.

③ 비언어적인 메시지는 말보다 상대적으로 매우 즉시적이며 무의식적으로 나타나기 때문에 상담자는 내담자의 비언어적 메시지를 민감하게 관찰하고 알아차리는 민감성을 가져야 한다.

(3) 말 이외의 비언어 매체 분류

① 눈…시선, 눈 깜빡임, 눈물을 글썽임, 눈에 힘이 들어감 등

② 몸의 자세…웅크림, 뒤로 젖힘 등

③ **손발의 제스처** … 손발의 움직임, 주먹을 쥠, 뒤통수를 긁적임 등

④ **얼굴표정** … 미소, 미간을 찌푸림, 입술이 떨림 등

⑤ **목소리** … 톤의 고저, 강약, 유창성, 떨림 등

⑥ **자율신경계에 의한 생리적 반응** … 얼굴 빨개짐, 창백해짐, 급한 호흡, 동공확대, 땀이 남 등

⑦ **기타** … 복장, 화장, 두발 상태 등

(4) 언어 메시지 경청하기

① 내담자의 말에 의해 표현된 언어메시지는 내담자의 사실이나 사건, 생각, 감정을 표현한다.

② 3가지 요소는 서로 관계를 갖고 얽혀있을 수도 있고 구분될 수도 있기 때문에 상담자는 경청을 통해 내담자의 언어메시지의 의미를 이해할 수 있어야 한다.

(5) 경청의 확인

내담자는 상담자가 자신의 메시지에 경청하고 있는 것을 상담자의 태도 혹은 행동에 의해 확인한다.

① 적절한 고개의 끄덕임

② 단순한 음성반응

③ 관심 어린 질문

④ 내담자의 말을 반복 · 요약

(6) 내담자의 말을 반복하는 경우

① 요약하는 적절한 시기

② 내담자가 전달하려는 바가 분명치 않을 때

③ 내담자가 다양한 주제, 내용, 상황, 사건 등을 한꺼번에 말하고자 할 때

④ 내담자가 너무 오래 말할 때

⑤ 내담자가 무슨 말을 하고 있는지 혼돈에 빠졌을 때

⑥ 상담자 역시 내담자를 충분히, 확실히 이해하고 있는지 의심스러울 때

❸ 공감적 이해

(1) 공감

① 누군가와 같은 입장이 되거나 그 사람이 느끼고 생각하는 바를 나도 유사하게 혹은 같게 느끼는 상태를 의미한다.

② 내담자는 상담자의 공감하는 행위를 통해 자신의 몰랐던 감정, 행동 방식, 내포하고 있는 주제 등을 스스로 파악하게 되고 효율적인 해결책을 찾게 된다.

(2) 운동상담 시 공감적 반응의 질을 높이기 위한 방법

① 생각할 시간을 갖는다.

② 반응시간을 짧게 한다.

③ 내담자에게 맞게 반응하도록 자신을 지켜야 한다.

❹ 운동상담 시 고려해야 할 상담윤리

(1) 상담자의 책임이다.

(2) 내담자와의 관계에서 상담자는 상담자의 목표, 상담에서 이용되는 기법, 상담에서 지켜야 할 규칙, 상담관계에 영향을 미칠 수 있는 여러 제한점에 대해 내담자에게 미리 알려주어야 한다. 운동상담사와 운동참가자 간의 치료적 관계와 사회적 혹은 개인적 관계에 대해 주의를 기울여야 한다.

(3) 상담과정에서 알게 된 개인의 비밀을 보장하는 것은 매우 중요한 상담자의 의무이다.

(4) 상담자는 상담에 적합한 전문 능력과 기술을 갖추고 그 능력과 기술의 사용한계에 대해 잘 알고 있어야 한다.

(5) 상담자는 내담자에게 줄 수 있는 직업상의 서비스와 그 한계를 명확하게 알고 있어야 한다.

(6) 내담자를 측정해야 할 경우 적합한 측정 도구를 사용해야 하고 그 결과를 적절하게 해석해야 한다.

(7) 상담자는 내담자의 인권이 침해되지 않도록 극히 민감해야 한다.

08

스포츠심리학

❺ 상담자가 보고해야 하는 내담자의 상황으로 비밀유지의 윤리가 절대적이지 않은 경우

(1) 내담자가 자신이나 타인에게 위험한 행동을 할 때

(2) 미성년 내담자가 근친상간, 강간, 아동 학대 혹은 여타 범죄의 희생자라고 생각될 때

(3) 내담자가 입원할 필요가 있다고 판단될 때

(4) 정보가 법적인 문제가 될 때

최근 기출문제 분석

6월 26일 시행

1 마슬라흐와 잭슨(C. Maslach & S. E. Jackson, 1986)의 탈진검사지 (burnout inventory)의 요인이 아닌 것은?

① 자신감(self-confidence)
② 비인격화(depersonalization)
③ 정서적 고갈(emotional exhaustion)
④ 개인적 성취감 저하(lower personal accomplishment)

TIP 마슬라흐와 잭슨(C. Maslach & S. E. Jackson, 1986)의 탈진검사지의 3가지 요인은 비인격화, 정서적 고갈, 개인적 성취감 저하이다.

2 〈보기〉에서 설명하는 이론은?

보기

중요한 득점 상황에서 '실수하면 어쩌지'라고 생각하며 인지적 불안이 높아져 어이없는 실수를 했다. 그 순간 '지면 안 되는데'라는 생각과 함께 시야가 좁아지고 근육이 긴장되는 신체적 불안이 높아지면서 운동 수행이 급격하게 저하되었다.

① 동인이론(drive theory)
② 격변이론(catastrophe theory)
③ 전환(반전)이론(reversal theory)
④ 적정기능지역이론(zone of optimal functioning theory)

TIP 카타스트로피(대격변) 이론에 대한 설명이다. 인지불안이 높을 때 신체불안이 높아지면 운동수행이 점차 증가하다 한 점을 지나 급격히 추락하는 현상이 발생한다.

3 〈보기〉는 엘리엇과 맥그리거(A. J. Elliot & H. A. McGregor, 2001)가 제시한 성취목표 이원분류표와 성향별 특성을 기술한 것이다. ㉠~㉣ 중 A, B에 해당하는 행동으로 바르게 묶인 것은?

보기

	숙달(과제)성향	수행(자아)성향
유능감 접근	A	
무능감 회피		B

㉠ 경쟁 선수를 이겨서 우승하는 것을 목표로 훈련한다.
㉡ 메달 획득이 어려워지자 부상을 핑계로 시합을 포기한다.
㉢ 테니스 선수가 70%의 첫 서브 성공률을 달성하기 위해 훈련한다.
㉣ 보디빌딩 선수가 체지방 6%라는 목표를 달성하지 못할 것 같아 시합을 포기하였다.

	A	B
①	㉠	㉡
②	㉠	㉣
③	㉢	㉡
④	㉣	㉢

TIP ㉠은 수행접근 목표에 가깝고 ㉣은 숙달회피 목표에 가깝다. 과제목표 성향은 비교의 준거가 자신이 되는 것이다. 즉 기술이 향상되었다거나 노력을 많이 했으면 유능성 느낌이 들고 성공했다고 생각하는 것이다. 남과의 비교보다는 자신의 기술향상에 더 많은 관심이 있다. 자기목표 성향은 비교의 준거가 타인이 되는 경우이다. 즉 능력감이나 성공감을 느끼기 위해서는 남보다 더 잘 해야 하며, 동일하게 잘 했을 경우 남보다 노력을 덜 해야 한다는 의미이다. 남과 비교하고 남을 이기는데 더 많은 관심이 있다.

Answer 1.① 2.② 3.③

4 〈보기〉에서 제시하는 심리기술훈련 방법은?

보기

- 보디빌딩 선수가 실제 경기장에서 시합 과정을 미리 경험한다.
- 축구 선수가 관중의 함성, 상대 팬의 야유, 카메라 플래시가 터지는 실제 환경에서 훈련한다.

① 심상 훈련(image training)
② 자생 훈련(autogenic training)
③ 바이오피드백 훈련(biofeedback training)
④ 모의경기경험 시연(rehearsal of simulated competition experiences)

> **TIP** 실제 경기장에서 미리 경험하는 모의경기경험 시연에 대한 설명이다.

5 〈보기〉에서 설명하는 팀 빌딩 중재 모형은?

보기

- 선수와 지도자가 다음 시즌의 팀 행동 지침이 되는 신념에 대해 토론한다.
- 신념의 우선순위를 정한다.
- 팀 헌신, 팀 자부심, 존중, 긍정적 태도, 책임감 등을 강조한다.

① 가치중재모형
② 전문상담사 직접모형
③ 건강운동관리사 간접모형
④ 자기공개-상호공유모형

> **TIP** 신념을 우선순위로 정하고 팀에 대한 헌신, 존중, 태도와 책임감등 개인과 팀의 가치와 특성을 인식하고 상호 존중과 팀의 응집력을 향상시키는 가치중재모형에 대한 설명이다.

6 스포츠 팀 응집력(cohension)에 관한 설명으로 적절하지 않은 것은?

① 선수 간 친밀도로만 측정되는 단일차원의 특성을 지닌다.
② 팀 목표 달성을 위한 수단적 역할을 한다.
③ 역동적인 집단의 상호작용에 의해 변화한다.
④ 집단 구성원에 따라 달리질 수 있으며 감정적인 측면을 포함한다.

> **TIP** 응집력은 다차원적인 개념이다. 다차원적이라 함은 팀의 성원을 한 데 묶어주는 요인이 다양하다는 뜻이다. 팀마다 구성원이 일치단결하는 이유는 서로 차이가 나게 된다.
> 또한 응집력은 역동적인 것이다. 응집력은 시간에 따라 어느 정도 변화한다. 팀의 발전 단계에 따라 응집력에 영향을 미치는 요인이 달라진다. 그리고 응집력은 수단적인 것이다. 어떤 집단이든지 목표를 갖고 있다. 스포츠 팀도 나름대로의 목표가 있으며, 사교적인 모임이라 할지라도 집단 형성의 배경에는 유대강화와 같은 수단적인 목표가 있기 때문에, 응집력의 특징인 수단성은 집단이 형성되는 동기가 된다 마지막으로 응집력에는 정서적 측면이 포함된다. 집단의 성원 사이에는 어느 정도의 사회적인 관계가 존재한다. 군대, 직장, 프로 스포츠 팀과 같이 지극히 과제 지향적인 집단에서도 성원들 사이의 상호작용과 의사소통의 결과로 대인관계 응집력이 나타나게 된다.

Answer 4.④ 5.① 6.①

7 〈보기〉에서 설명하는 행동관리기법은?

> ─── 보기 ───
> • 건강운동관리사가 손상환자에게 하기 싫은 재활 과제를 마치면 자율시간을 갖도록 이야기하였다.
> • 상대적으로 낮은 확률로 일어나는 행동의 발생 빈도를 높이기 위해서 높은 확률로 일어나는 행동을 강화물로 활용한다.

① 소거(extinction)
② 프리맥 원리(Premack principle)
③ 용암법(fading)
④ 일시적 중단(time-out)

> **TIP** 높은 확률로 일어나는 행동을 강화물로 사용하여 일어날 확률이 적은 행동을 하도록 촉진하는 기법을 의미한다. 프리맥 원리에서 중요한 것은 행위들 사이의 상대적인 가치로, 목표로 하는 행위가 강화되기 위해서는 그것보다 대상에게 상대적으로 더 중요하고 가치 있는 보상이 주어져야 한다. 이런 맥락에서 프리맥 원리는 상대적 가치 이론(Relative Value Theory)으로도 불린다.

8 하우젠블라스와 시몬스 다운스(H. A. Hausenblas & D. S. Simons Downs, 2002)가 제시한 운동의 존성(exercise dependence) 진단기준으로 적절하지 않은 것은?

① 발목이나 팔꿈치가 아픈데도 운동을 계속함
② 운동을 위해 직무활동과 여가활동을 줄이거나 회피함
③ 운동을 중단하면 불안이나 피로 등 부정적인 증상이 나타남
④ 손상 위험을 인식하여 운동을 중단하고 치료를 받음

> **TIP** 손상 위험을 인식하여 운동을 중단하고 치료를 받는 행동은 본인 통제가 가능한 상황이므로 운동의존성이라고 보기 어렵다.

9 운동의 심리적 효과에 관한 가설과 설명이 옳지 않은 것은?

① 모노아민 가설 : 운동이 신경전달물질의 분비를 증가시켜 우울증 완화를 돕는다.
② 뇌변화 가설 : 운동이 대뇌피질의 혈관 밀도를 낮춘다.
③ 생리적 강인함 가설 : 규칙적 운동은 스트레스 대처능력을 높여 정서적 안정을 유도한다.
④ 열발생 가설 : 운동으로 인한 체온 상승은 뇌에서 근육으로 이완 명령을 유도하여 불안을 감소시킨다.

> **TIP** 뇌변화 가설은 운동이 대뇌피질의 혈관 밀도를 높인다는 가설이다.

10 운동행동과 관련된 운동심리이론(모형)의 명칭과 설명이 옳은 것은?

① 합리적행동이론 : 성취경험과 간접 경험이 운동행동에 영향을 준다.
② 계획행동이론 : 운동 동기와 환경적 요인이 운동행동에 영향을 준다.
③ 건강신념모형 : 질병의 위험성에 대한 인식이 운동행동에 영향을 준다.
④ 변화단계이론 : 의사결정 균형, 변화과정, 공공정책이 운동행동에 영향을 준다.

> **TIP** 합리적행동이론은 행동에 대한태도, 주관적 규범이 의도를 만들고 그에 따른 행동이 결정된다는 이론이다. 계획행동이론은 합리적행동이론에서 행동통제 인식이 포함된 개념이다.
> 변화단계이론은 행동의 변화는 상당한 기간 동안 여러 단계를 거치면서 일어나는데, 행동 변화의 단계는 무관심, 관심, 준비, 실천, 유지 등 5개로 나누는 것이 일반적이다.

Answer 7.② 8.④ 9.② 10.③

11 〈보기〉에서 윌스와 쉰너(T. A. Wills & O. Shinar, 2000)의 사회적 지지 유형과 설명이 옳은 것으로만 묶인 것은?

───── 보기 ─────

㉠ 정서적 지지 : 노력에 대해 칭찬하고 어려움을 호소할 때 공감해 주기
㉡ 정보적 지지 : 운동 방법에 대해 조언을 하고 진행 과정에서 피드백 주기
㉢ 동반자 지지 : 운동할 때 보조 역할을 하고 운동 장소까지 태워다 주기
㉣ 도구적 지지 : 타인과의 비교를 통해 자신의 생각과 감정이 정상이라는 것을 확인하기

① ㉠, ㉡   ② ㉠, ㉢
③ ㉡, ㉢   ④ ㉡, ㉣

> **TIP** 사회적 지지의 유형
> ㉠ 정서적지지 : 다른 사람을 격려하고 걱정하는 과정에서 생긴다. 노력에 대해 칭찬과 격려를 해주고, 어려움을 호소할 때 같이 걱정해 주는 것이 대표적 예이다.
> ㉡ 정보적지지 : 운동 방법에 대해 안내와 조언을 하고 진행 상황에 관한 피드백을 제시해주는 것을 말한다. 대개 운동지도자나 트레이너로부터 정보적 지지를 받지만 가족, 친구, 동료 등으로부터 받을 수도 있다.
> ㉢ 동반지지 : 운동할 때, 동반자 역할을 하는 사람이 있는가의 여부를 말한다. 피로와 지루함을 줄일 수 있고, 운동 재미가 더 커지기 때문에 지속실천에 도움이 된다.
> ㉣ 도구적지지 : 유형의 실질적인 지지를 제공하는 것을 말한다. 웨이트트레이닝을 할 때 보조 역할, 운동 장소까지 태워다 주기, 베이비시터 역할 하기 등이 도구적 지지의 예이다.
> ㉤ 비교확인지지 : 다른 사람과의 비교를 통해 자신의 생각, 감정, 문제, 체험 등이 정상적이라는 확인을 하는 것이다. 자신과 유사한 특성을 가진 사람과 같이 운동을 하거나 관찰을 통해 얻을 수 있는 지지의 유형이다. 비만인이나 재활 운동을 할 때 비슷한 사람과 함께 하면 비교확인 지지를 얻기가 쉽다.

12 〈보기〉에서 한국스포츠심리학회가 제시한 스포츠심리상담사의 상담윤리에 관한 설명으로 옳은 것으로만 묶인 것은?

───── 보기 ─────

㉠ 상담사는 자신의 전문성 영역과 한계 영역을 명확하게 인식한다.
㉡ 협회나 지도자가 선수들의 상담내용을 요구하면 상담사는 제공해야 한다.
㉢ 알고 지내는 사람과 전문적인 상담관계를 진행하지 않도록 한다.
㉣ 내담자의 사생활과 비밀 보호를 위해 상담 기록을 남기지 않는다.

① ㉠, ㉡   ② ㉠, ㉢
③ ㉡, ㉢   ④ ㉡, ㉣

> **TIP** 보기 ㉡의 경우 내담자에게 사전에 고지하고 동의하에 제공이 가능하다. 보기 ㉣의 경우 법접의무, 서비스 수행, 책무성 확보를 위해 상담 결과를 기록으로 남겨야 한다.

13 광학적 흐름(optic flow)에 반응하여 자세를 조절하는 능력을 연구한 실험은?

① 시각 절벽(visual cliff) 실험
② 눈의 고정(quiet-eye) 실험
③ 움직이는 방(moving room) 실험
④ 무주의 맹시(inattention blindness) 실험

> **TIP** 시각절벽 실험이란 6∼14개월 아기를 시각절벽 위에 놓고 반대편에서 부모가 아기 이름을 부르며 절벽을 건너오라고 손짓한다. 이때 부모의 반응에 따라 아기가 시각절벽의 통과 유무를 알아보는 실험이다. 눈의 고정 실험은 말 그대로 눈의 초점을 이리저리 돌리지 말고 목표물에 집중하는 실험이다. 움직이는 방 실험은 바닥은 고정, 벽이 움직이는 곳에 아기가 운동수행 시 시각의 역할을 보는 실험이다. 무주의 맹시는 눈이 특정 위치를 향하고 있지만 주의가 다른 곳에 있어서 눈이 향하는 위치의 대상이 지각되지 못하는 현상이나 상태를 말한다.

Answer 11.① 12.② 13.③

14 〈보기〉에서 습득된 장기기억 체계는?

---- 보기 ----

레이업 숏 기술을 학습한 결과 레이업 숏을 바른 자세로 정확하게 성공시킬 수 있었지만, 말로 그 기술을 제대로 표현할 수는 없었다.

① 감각(sensory) 기억
② 작업(working) 기억
③ 절차적(procedural) 기억
④ 서술적(declarative) 기억

> **TIP** 장기기억상의 지식은 선언적 지식과 절차적 지식으로 구분하는데 선언적 지식은 사실, 개념, 정의, 규칙에 대한 지식, '~이하를 안다'. 언어로 확인하고 절차적 지식은 과제를 수행하는 방법과 절차에 대한 지식 '~하는 법을 안다.' 수행으로 확인한다. 보기는 절차적 장기기억 체계이다.

15 운동수행의 신경학적 과정을 이해하기 위한 뇌활동 측정 기법에 관한 설명으로 옳은 것은?

① 뇌전도(EEG) 측정을 위해서는 침습적인 전극 설치를 해야만 한다.
② 격렬한 움직임 중에는 뇌전도를 사용해서 뇌 활성도를 측정하기 어렵다.
③ 기능적자기공명영상(fMRI) 측정을 위해서는 체내에 추적물질을 투입해야 한다.
④ 기능적자기공명영상 측정으로 뇌활성도와 움직임 사이의 인과관계를 확인할 수 있다.

> **TIP** 뇌전도는 비침습적이다. 혈류와 관련된 변화를 감지하여 뇌 활동을 측정하는 기술이다. fMRI는 뇌의 어떤 부위가 사용될 때 그 영역으로 가는 혈류의 양도 따라서 증가한다는 사실을 이용하여 어떤 부위의 신경이 활성화되었는지를 측정하는 기술이다. 기능적자기공명영상은 뇌활성도와 움직임 사이의 인과관계는 제한이 있다.

16 일반화된 운동 프로그램(generalized motor program, GMP)의 관점에서 동작 수행 시 새로운 상황에 맞게 적용해야 하는 가변매개변수(variant parameter)가 아닌 것은?

① 생성되는 힘의 총량(overall force)
② 선택된 근육군(selected muscles)
③ 총 동작지속시간(overall duration)
④ 동작구성요소의 상대적 타이밍(relative timing)

> **TIP** 동작구성요소의 상대적 타이밍(relative timing)은 불변매개변수로 이 요소가 높아야 운동의 수행성이 높다.

17 〈보기〉의 구조들을 통해 시각 정보가 대뇌로 전달되는 과정을 순서대로 바르게 나열한 것은?

---- 보기 ----

㉠ 일차시각겉질(primary visual cortex)
㉡ 시각교차(optic chiasm)
㉢ 시각신경(optic nerve, cranial nerve II)
㉣ 시상의 가쪽무릎핵(lateral geniculate nucleus)

① ㉡→㉣→㉠→㉢
② ㉣→㉢→㉡→㉠
③ ㉢→㉡→㉣→㉠
④ ㉣→㉠→㉢→㉡

> **TIP** 대뇌로 전달되는 과정은 시각신경(눈에서 뇌로 정보를 전달) - 시각교차(두 눈의 정보가 합쳐짐) - 가쪽무릎핵(신경섬유들의 교차) - 일차시각겉질로(대뇌 피질 뒤쪽에 위치)로 이루어 진다.

Answer 14.③ 15.② 16.④ 17.③

18 공간과 움직임에 관한 시지각(visual perception) 처리와 관련이 있는 뇌 영역은?

① 바닥핵(기저핵, basal ganglia)
② 보조운동겉질(supplementary motor cortex)
③ 뒤마루겉질(후두정피질, posterior parietal cortex)
④ 아래관자겉질(측두엽하부, inferior temporal cortex)

> **TIP** 바닥핵은 움직임 계획을 조성하는 영역이다. 보조운동겉질은 눈과 머리의 방향 좌우 사용되는 신체운동과 연속적 운동에 사용된다. 아래관자겉질은 시각자극의 최종단계를 처리하는 영역이다.

19 뇌-컴퓨터 인터페이스(brain-computer interface)의 주요 원리는 인지 처리과정 중에 동작명령(motor command)에 관한 신경신호를 수집해서 컴퓨터로 전송하는 것이다. 이를 위해서 두뇌 한 영역에서만 동작명령을 수집해야 한다면, 어떤 영역이 가장 적절한가?

① 뇌들보(뇌량, corpus callosum)
② 일차운동겉질(primary motor cortex)
③ 시각연합겉질(visual association cortex)
④ 이마앞겉질(전전두피질, prefrontal cortex)

> **TIP** 뇌들보는 대뇌의 좌우를 연결하는 신경다발이고 시각연합겉질은 과거의 경험을 통해 보이는 것을 기억하는 영역이며 이마앞겉질은 의사결정 통제를 담당하며 뇌의 가장 앞부분에 위치한다.

20 최근 스포츠 현장에서 실제수행이 위험한 동작을 보다 안전한 환경에서 습득하도록 가상현실 기기를 활용한다. 이는 어떤 운동학습 원리를 적용한 사례인가?

① 보상 학습
② 분습법을 통한 학습
③ 맥락 간섭
④ 학습의 전이

> **TIP** 보기의 지문은 운동기술 요소의 유사성이나 처리과정의 유사성을 가상현실에서 활용하기에 학습의 전이 원리를 적용한 사례이다.

Answer 18.③ 19.② 20.④

1 〈보기〉에서 설명하는 지각은?

보기

- 영아의 지각 운동발달의 특성
- 시각 절벽(visual cliff) 실험을 통해서 검증
- 이동 거리를 판단하는데 중요한 요소로 작용

① 색채 지각(color perception)
② 깊이 지각(depth perception)
③ 청각 지각(auditory perception)
④ 균형 지각(balance perception)

TIP 깊이 지각
㉠ 망막상은 2차원임에도 불구하고 3차원으로 지각하는 능력으로 거리를 판단할 수 있게 해준다.
㉡ 시각절벽 : 유아와 어린 동물의 깊이 지각을 검사하는 실험도구이다.
㉢ 중요성 : 숙련된 운동수행에 필수

2 스포츠 심리검사에 관한 설명으로 옳은 것은?

① 임상병리 진단 도구를 운동선수에게 사용
② 주변의 연구하기 편리한 팀을 대상으로 검사
③ 검사자는 심리검사에 대한 자신의 한계를 고려해야 함
④ 검사에서 얻은 상관관계를 인과관계로 확대하여 해석

TIP 스포츠 심리검사 시 고려사항
㉠ 선수, 회원, 고객에게 도움이 되어야 하고, 결과에 대해서는 비밀을 유지한다.
㉡ 사용할 심리검사의 개발 배경, 검사의 원리를 잘 알고 있어야 한다.
㉢ 심리검사 검사자는 자신의 지식의 한계에 대해 알고 있어야 한다.
㉣ 심리검사 결과만으로 선수를 선발해서는 안 된다.
㉤ 선수, 회원, 고객에게 심리검사의 목적을 미리 설명하고 피드백을 제공하여야 한다.
㉥ 다른 사람과의 비교가 아니라 개인적인 정보로 활용한다.

3 불연속적 기술(discrete skill)로 적절하지 않은 것은?

① 축구 킥
② 공 던지기
③ 다트 던지기
④ 자동차 운전하기

TIP 불연속적 기술
㉠ 시작과 끝이 분명하게 다른 기술, 빠르고 짧게 끝남
㉡ 던지기, 받기, 차기 등의 야구의 타격, 볼링의 투구, 축구의 킥 등이 해당
※ 연속적 기술 … 움직임의 연속성에 따른 기준으로 특정한 움직임이 계속 반복되는 기술로 운전, 달리기, 수영, 사이클 등이 해당

4 스포츠심리학 연구에서 '다양한 방법으로 이론을 검증하여 가장 효과적인 현장 실천 방법을 선택하는 과정'은?

① 증거 기반 실천(evidence-based practice)
② 학습 기반 실천(learning-based practice)
③ 오류 기반 실천(error-based practice)
④ 행동 기반 실천(behavior-based practice)

TIP 증거 기반 실천 … 입수 가능한 모든 과학적 조사연구를 평가하고 응용하여 다양한 방법으로 이론을 검증하여 가장 효과적인 현장 실천 방법을 선택하여 적용하는 것을 말한다. 실천과 관련된 의사결정의 근거로서 경험적인 조사연구를 검토 적용해 나가는데 있어 특정한 기준과 절차를 가지고 체계적인 접근을 할 수 있도록 원칙과 방식을 구조화해 놓은 것이다.

Answer 1.② 2.③ 3.④ 4.①

08

스포츠심리학

5 〈보기〉에서 설명하는 운동의 심리적 효과에 대한 가설로 옳은 것은?

───── 보기 ─────

㉠ 규칙적인 운동은 스트레스를 규칙적으로 가하는 것과 유사해서 대처능력이 좋아지고 정서적으로 안정되기 때문에 불안이 줄어든다.

㉡ 규칙적인 운동은 세로토닌(serotonin), 노르에피네프린(norepinephrine), 도파민(dopamine)과 같은 신경전달물질의 분비로 우울증을 개선한다.

	㉠	㉡
①	주의효과 가설	엔돌핀 가설
②	사회심리적 가설	모노아민 가설
③	기분전환 가설	엔돌핀 가설
④	생리적 강인함 가설	모노아민 가설

TIP 생리적 강인함 가설과 모노아민 가설
㉠ 생리적 강인함 가설 : 운동을 규칙적으로 하는 것은 스트레스를 규칙적으로 가하는 것과 유사하다. 생리적 강인함 가설은 스트레스에 자주 노출되면 대처능력이 좋아지고 정서적으로 안정되기 때문에 불안이 줄어든다는 가설이다. 운동으로 신체가 건강해지면 스트레스에 대한 반응 과정도 효율성이 좋아진다. 즉, 스트레스에 빠르게 반응하고 스트레스가 사라지면 신속하게 정상으로 회복할 수 있도록 교감신경계와 부교감신경계가 적응을 한다. 운동을 하지 않아 체력이 약하면 스트레스가 사라져 스트레스에 대한 반응이 지속되는 것과 대조적이다.
㉡ 모노아민 가설 : 운동이 우울증에 도움이 되는 이유를 설명하는 가설로 운동이 세로토닌, 노르에피네프린, 도파민 등 신경전달물질의 분비로 인해 감정과 정서가 개선된다는 것이다. 운동을 하면 이와 같은 신경전달물질이 많아지며, 이로 인해 신경의 의사소통이 증가하기 때문에 심리적, 정서적, 인지적으로 좋은 현상이 나타난다는 가설이다.

6 〈보기〉의 ㉠, ㉡에 알맞은 용어는?

───── 보기 ─────

수영장에서 자유형을 배우기 시작한 정현이는 양팔 스트로크 동작 수행 시 관절과 근육 간의 상호작용이 잘 이루어지지 않아 (㉠)의 어려움을 보였다. 그렇지만, 많은 연습을 통해서 신체 제어체계를 구성하는 근육과 관절의 (㉡)을/를 잘 활용할 수 있게 되었다.

	㉠	㉡
①	전이(transfer)	파지(retention)
②	학습(learning)	전형적 반응 (typical response)
③	어포던스(affordance)	어트랙터(attractor)
④	협응(coordination)	자유도(degree of freedom)

TIP ㉠ 협응 : 수행 목표를 달성하기 위하여 신경, 근육 관절 분절 등의 다양한 신체 요소가 효과적으로 공동작용을 하는 것을 말한다. 환경의 조건에 영향을 받으며, 가장 효율적인 움직임 형태로 나타난다.
㉡ 자유도 : 시스템이 움직일 수 있는 가능성의 수를 말하며, 인간 움직임의 원리인 동작을 수행하는 데 필요한 수많은 근육과 관절을 어떻게 통제할 수 있는 지를 규명하는 것이다. 자유도의 수는 학습단계에 따라 초기에는 제한적이지만, 후기에는 자유롭게 변한다.

Answer 5.④ 6.④

7 〈보기〉에서 설명하는 정보처리과정 3단계가 바르게 연결된 것은?

────── 보기 ──────

○ 배구경기에서 리시버는 상대 선수 서브를 오버 핸드로 받기로 결정함

○ 배구경기에서 리시버는 상대 선수 서브의 궤적, 방향, 속도 등을 탐색함

○ 배구경기에서 리시버는 상대 선수 서브의 특성을 파악하고 어떻게 받을지 생각함

	자극확인 단계	반응선택 단계	운동(반응) 프로그래밍 단계
①	○	○	○
②	○	○	○
③	○	○	○
④	○	○	○

TIP ○ 운동 프로그래밍 단계
○ 자극확인 단계
○ 반응선택 단계

※ 정보처리과정 3단계
　○ 자극확인 단계 : 정보자극을 받아들여 그 정보의 내용을 분석하여 의미를 부여하는 과정
　○ 반응선택 단계 : 자극에 대한 확인이 완료된 후 자극에 대하여 어떻게 반응해야 할지를 결정하는 단계
　○ 운동 프로그래밍 단계 : 실제로 움직임을 생성하기 위하여 운동 체계를 조작하는 단계

8 피츠(Fitts)의 법칙에 관한 설명으로 적절하지 않은 것은?

① 과제 난이도 지수(index of difficulty)의 영향을 받음

② 움직임 거리와 목표 폭에 따라 움직임 시간의 변화가 나타남

③ 자극의 수(자극-반응의 대안 수)가 증가할수록 반응시간이 증가함

④ 움직임의 속도가 증가하면 정확성이 감소하는 속도-정확성 상쇄 현상(speed-accuracy trade-off)이 나타남

TIP ③ Hick의 법칙에 대한 설명이다.
※ 피츠의 법칙 … 속도와 정확성 상쇄의 법칙 – 정확성(시간, 거리, 목표물의 크기)이 요구되면 동작시간은 증가한다.

9 〈보기〉에서 나이데퍼(Nideffer)의 주의모형 영역과 설명이 바르게 연결된 것은?

────── 보기 ──────

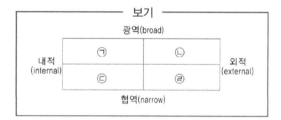

① ○ - 경기 전략 계획 및 정보를 분석

② ○ - 사격, 양궁과 같이 특정한 목표에 집중

③ ○ - 외부 환경 평가를 통해 패스할 동료 선수 파악

④ ○ - 심리적 연습(심상)을 할 때 내면의 생각에 초점

TIP 주의집중 모형

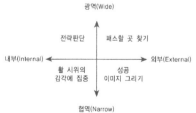

Answer 7.③ 8.③ 9.①

10 〈보기〉의 ㉠, ㉡에 해당하는 스키마 이론(schema theory)의 개념은?

─── 보기 ───

테니스 포핸드 스트로크 상황에서 승현이는 (㉠)을 통해 과거의 운동 결과를 근거로 움직임을 계획 및 생성하려고 한다. 포핸드 스트로그 후 (㉡)을 통해 볼이 라켓에 정확히 맞지 못하고 라인을 벗어난 것을 알게 되었다.

	㉠	㉡
①	회상 도식	재인 도식
②	장기기억	작동/작업기억
③	서술적 지식	절차적 지식
④	이미지 부호화 시스템	언어 부호화 시스템

> **TIP** ㉠ 회상 도식은 최초조건, 반응명세, 반응결과와의 관계에서 형성되는 것으로 폐환이론에서 주장하는 기억 흔적과 유사하며, 현재의 반응 동작과 유사한 과거의 운동 경험에서 얻어진 반응 명세를 현재의 동작과 비교하여 최초의 조건에 맞도록 운동 프로그램을 세운다는 측면에서 운동 생성(production movement)을 지배한다고 할 수 있다. 회상 도식은 송환정보가 작용할 수 없는 빠른 운동(일반적으로 200msec 이내에 완료되는 운동)을 제어하는데 절대적인 역할을 한다고 하였다.
> ㉡ 재인 도식은 예상 감각 귀결(expected sensory consequences)과 실제 감각 귀결(actual sensory consequences)하는 것으로 최초조건, 감각귀결, 반응결과에서 나타난 정보에 의해서 형성되며, 송환정보가 도달되면 오차를 평가하고 오차가 있으면 200msec 이상의 시간이 소요되는 운동에 관여한다.

11 〈보기〉에서 칙센미하이(Csikszentmihalyi, 1990)가 제시한 몰입(flow)의 하위차원에 대한 설명으로 바르게 묶인 것은?

─── 보기 ───

㉠ 생각과 동작이 하나로 되면서 자의식이 생겨남
㉡ 시간이 빠르거나 느리게 느껴지는 감각의 변화
㉢ 의도적인 통제하에 동작이 제어되는 경험을 함
㉣ 명확한 목표가 있어 무엇을 해야 하는지를 분명하게 알고 있음
㉤ 도전해야 할 상황과 자신의 기술이 모두 높은 상태이며 균형을 이룸

① ㉠, ㉡, ㉢   ② ㉠, ㉣, ㉤
③ ㉡, ㉢, ㉤   ④ ㉡, ㉣, ㉤

> **TIP** 칙센미하이의 몰입의 하위차원
> ㉠ 명확한 목표 : 분명한 목표를 설정하여 단계별로 무엇을 해야 하는지 정확하게 아는 것
> ㉡ 빠른 피드백 : 목표에 맞게 수행되고 있는지 판단하고 조정하는 것
> ㉢ 도전과 기술과의 조화 : 적정 수준의 학습과제를 해결할 수 있는 능력을 갖추고 있음을 지각하는 것
> ㉣ 과제에 대한 집중 : 학습과제가 무엇인지 알고 있으며 주의가 분산되지 않는 것
> ㉤ 행동과 각성의 통합 : 수행이 거의 자동적으로 진행되는 것
> ㉥ 자의식의 상실 : 자기 자신의 존재를 인식하지 못할 만큼 활동과 자신이 하나가 되는 것
> ㉦ 시간 감각의 왜곡 : 시간에 대한 지각이 평상시와 달라지는 것
> ㉧ 통제감 : 자신이 원하는 대로 학습과제를 진행할 수 있다고 느끼는 것
> ㉨ 자기목적적 경험 : 학습과제 수행을 하는 그 자체에 대해서 즐거움을 느끼는 것

12 〈보기〉는 심상 훈련(image training)에 대한 설명이다. 참·거짓을 바르게 나열한 것은?

── 보기 ──

㉠ 연습·시합 직후에 실시하는 심상 훈련은 효과적이지 않다.
㉡ 시합을 준비하는 과정에서 수행 전 루틴을 떠올려 자신감을 높인다.
㉢ 심상 훈련은 동기 강화에는 효과가 없지만, 집중력 향상에는 도움이 된다.
㉣ 심상 훈련 시 뇌와 근육에는 실제로 동작을 할 때와 유사한 전기 자극이 발생한다.

	㉠	㉡	㉢	㉣
①	거짓	거짓	참	참
②	참	참	거짓	참
③	거짓	참	거짓	참
④	참	참	참	거짓

TIP 심상

㉠ 모든 감각을 동원하여 마음속으로 어떤 감정을 떠올리거나 새로 만드는 것
㉡ 심상은 의식이 있는 상태에서 어떤 목표를 갖고 이루어지므로 잠잘 때 나타나는 꿈과는 구분
㉢ 심상은 새로운 수행을 하기 전에 더욱 수행 향상을 위한 마음의 준비를 위하여 그 밖에 이완이나 명상, 정서의 통제 등 심리적 전략을 마련하기 위하여 사용
㉣ 심상을 통해 선수들은 동작과 전략, 기술 등을 반복연습해서 학습시간을 단축하거나 효율성을 높이고 자신의 생각과 느낌 그리고 행동의 변화를 일으키게 됨
㉤ 심상 훈련이란 심상을 통제하면서 체계적으로 이용하는 방법을 배우는 과정
㉥ 실제로 수행하지 않고도 시각, 청각, 감각적인 느낌을 떠올리면서 이미지를 상상하면 수행의 효과를 기대할 수 있고 전략을 연습하고 자신감과 집중력 등의 심리기술을 향상
㉦ 심상의 목적
• 스포츠기술을 연습
• 게임전략이나 팀 전략의 연습
• 자신감 향상
• 집중력 향상
• 감정조절

• 부상회복 촉진
• 스트레스 해소
◎ 심상의 이론
• 심리 신경근 이론 : 심상을 하는 동안 실제 동작을 할 때와 매우 유사한 전기 자극이 뇌와 근육에 발생
• 상징 학습 이론 : 심상을 통해 특정 동작을 뇌에 부호로 만들어 그 동작을 이해하거나 자동화시키는 역할을 담당
• 생체정보 이론 : 심상을 통해 특정 자극 상황으로 인한 반응의 특징을 반복 측정하고, 이러한 반응을 수정하여 기술의 수행에 따라 운동수행 향상이 가능

13 〈보기〉에서 변화단계이론(stage of change theory ; 범이론모형, transtheoretical model)의 단계 변화 요인을 모두 고른 것은?

── 보기 ──

㉠ 운동했을 때 기대되는 혜택과 손실에 대한 평가
㉡ 운동에 대한 태도, 생각, 느낌 등을 바꾸는 과정
㉢ 사회적 환경, 물리적 환경, 정책 변인 등과의 상호작용
㉣ 자신에게 영향을 미치는 중요한 타자(significant others)로부터의 피드백

① ㉠, ㉡
② ㉠, ㉡, ㉣
③ ㉢, ㉣
④ ㉣, ㉡, ㉢, ㉣

Answer 12.③ 13.②

    ⊙ 가장 낮은 단계인 무관심 단계에 속한 사람은 운동 실천의 가치를 인식하지 못한다.(변화의 필요성에 대한 인식 높이기)

    ⓛ 관심 단계는 운동에 따른 혜택과 손실을 반반 정도로 예상하는 단계이다.(동기부여)

    ⓒ 준비 단계는 자전거 사기, 신발 구입 등의 행동을 취하는 단계로 1개월 이내에 가이드라인을 충족하는 수준으로 운동을 실천할 의지가 있는 것으로 정의한다.(구체적인 행동계획 개발하고 수행하는 것 돕기)

    ⓔ 실천 단계는 가이드라인을 충족하는 수준의 운동을 하고 있지만 아직 6개월이 안 된 것으로 정의한다.(피드백, 문제해결책, 사회적 지지, 재강화 제공)

    ⓜ 유지 단계는 중간 강도의 운동을 거의 매일 30분 이상씩 6개월 이상 해 오는 것으로 정의한다.(대처돕기, 추후관리 제공)

  ※ 단계 변화 과정

    ⊙ 체험적 과정 : 운동에 대한 개인의 태도, 생각, 느낌을 바꾸는 것을 말한다. 운동을 예로 들면 운동을 시작하기 위해 필요한 정보를 얻는 과정이다. 운동에 관한 자료를 제공하거나 운동을 시작한 사람의 예를 설명해 주는 등의 활동은 체험적 과정에 해당한다.

    ⓛ 행동적 과정 : 행동 수준에서 환경 변화를 유도하는 것을 말한다. 운동복을 눈에 잘 띄는 곳에 걸어 두거나 TV 시청 충동을 막을 목적으로 리모컨의 배터리를 빼는 등의 행동을 생각해 볼 수 있다.

14 〈보기〉에서 일반화된 운동프로그램(generalized motor program) 이론의 설명으로 바르게 묶인 것은?

───── 보기 ─────

⊙ 움직임의 속도, 크기, 힘, 궤적 등은 가변성의 특성을 지님

ⓛ 운동프로그램이 준비, 계획, 실행은 매개변수(parameters)의 영향을 받음

ⓒ 움직임은 자기조직화(self-organization)와 비선형적(nonlinear) 특성을 지님

ⓔ 움직임의 시간적 구조(동작시간의 비율)를 의미하는 상대적 타이밍은 불변성의 특성을 지님

① ⊙, ⓛ, ⓒ

② ⊙, ⓛ, ⓔ

③ ⊙, ⓒ, ⓔ

④ ⓛ, ⓒ, ⓔ

TIP ⓒ 자기 조직화와 비선형적 특성에 의해 인간의 운동이 생성되고 변화한다는 것은 다이내믹 시스템 이론에 해당한다.

  ※ 일반화된 운동프로그램 이론

    ⊙ 매개변수 : 특정한 환경적인 요구에 적응하기 위하여 움직임의 형태를 조절하는데 관여하는 것

    ⓛ 불변 매개변수는 프로그램 내에 변하지 않는 상태로 존재하며, 가변 매개변수의 조합에 의해 동작의 다른 유형을 생성할 수 있다. 가변 매개변수의 값을 최적화하면 효율적인 운동 기술 동작이 나타날 수 있다.

    • 불변 매개변수 : 동작이나 반응의 순서, 근수축의 시간적 구조, 전체 힘의 양을 각 근육에 적절한 비율로 분배하는 과정

    • 가변 매개변수 : 전체 시간, 전체 힘, 근육 선택

    ⓒ 운동 프로그램이 결정하는 것 : 필요 근육, 힘의 크기, 순서, 상대적 타이밍, 지속시간 등

Answer 14.②

15 〈보기〉는 스미스(Smith, 1980)의 인지적-감정적 스트레스모형(cognitive-affective stress model)이다. ㉠과 ㉡에 해당하는 중재기법으로 옳은 것은?

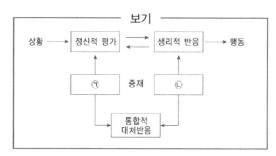

	㉠	㉡
①	주의연합 (attentional association)	주의분리 (attentional dissociation)
②	인지재구성 (cognitive restructuring)	심호흡 (deep breathing)
③	문제중심대처 (problem-focused coping)	정서중심대처 (emotion-focused coping)
④	체계적둔감화 (systematic desensitization)	자생훈련 (autogenic training)

TIP Smith의 스트레스 중재모형
㉠ 인지평가 강조, 변화하는 과정 포함, 스트레스 관리 기술의 이론 제공
㉡ 중재모형
  • 정신적 평가 : 인지재구성, 자기주도적 훈련
  • 생리적 반응 : 이완기술 훈련, 심호흡

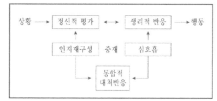

16 주의와 관련된 설명으로 옳지 않은 것은?

① 스트룹(Stroop) 효과를 통해 주의와 간섭의 연관성 제시
② 칵테일 파티(cocktail party) 효과를 통해 선택적 주의의 특징 제시
③ 지각협소화(perceptual narrowing)를 통해 주의와 각성 수준의 연관성 제시
④ 맥락간섭(contextual-interference) 효과를 통해 주의와 심상 수준의 연관성 제시

TIP ① 스트룹 효과는 선택적 주의, 인지적 유연성, 처리속도, 실행기능을 측정하는데 사용된다.
② 칵테일 파티 효과는 청각체계의 선택적 주의 집중을 말한다. 우리가 동시에 들리는 소리나 말 속에서 자신이 듣고자 하는 바를 가려서 듣는 힘이 있기 때문에 어수선한 장소에서도 원하는 사람과 대화를 나눌 수 있다. 이러한 현상을 칵테일 파티 효과라 한다.
③ 지각협소화는 각성 수준이 증가함에 따라 주의의 폭이 좁아진다는 것으로 지각협소화로 각성이 높아짐에 따라 순간순간 너무 많은 단서들로 주의를 전환시키는 주의의 혼란이 나타난다.
④ 맥락간섭 효과는 운동기술을 연습함에 따라 학습된 기술 동작 간에는 간섭 현상이 발생한다는 것으로 맥락간섭은 운동효과에 부정적 영향을 주기 때문에 맥락간섭이 낮은 상황에서 운동수행의 효과가 높게 나타난다.

17 운동 행동에서 자기효능감(self-efficacy)을 향상하기 위한 전략으로 옳지 않은 것은?

① 연습을 통한 직접적인 성취
② 긴장 상태에 대한 긍정적 해석
③ 최소화 전략(minimizing strategy)을 통한 훈련
④ 영상 편집을 통한 자신 모델링(self-modeling)

TIP 자기효능감
ㄱ 성공적 수행에 필요한 행동적, 인지적, 정서적 자원을 선택적으로 동원하여 어떤 종류의 수행을 실행하고 조직화하는 자신의 능력에 대한 판단으로 정의된다.
ㄴ 자기 자신이 가지고 있는 지식, 능력 및 기술 등을 적절히 운용하고 조직화하여 동원하는 능력에 대한 자신의 신념을 말한다.
ㄷ 자기효능감 증진 방법
 • 수행성취 : 실제로 기술을 성공하는 경험이 많아질수록 자기효능감이 향상된다.
 • 간접체험 : 모델링을 통해 자기효능감을 높이는 방법이다. 자기 자신이 잘한 영상을 편집해서 관찰하는 방법을 셀프 모델링이라고 한다. 이는 자기효능감과 수행을 모두 향상시키는데 효과적이다.
 • 언어적 설득 : 칭찬, 격려와 같은 사회적 지지를 통해 자기효능감을 높이는 방법이 있다.
 • 생리적 · 정서적 상태 : 긴장상태나 기분에 따라 자기효능감이 달라지는 것이다. 긴장감이 있고 없고가 중요한 것이 아니라 똑같은 긴장감을 어떻게 해석하느냐가 중요하다. 긴장감을 즐기는 것이 자기효능감을 향상시키는데 도움이 된다.

18 〈보기〉에서 설명하는 것은?

── 보기 ──
• 내적 피드백과 구별되어 사용
• 움직임에 대한 역학적 정보 제공
• 움직임 생성과 패턴(특성)에 관한 정보

① 절대오차
② 수행지식
③ 운동프로그램
④ 심리적불응기

TIP 수행지식 … 수행지식은 운동학적 또는 운동역학적 피드백으로 운동 형태에 대한 정보를 제공한다는 점에서 결과지식과 다르다. 언어와 시각으로 제공되며, 움직임 종료 후 제공된다.
※ 결과지식과 수행지식의 차이

결과지식	수행지식
환경적 목적 관점에서의 결과에 대한 정보	움직임 생성과 움직임 패턴에 관한 정보
내재적 피드백과 중복되어 사용	내재적 피드백과 구별하여 사용
실험실 상황에서 유용하게 사용	실제 경기 과제에서 유용하게 사용

19 〈보기〉에서 하닌(Hanin, 1989)의 적정기능역모형(zone of optimal functioning model)에 대한 설명으로 바르게 묶인 것은?

── 보기 ──
ㄱ 불안 수준은 한 점이 아닌 범위로 나타난다.
ㄴ 최고의 수행을 발휘할 때 자신만의 고유한 불안 수준이 존재한다.
ㄷ 각성과 정서 사이의 관계는 각성에 대한 개인의 인지적 해석에 달려 있다.
ㄹ 인지 불안이 낮을 때와 높을 때 신체적 각성의 증가에 따라 수행이 다르게 나타난다.

① ㄱ, ㄴ
② ㄱ, ㄹ
③ ㄴ, ㄷ
④ ㄷ, ㄹ

TIP 적정기능역모형(ZOF 모형)
ㄱ 개념 : 최고 수행을 위한 개인만의 특수한 불안 수준이 존재한다. 개인마다 고유한 적정기능역을 가지고 있으며, 회상 분석과 관찰을 통해 규명이 가능하다.
ㄴ ZOF 이론과 적정수준 이론 차이
 • 적정불안 수준은 연속선상에서 항상 한 중앙이 아닐 수 있고, 개인에 따라 다르다.
 • 최적의 상태불안 수준은 한 점이라기보다는 범위로 표시된다.

Answer 17.③ 18.② 19.①

ⓒ ZOF 이론과 적정수준 이론의 2가지 문제점
　• 운동수행과 불안 수준 간의 관계를 단지 일차원적으로 설명하고 있다.
　• 운동수행과 불안 수준이 항상 선형적인 관계에 있는 것이 아니라는 점을 고려하지 못했다.
ⓔ ZOF 이론의 장점: 경쟁 전에 자신의 각성 수준이 최적수행 범위 안에 있는지 여부를 확인하여 수행을 예상할 수 있다.

20 〈보기〉는 스포츠심리기술훈련의 심리기법에 대한 설명이다. 옳은 것을 모두 고른 것은?

───── 보기 ─────
㉠ 긍정적인 생각을 유지하고 적절한 단서에 집중
㉡ 불안상태를 적절한 수준으로 이완시키는 방법 습득
㉢ 시합 전 루틴을 통해 자신이 원하는 동작을 떠올림
㉣ 연습·경기목표를 설정하여 목표달성을 위한 지원책 마련

① ㉠, ㉡　　　　　② ㉠, ㉢, ㉣
③ ㉡, ㉢, ㉣　　　④ ㉠, ㉡, ㉢, ㉣

TIP 스포츠심리기술훈련 … 최상의 경기력을 발휘할 수 있도록 선수들에게 자기 조절적인 기술을 습득하도록 도움을 주는 훈련과정을 말한다.
ⓐ 신체적 기술과 대비되는 개념으로 생각과 감정의 조절을 통해 스포츠 상황에서 겪는 스트레스를 극복하고 경기력을 극대화하는데 필요한 모든 정신적인 전략과 기법
ⓑ 다양한 심리적 요인들을 자율적으로 조절하여 최대의 경기력을 발휘할 수 있는 능력
ⓒ 긍정적인 자기-지각, 스트레스 대처, 불안 감소, 각성 조절, 자신감 증진 등과 같은 변화를 의미
ⓓ 최상의 경기력을 발휘할 수 있도록 선수들에게 자기 조절적인 기술을 습득하도록 도움을 주는 훈련 과정

ⓔ 경기력과 스포츠 참가의 즐거움을 높여주는 데 효과적인 것으로 밝혀진 심리기술을 익히고 연습할 수 있도록 고안된 체계적이고 교육적인 프로그램
ⓕ 수행을 향상시키고 긍정적인 태도로 시험에 임하는데 도움이 되는 정신기술을 가르쳐주거나 향상시켜 주기 위해 개발된 기법이나 전략
ⓖ 심리적으로 정상인 선수들을 대상으로 고도의 심리기술이 요구되는 극도의 경쟁적인 시합상황에서 최고의 수행을 발휘하도록 도와주는 역할
ⓗ 심리기술훈련에 포함시켜야 할 기본적인 5가지 심리기법
　• 심상 기술
　• 심리 에너지 관리
　• 스트레스 관리
　• 주의집중 기술
　• 목표설정 기술

Answer 20.④

1 노화와 관련된 보행 형태의 변화에 대한 설명으로 옳지 않은 것은?

① 보행 속도의 감소
② 양(두)발 지지기의 감소
③ 걸음 길이(보폭)의 감소
④ 팔 앞뒤 흔들림(swing)의 감소

> **TIP** 사람은 노화가 될수록 양발을 지지하는 시간이 감소가 아니라 증가된다.

2 코치가 테니스 서브를 수행한 학생에게 제시하는 보강적 피드백 중, 수행지식(knowledge of performance) 제시의 예로 가장 적절한 것은?

① "이 서브는 목표지점에서 우측으로 20cm 벗어났어."
② "임팩트 때 팔꿈치가 굽혀졌어."
③ "공이 네트를 건드리고 넘어갔어."
④ "잘했어, 바로 그거야."

> **TIP** 수행지식(Knowledge of Performance : KP)은 동작의 유형에 대한 정보를 학습자에게 제공하는 것으로, 운동학적 피드백이라고도 한다. 수행자에게 운동 동작의 폼에 대한 질적인 정보를 제공해 준다. 수행지식을 통해 학습을 효과적으로 성취하기 위해서는 학습자의 주의를 운동수행의 결과에 집중시키기보다는 운동수행의 과정에서 얻을 수 있는 정보에 주의를 기울여야 한다. 수행지식은 언어적 설명, 비디오, 사진 등의 매체나 바이오 피드백 등과 같이 다양한 형태로 정보를 제공할 수 있다.
> ② 동작의 폼에 대한 질적인 정보를 제공하고 있다.

3 데시(Deci, 1975)의 인지평가이론(Cognitive Evaluation Theory)에 따르면, 특정한 상황을 통제적 측면 또는 정보적 측면으로 인식하는가에 따라 내적동기 수준은 변화한다. 그 과정을 순서대로 바르게 나열한 것은?

① 사건→통제적 측면→외적→유능성 감소→내적동기 증기
② 사건→정보적 측면→내적→자결성 증가→내적동기 감소
③ 사건→통제적 측면→부정적→자결성 감소→내적동기 감소
④ 사건→정보적 측면→긍정적→유능성 증가→내적동기 증가

> **TIP** 인지평가이론은 인간은 유능성과 자결성을 느끼려는 본능적인 욕구를 갖고 있다고 전제한다. 사건에 대해서 통제적 측면은 내적과 외적으로 나뉘고 내적이면 자결성과 내적동기가 증가, 외적이면 자결성과 내적동기가 감소한다. 또한 사건에 대해서 정보적 측면은 긍정과 부정으로 나뉘고 긍정이면 유능성과 내적동기 증가, 부정이면 유능성과 내적동기가 감소한다.

4 대뇌 특정 영역의 활성화를 기록하는 측정 방법으로 옳지 않은 것은?

① 뇌전도(electroencephalogram)
② 뇌자도(magneto-encephalogram)
③ 기능성자기공명영상
(functional magnetic resonance imaging)
④ 경두개자기자극
(transcranial magnetic stimulation)

> **TIP** 경두개자기자극법(transcranial magnetic stimulation)은 정신, 신경계 질환을 가진 환자에게 치료되는 자극법이다. 저빈도 및 고빈도 자극을 이용하여 대뇌피질의 활성도를 조절하는 비수술적 뇌자극의 방법이다.

Answer 1.② 2.② 3.④ 4.④

5 개인의 신체활동은 개인적, 사회적, 환경적 요인들에 의해 영향을 받거나, 이들 요인 간의 상호작용에 의해 영향을 받는다고 보는 이론(모형)은 무엇인가?

① 사회생태모형(Social Ecological Model)
② 합리적행동이론(Theory of Reasoned Action)
③ 자결성이론(Self-determination Theory)
④ 변화단계모형(Transtheoretical Model)

> **TIP** 통합이론으로서의 사회생태학 이론은 운동실천을 설명하는 지금까지의 이론(변화단계 이론 포함)은 운동 실천이 '개인'의 생각과 감정에 의해 결정되는 것으로 보고 있다. 개인 차원에 해당하는 요소가 운동 실천을 결정하는데 핵심적인 역할을 한다는 것이다. 반면 사회생태학 이론에서는 개인 차원의 요소는 행동에 영향을 주는 여러 수준의 영향 중 하나라고 본다. 사회생태학 이론은 개인 차원의 역할도 물론 중요하지만 물리적 환경, 지역사회, 정부 등 다른 차원의 요인도 고려해야 한다고 본다. 또한 사회생태학 이론은 건강 행동을 설명하고 예측하기 위해 여러 이론을 끌어 오기 때문에 통합이론에 해당한다. 개인 차원, 지역사회 차원, 정부 차원에서 행동변화를 설명하거나 예측하기 위해 기존에 제시된 여러 이론을 동원할 수 있다.

6 심상훈련(imagery training)의 준비와 실행에 대한 설명으로 옳지 않은 것은?

① 심상훈련이 효과가 있다는 믿음을 가지고 실시한다.
② 조용하고 편안한 장소에서 진행한다.
③ 특정기술에 소요되는 실제 시간보다 짧게 요약하여 시행한다.
④ 선명하고 구체적인 상(image)을 만든다.

> **TIP** 심상의 선명도와 조절력은 매우 중요하다. 선명도는 심상을 할 때, 마음속의 이미지는 실제 이미지와 거의 똑같을수록 좋다. 심상의 선명도가 높으려면 모든 감각이 동원되어야 한다.
> 조절력은 심상을 할 때, 선명한 이미지를 떠올려야 하며, 그 이미지를 원하는 대로 조절할 수 있어야 한다. 선명한 이미지를 떠올릴 수 있지만, 그것이 실수하는 장면이라면 도움이 안된다. 이미지를 원하는 대로 바꿀 수 있는 능력이 조절력이다. 따라서 ③과 같이 특정기술을 실제 시간보다 짧게 요약하기 보다는 실제와 똑같이 선명하게 하고 중요한 포인트를 조절하면서 심상해야 한다.

7 도식이론(Schema Theory ; Schmidt, 1975)에 따른 운동학습 과정에 대한 설명으로 옳지 않은 것은?

① 움직임의 오류 탐지를 위해서는 정확성 참조 준거가 필요하다.
② 결과지식은 움직임의 오류에 관한 정보처리와 상관이 있다.
③ 회상(recall)도식은 직전에 수행한 움직임을 회상해서 움직임 오차를 계산한다.
④ 재인(recognition)도식은 정확성 참조 준거와 유사한 개념이다.

> **TIP** 도식 이론(일반화된 운동 프로그램에 근거한 운동학습, Schmidt, 1975)
> ㉠ 폐쇄회로 이론과 개방회로 이론의 장점만을 통합하여 "일반화된 운동 프로그램"을 근거로 한 도식 이론을 제안하였다.
> ㉡ 빠른 움직임은 개방회로 이론으로, 느린 움직임은 폐쇄회로 이론으로 설명하고자 하는 것이다.
> ㉢ 회상도식 : 현재 수행하고자 하는 운동과 유사한 과거의 운동 결과를 근거로 하여 새로운 운동을 계획할 경우로, 빠른 움직임을 조절하기 위하여 동원된다.
> ㉣ 재인도식 : 피드백 정보를 통하여 잘못된 동작을 평가하고 수정할 경우로, 느린 움직임을 조절하기 위하여 동원된다.

Answer 5.① 6.③ 7.③

8 운동행동을 설명하는 계획된 행동이론(Theory of Planned Behavior ; Fishbein & Ajzen, 1975)의 주요 구성개념으로 옳지 않은 것은?

① 태도(attitude)
② 의도(intention)
③ 동기(motivation)
④ 행동통제인식(perceived behavioral control)

> **TIP** 계획행동이론은 행동에 대한 태도, 주관적 규범, 행동통제 인식으로 의도를 만들고 그에 따라 행동한다는 이론이다.

9 정보처리 3단계의 관점에서 100m 달리기 스타트의 반응시간이 배구 서브 리시브 상황에서의 반응시간보다 짧은 이유를 옳게 설명한 것은?

① 배구 서브 리시브 상황에서는 자극선택(욕구 구분, stimulus selection) 단계의 소요시간이 상대적으로 길기 때문이다.
② 100m 스타트에서는 자극확인(감각-지각, stimulus identification) 단계의 소요시간이 상대적으로 짧기 때문이다.
③ 배구 서브 리시브 상황에서는 의사결정(반응선택, response selection) 단계의 소요시간이 상대적으로 짧기 때문이다.
④ 100m 스타트에서는 반응계획/준비(운동 프로그래밍, motor programming) 단계의 소요시간이 상대적으로 길기 때문이다.

> **TIP** 정보처리는 감각, 지각 단계 - 반응 선택 단계 - 반응 실행 단계로 이루어진다. 감각, 지각 단계에서는 환경으로부터 많은 정보가 인간의 감각 시스템을 통해 유입되어 병렬적으로 동시에 처리되는데 출발 소리만 듣고 반응하는 것(100m)과 어느 쪽으로 공이 날라 올지 모르는 서브의 공을 받는 리시브 상황(배구)에서는 당연히 100m가 자극 확인이 빠르다.

10 〈보기〉에서 설명하는 자결성이론(Self-determination Theory ; Deci & Ryan, 1975)의 하위 구성개념으로 옳은 것은?

---- 보기 ----

현우는 농구를 좋아해서 동아리에 가입하였다. 그러나 얼마 지나지 않아 점점 흥미가 없어져서 동아리 활동을 그만두고 싶었지만, 가족과 동아리 친구들로부터 부정적인 평가를 받기 싫어서 그 활동을 계속하고 있다.

---

① 의무감규제(introjected regulation)
② 행동규제(behavioral regulation)
③ 무동기(amotivation)
④ 확인규제(identified regulation)

> **TIP** 〈보기〉의 내용은 의무감규제에 해당되는 내용이다.
> ② 행동규제는 외적 보상을 받거나 처벌을 피하기 위해 행동하는 것을 말하며, 외부의 압력 때문에 운동을 하거나 보상을 바라고 운동을 하면 외적규제가 작용하는 것이다. 자결성은 내적동기에서 가장 높고 무동기 쪽으로 갈수록 낮아진다.
> ③ 자결성 이론의 무동기(amotivation)란 동기가 없는 상태, 즉 행동을 하려는 의도가 없는 상태이다. 운동 상황에서 무동기란 운동을 실천할 능력이 없다고 생각하거나 운동에 가치를 전혀 두지 않는 것을 의미한다. 내적동기와 무동기 사이에 외적동기(extrinsic motivation)가 위치하는데, 외적동기도 세 가지 유형으로 구분하며, 자결성의 수준이 높은 쪽이 확인규제이다.
> ④ 확인규제는 개인적으로 설정한 목표 때문에 행동을 실천하는 것을 말하며, 확인규제가 운동의 동기라면 순수한 즐거움이 아니라 건강 증진, 외모 개선 등과 같은 운동 외적 결과를 목표로 한다. 의무감 규제는 자기 스스로 압력을 느껴서 행동하는 것을 의미하며, 운동을 안 하면 죄책감이 느껴지기 때문에 운동을 한다면 여기에 해당된다.

Answer 8.③ 9.② 10.①

11 운동심리상담 기법에 대한 설명으로 옳지 않은 것은?

① 상담자는 내담자와 공감하고, 내담자의 이야기를 경청하여야 한다.
② 상담자는 내담자의 문제에 대하여 즉각적으로 명확한 해결책을 제시해야 한다.
③ 상담자는 내담자와 신뢰를 형성하여야 한다.
④ 상담자는 내담자의 언어적, 비언어적 메시지 모두에 관심을 기울여야 한다.

> **TIP** 운동심리상담에서 내담자의 문제에 대하여 즉각적이고 명확한 해결책을 제시하기 보다는 관심 집중, 경청, 공감적 이해가 중요하다.

12 반두라(Bandura, 1986)의 자기효능감 이론(Self-efficacy Theory)에서 자신감을 높이는 방법으로 옳지 않은 것은?

① 외적동기를 제공한다.
② 간접경험 또는 롤모델을 제공한다.
③ 언어적으로 지지 또는 격려를 해준다.
④ 수행 및 성공경험을 제공한다.

> **TIP** 자기효능감의 4가지 차원
> ㉠ 과거의 수행 : 과거에 유사한 상황에서 성공한 정도를 어떻게 인식하는가를 말한다. 성취경험이라고도 하는데, 자기효능감을 결정하는 가장 중요한 요인이다.
> ㉡ 간접 경험 : 다른 사람이 하는 행동을 관찰하는 것을 말한다. 관찰 대상을 모델이라고도 하며, 관찰에 의한 간접 경험을 모델링(modeling)이라 부르기도 한다.
> ㉢ 언어적 설득 : 자기효능감을 높이기 위해 사용하는 언어적, 비언어적 전략을 통칭하는 개념이다. 주변에서 잘할 수 있다고 격려해 주면 자신감이 생기는 경험을 많이 했을 것이다. 언어적 설득은 해당 분야의 전문가나 주요 타자(배우자, 의사, 트레이너 등)가 해줄 때 효과가 크다.

㉣ 신체와 정서 상태 : 신체 상태로 심박수 증가, 손의 땀, 몸의 긴장 등을 들 수 있으며, 운동 중에 느끼는 통증과 피로감도 신체 상태에 해당한다. 이러한 정보는 어떻게 해석하느냐에 따라 자기효능감을 낮출 수도 높일 수도 있다. 마찬가지로 개인이 느끼는 감정도 자기효능감에 영향을 준다.

13 무선(무작위, random)연습이 운동학습을 촉진하는 과정에서 발생하는 맥락간섭 효과를 해석하는 두 가지 가설에 대한 설명으로 옳은 것은?

① 정교화(elaboration) 가설은 연습하고 있는 여러 기술들이 작업기억 안에 동시에 존재한다는 점을 강조한다.
② 정교화 가설은 연습자가 주어진 문제에 대한 해법을 만들어내는 횟수를 강조한다.
③ 망각-재구성(forgetting-reconstruction) 가설은 각각의 기술들이 가진 독특한 특징을 기억하는 것을 강조한다.
④ 망각-재구성 가설은 학습자가 더 많은 휴식을 통해 기억을 재구성할 수 있음을 강조한다.

> **TIP** 맥락간섭 효과(contextual interference effect)는 운동기술을 연습할 때에 다양한 요소들 간의 간섭 현상이 일어나는 것이다. 학습해야 하는 자료와 학습 시간 중간에 개입된 사건이나 경험 사이에 발생하는 갈등으로 인하여 학습이나 기억에 방해를 받는 것을 말한다. 맥락간섭 효과는 연습 계획의 방법인 구획연습(blocked practice)과 무선연습(random practice)으로 조절될 수 있다. 구획연습은 과제를 순차적으로 제시하는 방법이고 무선연습은 과제를 무선적으로 제시하는 방법이다.
> ① 무선연습
> ②③④ 구획연습

Answer 11.② 12.① 13.①

14 베커(Becker, 1984)의 건강신념모형(Health Belief Model)에 근거한 운동실천 중재전략으로 옳은 것은?

① 신체능력을 고려해야 한다.
② 동기상태를 파악해야 한다.
③ 질병발생의 가능성을 인식시켜야 한다.
④ 명확한 목표를 설정해야 한다.

> **TIP** 건강신념모형은 자신이 질병이나 장애에 아주 취약하다는 믿음(신념), 질병이나 장애가 매우 심각하다는 믿음, 건강을 증진하려는 행동을 통해 실제로 이득을 얻는다는 믿음, 건강을 증진하려는 행동을 가로막는 장애물을 뛰어넘을 수 있다는 믿음이 클수록 건강을 보호하거나 추구하려는 행동을 더 많이 한다고 예측할 수 있다.

15 장기기억(long-term memory)의 특징으로 옳지 않은 것은?

① 절차적(procedural) 기억은 운동 상황에서 무엇을 해야 하는지에 관한 정보를 포함한다.
② 장기기억에 정보를 저장하기 위해서는 연습, 반복과 같은 과정이 필요하다.
③ 명제적(서술적, declarative) 기억에 저장된 정보는 인출(retrieval) 과정을 거쳐 작업기억으로 보내진다.
④ 장기기억에 저장되는 정보는 부호화(encoding) 과정을 거친다.

> **TIP** 절차적 기억은 수행하는 운동 과제에 어떤 순서나 절차에 의해서 진행될 때, 사용할 수 있는 정보를 저장한다. 단기기억에 저장된 정보는 다양한 인지적인 처리 과정을 거쳐서 장기기억에 저장된다. 장기기억의 기억용량은 제한이 없으며, 수많은 훈련과 연습을 통하여 언제든지 필요할 때마다 장기기억에 저장된 정보를 사용할 수 있게 된다.

16 강화(reinforcement)에 대한 설명으로 옳지 않은 것은?

① 강화는 어떤 행동이 나타난 다음에 자극을 제시해줌으로써 미래에 그 반응이 나타날 확률을 높이거나 줄여주는 것을 의미한다.
② 강화는 정적강화와 부적강화로 구분한다.
③ 강화는 일반적으로 즉시 제시될수록 그 효과도 커진다.
④ 초보자에게는 강화의 빈도를 낮추고, 숙련자에게는 그 빈도를 높이는 것이 좋다.

> **TIP** 강화의 빈도는 초보자는 강화를 자주 해 주어야 하는 것으로서, 기술을 처음 배우는 단계에서는 바람직한 행동이 일어날 때마다 매번 강화를 해주는 것이 좋다. 숙련자는 강화의 빈도를 낮추어야 하는 것으로서, 점차 기술을 학습함에 따라 간헐적으로 강화를 해준다.

17 운동행동의 변화를 설명하는 단계변화이론(단계적 변화모형, Transtheoretical Model ; Prochaska & DiClemente, 1983)에서 개인이 규칙적인 운동 참여의 이득(pros)과 손실(cons)을 비교하고 평가하는 구성개념은?

① 자기효능감(self-efficacy)
② 변화의 단계(stage of change)
③ 의사결정균형(decisional balance)
④ 변화의 과정(processes of change)

> **TIP** 단계변화이론에서 의사결정균형이 혜택과 손실을 구성하는 개념이다. 무관심 단계는 손실이 큰 상태, 관심 단계는 혜택과 손실이 같은 상태를 말하며 준비, 실천, 유지 단계는 손실보다 혜택이 큰 상태를 말한다.

Answer 14.③ 15.① 16.④ 17.③

18 〈보기〉에서 설명하는 운동제어-학습 이론은?

보기

이 이론은 대뇌 겉질에 저장되어있는 운동 프로그램(motor program)이 인간의 움직임을 생성한다고 주장한다. 그러나 이 이론은 인간이 이전에 경험해 보지 못한 움직임도 수행할 수 있다는 현상을 설명하지 못한다.

① 개방회로이론
② 반사이론
③ 다이나믹 시스템 이론
④ 생태학적 이론

TIP 개방회로이론(운동 프로그램에 근거한 운동학습)은 폐쇄회로이론의 문제점을 해결하기 위한 대안으로 제시된 이론으로서, 피드백이 없어도 인간의 운동은 정상적으로 발생할 수 있다는 것을 검증하였다. 움직임이 발생하기 이전에 뇌에서 동작에 대한 "운동 프로그램(Motor Program)"이 기억되어 있다고 주장한다.

19 규칙적인 운동의 심리적 효과에 대한 설명으로 옳지 않은 것은?

① 삶의 만족도를 향상하는 데 도움이 된다.
② 근지구력 향상에 효과가 있다.
③ 자신감 및 자긍심을 높이는 데 도움이 된다.
④ 불안을 감소시키는 데 도움이 된다.

TIP ② 건강 관련 체력의 한 요소이다. 건강 관련 체력은 일상생활과 업무, 그리고 여가활동을 활력 있게 수행하고 예상하지 않은 위험으로부터 안전을 확보하는데 필요한 체력이다.

20 첼라두라이와 살레(Chelladurai & Saleh, 1980)가 제시한 지도자 행동유형에 대한 설명으로 옳지 않은 것은?

① 권위적 행동 유형 – 선수에게 항상 일정한 거리를 두고 행동하며, 지도자 자신이 모든 의사를 결정한다.
② 사회적지지 행동 유형 – 지도자가 팀의 긍정적인 분위기를 조성하고, 선수들과 따뜻한 관계를 유지하려고 노력한다.
③ 긍정적 피드백 행동 유형 – 지도자가 선수들의 동기를 부여하는 방법으로 선수들의 성공적인 운동수행에 칭찬을 아끼지 않는다.
④ 훈련과 지시행동 유형 – 지도자가 게임의 전술과 전략, 연습방법, 팀 목표의 의사결정 시 선수에게 많은 참여를 허용한다.

TIP ④ 선수보단 지도자의 의사결정이 큰 유형이다.

Answer 18.① 19.② 20.④

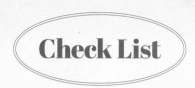

Check List

- [ ]
- [ ]
- [ ]
- [ ]
- [ ]
- [ ]
- [ ]
- [ ]
- [ ]
- [ ]
- [ ]
- [ ]
- [ ]
- [ ]
- [ ]
- [ ]
- [ ]
- [ ]

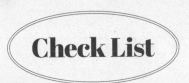

Check List

- [ ]
- [ ]
- [ ]
- [ ]
- [ ]
- [ ]
- [ ]
- [ ]
- [ ]
- [ ]
- [ ]
- [ ]
- [ ]
- [ ]
- [ ]
- [ ]
- [ ]
- [ ]